Pediatric Oncology

小儿肿瘤学

张幸鼎　主编

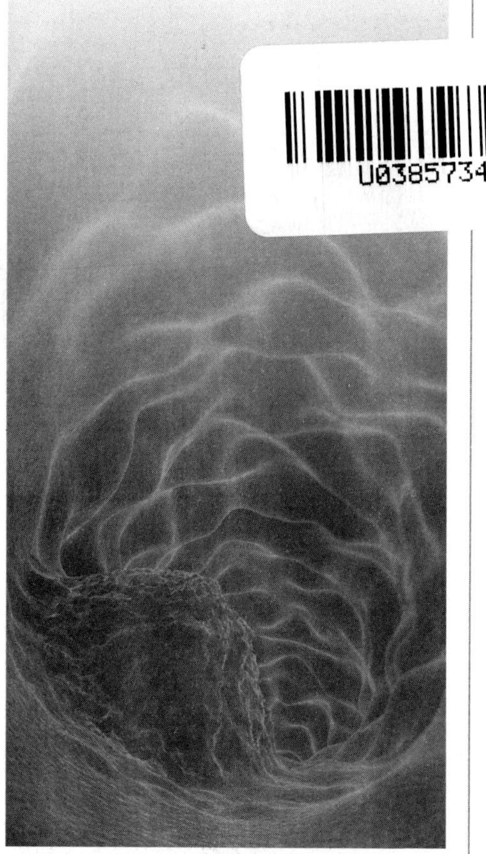

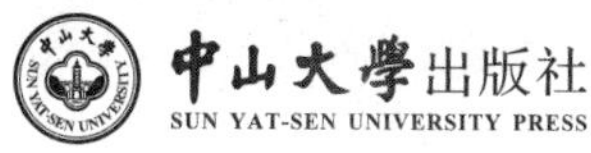

·广州·

图书在版编目（CIP）数据

小儿肿瘤学/张幸鼎主编．—广州：中山大学出版社，2022.12
ISBN 978－7－306－07615－1

Ⅰ．①小…　Ⅱ．①张…　Ⅲ．①小儿疾病—肿瘤—诊疗　Ⅳ．①R73

中国版本图书馆 CIP 数据核字（2022）第 165981 号

XIAOER ZHONGLIU XUE

小儿肿瘤学

出 版 人：王天琪
策划编辑：曾育林
责任编辑：曾育林
封面设计：曾　斌
责任校对：梁嘉璐
责任技编：靳晓虹
出版发行：中山大学出版社
电　　话：编辑部 020－84113349，84110776，84111996，84111997，84110779，84110283
　　　　　发行部 020－84111998，84111981，84111160
地　　址：广州市新港西路 135 号
邮　　编：510275　　传　　真：020－84036565
网　　址：http://www.zsup.com.cn　E-mail：zdcbs@mail.sysu.edu.cn
印 刷 者：佛山市浩文彩色印刷有限公司
规　　格：787mm×1092mm　1/16　35.25 印张　838 千字
版次印次：2022 年 12 月第 1 版　2022 年 12 月第 1 次印刷
定　　价：138.00 元

编 委 会

内容简介

该书以小儿肿瘤为中心，系统性地介绍了儿童肿瘤在发生发展、病理影像、临床特点及治疗预后等方面的知识，做到内容丰富、图文并茂，另附有大量的临床病理图片、影像学照片等资料。本书共分为十四章，第一章为概括性的基础知识、基础理论；其余章节以儿童肿瘤分类为基础，详细介绍各肿瘤类别的特点，如病理影像、临床表现、治疗预后等，可供小儿肿瘤工作者参考。全书既引用了大量国内外研究资料，也融入了作者多年的基础理论及临床经验，着重反映了基础理论、临床影像图片、诊断治疗、研究进展等。该书对小儿常见肿瘤类型做出了比较全面、系统、详细的介绍，是一本内容丰富、科学系统的小儿肿瘤学科参考书，具有较高的学术价值。

前　　言

儿童时期是人生发展的关键时期，随着科学进步和社会发展，儿童的健康成长逐渐引入完善而健全的医疗体系。伴随医疗科技的发展，儿童筛查的疾病谱越来越广，死亡原因也探究得越发全面。疾病谱及死亡原因的逐步了解对于儿童疾病的发生率及死亡率的降低发挥着至关重要的作用。据美国国家癌症协会的统计数据，小儿肿瘤仅次于意外事故而成为儿童第二常见死因。基于小儿肿瘤的重要性，目前对小儿肿瘤的发生机理、病理研究及治疗预后已经成为儿科的重要研究对象。

小儿肿瘤学是肿瘤学的一个重要组成部分。小儿肿瘤在发生发展、临床特征、病理形态、治疗预后等方面都有其独特的特点，与成人肿瘤存在明显差异性。小儿肿瘤较成人肿瘤少见且治疗复杂，小儿肿瘤发病率中血液系统肿瘤、中枢神经系统肿瘤排名前两位，其中儿童白血病的发生率较高。儿童恶性肿瘤多发生于生长活跃且代谢旺盛的淋巴造血组织、间叶组织和胚胎残留组织。在疾病谱方面，我国与欧美发达国家的大部分数据一致，除白血病外，儿童常见恶性实体肿瘤依次为中枢神经系统肿瘤、淋巴瘤和其他胚胎性恶性实体肿瘤。在胚胎性恶性实体肿瘤中，常见为神经母细胞瘤、肾母细胞瘤、软组织肉瘤、骨肉瘤、肝母细胞瘤、恶性生殖细胞瘤和视网膜母细胞瘤等。

小儿肿瘤病因复杂，是多因素、多元性的，其发病原因及发病机制有待更充分的研究。具体来说，其发病与遗传、病毒感染、接触化学物质及放射性物质和免疫缺陷等因素有关。小儿肿瘤在肿瘤学中也更为特殊，由于儿童生长发育因素和生存后的长期生存质量因素，在肿瘤的遗传学研究、肿瘤的胚胎发育过程、肿瘤的分化和逆转、治疗及预后等研究中，需要考虑对儿童骨骼生长、智力发育及心理健康的影响。

自扁鹊“为小儿医”以来，我国儿科发展已有2400多年，自宋代钱乙建立起中医儿科学体系以来已有近900年历史。西医儿科学于20世纪30年代在我国开始受到重视，至20世纪40年代儿科临床医疗才初具规模，工作

重点集中于诊治各种传染病和防治营养不良。随着医疗的进步，儿科人才紧缺，儿科学教育由此而生。1943 年，我国现代儿科学的奠基人诸福棠教授主编的《实用儿科学》首版问世，成为我国第一部大型儿科医学参考书，标志着我国现代儿科学的建立。从 20 世纪 50 年代的儿科学、儿外科学的医师兼行肿瘤治疗，到 20 世纪 70 年代的儿科肿瘤专业形成，尤其是近 20 年的迅猛发展，小儿肿瘤学逐渐形成了自己的特色，已逐渐成长为肿瘤学强大的一个分支。

本书以小儿肿瘤为中心，系统性地介绍了儿童肿瘤在发生发展、病理影像、临床特点及治疗预后等方面的知识。全书共十四章，基于儿童肿瘤国际分类（international classification of childhood cancer，ICCC）将不同类别的肿瘤类型及其特征分章节进行展示，详细介绍了病因、临床特点、病理影像、分子特征、治疗预后、鉴别诊断等内容。除了详细的文字介绍，此书还附有大量的组织学、影像学、病理学等图片可供读者学习参考。本书做到内容充沛、图文相配，可作为儿科研究人员及医学生的参考书目。由于编写时间仓促及内容较多，本书难免存在错误或不足之处，敬请同行及读者批评指正。

目　　录

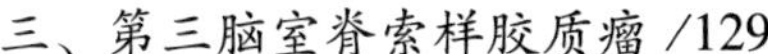

第一章　儿童肿瘤概论

儿科肿瘤学是一个年轻的学科。它既是儿科学的分支，又是肿瘤学的分支。儿童肿瘤专业涉及18岁以下儿童（≤14岁）及青少年（15～18岁）发生的肿瘤。儿童肿瘤在病种、诊断、治疗方案、预后，以及患儿心理和生理上与成人均有所不同，儿科肿瘤学已成为一门独立的专业。

随着社会节奏的日益加快和人类生存环境的不断恶化，恶性肿瘤已成为威胁儿童和青少年生命健康最主要的疾病之一，成为我国儿童因病致残和家庭因病致贫的重要原因。我国儿童恶性肿瘤呈现出发病率逐年增高且增速明显、死亡率较高且未见下降、治愈率相对于发达国家还存在一定差距的极为严峻的流行趋势，不但给患儿和家庭造成巨大伤害，也给国家带来沉重的经济负担，且影响整个社会的可持续发展。

一、儿童肿瘤的特点和分类

肿瘤是儿童时期严重威胁儿童生命健康的重要疾病之一。儿童肿瘤集中在造血系统、中枢和交感神经系统、间叶组织；多源于胚胎残留组织和中胚层，从未成熟的细胞发生，少见上皮来源的肿瘤。常见的儿童肿瘤有：白血病、脑瘤、淋巴瘤、神经母细胞瘤、肾母细胞瘤、软组织肉瘤、骨肿瘤、尤因肉瘤、视网膜母细胞瘤、恶性畸胎瘤等。与成人肿瘤不同，儿童肿瘤很多来源于胚胎时期，比如肾母细胞瘤、肝母细胞瘤、神经母细胞瘤等。如能早期诊断，通过化疗－手术－化疗的治疗手段，70%～80%的患儿可以生存，然而有些患儿就诊时已是发病中后期，伴有其他脏器转移，从而影响治疗效果。

儿童肿瘤，从肿瘤存在的形式方面可分为实体肿瘤和血液肿瘤两种。发病率以血液系统肿瘤、中枢神经系统肿瘤、各种实体肿瘤为前三位。相对其他临床专业而言，儿童肿瘤类疾病具有多变的特点。

（一）儿童肿瘤具有的特点

1. 起病隐匿

儿童自我表达与认知能力不足，常造成病情延误或发现不及时，且儿童肿瘤在病理、体重（如腹腔、盆腔）等无特殊症状，不易被常规检查所筛查。患儿自身所反映出的症状体征（如咳嗽、出血、包块、体温升高等），常常与儿科非肿瘤疾病症状相似，易对儿科医护人员产生错误导向，也会大大增加误诊概率。

2. 进展较快

儿童生长发育不完全，抵抗力较弱，依从性差，且肿瘤潜伏期较短，恶性肿瘤生长迅速，病情进展快，恶性程度高，转移广泛。这往往导致儿童恶性肿瘤被发现时已进展到中晚期。

3. 与成人肿瘤差异较大

儿童肿瘤的临床类型与成人相比具有较大差异。从原发部位来看，成人肿瘤好发于肺、胃、乳房等部位，儿童主要以血液、淋巴系统的恶性肿瘤为主；病理方面，儿童实体瘤多来源于中胚叶组织，而成人的癌变多来自上皮组织。

4. 其有特殊并发症及药物治疗不良反应

相比于常见成人肿瘤并发症如癌痛，儿童肿瘤常见不良反应有胃肠道反应、皮疹等，儿童肿瘤的特殊之处在于存在发生肿瘤相关性性早熟以及影响智力发育的风险。

（二）儿童常见肿瘤的分类

其分类有许多不同的方法，根据细胞的类型、肿瘤细胞的组织起源、肿瘤发生的部位来分类，其目的无非是将相类似的肿瘤分组，以便对它们的临床和病理学特点进行研究，了解其良恶性和组织起源，作为临床治疗的依据。但就儿童肿瘤来讲，其中许多肿瘤的组织起源还不清楚。因此，简单地侧重于某一方面的分类，会造成混乱或给临床治疗带来失误。

儿童肿瘤国际分类（ICCC）是专门针对儿童恶性肿瘤（包括中枢神经系统良性肿瘤）的分类编码系统，能反映儿童肿瘤的特点。ICCC 最初由 BIRCH 和 MARSDEN 编制，后经国际癌症研究中心（International Agency for Research on Cancer，IARC）参照 ICD-O 第二版进行了修订（ICCC2），其侧重于儿童恶性肿瘤的组织细胞类型分类，可反映儿童恶性肿瘤的特点，共分为 12 大类 48 小类，目前最新版本是由 Steliarova-Foucher编写的 ICCC3，主要是依据组织学类型进行分类（表 1－1）。采用统一分类标准收集和分析资料是开展儿童恶性肿瘤病因、治疗和生存等研究的基础，有助于提高儿童肿瘤的防治水平。

表 1－1　儿童恶性肿瘤国际组织学分类（ICCC3）[1]

ICCC3 中文名称	ICCC3 中文名称
1　白血病	2.3　伯基特（Burkitt）淋巴瘤
1.1　淋巴样白血病	2.4　其他淋巴网状细胞肿瘤
1.2　急性非淋巴细胞性白血病	2.5　未特指类型淋巴瘤
1.3　慢性髓性白血病	3　中枢神经系统（central nervous system，CNS）及其他颅内和脊髓内肿瘤
1.4　其他特指类型白血病	3.1　室管膜瘤
1.5　未特指类型白血病	3.2　星形细胞瘤
2　淋巴瘤和网状内皮细胞肿瘤	3.3　原始神经外胚叶肿瘤
2.1　霍奇金病	3.4　其他胶质瘤
2.2　非霍奇金病	

续上表

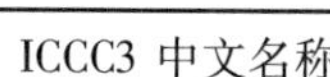

ICCC3 中文名称
3.5 其他颅内和髓内肿瘤
3.6 未特指类型颅内和髓内肿瘤
4 交感神经系统肿瘤
4.1 神经母细胞瘤和神经节母细胞瘤
4.2 其他交感神经系统肿瘤
5 视网膜母细胞瘤
6 肾肿瘤
6.1 肾母细胞瘤和其他非上皮肾肿瘤
6.2 肾癌
6.3 未特指类型恶性肾肿瘤
7 肝肿瘤
7.1 肝母细胞瘤
7.2 肝癌
7.3 未特指类型恶性肝肿瘤
8 恶性骨肿瘤
8.1 骨肉瘤
8.2 软骨肉瘤
8.3 尤因肉瘤
8.4 其他特指类型恶性骨肿瘤
8.5 未特指类型恶性骨肿瘤
9 软组织肉瘤
9.1 横纹肌肉瘤、胚胎性肉瘤

ICCC3 中文名称
9.2 纤维肉瘤、神经纤维肉瘤和其他纤维性肿瘤
9.3 Kaposi 肉瘤
9.4 其他特指软组织肉瘤
9.5 未特指类型软组织肉瘤
10 生殖细胞、滋养细胞和其他性腺肿瘤
10.1 颅内和髓内生殖细胞肿瘤
10.2 恶性颅外和髓外生殖细胞肿瘤
10.3 性腺生殖细胞肿瘤
10.4 性腺癌
10.5 其他和未特指类型恶性肿瘤
11 癌和其他恶性上皮肿瘤
11.1 肾上腺皮质癌
11.2 甲状腺癌
11.3 鼻咽癌
11.4 恶性黑色素癌
11.5 皮肤癌
11.6 其他和未特指类型癌
12 其他和未特指类型恶性肿瘤
12.1 其他特指类型恶性肿瘤
12.2 其他未特指类型恶性肿瘤

二、儿童肿瘤的流行病学和发病率

儿童恶性肿瘤是指 0 ～ 18 周岁儿童所患的恶性肿瘤，包括实体瘤和血液系统肿瘤。常见的实体瘤为神经母细胞瘤、肾母细胞瘤、肝母细胞瘤、生殖细胞瘤、横纹肌肉瘤、视网膜母细胞瘤和骨肉瘤等。常见的血液系统肿瘤主要是白血病。

儿童恶性肿瘤多发生于生长活跃且代谢旺盛的淋巴造血组织、间叶组织和胚胎残留组织。在疾病谱方面，我国与欧美发达国家的大部分数据一致。除白血病外，儿童常见恶性实体肿瘤依次为中枢神经系统肿瘤、淋巴瘤和其他恶性胚胎性实体肿瘤。在恶性胚胎性实体肿瘤中，常见为神经母细胞瘤、肾母细胞瘤、软组织肉瘤、骨肉瘤、肝母细胞瘤、恶性生殖细胞瘤和视网膜母细胞瘤等。

儿童恶性肿瘤对儿童和青少年的生命健康造成严重威胁，它是 0 ～ 18 周岁儿童的主要的死因之一，仅次于意外事故，为儿童第二常见死因。近年来，我国儿童恶性肿瘤的发病人数持续递增，2013 年发病人数为 21214 例，2014 年为 22033 例，2015 年预计将达到 22875 例。根据卫计委（现为“卫健委”）《2013 中国卫生统计年鉴》数据，估

算2012年我国儿童恶性肿瘤的住院总费用约为51.35亿元，门诊总费用约为18.93亿元，造成直接经济负担约为70.28亿元。我国2001—2010年的儿童恶性肿瘤发病率从9.19/10万上升至11.51/10万，上升了25.2%，年均增长率达2.5%。儿童恶行肿瘤治疗周期长、费用高，给国家带来巨大的经济负担，对患者本身和家庭也造成了极大的伤害，因此需要社会各界的持续关注。

（一）儿童恶性肿瘤流行病学相关因素

1. 不同肿瘤类型发病率特点

儿童恶性肿瘤多发于间叶组织、胚胎残留组织和生长活跃且代谢旺盛的淋巴造血组织，与成人好发于上皮组织截然不同。除白血病外，儿童常见恶性实体肿瘤为中枢神经系统肿瘤、淋巴瘤、神经母细胞瘤、肾母细胞瘤、软组织肉瘤、骨肉瘤和视网膜母细胞瘤等。从发病率统计，儿童急性白血病最为常见（26.25%），中枢神经系统肿瘤列第二位（17.57%），淋巴瘤列第三位（14.57%），其他依次为上皮性肿瘤、软组织肉瘤、生殖细胞肿瘤、恶性骨肿瘤、神经母细胞瘤和肾肿瘤等。来自德国肿瘤登记（GCCR）的数据显示，白血病（34.1%）、中枢神经系统肿瘤（22.6%）及淋巴瘤（11.5%）是最常见的肿瘤类型，其他依次为神经母细胞瘤及交感神经系统肿瘤（7.6%）、软组织肉瘤（6.1%）及肾肿瘤（5.6%）等，研究同时显示儿童胚胎性肿瘤（如神经母细胞瘤、视网膜母细胞瘤、髓母细胞瘤、胚胎性横纹肌肉瘤和生殖细胞肿瘤等）占所有恶性肿瘤的25%以上。上海市儿童恶性肿瘤发病调查显示，2002—2004年期间，白血病是最常见的儿童恶性肿瘤，约占30.9%，第二位常见肿瘤为中枢神经系统恶性肿瘤（21.9%），第三位为淋巴瘤（9.6%），恶性骨肿瘤位居第四位（6.9%），交感神经系统恶性肿瘤位居第五位（6.5%），其中93.1%为神经母细胞瘤和神经节母细胞瘤，此外为软组织肉瘤（6.3%）、生殖细胞恶性肿瘤（5.6%）、肾脏恶性肿瘤（2.7%）、视网膜母细胞瘤（1.8%）、肝脏恶性肿瘤（0.7%）及其他未特指类型的恶性肿瘤。因此，白血病发病率仍为儿童恶性肿瘤第一位，约占全部儿童恶性肿瘤的1/3；中枢神经系统肿瘤则为第二位，且近年有持续上升的趋势；恶性淋巴瘤为第三位；其他类型恶性肿瘤发病率各家报道不一。

2. 不同地区发病率特点

儿童恶性肿瘤具有地区分布差异性，从各大肿瘤登记机构发布的儿童恶性肿瘤发病率来看，各地区的发病率不尽相同。国际癌症研究中心（International Agency for Research on Cancer，IARC）早期资料显示，发病率最高的地区为美国洛杉矶（160.6/100万），最低的地区为英格兰和威尔士（122.1/100万），大多数北美地区发病率为144.5/100万～150.3/100万。欧洲儿童肿瘤信息系统（ACCIS）提供的欧洲儿童肿瘤发病率数据显示，不列颠群岛和北欧的发病率为131.1/100万和160.1/100万，发病率最高的是芬兰173.2/100万。统计数据显示，上海市2002—2004年间儿童恶性肿瘤发病率为120.3/100万（我国尚缺乏完善的肿瘤登记体系，因此报道的统计数据可能并不能真实反映我国儿童肿瘤的发病情况）。由此可见，儿童恶性肿瘤的发生存在着地域分布差异

性，其主要原因可能与当地地理环境、生活习性和种族特征等因素有关。

3. 不同种族发病率特点

从全世界范围来看，肿瘤的发病率在不同种族中存在显著差异。美国的一项调查显示，成年黑种人的肿瘤发病率比白种人高，而儿童肿瘤发病人群以白种人为主。一项10534例肿瘤的研究显示，所有儿童肿瘤发病人群中白种人的发病率（173.21/100万）显著高于黑种人（117.87/100万）；拉美裔儿童白血病发病率（53.71/100万）显著高于非拉美裔（41.37/100万），而拉美裔儿童中枢神经系统肿瘤发病率（25.01/100万）显著低于非拉美裔（30.31/100万）。

4. 不同年龄发病率特点

恶性肿瘤发病率在不同年龄段的分布不一，几乎所有的流行病学调查均显示0～4岁为儿童恶性肿瘤好发年龄段，且各个年龄组肿瘤好发类型也不一致。德国肿瘤登记（GCCR）统计显示，0～1岁年龄组中神经母细胞瘤发病率约占所有肿瘤的1/3，且神经母细胞瘤、肾母细胞瘤和视网膜母细胞瘤的发病率之和约占该组的50%；白血病主要发生在1～4岁年龄组，白血病、中枢神经系统肿瘤及淋巴瘤的发病率之和占该年龄段所有肿瘤的75%以上，胚胎性肿瘤在这两个年龄组中少见。此外，统计还显示4岁以下儿童肿瘤病例数为5～14岁肿瘤病例数的2倍，提示4岁以下儿童为儿童恶性肿瘤高发人群。流行病学和结局数据库（surveillance epidemiology and end results，SEER）及欧洲儿童肿瘤信息系统（ACCIS）显示，青少年（15～18岁）白血病及中枢神经系统肿瘤较其他年龄段少见，而生殖细胞瘤多见。上海市儿童不同年龄段肿瘤发病率不同，调查显示，0～4岁年龄组发病率最高，为148.7/100万；5～9岁和10～14岁年龄组发病率基本相同，分别为103.1/100万和101.6/100万，并且不同年龄段与肿瘤的发生有一定相关性，即最小年龄段（0～4岁）发病率最高，5岁后急剧下降；除婴幼儿阶段好发肿瘤以外，青春期后又是肿瘤的好发年龄段。

5. 不同性别发病率特点

性别与肿瘤的发生也有相关性。研究显示儿童肿瘤中，男性总体发病率高于女性，尤其是急性淋巴细胞白血病、非霍奇金淋巴瘤、Burkitt淋巴瘤、肝母细胞瘤、尤因肉瘤、骨肉瘤、颅内及椎管内生殖细胞瘤等，而肾母细胞瘤、颅外和性腺生殖细胞瘤、甲状腺癌和恶性黑色素瘤则好发于女性。

2002—2004年上海市儿童恶性肿瘤发病率统计结果显示，男女发病率基本相仿，但不同性别间各类肿瘤的发病率略有不同，其中淋巴瘤发病率男性明显高于女性，恶性上皮肿瘤发病率女性明显高于男性。不同年龄组中各性别肿瘤发生率的对比显示，5～9岁年龄组男性明显高于女性（1.6∶1）；0～4岁年龄组女性高于男性，但差异无统计学意义；10～14岁年龄组男性和女性基本相同。

（二）常见儿童肿瘤发病率

1. 骨肉瘤

15岁以下儿童每年发病数为5.6/100万，是儿童和青少年最常见的骨瘤。

2. 神经母细胞瘤

每年每100万15岁以下白种人中有10.5个、黑种人中有8.8个新病例，是儿童最常见的颅外实体瘤。

3. Wilms 瘤

每100万名15岁以下小儿中每年发生7个新病例，诊断高峰年龄为2～3岁。

4. 横纹肌肉瘤

每年每100万15岁以下儿童中的新病例，白种人为8.4例，黑种人为3.9例。横纹肌肉瘤为儿童年龄组最常见的软组织肉瘤。

5. 视网膜母细胞瘤

每年每100万5岁以下小儿中有11个新病例。非遗传病例占全部视网膜母细胞瘤的60%，有遗传性者占40%，遗传者是由于其父母为静止基因携带者，或是父母健康但有新的基因突变。

6. 肝母细胞瘤

每年每100万15岁以下小儿中有0.9个新病例。

三、儿童肿瘤的病因及发病机制

儿童肿瘤的病因和成人一样不太清楚。成人起源于被覆上皮的肿瘤，某些可能的致癌因素现已比较清楚；而儿童肿瘤大多为肉瘤和胚胎性肿瘤，目前认为与儿童肿瘤发生有关的刺激物以及胎儿、婴幼儿分化不成熟组织的突变因素都可能存在。有人提出致病物质可能作用于胎儿并存在于母体的血液循环中，也可能在婴幼儿时被摄入。在动物实验模型中，在子宫内环境中能够产生类似儿童的各种肿瘤。综上，儿童肿瘤病因复杂，是多因素、多元性的。大体上以遗传因素、环境因素和免疫因素为主。具体来说，与遗传、病毒感染、接触化学物质及放射性物质和免疫缺陷等因素有关。

（一）遗传因素

遗传因素在儿童肿瘤中应为特殊重要因素。研究发现多数儿童肿瘤的发病都与遗传有关，常呈双侧发病或多发性发病，或伴有多种先天畸形，常伴染色体异常，且常集中分布在若干条染色体上。遗传性肿瘤，是指按孟德尔式遗传的肿瘤，一般呈常染色体显性遗传，发病早，多为双侧或多发，已知的有视网膜母细胞瘤、肾母细胞瘤和神经母细胞瘤等几种。其中，视网膜母细胞瘤双侧发病者占45%左右，肾母细胞瘤双侧发病者约占5%，有些肾母细胞瘤伴单侧肢体肥大。视网膜母细胞瘤常伴13号染色体长臂的缺失，肾母细胞瘤常出现1p、16q染色体杂合性缺失，肾母细胞瘤与WAGR综合征、Beck-with-Wiedemann综合征、Denys-Drash综合征和神经纤维瘤病Ⅰ型等遗传性癌症综合征有关。家族性多发性腺癌、18号染色体三体（Edward综合征）及Beck-with-Wiedemann综合征使肝母细胞瘤的患病风险增加。1号染色体长臂和短臂、6号和20号染色体长臂上的畸变，以及性染色体的变化与肝母细胞瘤的发病有关。10%～55%的神经母

细胞瘤患者出现 *MYCN* 原癌基因的扩增和过表达。

影响肿瘤遗传易感性的因素有：①遗传性综合征，即原因不明而易发展为肿瘤的综合征，如3种染色体不稳定综合征、毛细血管扩张性共济失调（ataxia telangiectasia，AT）综合征、Bloom综合征和Fanconi贫血。②染色体异常，XXY综合征易发白血病和乳腺癌。③免疫缺陷病，由于免疫缺陷，突变的癌细胞能逃避免疫监视，发展为肿瘤，如有免疫缺陷者，肿瘤发病率为一般人群的1000倍。④酶活性异常，例如，DNA修复酶缺乏引起的着色性干皮病易演变为皮肤癌；接触联苯胺者，如有乙酰化酶遗传性缺乏，较易产生膀胱癌。

（二）环境因素

儿童出生后，由于脏器发育未成熟，对许多因素敏感，过度暴露易诱发恶性肿瘤发生。在环境污染物中，激素样物质占重要比例，这些物质进入机体后，干扰生物和人体正常内分泌物质的合成、释放、运输、结合、代谢等过程，激活或抑制内分泌系统的功能，从而破坏机体的稳定性和调控作用，诱发肿瘤。

1. 物理因素

物理因素是儿童恶性肿瘤发生的一个较为肯定的危险因素，可穿透机体损伤DNA。高剂量辐射暴露如原子弹爆炸中受电离辐射影响和早期应用放射治疗的小儿，其急性白血病、慢性髓细胞白血病、骨肉瘤、甲状腺癌、软组织肉瘤的发病率明显增高。在日本原子弹爆炸中，被暴露在原子射线范围内生存的小儿，其恶性白血病和慢性粒细胞白血病的发生率明显增高。上海市曾进行的流行病学研究发现，孕期接受X射线检查的母亲所生的子女患白血病的危险度增高，而孕期超声检查与儿童恶性肿瘤发生无关。此外，多数研究发现父亲辐射职业暴露与其子女发生肿瘤无关。

2. 化学因素

调查发现，父母长期接触，尤其是母亲在妊娠期接触化学物质，会使正在发育的胎儿受到损伤，使孩子发生恶性肿瘤的危险增加。另外，孕前服用避孕药、促排卵药物也与儿童恶性生殖细胞肿瘤的发生有关。这些不良刺激均干扰胎儿细胞代谢和脱氧核糖核酸形成，致使染色体携带致病基因或发生基因突变，在某些因素的作用下发生恶性肿瘤。影响儿童肿瘤发生的化学因素包括：①药物，有些化学物质和药物已被高度认定有致癌性，可导致急性白血病、膀胱癌、脑肿瘤和骨癌等，主要是抗癌药物，如环磷酰胺、白消安、亚硝脲等烷化剂可导致继发性白血病，也可引起继发性实体瘤，如膀胱癌和骨癌等；②有机溶剂，一大类在生活和生产中广泛应用的有机化合物，用于涂料、黏合剂、油漆和清洁剂等。有关环境污染与儿童白血病关系的研究表明，儿童出生后生活在新油漆涂饰过的居室内发生急性淋巴细胞白血病（acute lymphoblastic leukemia，ALL）的危险性增加。

3. 生物因素

生物因素包括细菌、病毒、真菌等。其中，感染，特别是病毒感染与某些儿童肿瘤发生相关。最典型的是与EB病毒相关的Burkitt淋巴瘤、霍奇金淋巴瘤和鼻咽癌，与乙

肝病毒有关的肝癌，以及与 HIV 有关的卡波西肉瘤，尽管这些肿瘤只占儿童肿瘤的一小部分。伯基特淋巴瘤患儿的血清中可测到 EB（Epstein-Barr）病毒抗体，其肿瘤细胞核中存在 EB 病毒，该病毒在体外可使 T 细胞转化（永生），在肿瘤发生过程中起一定作用。目前，研究认为伯基特淋巴瘤与 EB 病毒诱导的宿主 B 细胞永生及染色体相互异位导致 *c-myc* 不规则表达有关。

（三）遗传－环境交互作用

癌症的发生是一个遗传和环境等多个因素共同作用的过程，肿瘤的发生不仅取决于可凝环境因素的暴露，还取决于个体对某种肿瘤的遗传易感性。外界性化学物质进入体内后，经Ⅰ相代谢酶代谢活化形成亲电子中间体，损伤 DNA，而机体存在的Ⅱ相代谢酶则能使其灭活排出体外，另外有些酶能催化损伤的 DNA 修复过程，因此人体对内外源性致癌剂的代谢能力和基因修复能力等将影响儿童对肿瘤的易感性。易感基因研究的实质是探讨环境暴露与基因突变之间的环境交互作用。

（四）免疫因素

免疫系统依其免疫防御、免疫自稳、免疫监视功能发挥其识别自己、排除异己的作用。当机体免疫功能受损时，容易受到病毒、细菌、真菌的感染，导致肿瘤的发生。免疫调节异常主要有以下 4 种原因：① HIV 的感染；②药物诱导的获得性的免疫抑制，特别是实体器官和造血干细胞移植；③各种少见的先天性的免疫缺陷综合征；④在年老人群中“内因性”的免疫抑制，与造血干细胞数量及血清中蛋白的数目减少有关。

四、儿童肿瘤的临床特征

（一）临床表现

儿童肿瘤早期时，缺乏特异性临床表现及检测手段，不易早期发现及治疗。儿童肿瘤相关的临床表现主要表现为以下某些症状：①长期不明原因的发热，持续不退的发热。特别是经抗病毒或抗菌素治疗无效的发热。②淋巴结肿大且以非感染性的肿大为主，以及皮下组织或其他部位的肿块，如颈部、腋下、腹股沟、腹部、后腰部等。③不明原因的出血，包括牙龈出血、皮肤出血点或瘀斑。④某些较长期的持续性或间歇性的疼痛，如头痛、关节痛、骨骼疼痛等，其中反复、持续的晨起头痛是脑癌的主要早期症状，应做 CT、磁共振检查；关节疼痛不应只考虑风湿性关节炎或类风湿性关节炎，必须了解有 15%～20% 的关节疼痛发生于白血病患儿，而骨骼疼痛则多见于骨肉瘤、白血病、神经母细胞瘤等骨浸润性肿瘤。⑤神经症状，如头痛、呕吐、走路不稳、面神经麻痹、抽搐等。⑥非营养不良或寄生虫所致的逐渐加重的贫血，可见面色苍白。⑦腹部肿块，如肝、脾肿块等，大部分慢性白血病有巨脾，神经母细胞瘤和肾母细胞瘤可以无

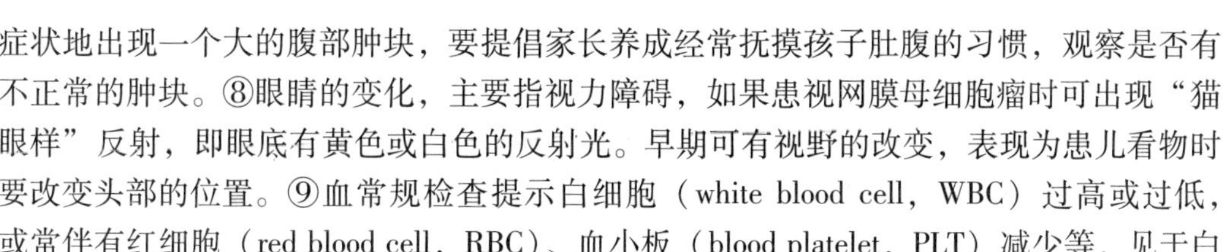

症状地出现一个大的腹部肿块，要提倡家长养成经常抚摸孩子肚腹的习惯，观察是否有不正常的肿块。⑧眼睛的变化，主要指视力障碍，如果患视网膜母细胞瘤时可出现“猫眼样”反射，即眼底有黄色或白色的反射光。早期可有视野的改变，表现为患儿看物时要改变头部的位置。⑨血常规检查提示白细胞（white blood cell，WBC）过高或过低，或常伴有红细胞（red blood cell，RBC）、血小板（blood platelet，PLT）减少等，见于白血病或侵及骨髓的肿瘤，必要时应做骨髓象的检查。

（二）发病特点和趋势

起病比较隐匿，没有特殊症状，除体表的肿块外，盆腔、腹腔不易发现。加上小儿认知能力比较差，无自我表述病痛的能力，因此不容易及早发现。

发病趋势不容忽视，恶性肿瘤患儿病例不断增加，除了数量增加，恶性肿瘤越发低龄化，也是儿童恶性肿瘤近年来的一大趋势。在患有急性淋巴细胞白血病的儿童中，2～5 岁患儿多见，最小的甚至未满 1 岁。由于儿童恶性肿瘤潜伏期短、生长迅速、转移广泛，晚期发现者临床缓解率低。从临床来看，恶性肿瘤的发现基本不是主动体检筛查出来的，这直接导致大部分恶性肿瘤患儿被发现时已到中晚期。

（三）临床辅助诊断

儿童恶性肿瘤是一种较为复杂的疾病。诊断的正确性、完整性和治疗的合理性直接影响预后和远期生存质量。儿童恶性肿瘤包括白血病的诊断，其不只是一种疾病名称的确定，完整的诊断还应含有影响治疗选择和预后的各个因素。

白血病：一个完整的诊断应包括细胞形态分类、免疫学分型、染色体核型分析或特殊的异常基因分析，并根据这些结果及其他临床特征做出临床危险诊断，在这一精确诊断的基础上才能使患者接受与其个体情况最相宜的措施，以得到最好的治疗效果。而非霍奇金淋巴瘤易发生骨髓及中枢神经系统转移，因此应根据常规做的骨髓涂片或脑脊液检查、外科手术探查结果、大体病理及显微镜下肿瘤浸润范围，做出确切的分期诊断。

实体性肿瘤：除了疾病的病理诊断外，精确诊断应包括病理形态分型，并根据完整的影像学检查、各种肿瘤特殊易转移部位的检查（如神经母细胞瘤易发生骨髓和骨转移，因此应在常规做骨髓涂片或活检、骨扫描的基础上，才能对患者进行分组，使患者根据各个个体情况进行最合理的分组治疗。

1. 免疫诊断

肿瘤的免疫诊断，操作简单，所需患者血量少，用于人群普查及初步检查。目前在临床上使用的免疫诊断方法有：①甲胎蛋白检测。甲胎蛋白（α-fetoprotein，AFP）为胚胎性抗原，是正常 α 球蛋白，是由胚胎肝细胞产生，正常值为 31.5 μg/L。约 2/3 的恶性肝内皮细胞肿瘤患儿甲胎蛋白有所增加，测定血清 AFP 能早期发现肝癌和肝母细胞瘤。②血清癌胚抗原检测：血清癌胚抗原（carcino-embryonic antigen，CEA）的检测对儿童大肠癌的诊断无太大价值，但可作为大肠癌预后的参考。术前 CEA 高，术后下降

并长期正常，说明手术切除彻底，无癌存在；术后 CEA 上升，常为复发和转移，CEA 上升可早于临床症状 3 ～ 18 个月。另一种大肠癌的生物标记是组织多肽抗原（tissue polypeptide antigen，TPA），这种因组织快速生长而产生的 TPA，甚至在癌组织刚生长时就能测出。另外，单核细胞特异性抗原作为白血病类型的鉴别指标，绒毛膜促性腺激素（human chorionic gonadotropin，HCG）用于诊断睾丸绒毛上皮癌，HCG 正常值为 1μg/L。

2. 生化诊断

患者体内的某些化学物质在质和量上发生特异性改变，生化诊断就是利用生物化学的方法对其进行检测，从而确定是否患病，或用来监视病情的动态变化。常用的生化检测方法有多巴胺、氨基酸及其代谢产物、无机元素和唾液酸及岩藻糖。

3. 影像学诊断

影像学检查可以清楚地了解肿瘤的大小、肿瘤与周围组织的关系、重力流有无转移，甚至能鉴别肿瘤的良恶性情况，其对于治疗方案的选择、对疗效的观察有着重要的指导意义。另外，儿童肿瘤虽各年龄组均有发病，但发病高峰年龄在 5 岁以下，由于儿童不能很好地表达自己的感受，造成肿瘤发现困难，所以影像诊断显得更为重要。儿童肿瘤治愈率高于成人，儿童生存期长，需要更长期的随访，影像诊断是儿童肿瘤随访的主要手段之一，其重要性不言而喻。儿童恶性肿瘤大多需要化疗，其继发感染和霉菌感染的发生率相当高，各种影像学检查可以清楚地显示有无继发感染，并对继发感染疗效的评估也有着重要的意义。常用的影像学诊断有以下 5 种。

（1）X 射线平片。它是最基本的影像学检查手段，尽管当今影像学发展日新月异，但普通 X 射线平片诊断仍未被淘汰，这是由于它具有价格低廉、检查快捷、辐射量小等优点。但由于 X 射线平片对不同组织的对比分辨力较低，因此要求所检查的部位及病变组织的自然对比度好，如肺与纵隔、骨骼与软组织等。胸部平片目前仍作为胸部疾病的首选检查方法，如用于胸部的原发肿瘤、转移瘤、化疗或放疗患者的药物反应及肺炎观察等，它也常被用作身体其他部位的恶性肿瘤的治疗前临床分期依据及治疗后的随访指标。目前腹部平片在临床已较少采用。但是它对各种原因引起的胃肠道穿孔产生的气腹和各种原因引起的肠梗阻仍有很好的诊断价值，对腹部肿瘤的钙化和骨化以及腹部肿瘤手术后的金属夹也可较好地显示。由于骨骼系统也有很好的自然对比，故平片对骨骼疾病如骨肿瘤等显示较为敏感，不少骨骼疾病 X 射线平片的表现具特征性，在某种程度上其诊断价值甚至超过 CT 或 MRI。因此，骨骼平片目前仍作为骨骼疾病的首选检查方法。

（2）单光子发射计算机断层扫描（single-photon emission computed tomography，SPECT）和正电子发射计算机断层扫描（positron emission tomography，PET）。它们使得评价病变部位的生理和代谢活动成为可能。抗肿瘤药物的标记使药物能集中在肿瘤组织中，通过追踪估计预后。近年来发展起来的图像融合技术和图像融合联机，使 ET 与 CT、SPECT 与 CT，或 PET 与 MRI 两帧不同图像融合成一张图像。这样图像解剖结构清晰能反映器官的生理、代谢和功能的特点，把定性和定位作用结合起来，得到更好的诊断效果，是影像学发展的又一新起点。尽管目前 PET/CT 等由于检查价格过高阻碍了其进一步广泛应用，但由于其出色的诊断效果，PET/CT 仍是近年来发展最迅速的影像学

检查新技术。PET/CT的一个不足之处是检查时患者要接受较大量的X射线，这一点在儿童检查中尤其需要引起重视。

（3）超声检查。其为无创伤和无放射线损伤的检查方法，无须镇静，无须静脉内注射对比剂，适用于胎儿和儿童，检查费用相对低，对于腹部、盆腔和一些小器官均可作为首选的检查方法。近年来，彩色多普勒超声的发展使超声检查对血管和血流也能较好地显示。超声对比剂、腔内超声、术中超声和超声引导下穿刺活检的发展，进一步扩大了超声检查的应用领域，超声检查是许多儿童肿瘤患者首选的影像学检查方法。但是，超声检查的效果与操作者的技术水平有关。另外，骨骼、气体和瘢痕等的存在也会影响超声检查的效果。

（4）CT成像。原理仍基于人体不同组织对X射线吸收的差别。CT检查简便、迅速、安全、无痛苦。CT图像上解剖关系清晰、层次丰富，不受气体等的影响。此外，还可按照不同正常组织及病变对X射线吸收的不同进行定性和定量分析，应用领域极为广泛，头颈部、胸部、腹部、盆腔和骨骼等均可获得很好的诊断效果。CT对比剂的应用在增加病变组织与正常组织的密度差异和明确诊断方面起着画龙点睛的作用。近年来，随着多层螺旋CT设备的发展，CT图像多平面重组、三维重组、CT血管成像和CT仿真内镜技术已应用于临床，进一步扩大了CT扫描的应用范围，图像也更直观。最新的CT能谱成像的问世，有望使CT对微小肿瘤的检出能力以及不同物质的分辨能力有进一步的提高。虽然CT扫描在许多疾病的诊断方面具有明显优势，但CT所带来的辐射损伤问题也同时出现，儿童CT检查的射线剂量是普通X射线摄片的数十倍甚至数百倍。目前CT检查已被广泛应用于包括新生儿和婴幼儿的儿童疾病诊断中，其剂量累积效应受到高度关注。CT检查的辐射剂量可诱发癌症甚至死亡的理论已得到公认，这是近年来低剂量CT扫描备受关注的原因。儿童有自己的生理特点，组织容易受到辐射损伤，而儿童期身体发育是人生中最为旺盛的阶段；此外，儿童预期寿命长，辐射诱发癌症的概率将明显高于成人和老年人。因此，控制射线剂量在儿科中显得尤为重要。在儿童CT检查时要较严格地掌握指征，并一定要使用低剂量CT扫描技术，这一点在新生儿和婴幼儿检查中尤其需要引起重视。

（5）MRI。MRI利用磁场与射频脉冲成像，从根本上摆脱了X射线辐射对人体的损伤，这对儿童特别重要。MRI的多种扫描序列和其任意方位成像的优势提供的丰富信息量，有助于病灶的定位和部分定性诊断。MRI检查不仅无创伤、无射线，其图像对比分辨力也极佳。MRI对于头颈部、胸部、腹部、盆腔、脊柱和肌肉骨骼等均可获得很好的诊断效果。MRI还有许多功能成像序列，弥散加权成像、灌注成像、磁共振波谱成像等，对儿童肿瘤的诊断有很好的诊断效果。如弥散加权成像（diffusion weighted imaging，DWI）扫描，主要观察水分子扩散情况，由于肿瘤组织内细胞膜、核膜、胞质内细胞器均为水分子自由扩散的主要障碍，因此肿瘤组织内水分子的扩散程度与肿瘤组织的细胞密度、细胞膜通透性、细胞外间隙以及扩散介质的黏滞性均具有显著的相关性，影响DWI信号强度变化，DWI信号强度变化有助于良恶性肿瘤的鉴别，其主要表现为低分化恶性程度高的肿瘤水分子弥散受限。新的全身弥散加权成像又可称为类PET成像，对淋巴瘤的分期等可获得很好的诊断效果。MR波谱成像（MR spectroscopy，MRS）可提

供组织细胞的代谢信息，如儿童腹部恶性肿瘤胆碱峰上升，活性脂质峰下降，良性肿瘤胆碱峰不明显。DWI 和 MRS 的异常在有效化疗后均有所改善。对于肿瘤内的少量出血，磁共振磁敏感加权成像（susceptibility weighted imaging，SWI）扫描可很好地显示。由于 MRI 检查无射线，可多次复查，可作为肿瘤治疗以及肿瘤对于化疗药物的反映监测工具。当然 MRI 技术也有一些不足之处，如装有心脏起搏器者不能行磁共振检查、检查价格较贵、时间较长、对儿童镇静的要求很高、对钙化病灶不敏感等。

（6）激光荧光光谱诊断。光作为 21 世纪最重要的科学技术之一，具有高亮度、高方向性等特点，广泛应用于医疗、军事等方面。激光荧光光谱技术以其客观、准确、快速的特点给常规检查难以确诊的儿童肿瘤早期诊断带来可依据的诊断结果。儿童肿瘤诊断运用的激光诱导荧光检测系统由低能可调谐激光器、多色仪等组成。系统中的低能可调谐激光器（375 ～430 nm）发出激光耦合光纤束到激发光纤输入端，通过检测镜的检测口照射到人体组织上，组织产生的自体荧光通过采集光纤传送到多色仪，自体荧光信息被光学多通道解析仪获取，再传送到计算机进行信息处理和解析，实现儿童肿瘤早期诊断。

4. 内窥镜诊断

内窥镜检查（endoscopy）的主要目的是了解体内空腔脏器的病灶部位、大小、形状及性质，可以通过内窥镜切取活组织进行病理学检查和细胞学检查，以确定病变性质，协助诊断。目前临床上使用的内窥镜有胃镜、食管镜、十二指肠镜、结肠镜、膀胱镜、气管镜、纵隔镜和关节镜等，以及鼻咽镜、直肠镜、乙状结肠镜、腹腔镜、阴道镜和宫腔镜等。可以根据患者的病情及具体情况进行必要的检查，以协助诊断。值得注意的是，内窥镜检查时应严格掌握适应证，减少并发症。

五、儿童肿瘤的病理学检查

病理诊断仍然是儿童恶性实体瘤诊断的金标准。目前常规用于临床的肿瘤标记物很少，主要有两大类，非特异性标记物和特异性标记物。前者主要有乳酸脱氢酶（lactate dehydrogenase，LDH）、血清铁蛋白（serum ferristn，SF）和 C 反应蛋白（C-reactive protein，CRP），可见于多种疾病及多部位肿瘤。后者主要有血清甲胎蛋白（AFP）、绒毛膜促性腺激素（HCG）、神经元特异性烯醇化酶（neuron-specific enolase，NSE）及尿香草扁桃酸（vanilly mandelic acid VMA）、高香草酸（homovanillic acid，HVA）等。AFP 与 HCG 的监测对生殖细胞肿瘤，AFP 对肝母细胞瘤，NSE、VMA、HVA 对神经母细胞瘤，NSE 对视网膜母细胞瘤的诊断、疗效评价、监测复发等都有一定价值。

（一）儿童恶性肿瘤的病理学特点

儿童胚胎性肿瘤是一组以未成熟胚细胞为主要组织学特点的肿瘤，约占儿童肿瘤的 30%，按发病率高低依次为神经母细胞瘤、Wilms 瘤、横纹肌肉瘤、视网膜母细胞瘤、肝母细胞瘤、胰胚细胞瘤、唾液腺母细胞瘤和胸膜肺母细胞瘤。

胚芽细胞瘤是一组以胚芽细胞（germ cell）为主要组织学特点的儿童肿瘤，主要包括无性细胞瘤、内胚窦瘤（卵黄囊瘤）、畸胎瘤（包括成熟型、未成熟型）、恶性胚胎性腺瘤、多发性胚胎瘤性腺胚细胞瘤。

异质性是儿童肿瘤的显著特点，来源于残留胚胎细胞分化低的恶性程度高，分化高的恶性程度低。来源于同一原始组织但细胞成分不同者可表现为不同性质的肿瘤。例如，来源于神经脊的肿瘤可分为神经母细胞瘤、神经节母细胞瘤和神经节细胞瘤。

多个原发性肿瘤发生是儿童肿瘤的又一特点。由于原始胚胎细胞衍化迁移异常，具有潜在发生肿瘤的细胞团分离，而出现多个原发性肿瘤病灶，如7% Wilms 瘤为双侧肿瘤，12% 出现多个原发肿瘤病灶。神经母细胞瘤、横纹肌肉瘤也可发生多个肿瘤病灶。

（二）儿童肿瘤的病理学检查

根据病儿肿瘤出现的部位及相应临床症状，通过体格检查、内窥镜检查、X 平片特殊造影、CT、MRI、双侧骨髓检查可做出初步诊断。病理学检查对某些诊断不明确的病例可提供重要确诊依据。

通过外科手术，内窥镜钳夹切割取材，肿瘤穿刺体液收集，以及常规石蜡包埋切片、快速冰冻等适当处理，获得的组织块或细胞可根据临床需要做普通光学显微镜、透射电镜、扫描电镜、激光共聚焦电镜检查，在器官、组织、细胞、超微结构、单细胞立体观察等形态学检查，各种特殊染色、免疫组织化学、流式细胞检查、图像分析也广泛用于儿童肿瘤的病理检查，极大地扩展检查范围，为儿童肿瘤病理学检查提供更为有效的方法。

1. 儿童肿瘤的病理学观察

（1）大体：通常良性肿瘤的体积小，边界清，有包膜。少数良性及低度恶性肿瘤边界不清，或浸润至临近组织，如骨嗜酸性肉芽肿、婴儿血管瘤等。大多数肿瘤为灰白色，但含量较多或发生变性及含特殊色素或物质时，颜色可有不同：血管瘤为暗红色；脂肪瘤、黄色瘤因含脂肪较多呈黄色；黏液成分较多时可为灰白色，半透明胶冻样；色素性神经鞘瘤可呈灰褐色至黑色。良性肿瘤与正常相应组织相似，出血、坏死和囊性变少见。恶性肿瘤一般体积较大，有一些肿瘤呈膨胀性生长，有假包膜或无包膜，如肾母细胞瘤、肝母细胞瘤。多数儿童恶性肿瘤肉眼或切面似肉瘤样、浸润生长，常伴出血、坏死、囊性变。

（2）镜下：常规切片（HE 切片）是病理诊断最基本、最重要的环节。一般应遵循“多处取材、仔细观察”“从低、中到高倍镜”。观察细胞形态，特别是细胞核的形态，瘤细胞排列方式、结构特征、分化方向、分化程度及肿瘤的间质反应。

（3）常见儿童肿瘤的镜下组织结构有：①真菊形团，瘤细胞围绕空心呈放射状排列，胞核多居外周端，状如菊花样，其中心呈圆孔状，如视网膜母细胞瘤；②假菊形团，瘤细胞围绕空心呈放射状排列，胞核多居外周端，状如菊花样，其中心无真正圆孔而为粉染的原纤维充填或不整齐之淡染区，如神经母细胞瘤、髓母细胞瘤、尤因肉瘤、室管膜瘤、肾母细胞瘤和胸腺瘤等。

2. 细胞学检查

细胞学检查就是将含有细胞的渗出物、分泌物、刮取物或细针吸取物做成涂片，检查有无肿瘤细胞的诊断方法。优点：简便易行、快速安全、损伤轻、痛苦小，适合肿瘤的大范围普查。缺点：仅能看到散在的癌细胞，很难看到组织结构，存在假阳性和假阴性的可能，准确性较低，故必要时需要再做活体组织检查进一步证实。

3. 病理组织学检查

组织制成切片，观察细胞和组织的形态结构变化，做出诊断，称为病理组织学检查。这是诊断肿瘤常用的、较为准确的方法。

大多数恶性肿瘤实施治疗之前，均需经病理组织学诊断。在手术前或手术中从患者病变处取出（切取、切除或穿刺吸取等）小块组织，进行病理组织学检查，称为活体组织检查。一般术前活检多用常规制片方法，而手术中活检则需要用快速冰冻切片或快速石蜡切片方法。其中，切取活检主要用于浅表肿瘤及小于直径 5 cm 的肿瘤和不能完全切除的肿块；切除活检主要用于切除整个肿瘤和周围组织，适应大多数软组织肿块活检；穿刺活检，细针穿刺活检具有创伤小、恢复快的优点，与细针穿刺比较，粗针穿刺所获组织量较多，既可满足免疫组织化学检测的需求也能够有效提高病理诊断的准确性，故目前粗针穿刺活检在成人肿瘤（如乳腺肿瘤）中已经获得了较为广泛的应用。在儿童肿瘤诊断领域，有报道显示儿童软组织肿瘤粗针穿刺标本病理诊断正确率达 97%，在儿童神经母细胞瘤的诊断正确率达到 100%，在诊断儿童甲状腺肿瘤中敏感性达 85%。内镜活检和在 CT 引导下（针芯）穿刺活检确保取材正确，能获取小块组织用以诊断。

儿童实体瘤现在多用活检穿刺针或小切口（3～5 cm，术中缝合肿瘤包膜）切取一定体积的组织，提供光镜、电镜、免疫组化和分子生物学的检查。该法不影响肿瘤分期，伤口小，生理干扰微乎其微。细针穿刺因切取标本有限，病理难以做出全面的诊断，不提倡使用。

（三）肿瘤分级

肿瘤分级是根据肿瘤细胞分化程度的高低来决定的，未成熟细胞分化程度低，成熟细胞分化程度高。通常分为三级：Ⅰ级，分化良好，属低度恶性；Ⅱ级，分化中等，属中度恶性；Ⅲ级，分化差，属高度恶性。肿瘤分期是指肿瘤所处的临床阶段，主要根据原发肿瘤的大小，浸润范围及转移程度来决定。“T”代表原发肿瘤的大小和浸润范围，以“T_1、T_2、T_3、T_4”表示；“N”代表淋巴结转移情况，以“N_0、N_1、N_2、N_3”表示；“M”代表血管远隔转移情况，“M_0”代表无血源性转移，“M_1”代表有血源性转移。

六、儿童肿瘤的治疗和预后

（一）儿童肿瘤的治疗

现代的儿童肿瘤治疗特别强调综合治疗的原则，即团队工作的模式，对每个患儿的

诊断和治疗首先要由影像科、外科、肿瘤科、病理科和放疗科等有关儿童肿瘤治疗医师集体讨论评价，根据其诊断分期决定是先手术再放疗化疗，还是先放疗化疗再手术，以采取损伤最小、疗效最好的治疗方案。

肿瘤的治疗主要包括放射性治疗、化学药物治疗、手术治疗、造血干细胞移植、生物治疗等。相同的肿瘤治疗方法在不同的患者可能有不同的反应，不同的治疗方法可能会有相似的不良反应发生，且不良反应可能涉及多系统多方面，所以肿瘤治疗方案需要结合肿瘤性质、分期和患者全身状态而选择决定。儿童肿瘤治疗的目标：①从肿瘤中恢复（完全缓解）；②达到肿瘤最低危复发时间；③健康恢复，包括身体、发育、功能、心理、性能力、生育能力；④获得教育、谋取职位和融入社会。第①和第②项是我们根治肿瘤的第一步，随着肿瘤的根治，我们将更注意第③和④项的改善，使存活的孩子健康成长。

1. 放射性治疗

多种儿童肿瘤对放疗敏感，主要有淋巴系统恶性肿瘤、神经母细胞瘤、肾母细胞瘤、部分脑瘤、尤因肉瘤和横纹肌肉瘤。成功的放疗必须对肿瘤造成最大的杀伤，对周围组织产生最少的伤害，特别是生长组织，如骨骺板。放疗获益不仅随肿瘤的位置、侵犯的范围不同而异，而且随年龄、性别的不同而异，如 35 Gy 放疗适合于后颅窝脑瘤完全切除的 12 岁患儿，但对于 3 岁的同样患儿，放疗后可导致严重的神经心理后遗症；2 岁以下的小儿，应用化疗取代放疗；靠近骨骺尤因肉瘤，15 岁患儿适合于原发部位放疗，5 岁患儿则行保肢手术或截肢手术更合适。

放疗有肯定的近远期毒副作用，并可因此而影响长期生存者的远期生活质量，因此并非所有对放疗敏感的肿瘤均需接受放疗，只有在明确放疗能改善其预后或利大于弊的条件下才采用放疗。

2. 化学药物治疗

化疗药物在肿瘤的治疗中起到非常关键的作用，也成功及广泛地运用于儿童肿瘤的治疗，如烷化剂、蒽环类抗生素、抗代谢药物、糖皮质激素、表鬼臼毒素、长春碱类，但是这些化疗药物均对机体存在潜在的远期不良影响。

一般来说小儿肿瘤在手术完全切净的基础上（Ⅰ期或Ⅱ期）加上连续全身化疗，效果最好。对于肿瘤巨大、侵犯周围组织器官或大血管而不能一次手术切净的（如Ⅲ期），暂不手术，给予 3 ～6 月的术前化疗，肿瘤缩到最小后再手术，可以减少肿瘤周围血管扩张和肿瘤脆性，降低手术危险性和肿瘤分期，提高肿瘤治疗的成功率并避免周围器官不必要的损伤。国际儿科肿瘤学会（International Society of Paediatric Oncology，SIOP）的几项随机性研究结果表明：肾肿瘤在手术中破裂的概率为 33%，而化疗后在手术中破裂的概率可降至 6%。化疗是否敏感，是决定患儿预后的重要因素。

3. 手术治疗

手术也是儿童肿瘤诊断及治疗的方法之一。手术是非血液淋巴系统恶性肿瘤的主要治疗手段之一。手术目的包括病理活检、根治性肿瘤完全切除术、减负性不完全大部分切除术和解除或减轻症状的姑息性手术。术前应有充分准备，明确手术目的，在预知不能完全或大部分切除肿瘤时主张先做病理活检以明确诊断，然后根据确切的诊断先行化

疗，使肿瘤缩小、分期前移后再手术。

手术者应准确识别肿瘤的边缘，轻柔而准确地分离，注意保护重要器官和组织。首要技术是保证术野无血，视野清晰，如在术中注意识别腹膜后较大肿瘤、保护肠系膜上动脉、下腔静脉。然而，手术也会长期影响生存者的生存质量，如截肢和肢体保存情况，直接影响身体功能；如眼球摘除，会影响颅面发展；如卵巢或睾丸切除术，会影响生育功能；如神经外科手术，可能导致神经、神经内分泌或机体感觉缺陷和癫痫发作等；其他如手术的瘢痕和缺陷也会影响生活质量。

4. 造血干细胞移植治疗

造血干细胞移植治疗也是治疗儿童肿瘤的重要手段之一，如急性淋巴细胞白血病、淋巴瘤常规化疗无效者，以及患急性髓细胞白血病、极高危的急性淋巴细胞白血病或复发白血病、淋巴瘤者，造血干细胞移植为患者带来新的希望。但是，造血干细胞移植在治疗疾病的同时，有相当的副作用及远期并发症，也会对长期存活者造成不同程度的不良影响。

5. 免疫治疗

传统手术、化疗、放疗为神经母细胞瘤治疗的三大主要手段，一般对局限性肿瘤主张先手术切除再化疗。手术不能切除者在确诊后采用先化疗、后手术、再化疗或加放疗的策略，但预后改善仍未令人满意。目前，联合化疗、手术、放疗可延长患儿生命，但易复发，不良反应严重，尤其是对高危 4 期患儿（占患儿总数的 50% 以上）效果不佳。

近年来，随着免疫学在医学领域应用的迅速发展，免疫治疗作为一种潜在的肿瘤治疗有效手段已引起了诸多关注，肿瘤免疫治疗学治疗的目的是激发或调动机体的免疫系统，增强肿瘤微环境抗肿瘤免疫力，从而控制和杀伤肿瘤细胞。肿瘤免疫学治疗的方法种类繁多，已与现代生物高科技技术结合，发展成为继手术、化疗和放疗之后的第四种肿瘤治疗模式。其中免疫疗法在神经母细胞瘤的治疗方面已经取得了一些进展，其中有一款针对神经母细胞瘤的抗体药物 anti-GD2 治疗效果显著。

6. 常见儿童肿瘤目前的治疗情况

（1）急性淋巴细胞白血病（ALL）。它是最为常见的儿童全身血液系统癌症之一，约占白血病的 3/4。临床和实验室检查数据对治疗方案和预后有很好的指导意义。原有的以发病年龄、诊断时白细胞总数和白血病细胞外形为依据的分组治疗方法已被新的以基因分型的分组治疗方法取代，预后依不同分组，存活率在 40%～85%。1～9 岁的患儿预后一般要好于小于 1 岁的婴儿及大于 10 岁的儿童和青少年，后者需要更强的化疗。有专门设计为 15～20 岁青少年的儿科临床试验研究结果显示，5 年无病存活率为 67%，明显好于使用成人方案的青少年患儿（41%）。ALL 治疗成功不但需要控制主要系统器官的病情，如骨髓、肝脏、脾脏、淋巴结等，同时还要治疗或预防髓外的病变，特别是中枢神经系统（central nervous system，CNS），如不加以专门针对性的治疗，中枢神经系统的受累可从初诊时的 3% 升至 50%～70%，甚至更多。

（2）神经母细胞瘤（neuroblastoma，NB）。治疗主要根据年龄、分期、肿瘤细胞的生物学特性将患儿分为“低危”“中危”“高危”组，采用不同的方案。其中，肿瘤局限，外科手术可以治愈；肿瘤引起脊髓压迫症状，立即化疗可以避免椎管手术；肿瘤扩

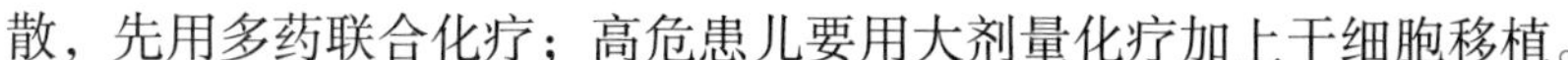
散，先用多药联合化疗；高危患儿要用大剂量化疗加上干细胞移植。

（3）肾母细胞瘤（Wilms' tumor）。Ⅰ、Ⅱ期患儿术后不需放疗，用放线霉素 D、长春新碱化疗；Ⅲ期预后良好型肿瘤术后用长春新碱、放线霉素 D、阿霉素三药化疗加局部 1000 cGy 放疗或前两药化疗加局部 2000 cGy 放疗；Ⅳ期预后良好型肿瘤加用环磷酰胺不能改善预后；单剂量冲击化疗与小剂量多次化疗预后相同，且毒性小、花费低；Ⅰ期预后良好型肿瘤的 18 周化疗与 6 个月的疗效相同。预后良好型的肿瘤治疗 4 年无瘤生存率 Ⅰ～Ⅳ 期分别为 95.6%、87.4%、82.0% 和 79.0%。术前化疗可以使双侧肿瘤和马蹄肾肿瘤患儿最大限度地保留正常肾组织，得到 87% 的存活率；可以使进入下腔静脉或右心房的瘤栓缩小和消失，避免扩大切除术。

（4）肝母细胞瘤（hepatoblastoma）。它为最常见的小儿肝脏恶性肿瘤，占小于 4 岁儿童肝肿瘤的 90%。发现时绝大多数为无症状的腹部包块，黄疸少见，肺转移约 10%。一般发现肿瘤 1 个月后出现肝内转移，所以一旦发现肝脏肿瘤，应积极治疗。甲胎蛋白（AFP）是其肿瘤标志物，用于诊断和随诊。肿瘤切除术是主要的治疗方法，手术不能完全切除者则难以存活。由于肿瘤多为单发，部位局限，小儿肝脏功能好，无肝硬化，代偿能力强，即使肿瘤很大，手术亦可切除，术后恢复好。无法切除的肿瘤，经术前化疗使肿瘤缩小和局限后，可以再行手术切除病灶。

（二）儿童肿瘤的预后

儿童肿瘤是一个较为复杂的疾病，诊断和治疗涉及外科学、内科学肿瘤专业、影像学、放疗、免疫学、遗传学等多个学科，需要各相关专业相互密切配合并发挥各自的作用，才能得到精确的诊断和合理的治疗；儿童肿瘤临床样本量少、研究内容单一，需要多个医疗单位协同合作，共同分享研究结果与经验，加速发现问题、解决问题，最终改善儿童肿瘤预后的过程。总之，与成人癌症不同，儿童肿瘤的治疗和预后取决于肿瘤的诊断和分期。要想取得较好效果及长期的存活率，必须根据不同的儿童肿瘤、分期、组织类型或亚型、肿瘤的生物学特性，采用不同的综合治疗方案。研究发现儿童肿瘤预后各有特点：Wilms 瘤以组织病理为依据；神经母细胞瘤常以年龄及诊断时的分期为依据，前中期患儿获得良好预后，总体生存率达 85%～90%，但多数患儿就诊时已处于晚期，预后较差，虽积极给予多学科协助诊治，但总体生存率仅为 50%，且后期易复发和转移。

七、儿童肿瘤的防治措施

从肿瘤的病理组织类型分布看，儿童良性肿瘤多起源于间叶组织，恶性肿瘤多发生于间叶组织、胚胎残留组织和生长活跃、代谢旺盛的淋巴造血组织，这与成人肿瘤中癌的高发生率截然不同，也揭示了我们应该对儿童肿瘤所持的防治重点。为减少儿童肿瘤发病，有以下四点需要特别强调：

（1）要从年轻父母的自我保健着手，父母的生理健康是儿童健康的基本保证，母

亲怀孕期间应注意避免与有害物质接触，对药物治疗和放射检查要谨慎。

（2）谨防儿童病毒感染。白血病、恶性淋巴瘤、Burkitt 淋巴瘤、肝癌与相应病毒感染有关。

（3）注意儿童身体的异常变化，由于儿童肿瘤发病快、转移早，早期症状不明显，儿童又缺乏自我观察能力，加之家长及学校的忽视，因此发现异常应尽早到医院就治，切不可麻痹大意。

（4）培养儿童不挑食、不偏食的良好饮食习惯，保证营养物质和必需氨基酸及维生素的摄入，增强机体免疫力，以减少肿瘤的发生。

小　结

儿童肿瘤专业涉及 18 岁以下儿童（≤14 岁）及青少年（15～18 岁）发生的肿瘤。儿童肿瘤在发生、发展、病理、临床和预后等方面有其特点，与成人肿瘤有很大差异，儿童肿瘤学已成为一门独立的专业，是肿瘤学的重要组成部分。

儿童肿瘤病因复杂、病种多、没有特殊症状，不易早期发现和治疗。我们应该进一步了解儿童肿瘤的特点，早发现、早诊断和早治疗，提高儿童恶性肿瘤的治愈率。因此，家长应在日常生活中注意观察儿童生长发育情况及身体变化，提高对相关症状和体征的敏感性；同时，加快推进儿童恶性实体瘤多学科合作诊疗模式，使患儿的治疗在各个学科间达到无缝衔接。

思考题

1. 最常见的儿童肿瘤有哪些？
2. 儿童肿瘤的治愈率和生存率高吗？
3. 放化疗的副作用大吗？
4. 儿童肿瘤与成人肿瘤的不同之处有哪些？

参考文献

［1］鲍萍萍，郑莹，汤静燕．儿童肿瘤国际分类第三版（ICCC－3）介绍［J］. 环境与职业医学，2011，28（4）：253－256.

［2］赖日权，郜红艺，王凤华，等．儿童肿瘤病理学诊断图谱［M］. 北京：科学出版社，2016.

［3］张金哲，杨启政．实用小儿肿瘤学［M］. 郑州：河南医科大学出版社，2011.

［4］陈凯，蒋慧．儿童常见恶性肿瘤的流行病学现状［J］. 医药专论，2013，34（3）：129－132.

（张幸鼎　张旭东　史远远）

第二章 儿童血液肿瘤

血液肿瘤是指发生于淋巴造血系统、组织和器官的一组肿瘤性疾病，多为造血干细胞恶性克隆性疾病，儿童血液肿瘤是儿童时期较常见的一类恶性疾病。儿童血液恶性肿瘤主要包括儿童白血病、骨髓增生异常综合征、淋巴瘤等恶性血液疾病。其中，儿童白血病包括急性白血病和慢性白血病，急性白血病又分为急性淋巴细胞白血病和急性髓细胞白血病两大类。

第一节 白血病概论

白血病（leukemia）是一类造血干祖细胞的恶性克隆性疾病，因白血病细胞的自我更新增强、增殖失控、分化障碍、凋亡受阻而停滞在细胞发育的不同阶段，是儿童时期最常见的一种恶性疾病。骨髓中的造血干细胞（hemopoietic stem cell，HSC）不断产生未定型的祖细胞，这些祖细胞可以增殖并分化为功能齐全的血液和各种谱系的免疫细胞。HSC 的自我更新能力可确保我们体内始终有足够数量的成熟血细胞，包括红细胞、粒细胞、血小板等。当造血细胞的某些前体细胞失去了分化和凋亡的能力时，则会在骨髓中呈恶性克隆性增殖并大量积累，使得骨髓的正常造血功能受到抑制，并且侵犯肝、脾、淋巴结，最终浸润和破坏全身组织与器官。白血病克隆包含具有干细胞特征的细胞和分化较差的细胞，这些细胞缺乏自我更新的能力，这些干细胞样细胞称为淋巴干细胞（lymphoid stem cell，LSC）。

儿童白血病具有两个显著的特点：一是恶性程度高，病情发展迅速，大多是急性白血病；二是对化学药物敏感，所以癌细胞比较容易杀灭，加上我国采用造血干细胞移植治疗白血病的技术较成熟，临床治愈是有很大希望的。因此，儿童时期的白血病如果能及早发现，并且采用适当的治疗手段，往往都能获得满意的疗效。临床上根据白血病细胞的来源可分为淋巴细胞性白血病和髓系白血病。这两大类还可进一步分为多种亚型，不同的亚型在预后和治疗方案上都有所差别。对于儿童白血病的检查主要包括血象、骨髓象、免疫组化染色、骨髓细胞免疫学分型、白血病融合基因检测、染色体核型分析等。

1. 发病病因

儿童白血病的发病原因至今尚不明确，各种内部和外部因素都可能与不同类型的白血病的发生和发展有关。目前认为可能的病因有以下 6 种。

（1）物理因素：电离辐射中的 X 射线和 γ 射线都可导致白血病的发生，而白血病的发生率与接受的放射剂量和时间有关。现已发现核电厂的员工或从事核工作的人群其白血病发病率要高于普通人群。而且，因医疗需要接触射线也会增加白血病的致病风险。日本广岛及长崎遭受原子弹袭击后，两地幸存者中白血病的发病率明显提高。离子射线主要是通过引起染色体或基因突变，或激活潜伏的致癌病毒来诱发肿瘤。

（2）化学因素：吸烟产生的烟雾以及装修材料中均含有大量的苯，环境中苯浓度的增加可导致儿童白血病的发生。此外，抗肿瘤药物如烷化剂等也可引起白血病，而化学因素所致的白血病多为髓细胞系白血病。

（3）病毒因素：人类 T 淋巴细胞病毒Ⅰ型（human T-lymphotropic virus Ⅰ，HTLV-Ⅰ）是一种 C 型反转录 RNA 病毒，也是第一个被发现的致人白血病的反转录病毒。感染病毒可能会导致基因组的不稳定性增加，从而导致患儿童白血病的危险性增加，大多与急性淋巴细胞白血病（ALL）相关。此外，甲型肝炎病毒感染与儿童白血病的发病率有关。母乳喂养可降低婴儿感染的风险，从而降低儿童白血病发生的概率。

（4）遗传因素：虽然急性白血病不是遗传性疾病，但是目前有研究表明，某些遗传性综合征如 21 – 三体综合征，与白血病有着密切的联系。一些常染色体隐性遗传性疾病如 Bloom 综合征（侏儒面部毛细血管扩张）、Fanconi 贫血（先天性再生障碍性贫血）都易发生白血病。而且白血病患儿同胞的发病率比普通人群高 2～4 倍。此外，父母的体质、母亲的生育史、母孕期维生素的摄取、父母是否存在嗜好烟酒及滥用药物等因素均与儿童白血病相关。

（5）表观遗传学：miRNA 可充当肿瘤抑制因子（即 miR – 15、miR – 16、let – 7 和 miR – 127）或癌基因（即 miR – 155、miR – 17 – 92、miR – 21、miR – 93、miR – 143 – p3、miR – 196b 和 miR – 223）。已有证据表明，这些因子的失调与白血病的发生和发展有关。

（6）其他因素：某些获得性疾病可转化为儿童白血病，最常见的是骨髓增生异常综合征（myelodysplastic syndrome，MDS）会转化为急性髓细胞白血病（acute myeloid leukemia，AML）。其他如原发性骨髓纤维化等骨髓增生性疾病在病程后期也可转化为 AML。

2. 临床表现

早期的临床表现多为倦怠、无力、食欲不振等。也有最初表现为上呼吸道感染的症状，或出现皮疹。骨、关节疼痛也是较常见的症状。

（1）发热：发热是最常见的首发症状。由于缺乏正常白细胞尤其是成熟的粒细胞，机体的正常防御机能出现障碍，所以引起感染导致发热。

（2）贫血：贫血是最常见的早期症状，呈进行性加重，患儿面色、皮肤黏膜苍白，虚弱无力，食欲低下。

（3）出血：半数以上的患儿伴有不同程度的出血，主要表现为鼻黏膜、口腔、齿龈及皮肤出血，严重者内脏、颅内出血。

（4）肝、脾、淋巴结肿大：急性淋巴细胞白血病患者，肝、脾、淋巴结肿大较为显著；而慢性粒细胞白血病则表现为明显的脾肿大。

（5）白血病细胞浸润中枢神经系统：可发生脑膜白血病，患儿会出现头痛、恶心、

呕吐，甚至惊厥、昏迷的状况。

（6）其他：男性患儿还可能出现睾丸浸润，表现为睾丸无痛性肿大。

3. 治疗及预后

治疗原则是早发现，早诊断，早治疗，有间歇、交替用药，坚持长期治疗，预防复发。儿童白血病的治疗以化疗为主，只有少数高危患者需要放疗或移植造血干细胞。化疗可分为诱导缓解治疗和缓解后治疗两个阶段，其间可增加强化治疗、巩固治疗和中枢神经预防治疗等措施。

（1）诱导缓解治疗：诱导缓解治疗是一种联合使用多种大剂量药物的强烈化疗，以求迅速杀伤大量白血病细胞，控制病情，达到完全缓解（complete response，CR）的效果，为后续治疗打好基础。所谓完全缓解，是指白血病的症状、体征完全消失，血象和骨髓象基本恢复正常。急性淋巴细胞白血病常联用长春碱、泼尼松、环磷酰胺等药；急性粒细胞白血病常联用阿糖胞苷、柔红霉素、依托泊苷等药。

（2）缓解后治疗：缓解后治疗的目的在于巩固治疗和维持强化治疗，最后成功治愈。巩固治疗是在诱导缓解治疗患者获得缓解以后进行，原则上选用原诱导化疗方案继续进行 1 ～2 个疗程。维持强化治疗是在诱导缓解治疗使患者获得完全缓解并经巩固治疗后进行，以期最大量地继续杀灭残留体内的白血病细胞。

（3）中枢神经预防性治疗：此治疗适宜在诱导治疗出现缓解后立即进行，以避免和减少中枢神经系统白血病（central nervous system leukemia，CNSL）的发生，其治疗时间长度应根据患者的复发风险、全身治疗的强度和是否使用了颅脑放射而定。

（4）造血干细胞移植：对于少数高危患者可采用造血干细胞移植的治疗方法。其适用条件为：①同基因造血干细胞移植供者为同卵孪生子；②同种异基因造血干细胞移植供者为患者的兄弟姐妹或无关供者；③自体造血干细胞移植不需要选择供者，易推广；④外周血造血干细胞和脐血移植可有自体和异基因两种供者来源。

第二节　急性白血病

急性白血病（acute leukemia，AL）是起源于造血干细胞的恶性克隆性疾病，起病急，病程快，发病时骨髓中异常的原始细胞及幼稚细胞（白血病细胞）大量增殖，积聚于骨髓中并抑制正常造血，广泛浸润肝、脾、淋巴结等髓外脏器，AL 表现为贫血、出血、感染和浸润等征象。根据受累的细胞类型，AL 通常可以分为急性淋巴细胞白血病（ALL）和急性髓系白血病（AML）两大类。我国 AML 的发病率约为 1.62/10 万，而 ALL 的发病率则约为 0.69/10 万。成人以 AML 多见，儿童以 ALL 多见。急性白血病若不经特殊治疗，平均生存期仅 3 个月左右，严重者甚至在诊断数天后即死亡。

FAB 标准是首次被提出的 AL 诊断分类标准，由法国、美国、英国三国共同制定，经修订后，要求分别计数原始细胞占骨髓全部有核细胞的百分比（all nucleated cell，ANC）和原始细胞占骨髓非红系有核细胞的百分比（nonerythroid cell，NEC），NEC 计数是指不

包括浆细胞、淋巴细胞、组织嗜碱性粒细胞、巨噬细胞、有核红细胞的核细胞百分比。将原始细胞占全部骨髓有核细胞大于等于30%作为AL的判断基准，再根据细胞形态和细胞化学染色结果分为ALL和AML，其中，ALL可细分为L1、L2、L3型，AML可细分为M0～M7型（表2-1、表2-2）。此外，还有WHO分型标准（表2-3、表2-4）。

表2-1　AML的FAB分型

分型	特征
M0型	又名急性髓细胞白血病微分化型，骨髓原始细胞胞质透亮或者呈中度嗜碱性，未见Auer小体，核仁较明显，原始细胞的POX和SBB染色阳性率小于3%，免疫表型CD33/CD13呈阳性，淋系抗原呈阴性，但仍有CD7和TdT表达，免疫电镜MPO呈阳性
M1型	又名急性粒细胞白血病未分化型，骨髓原始粒细胞（Ⅰ型+Ⅱ型，原粒细胞质中无颗粒为Ⅰ型，出现少数颗粒为Ⅱ型）占NEC的90%以上，原始细胞的POX和SBB染色阳性率大于等于3%，早幼以下阶段的粒细胞或单核细胞小于10%
M2型	又名急性粒细胞白血病部分分化型，骨髓原始粒细胞（Ⅰ型+Ⅱ型）占NEC的30%～90%，早幼粒以下至中性分叶核粒细胞大于10%，单核细胞小于20%。有的早期粒细胞形态特点较特殊，核染色质很细，有1～2个核仁，胞质丰富呈嗜碱性，有颗粒聚集，当这种粒细胞占比大于10%时，也可归为M2型
M3型	又名急性早幼粒细胞白血病，NEC大于30%，骨髓中以异常的多颗粒早幼粒细胞为主，细胞形态较一致。原始粒细胞和中幼粒以下各阶段细胞都较少，胞质内有大量密集的嗜苯胺蓝颗粒，可分为两个亚型，M3a型含有粗颗粒的嗜苯胺蓝颗粒，M3b型含有细颗粒的嗜苯胺蓝颗粒
M4型	又名急性粒-单核细胞白血病，具有多种情况。具体包括：①骨髓原始细胞占NEC的30%以上，原始、早幼、中性中幼及其他中性粒细胞占比为30%～80%，原始、幼及成熟单核细胞大于20%；②骨髓同上，外周血中的原始、幼稚及成熟单核细胞大于等于$5 \times 10^9/L$；③骨髓同上，外周血中的原始、幼及成熟单核细胞小于$5 \times 10^9/L$，但是血清溶菌酶和细胞化学染色均显示单核系细胞数量增多；④骨髓象与M2型相似，骨髓中的原始、幼及成熟单核细胞大于20%，或者外周血中的原始、幼及成熟单核细胞大于等于$5 \times 10^9/L$，或者血清溶菌酶超过正常值的3倍，或者尿溶菌酶超过正常值的3倍
M4Eo型	又名急性粒单细胞白血病伴嗜酸性粒细胞增多，除了具有上述M4各亚型的特征以外，嗜酸性粒细胞在NEC中大于等于5%
M5型	又名急性单核细胞白血病，分两个亚型：①M5a（未分化型），骨髓NEC中原单核细胞大于等于80%；②M5b（部分分化型），骨髓NEC中原单核细胞小于80%，其余多为幼稚及成熟单核细胞等
M6型	又名急性红白血病，NEC中原始细胞（Ⅰ型+Ⅱ型）大于等于30%，有核红细胞大于等于50%（ANC）
M7型	又名急性巨核细胞白血病，骨髓原始单核细胞大于等于30%，可做免疫电镜PPO染色检查或CD41和CD61单抗检查，如有骨髓纤维化而骨髓干抽，需要进行骨髓活检以及免疫化学染色证实有原始巨核细胞的增多

表2-2 ALL的FAB分型

分型	特征
L1型	原始和幼淋巴细胞以小细胞（直径≤12 μm）为主，核染色质较粗、结构较一致，核型规则，有少部分凹陷折叠，核仁小而模糊、少或无，胞质少且轻中度嗜碱
L2型	原始和幼淋巴细胞以大细胞（直径>12 μm）为主，核染色质细而分散或粗而聚集、结构较不一致，核型不规则，多有凹陷折叠，核仁清晰、1个或多个，胞质较多、嗜碱性不定
L3型（Burkitt型）	原始和幼淋巴细胞以大细胞为主，核染色质呈细点状、结构均匀一致，核型较规则，核仁明显、1个或多个，胞质较多、呈泡沫状，嗜碱性且染色深，有明显蜂窝状空泡

表2-3 AML的WHO分型（2016年）

分型	包含的类型
伴重现性遗传学异常的AML	（1）AML伴t（8；21）（q22；22.1）；*RUNX1-RUNX1T1*； （2）AML伴inv（16）（p13.1；q22）或t（16；16）（p13.1；q22）；*CBFB-MYH11*； （3）APL伴*PML-RARA*； （4）APL伴t（9；11）（p21.3；q23.3）；*MLLT3-KMT2A*； （5）AML伴t（6；9）（p23；q34.1）；*DEK-NUP214*； （6）AML伴inv（3）（q21.3；q26.2）或t（3；3）（q21.3；q26.2）；*GATA2-MECOM*； （7）AML（原始巨核细胞性）伴t（1；22）（p13.3；q13.3）；*RBM15-MKL1*（暂命名：AML伴*BCR-ABL1*）； （8）AML伴*NPM1*突变； （9）AML伴*CEBPA*双等位基因突变（暂命名：AML伴*RUNX1*突变）
AML伴骨髓增生异常相关改变	
治疗相关AML	
非特殊类型AML	（1）AML微分化型； （2）AML未分化型； （3）AML部分分化型； （4）急性粒-单核细胞白血病； （5）急性单核细胞白血病； （6）纯红血病； （7）急性巨核细胞白血病； （8）急性嗜碱性粒细胞白血病； （9）急性全髓增生伴骨髓纤维化
髓系肉瘤	
Down综合征相关的髓系增殖	（1）短暂性异常骨髓增殖； （2）Down综合征相关的髓系白血病

表 2－4　ALL 的 WHO 分型（2016 年）

分型	包含的类型	具体种类
原始 B 淋巴细胞白血病	（1）B-ALL，非特指型	—
	（2）伴重现性遗传学异常的 B-ALL	B-ALL 伴 t（v；11q23.3）/*KMT2A* 重排
		B-ALL 伴 t（12；21）（p13.2；q22.1）/*ETV6-RUNX*1
		B-ALL 伴超二倍体
		B-ALL 伴亚二倍体
		B-ALL 伴 t（5；14）（q31.1；q32.3）/*IL3-IGH*
		B-ALL 伴 t（1；19）（q23；p13.3）/*TCF*3-*PBX*1
	（3）暂命名：B-ALL，BCR-ABL1 样、B-ALL 伴 21 号染色体内部扩增（*iAMP*21）	—
原始 T 淋巴细胞白血病	（1）暂命名：早期前体 T 淋巴细胞白血病	—
	（2）暂命名：自然杀伤细胞白血病	—

1. 临床表现

急性白血病的临床表现可分为两类，一是白血病骨髓浸润和正常造血受到抑制而造成的贫血、出血、发热和感染症状；二是白血病髓外浸润引起的组织器官结构与功能的异常现象，如肝、脾、淋巴结肿大，胸骨压痛等。ALL 易出现骨痛、关节痛，淋巴结、脾、中枢神经系统浸润等症状。AML 的脾肿大一般不超过肋下 5 cm，且极少出现淋巴结和胸腺浸润。

（1）发热和感染：急性白血病起病时多有感染，化疗后的骨髓抑制期也常易感染，感染部位以口腔、鼻咽、肺部、消化道、泌尿道等为主。WBC 减少、皮肤黏膜屏障功能降低、自身免疫力下降、长期服用抗生素和免疫抑制剂等都是引起感染的原因。

（2）出血与贫血：出血多表现为皮肤出血点、鼻出血、牙龈出血，也可见消化道、呼吸道、泌尿道出血。血小板减少、凝血异常、血管壁白血病细胞浸润都是引起出血的原因。随着疾病进展，患者的红细胞和血红蛋白（hemoglobin，Hb）会进行性减少，从而出现贫血现象，表现为脸色苍白、头晕耳鸣、疲劳无力、胸闷心悸等症状。

（3）肝、脾、淋巴结、胸腺肿大，骨痛：ALL 常有淋巴结和胸腺肿大的情况，并且可引起上腔静脉阻塞综合征，而 AML 患者一般不会出现淋巴结肿大和胸腺白血病细胞浸润。ALL 出现骨和关节疼痛多于 AML，尤其是儿童 ALL。骨和关节出现疼痛与白血病细胞大量增殖导致骨髓腔内压力增大和侵蚀骨膜和关节腔有关。

（4）中枢神经系统损害：ALL 的中枢神经系统浸润明显多于 AML，而且儿童多于成人，约有 1/3 的儿童在 ALL 初诊时就有中枢神经系统白血病（CNSL）。轻者无明显症

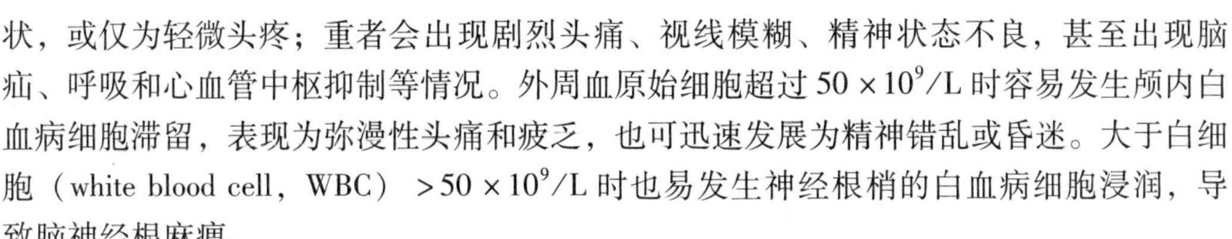

状，或仅为轻微头疼；重者会出现剧烈头痛、视线模糊、精神状态不良，甚至出现脑疝、呼吸和心血管中枢抑制等情况。外周血原始细胞超过 $50\times10^9/L$ 时容易发生颅内白血病细胞滞留，表现为弥漫性头痛和疲乏，也可迅速发展为精神错乱或昏迷。大于白细胞（white blood cell，WBC）$>50\times10^9/L$ 时也易发生神经根梢的白血病细胞浸润，导致脑神经根麻痹。

2. 实验室检查

AL 的诊断分型主要依赖于白血病细胞的细胞形态、免疫表型和遗传学特征，所以其检查手段包括以下 3 种。

（1）血象：外周血涂片可见原始或幼稚细胞，白血病细胞形态更为典型。外周血常规绝大部分患者 WBC 增高，可伴有不同程度的贫血和血小板减少。

（2）骨髓象及骨髓活组织象：骨髓象骨髓细胞形态学检查是诊断 AL 的基础。原始细胞占全部骨髓有核细胞大于等于 30%（FBA 分型标准）或大于等于 20%（WHO 分型标准）。骨髓涂片助于区分 ALL 和 AML，ALL 低倍镜下可见白血病细胞聚集分布，而 AML 的白血病细胞内可见 Auer 小体。原始细胞比例小于 20% 但伴有 t（15；17）/*PML-RARA*、t（8；21）/*RUNX*1-*RUNX*1*T*1、inv（16）或 t（16；16）/*CBFB-MYH*11 者亦应诊断为 AML。

（3）细胞化学染色：结合细胞组织化学染色可进一步对 AL 进行分类分型，过氧化物酶（peroxidase，POX）和髓过氧化物酶（myeloperoxidase，MPO）是鉴别 ALL 和 AML 的重要指标。

3. 细胞生物学

半数以上 AL 患者存在染色体易位，形成融合基因的情况。AML 最常见的染色体异常为 t（8；21）、t（15；17）、inv（16）、+8、+21 等；而 ALL 中则以 t（12；21）为主。

4. 免疫表型

少数 AL 经细胞形态和细胞化学染色后，仍不能确定其分型，则需要进行免疫表型的分析。白血病细胞的抗原表达与处于同一分化阶段的正常造血细胞和淋巴细胞之间存在一定的差异，根据白血病细胞表达的系列相关抗原可确定白血病细胞的来源。抗原检测的方法包括免疫化学染色和流式细胞术等。ALL 大部分是 B 系来源，常见的免疫表型有 $CD10^+$、$CD19^+$、$CD22^+$、$CD79a^+$；T-ALL 常见的免疫表型有 $CD3^+$、$CD7^+$；AML 常见的免疫表型有 $CD33^+$、$CD13^+$、$CD14^+$、$CD11b^+$、$CD11c^+$。

5. 治疗及预后

（1）对症治疗：①改变血细胞的异常。成分输血可用于纠正贫血和血小板的减少，严重贫血时可输浓缩红细胞（red blood，cell，RBC）治疗，有活动性出血时可输单采血小板悬液，激发凝血因子缺乏的患者可输注新鲜冰冻血浆或冷沉淀。对于高白细胞血症，当 WBC 大于 $200\times10^9/L$ 时，应先使用血细胞分离机紧急去除过高的 WBC 后再化疗，化疗前可给予短暂的预治疗，如 ALL 使用地塞米松，AML 使用硫酸羟基脲。②预防和控制感染。AL 患者常伴有白细胞减少的情况，在化疗后的骨髓抑制期，容易出现长时间的粒细胞缺乏，此时应注重消毒隔离和个人卫生。对于出现感染症状的患者，要

及早发现感染源并使用抗感染药物进行治疗。③代谢并发症治疗。高白细胞 AL 在治疗过程中容易出现高尿酸血症、高磷酸血症和低钙血症等代谢紊乱疾病，严重时还会出现高钾血症和急性肾功能损害。化疗时需要充分水化和碱化尿液，同时给予别嘌醇降低尿酸。

（2）抗白血病治疗：联合化疗是主要的抗白血病的治疗手段，是指按顺序使用2 种或以上作用于不同细胞周期的细胞毒性化学药物来治疗 AL。化疗原则强调早期、足量、联合、间歇、重复和个体化策略。AL 的治疗分为两部分：诱导缓解治疗和缓解后治疗。①诱导缓解治疗。在 AL 的初期治疗阶段，通过有效的联合化疗使患者在 1 ～2 个疗程里迅速获得完全缓解。理想的 CR 状态是白血病免疫学、细胞遗传学和分子生物学异常都会消失，外周血中性粒细胞绝对值大于等于 $1.5\times10^9/L$，血小板大于 $100\times10^9/L$，骨髓中原始粒细胞Ⅰ型 + Ⅱ型小于 5%。疾病复发时，这些指标会再次出现异常，故这些指标可作为白血病残留细胞监测的重要参数。②缓解后治疗。缓解后治疗包括巩固强化治疗和维持治疗。患者经治疗达到完全缓解后，体内仍残留有 10^8 ～10^9 个白血病细胞，又称为微小残留病灶（minimal residual disease，MRD），这是 AL 复发的根源。巩固强化治疗和维持治疗的目的就是不断清除 MRD，尽量抑制复发，争取提高患者的生存率，甚至达到完全治愈的疗效。

（3）造血干细胞移植：造血干细胞移植（hematopoietic stem cell transplantotion，HSCT）是根治 AL 的唯一手段，除了某些低危 AML 可以进行自体造血干细胞移植，大部分患者的首选治疗是异体造血干细胞移植。当前白血病的治疗主要是依靠强化化疗和造血干细胞移植，但这些疗法仍存在存活率低和死亡率高的局限。因此，若能找到副作用最小但具有足够治疗功效的相对无毒的药物，则有助于白血病的治疗。

（4）预后：AL 的预后评估包括多个方面，如患者年龄、初诊时的症状特点、伴发疾病情况、微小残留病灶（MRD）水平、基因突变类型等。儿童 ALL 的预后明显优于成人，1 ～9 岁的 ALL 患者，若其 WBC 小于 $50\times10^9/L$，则其预后最好，50%～70% 能够长期生存和治愈。对于 AML 患者，其基因突变情况更能提示其预后，正常染色体伴单独 *NPM*1 突变的 AML 预后较好，伴有 *FLT*3 突变的 AML 预后较差。

6. 鉴别诊断

（1）类白血病反应：类白血病反应（leukemoid reaction，LR）是由严重感染、结核、创伤、恶性肿瘤等原发疾病引起的一种血液学继发改变，表现为外周血 WBC 增多，涂片中可见早幼、中幼、晚幼或原始粒细胞。随着原发疾病的治疗进展，外周血细胞的异常可以好转和恢复。

（2）骨髓增生异常综合征：骨髓增生异常综合征（MDS）患者的骨髓和外周血可见原始和幼稚细胞，易与 AL 混淆。MDS 伴有病态造血，且骨髓中原始细胞小于 20%。

（3）传染性单核细胞增多症：传染性单核细胞增多症（infectious mononucleosis，IM）患者有发热、浅表淋巴结肿大、肝脾肿大的症状，外周血中的异型淋巴细胞易被误认为幼稚淋巴细胞，但 IM 骨髓中没有原始淋巴细胞，病程短，可自愈。

（4）再生障碍性贫血：再生障碍性贫血（aplastic anemia，AA）血象为全血细胞减少，易与白细胞不增多性白血病混淆，骨髓检查无原始细胞，临床特点无肝脾和淋巴结肿大。

第三节 淋巴细胞白血病

一、急性淋巴细胞白血病/淋巴母细胞淋巴瘤

急性淋巴细胞白血病（acute lymphoblastic leukemia of childhood，ALL）是最常见的一种儿童肿瘤性疾病，约占成人急性白血病的1/4，并且根据发病年龄而具有不同的预后。ALL是指B系或T系淋巴细胞在骨髓内发生克隆性异常增生的恶性肿瘤性疾病。B-ALL和T-ALL亚型显示出不同的基因组改变模式和基因表达特征。异常增生的原始细胞可在骨髓中聚集并抑制正常的造血功能，同时可侵及髓外的组织，如脑膜、淋巴结、性腺、肝脾等。我国ALL的发病率约为0.67/10万，在油田、污染区等地方的发病率明显高于全国发病率，儿童期（0～9岁）为发病高峰期，约占儿童白血病的90%（五年生存率），其中80%～85%属于B-ALL。ALL患儿男女比例约为1.5∶1，中位发病年龄为5岁，发病年龄高峰为2～5岁，发病高峰季节为春季。目前，根据ALL不同生物学特性而制订的相应治疗方案已取得了较好疗效，大约80%的儿童和30%的成人能够获得长期无病生存，并且很有可能痊愈。由于新一代测序（next generation sequencing，NGS）的实施，ALL基因组分析得到了改善，因此导致最近发现了几种新型分子实体，并对现有分子有了更深入的了解。ALL诊断目前采用细胞形态学、免疫学、细胞遗传学及分子生物学联合的诊断模式。根据ALL典型的临床表现，以及外周血常规检查异常，骨髓中原始+幼稚淋巴细胞大于等于20%时，即可诊断为ALL。

按照FAB分型标准，可根据细胞大小、核质比例、核仁数目、胞质特点将儿童ALL分为三类：L1、L2、L3型。绝大多数儿童ALL为L1型，Burkitt淋巴瘤累及骨髓或成熟B细胞ALL为L3型，L2型从骨髓细胞形态上鉴别较为困难。由于儿童ALL的细胞遗传学异常包括染色体数目和结构的异常，这些非随机的染色体异常与预后密切相关，因此2000年WHO将ALL分为前体B淋巴细胞、前体T淋巴细胞、成熟B淋巴细胞白血病三类。前体淋巴细胞肿瘤包括B/T淋巴细胞白血病/淋巴瘤（B/T-ALL/LBL），以淋巴组织和器官受累为主。骨髓淋巴母细胞比例小于20%，可判断为LBL，否则诊断为ALL。

淋巴母细胞淋巴瘤（lymphoblastic lymphoma，LBL）：主要表现为淋巴结结构破坏，瘤细胞弥漫性增生，细胞排列紧密但彼此不黏附，核分裂象多见。根据瘤细胞的形态，可将LBL分为两种亚型：①曲核型，占65%左右。瘤细胞来源于T细胞，呈不规则圆形，彼此不黏附，胞质少，核膜薄，染色质呈粉尘状，分布均匀，可见中等大或小核仁。核呈脑回状、鸡爪样或花瓣状，核分裂象多见。大片瘤细胞间可有少数散在的反应性巨噬细胞，形成“满天星”图像。瘤细胞也可呈单行串珠状排列，侵犯血管壁或血管腔。②非曲核型，此型瘤细胞的来源除T细胞外，也可为B细胞或U细胞。瘤细胞形态不一，胞核呈圆或卵圆形，时见小核仁。LBL好发于青少年，原发性者少见，男性

较多见，皮损大多为继发性。主要发生于淋巴结，常累及纵隔、骨髓及中枢神经系统，且易演变为淋巴瘤白血病。

1. 发病病因

（1）遗传及家族因素：大约5%的ALL与遗传因素相关，特别是一些有遗传倾向综合征的患者，其白血病发病率比普通人群高。

（2）环境因素：电离辐射是人类白血病的诱因之一，但其机制尚未明确。化学物质如苯及苯同类物、烷化剂等都被认为与人类白血病密切相关。

（3）基因改变：所有ALL细胞都有获得性基因改变，包括染色体数目和结构易位、倒位、缺失、点突变及重复等变化。有研究表明，*SETD2* 基因改变在复发性ALL患者中显著丰富，且白血病中 *SETD2* 的杂合丢失导致了对DNA损伤剂的抗性，故 *SETD2* 突变在化疗耐药中具有潜在作用。

2. 临床表现

ALL的临床表现无特异性，常见的临床表现有：发热、贫血、皮肤及黏膜出血、骨或关节疼痛。30%～50%的患儿查体发现有明显的肝脾肿大及轻度淋巴结肿大。

3. 实验室检查

（1）血象：患者多为正细胞正色素性贫血，程度不一，发病急者贫血较轻。患者多有血小板降低的情况，约25%的患者血小板正常。白细胞数量有不同程度的增加或减少，约35%的患者白细胞数量正常。外周血涂片可见成熟淋巴细胞比例增高，原始及幼稚淋巴细胞比例多在20%以上，白细胞计数大于 $10\times10^9/L$（图2－1）。

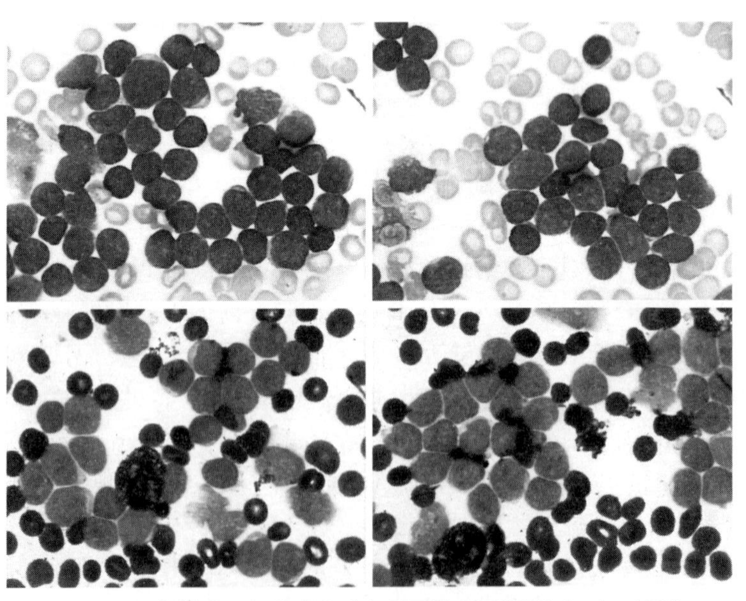

图2－1　急性淋巴细胞白血病细胞形态学 瑞氏染色（×100）

可见成熟淋巴细胞比例增高，原始及幼稚淋巴细胞比例多在20%以上

（2）骨髓象：骨髓增生程度多为活跃、明显活跃甚至极度活跃，部分患者骨髓增生减低且伴有骨髓纤维化。粒系、红系及巨核系细胞增生受到抑制。

（3）组织化学染色：ALL 的过氧化物酶（POX）染色和苏丹黑 B（Sudan black B，SBB）染色呈阴性，糖原（PAS）染色（± 至 +++），酸性磷酸酶（- 至 ±）。

（4）其他检查：生化检查可见乳酸脱氢酶（LDH）不同程度增高，肝功能检查谷草转氨酶（aspartate transaminase，AST）可有轻度或中度增高。

4. 治疗及预后

儿童 ALL 治疗效果近 50 年来稳步提高，近 5 年无事件生存率达 80%。主要原因是：联合药物化疗的应用，支持治疗的改善，中枢神经系统的预防治疗及根据危险因素进行分组治疗。所以对儿童 ALL 治疗策略是：诱导缓解治疗、巩固强化治疗、维持治疗和庇护所（包括中枢神经系统及睾丸）预防治疗。对儿童 ALL 进行造血干细胞移植在高危及复发时应用要掌握适应证。当转换为成人环境时，现代的儿科治疗方案可以将年轻人的生存率提高到大约 60%，为费城染色体阳性患者增加酪氨酸激酶抑制剂，并测量微小残留病变（MRD）以指导风险分层和缓解后方法，从而进一步改善结局。

（1）诱导缓解治疗：血液学缓解的标准是骨髓内原始和幼稚淋巴细胞小于 5%，外周血无原始和幼稚淋巴细胞，中性粒细胞绝对值在 1.5×10^9/L 以上，血红蛋白（hemoglobin，Hb）大于 90 g/L，血小板达到 100×10^9/L 以上。完全缓解（CR）是指除上述标准外，还需要临床症状完全恢复正常。部分缓解（partial response，PR）的标准是骨髓原始和幼稚淋巴细胞大于 5% 且小于 20%，血象或临床表现有一项未达到 CR 标准。诱导缓解治疗一般需要 4～6 周，约 5% 的患儿经 4 周诱导治疗后并不能获得 CR，称为诱导治疗失败，常常提示预后不良。其中，泼尼松是治疗 ALL 的重要组成药物之一，在规范的四药联合诱导治疗前单用泼尼松和鞘注［单药氨甲蝶呤（methotrexate，MTX）鞘内注射］治疗 1 周后根据外周血白血病细胞绝对值判断治疗反应的方法称为泼尼松试验。7 天内累计剂量大于 210 mg/m^2 时可评判治疗反应，治疗第 8 天外周血白血病细胞绝对值小于 1×10^9/L 时，可判断泼尼松反应好。在泼尼松治疗过程中，患者白细胞数量升高，则可判断泼尼松反应不良，定为高危。

（2）巩固强化治疗：在诱导缓解后进行强烈化疗，可进一步减少体内肿瘤负荷，清除残留的白血病细胞，治疗方案包括 CAM 方案和 HD-MTX + M 方案。

（3）维持治疗：维持治疗是在定期强化治疗的间歇期进行的治疗，目的是进一步减少体内残留的白血病细胞，减少复发。治疗的主要药物是 MTX、6 - 巯基嘌呤（6 - MP）、长春碱和泼尼松。

（4）庇护所预防性治疗：常规剂量的化疗药物难以透过“血脑屏障”和“血睾屏障”，所以中枢神经系统及睾丸部位成为白血病细胞的天然“庇护所”，增加了白血病髓外复发的概率，并缩短了生存期。“庇护所”预防性治疗从诱导缓解治疗开始，贯穿于整个早期强化及巩固治疗过程中。国内的主要措施包括大剂量的氨甲蝶呤（HD-MTX）、鞘内单药或三联药物注射（MTX + Ara-C + Dex），以及全身化疗时加用易透过血脑屏障的药物，如替尼泊苷（VM - 26）、去甲氧柔红霉素（IDA）、门冬酰胺酶（L-Asp）等。但是，颅脑放疗对患者的远期生存质量有着不良影响，因此颅脑放疗应慎重使用。

（5）复发治疗：儿童 ALL 最常见的复发部位是骨髓，其次是中枢神经系统和睾丸。

在系统、规范治疗过程中复发的患者，要想获得二次缓解（CR2）较难，应选择以往治疗中未曾使用过的药物，组成新的治疗方案进行诱导治疗。如获得 CR2 后，患者应尽快选择造血干细胞移植治疗，否则预后极差。对于停药后复发或未经规范、系统治疗复发的患者，应选择原诱导缓解方案进行再诱导治疗，约 70% 的患者可获得 CR2。

（6）CAR-T 疗法：嵌合抗原受体 T 细胞（chimeric antigen receptor T cell，CAR-T）细胞治疗是一种非常有前景的癌症治疗方法，目前被广泛应用于血液肿瘤的治疗中。体内能够直接杀死白血病细胞的是淋巴细胞，其中主要的淋巴细胞叫作效应 T 淋巴细胞，但是体内真正能够杀死白血病细胞的效应 T 淋巴细胞数量非常少，CAR-T 细胞不仅能够识别肿瘤，还能使 T 淋巴细胞活跃起来杀灭白血病细胞。免疫检查点抑制剂和肿瘤浸润淋巴细胞的研究都表明了 T 细胞治疗癌症的潜力。但是，CAR-T 细胞在体内存活时间较短，有 30%～50% 的患者在短期内（3～6 个月）会复发，因此建议患者在进行 CAR-T 细胞治疗后，再进行异基因造血干细胞移植。

（7）预后：ALL 的预后因素与确诊时的年龄、白细胞数量、细胞遗传学改变、免疫分型等密切相关。儿童 ALL 的自然病程平均为 3 个月，近年来由于联合化疗的应用，预后明显改善，初治者完全缓解率高达 95% 以上。国内 5 年无病生存率达 74% 以上，随着长期无病生存率的提高，ALL 患儿的远期生活质量越来越受到重视。

5. 鉴别诊断

（1）原发性血小板减少性紫癜和再生障碍性贫血：当血象仅表现为单一血细胞减少或全血细胞减少等情况时，应与原发性血小板减少性紫癜（idiopathic thrombocytopenic purpura，ITP）、再生障碍性贫血（AA）以及其他病毒感染相关的感染性疾病相鉴别。临床上有 1%～2% 的 ALL 在典型 ALL 前会出现一次性全血细胞减少和骨髓增生低下的典型 AA 改变，这种改变也被称为 ALL 前 AA 综合征。

（2）幼年型类风湿关节炎与结缔组织病：约 25% 的患儿以骨关节疼痛为首发表现，同时伴有不同程度的发热和白血病增高，应与幼年型类风湿关节炎、系统性红斑狼疮（systemic lupus erythematosus，SLE）及其他肿瘤疾病相鉴别。

（3）神经母细胞瘤及其他转移瘤：ALL 与神经母细胞瘤（NB）具有相似的临床表现，如发热、骨骼疼痛、全血细胞减少。儿童 NB 也常有肝脏、淋巴结和骨骼浸润。偶尔可在外周血涂片中发现与原始或幼稚淋巴细胞相似的神经母细胞瘤细胞。

二、成熟性 B 淋巴细胞白血病

急性 B 淋巴细胞白血病（B-cell acute lymphoblastic leukemia，B-ALL）是一种起源于淋巴细胞的 B 系细胞在骨髓内异常增生的恶性肿瘤性疾病。B 淋巴细胞的主要功能是免疫保护、提高抵抗力和帮助机体抵抗感染。但在急性 B 淋巴细胞白血病中，B 细胞成为白血病细胞，比正常细胞存活的时间更长，且繁殖速度更快。异常增生的原始细胞可在骨髓聚集并入侵到血液中，随着血液的流动入侵到身体的其他器官。B-ALL 占儿童 ALL 的 1%～2%，其特征是细胞表面出现膜表面球蛋白，常为单克隆 IgM 的 λ 和（或）κ 轻链成分，同时表达 B 细胞的其他抗原，形态学上归入 ALL-L3 型。其细胞遗传学常

与以下 3 种非随机的染色体易位有关，t（8；14）（q24；q32）、t（2；8）（p12；q24）、t（8；22）（q24；q11）。儿童 B-ALL 的 CR 率大于 95%，治愈率约为 80%。

根据白血病细胞表面不同的分化抗原，利用免疫学技术，可以将淋巴细胞白血病分为不同的亚型，一般分为 T、B 细胞系。随着细胞分化，按细胞表面抗原出现的顺序将 B-ALL 分为以下几类（表 2－5）。

表 2－5　B-ALL 的分型

分型	特征
B-ALL/LBL 伴 t（9；22）（q34；q11.2）；*BCR-ABL*1	占儿童 ALL 的 2%～4%，其临床、形态和细胞化学染色特点与其他 B-ALL 相同。淋巴母细胞典型的免疫表型是 $CD10^+CD19^+TdT^+$，常常共表达 CD13 和 CD33 等髓系抗原，CD25 的表达与 t（9；22）B-ALL 高度相关。绝大多数儿童患者的 *BCR-ABL*1 融合蛋白为 p190，预后较差。
B-ALL/LBL 伴 t（v；11q23）；*MLL* 重排	这是 1 岁以内儿童 ALL 中最常见的类型，随着年龄的增长而逐渐减少。初诊时患者的白细胞计数较高，一般大于 100×10^9/L，而且患者的中枢神经系统较易受累。t（4；11）；*MLL-AF*4 患者的典型免疫表型是 pro-B 型，即 $CD19^+$ $CD10^-CD24^-$。与 *MLL* 交互重排的伴侣基因有很多，以 4q21 上的 *AF*4 基因最多见，其次是 19p13 的 *ENL* 和 9p22 的 *AF*9 基因。t（4；11）；*MLL-AF*4 患者的预后较差，特别是 6 个月以内的婴幼儿预后尤其差
B-ALL/LBL 伴 t（12；21）（p13；q22）；*TEL-AML*1（*ETV*6-*RUNX*1）	占儿童 B-ALL 的 25%，随着年龄的增长而逐渐减少。淋巴母细胞 CD19、CD10 和 CD34 呈阳性，CD9、CD20 和 CD66c 呈阴性，可表达髓系抗原，尤其是 CD13。t（12；21）形成了 *TEL-AML*1 融合基因，编码的融合蛋白以显性负调控的方式抑制转录因子 *RUNX*1 的功能。此类患者的预后较好，治愈率可达 90%
B-ALL/LBL 伴 t（5；14）（q31；q22）；*IGH-IL*3	占 ALL 不到 1%，临床特征类似于其他类型的 ALL，或有无症状的嗜酸性粒细胞反应性增多，外周血可无原始细胞。淋巴母细胞 CD19 和 CD10 呈阳性
B-ALL/LBL 伴 t（1；19）（q23；q13.3）；*E2A-PBX*1（*TCF*3- *PBX*1）	占儿童 ALL 的 6%，病因可能与 *E2A-PBX*1 融合蛋白抑制了正常转录因子 *E2A* 和 *PBX*1 的功能有关。此亚型为 pre-B-ALL 免疫表型，即 $CD10^+$ $CD19^+$ $Cy\mu^-$。早期认为预后较差，应用强烈化疗可提高疗效
B-ALL/LBL 伴超二倍体	占儿童 B-ALL 的 25%，随着年龄的增长而逐渐减少。淋巴母细胞 CD19 和 CD10 呈阳性，多数病例 CD34 呈阳性，CD45 呈阴性。原始细胞染色体数大于 50 小于 66，一般无易位和结构异常。此类患者的预后较好，治愈率也可达 90%，尤其是同时有三体 4、三体 10 和三体 17 的患儿
B-ALL/LBL 伴亚二倍体	占 ALL 的 1%～5%，近单倍体（23～29 条染色体）的几乎都是儿童患者。淋巴母细胞 CD19 和 CD10 呈阳性。近单倍体和低亚二倍体在常规核型分析时容易漏看，可结合 FISH 检查确定。此类患者的预后较差，染色体数为 44 和 45 的患者预后相对较好，近单倍体的患者预后最差

1. 临床表现

B-ALL 主要表现为贫血、中性粒细胞和（或）血小板减少，白细胞数量正常或降低或显著升高，多见髓外浸润，易有肝脾和淋巴结肿大，易侵犯中枢神经系统和睾丸，骨痛和关节痛也较为明显。

2. 实验室检查

（1）形态学观察：B-ALL/LBL 的淋巴母细胞可大可小。小原始细胞胞质较少，核染色质浓缩，核仁模糊；大原始细胞有中等量的浅蓝或灰蓝色胞质，偶见空泡，核染色质弥散，可有多个明显的核仁。约 10% 的患者部分淋巴母细胞胞质内含有粗大嗜天青颗粒，部分患者的淋巴母细胞胞质有伪足。淋巴母细胞形态上与正常的 B 祖细胞不同，B 祖细胞核质比高，染色质更均一，核仁不明显。

（2）细胞化学染色：淋巴母细胞的 MPO 染色呈阴性；PAS 染色呈阳性，常呈粗颗粒状；NSE 染色在胞质中呈多点状分布；SBB 可将胞质内的颗粒染成淡灰色，但强度不及原始粒细胞。

3. 细胞生物学

几乎所有 B-ALL/LBL 都有 *IgH* 基因 DJ 克隆性重排，70% 的患者其 *TCR* 基因亦可发生重排。大多数患者伴有重现性遗传学异常。

4. 免疫表型

淋巴母细胞表达 CD19、CyCD79a 和 CyCD22 等 B 细胞标志，但没有系列特异性。大多数患者的淋巴母细胞 CD10、CD22、CD24、PAX5 和 TdT 呈阳性，CD20 和 CD34 表达程度不一，CD45 呈阴性。CD79a 和 PAX5 是最常用来确定 B 细胞分化的标志，但 T-ALL 也可表达 CD79a，故其特异性不高，一般认为 PAX5 是最特异的 B 系标志。

5. 治疗及预后

近年的研究表明，不同白血病免疫治疗的方法，如双特异性抗体（BsAb），抗体–药物偶联物（antibody-drug conjugate，ADC）或 CAR-T，都已发展到靶细胞表面分子，靶向免疫疗法在治疗血液系统恶性肿瘤中具有实现长期无进展生存的潜力。通常，抗癌免疫疗法的靶标可分为两类：①T 细胞表位依赖于通过人类白细胞抗原（human leukocyte antigen，HLA）分子呈递的肽；②表面结构，它们独立于 HLA 在癌细胞上表达。

CAR-T 具有治疗某些恶性肿瘤（特别是白血病和淋巴瘤）的能力。与自体 CAR-T 细胞疗法相比，同种异体 CAR-T 细胞疗法更具有优势。但是，同种异体 CAR-T 细胞疗法必须解决 HLA 障碍，并且如果要避免发生移植物抗宿主疾病和排斥反应，通常需要依靠合适的 HLA 匹配供体。CD19、CD20、CD22 均在良性和恶性 B 细胞上表达，因此是 B 细胞恶性肿瘤的理想靶标。定向 CD19 导向的 CAR-T 细胞可在 90% 的 B-ALL 复发患者中实现完全缓解。但是，靶向单一抗原的免疫疗法的普遍问题是表位丧失，而克服表位丢失的最佳方法是不同抗原靶标或疗法的组合，如 CAR-T 细胞表达抗 CD19/CD20 双特异性受体，可以阻止淋巴瘤细胞系中恶性 B 细胞的抗原逃逸。与这些进展相反，尚无合适的针对 T 细胞源性恶性肿瘤的靶标，从而阻止了 T 细胞源性恶性肿瘤有效靶向治疗的发展。

B-ALL 的不良预后因素包括婴幼儿、年龄大于 10 岁的患儿、高 WBC 计数、取得疗效的时间长或有微小残留病变（MRD）等。初诊时伴有 CNS 白血病的患者预后较差，需要特殊治疗。

三、成熟性 T 细胞和 NK 细胞白血病

急性 T 淋巴细胞白血病（T-cell acute lymphoblastic leukemia，T-ALL）占儿童 ALL 的 10%～15%，多见于高白细胞、纵隔肿块、年龄较大的男童，确诊时常伴有中枢神经系统白血病（CNSL），亦常于治疗早期复发，预后较 B-ALL 差。T-LBL 占 LBL 的 85%～90%，主要见于低龄男童。

T 细胞淋幼巴细胞白血病（T-cell prolymphocytic leukemia，T-PLL）是一种罕见的、成熟的 T 细胞肿瘤，鉴于其临床过程的快速发展和诊断的不确定性，T-PLL 已成为系统治疗的困难疾病。2017 年 WHO 分类将 T-PLL 定义为侵袭性 T 细胞白血病，是增殖中小型 T 淋巴细胞的一种，尽管它们具有胸腺后起源和成熟的表型，但仍被称为 T 淋巴细胞。根据 T 细胞在胸腺内的分化发育阶段，可将 T-ALL/LBL 分为四类（表 2－6）。

表 2－6　T-ALL/LBL 的分类

分类	CyCD3	CD7	CD2	CD1a	CD34	CD3
Pro-T 型	阳性	阳性	阴性	阴性	阳/阴性	—
Pre-T 型	阳性	阳性	阳性	阴性	阳/阴性	—
皮质－T 型	阳性	阳性	阳性	阳性	阴性	—
髓质－T 型	阳性	阳性	阳性	阴性	阴性	阳性

T-PLL 的诊断标准包括主要标准和次要条件，主要标准有 3 个：①外周血或骨髓中 T-PLL 表型细胞大于 6×10^9/L。②T 细胞克隆性通过聚合酶链式反应（polymerase chain reaction，PCR）进行 T 细胞受体 β 链（T cell receptor beta chain，TRB）/T 细胞受体 γ 链（T cell receptor gamma Chain，TRG 或流式细胞术）。③14q32 或 Xq28 或 TCL1A/B 或 MTCP1 的表达式异常。而次要条件中至少需要满足 1 个才能诊断为 T-PLL，包括：①涉及 11 号染色体的异常（11q22.3；ATM）；② 8 号染色体异常，即 idic（8）（p11）、t（8；8）、8q 三体；③ 5、12、13、22 号染色体或复杂核型异常；④涉及 T-PLL 特定部位（如脾肿大、积液）。

自然杀伤（natural killer，NK）祖细胞早期发育阶段无特异的免疫标记，或跨系表达 T 系相关抗原如 CD7、CD2 等，因此 T-ALL 与 NK 细胞肿瘤的鉴别较为困难。急性白血病极少表达 CD16 等相对成熟和特异的 NK 标记。NK 祖细胞可特异表达 CD94 和 CD161，但临床检测不太常用，包括杀伤细胞免疫球蛋白样受体（killer cell immnoglobulin-like receptor，KIR）在内的更多更特异的 NK 标记可能有助于确定疾病的诊断。患者表达 CD56、CD7、CD2 甚至 CyCD3 等 T 系相关抗原，却缺乏 B 系和髓系标记，且 *TCR* 和 *IgH* 基因处于胚系状态的，除了考虑母细胞性浆细胞样树突细胞白血病，还可考虑

NK 淋巴母细胞白血病/淋巴瘤（natural killer cell lymphoblastic leukemia/lymphoma）的诊断。

1. 临床表现

T-ALL 的白细胞数量较高，可有无痛性皮下结节，伴或不伴皮下出血，常有纵隔包块或其他组织包块，肝、脾和淋巴结肿大较常见。多数 T-ALL 患儿在诊断时有中枢神经系统（CNS）受累的表现，如头痛、恶心、呕吐、嗜睡、癫痫发作等症状。T-LBL 也常累及纵隔，形成前纵隔肿物，且增生较快，可阻碍患者呼吸。T-PLL 的临床表现包括 B 型症状，肝脾肿大，淋巴细胞过度增多（通常高于 $100 \times 10^9/L$），皮肤、胸腔或腹腔积液的患者约占 25%，中枢神经系统受累的患者不到 10%。此外，经常观察到 T-PLL 患者其眶周、结膜和外周水肿。

2. 实验室检查

（1）病理切片：T-ALL/LBL 的淋巴母细胞形态与 B-ALL/LBL 相同，T-ALL 的骨髓病理切片上的分裂象较 B-ALL 多见，T-LBL 的淋巴结病理切片与 B-LBL 类似。少数 T-LBL 的病理切片可见瘤细胞周围有明显的嗜酸性粒细胞浸润，提示为“伴有嗜酸性粒细胞增多和 *FGFR*1 基因异常的淋巴肿瘤”。

（2）组织化学染色：T 淋巴母细胞酸性磷酸酶染色呈阳性反应，形态为块状或颗粒状，而非特异性酯酶（non-specific esterase，NSE）呈阴性。

（3）X 射线检查：胸部 X 射线检查 T-ALL 患儿多有纵隔增宽、胸腺浸润、纵隔淋巴结肿大的现象。

3. 细胞生物学

几乎所有 T-ALL/LBL 均有 *TCR* 基因克隆性重排，同时有 *IgH* 基因重排的仅有 20%，核型异常见于 50%～70% 的 T-ALL/LBL。重现性染色体易位最常涉及 14q11.2 的 *TCRα* 和 *TCRδ*、7q35 的 *TCRβ*、7p14－15 的 *TCRγ* 基因。T-ALL 其他重要的易位类型还包括 t（10；11）（p13；q14）；*CALM-AF*10 和累及 *MLL* 基因的易位，分别占了 10% 和 8%。某些遗传学改变常规核型分析常常难以发现，还需要进行分子遗传学检测。

4. 免疫表型

T-ALL/LBL 淋巴母细胞的 TdT 常呈阳性，还常表达 CD1a、CD2、CD3、CD4、CD5、CD7、CD8，但这些抗原中仅有 CD3 是 T 细胞的特异性抗原。TdT、CD1a、CD34、CD99 是前体细胞阶段的重要标志。10% 的患者 CD79a 阳性，CD117 偶见阳性，与 FLT3 突变有关。NK 细胞抗原可表达不成熟 T 细胞标志，如 CD2 和 CD7，NK 细胞的抗原 CD56 在 T-ALL 中也可呈阳性，故有时难以与 T-ALL 相鉴别。

5. 治疗及预后

T-ALL 的疗效差于 B-ALL，但强烈化疗可使无高危预后因素的 T-ALL 取得与 B-ALL 同等的疗效。T-ALL 的诱导失败、早期复发和孤立性 CNS 复发要比 B-ALL 多见。与 B-ALL 不同，初诊时的白细胞数量与 T-ALL 的预后无关。化疗后微小残留病变（MRD）持续存在强烈预示预后不良。T-LBL 的预后则取决于患者年龄、疾病分期和 LDH 水平。

第四节 急性髓细胞白血病

儿童急性髓细胞白血病（AML）是多能干细胞或已轻度分化的前体细胞核型发生突变所形成的一类疾病，是造血系统的克隆性恶性疾病。它的发病率相对较低，占儿童急性白血病的15%～20%，但却占因AL死亡人数的50%以上。其中最常见的是AML-M3型，其次为伴有t（8；21）的AML-M2b型。在AML中，导致核磷蛋白（nucleophosmin，NPM）C末端修饰的*NPM*1基因特征性突变是最常见的遗传畸变。具体而言，*NPM-RARα*、*NPM-MLF*1或*NPM-ALK*融合可分别在急性早幼粒细胞白血病（APL、AML-M3）、骨髓增生异常综合征（MDS）或非霍奇金淋巴瘤中检测到。婴幼儿的AML比成人更易发生髓外白血病，儿童AML可发生于任何年龄，各年龄组发病率基本一致，青少年占比略高些，但男女之间几乎无差异。由于白血病经常带有抑制造血分化途径的突变，因此未分化的白血病“原始细胞”会积聚，而这种分化块是AML的标志之一。

1. 临床表现

（1）出血：由于血小板数量减少或者凝血功能出现异常，患者常有出血的症状，出血部位多为皮肤、黏膜，少有颅内出血或消化道出血，但一旦发生脑出血，死亡率高。

（2）贫血：患者早期即会出现贫血现象，随着病程进展，贫血程度亦呈进行性加重，同时伴有与贫血相关的临床症状，如脸色苍白、乏力、胸闷心悸等，主要是因为白血病细胞在骨髓内异常增生导致红细胞数量减少。

（3）发热：AML发热大多是由感染引起的，感染部位主要是上呼吸道，病原体主要有细菌、真菌、病毒等。

（4）浸润：白血病细胞大量增生，导致骨髓腔内压增高，同时白血病细胞浸润可破坏骨皮质引起骨痛、浸润脏器引起肝脾和淋巴结肿大、浸润骨膜和硬脑膜等部位形成绿色瘤。

2. 实验室检查

（1）血象和骨髓象：在外周血的血常规及白细胞的分类检查中，可见不同程度的贫血，80%的患者血红蛋白低于正常值，甚至出现严重贫血，超过半数的患儿血小板小于$50\times10^9/L$。白细胞计数在（1～500）$\times10^9/L$范围内，有20%的患儿白细胞计数大于$100\times10^9/L$，少数患者（M3型或老年病例）白细胞计数小于$4\times10^9/L$。外周血中幼稚细胞比例不定，如胞浆内发现有Auer小体，更有助于确诊为AML。

（2）染色体核型分析：79%～85%的儿童AML伴有染色体异常，其中约半数AML患者只以单独核型异常出现。采用高分辨技术，核型异常发现率高达90%以上。AML的染色体异常以结构畸变为主，高达39种之多。特殊的染色体结构异常情况有利于AML的诊断和预后评估。

（3）免疫分型：免疫表型可以较准确地提示白血病细胞的分化程度和阶段，利于

鉴别 AML 各亚型。故对于某些仅观察形态学难以判断的 AML 亚型，如 M0、M1、M7 等，免疫分型检查尤为重要。

（4）分子生物学检测：*MLL* 重排、*FLT3-ITD* 突变、*c-KIT* 突变、*NPM* 突变、*CEBPA* 突变、*IDH*（*IDH*1 和 *IDH*2）突变的检测可为疾病危险分层和选择治疗方案提供依据。

（5）其他辅助检查：①尿酸。高尿酸血症常见于诱导化疗期和白细胞计数增高的患者，与肿瘤溶解也有关，但是 AML 的高尿酸血症发生率低于 ALL。②凝血异常。凝血异常包括血小板减少，凝血酶原和部分凝血活酶时间延长，血浆纤维蛋白原减少，纤维蛋白降解产物增加和凝血因子Ⅴ、Ⅶ、Ⅷ、Ⅹ等的缺乏。③血清酶。血清乳酸脱氢酶或血清溶菌酶升高可提示 AML-M4 和 AML-M5，但其增高程度一般也轻于 ALL。

3. 临床诊断

在临床症状和体征方面，有发热、苍白、乏力、出血、骨关节疼痛及肝、脾、淋巴结肿大等浸润灶表现。在血象改变方面，血红蛋白及红细胞数量降低，血小板减少，白细胞数量增高、正常或减低，分类可发现数量不等或未见原、幼粒细胞。在骨髓形态学方面，骨髓涂片中可见呈明显增生或极度增生的核细胞，少数呈增生低下，均以髓细胞增生为主，原粒＋早幼粒（或原单＋幼单）细胞必须大于等于 20% 才可确诊。AML-M6 型除了上述特征外，尚有红系细胞大于等于 50% 且伴形态异常；AML-M7 型骨髓中原巨核细胞大于等于 30%。除了对骨髓涂片做瑞氏染色分类（图 2－2）计数并观察细胞形态改变外，还应做过氧化酶（POX）、糖原（PAS）、非特异性酯酶（NSE）和酯酶氟化钠（NaF）抑制试验等细胞化学染色检查，以进一步确定异常细胞性质并与急性淋巴细胞白血病（ALL）区分开。

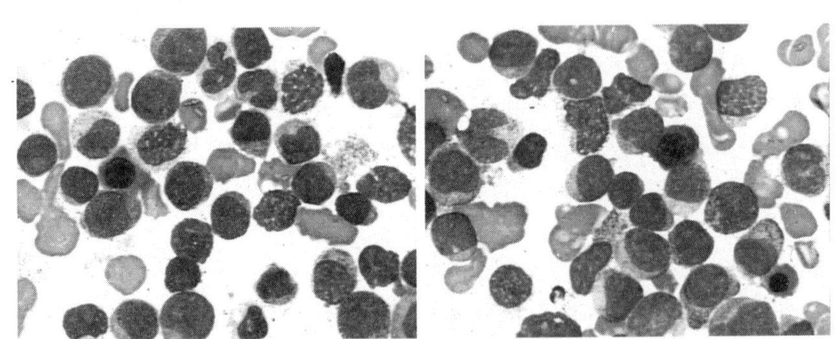

图 2－2　急性髓细胞系白血病细胞形态学 瑞氏染色（×100）

可见呈明显增生或极度增生的核细胞，少数呈增生低下，均以髓细胞增生为主

4. 治疗及预后

1）儿童 APL 的治疗：急性早幼粒细胞白血病（acute promyelocytic leukemia，APL）是急性髓细胞白血病（AML）的一种特殊类型，也是 FAB 分型标准中的 AML-M3 型。其特点是骨髓和其他造血组织中有大量无限制增生的白血病细胞，其进入外周血液，抑制正常血细胞的制造（图 2－3）。APL 在临床上并不少见，患者通常较年轻，而涉及 *PML-RARA* 的易位 t（15；17）（q22；q12）易位的 APL 占 AML 病例的 5%～8%。据中

国完全统计，AML-M3 的发病率高于西方国家 10% 左右，占同期 AML 的 18.7%，有的地区如东北油田 M3 的发病率在 AML 中可高达 20%～30%。国外资料显示，欧洲中南美洲的拉丁裔民族发病率较高，APL 占成人原发性 AML 的 10%～15%，不过也可能存在年龄和种族的差异。

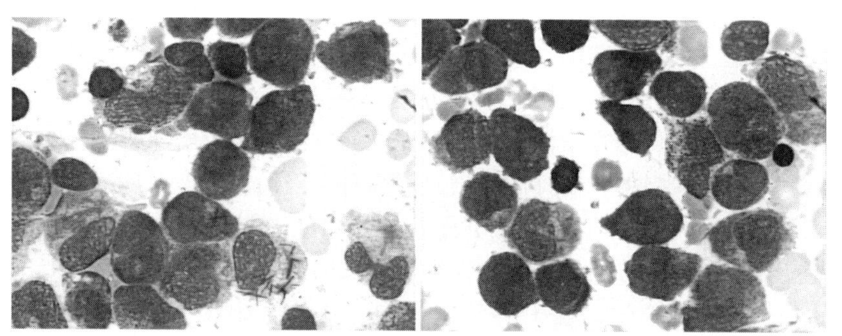

图 2－3　急性早幼粒细胞白血病细胞形态学 瑞氏染色（×100）

骨髓和其他造血组织中有大量无限制增生的白血病细胞

（1）缓解诱导治疗：诱导分化药物。维 A 酸（all-trans retinoic acid，ATRA）可使完全缓解率明显提高，而治疗相关的死亡率大大降低，是 APL 初治的关键药物，使得 APL 成为可治愈的白血病。用量一般是 25～45 mg/（m^2·d），直至完全缓解。它通过促进 APL 细胞的分化纠正了凝血机制的异常，避免化疗所致的骨髓抑制和诱发弥散性血管内凝血（disseminated intravascular coagulation，DIC）的可能，使白血病的治疗出现了重大的突破。临床上一般主张在 ATRA 治疗中合并化疗，待白细胞升至 3×10^9/L 以上可应用化疗，这样既可防止维 A 酸综合征的发生，又提高了 CR 率，延长了 CR 期。

（2）维 A 酸综合征的治疗：少数患者在服用维甲酸约 1 周后会出现发热、增重、肌肉骨骼疼痛、肺间质浸润、胸腔和心包积液、低血压、肾功能衰竭甚至死亡的症状，这种情况临床上称为维 A 酸综合征。维 A 酸综合征的发生可能与 ATRA 诱导黏附因子表达，使白血病细胞黏附于内皮细胞有关，多发生在缓解诱导治疗期间。当出现维 A 酸综合征的症状时，应及时给予地塞米松 10 mg/d 予以缓解。

（3）缓解后强化治疗：ATRA 联合应用化疗能显著地改善患者的预后，而 APL 细胞对蒽环类药物敏感，采用以蒽环类药物为主的化疗方案可取得较好的效果。原则上每 3 个月进行一次强化治疗，并检测 *PML-RARα* 融合基因，如持续阴性，2 年后可停药。若缓解后 *PML-RARα* 融合基因由阴转阳，即使无骨髓复发，也应进行强化治疗（诱导缓解治疗＋维 A 酸/三氧化二砷）。

（4）缓解后维持治疗：维持治疗可以有效延长 APL 的 CR 期并降低其复发率。在强化治疗间歇期可采用 MM＋ATRA 方案。

（5）难治、复发 APL 的治疗：当 ATRA 联合化疗无效或复发时，可采用 0.06～0.2 mg/（m^2·d）三氧化二砷（As_2O_3）治疗，As_2O_3 可以诱导 APL 细胞凋亡和部分分化。对于复发患者也可采用造血干细胞移植的治疗方案。

2）非 APL 儿童 AML 的治疗。

（1）联合化疗：AML 的联合化疗包括诱导缓解治疗和缓解后治疗。诱导缓解治疗的目的是使患者达到完全缓解，即 RBC、中性粒细胞、血小板数量恢复正常，骨髓原始细胞小于 5%，骨髓各系成熟状况正常。取得缓解后，检出的白血病细胞数量仍高达 10^9，此时需要进行缓解后治疗。对于中危 AML 和除急性早幼粒细胞白血病（APL）以外的低位 AML，首选 DAE 方案，次选 HAD 方案。对于高危 AML，宜选用 IA 方案，无经济条件采用 IA 方案的患者可选用 DAE 方案，但其缓解率较 IA 方案低。巩固治疗是指完全缓解后再采用原诱导方案治疗 1 个疗程。强化治疗是指增加或更换药物种类或增加药物剂量，以产生较强的骨髓抑制作用，提高自身杀伤残留白血病细胞的能力。强化治疗应在白细胞大于 $4\times10^9/L$ 后，根据患儿危险程度采用不同的方案治疗。根治性缓解后治疗是指完成巩固治疗后选择造血干细胞移植的治疗方案。

此外，中枢神经系统白血病（CNSL）是由白血病细胞浸润中枢神经系统导致的，化疗药物难以通过血脑屏障，故隐藏在中枢神经系统中的白血病细胞不能被有效杀灭。为了预防 CNSL 的发生，AML 各亚型（除 M4、M5 型外）在诱导缓解治疗期应进行 1 次三联鞘注，CR 后进行 2 次三联鞘注；而 M4、M5 型患儿在诱导缓解治疗期应进行 3～4 次三联鞘注，CR 后每 3 个月鞘注 1 次，直至治疗终止。

（2）支持治疗：急性白血病化疗期间，大量白血病细胞在短时间内被破坏杀灭，支持治疗的改进使大剂量化疗得以有效实施，让患儿能够安全度过骨髓抑制及感染的难关。对患儿应加强护理，使其多卧床休息，并进食高热量、高蛋白食物，以维持水和电解质的平衡。化疗期间，患者往往伴有高尿酸血症，以及高钾、高磷和低钙血症（肿瘤细胞溶解综合征），因此应立即采用有效措施缓解，并预防脑、肺或其他器官的栓塞。在诱导缓解治疗及巩固治疗后，非格司亭（G-CSF）或沙格司亭（GM-CSF）可有效缩短骨髓抑制期，减少感染，保证强化治疗的顺利实施。使用血制品时，采用少白细胞的成分红细胞或照射血，可减少同种免疫反应，有利于造血干细胞移植。患儿血小板过低时可输注浓缩血小板，粒细胞过低时可考虑输注浓缩白细胞。化疗开始后 10～14 天时，约 10% 的儿童 AML 会发生“回盲肠综合征”，此时患儿须禁食，并采用以抗革兰氏阴性菌为主的广谱抗生素。治疗期间应积极防治继发感染，坚持口腔、会阴部及皮肤的清洁护理。当粒细胞小于等于 $0.5\times10^9/L$ 时应给予广谱抗生素预防感染。

（3）造血干细胞移植治疗：由于 AML 复发率较高，除了 AML-M3 型以外，对于具有高复发风险的患儿，建议在第一次完全缓解后进行造血干细胞移植治疗，包括自体造血干细胞移植（auto-HSCT）和异基因造血干细胞移植（allo-HSCT）。造血干细胞移植可有效提高 AML 患儿的生存率。我国目前还难以广泛开展 allo-HSCT，故主要推荐高危型和复发后完全缓解的患者采用 allo-HSCT。在 allo-HSCT 治疗之前，流行的化疗方案包括氟达拉滨和环磷酰胺的免疫抑制联合疗法，也包括抗 CD52 单克隆抗体、阿仑单抗等血清疗法。阿仑单抗对表达 CD52 的免疫细胞（包括 T 细胞）的作用可导致持续数周的淋巴消耗，在此期间病毒的重新激活可能是个问题。

（4）NPM 靶向免疫治疗：从临床和分子的水平来看，AML 是一种异质性的疾病，因此，几乎不可能找到用于诊断的独特遗传标记，也缺乏 AML 潜在免疫治疗干预的特

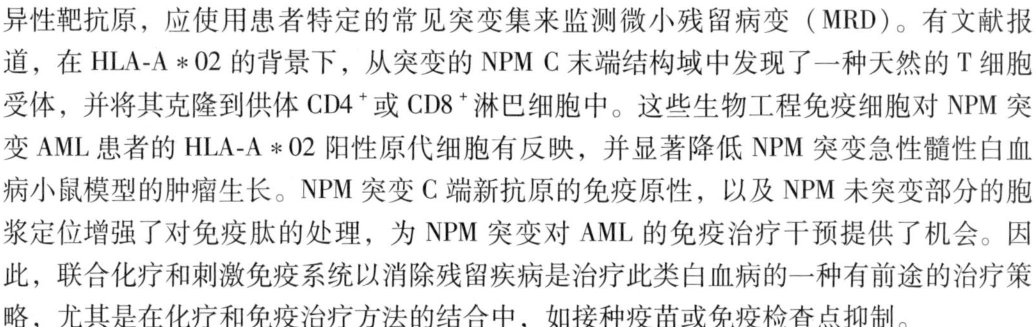

异性靶抗原，应使用患者特定的常见突变集来监测微小残留病变（MRD）。有文献报道，在 HLA-A＊02 的背景下，从突变的 NPM C 末端结构域中发现了一种天然的 T 细胞受体，并将其克隆到供体 $CD4^{+}$或 $CD8^{+}$淋巴细胞中。这些生物工程免疫细胞对 NPM 突变 AML 患者的 HLA-A＊02 阳性原代细胞有反映，并显著降低 NPM 突变急性髓性白血病小鼠模型的肿瘤生长。NPM 突变 C 端新抗原的免疫原性，以及 NPM 未突变部分的胞浆定位增强了对免疫肽的处理，为 NPM 突变对 AML 的免疫治疗干预提供了机会。因此，联合化疗和刺激免疫系统以消除残留疾病是治疗此类白血病的一种有前途的治疗策略，尤其是在化疗和免疫治疗方法的结合中，如接种疫苗或免疫检查点抑制。

（5）其他：使用嵌合抗原受体 T 细胞（CAR-T）治疗 B 细胞急性淋巴细胞白血病和（B-ALL）非霍奇金淋巴瘤的最新进展引起了人们的极大兴趣。此外，使用大剂量自然杀伤（natural killer，NK）细胞疗法的早期结果显示出有望用于晚期 AML 患者的治疗。还有正在开发的其他细胞产物，例如靶向 CD33 或 CD123 表面抗原的细胞因子诱导的杀伤分子（CIK）或 CAR-T 细胞。表达针对髓样抗原的 CAR 的 NK 细胞可以将靶向 AML 细胞的优势与 NK 细胞介导的杀伤相结合。

3）预后：AML 预后比 ALL 差。2 岁以下的婴幼儿预后较差，2～14 岁的儿童无病生存率达到 60%。目前认为相关因素中染色体核型异常与预后关系最为密切，伴有 inv16、t（8；21）、t（2；11）的患者预后较好。

5. 鉴别诊断

（1）传染性单个核细胞增多症：这是一种由 EB 病毒引起的急性单核－巨噬细胞系统增生性疾病。临床上出现不规则发热、肝脾和淋巴结肿大等症状，外周血改变以大量异淋巴细胞增多为主。

（2）类白血病反应：这是一种由感染、中毒、恶性肿瘤骨髓转移、急性失血或溶血等因素刺激机体造血组织而引起的类似白血病的血液学改变。患者外周血白细胞总数增高，分类中可见幼稚细胞，部分病例伴有贫血和血小板减少。

（3）神经母细胞瘤：此疾病常以眼眶部位骨浸润为首要特征，需要与 AML 的绿色瘤相鉴别。

第五节　骨髓增殖性肿瘤

骨髓增殖性肿瘤（myeloproliferative neoplasms，MPN）是分化相对成熟的一系或多系骨髓细胞不断地克隆性增殖所致的一组肿瘤性疾病，以一种或多种血细胞质和量的异常、脾大、出血倾向、血栓形成及髓外造血组织增生为特征，也被称为骨髓增殖性疾病（myeloproliferative diseases，MPD）。临床上根据不同系列的增生细胞把骨髓增殖性肿瘤分为以下几大类：以红细胞系增生为主的真性红细胞增多症（polycythemia vera，PV）、以粒细胞系增生为主的慢性粒细胞白血病（chronic myelogenous leukemia，CML）和慢性中性粒细胞白血病（chronic neutrophilic leukemia，CNL）、以巨核细胞系增生为主的原

发性血小板增多症（essential thrombocytosis，ET）、以原纤维细胞增生为主的原发性骨髓纤维化症（primary myelofibrosis，PMF）。这几类 MPN 都有进展为急性白血病的倾向，而白血病进化的频率因骨髓增殖性肿瘤亚型而异，反映了这类疾病显著的克隆性遗传学改变。它在 PMF 中最高，估计在 10 年时为 10%～20%；其次是 PV，在 10 年时的风险为 2.3%，在 20 年时的风险为 7.9%；在 ET 中，转化为 AML 的情况相对不常见。不同的因素与骨髓增生性肿瘤的白血病演变有关，通常包括高龄、白细胞增多、暴露于骨髓抑制疗法、细胞遗传异常以及与髓样肿瘤相关的基因突变数量增加等。这些患者的预后不佳，总体生存期为 2.6～7.0 个月。大多数患者（>85%）带有疾病引发突变或驱动突变，其中最普遍的是发生在 janus 激酶 2 基因（*JAK2 V617F*）中，其次是钙网蛋白（CALR）和骨髓增生性白血病病毒（*MPL*）基因。

骨髓增生异常综合征/骨髓增殖性肿瘤（MDS/MPN）是 2008 年 WHO 髓系肿瘤分类中的一大类，其特征是患者兼有 MDS 和 MPN 的特点。MDS/MPN 包括慢性粒单核细胞白血病（chronic myelomonocytic leukemia，CMML）、不典型慢性髓系白血病（atypical chronic myeloid leukemia，aCML）、幼年型粒单核细胞白血病（juvenile myelomonocytic leukemia，JMML）和不能分类的 MDS/MPN（MDS/MPN-U）。其中，幼年型粒单核细胞白血病（JMML）是一种克隆性骨髓多潜能造血干细胞疾病，主要发生在婴幼儿和儿童，其特征是粒系和单核系细胞异常增殖，外周血和骨髓中原始细胞＋幼单核细胞小于 20%，常伴有红系和巨核系细胞发育异常。JMML 在 14 岁以下儿童中的发病率约为 1.3/10 万，占所有儿童白血病的 2%～3%。

1. 临床表现

骨髓增殖性肿瘤有着共同的临床特点：①病变发生在多能造血干细胞中；②各类疾病均以骨髓某系细胞恶性增殖为主，同时伴有不同程度累及其他造血细胞的表现，在 PV、ET、PMF 中表现为不同程度的红细胞、白细胞及血小板增多；③细胞增生还可发生于肝脾、淋巴结等髓外组织；④各病症之间可共同存在或相互转化；⑤各病症都可能转变为急性白血病，表现出贫血、出血、感染和浸润等临床征象。

2. 实验室检查

（1）血常规检查：在 PV、ET、PMF 的早期阶段主要表现为三系细胞不同程度地增多，而在 PMF 晚期阶段则表现为三系细胞不同程度地减少。

（2）骨髓检查：在 PV 中表现为骨髓三系髓性增生；在 ET 中表现为成熟形态的巨核细胞增生，较少出现粒细胞或红细胞的增生；在 PMF 中表现为巨核细胞增生，伴有网硬蛋白和胶原纤维。

（3）分子诊断：*JAK2* 是一种细胞内非受体酪氨酸激酶，其基因位于染色体 9p24 上，最常见的基因突变是 *JAK2 V617F* 突变，从而导致了骨髓对一些细胞因子产生异常反应。与 *JAK2* 基因突变相关的 MPN 主要是 PV、ET 和 PMF，但 *JAK2* 基因突变并非只对 MPN 特异，也可见于某些 MDS/MPN 或少数 AML 中。此外，MPN 患者还可能存在其他较少见的基因突变，如 *TET2*、*ASXL1*、*DNMT3A*、*IDH1* 等基因突变。90% 的 MPN 患者至少存在 1 个基因突变，故基因突变检测已列入 MPN 患者的常规检查中。

3. 临床诊断

患有骨髓增生性肿瘤（MPN）的患者通常表现为外周血（peripheral blood，PB）细胞计数升高，例如，白细胞增多、血小板增多及红细胞增多症。由于红细胞增多症是非特异性的，可能反映了反应性或赘生性过程，因此对这些患者的诊断检查很复杂，需要整合多种诊断方式。

PV 的主要诊断标准：①血红蛋白男性大于 185 g/L，女性大于 165 g/L，或者红细胞容积增加；②出现 *JAK2 V617F* 或者类似的基因突变。PV 患者有脾大以及粒细胞增多的症状，晚期周围血幼粒细胞明显增多，与 CML 相似。但 CML 患者 Ph 染色体 *BCR-ABL* 大多为阳性，且碱性磷酸酶（alkaline phosphatase，ALP）低于正常值，PV 则与之相反。

ET 的主要诊断标准：①血小板计数持续大于等于 450×10^9/L；②出现 *JAK2 V617F* 或者类似的基因突变；③根据 ET 骨髓象判断。

PMF 的主要诊断标准：①根据 PMF 骨髓象判断；②出现 *JAK2 V617F*、*MPLW515L/K* 或者类似的基因突变。

JMML 的主要诊断标准：①外周血中单核细胞增多，且大于 1.0×10^9/L；②外周血和骨髓中原始细胞小于 20%，患儿红细胞的胎儿血红蛋白（fetal hemoglobulin，HbF）水平明显高于同年龄应有值；③无 *BCR-ABL* 融合基因，有特征性的累及 RAS/MAPK 通路基因的突变；④患儿骨髓细胞在体外培养中对药品沙格司亭（GM-CSF）高度敏感，并可自发形成粒细胞 - 巨噬细胞集落形成单位（CFU-GM）集落，这成为 JMML 的标志和诊断依据。

4. 治疗及预后

目前尚无特异性疗法，auto-HSCT 是最好的治疗选择，但治疗初期需要对患者进行密集的化疗以减轻疾病负担，从而使患者符合移植条件。治疗方案需要根据患者的临床症状和血液学改变而定，大多采用综合治疗。若患者无明显症状，血象基本正常时暂不需要进行治疗。

（1）对症治疗：针对血细胞增多的症状，应多予以碱化、水化、降低或去除血细胞治疗，针对存在的贫血、出血、感染、浸润等症状，应予以纠正贫血、防治出血、抗感染、止痛等治疗。

（2）对因治疗：针对存在的基因突变予以干扰素、基因突变抑制剂或进行造血干细胞移植。

（3）当前可用的靶向有效的化学治疗剂治疗：有文献报道，当前可用的靶向有效的化学治疗剂包括 2 种已被美国 FDA 批准用于骨髓增生性肿瘤急变期（MPN-BP）的低甲基化剂。它们是 5 - 氮杂胞苷（氮杂胞苷）和 5 - 氮杂 - 2′脱氧胞苷（地西他滨）。在 MPN-BP 患者中已报道有 *p15/p16* 基因启动子位点甲基化，这些基因阻断了正常骨髓细胞的分化，因此，它们的抑制剂可被用于治疗这些疾病。但是，它们的确切作用机理尚待了解。2 种试剂都掺入 DNA，而氮杂胞苷还掺入了 RNA。然后，它们与 DNA 甲基转移酶形成共价复合物，导致其捕获和降解，以及随后的 DNA 低甲基化。

第六节　骨髓增生异常综合征

骨髓增生异常综合征（MDS）是一组因造血干、祖细胞发育异常，导致骨髓造血功能紊乱的疾病，是一组异质性后天性克隆性疾病。以贫血为主要临床表现，可伴有不同程度的出血、肝脾和淋巴结肿大，少数病例还会出现骨痛。MDS 患者骨髓中的各系造血细胞数量增多或正常，但其形态有明显改变，而外周血中的各系细胞数量减少。因其原始细胞的比例小于 30%，因而不能诊断为急性白血病，但其演变为 AML 的危险性很高，有 20%～30% 的 MDS 病例最终会转变成急性白血病。

MDS 主要发生于老年人群，年发病率为 3/10 万～3.5/10 万，随着年龄的增长，发病率有上升趋势，约 80% 的 MDS 患者年龄超过 60 岁，而且患者中男性略多于女性，比例为 1.2∶1。其分型标准详见表 2－7、表 2－8。

表 2－7　骨髓增生异常综合征的 FAB 分型

FAB 类型	外周血	骨髓
难治性贫血（RA）	原始细胞小于 1%	原始细胞小于 5%
环形铁粒幼细胞性难治性贫血（RAS）	原始细胞小于 1%	原始细胞小于 5%，环形铁幼粒细胞大于有核红细胞 15%
难治性贫血伴原始细胞增多（RAEB）	原始细胞小于 5%	原始细胞 5%～20%
难治性贫血伴原始细胞增多转变型（RAEB-t）	原始细胞大于等于 5%	原始细胞大于 20% 而小于 30%，或幼粒细胞出现 Auer 小体
慢性粒单核细胞白血病（CMML）	原始细胞小于 5%，单核细胞绝对值大于 1×10^9/L	原始细胞 5%～20%

表 2－8　骨髓增生异常综合征的 WHO 分型

分型	病态造血	细胞减少系列	环形铁幼粒细胞%	骨髓和外周血原始细胞	常规核型分析
MDS 伴单系病态造血（MDS-SLD）	1	1 或 2	小于 15% 或小于 5%	骨髓小于 5%，外周血小于 1%，无 Auer 小体	任何核型，但不符合伴孤立 del（5q）MDS 标准
MDS 伴多系病态造血（MDS-MLD）	2 或 3	1～3	小于 15% 或小于 5%	骨髓小于 5%，外周血小于 1%，无 Auer 小体	任何核型，但不符合伴孤立 del（5q）MDS 标准

续上表

分型	病态造血	细胞减少系列	环形铁幼粒细胞%	骨髓和外周血原始细胞	常规核型分析
MDS 伴环形铁幼粒细胞（MDS-RS）					
MDS-RS-SLD	1	1 或 2	小于 15% 或小于 5%	骨髓小于 5%，外周血小于 1%，无 Auer 小体	任何核型，但不符合伴孤立 del（5q）MDS 标准
MDS-RS-MLD	2 或 3	1～3	小于 15% 或小于 5%	骨髓小于 5%，外周血小于 1%，无 Auer 小体	任何核型，但不符合伴孤立 del（5q）MDS 标准
MDS 伴孤立 del（5q）	1～3	1 或 2	任何比例	骨髓小于 5%，外周血小于 1%，无 Auer 小体	仅有 del（5q），可以伴有 1 个其他异常［－7 或 del（7q）除外］
MDS 伴原始细胞增多（MDS-EB）					
MDS-EB-1	0～3	1～3	任何比例	骨髓 5%～9%，或外周血 2%～4%，无 Auer 小体	任何核型
MDS-EB－2	0～3	1～3	任何比例	骨髓 10%～19% 或外周血 5%～19% 或有 Auer 小体	任何核型
MDS-未分类（MDS-U）					
血中有 1% 的原始细胞	1～3	1～3	任何比例	骨髓小于 5%，外周血等于 1%，无 Auer 小体	任何核型
单系病态造血并全血细胞减少	1	3	任何比例	骨髓小于 5%，外周血小于 1%，无 Auer 小体	任何核型
根据定义 MDS 的细胞遗传学异常	0	1～3	小于 15%	骨髓小于 5%，外周血小于 1%，无 Auer 小体	有定义 MDS 的核型异常
儿童难治性血细胞减少症	1～3	1～3	无	骨髓小于 5%，外周血小于 2%	—

1. 发病病因

MDS 的病因目前尚未明确，可能的病因有以下 4 种。

（1）染色体异常：40%～60%的MDS患者有染色体核型异常的情况，随着病程进展可达80%。常见的有：+8、-7/7q-、-5/5q-、20q-、-Y、i(17q)/t(17p)等。染色体异常在早期MDS发生率相对较低，而且多为单一异常；晚期MDS患者的染色体异常发生率较高，而且多为两种以上的异常。

（2）基因突变和异常：MDS常常涉及基因突变和异常，包括表观遗传学（*TET*2、*DNMT*3*A*基因）、转录因子（*RUNX*1基因）、剪接子复合物（*SF*3*B*1基因）、酪氨酸激酶途径（*NRAS*基因）、*p53*抑癌基因（主要见于晚期MDS）、*Ras*家族基因突变等。

（3）骨髓造血干、祖细胞体外分化异常：异常的克隆细胞在骨髓中分化、成熟障碍，出现病态造血，在骨髓原位或释放入血后不久将被破坏，导致无效造血。

（4）发生MDS的易感性：环境中的放射线、吸烟、农药、有机溶剂和重金属等，都与原发性MDS的发生有关；烷化剂和苯则是继发性MDS的诱因。某些遗传性疾病也会增加患有MDS的风险，如唐氏综合征、Fanconi贫血、Ⅰ型神经纤维瘤病等。

2. 临床表现

MDS病程进展较缓慢，患者的临床症状主要是各类血细胞数量减少，其中血小板减少可导致出血，中性粒细胞减少可导致感染。早期患者主要表现为顽固性贫血，晚期患者除了有贫血的症状，还有出血和感染并发症的发生，多进展为AML。

3. 实验室检查

（1）血象：MDS患者最普遍最基本的表现是全血细胞的减少，各类细胞可有发育异常的形态改变，外周血可出现少数原始细胞、不成熟粒细胞或有核红细胞。外周血形态异常，呈病态造血，其中粒系、红系或巨核系形态异常细胞大于等于10%，环状铁粒幼红细胞大于等于15%。

（2）骨髓象：多为增生活跃或明显活跃，在骨小梁旁区和间区多出现3～5个或5个以上的原粒和早幼粒细胞簇状分布，部分MDS骨髓网硬蛋白纤维增生（图2-4）。

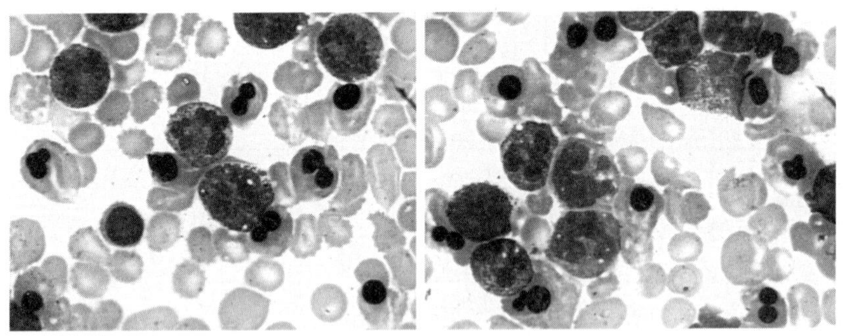

图2-4　骨髓增生异常综合征细胞形态学 瑞氏染色（×100）

多为增生活跃或明显活跃，在骨小梁旁区和间区多出现3～5个或5个以上的原粒和早幼粒细胞簇状分布

（3）染色体核型分析：约50%的MDS患者有非随机染色体异常，常见的有-5/5q-、-7/7q-、+8、20q-、-Y。如果患者进行常规的染色体核型分析失败，应进行FISH检测，探针为5q31、CEP7、7q31、CEP8、20q、CEPY、*p53*。

（4）骨髓细胞体外培养：大多数MDS患者骨髓细胞红细胞爆裂形成单位（BFU-

E)、红细胞系集落形成单位（CFU-E）、巨核细胞集落形成单位（CFU-Mk）、集落形成单位——粒细胞、红细胞、巨噬细胞、巨核细胞（CFU-GEMM）集落明显减少或全无生长。而 CFU-GM 集落生长有多种情况：①集落生长正常；②集落减少或全无生长；③集落减少而集簇增多；④集落生长正常甚至增多，伴有集落内细胞分化成熟障碍，成为原始细胞集落。

4. 临床诊断

（1）必要条件（两者缺一不可）：①持续（大于等于 6 个月）一系或多系血细胞减少。红细胞系（Hb < 110g/L），中性粒细胞系（ANC < 1.5×10^9/L），巨核细胞系（PLT < 100×10^9/L）。②排除其他可致血细胞减少或病态造血的血液学疾病。

（2）MDS 相关条件（确定标准）：当患者符合必要条件和以下至少一个确定标准时，即可确诊为 MDS。①病态造血。骨髓涂片红细胞系、中性粒细胞系、巨核细胞系中任一系至少达 10%，环状铁幼粒细胞大于 15%。②原始细胞。骨髓涂片中达 5%～19%。③典型染色体异常［常规核型分析或荧光原位杂交技术（FISH）检测］。

（3）辅助条件：符合必要条件，未达到确定标准，但临床呈典型 MDS 表现者，为高度疑似 MDS（HS-MDS）。具体为：①流式细胞术显示骨髓细胞表型异常，提示红细胞系或（和）髓系存在单克隆细胞群。②单克隆细胞群存在明确的分子学标志：人体雄激素受体（HUMARA）分析，基因芯片谱型或点突变（如 RAS 突变）。③骨髓或（和）循环中祖细胞的 CFU 集落（±集簇）形成显著并持久减少。

5. 治疗及预后

MDS 的治疗应根据患者的个体化情况而定，早期 MDS 患者应以提高血细胞数量和保持较好的生活质量为主要目标，晚期 MDS 患者可考虑采用与 AML 基本相同的治疗方案。大多数患儿应将造血干细胞移植作为首选治疗方案，allo-HSCT 是唯一可能治愈 MDS 的方法。年龄小且一般情况佳者应采用清髓性 allo-HSCT。

（1）支持治疗：严重贫血患者可输注浓缩红细胞，当血小板（platelet，PLT）小于 10×10^9/L，或伴有出血危险因素时应输注血小板。

（2）免疫抑制及免疫调节治疗：环孢素（CsA）单用或联合抗人胸腺细胞免疫球蛋白（ATG）可治疗低危组的 MDS，但有部分 MDS 患者在免疫抑制治疗后转化为 AML。来那度胺可抑制肿瘤坏死因子（TNF-α）等炎性因子的释放，促进 T 细胞和 NK 细胞活化，起到免疫调节的作用，对伴 5q-MDS 患者疗效较好。但是，在伴复杂染色体核型和 *p53* 基因突变时，来那度胺治疗可促进向 AML 转化。

（3）表观遗传学修饰治疗：有研究表明，表观遗传学修饰治疗能改善造血和延缓 AML 的转化，能提高患者的生活质量和生存期。地西他滨可抑制 DNA 甲基转移酶，从而促使肿瘤细胞分化凋亡。

（4）联合化疗：对于年龄小且一般情况良好的患者可考虑使用联合化疗，常用的是蒽环类和阿糖胞苷。

（5）预后：MDS 患者的病情大多长期稳定，骨髓中原始细胞的比例不会升高或仅轻度增加，一般不超过 5%，仅靠一般支持治疗患者就可存活数年或十几年；也可能病情突然加重，原始细胞数量迅速升高而转化为 AML；还有部分 MDS 患者的骨髓原始细

胞数量进行性增多，病情缓慢但不可逆转，最终转化为 AML，以 M1、M2、M4、M6 亚型为多。

6. 鉴别诊断

（1）慢性再生障碍性贫血：慢性再生障碍性贫血（chronic aplastic anemia，CAA）与骨髓增生低下 MDS 相鉴别。MDS 外周血中可见有核红细胞或幼稚粒细胞，病态造血明显，能发现染色体核型异常；而 CAA 骨髓小粒中主要是非造血细胞，染色体核型基本正常。

（2）阵发性睡眠性血红蛋白尿症：阵发性睡眠性血红蛋白尿症（paroxysmal nocturnal hemoglobinuria，PNH）也会出现血细胞减少和病态造血的症状，但流式细胞术检测到 PNH 克隆细胞，多数有血试验（Ham）试验呈阳性以及血管内溶血改变。

（3）巨幼细胞性贫血：细胞形态呈巨幼样变，易与 MDS 混淆。巨幼细胞性贫血可通过补充叶酸和维生素 B_{12} 纠正，但 MDS 不能。

小　结

血液肿瘤是血液病中恶性血液病的统称，多为造血干细胞恶性克隆性疾病，主要包括白血病、骨髓增生异常综合征、淋巴瘤、浆细胞肿瘤等恶性血液疾病。白血病的发生可能是一个多因素和多步骤的演变过程，其病因和发病机制与物理因素、化学因素、生物（病毒）因素、遗传因素和由其他血液病转化演变而来有关。

急性白血病是起源于造血干细胞的恶性克隆性疾病，细胞分化停滞在较早期阶段，主要为原始细胞及幼稚细胞，在骨髓中呈恶性克隆性增殖并大量积聚，使骨髓正常造血功能受抑制并侵犯肝、脾、淋巴结，最终浸润、破坏全身组织和器官。病情发展迅速，自然病程仅数月。一定要结合临床表现、血象、骨髓形态学和骨髓病理学改变做出 AL 初步诊断，同时应该尽可能完善免疫分型、细胞遗传学和分子生物学等全面检查。全面的实验室检查是做好 AL 分层诊断和危险度评估的关键，不同的分层和预后采取不同的治疗策略，是提高 AL 化疗效果、决定治疗方案、是否进行移植的关键因素。

临床上存在以一种或多种血细胞质和量的异常、脾大、出血倾向、血栓形成及髓外造血组织增生为特征的一组疾病。其分为以红细胞系增生为主的真性红细胞增多症、以巨核细胞系增生为主的原发性血小板增多症、以原纤维细胞增生为主的原发性骨髓纤维化症。研究发现这是一组造血多能干细胞克隆性增殖的疾病，曾被称为骨髓增殖性疾病，2008 年 WHO 将原慢性骨髓增殖性疾病改称为骨髓增殖性肿瘤，反映了这类疾病显著的克隆性遗传学改变，其中每一种 MPN 都有进展为急性白血病的倾向。

骨髓增生异常综合征（MDS）是源于造血干细胞的克隆性疾病，以病态造血、难治性血细胞减少和高风险转化急性髓细胞白血病为特征。其各亚型临床特点和预后差异甚大。MDS 诊断应结合实验室和临床指标进行综合性、动态评价，并充分排除诊断。其治疗原则为依据患者一般情况、年龄和预后分组选择治疗方案。

思考题

1. 什么是急性白血病，急性白血病是如何分类分型的？
2. 急性白血病的临床表现有哪些？
3. 骨髓增殖性肿瘤主要分类之间有什么区别？
4. 骨髓增殖性肿瘤有无特异性治疗，目前主要的治疗方法有哪些？
5. MDS 治疗方法的选择依据什么原则？

参考文献

[1] 张之南，郝玉书，赵永强，等．血液病学［M］．2 版．北京：人民卫生出版社，2011.

[2] 张梅，胡翊群．血液与肿瘤疾病［M］．北京：人民卫生出版社，2015.

[3] BAUER J，NELDE A，BILICH T，et al. Antigen targets for the development of immunotherapies in leukemia［J］. Int J Mol Sci，2019，20（6）：1397.

[4] RAUTENBERG C，GERMING U，HAAS R，et al. Relapse of acute myeloid leukemia after allogeneic stem cell transplantation：prevention，detection，and treatment［J］. Int J Mol Sci，2019，20（1）：228.

[5] WONG W J，POZDNYAKOVA O. Myeloproliferative neoplasm：diagnostic workup of the cythemic patient［J］. Int J Lab Hematol，2019，41（1）：142－150.

（郑永江　麦芷莹）

第三章　淋　巴　瘤

淋巴瘤是发生于淋巴结和（或）结外淋巴组织的恶性肿瘤，起源于淋巴造血系统，其发生与免疫应答过程中淋巴细胞增殖分化，细胞发生恶变有关，主要表现为无痛性淋巴结肿大、肝脾肿大，全身各组织器官均可受累，伴发热、盗汗、消瘦、瘙痒等全身症状。根据组织病理学改变分为非霍奇金淋巴瘤和霍奇金淋巴瘤两类。霍奇金淋巴瘤按照病理类型分为结节性富含淋巴细胞型和经典型，后者包括淋巴细胞为主型、结节硬化型、混合细胞型和淋巴细胞消减型。非霍奇金淋巴瘤病理上主要是由分化程度不同的淋巴细胞、组织细胞或网状细胞组成。

第一节　淋巴瘤概述

淋巴瘤（lymphoma）是一种发生于淋巴结和（或）淋巴结外淋巴组织的恶性肿瘤，与免疫应答过程中淋巴细胞增殖分化产生的某种免疫细胞发生恶变有关，属于造血与淋巴系统的恶性疾病。淋巴瘤可发生在身体的任何部位，其中，淋巴结、咽淋巴环、脾及骨髓最易受到累及，无痛性、进行性淋巴结肿大和局部肿块是淋巴瘤的特征性临床表现。如果肿瘤侵犯结外的组织、器官，如鼻咽部、胃肠道、骨骼或皮肤等，临床表现以相应组织、器官受损或受压的症状为主。约半数患者可能出现发热、盗汗、乏力、消瘦、皮疹、瘙痒、贫血、食欲减退等全身症状。

淋巴瘤是一组高度异质性疾病，WHO 将其分为霍奇金淋巴瘤（Hodgkin lymphoma，HL）和非霍奇金淋巴瘤（non Hodgkin lymphoma，NHL）两大类。两者在临床表现、生物学行为、形态学、免疫表型等方面均存在较大差异。HL 是一族独特的淋巴瘤亚型，其中肿瘤细胞的性质多年来一直是难以捉摸的。在我国，HL 占淋巴瘤的 9%～10%，NHL 约占 90%。HL 主要包括两种类型：结节性淋巴细胞为主型霍奇金淋巴瘤（nodular lymphocyte predominant Hodgkin lymphoma，NLPHL）和经典型霍奇金淋巴瘤（classical Hodgkin lymphoma，CHL）。对于 NHL，根据其自然病程可以分为三大类，即高度侵袭性、侵袭性和惰性淋巴瘤；根据其不同的淋巴细胞起源也可分三类，即 B 细胞、T 细胞和 NK 细胞淋巴瘤，其中 B 细胞来源的 NHL 约占 75%，T 细胞与 NK 细胞来源的 NHL 约占 25%。

淋巴瘤明确诊断后需要进一步明确病变的范围，进行临床分期，并且评估患者的状况，从而制订合理的治疗及疗效评估方案。NHL 首次分期主要是作为治疗后疗效评估

的参照、除非发现时非常早期（Ⅰ期），可能会减少化疗周期以外，一般对一线化疗方案影响不大。淋巴瘤在临床上主要是 Ann Arbor 分期，见表 3－1。但 Ann Arbor 分期更适用于 HL。

表 3－1 淋巴瘤 Ann Arbor 分期

分期	特征
Ⅰ期	病变仅局限于单个淋巴结区（Ⅰ）或单个结外器官局部受累（ⅠE）
Ⅱ期	病变累及横隔同侧 2 组或多组淋巴结区（Ⅱ），或局灶性单个结外器官及其区域淋巴结受累，伴或不伴横隔同侧其他淋巴结区域受侵犯（ⅡE）
Ⅲ期	横隔上下均有淋巴结病变（Ⅲ），可伴有脾累及（ⅢS）、结外器官局部受累（ⅢE），或脾与局限性结外器官两者都受累（ⅢS＋E）
Ⅳ期	弥漫性（多灶性）单个或多个结外器官受侵犯，伴或不伴相关淋巴结肿大，或孤立性结外器官受侵犯伴远处（非区域性）淋巴结肿大。如肝脏或骨髓受累，即使局限也属于Ⅳ期

我国淋巴瘤的发病率为 1.4/10 万～6.5/10 万，约占恶性肿瘤发病率的 4%，其中男性发病率稍高于女性，但均明显低于欧美各国及日本。各年龄组人群均可发病，以 20～40 岁多见，约占患者总数的 50%。我国淋巴瘤死亡率约为 1.5/10 万，并且淋巴瘤发病率有逐年升高的趋势，其病因可能与环境污染、寿命延长以及诊断水平提高等因素有关。

1. 发病病因

淋巴瘤的病因暂不明确，可能有以下几种病因。

（1）病毒因素：病毒是一种嗜 B 淋巴细胞的疱疹病毒，原位杂交研究显示，约半数的 HL 患者的 Reed-Sternberg（R-S）细胞含有 EB 病毒编码的小 RNA，同时 EB 病毒在这些患者的 R-S 细胞中均呈阳性。患过传染性单核细胞增多症的 EB 病毒感染者发生 HL 的风险增加 3 倍。EB 病毒感染在器官移植后或 HIV 感染时发生的 NHL 中也发挥重要作用，并且 EB 病毒与地方性 Burkitt 淋巴瘤的发病明确相关。此外，人类 T 淋巴细胞病毒Ⅰ型（HTLV-Ⅰ）感染与成人 T 细胞白血病/淋巴瘤相关。

（2）遗传因素：研究表明，与双卵双生相比，单卵双生者患 HL 的概率要高出 100 倍以上，而且 HL 患者的一级亲属患病的风险也较正常人增高 5 倍。同时，NHL 患者的同胞以及其他血液肿瘤患者的一级亲属患 NHL 的风险也轻度增高。以上数据均提示遗传因素在淋巴瘤的发病中起到一定的作用。

（3）免疫缺陷：移植后应用免疫抑制剂或其他某些免疫性疾病可轻度增加 HL 的发病风险。先天性免疫缺陷包括严重联合免疫缺陷症、获得性免疫缺陷如类风湿性关节炎等患者发生 NHL 的风险明显增加，实体器官移植后发生淋巴增殖性疾病的风险也明显增加。

（4）环境因素：电离辐射、紫外线、吸烟、有机溶剂、杀虫剂等因素与淋巴瘤的发病均有一定的关系。

2. 临床表现

（1）局部表现：浅表及深部淋巴结肿大，淋巴瘤最常见、最典型的临床表现是浅

表部位的淋巴结无痛性、进行性肿大，表面光滑、质地较韧、饱满均匀。以颈部和锁骨上淋巴结肿大最常见，腋窝、腹股沟淋巴结次之。早期，淋巴结孤立或散在颈部、腋下、腹股沟等处，晚期则互相融合，与皮肤粘连，不活动，或形成溃疡。有些患者在抗感染治疗后，肿大的淋巴结可暂时消退，但不久可能会再次出现肿大。高度侵袭性的淋巴瘤，可表现为淋巴结迅速增大，造成局部压迫症状，或因肿块内部出血、坏死而导致淋巴结迅速增大，可伴有疼痛和发热。为淋巴结外淋巴瘤发生的常见部位，淋巴瘤发生以软腭、扁桃体居多，鼻咽部和舌根部相对少见。肿瘤侵及咽部时，可表现为咽痛、异物感、声音嘶哑、呼吸不畅等，多伴颈部淋巴结肿大。原发鼻腔的淋巴瘤绝大多数为NHL，主要的病理类型包括鼻腔NK/T细胞淋巴瘤和弥漫大B细胞淋巴瘤。纵隔淋巴结也是恶性淋巴瘤的好发部位，多见于HL和NHL中。胸部X射线片上有圆形或类圆形或分叶状阴影，病变进展可压迫支气管致肺不张，有时肿瘤中央坏死形成空洞。有的肺部病变表现为弥漫性间质性改变，此时临床症状明显，常有咳嗽、咳痰、气短、呼吸困难等。肿大的淋巴结常位于中纵隔和前纵隔，表现为相应器官或组织的压迫症状，如纵隔巨大淋巴结可压迫上腔静脉，导致血液回流障碍，表现为面颈部肿胀、胸闷、胸痛、呼吸困难等。胸膜受侵犯时可出现胸膜肿块、胸腔积液，胸腔积液为炎性或血性，病理学检查可发现幼稚淋巴细胞等。胃肠道淋巴瘤的表现如同胃癌和肠癌，可出现腹痛、溃疡、出血、梗阻、腹泻等症状。肠系膜、腹膜后及髂窝淋巴结等亦是淋巴瘤常见侵犯部位。还有原发于消化道的淋巴瘤也较为常见，尤其是NHL。淋巴瘤侵犯颅脑时，会出现头晕、头痛、恶心、呕吐、视线模糊、语言障碍、意识不清、运动障碍等，如进行性多灶性脑白质病、亚急性坏死性脊髓病、感觉或运动性周围神经病变以及多发性肌病等其他表现。恶性淋巴瘤还可以原发或继发于脑、硬脊膜外、睾丸、卵巢、阴道、宫颈、乳腺、甲状腺、肾上腺、眼眶球后组织、喉、骨骼及肌肉软组织等，临床表现复杂多样。

（2）全身表现：全身症状主要表现为发热、瘙痒、盗汗及消瘦等，发热的形式多样，可为持续低热、不规则间歇热、偶尔高热、持续高热等，抗感染治疗多无效；其次表现为皮肤瘙痒和乏力，瘙痒症状初见于局部，可逐渐发展至全身，伴有表皮脱落、皮肤增厚等，严重时可因抓破皮肤引起感染及皮肤色素沉着。约15%的HL患者会出现周期性发热，发热时患者会感到周身不适、乏力、食欲缺乏。恶性淋巴瘤患者可有一系列非特异性皮肤表现，皮肤损害呈多形性，如红斑、水疱、糜烂等。而晚期恶性淋巴瘤患者免疫力低下，皮肤感染时间长，会出现破溃、渗液，形成全身性散在的皮肤增厚和脱屑。早期患者血象大多正常，10%～20%的恶性淋巴瘤患者在初诊时即发现有贫血，部分患者可有白细胞计数、血小板增多，血沉（erythrocyte sedimentation rate，ESR）增快的现象，个别患者可有类白血病反应、中性粒细胞明显增多的情况。部分患者，尤其是晚期患者，常表现为免疫功能异常，晚期并发骨髓侵犯后，患者可出现贫血、血小板减少等血象改变。在B细胞NHL中，部分患者的血清中可以检测到数量不等的单克隆免疫球蛋白。部分类型的淋巴瘤可伴有特发性血小板减少性紫癜、自身免疫性溶血性贫血（autoimmune hemolytic anemia，AIHA）等自身免疫性疾病。

3. 实验室检查

（1）血常规及血涂片：血常规一般正常，可合并慢性病贫血；HL可以出现PLT增

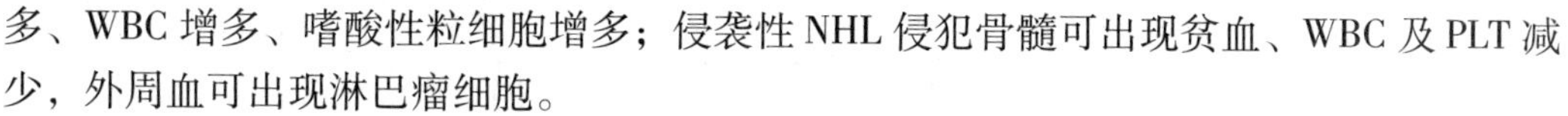

多、WBC 增多、嗜酸性粒细胞增多；侵袭性 NHL 侵犯骨髓可出现贫血、WBC 及 PLT 减少，外周血可出现淋巴瘤细胞。

（2）骨髓涂片及活检：HL 患者较少出现骨髓受累。NHL 侵犯骨髓，骨髓涂片可见淋巴瘤细胞，细胞体积较大，染色质丰富，呈灰蓝色，形态明显异常，可见“拖尾现象”。淋巴瘤细胞大于等于 20% 即为淋巴瘤白血病，骨髓活检可见淋巴瘤细胞聚集浸润。部分患者骨髓涂片可见噬血细胞增多及噬血现象，多见于 T 细胞 NHL。

（3）血生化：乳酸脱氢酶（LDH）增高与肿瘤负荷有关，可作为预后不良的指标。HL 可有血沉（ESR）增快，碱性磷酸酶（ALP）增高。

（4）脑脊液检查：中高度侵袭性 NHL 临床Ⅲ/Ⅳ期患者可能出现中枢神经系统受累，或有中枢神经系统症状的患者，需要进行脑脊液检查。表现为脑脊液压力增高、生化蛋白量增加、常规细胞数量增多（以单核为主）。病理检查或流式细胞术检查可发现淋巴瘤细胞。

4. 组织病理

HL 的基本病理形态学改变是在以多种炎症细胞的混合增生背景中可见到诊断性的 R-S 细胞及其变异型细胞。免疫组化特征：CHL 患者 CD15^{+}、CD30^{+}、CD25^{+}；结节淋巴细胞为主型 CD19^{+}、CD20^{+}、EMA^{+}、CD15^{-}、CD30^{-}。NHL 淋巴结或组织病理可见正常淋巴结或组织结构破坏，肿瘤细胞散在或弥漫浸润，根据不同的病理类型有各自独特的病理表现和免疫表型。

5. 临床诊断

淋巴瘤临床表现多样，可以有慢性、进行性、无痛性淋巴结肿大，也可以表现为其他系统受累或全身症状。临床上怀疑淋巴瘤时，可以做淋巴结或其他受累组织或器官的病理切片检查（活检）以确诊。淋巴瘤的诊断主要依靠病理组织学检查来确定。病理诊断一般包括组织形态学、免疫组织化学、细胞遗传学，必要时行分子生物学检测。对于全身淋巴结肿大的患者，淋巴结活检的部位一般选择颈部淋巴结或腋下淋巴结。在可能的情况下，应当完整取出同组中最大的肿大淋巴结作为活检材料，以保证有足够的组织进行组织学、免疫组化、分子生物学和流式细胞术检查。细针穿刺虽然被广泛用于恶性肿瘤的诊断，但在淋巴瘤的诊断中，细针穿刺活检因缺乏淋巴结完整结构常很难正确诊断，应尽量避免使用这一技术。随着近年来淋巴瘤治疗的不断进展，对病理诊断的要求进一步提高了，不仅可分出惰性、侵袭性和高度侵袭性，甚至能精确到亚型。病理诊断一般包括组织形态学、免疫组织化学、细胞遗传学，必要时可进行分子生物学检测。肿瘤细胞的特征和免疫环境的性质对于准确诊断都是至关重要的。此外，对既表征肿瘤细胞又表征其微环境的分子改变的理解导致了针对肿瘤和反应性成分的治疗进展，其他情况可能会促进类似的炎症环境，并导致模仿霍奇金淋巴瘤的淋巴组织增生。

通过 PET-CT 扫描可显示处于增殖状态的淋巴瘤病灶的形态、大小、数量、分布部位及与周围组织关系等。目前在临床工作中，PET-CT 在淋巴瘤的诊断与分期、治疗后残存病灶判断、疗效的评估及判断预后等方面都起着重要作用。若 PET-CT 显示骨髓阳性，即可判定为骨髓侵犯，无须再行骨髓穿刺活检。对于弥漫性大 B 细胞淋巴瘤（diffuse large B-cell lymphoma，DLBCL），除非 PET-CT 明确提示骨髓侵犯，否则仍需行骨髓

穿刺活检。对于其他类型的淋巴瘤，仍不能以 PET-CT 评判骨髓侵犯与否。尽管在初诊时，治疗期间和治疗后影像学在大多数淋巴瘤管理中的作用已很明确，也进行了大量针对计算机断层摄影、正电子发射断层摄影和磁学检查的研究，但完全缓解后的监视影像仍然存在争议。

6. 治疗及预后

（1）化疗：目前，HL 是一种可治愈的恶性肿瘤，而化疗是治疗 HL 最主要的方法，时常需要与放疗联合应用。近年来，我国研究设计了许多治疗策略以提高疗效、降低毒性，如交替或杂交化疗方案、新药的应用及每周给药缩短化疗总疗程的剂量密集疗法等，以求达到最高的治愈率和最低的远期毒性。常用的联合化疗方案包括 MOPP、ABVD、Stanford V、BEACOPP 等。对于 NHL 的治疗，根据惰性淋巴瘤和侵袭性淋巴瘤分为不同方案。惰性淋巴瘤的自然病程较长，目前尚不可治愈，对于有治疗指征的患者，可采用单药化疗或联合化疗，单药化疗可选氟达拉滨等核苷类似物或环磷酰胺等烷化剂，联合化疗可采用 FC、FN、CVP、CHOP 方案。而对于侵袭性淋巴瘤，若为弥漫性大 B 细胞淋巴瘤（DLBCL），则可考虑选用 CHOP 方案联合利妥昔单抗进行治疗。在考虑选择含有蒽环类药物的化疗方案时，注意监测患者心脏功能，因其中的阿霉素具有心脏毒性。顺铂、卡铂及奥沙利钠等铂类药物也有一定疗效，被推荐用于二线治疗。Burkitt 淋巴瘤和淋巴母细胞淋巴瘤对 CHOP 不敏感，对于低危 Burkitt 淋巴瘤患者可选择 CODOX-M 和 HyperCVAD 方案。高危组推荐 CODOX-M/IVAC 和 HyperCVAD 方案，复发者可选择自体干细胞移植。对于 T 细胞淋巴瘤，除间变性淋巴瘤激酶（anaplastic lymphoma kinase，ALK）阳性的间变大细胞淋巴瘤外，其余类型均无特效治疗，各种治疗方案均效果欠佳，推荐进入临床试验或选择强烈化疗。

（2）放疗：受累野放疗是指对受累淋巴结区行放射治疗，受累处放疗和受累淋巴结放疗正在替代其作用，以尽量缩减放疗野面积，从而进一步减少暴露于附近未受累器官的放射剂量及减少与大剂量放疗相关的潜在的长期毒性。早期 HL 可按照化疗前的病灶区域进行照射放疗，晚期 HL 则只对化疗前大肿块的区域和化疗后残留的病灶放疗。早期 Ⅰ～Ⅱ级滤泡性淋巴瘤和某些部位的早期黏膜相关淋巴组织（MALT）淋巴瘤都适合放射治疗。多数侵袭性淋巴瘤应选择化疗和放疗联合的综合治疗方法，早期患者可先化疗后放疗，晚期患者主要针对原有大肿块部位或残留病灶行放疗或行缓解症状的姑息放疗。高度侵袭性淋巴瘤无论疾病的分期早或晚，均应进行足量足疗程的标准化疗。仅在完成标准治疗后，选择性针对原发病灶进行放疗。

（3）生物靶向治疗（利妥昔单抗）：利妥昔单抗常见的不良反应为过敏反应，用药前可使用少量糖皮质激素，用药过程中严密观察血压变化。乙肝患者或病毒携带者，用药前监测病毒拷贝数，以防出现暴发性肝炎（急性重型肝炎）。放射免疫治疗（radioimmunotherapy，RIT）是指将具有细胞毒作用的放射性核素标记到抗体上，利用抗体的导向作用，使放射性核素达到靶位点以杀伤肿瘤细胞。RIT 具有多重优势，包括：淋巴瘤对放射线较敏感；通过有效内照射杀死肿瘤细胞，在机体免疫功能缺陷、肿瘤免疫逃逸等情况下，抗体或免疫毒素无效时，此内照射仍可发挥作用；RIT 是持续性低剂量照射治疗，可避免肿瘤细胞在放疗间隔期进行 DNA 修复，使肿瘤细胞被阻滞在对放射线敏

感的细胞周期 G2 期，进一步增强了放疗的效果。

（4）造血干细胞移植：造血干细胞移植（HSCT）是指应用造血干细胞重建受者正常造血和免疫功能的治疗技术，分为自体造血干细胞移植（auto-HSCT）和异基因造血干细胞移植（allo-HSCT）。目前，auto-HSCT 已经成为难治和复发性淋巴瘤的标准治疗方案，推荐对第一次复发的患者进行大剂量化疗联合 auto-HSCT。对于原发耐药患者应寻求新的治疗方法，可选择 allo-HSCT。

（5）表观遗传疗法：有研究表明，表观遗传失调可能会驱动和/或促进各种类型的恶性肿瘤的发生，并且在 B 细胞和 T 细胞淋巴瘤中均很普遍。在过去的 10 年中，已经开发了许多表观遗传修饰剂并将其引入血液系统恶性肿瘤患者的临床管理中，包括组蛋白脱乙酰基酶（HDAC）抑制剂、DNA 甲基转移酶（DNMT）、zeste 同源增强剂（EZH2）、N－甲基转移酶（PRMT）和异柠檬酸脱氢酶（IDH）。

（6）CAR-T 细胞疗法：靶向 CD19 的嵌合抗原受体 T 细胞（CAR）已成为针对复发/难治性 B 细胞非霍奇金淋巴瘤的领先工程 T 细胞疗法。由于严格的资格标准，导致美国食品药品监督管理局批准的 1/2 期临床试验排除了参与中枢神经系统（CNS）的患者。但有研究表明，在接受了商品化三苯丁香醚治疗的继发中枢神经系统淋巴瘤患者中，没有患者经历超过 1 级的神经毒性，也没有患者需要接受 CARizumab 或类固醇治疗 CAR-T 细胞介导的毒性。生物标志物分析提示，尽管不存在全身性疾病，但 CAR-T 细胞会扩增；早期反应评估表明，静脉输注的 CAR-T 细胞在 CNS 空间内具有活性。

（7）预后：HL 的预后与组织类型和临床分期紧密相关，淋巴细胞为主型的预后最好，5 年生存率为 94.3%；而淋巴细胞耗竭型的预后最差，5 年生存率仅为 27.4%；结节硬化及混合细胞型的预后在两者之间。HL 的临床分期，5 年Ⅰ期生存率为 92.5%，Ⅱ期为 86.3%，Ⅲ期为 69.5%，Ⅳ期为 31.9%。有全身症状者预后较无全身症状者差，儿童及老年预后一般比中青年差。

NHL 的预后与病理类型和分期也是紧密相关的。弥漫性淋巴细胞分化较好的患者，6 年生存率为 61%；弥漫性淋巴细胞分化较差的患者，6 年生存率为 42%；淋巴母细胞型淋巴瘤 4 年生存率仅为 30%。有无全身症状对预后影响较小。

淋巴瘤的预后与多种因素有关，如患者年龄、是否具有 B 组症状、是否累及淋巴结外器官、血清 LDH 水平是否高于正常以及疾病分期等（表 3－2）。对于不同个体来说，肿瘤对化疗药物的敏感性更能预测单个患者的预后。因此，及时在治疗早期了解疾病的治疗反应，尽早得知是否需要更改治疗方案，对肿瘤的治疗效果及预后有着重要意义。

表 3－2　国际预后指数（IPI）

相关因素	预后好	预后不良
年龄	≤60 岁	>60 岁
分期	Ⅰ、Ⅱ期	Ⅲ、Ⅳ期
结外侵犯部位数	0、1	>1
体能分级（ECOG 标准）	0、1	2、3、4
乳酸脱氢酶（LDH）	正常	升高

注：预后分级：低危：0～1个不良因素；低中危：2个不良因素；高中危：3个不良因素；高危：4～5个不良因素。

7. 鉴别诊断

（1）淋巴结炎：主要是细菌或病毒感染引起的炎症反应，表现为局限性淋巴结肿大，伴有疼痛。

（2）结核性淋巴结炎：有结核中毒的全身症状，常可伴有肺结核，病理学检查常见干酪样坏死。

（3）结节病：全身组织均可受累，以纵隔淋巴结和肺为主。局灶性或广泛性周围淋巴结病变是最常见的胸外表现，半数以上患者血管紧张素转换酶水平增高。

（4）Castleman 病：Castleman 病（castleman's disease，CD）属于原因未明的反应性淋巴结病之一，临床较为少见。临床表现为不明原因的良性淋巴结肿大，常侵犯胸腔，纵隔为甚，须病理检查协助诊断。

（5）感染性发热：可由细菌、病毒、真菌等感染引起，起病急，发热前多伴有寒战，可有全身定位症状和体征。多伴白细胞增高、中性粒细胞碱性磷酸酶积分增高。

（6）传染性单核细胞增多症：由 EB 病毒感染所致，患者多伴有淋巴结肿大，也可有脾肿大，常伴有咽喉炎和皮疹。外周血可见异型淋巴细胞，嗜异凝集试验阳性即可确诊。

（7）系统性红斑狼疮：患者可伴有淋巴结肿大，活检可发现正常的淋巴结结构消失，伴有免疫母细胞的淋巴细胞弥漫性增生。此外，还可见局灶性坏死、浆细胞浸润、基质中苏木素样物质沉积等。

第二节　霍奇金淋巴瘤

霍奇金淋巴瘤（HL）的病变大多数首先发生在颈部或纵隔淋巴结，原发于腹腔淋巴结的较少，原发于结外器官如消化道、呼吸道的则更为罕见。受侵犯的淋巴结结构可有不同程度的破坏，淋巴窦与淋巴滤泡消失，皮质、髓质分界不清，但一般在早期不侵犯淋巴结的包膜与周围脂肪组织。

HL 的基本病理形态学改变是在以多种非肿瘤性炎症细胞的混合增生，包括小淋巴细胞、组织细胞、嗜酸性粒细胞、中性粒细胞和浆细胞为背景中可以看见诊断性的 R-S 细胞。典型的 R-S 细胞是直径为 15～45 μm 的巨细胞，胞质较丰富，嗜双染性，形态双核，互相相似如同"镜影"状，核圆形，染色质稀少，最突出者为各个核均有一个大而红染的包涵体样核仁，其边界清晰，周围有空晕围绕，有时可见核仁两端为平头形（图 3－1）。R-S 细胞的变异型共有四种：①多倍型。多个核膜极薄，核仁小，染色质稀少的核心互相重叠，俗称"爆米花细胞"，此变异型主要见于淋巴细胞为主型。②陷窝型。此型细胞大而圆，因低倍镜下它在淋巴细胞等的背景中形成与骨小梁的陷窝相似的小孔而得名，其胞质丰富，在 B5 固定的材料中呈极淡的粉色，但在甲醛固定的标本中则因胞质收缩，在低倍下此细胞所在部位形成空洞，核为一两个或更多而成串，核膜

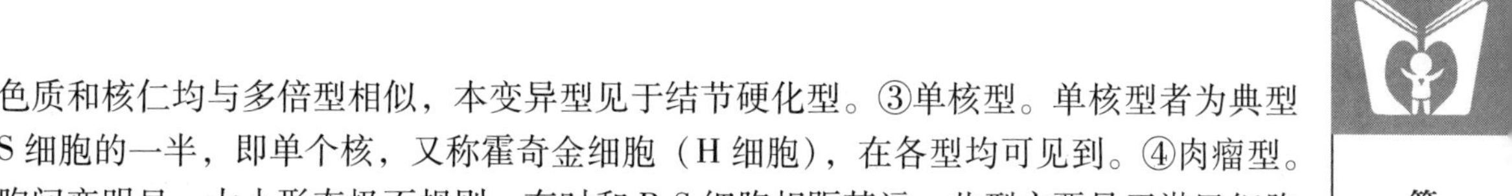

染色质和核仁均与多倍型相似，本变异型见于结节硬化型。③单核型。单核型者为典型R-S细胞的一半，即单个核，又称霍奇金细胞（H细胞），在各型均可见到。④肉瘤型。细胞间变明显，大小形态极不规则，有时和R-S细胞相距甚远，此型主要见于淋巴细胞削减型。R-S细胞的判断在诊断、鉴别HL与其他临床上类似于HL的炎症性病变及HL的预后与组织类型和临床分期紧密相关。淋巴细胞为主型的预后最好，5年生存率为94.3%；而淋巴细胞耗竭型的预后最差，5年生存率仅为27.4%。由于霍奇金淋巴瘤的病因尚不十分明确，所以预防的方法不外乎是：①尽可能减少感染，避免接触放射线和其他有害物质，尤其是对免疫功能有抑制作用的药物；②适当锻炼，增强体质，提高自身的抗病能力。

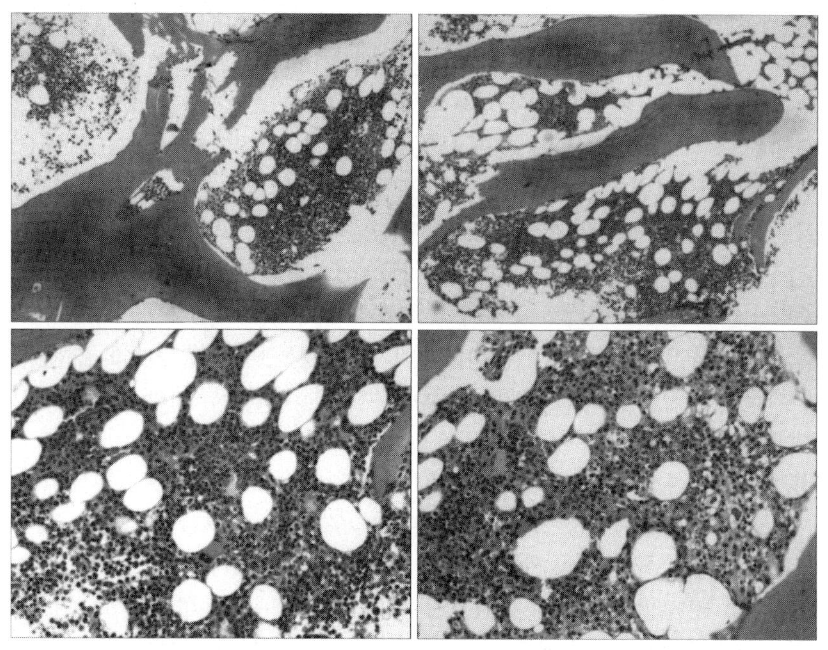

图3－1　霍奇金淋巴瘤病理组织HE染色（×40）

脂肪组织增多，造血细胞与脂肪之比约为2∶8，约30%区域的骨髓造血细胞增生较活跃，粒、红系及巨核细胞均可见，以中、晚幼粒细胞增生为主

HL在临床上一直广泛应用的是Ann Arbor分期系统（表3－3）。

表3－3　Ann Arbor分期系统的Cotswald分期

分期	描　述
Ⅰ	单一淋巴结区或淋巴结组织受侵
Ⅱ	横隔同侧2个或更多淋巴结区受侵
Ⅲ	横隔两侧的淋巴结区或结构受侵。Ⅲ1为脾、腹腔或肝门淋巴结受累；Ⅲ2为腹主动脉旁、肠系膜和髂淋巴结受累
Ⅳ	除“E”以外的淋巴结外部位受侵

续上表

分期	描　述
A	无“B”症状
B	发热、6 个月内体重下降大于 10% 或盗汗
E	一个淋巴结外部位的邻近或已知淋巴结部位的邻近受侵犯
X	巨块病变：在胸 5～6 椎体水平纵隔增宽大于 1/3 或淋巴结肿块最大径大于等于 10 cm

典型的 R-S 细胞具有独特的免疫表型，R-S 细胞及其变异型细胞常表达 CD30 和 CD15（典型的标记部位是膜和高尔基体）。尽管免疫表型的应用在 HL 的诊断中是一个重要的里程碑，但同时也发现 HL 的各种形态学亚型的免疫表型存在明显的异质性，包括存在多种独立类型，形态学考虑为 R-S 细胞的有时表现为 CD30 和（或）CD15 阴性。特别是淋巴细胞为主型的 HL 最终被确定为一类 B 细胞淋巴瘤，其 R-S 细胞常表现为 CD30 和 CD15 阴性，但表达白细胞共同抗原（leukocyte common antigen，LCA）和 B 细胞抗原，因此，与其他类型的 HL 相比，与 NHL 的关系更为密切。切除肿大淋巴结或病变组织进行病理学检查，或空心针穿刺组织活检加必要的免疫组化检查是诊断 HL 的金标准。单凭形态学诊断 HL 仍存在一些重要问题，其中误诊为 HL 的 NHL 中最多见的类型是间变性大细胞淋巴瘤、富于 T 细胞的大 B 细胞淋巴瘤、纵隔大 B 细胞淋巴瘤和多形性外周 T 细胞淋巴瘤。因此，CD30 和 CD15 并不是 HL 特异的标记物。

1. 大体形态

（1）淋巴细胞为主型（LP）。淋巴细胞为主型的霍奇金淋巴瘤仅有极少的诊断性 R-S 细胞，通常是一类称为 L/H 型 R-S 细胞［被称为 HL 的淋巴细胞和（或）组织细胞亚型］的特殊巨细胞变异型。形态学上，与典型的 R-S 细胞相比，这些巨细胞与分叶状的组织细胞类似，核染色质较一致，核仁不明显，这种特征性的多分叶核俗称为“爆米花细胞”。这种细胞的核形态较规则，胞质稀少，故看上去较不明显，在低倍镜下观察时易被忽略，但在高倍镜下仔细观察还是可以发现的。绝大部分 LP 型 HL 病例在低倍镜下可见到结节样结构，背景主要以小淋巴细胞聚集密集呈结节分布，与滤泡性淋巴瘤相似。这些病例常被命名为结节性 LP 型 HL（NLPHL）。LP-HL 的背景细胞中也常见到组织细胞，却通常不会形成肉芽肿样结构，后者也可作为诊断依据之一。

（2）混合细胞型（MC）。混合细胞型霍奇金淋巴瘤（MC-HL）主要发生于成人，儿童患者较罕见。任何部位的淋巴组织均可受累，且较 LP 或 NS 型更常出现高的临床分期，其肿瘤累及脾脏、肝和骨髓也不少见。受累淋巴结表现以正常组织结构消失，病变内多种成分并存为特征。小淋巴细胞、组织细胞、嗜酸性粒细胞、浆细胞、中性粒细胞等都易于找到，单核型 R-S 变异型数量多少不等，但一般不难发现，典型 R-S 细胞也总能找到。

（3）富于淋巴细胞的经典型霍奇金淋巴瘤（LRC-HL）。病变类似于混合细胞型霍奇金淋巴瘤，背景细胞基本全是小淋巴细胞的 HL，被命名为 LRC 型 HL，这主要是为了能区别此类经典型 HL 和真正的 LP 型 HL。几乎没有证据表明其生物学方面的特征与

MC 型 HL 有所不同，且在过去大部分这样的病例可能会被多数病理学家诊断为 MC 型 HL。

（4）结节硬化型（NS）。本型具有好发于年轻女性、发病年龄多在 20 ～ 40 岁之间、累及纵隔的比例高等特点，发病率在西方国家占四亚型之首位，占 HL 总数的 50%～70%。病变以淋巴结被膜结缔组织增厚并深入淋巴结实质，将病变组织分割成结节构造以及陷窝型 R-S 细胞的存在为两大特征。结节内的病变淋巴组织中陷窝型变异 R-S 细胞一般不难找，有时甚至数目甚多而连成片，称为合体细胞型结节硬化。除了易与大细胞的 NHL 及其他的大细胞恶性肿瘤混淆之外，R-S 细胞成片分布可能与预后较差相关。NS 型 HL 的合体变异型似乎与英国国家淋巴瘤研究所定义的Ⅱ级 NS 型 HL 范畴之间有明显的重叠，后者也与不良的临床预后相关。因此，在做 NS 病理诊断时没有进一步注明Ⅰ级或Ⅱ级是不够完整的。

（5）淋巴细胞削减型（LD）。LD 是最少见的一型 HL，在 HIV 阳性患者中的发病率较其他人群高，且 LD 主要发生于老年人，多累及腹腔淋巴结、肝、脾和骨髓，常缺乏外周淋巴结病变，LD 型 HL 形态学类似 MC 型，但是其 R-S 细胞及其单核变异型与背景炎症细胞之间的比例明显较高，肿瘤细胞间变明显，单核或多核，有时与 R-S 细胞及单核型相距甚远，病变中淋巴细胞显著减少，因此低倍下病变淋巴结看来细胞成分疏松而构成所谓“荒芜”图像。坏死灶和纤维化均不少见，坏死区呈红染之蛋白性纤维状物质，纤维化灶不呈双折光性，由此可与 NS 相鉴别。

2. 临床表现

（1）局部表现。HL 大多首先侵犯表浅和（或）纵隔、腹膜后、肠系膜淋巴结，但很少原发于结外器官。国内外资料都表明，HL 90% 以上侵犯淋巴结，9% 可为淋巴结外受侵；NHL 淋巴结外受侵可达 25%～40%。较多的患者在早期表现为无痛的颈部淋巴结肿大，以后其他部位亦陆续发现。淋巴结可从黄豆大到枣大，中等硬度，坚韧，均匀，丰满。一般与皮肤无粘连，在初期和中期互不融合，可活动。到了后期淋巴结可长到很大，也可互相融合成大块，直径达 20 cm 以上，侵犯皮肤，破溃后经久不愈。有大约 1/5 的患者从起病即有多处淋巴结肿大，很难确定何处为首发部位。此外，HL 邻近淋巴区受侵的约占 2/3，而 NHL 侵犯非相邻淋巴区的机会较多。淋巴结在初期可能增大缓慢，在一定阶段增大迅速，过一阶段又相对稳定。韦氏环受侵在 HL 较 NHL 少见，滑车上淋巴结受侵在 HL 少见，但在滤泡性淋巴瘤较常见。从淋巴结开始肿大到明确诊断的时间很重要，例如，同样是Ⅲ期，这一时间的长短大致可代表病程进展的快慢。纵隔也是好 HL 发部位之一。多数患者在初期常无明显症状，主要表现为 X 射线片上有中纵隔和前纵隔的分叶状阴影。有的患者可有急剧发展的上腔静脉压迫征或气管、食管、膈神经受压的表现。国外资料显示，HL 的纵隔淋巴结肿大发生率为 50%，NHL 的纵隔受侵则低于 20%。在 T 淋巴母细胞淋巴瘤中，纵隔淋巴结肿大是常见的首发症状。国内资料中发生于纵隔的恶性淋巴瘤中最多的是 NHL，HL 较少，尤其是儿童。受侵的纵隔淋巴结，可以是单个的淋巴结增大，也可以是多个淋巴结融合成巨块，外缘呈波浪状，侵犯一侧或双侧纵隔，以后者较多见。前纵隔淋巴结增大表现为胸骨后区密度增高，凸面向前的团块影，这组淋巴结有否增大是鉴别恶性淋巴瘤与结节病的重要标志。经放疗

后 NHL 侵犯的淋巴结可以迅速缩小，而在 HL 由于受侵的淋巴结内纤维成分较多，缩小速度较缓慢，经较长时期随访检查可以发现肿瘤照射区有斑点状钙化。后纵隔淋巴结肿大表现为胸椎旁梭形软组织影，多位于左侧第 8 ～ 12 胸椎水平，也可以是对称的，较少见；继发侵犯肝脏的则并不少见，尸检发现 60% 的 HL 和 50% 的 NHL 侵犯肝脏。部分病例可以肝脾肿大为首发症状，据统计，就诊时有肝脾肿大的占 23. 4% ，但这些患者肝功能大多无明显异常。由于肿块弥散，肝扫描也少有大的占位病变。脾受侵有时常需手术后病理检查方能确定，少数患者可有脾功能亢进的表现。发生于脾的恶性淋巴瘤预后较好，有肝脏受侵的则预后不佳。在罕见的情况下 HL 亦可有结外器官如骨、咽淋巴环、皮肤、消化道、脑等受侵。

（2）全身表现。全身症状：约 10% 的患者以发热、瘙痒、盗汗及消瘦等全身症状为最早出现的临床表现。有的患者长期不规则发热，原因不明，经 2 年以上发现表浅淋巴结肿大后方得确诊。也有少数患者伴有隐匿的病灶，长期发热，从周期性慢慢变为持续性，多方面检查不能确定原因，最后开腹探查证实为腹膜后 HL。有的患者长期瘙痒，检查时只有皮肤增厚、搔抓痕及继发的感染，以后也证实为 HL。持续发热、多汗、体重下降等可能标志着疾病进展，以及机体免疫功能的衰竭，因此预后不佳。但也有的患者仅有瘙痒、发热而不伴有巨大肿块，经治疗后迅速好转，预后反而较好。另一种多年来为人熟知但至今机制不明的现象是部分恶性淋巴瘤患者，饮啤酒后几分钟出现受侵的淋巴结或骨疼痛。这种不能耐受啤酒的现象多见于 HL 患者，有时甚至可作为一种诊断性试验。常见的是糙皮病样丘疹、带状疱疹、全身性疱疹样皮炎、色素沉着、鱼鳞癣及剥脱性皮炎。也可发生荨麻疹、结节性红斑、皮肌炎、黑棘皮症、色素性荨麻疹等。至于由瘙痒引起的抓痕和皮肤感染则更为常见。晚期恶性淋巴瘤患者免疫状况低下，皮肤感染灶常经久破溃、渗液，形成全身性散在的皮肤增厚、脱屑。因此，对这些非特异性病变也应予以适当处理。有 10% ～ 20% 的恶性淋巴瘤患者在就诊时即有贫血，甚至可发生于淋巴结肿大前几个月。晚期患者更常出现贫血，发生贫血的原因可能有：慢性失血，特别是消化道出血，导致低色素小细胞性贫血；动员组织内的铁及重新利用血红蛋白铁的能力下降；部分患者球蛋白试验阳性，红细胞寿命缩短；骨髓广泛侵犯，造血功能低下；脾功能亢进，血细胞破坏增多；个别患者血清叶酸值降低，表现为大细胞性贫血；有时血清免疫球蛋白增多、血浆量增加，使血液稀释，也是引起血红蛋白降低的因素之一。可见其他病变还包括进行性贫血和血沉增快是临床上判断恶性淋巴瘤发展与否的一个重要指标。可见，其他病变还包括进行性多灶性脑白质病、亚急性坏死性脊髓病、感觉或运动性周围神经病变以及多发性肌病等。病变性质可分为：变性、脱髓鞘、感染性、坏死性或混合存在。由于 HL 患者，特别是晚期患者，其免疫状况低下，可发生中枢神经系统感染，如新型隐球菌感染等；也可发生血源性化脓性脑膜炎或脑脓肿。恶性淋巴瘤侵犯脑实质可伴发脑出血。多数 HL 晚期病例常表现为细胞免疫指标如旧结核菌素、淋巴细胞转化率、巨噬细胞吞噬率和吞噬指数及外周血 T 细胞水平（E 玫瑰花结试验）和甲状腺素比例等低下。免疫球蛋白的改变则在部分 HL 和 B 细胞恶性淋巴瘤较明显。一般来说，免疫指标的动态变化与病情是平行的。免疫指标极度低下常常标志着疾病进展或复发。在有效的治疗后免疫指标可恢复到正常水平。

总的来说，HL 的临床表现比较均一：①首发表现多以淋巴结肿大为主，可有颈部、纵隔肿块、脾大或腹部肿块。②全身症状较常见，如发热、体重下降、盗汗、瘙痒或骨痛。③实验室检查可有血小板增多、白细胞增多、嗜酸性粒细胞增多、血沉快、碱性磷酸酶升高等。④少数可伴副肿瘤综合征，其中包括皮肤表现，肾和代谢性表现如肾病综合征、高钙血症、低血糖、乳酸中毒，神经系统综合征如神经元炎、感染性神经炎、急性小脑变性等。

3. 治疗及预后

（1）常规治疗：以往早期 HL 治疗以放射治疗（以下简称放疗）为主，并取得了较好的疗效，扩大野的照射可使早期 HL 患者的 10 年无进展生存率高达 80%。但随着时间的延长，放疗导致的远期毒性如心血管事件发生率上升、第二肿瘤出现等问题逐渐显现出来。尤其是对儿童及青春期患者，放疗可导致其骨骼生长、成熟障碍。近年来，放疗技术不断进步，精确放疗较传统放疗可有效缩小照射野，但仍不能完全避免放疗可能导致的远期毒副作用。并且放疗的剂量亦与其副毒作用密切相关。化疗的加入可在保证疗效的前提下，尽可能减低放疗剂量，以减轻毒副作用。尤其是对于早期伴预后不良因素的 HL 患者，放化疗联合的综合治疗可更好地控制疾病。HL 作为高治愈性疾病，放疗虽然有利于改善短期疗效，但化疗等无放射性治疗可能更有利于维持患者的长期生存。

晚期 HL 因病理类型不同，故其预后不同，NLPHL 预后优于 CHL，故治疗上采取不同的治疗策略。晚期 CHL 采用化疗为主的综合治疗。单药化疗完全缓解率低，多药联合化疗是治疗的主要模式。在制订治疗方案时，还应综合考虑疗效和毒性，达到完全缓解率高、复发及进展少、急性毒性低、治疗相关并发症少等目的。NLPHL 是 HL 的独特类型，占 HL 的 2%～5%，常表现为惰性自然病程，早期病例较多（约 80%），临床表现常为局限于周围淋巴结的无症状性肿大，较少累及纵隔，疾病进展缓慢，预后较好。按照 CHL 的标准化疗方案化疗或放疗，完全缓解率常超过 90%。晚期易复发、反复复发，但再次治疗仍有较高的完全缓解率，可达 80%。主要死因为转化为 NHL、治疗相关的继发恶性肿瘤和心血管疾病等，因此，选择治疗方案时应考虑治疗相关的远期毒性。若无任何症状，也无巨块或预后不良因素者，可考虑选择观察等待。晚期 NLPHL 尤其是有全身症状、肿瘤相关症状、巨块或预后不良因素的患者，可常规给予含烷化剂或蒽环类药物的联合化疗方案化疗。对于有巨块或肿瘤相关症状的患者，可行受累野放疗。晚期患者也可以选择抗 CD20 的单克隆抗体治疗。

（2）化疗与放疗：HL 一般按临床分期采用化疗和放射治疗。ABVD 是标准化疗方案。MOPP 方案因长春新碱的毒副作用、氮芥等骨髓抑制致化疗延期从而使疗效减低，故不常规推荐，一般用于不能耐受含蒽环类方案（如 ABVD 方案）化疗的患者。MOPP、ABVD 两个化疗方案组成交替方案（MOPP/ABVD）或杂交方案（MOPP/ABV），疗效高于 MOPP 方案，与 ABVD 方案疗效相当，但毒副作用高于 ABVD 方案，尤其是不孕症和继发恶性肿瘤发生率较高。故交替方案或杂交方案可作为治疗的选择，但不能作为标准的化疗方案。化疗的疗程为完全缓解后再进行 2 个周期化疗，总疗程至少 6 个周期。同一种化疗方案连续使用不应超过 8 个周期。化疗 3～4 个周期后应进行

复查再分期，以确定进一步的治疗策略。PET 扫描作为治疗前分期和治疗期间的再分期检查，可能对治疗方案的选择和调整有一定帮助。在联合化疗方案中，每种药物的剂量强度要足够，必要时可在粒细胞集落刺激因子等支持下行强烈化疗，尽量避免因减量所导致的减效，影响长期生存。

治疗前有巨块或化疗后有残留病灶的患者可行局部放疗。前瞻性随机研究结果显示，采用短程化疗加受侵野放疗的综合治疗对早期霍奇金淋巴瘤进行治疗，不仅降低了复发率，改善了无病生存率，而且还减少单一放疗（全淋巴结或次全淋巴结照射）所带来的远期并发症。因此，照射野以受累野或区域为主，照射剂量一般为 20 ～ 30 Gy/(2 ～ 3）周。儿童患者由于处于发育期，为了防止放射引起的发育障碍，放疗剂量应适当降低，照射野也应适当限制。

对于首程治疗不能达到完全缓解的患者，可考虑行大剂量化疗联合自体造血干细胞移植治疗。若治疗期间肿瘤有进展，应改用无交叉耐药的方案化疗，并考虑行自体造血干细胞移植治疗。ⅠA 期结节性淋巴细胞为主型的 HL 可给予受累野或区域放疗，若不能耐受放疗，可严密观察随访。预后剂量好的早期 HL 患者通常给予 2 ～ 4 周期 ABVD 方案化疗，达 CR 者，受累野 20 ～ 30 Gy 剂量放疗。预后不良的早期 HL 患者通常给予 4 ～ 6 周期 ABVD 方案化疗，后续巩固放疗（受累野或区域放疗 20 ～ 36 Gy）。晚期 HL 一般给予 6 ～ 8 周期 ABVD 方案化疗（达 CR 者，后续 2 周期 ABVD 方案巩固化疗）。伴有巨块病变者给予巩固放疗（受累野或区域 30 ～ 36 Gy 剂量放疗）。初治联合化疗方案如 ABVD 不能达到 CR 的难治病例或 CR 后 12 个月内短期复发病例，应选用与原化疗方案无明显交叉耐药的新方案，如 ICE、DHAP、ESHAP、mini-BEAM 等，或选用大剂量化疗联合自体造血干细胞移植治疗。

（3）复发治疗：对于初次治疗失败或治疗后复发的患者，应采取特殊的强化处理。这些患者的肿瘤细胞大都具有一定抗药性，甚至具有多药耐药（MDR）基因和 P 糖蛋白的表达。因此，选用互不交叉耐药的化疗如 ABVD 方案及高剂量化疗加自体骨髓移植和粒细胞集落刺激因子（G-CSF）可取得较好的疗效。造血干细胞输注也已取得一定结果，但远期疗效有待观察。目前认为这样的治疗主要适用于第一次治疗缓解期不足一年的 HL 患者，不适用于年迈、一般状况不佳、多处病变且对常规化疗抗拒的患者。多种二线治疗方案都在使用中，但没有发现哪个方案更优。大多数方案中基本含有依托泊昔以及烷化剂，如异环磷酰胺。解救方案各不相同，有效率取决于临床预后因素，如疾病的病变范围和既往诱导化疗的效果。二线方案可取得 50% ～ 75% 的良好疗效，如没有进一步的高剂量化疗，大部分患者在 2 年内复发。后期复发（大于 12 个月）的孤立淋巴结，尤其是以往受侵，非放疗部位的无症状患者推荐单用放疗或采用化放疗联合治疗。既往获得 CR 后，后期复发的孤立病灶的大多数患者接受常规剂量化疗或联合放疗后，可以获得再次 5 年无进展生存率的至少占 50%。

（4）治疗的远期并发症：由于有效的治疗可使多数患者长期生存，化疗和（或）放疗的远期并发症值得注意，其中比较重要的有：

AML 发生于治疗后 2 ～ 10 年，可有多种分子生物学异常，特别是第 5 号和第 7 号染色体。目前一般认为：①单放射治疗很少引起 AML；② MOPP 6 周期治疗的患者在

10 年内发生 AML 的风险为 15%～30%；③ABVD 单用也很少引起 AML；④HL 患者治疗后 10～12 年，发生 AML 的风险恢复到正常。

NHL 长期生存的 HL 患者发生 NHL 已屡有报道。其中多数为中度恶性结外 NHL，特别是原发于消化道的 B 细胞 NHL。

其他实体瘤也有一定程度的增多，特别是照射区域如甲状腺癌等。

（5）预后：有关 HL 的预后因素研究显示，性别、年龄、B 症状、血沉、临床分期、大纵隔或巨块病变、受侵淋巴结区域数目及病理类型是影响预后的主要因素。欧洲癌症研究与治疗协作组（European Organization for Research and Treatment of Cancer，EORTC）的研究表明，局限病变患者的预后因素包括大纵隔或巨块病变，年龄大于等于 50 岁，ESR 升高，同侧横隔病变大于等于 4 个，组织学为混合细胞型。EORTC 和德国霍奇金淋巴瘤研究组对早期霍奇金淋巴瘤是否具有预后因素，将其分为预后好的早期霍奇金淋巴瘤和预后不良的早期霍奇金淋巴瘤（也称中期霍奇金淋巴瘤），EORTC 和德国霍奇金淋巴瘤研究组的定义略有不同（表 3－4）。晚期 HL 的国际预后评分（international prognostic score，IPS）模型有助于判断晚期 HL 的长期生存情况和指导治疗，其模型中 7 个不良预后因素包括男性、年龄大于 45 岁、Ⅳ期、血红蛋白小于 10^5 g/L、白细胞计数大于 15×10^9/L 和淋巴细胞计数小于 0.6×10^9/L。每增加一个不良预后因素其 5 年无进展生存率降低 8%。

表 3－4 霍奇金淋巴瘤的预后分组及定义

治疗组	GHSG 危险因素	EORTC/GELA 危险因素
	大纵隔	大纵隔
	结外受侵	年龄≥50 岁
	ESR＞50 mm/h，无 B 症状	ESR＞50 mm/h，无 B 症状
	或 ESR＞30 mm/h，有 B 症状	或 ESR＞30 mm/h，有 B 症状
	≥3 个淋巴结区域受侵	≥4 个淋巴结区域受侵
预后好的早期 HL	CS Ⅰ、Ⅱ期，无危险因素	膈上Ⅰ、Ⅱ期，无危险因素
预后不良的早期 HL	CS Ⅰ、ⅡA 期伴 1 个或多个危险因素或 CS ⅡB 期伴 C/D，但无 A/B	膈上Ⅰ、Ⅱ期伴 1 个或多个危险因素
晚期 HL	CS ⅡB 期或 CSⅢ、Ⅳ期	CSⅢ、Ⅳ期

注：CS：临床分期；ESR：血沉；EORTC：欧洲癌症研究与治疗协作组。

第三节 非霍奇金淋巴瘤

在我国恶性淋巴瘤的患者中，非霍奇金淋巴瘤（NHL）远多于霍奇金淋巴瘤（HL）。导致 NHL 发病率增高的原因尚不明确，应该是多种因素共同作用的结果。可能

的原因大致归纳为以下几类：①免疫功能异常的人群增多，如艾滋病、器官移植、类风湿关节炎和遗传性免疫缺陷病等；②病毒感染，如成人T细胞淋巴瘤Ⅰ型病毒（HTLV-Ⅰ）、人类免疫缺陷病毒（human immunodeficiency virus，HIV）、EB病毒等均与NHL的发病有关，其中HIV感染者NHL的发病率是未感染者的50～100倍；③杀虫剂和除草剂等化学物质的应用增多；④其他因素，包括放射性暴露增多、HL成功治疗后患者生存期延长导致继发的NHL增多等。

NHL是具有很强异质性的一组独立疾病的总和，在病理类型、临床表现和治疗上都远比HL复杂。近年来，随着对NHL发生的分子生物学机制、细胞遗传学特点等的认识逐渐清晰，上述因素对预后和治疗影响的认识也逐渐深入，使得NHL的病理分类越来越细化，治疗的个体化要求也越来越高。2008年的WHO病理分类将NHL分为更多种不同的疾病体和亚型，根据NHL的自然病程，可以归为三大临床类型，即高度侵袭性、侵袭性和惰性淋巴瘤；根据不同的淋巴细胞起源，可以分为B细胞、T细胞和NK细胞淋巴瘤。不同临床类型NHL的预后和治疗策略各有不同。淋巴瘤病理类型复杂，常见NHL依据恶性程度的分类详见表3－5。

表3－5　常见NHL的分类

分类	B细胞性	T和NK细胞性
低度恶性		
（惰性）	性淋巴细胞白血病/小淋巴细胞淋巴瘤	蕈样霉菌病/Sezary综合征
	淋巴浆细胞性淋巴瘤	T细胞颗粒淋巴细胞白血病
	滤泡性淋巴瘤（Ⅰ、Ⅱ级）	
	黏膜相关淋巴组织结外边缘区B细胞淋巴瘤	
	毛细胞白血病	
侵袭性		
	滤泡淋巴瘤（Ⅲ级）	外周T细胞淋巴瘤，非特指性
	套细胞淋巴瘤	血管免疫母细胞T细胞淋巴瘤
	弥漫性大B细胞淋巴瘤	淋巴结外NK/T细胞淋巴瘤（鼻型）
	浆细胞瘤/骨髓瘤	间变性大细胞淋巴瘤
		肠病型T细胞淋巴瘤
		成人T细胞白血病（急性）
高度侵袭性		
	前体B淋巴母细胞性白血病/淋巴瘤	前体T淋巴母细胞性白血病/淋巴瘤
	Burkitt淋巴瘤	

一、弥漫大B细胞淋巴瘤

弥漫大B细胞淋巴瘤（DLBCL）是NHL中最常见的类型，占成人NHL的30%～40%，几乎占所有病例的1/3，属于侵袭性NHL。DLBCL通常为原发性，但也可由相对惰性的淋巴瘤，如慢性淋巴细胞白血病/小淋巴细胞淋巴瘤、滤泡淋巴瘤、边缘带淋巴瘤或结节性淋巴细胞为主型的HL发展或转化而来。DLBCL的病因尚不明确，免疫缺陷是重要的危险因素，在免疫缺陷的患者中，EB病毒阳性的患者显著多于无明显免疫缺陷者，这可能与DLBCL的发病有关。DLBCL是一组在病理组织学形态、基因表型和临床表现上存在很大异质性的大B细胞增生性病变。虽然早期的淋巴瘤病理分类中已经发现DLBCL中存在多种亚型，并且描述了多个形态学上的变异型，如中心母细胞型、免疫母细胞型、间变大细胞型、浆母细胞型、富于T细胞型和间变淋巴瘤激酶（anaplastic lymphoma kinase，ALK）阳性型等，但是没有证据显示这些组织形态学分型可以代表相应独立的临床疾病。

近年来，随着分子生物学技术的进步，特别是基因芯片的应用，使肿瘤基因表达谱的分析成为可能，也推进了对大B细胞淋巴瘤发生的基因及分子机制的深入理解。基因表达谱的研究显示，DLBCL确实可以来源于不同发育阶段的B细胞。应用cDNA微阵列法，可将DLBCL分为两个在生物学上不同的亚型，其中一个亚型的基因表达谱与生发中心B细胞类似，称为生发中心B细胞样（germinal centre B-cell-like，GCB）；另一个亚型表达的基因通常在外周血B细胞体外活化时诱导产生，称为活化B细胞样（activated B-cell-like，ABC）DLBCL。其后，淋巴瘤/白血病分子谱型计划（the lymphoma/leukemia molecular profiling project，LLMPP）运用17个基因作为生存率的分子预测指标，将DLBCL分为3个亚型，即GCB样DLBCL、ABC样DLBCL以及第3型DL-BCL。第3型DL-BCL的基因表达特征与前两型不同，是另一个异质性亚群，其预后与ABC型相似。研究显示，GCB样DLBCL患者的预后显著优于ABC样DLBCL患者，而且是一个独立的预后因素，不受国际预后指数（international prognostic index，IPI）的影响。从B细胞分化的角度分析，因GCB样DLBCL的恶性细胞存在免疫球蛋白（immunoglobulin，Ig）基因克隆间的异质性，应该是来源于生发中心细胞；而ABC样DLBCL的细胞不存在Ig基因克隆间的异质性，则应来源于生发中心后细胞。GCB样和ABC样DLBCL不仅细胞来源不同，两者的发病机制亦有所区别。*bcl-2*基因的重排t（14；18)(q32；q21）几乎均发生于GCB样DLBCL中，而细胞核转录因子NF-κB靶基因的高表达仅出现于ABC样中。另外，基因分型与形态变异型间亦存在一定的关联。比如GCB样DLBCL所对应的形态学表型一般为中心母细胞型，而ABC样则一般对应的是免疫母细胞型。由于基因表达谱分析在临床诊断中存在实际的操作性困难，多项研究试图通过免疫组化的方法区分GCB样和ABC样DLBCL。多数研究采用CD10和*bcl-6*作为生发中心来源细胞的标记物，而MUM1（multiple myeloma oncogene 1）/IRF4（interferon regulatory factor 4）则是非生发中心来源B细胞的标记物。CD10除表达于生发中心细胞外，还可以特征性地表达于淋巴母细胞、Burkitt淋巴瘤和滤泡淋巴瘤。*bcl-6*在生发中心形成

中具有重要的作用，其下调可以导致 B 细胞的凋亡或分化。MUM1/IRF4 是 IRF 家族的转录因子之一，在干扰素和其他细胞因子的基因调控中具有重要作用。绝大多数的生发中心 B 细胞 MUM1/IRF4 呈阴性。在正常 B 细胞发育过程中，*bcl*－6 与 MUM1/IRF4 的表达是相互排斥的，但在某些 DLBCL 细胞中，*bcl*－6 与 MUM1/IRF4 有时可以同时表达。

另外，多项研究显示 DLBCL 的原发部位与不同分化阶段的 B 细胞、临床表现以及预后亦相关，故在 2008 年 WHO 的分类中列出了特殊原发部位的 DL-BCL，作为一个独特的亚型，如原发中枢的 DLBCL、原发皮肤的 DLBCL、原发纵隔的 DLBCL 等。其中，原发皮肤的 DLBCL 主要发生于老年人，特别是女性患者。病变往往先发生于腿部皮肤，随后发展至其他部位皮肤，如头和躯干。其临床表现为侵袭性行为，常扩散至皮肤外脏器，基因表达谱则类似于 ABC 样 DLBCL。原发中枢的 DLBCL 亦主要为 ABC 样 DLBCL 的免疫表型。原发纵隔的 DLBCL 具有独特的基因表型，与经典的 HL 的基因表型具有相似性。

1. 组织病理

DLBCL 的主要病理特征是大的恶性 B 淋巴细胞（图 3－2）呈弥漫性生长并伴有正常淋巴结结构的完全消失。

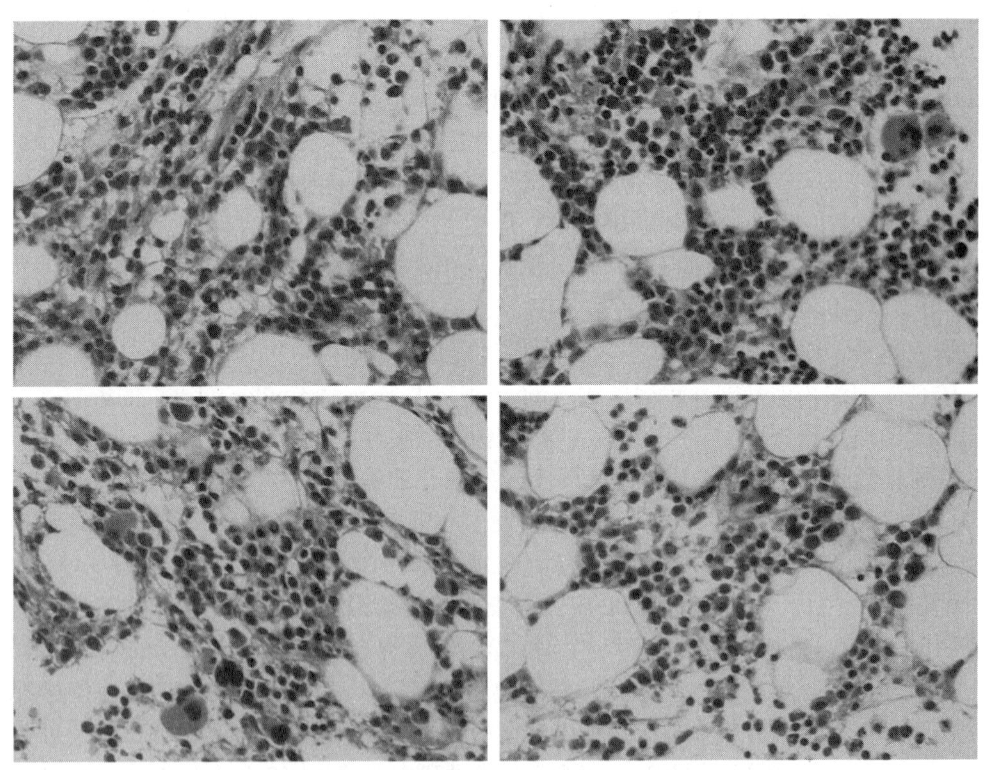

图 3－2　弥漫大 B 细胞淋巴瘤病理组织 HE 染色（×40）

2. 临床诊断

对于 DLBCL，正确的诊断需要血液病理学专家根据合适的活检和 B 细胞免疫表型的证据综合得出。有突出的纵隔侵犯的患者有时候会被诊为一个独立的亚型，称为原发性纵隔弥漫大 B 细胞淋巴瘤，该肿瘤发生于前纵隔，可能起源于胸腺，通常有明显的间质纤维间隔，这类患者中位年龄更年轻（37 岁），女性多发（占 66%）。DLBCL 可以原发淋巴结或原发结外病变起病，超过 50% 的患者诊断时有结外病变侵犯，最常见的结外病变是胃肠道和骨髓，患者各占 15%～20%，任何器官均可涉及，做诊断性活检是必要的。例如，胰腺的弥漫大 B 细胞淋巴瘤比胰腺癌有更好的预后，但如果不做活检将错过机会。

3. 免疫表型

DLBCL 表达 B 细胞抗原，如 CD19、CD20、CD22、CD79a 等，10% 的 DLBCL 表达 CD5，CD10 的阳性率为 25%～50%。50%～70% 的病例表达包膜或胞质免疫球蛋白，伴浆细胞分化者胞质免疫球蛋白常为阳性。CD30 阳性主要见于间变大 B 细胞淋巴瘤，但也偶见于其他亚型。Ki－67 增殖指数一般大于 40%，部分病例可高达 90% 以上。*bcl*－2 阳性率为 50%～80%，*bcl*－6 为 50%～70%。

4. 治疗及预后

DLBCL 是一组在病理组织学形态、基因表型和临床表现上存在很大异质性的大 B 细胞增生性病变。DLBCL 的治疗模式是化疗、生物免疫治疗与放疗联合的综合治疗。作为侵袭性淋巴瘤中最多见的病理类型，DLBCL 具有易于全身播散的特点，因此治疗以化疗为主，放疗主要用于局限期和有巨大肿块的患者。近年来，生物靶向治疗尤其是利妥昔单抗（rituximab，R）的应用，显著提高了 DLBCL 患者的治愈率。

传统的以蒽环类为基础的 CHOP（环磷酰胺、多柔比星、长春新碱和泼尼松）方案是 DLBCL 的一线治疗方案，随着利妥昔单抗的应用，DLBCL 患者的长期存活得到明显改善。对于年轻、低危的患者，标准治疗为 6～8 个疗程的利妥昔单抗联合 CHOP（R-CHOP），若患者同时伴有巨大肿块可加入受累野放疗，或采用高强度 R-ACVBP 方案。对于年轻、高危的患者，推荐在 R-CHOP 的基础上增加药物。对于经治疗后达到完全缓解的高危患者，也推荐进行自体造血干细胞移植作为巩固治疗。对于年龄超过 60 岁的老年患者，建议 8R-6CHOP 治疗。治疗时注意有无心功能不全，慎用阿霉素。针对复发、难治的 DLBCL 患者，可选择其他与 CHOP 无交叉耐药的药物即二线方案化疗，联合或不联合利妥昔单抗或其他个体化方案。如患者具备移植条件且达完全缓解或部分缓解，可于化疗后行造血干细胞移植。若患者不具备移植条件，或治疗后疾病状态仍为稳定或进展则进入临床试验或行最佳支持治疗。

（1）DLBCL 的一线化疗方案：从 20 世纪 70 年代开始，关于侵袭性淋巴瘤的化疗方案的探索和改进，相继出现了第一、第二、第三代方案，三代方案间的差异更多只体现在治疗观念的变化，并未出现实际的疗效改善和生存期的延长。CHOP 是第一代方案的代表，CR 率为 40%～50%，长期无病生存（disease-free survival，DFS）率为 30%～35%。第二代化疗方案的设计旨在解决第一代方案中存在的两方面的问题，包括化疗间歇期的肿瘤再增殖和中枢神经系统受侵。因此，在第二代方案中加入了新的药物，如抗瘤活性较强的依托泊苷（VP－16）、骨髓毒性较低的博来霉素（BLM）、可以透过血脑屏障的甲氨蝶呤（MTX）和阿糖胞苷（Ara-C）等。第三代方案的设计主要是基于两

点：其一，交替使用不同的药物以减少耐药；其二，调整药物剂量和治疗周期时间以提高剂量强度。第二、第三代方案在初期报告时曾取得了优于第一代方案的疗效，但随后难以得到理想的可重复结果。同时第二、第三代方案的毒性明显增加，主要包括骨髓抑制、感染、黏膜炎、血栓形成等。由此，CHOP 方案成为侵袭性 NHL 特别是 DLBCL 的首选化疗方案。

（2）利妥昔单抗联合 CHOP：利妥昔单抗是人鼠嵌合型 CD20 单抗，与化疗联合可显著提高 DLBCL 患者的生存率。已有多项大型随机对照研究证明利妥昔单抗联合 CHOP 方案（R-CHOP）治疗 DLBCL 的效果优于 CHOP 方案，目前 R-CHOP 已成为 DLBCL 的标准一线治疗方案。

（3）局限期 DLBCL 的治疗：局限期一般指Ⅰ/Ⅱ期，但Ⅱ期有大肿块患者的预后与Ⅲ/Ⅳ期相似，应按Ⅲ/Ⅳ期进行治疗。有多项临床研究探讨了针对局限期 DLBCL 患者的单纯化疗和化放疗联合治疗的优劣势，研究认为，在 6～8 周期的化疗后，局部放疗可以延长 DFS 和提高局部控制率，但长期随访不能延长总生存期（overall survival，OS）。对于有不良预后因素的患者，缩短化疗周期数至 3～4 周期联合受累野放疗（involved field radiotherapy，IFRT），可能导致远期复发率增高。而对于无不良预后因素的局限期患者，3～4 周期的化疗联合 IFRT 可能已经足够了。

（4）晚期高危 DLBCL 的一线化疗方案：目前 R-CHOP 6～8 周期是治疗晚期 DLBCL 的标准治疗方案，但对于某些晚期高危患者，因 R-CHOP 方案的疗效不理想，故尚无标准的治疗方案。晚期 DLBCL 化疗的治疗水平经过长时间的停滞之后，近年来有了一些新的进展，主要表现为以高剂量强度与剂量密集型方案为代表的治疗。

（5）复发或耐药患者的解救治疗：侵袭性淋巴瘤患者复发或耐药后的中位自然生存期仅有 3～4 个月。传统的用于 DLBCL 复发或耐药患者的解救方案有 MINE（美司钠、异环磷酰胺、米托蒽醌、依托泊苷）、DHA（地塞米松、阿糖胞苷、顺铂）、ESHAP（依托泊苷、甲泼尼龙、阿糖胞苷、顺铂）、MINE-ESHAP（美司钠、异环磷酰胺、米托蒽醌、依托泊苷、甲泼尼龙、阿糖胞苷、顺铂）、DICE（地塞米松、异环磷酰胺、顺铂、依托泊苷）、ICE（异环磷酰胺、卡铂、依托泊苷）、EPOCH（依托泊苷、泼尼松、长春新碱、环磷酰胺、多柔比星）、mini-BEAM（卡莫司汀、依托泊苷、阿糖胞苷、美法仑）等，这些方案或是使用与初程治疗无交叉耐药的药物如顺铂、卡铂、依托泊苷、异环磷酰胺、阿糖胞苷等，或是采用持续静脉滴注的给药方式，有效率为 20%～80%，*CR* 率多数在 20%～30% 之间，长期 DFS 率不足 10%。新的细胞毒类药物，如紫杉类、吉西他滨、长春瑞滨、拓扑替康、奥沙利铂等用于复发或难治性 DLBCL 的治疗也有一定疗效。基于多项Ⅱ期临床研究和 PARMA 对照研究的结果，对于化疗敏感的复发性侵袭性淋巴瘤，高剂量化疗联合造血干细胞移植已成为标准治疗。

（6）DLBCL 的并发症治疗：对于中枢神经系统侵犯的防治、HIV 淋巴瘤或结外病变大于 2 处以及 LDH 升高的患者，发生淋巴瘤侵犯中枢神经系统（CNS）的风险可能会增加。如果患者同时存在 CNS 实质受累，则应考虑将全身性大剂量氨甲蝶呤加入治疗方案，如果患者同时存在软脑膜受累，则考虑 4～8 次鞘内注射氨甲蝶呤和（或）阿糖胞苷和（或）氨甲蝶呤静脉滴注。心脏不良反应的防治：蒽环类药物的累积剂量可能

会产生心脏不良反应，特别是老年患者。此外，我国乙型肝炎病毒（hepatitis B virus，HBV）携带率较高，DLBCL 患者使用化疗药物或利妥昔单抗均可引起 HBV 的再激活，这可能会导致急性重型肝炎等严重后果。建议所有计划接受化疗或利妥昔单抗治疗的患者应先检查乙肝病毒表面抗原，若为阳性则必须于肿瘤治疗之前检测病毒载量并进行合适的抗病毒治疗。在肿瘤治疗期间，应密切监测 HBV 各项指标的变化。在完成肿瘤治疗后，至少半年内，仍有必要保持抗病毒治疗，有条件的患者应持续抗病毒治疗至达到肝病治疗终点。

（7）预后：DLBCL 的预后因素可以分为临床预后因素、分子预后因素以及肿瘤起源细胞和病理类型相关的预后因素等。国际预后指数（IPI）是与临床因素相关的预后指数，是在利妥昔单抗应用之前通过国际非霍奇金淋巴瘤预后因素计划（the international non-Hodgkin's lymphoma prognostic factors project）研究总结出并被充分证实有效的预后指数。IPI 包括 5 个独立的影响预后的因素，分别是年龄、分期、结外累及部位的数目、行为状态 ECOG 评分、血清 LDH 水平。年龄超过 60 岁、分期Ⅲ～Ⅳ期、结外累及部位的数目大于 1、行为状态 ECOG 评分大于等于 2、血清 LDH 水平大于正常上限的均为不良预后因素，根据不良预后因素的数目可以把侵袭性淋巴瘤患者分为低危（IPI =0～1）、低中危（IPI =2）、高中危（IPI =3）、高危（IPI =4～5）4 个组，各组具有不同的 CR 率、无复发生存率（relapse-free survival，RFS）和 OS 率。由于年龄小于等于 60 岁的患者，其预后比 60 岁以上的患者好，研究同时建立了针对 60 岁以下患者的评分系统，称为年龄调整的 IPI（age-adjusted IPI，aaIPI），它与 IPI 的唯一不同之处在于，淋巴结外累及部位数目不是影响预后的独立因素。由于研究中的侵袭性淋巴瘤实际上大多数是 DLBCL，因此 IPI 最适合 DLBCL 的患者。

IPI 在利妥昔单抗成为标准治疗用药后进行了修订，因为最初的 IPI 是在 CHOP 为标准治疗的基础上制定的。后来的研究分析中，出现了修正的国际预后指数（revised IPI，R-IPI）预后指数，分为 3 个预后组，即预后非常良好组（IPI 为 0）、良好组（IPI 为 1～2）和预后不良组（IPI 为 3～5），4 年 OS 率分别为 92%、82% 和 58%。

二、滤泡性淋巴瘤

滤泡性淋巴瘤（follicular lymphoma，FL）是惰性 NHL 的常见类型，在欧美地区约占 NHL 的 20%，而在亚洲地区的发病率则显著降低。FL 最常见的表现是无痛性淋巴结肿大，典型表现为多部位淋巴组织侵犯。FL 在病理上定义为滤泡中心 B 细胞淋巴瘤，来源于滤泡生发中心的 B 淋巴细胞（中心细胞或中心母细胞），组织学形态上要求至少形成部分滤泡样结构。FL 是淋巴瘤中最早发现分子缺陷的，早在 1980 年研究发现 t（14；18）(q32；q21）这一特征性的染色体异位，致使免疫球蛋白重链基因的启动子异位至与 *bcl*－2 基因邻近，导致 *bcl*－2 蛋白的过度表达和细胞凋亡的抑制，结果表现为一种低度增殖性肿瘤细胞的缓慢积累。FL 根据其中心母细胞的数量分为 3 级，但是仍存在争议。在任何级别的 FL 中，只要出现 DLBCL 病变，则应按照 DLBCL 诊断和治疗。FL 患者的中位生存时间长达 7～10 年。因为恶性细胞的增殖并不迅速，传统细胞毒类

的化疗药物对 FL 的治疗并不成功，除了少数局限期患者外，如采用标准的治疗方法，FL 至今仍被认为是不可治愈的肿瘤。但滤泡性淋巴瘤是对化疗和放疗最有效的恶性肿瘤之一。

1. 临床表现

临床上大多表现为无痛性的淋巴结逐渐增大，最常累及颈淋巴结，其次为腹股沟和腋下淋巴结，也可累及韦氏环、脾脏、骨髓以及皮肤、软组织、胃肠道。可在少数病例中原发起源于淋巴结外器官，包括皮肤、胃肠道，特别是十二指肠、眼睛附属器官、乳腺和睾丸。FL 患者在诊断时一般病变广泛，40%～70% 的患者有骨髓受侵，局限期患者占 30% 左右，约 30% 可发展为更加具有侵袭性的淋巴瘤。

2. 组织病理

FL 为小核裂或生发中心型淋巴瘤，生长类型应至少部分为滤泡性，有时可见弥漫性区域生长。病理分级采用 Berard 细胞计数法分为 3 级。Ⅰ级：0～5 个中心母细胞/高倍视野。Ⅱ级：6～15 个中心母细胞/高倍视野。Ⅲ级：大于 15 个中心母细胞/高倍视野。其中，Ⅲa 级为大于 15 个中心母细胞，但仍有滤泡中心细胞；Ⅲb 级为中心母细胞形成瘤片，无残留中心细胞。如果在细胞弥漫性生长区域内，包含有以母细胞为主或均为母细胞的区域，应同时诊断为 DLBCL。病理类型为滤泡Ⅰ级和Ⅱ级病例的临床特点和预后相似，而滤泡Ⅲ级者与 DLBCL 相似，应按照 DLBCL 治疗。

3. 临床诊断

FL 由小裂细胞和大细胞以不同比例构成滤泡型生长，若能证实 B 细胞免疫表型存在 t（14；18）和 *bcl*－2 蛋白异常表达，则可以肯定诊断为 FL。大多数鉴别诊断是淋巴瘤和反应性滤泡增生这两种。FL 患者经常被再分类为小细胞为主型，大小细胞混合型和大细胞为主型三类，这些分类都有预后意义。大细胞为主型的滤泡淋巴瘤患者有更高的增殖比例，进展更快，单独应用化疗方案有更短的总生存期。

4. 免疫表型

FL 表达 B 细胞相关分子 CD19、CD20、CD22、CD79a 和生发中心相关标记分子 CD10 和 *bcl*－6，*bcl*－2 在 85%～90% 的滤泡Ⅰ/Ⅱ级和 50% 的滤泡Ⅲ级病例中呈阳性，其中部分阴性病例是由 *bcl*－2 基因突变后导致抗体所识别的抗原决定簇改变所致。*bcl*－2 的表达与否可用于鉴别滤泡淋巴瘤和滤泡反应性增生。

5. 治疗及预后

FL 患者的中位生存时间较长，一些患者的治疗时间可能持续 20 年或以上，所以 FL 的可选择治疗方案多种多样，并且越来越高度个体化。对于Ⅰ期和Ⅱ期的早期 FL，局部放射治疗可使大部分患者获得长期无病生存，因此应尽早给予放射治疗或放疗联合全身免疫治疗。对于Ⅱ期伴有腹部包块及Ⅲ期、Ⅳ期的患者，现认为暂不可治愈，因大部分患者病变进展缓慢，故一般认为只有患者出现全身症状，有终末器官损害风险、淋巴瘤继发的血细胞减少、巨块型病变、肿瘤持续进展时，才建议进行治疗。

一线治疗既可以选择单药利妥昔单抗、烷化剂、放射免疫治疗，也可考虑联合方案化疗如 CHOP ＋利妥昔单抗、CVP ＋利妥昔单抗、FND（氟达拉滨、米托蒽醌、地塞米松）＋利妥昔单抗、氟达拉滨＋利妥昔单抗等。8 个周期的利妥昔单抗联合化疗的治疗

方案为初治 FL 的首选标准方案。无论是 CHOP 方案、CVP 方案，还是 FND 联合利妥昔单抗方案，均可明显改善患者近期和远期疗效。对于年轻、体质较好的患者，建议选用常规剂量的联合化疗加利妥昔单抗。对于年老体弱、不能耐受联合化疗的 FL 患者，一线治疗可选用利妥昔单抗或利妥昔单抗联合单药化疗，并加强支持治疗。对于一线治疗后长期缓解且无转化的复发患者，可重新使用原方案或选用其他一线方案，以及放射免疫治疗或造血干细胞移植。对于早期复发（小于 12 个月）的患者，可选用非交叉耐药的方案治疗。对于复发的病例，某些情况下，可以重复一线治疗方案、放射免疫治疗或造血干细胞移植。

利妥昔单抗治疗 FL 是近年来的主要进展。对于 FL 初治患者，利妥昔单药的客观缓解率（objective remission rate，*ORR*）为 67%，复治患者为 46%。临床研究已证明，利妥昔单抗单药维持治疗可改善远期生存情况。多项研究显示，利妥昔单抗联合化疗可以提高无进展生存期（progression-free survival，PFS）。因此，无论初治或复发患者，在诱导化疗结束，获得完全缓解或部分缓解后，建议采用利妥昔单抗维持治疗。若发生向 DLBCL 的组织学转化，则预后较差。如果患者既往接受过多种治疗，提示更差的临床结果，推荐进入临床试验，没有合适临床试验的条件下，可考虑 RIT、化疗联合利妥昔单抗、放疗或最佳支持治疗。如果既往很少化疗或未化疗，则首选以蒽环类为基础的化疗方案联合利妥昔单抗，必要时结合放疗。对于利妥昔单抗耐药的患者，仅有少数的标准治疗选择，包括放射免疫治疗和自体或异基因造血干细胞移植。研究显示，在接受过多重化疗的患者中，放射免疫治疗的 *ORR* 在 47%～68% 之间，CR 率为 20%～38%，且并发症的发生率较低。但是对于大多数患者来说，缓解时间相对较短，大约 1 年。

FL 的国际预后指数（follicular lymphoma international prognostic index，FLIPI）是在 IPI 的基础上发展起来的。研究发现，采用 IPI 预测滤泡淋巴瘤的预后时，属于高危组的患者很少，因为多数 FL 患者的一般状态较好，且少有大于 1 处的淋巴结外受侵。FLIPI 用血红蛋白小于 120 g/L 和大于等于 5 个淋巴结区受累替代了 IPI 中的一般状态评分和结外受侵作为预后因素，结果显示 FLIPI 能够更好地预测 FL 患者的预后。采用 FLIPI 可以将患者分为 3 组，即 FLIPI 0～1、FLIPI 2 和 FLIPI 大于等于 3 的患者。低危、中危和高危患者约各占 1/3，10 年生存率分别为 71%、51% 和 36%。虽然 FLIPI 是在无利妥昔单抗治疗的基础上总结的，但是最近的研究显示，FLIPI 对于接受利妥昔单抗治疗者仍然具有预测预后的价值。

三、套细胞淋巴瘤

套细胞淋巴瘤（mantle cell lymphoma，MCL）是在 REAL 分类（revised european-American lymphoma classification）和 WHO 2001 年分类中才独立划分出来的 NHL 类型，占 NHL 发病率的 3%～10%。MCL 具有独特的临床病理学特点，一方面按其侵袭性的生物学行为和自然史应归为侵袭性 NHL，而另一方面 MCL 对治疗的反应类似惰性淋巴瘤，多药联合化疗的生存时间为 3～5 年，目前属于不可治愈的 NHL。

MCL 起源于生发中心前的 B 细胞。MCL 的分子遗传学特点是存在 t（11；14）

（q13；q32）染色体异位，该异位致使14号染色体上免疫球蛋白重链基因上游的启动子异位到11号染色体的 *bcl*－1 基因的毗邻，导致 *bcl*－1 蛋白的过度表达。*bcl*－1 基因编码细胞周期蛋白 cyclin D1，故 cyclin D1 的过表达是 MCL 的特征性分子标记。由于 cyclin D1 的过表达，可促使细胞进入细胞周期和细胞分裂，结果发生一种生存期相对短的侵袭性淋巴瘤。但仅有 cyclin D1 的过表达并不能导致 MCL 的发生，还需要同时存在细胞周期调控的紊乱和 DNA 的损伤，如存在 *P53* 相关的细胞周期调控失常或 ATM（ataxia telangiectasia mutated）基因突变等。

1. 临床表现

MCL 多见于老年男性，男女发病比例约为2：1，中位发病年龄为60岁，发病时通常即为晚期（Ⅲ期或Ⅳ期）。MCL 最常见的表现是淋巴结肿大，经常伴随全身症状，其次为脾和骨髓。几乎70%的患者在诊断时已是Ⅲ期或Ⅳ期病变，常伴骨髓和外周血浸润。其他较常见的受侵部位包括胃肠道和韦氏环。大肠有淋巴瘤性息肉病变的患者经常有套细胞淋巴瘤，有胃肠道侵犯的患者也经常有咽淋巴环侵犯等。患者外周血中常能找到肿瘤细胞，如果采用流式检测方法，几乎可以在所有患者中检测到肿瘤细胞。中枢神经系统受侵通常发生于复发且分期晚的白血病期患者。

2. 组织病理

MCL 细胞的病理学形态为形态一致的小至中等大的淋巴样细胞，非转化型的细胞形态与滤泡中心细胞相似，而转化型的肿瘤细胞与中心母细胞或免疫母细胞相似，同时增殖中心消失。MCL 的生长形态有许多种，包括套带性、结节性、弥漫性和母细胞样变。一些研究认为，细胞体积小，生长形态为套带性和结节性者生存预后较好，而诊断时细胞形态为母细胞样、多形性或疾病过程中出现母细胞样转化者提示明显的生存预后不良。

3. 免疫表型

MCL 细胞的免疫表型为 $CD20^+$、$CD5^+$、$CD43^+$、胞膜 IgM/IgD^+、*bcl*－2^+，及 $CD10^-$、*bcl*－6^-、$CD23^-$。几乎所有病例均表达 cyclin D1，少数病例表现为 $CD5^-$。有很少的病例在各种特征上与 MCL 均相似，有 cyclin D2 或 cyclin D3 高表达，但 cyclin D1 阴性。对于 cyclin D1 阴性病例，将其诊断为套细胞淋巴瘤需要非常谨慎，因为有多种淋巴瘤均与 MCL 有相似之处。

4. 治疗及预后

因绝大多数 MCL 具有侵袭性和预后不良的临床特点，传统的单药或多药联合的化疗并不能长期控制疾病，目前 MCL 是不可治愈的。MCL 的一线化疗方案仍未确定，尚无标准的治疗选择，可选择的方案包括 R-CHOP 和 R-EPOCH 等。二线治疗方案包括 FCR（氟达拉滨、环磷酰胺和利妥昔单抗）、FCMR（氟达拉滨、环磷酰胺、米托蒽醌和利妥昔单抗）、PCR（喷司他丁、环磷酰胺和利妥昔单抗）和沙利度胺联合利妥昔单抗等。蛋白酶体抑制剂硼替佐米、坦罗莫司和沙利度胺等分子靶向药物在 MCL 治疗中显示了较好的疗效。多项研究显示，单药利妥昔单抗治疗 MCL 的疗效不如 FL。在一项较大型的临床研究中，利妥昔单抗单药的 *ORR* 为27%。一项随机对照的临床研究比较了 R-CHOP 与 CHOP 治疗初治的 MCL，结果显示：R-CHOP 在缓解率上明显优于 CHOP，

ORR 分别为 94% 和 75%（*P* =0.0054），*CR* 率分别为 34% 和 7%（*P* =0.00024）；在疾病缓解时间上也有优势，治疗失败时间（time to failure，TTF）分别为 21 个月和 14 个月（*P* =0.0131）。R-CHOP 方案对于初治的 MCL 虽然缓解率较高，但是不能维持疾病的长期缓解。

对于惰性或低危的无症状 MCL，可考虑采取观察等待的治疗策略。对于ⅠA 期、ⅡA 期的患者可以选择局部放疗，对于ⅠB 期、ⅡB 期、Ⅲ期和Ⅳ期初治患者应给予联合大剂量化疗，可以联合利妥昔单抗，缓解后患者可考虑行造血干细胞移植。对于复发难治患者可选用二线方案联合化疗。首次完全缓解的 MCL 患者进行自体造血干细胞移植，其移植相关死亡率较低，生存率显著高于传统化疗。对于老年 MCL 患者，由于其对大剂量化疗的耐受性差，目前多采用利妥昔单抗联合较弱的方案化疗。除传统化疗外，新药可能是难治、复发 MCL 患者的一个重要选择，目前比较成熟的药物有苯达莫司汀、硼替佐米和来那度胺等，其中，蛋白酶体抑制剂硼替佐米已在美国批准用于治疗复发和耐药的 MCL 患者，对于复发和耐药的 MCL，硼替佐米的 *ORR* 可达 45%，但 *CR* 率较低，中位缓解时间相对较短。沙利度胺具有影响血管生成和改变细胞微环境的作用。坦罗莫司（Temsirolimus）（又称为 CCI－779），是哺乳动物细胞西罗莫司靶点（mTOR）的抑制剂，后者可以调节 cyclin D1 的转录。此外，新型烷化剂苯达莫司汀在 FL 和 MCL 中均显示了很好的疗效。目前认为，自体造血干细胞移植作为初治缓解后的巩固治疗的效果较好，而使用含全身照射的预处理方案的疗效更好。

四、T 细胞淋巴瘤

T 细胞淋巴瘤占 NHL 的 10%～15%，在我国比例更高。2008 年 WHO 将 T 细胞淋巴瘤分为不同的病理亚型：T 细胞、NK 细胞淋巴瘤/白血病。T 细胞淋巴瘤大致分为两类：前 T 细胞肿瘤和胸腺后 T 细胞淋巴瘤，可原发于淋巴结、结外组织或皮肤。与侵袭性 B 细胞淋巴瘤相比，成熟或外周 T 细胞淋巴瘤的预后较差。NK 细胞的免疫表型和功能都与 T 细胞有相似之处，因此在 REAL 分类和 WHO 分类中，将 NK 细胞淋巴瘤和 T 细胞淋巴瘤放在一起讨论。成熟 T/NK 细胞淋巴瘤较成熟 B 细胞淋巴瘤少见。

成熟 T 细胞肿瘤（mature T-cell neoplasm）是起源于成熟 T 细胞的恶性肿瘤，成熟 T 细胞淋巴瘤亦常被称为外周 T 细胞淋巴瘤（peripheral T-cell lymphoma，PTCL），广义上的 PTCL 包括除 T 细胞淋巴母细胞淋巴瘤（T-cell lymphoblastic lymphoma，T-LBL）以外的所有 T 细胞 NHL。成熟 T/NK 细胞淋巴瘤约占全部 NHL 的 7%，外周 T 细胞非特指型（peripheral T-cell lymphoma unspecified，PTCL-U）约占所有 NHL 发病率的 4%、血管中心型的 1.4%、血管免疫母细胞型（angioimmunoblastic T-cell lymphoma，AITL）的 1.2%，而小肠 T 细胞、肝脾 T 细胞和成人 T 细胞白血病/淋巴瘤（adult T-cell leukaemia/lymphoma，ATLL）共占不到 1%。外周 T 细胞淋巴瘤的发病具有鲜明的地域和种族特征，在欧美占 NHL 发病率的 10%～15%，而在东方人中则占 20%～30%。PTCL 的临床表现为侵袭性的病程，对化疗不敏感，易复发，5 年生存率为 25%～47%。PTCL 是一组异质性疾病，由于临床表现复杂多变、诊断困难、缺乏随机对照的研究等，因此

PTCL 的最佳治疗方案一直存有争议。起源于固有免疫系统的 PTCL 好发生于青少年，多为淋巴结外受累，好发部位为皮肤和黏膜，而起源于其他免疫系统的 PTCL 则好发于成人，多为淋巴结受累，占 PTCL 的 2/3 以上。

LBL 属于高度侵袭性淋巴瘤，其发病率占成人 NHL 的 2%～4%，占儿童 NHL 的 40% 左右，男性多于女性。LBL 可以分为 T 细胞淋巴母细胞淋巴瘤（T-LBL）和 B 细胞淋巴母细胞淋巴瘤（B-LBL）。其中 T-LBL 淋巴瘤约占 80%，B-LBL 约占 20%。在 WHO 淋巴造血系统恶性肿瘤的分类中，LBL 与 ALL 被认为是具有不同临床表现和属于不同疾病发展阶段的同一种疾病，故将其归入同一类疾病，并人为将骨髓中幼稚淋巴细胞比率小于 25% 的定义为 LBL，而幼稚淋巴细胞比率大于 25% 的定义为 ALL。

1. 临床表现

PTCL 最常见的临床表现是淋巴结肿大以及结外受侵的表现，通常累及的淋巴结外器官有脾、肝脏、骨髓和皮肤，B 症状常见，常见轻度贫血、血小板减少、LDH 升高以及嗜酸性粒细胞增多和瘙痒。一些患者可能仅表现为全身症状或肝功能异常。PTCL 的许多症状与肿瘤细胞所分泌的细胞因子引发的副肿瘤综合征有关。

T-LBL 的典型临床表现为上纵隔增宽，患者常主诉咳嗽、气短，往往由大于 10 cm 的前纵隔巨大肿块所致，可伴有胸腔积液。其中 50% 的患者在就诊时已有骨髓受侵，20% 的患者有中枢神经系统受侵，如果疾病进展为 T-ALL，则其临床表现与 ALL 没有区别。

2. 组织病理

成熟 T 细胞一般表达膜 CD2、CD3、CD4 或 CD8、CD7、CD56 和 CD57。NK 细胞不表达膜 CD3，但可在胞质中表达 CD3 的 ε 链。NK 细胞除表达 CD2、CD7、CD8、CD56 和 CD57 外，还通常表达 CD16。与 B 细胞淋巴瘤不同的是，不同病理类型的 PTCL 至今尚未找到可以对应的正常 T 细胞，淋巴结内不同功能的 T 细胞亚群所在的位置也还未确定。在细胞形态上 T-LBL 主要表现为中等大小的细胞，胞质呈淡嗜碱性，核膜明显而形态不规则，染色质分布均匀而纤细，典型的表现为小而圆形的核仁呈轮辐状排列，核分裂象多见，生长方式为弥漫性生长。

3. 细胞生物学

在 B 细胞淋巴瘤的发病机制中已发现多种肿瘤相关性基因异位，如滤泡淋巴瘤的 t（14；18）异位、套细胞淋巴瘤的 t（11；14）和 Burkitt 淋巴瘤中的 *c-myc* 基因异位等。但与 B 细胞淋巴瘤不同的是，目前在外周 T/NK 细胞淋巴瘤中，除发现 ALK 阳性的 ALCL 中的 t（2；5）异位外，还没有发现其他可重复发生的特异性细胞遗传学改变。

在细胞遗传学改变上，LBL 和 ALL 没有明显区别，这也是两者被认为是同一类疾病的原因。不同文献报道的 T-LBL 淋巴瘤细胞遗传学改变在 50%～90% 之间。染色体的异常多数与 T 细胞受体（TCR）重组有关。此种基因异位导致 TCR 基因的强启动子和增强子异位到某些与细胞增殖或凋亡相关的基因附近，启动了细胞的异常增殖或凋亡抑制。最常见的染色体异位涉及的基因包括 *HOX*11，可见于 7% 的儿童 T-ALL 和 30% 的成人 T-ALL；*HOX*11-*L2* 可发生于 20% 的儿童和 10%～15% 的成人患者。染色体缺失在 T-ALL 中亦常见，最重要的是 del（9p），发生率约为 30%，可以导致抑癌基因 *CDKN2A*

（CDK4 抑制因子）的丢失。另外，有 50% 的病例可有 *Notch*1 基因的激活性突变，*Notch*1 基因在 T 细胞早期的发育中具有重要的作用，其下游靶点可能是 *c-myc* 基因。在 30% 的病例中可有 *hCDC* 4 基因的突变，而该基因是 *Notch*1 基因的负向调控因子，这些突变可以导致 Notch1 蛋白的半衰期延长。

4. 免疫表型

成熟 T 细胞在发育成熟过程中，可以根据不同的分化阶段以及分类标准划分为多种亚型。如果按照 T 细胞接触抗原后被活化的过程，可以分为童贞 T 细胞、中心记忆细胞和效应记忆细胞等。未接触到抗原的童贞 T 细胞的分子表型：$CD45RA^+/CD45RO^-/CD27^+/CCR7^+$；当 T 细胞遇到相应抗原后，CD45RA 的表达被 CD45RO 所取代，T 细胞进一步可以分化为中心记忆细胞表型 $CD45RA^-/CD45RO^+/CD27^+/CCR7^+$，或效应记忆细胞表型 $CD45RA^-/CD45RO^+/CD27^-/CCR7^-$。免疫组织学分析显示，AILT 和 ALCL 均具有效应记忆细胞表型（$CD45RA^-/CD45RO^+/CD27^-$）。如果按照 T 细胞受体（TCR）的分子组成进行分类，T 细胞可以分为 αβT 细胞和 γδT 细胞。αβT 细胞占 T 细胞总数的 95% 以上，主要与特异性 T 细胞免疫有关；γδT 细胞仅占约 5%，多分布于脾的红髓、小肠上皮和其他淋巴结外部位，它们亦是 γδT 细胞淋巴瘤的好发部位。γδT 细胞淋巴瘤的免疫表型一般是 $CD4^-/CD8^-/CD5^-$，少数可以为 $CD8^+$。γδT 细胞介导的免疫反应是非 MHC 限制性的，属于较初期的、非特异性的免疫反应。

T-LBL 来源于不成熟的前体 T 细胞。不同分化阶段的前体 T 细胞可根据其在胸腺内的分布区域和标记分子的不同进行区分，大致可分为 4 个分化阶段，即早 - T - 前体细胞、不成熟胸腺细胞、普通胸腺细胞和成熟胸腺细胞等，见表 3 - 6。不同成熟阶段的 T 细胞均可在发生恶性转化后演变为 T-LBL，所以不同的 T-LBL 的免疫分子标记也因其相应正常起源细胞的成熟阶段不同而有所区别。由于前体淋巴母细胞淋巴瘤来源于不成熟阶段的淋巴细胞，有时可出现肿瘤细胞同时表达 B 或 T 细胞的标记，甚至表达自然杀伤（NK）细胞或髓系细胞的分子标记。

表 3 - 6　胸腺内不同成熟阶段 T 细胞免疫表型

T 细胞成熟阶段	免疫标记
早 - T - 前体细胞 (early-T-precursor)	$CD7^+$，胞质 $CD3^+$，$CD34^+$，TDT^+，弱 $CD45^+$
不成熟胸腺细胞 (immature thymocyte)	$CD7^+$，不同程度表达 CD34，胞质 $CD3^+$、$CD5^+$、TDT^+、$CD38^+$，弱 $CD45^+$
普通胸腺细胞 (common thymocyte)	$CD7^+$，不同程度表达 TdT、$CD5^+$、$CD38^+$、$CD2^+$、CD3、CD1α，不同程度表达 CD4，不同程度表达 CD8，弱 $CD45^+$
成熟胸腺细胞 (mature thymocyte)	$CD7^+$、$CD5^+$、$CD2^+$、$CD3^+$、$CD4^+$或 $CD8^+$、$CD45^+$

5. 治疗及预后

因为该病发病率较低、病理诊断困难、临床病程多变，可能会出现多种少见的临床综合征以及缺少随机对照的临床研究等。事实上，目前 T 细胞淋巴瘤正在成为淋巴瘤治

疗中最具前沿性和挑战性的研究领域。目前其治疗仍借鉴于 DLBCL，CHOP 方案仍是最常用的 PTCL 传统的标准一线方案。但是，采用 CHOP 方案治疗的长期生存率仅为 20%，而一些临床研究提示高剂量高强度的联合化疗较之可能有生存优势。对低危或低中危的Ⅰ期、Ⅱ期患者推荐临床试验（首选），或联合化疗 6～8 个周期加受累野局部放疗。对于高危或高中危的Ⅰ期、Ⅱ期及Ⅲ期、Ⅳ期患者推荐临床试验（首选），或联合化疗 6～8 个周期加或不加局部放疗。对于复发难治的 PTCL，推荐临床试验或二线治疗方案或姑息性放疗。对于化疗敏感复发的 PTCL 患者，采用大剂量化疗联合自体造血干细胞移植可获得生存益处。

由于 PTCL 治疗的疗效并不理想，因此正在进行多种新的细胞毒类和靶向药物临床研究，有些已显示了具有希望的前景，主要包括以下几类：①嘌呤类似物，如喷司他丁、氟达拉滨和吉西他滨；②叶酸类似物，如普拉曲沙；③单克隆抗体和免疫毒素，如阿伦单抗；④组蛋白去乙酰化酶抑制剂（histone deacetylase inhibitors，HDIs）。

关于 T-LBL 的治疗，在化疗作为治疗选择之前，T-LBL 单纯行纵隔放疗的长期生存率小于 10%，大部分患者很快会出现疾病扩散，其中最常见的是中枢神经系统受侵，并最终发展为 T-ALL。目前，类 ALL 方案联合中枢神经系统预防治疗儿童 LBL，可以取得较好的疗效，Ⅰ/Ⅱ期患者的长期生存可达 85%～90%，但因治疗伴随着明显的近期和远期毒性，需要对治疗的强度和时间进行调整。儿童 LBL 的治疗取得了成功，由此开始了应用 ALL 方案治疗成人患者的尝试，但成人的疗效仍不如儿童。目前认为 ALL 方案优于传统的 NHL 方案，T-LBL 的治疗建议采用 ALL 方案。目前治疗 LBL 有下列几点共识：①无论是Ⅰ期还是Ⅳ期患者，类 ALL 的强烈化疗方案疗效优于 NHL 方案；②短期化疗后若不进行维持治疗，复发的危险性增高；③强化的鞘内注射可以减少中枢神经系统复发率。

PTCL 是一组具有异质性的疾病，许多研究都探讨了其预后因素，结果不尽相同。在不同的研究中观察到的预后因素包括：老年、一般状况差、分期晚、大肿块、B 症状、结外累及、血 β_2 微球蛋白升高、血 LDH 升高、病理类型不是间变大细胞淋巴瘤、骨髓受侵、IPI 高等。影响 LBL 预后的因素往往由于不同研究的分组标准不同和研究病例数偏少等原因，得出的结果有所差异。但多数研究认为与预后不良相关的因素有年纪大、分期晚、骨髓受侵、中枢神经系统受侵、乳酸脱氢酶增高、B 症状和获得完全缓解的时间长等。

五、黏膜相关淋巴组织淋巴瘤

黏膜相关淋巴组织淋巴瘤（mucosa-associated lymphoid tissue lymphoma，MALT）占所有 B-NHL 的 7%～8%，是起源于淋巴结外器官的一种淋巴瘤，其中原发于胃的约占 50% 以上。黏膜相关淋巴瘤，顾名思义就是起源于黏膜相关的淋巴组织。黏膜相关淋巴组织，是指正常情况下存在于特定器官并起保护作用的含有淋巴组织的特化黏膜。天然的 MALT 仅存在于少数器官，主要指呼吸道、胃肠道及泌尿生殖道黏膜固有层和上皮细胞下散在的无被膜淋巴组织以及某些带有生发中心的器官化的淋巴组织，如扁桃体、小

肠的派氏集合淋巴结、阑尾。非天然存在的MALT，称为获得性MALT，获得性MALT的淋巴组织是在出现慢性炎症或自身免疫反应等病理情况下发生的，如幽门螺旋杆菌胃炎和桥本甲状腺炎等。在慢性炎症的病理状态下，淋巴细胞因长期受到刺激反复增生，衍生出病理性克隆，替代了正常的淋巴组织，最终导致MALT淋巴瘤的发生。在2001年的WHO分类中，MALT淋巴瘤作为一个独立类型被称为MALT型结外边缘区B细胞淋巴瘤（extranodal marginal zone B-cell lymphoma，MALT type）。

胃肠道是MALT淋巴瘤最常见的原发部位，约占总发病率的50%，其中以胃原发最多见，约占85%。胃MALT淋巴瘤多发生于老年人，中位发病年龄是67～69岁。胃MALT淋巴瘤早期主要表现为非特异性消化不良的症状，如胃部不适、恶心、呕吐等，进展期可出现厌食、上腹痛、消瘦、消化道出血及贫血，可触及上腹部包块。偶尔也会以胃出血或穿孔为首发症状。胃MALT淋巴瘤呈浸润性生长，以多灶性、多形性及弥漫性病变为特征。病变广泛浸润时可形成“皮革胃”样改变，内镜下难以和胃癌相鉴别。疾病早期瘤细胞多局限于黏膜层内，随着病程的进展，向浅肌层、深肌层甚至浆膜层侵犯。疾病晚期瘤细胞可侵犯胃壁外组织，扩散到局部淋巴结及远隔部位。早期胃MALT淋巴瘤的预后较好，5年生存率为80%～95%。传统的治疗方法是全胃切除，因为胃MALT淋巴瘤在胃内扩散非常广泛，部分胃切除的治疗并不适合。但近年来，手术治疗已不再是胃MALT淋巴瘤的主要治疗手段。胃MALT淋巴瘤之所以引发关注，原因之一是它的发病与细菌感染相关。其实胃成为MALT淋巴瘤最常见的部位是不寻常的，因为正常情况下胃不含有任何淋巴组织。然而，感染幽门螺杆菌（helicobacter pylori，HP）后，可引起后天获得性胃黏膜相关淋巴组织的形成。患胃MALT淋巴瘤的人群中，超过90%的患者伴有HP感染，能够说明HP感染是胃MALT淋巴瘤病因的最有力的证据就是用抗生素清除HP后可引发淋巴瘤的消退。

眼眶及眼附属结构为MALT淋巴瘤的第二常见原发部位。最近的研究认为，其发病可能与鹦鹉热衣原体有关。有研究报道，清除衣原体感染可以致眼附属器MALT淋巴瘤的消退。其临床病程表现为惰性，播散的发生率低。患者可表现为无痛性的结膜水肿和畏光，类似于过敏性结膜炎。检查后可发现橘红或粉红色肿物，通常为多中心性或双侧性。标准治疗一般为放疗。

唾液腺正常情况下是没有淋巴组织的。各种原因所致的慢性炎症导致唾液腺的淋巴组织聚集，形成良性淋巴上皮灶即肌上皮唾液腺炎（myoepithelial sialoadenitis，MESA），它是一种获得性的MALT。唾液腺通常在MESA的背景中发生MALT淋巴瘤。MESA与干燥综合征有关，其特点是干性角膜结膜炎、黏膜干燥、面部毛细血管扩张和双侧腮腺增大，干燥综合征的患者淋巴瘤的发生率明显增加。任何部位的唾液腺都可能发生MALT淋巴瘤，但最常见的是腮腺，多表现为腮腺部位逐渐增大的团块，双侧受侵并不少见，多数有干燥综合征病史。有效的治疗包括放疗、化疗和综合治疗。

原发于肺的淋巴瘤不常见，约占结外淋巴瘤的1.1%，最常见的组织学类型是MALT淋巴瘤。大部分无症状，常由于胸部X射线片筛查而检出。部分患者出现的症状包括咳嗽、呼吸困难、胸痛、咯血。影像学检查显示边缘清晰的结节或团块，多数为实性，5%～10%为多结节性。肺MALT淋巴瘤的治疗方法还有待确定，手术切除、化疗、

放疗均有采用。

甲状腺、乳腺、皮肤等均可发生 MALT 淋巴瘤，MALT 淋巴瘤在上消化道较少见，但在上呼吸道如鼻、咽、喉和气管中均可见到，其他少见部位是胸腺、膀胱和直肠。MALT 淋巴瘤治疗的选择与前面讨论的类似，包括手术切除、放疗、化疗。放疗有效且能够保留组织器官，避免了广泛切除。

1. 临床表现

MALT 淋巴瘤的生物学行为表现为惰性，通常病情进展较缓慢，中位发病年龄约 60 岁，男女比例相近。MALT 淋巴瘤病变多局限于原发部位，临床分期ⅠE 期或ⅡE 期多见，B 症状少见。该病可发生于各种器官和组织，最常见的部位是胃肠道，约占 MALT 淋巴瘤的 50%。非胃肠道受侵部位包括涎腺、甲状腺、眼眶、结膜、肺、皮肤、肾、肝、前列腺、颅内脑膜和乳腺等，几乎遍及全身。少数病例（2%～20%）可以有骨髓受侵，多见于原发于肺和眼附属器官的 MALT 淋巴瘤。MALT 淋巴瘤的预后较好，5 年生存率可达 80%。少数患者病变进展后，病理类型可向弥漫大 B 细胞淋巴瘤转化。

2. 组织病理

形态学上，MALT 淋巴瘤为小淋巴细胞，含有丰富胞质，胞核清晰。MALT 淋巴瘤的一个主要特征是淋巴上皮灶，这是由上皮组织中淋巴瘤细胞聚集而形成的灶状浸润，淋巴上皮灶是淋巴瘤细胞向上皮组织定向移动的体现。

3. 细胞生物学

MALT 淋巴瘤相关的染色体异位包括 t（11；18）（q21；q21）、t（l；14）（p22；q32）和 t（3；14）（pl4；q32），这些异位可以导致融合蛋白（*AP*12－*MALT*1）的产生或转录失调（*bcl*－10、*MALTI*、*FOXP*1）。t（11；18）（q21；q21）染色体易位主要见于肺和胃原发的 MALT 淋巴瘤，涉及的基因称为 *MALT*1。*MALT*1 蛋白可能具有抗凋亡作用，类似滤泡淋巴瘤中 *bcl*－2 蛋白的作用。另外，在 56%～85% 的 MALT 淋巴瘤中可以检测到 3 号染色体三体。t（l；14）（p22；q32）染色体异位相对少见，该异位导致与凋亡相关的 *bcl*－10 蛋白在胞核中的过表达。*MALT*1 和 *bcl*－10 蛋白均可能导致 NF-κB 通路的激活，而 NF-κB 通路与细胞增殖、凋亡及血管形成等相关。其他的基因突变包括 *c-myc* 基因和 *p53* 基因突变等，有研究显示，*p53* 基因的突变与 MALT 淋巴瘤的大细胞转化有关。

4. 免疫表型

MALT 淋巴瘤的免疫表型与正常边缘带 B 细胞几乎完全一致：$CD19^+$、$CD20^+$、$CD79a^+$，边缘带细胞抗原 $CD21^+$、$CD35^+$；而 $CD5^-$、$CD10^-$、$CD23^-$、cyclin $D1^-$。其可表达细胞表面免疫球蛋白，胞质中也可有少量表达，大部分为 IgM 型。部分 MALT 淋巴瘤在诊断时存在大细胞转化，表现为大细胞数量增加，融合成簇状或片状结构。

5. 治疗及预后

MALT 淋巴瘤的治疗依其分期和原发部位而不同。早期 MALT 淋巴瘤患者可以采用手术切除或局部放疗，预后较良好，胃 MALT 淋巴瘤还可采用抗 HP 治疗。晚期 MALT 淋巴瘤患者则与其他惰性淋巴瘤相似，应以化疗为主。化疗在 MALT 淋巴瘤治疗中的作用并没有进行过严格的评价，一般用于早期 MALT 淋巴瘤术后放疗后的辅助治疗，以及

晚期和复发后患者的治疗，并且通常采用的是惰性淋巴瘤的化疗方案。考虑到大多数胃MALT淋巴瘤与HP感染有关，HP根除疗法应为首选治疗方案。目前认为，不管是否检测到HP，均可采用HP根除疗法，因为三联药物治疗只需1周，而且如果活检标本未找到HP，也未必不存在感染的情况。对于ⅠE期的胃MALT淋巴瘤，HP阳性时，如抗HP治疗有效，CR率可为60%～100%，大部分病例在治疗后12个月内可达到CR。ⅡE期或ⅡE期以上的胃MALT淋巴瘤抗HP治疗的CR率较低，仅为0～60%。约有20%的HP阳性患者在成功清除HP后肿瘤不能消退，而t（11；18）(q21；q21）和t（1；14）（p22；q32）染色体异位与抗HP治疗无效有关。这类患者应采用放疗或放化疗联合治疗，还可选择利妥昔单抗单药治疗。

六、伯基特淋巴瘤

伯基特淋巴瘤（Burkitt lymphoma）最先是由Dennis Burkitt于1958年报道的，后来也因此而得名。Burkitt淋巴瘤是一种来源于滤泡生发中心细胞的高度侵袭性B细胞NHL，发病率低，儿童患者较常见，占全部NHL发病率的3%～5%，占儿童NHL的40%左右。其特点是细胞呈指数增长，细胞的增殖率非常高。从Burkitt淋巴瘤的定义的角度来看，该病几乎均与*c-myc*基因异位有关，最常见的基因异位型是t（8；14）（q24；q32），较少见的包括t（2；8）（pl2；q24）和t（8；22）（q24；q11）。

目前，Burkitt淋巴瘤可以分为3种主要的临床类型：①地方性Burkitt淋巴瘤，主要分布于非洲赤道地区，是该地区儿童中最常见的恶性肿瘤。发病高峰年龄在4～7岁，几乎所有的地方性的Burkitt淋巴瘤在肿瘤细胞内均可找到EB病毒。患病的儿童通常同时患有慢性疟疾，目前认为慢性疟疾感染可导致机体抵御EB病毒的能力下降或疟疾病原体作为慢性抗原刺激促使EB病毒感染的永生化B细胞活化。此型的临床特点是最常见累及颌面骨，另外网膜、卵巢等也是常见累及的器官。②散发型Burkitt淋巴瘤，是指发生于非洲以外的Burkitt淋巴瘤，主要见于欧美地区。一般认为发病亦可能与免疫系统损伤后的EB病毒感染扩散有关。这一型Burkitt淋巴瘤，与地方性的相比，较少累及颌面骨，多数病例表现为腹部肿块，空肠和回肠是最常见的累及部位，其次较常见的累及部位为肾脏、卵巢和乳腺。乳腺受侵一般为双侧乳腺弥漫性增大，往往发生于青春期、妊娠和哺乳期。③免疫缺陷相关型，这一类型通常与HIV感染有关，或发生于移植后服用免疫抑制药物的患者。Burkitt淋巴瘤占艾滋病相关淋巴瘤的35%～40%，可以是艾滋病的首发表现。这一类型的Burkitt淋巴瘤，通常累及淋巴结和骨髓。Burkitt淋巴瘤的不同亚型的区别详见表3－7。

表3－7 Burkitt淋巴瘤不同亚型的区别

区别	地方性	散发型	免疫缺陷相关型（HIV相关型）
发病率	5～15/100000	2～3/1000000	6/1000（占AIDS病例）
流行性	非洲赤道地区	欧洲	欧洲、美国

续上表

区别	地方性	散发型	免疫缺陷相关型（HIV 相关型）
年龄	儿童	年龄偏大儿童、成人	成人
性别比例	男 = 女	男 > 女	男 > 女
病变部位	颌面骨、性腺、肠系膜	腹腔、骨髓、卵巢、肾脏、乳腺	淋巴结、骨髓
骨髓受侵	10%	30%	30%～60%
t（8：14）异位断点	*c-myc* 基因上游	*c-myc* 基因内	*c-myc* 基因内
EB 病毒感染	95%	15%～20%	25%～50%

1. 组织病理

Burkitt 淋巴瘤的形态学特点是弥漫性生长、形态均一的中等大小的细胞。胞质少，呈嗜碱性，胞核较大，呈圆形或椭圆形，染色质细，常有 2～3 个明显的核仁，核分裂象多见。肿瘤细胞常见凋亡、坏死。瘤细胞间散在吞噬各种细胞碎屑的巨噬细胞，形成所谓“星空”现象。

2. 细胞生物学

Burkitt 淋巴瘤的典型染色体异位是 t（8；14）（q24；q32），发生率约占 80%；另外两种较常见的变异型是 t（8；22）（q24；q11）和 t（2；8）（p12；q24）。多种染色体异位共同导致位于 8q24 染色体上的原癌基因 *c-myc* 异常过度表达。*c-myc* 基因编码细胞核内的一个转录因子，其下游靶基因的作用包括调控细胞增殖、分裂、凋亡、代谢、黏附和运动，与提高细胞的增殖、凋亡和代谢能力有关，*c-myc* 基因的持续表达，可以阻止细胞分化。

3. 免疫表型

Burkitt 淋巴瘤可能起源于早期生发中心 B 细胞。典型的免疫表型为 $CD10^+$、$CD19^+$、$CD20^+$、$CD22^+$、*bcl*-6^+ 和 *bcl*-2^-。Burkitt 淋巴瘤细胞的增殖比例非常高，接近 100%，Ki-67 阳性率大于 95%。

4. 治疗及预后

化疗是治疗 Burkitt 淋巴瘤的一种主要治疗手段，放疗和手术在治疗中的作用有限。由于肿瘤细胞增殖迅速，化疗必须在诊断后尽早开始，在充分预防肿瘤溶解综合征的基础上，尽可能迅速降低肿瘤负荷。强烈的联合化疗方案可以治愈约 90% 以上的分期较早的和 60%～80% 的分期较晚的患者。Burkitt 淋巴瘤的化疗早期采用 CHOP 样方案，这种方案对经典的地区型儿童 Burkitt 淋巴瘤的效果较好，但对成人患者的治愈率仅约 50%，疗效并不理想。后期在儿童患者中采用了急性淋巴细胞白血病样方案进行治疗，获得了更好的疗效，晚期儿童 Burkitt 淋巴瘤的 2 年 DFS 率达到了 75%～89%。基于儿童 Burkitt 淋巴瘤治疗的成功经验，一些儿童 Burkitt 淋巴瘤的治疗方案经修改后应用于成人，结果取得了与儿童相似的疗效。这些方案包括法国的 LMB 系列方案、德国的

BFM 方案、美国 NCI 的 89－C－41 方案、Stanford 方案、HyperCVAD 方案及 CALGB9251 方案等。这些方案包括的药物主要有环磷酰胺、多柔比星、长春新碱、氨甲蝶呤、阿糖胞苷、依托泊苷和异环磷酰胺等，方案设计采用了儿童 Burkitt 淋巴瘤的策略，特别是高强度、短疗程以及中枢预防性鞘内注射，但这些方案常见的毒性是骨髓抑制和感染。

尽管初治 Burkitt 淋巴瘤的化疗已取得了相当好的疗效，然而对于具有明显不良预后因素、初治未 CR 和复发难治的患者，疗效并不理想。关于 Burkitt 淋巴瘤的化疗，目前取得的共识有以下五点：①根据 Burkitt 淋巴瘤的生物学特点，化疗应采用高强度、减少化疗周期数的治疗策略，剂量强度与预后相关；②若采用与儿童化疗方案相似的治疗策略，成人和儿童的疗效相当；③应用高剂量的，特别是可透过血脑屏障的药物如 Ara-C 和 MTX，结合预防性鞘内注射，可以提高患者的治愈率；④即使是晚期患者，包括骨髓和中枢神经受累的病例，采用大剂量化疗也可能治愈；⑤ Burkitt 淋巴瘤复发常发生在诊断后的 1 年内，2 年不复发即可视为治愈。

预后主要与肿瘤负荷和患者一般状态有关。有大肿块、LDH 增高、骨髓和中枢神经系统受侵的患者预后较差，儿童的预后要优于成人。

小　结

淋巴瘤是发生于淋巴结和（或）结外淋巴组织的恶性肿瘤，属于造血与淋巴系统恶性肿瘤，可发生于身体的任何部位。淋巴结、咽淋巴环、脾及骨髓最易受到累及。无痛性、进行性淋巴结肿大和局部肿块是其特征性表现，同时可伴有某些器官的受压迫症状，常有发热、消瘦、盗汗等全身症状。淋巴瘤是一组高度异质性疾病，分为霍奇金淋巴瘤和非霍奇金淋巴瘤两大类。淋巴瘤的诊断主要依靠淋巴结等组织活检的病理诊断来确立。PET-CT 在淋巴瘤的诊断、分期、治疗后残存病灶判断、疗效的评估及判断预后等方面起着重要作用。淋巴瘤主要与淋巴结增大的疾病、发热性疾病等相鉴别。典型病例易鉴别，但临床工作中常有许多难以诊断的非典型病例，需要反复病理学诊断。化疗是治疗淋巴瘤的主要方法，根据疾病的具体分型选择不同的化疗方案。放射治疗在淋巴瘤的治疗中也具有重要意义，尤其是霍奇金淋巴瘤。

霍奇金淋巴瘤（HL）的病变大多数首先发生在颈部或纵隔淋巴结，原发于腹腔淋巴结的较少，HL 的基本病理形态学改变是在以多种非肿性炎症细胞的混合增生，包括小淋巴细胞、组织细胞、嗜酸性粒细胞、中性粒细胞和浆细胞为背景中可以看见诊断性的 R-S 细胞。在临床上，HL 大多首先侵犯表浅和（或）纵隔、腹膜后、肠系膜淋巴结，但很少原发于淋巴结外器官。首发表现多以淋巴结肿大为主，全身症状较常见，如发热、体重下降、盗汗、瘙痒或骨痛。实验室检查可有血小板增多、白细胞增多、嗜酸性粒细胞增多、血沉快、碱性磷酸酶升高等，少数可伴副综合征。HL 一般按临床分期采用化疗和放射治疗。ABVD 是标准化疗方案。

非霍奇金淋巴瘤（NHL）是具有很强异质性的一组独立疾病的总和，在病理类型、临床表现和治疗上都远比 HL 复杂。根据 NHL 的自然病程，可以归纳为三大临床类型，即高度侵袭性、侵袭性和惰性淋巴瘤；根据不同的淋巴细胞起源，可以分为 B 细胞、T 细胞和 NK 细胞淋巴瘤。不同临床类型 NHL 的预后和治疗策略各有不同。

思考题

1. 简述淋巴瘤的分类。
2. 淋巴瘤的临床表现有哪些？
3. 淋巴瘤的治疗方法有哪些？
4. 霍奇金淋巴瘤是怎样分期的，有哪些治疗方案？
5. 非霍奇金淋巴瘤的主要类型有哪些？其治疗方案有什么区别吗？

参考文献

[1] 张之南，郝玉书，赵永强，等. 血液病学［M］. 2 版. 北京：人民卫生出版社，2011.

[2] 张梅，胡翊群. 血液与肿瘤疾病［M］. 北京：人民卫生出版社，2015.

[3] RUTHERFORD S C. Surveillance scanning in lymphoma［J］. Clin Adv Hematol Oncol，2019，17（6）：352－359.

[4] SERMER D，PASQUALUCCI L，WENDEL H G，et al. Emerging epigenetic-modulating therapies in lymphoma［J］. Nat Rev Clin Oncol，2019，16（8）：494－507.

[5] FRIGAULT M J，DIETRICH J，MARTINEZ-LAGE M，et al. Tisagenlecleucel CAR T-cell therapy in secondary CNS lymphoma［J］. Blood，2019，134（11）：860－866.

（郑永江　麦芷莹）

第四章 中枢神经系统肿瘤

中枢神经系统肿瘤（tumor of central nervous system）指起源于中枢神经系统内的组织或结构的一组良恶性疾病，是儿童最常见的实体肿瘤，仅次于白血病，约占所有儿童肿瘤的20%。该病病例以5～14岁组患儿居多，男性略多于女性，男女比例约为1.1∶1。病变主要位于颅内或椎管内，是除脑血管病、颅脑损伤、感染以外最常见的、具有特殊临床意义的中枢神经系统疾患，具有较高的致残率和致死率。

神经胶质细胞是中枢神经系统的最重要的成分。它们包括星形胶质细胞、少突胶质细胞和室管膜细胞，以及由这些细胞产生的相应肿瘤星形细胞瘤、少突胶质细胞瘤和室管膜瘤，统称为胶质瘤。低级别胶质瘤是主要的儿童中枢神经系统肿瘤，约占1/3的病例（图4-1）。较高级别的神经胶质瘤较少发生，占婴儿后中枢神经系统恶性肿瘤的7%～11%。原发性脑肿瘤与体内其他部位肿瘤的不同点如下：①即使组织学上为良性脑肿瘤，如生长在不能切除部位（如第四脑室底部的室管膜瘤）同样会导致患者死亡。②一般实质内生长的脑肿瘤，特别是星形胶质细胞瘤是浸润性生长，其界限在肉眼及组织学上不清楚。因此，根治性摘除术几乎不可能。③即使组织学高度恶性的脑肿瘤也极少转移，此种转移一般见于胶质母细胞瘤或髓母细胞瘤。但是，经脑脊液转移者常见。④某种脑肿瘤有特定的好发部位，例如，髓母细胞瘤局限在小脑。另外，该类肿瘤有好发年龄，如髓母细胞瘤最多见于10岁以内，恶性星形胶质细胞瘤以及胶质母细胞瘤多见于中年或中年以上。

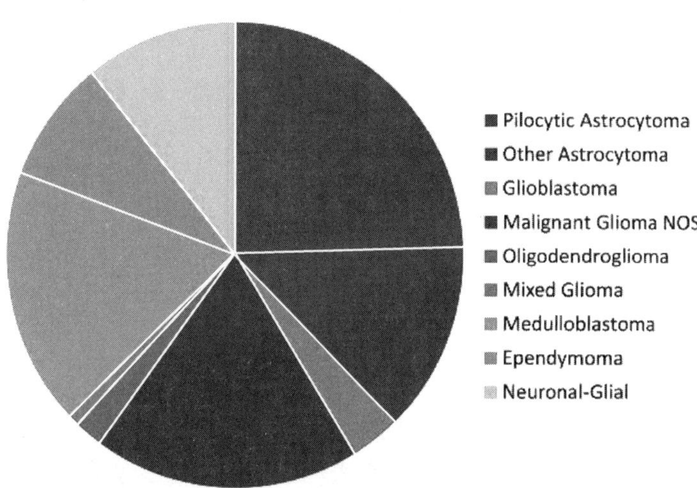

图4-1 基于肿瘤的统计学报告（CBTRUS Statistical Report）

注：0～14岁儿童原发性中枢神经系统肿瘤分布（PMID：23121055）

传统的神经系统肿瘤分类按细胞来源分为3种：①神经系统实质细胞来源的原发性颅内肿瘤；②位于颅内，但非脑实质细胞来源的原发性颅内肿瘤；③转移性肿瘤。即使组织学上为良性脑肿瘤，如生长在不能切除部位（如第四脑室底部的室管膜瘤）的肿瘤同样导致患者死亡。2016年世界卫生组织（WHO）中枢神经系统肿瘤分类已删除“少突星形细胞瘤”这一分类。2019年3月，美国国家综合癌症网络（National Comprehensive Caner Network，NCCN）发布了中枢神经系统肿瘤指南2019年第1版《NCCN肿瘤学临床实践指南》（下文称《指南》）由美国国家综合癌症网络组织（NCCN）出版，现已成为国际公认的肿瘤界临床实践规范标准。在进入分子时代的今天，分类学也逐渐从单一的病理特征分类法转变为附加上分子特征。按照这一规则，中枢神经系统肿瘤分为神经上皮性肿瘤、脑膜肿瘤、淋巴和造血组织肿瘤、颅神经和脊旁神经肿瘤、生殖细胞肿瘤、蝶鞍区肿瘤和转移性肿瘤。分级标准：Ⅰ级，增殖指数很低，单纯手术可治愈；Ⅱ级，有一定的侵袭性，增殖指数不高，但常复发；Ⅲ级，出现间变特征及显著的核分裂象，生存期2～3年；Ⅳ级，出现血管生成、坏死，生存期明显缩短。

儿童肿瘤与成人肿瘤在病理类型和形态特征常常很相似，但是在分子特征上有很大差异。《指南》中将成人肿瘤中常见的弥漫性少突胶质细胞瘤和星形胶质细胞瘤结合在一个章节。由于儿童的少突胶质细胞瘤与成人的有很大不同，不能依托异柠檬酸脱氢酶（isocitrate dehydrogenase，IDH）突变这一因素进行分类。所以，将星形胶质细胞瘤和少突胶质细胞瘤各自单独成章。《指南》中还将淋巴瘤和组织细胞肿瘤作为中枢系统肿瘤的一个分类。通常这一部分会另外独立成章，所以在本部分中不再重复。本章节依托《指南》分类方法，在内容上重点阐述儿童中枢神经系统肿瘤的特点。

第一节　星形细胞肿瘤

星形细胞瘤（astrocytoma）是较为良性的神经胶质瘤，在儿童多发生于小脑半球，是儿童常见的后颅窝肿瘤之一。其生长缓慢，分化良好，预后较佳。临床主要是颅内压增高及一侧小脑半球损害的症状。星形细胞瘤也分为不同等级，它们的预后和恶性等级有直接关系。

一、弥漫性星形细胞瘤

弥漫性星形细胞瘤（diffuse astrocytoma），也称为低级别弥漫性浸润性星形细胞瘤（diffuse infiltrative astrocytoma），是最常见的低级别星形细胞起源肿瘤，WHO Ⅱ级，无论组织学分级如何，弥漫性星形细胞瘤通常表现出侵袭性的影像学特征，包括无中央坏死的实体进展和扩散加权成像（diffusion-weighted Imaging，DWI）上的低侵袭数值。2016年WHO分类删去了纤维性和原浆性星形细胞瘤，保留肥胖细胞型称谓，分为IDH野生型与非其他分类。

1. 临床表现

本病占所有胶质瘤的25%及成人星形细胞肿瘤的10%～15%，儿童弥漫性星形细胞瘤则仅次于毛细胞性星形细胞瘤。根据生长方式分为边缘清楚与不清楚两类。多见于20岁前。病理学检查示肿瘤境界不清楚，无包膜，局部脑组织肿胀，偶见囊变、钙化及出血。镜下显示瘤细胞轻度异型，结构疏松，常见微囊变及细小纤维背景。临床表现与肿瘤所在部位有关，抽搐最常见。儿童弥漫性星形细胞瘤中成纤维细胞生长因子受体有改变，影响了丝裂原活化蛋白激酶（mitogen-activated protein kinase，MAPK）信号通路。弥漫性星形细胞瘤是最常见的低恶度星形细胞瘤，其特点是占位效应、强化及其他继发改变较轻，易误诊为脑梗死等良性病变，DWI等有助于鉴别。以肥胖细胞型星形细胞瘤为重点进行描述：以存在大量肥胖型瘤型星形细胞为其特点。肥胖细胞应在所有瘤细胞中所占比例大于20%，少许肥胖细胞的存在不足以诊断。肥胖细胞的比例平均约为35%。最低值不得小于20%。其组织学特点是具有丰富的毛玻璃状嗜酸性胞质，胞体角状，核偏位。肥胖的、无方向性的胞突形成粗糙的纤维网。常见血管周围淋巴细胞袖套和灶性、分化差的瘤细胞。

2. 影像学表现

影像学表现：①部位与形态，好发于大脑半球，额颞叶最多见，幕下者约占1/3，其中半数见于脑干。病变为境界清楚或不清楚的局灶性密度或信号异常，占位效应较轻，水肿及出血少见。② CT为局限性低或稍低密度，约1/5见钙化。增强扫描多无强化或见轻微斑片状强化。邻近颅骨的病例可造成内板受压与侵蚀。③ 磁共振成像（magnetic resonance imaging，MRI）对病变显示敏感，呈T1低信号与T2或磁共振成像液体衰减反转恢复序列（fluid attenuated inversion recovery，FLAIR）高信号，钙化呈T2及磁敏感加权成像（susceptibility weighted imaging，SWI）低信号。DWI显示病变无扩散受限或轻度扩散受限，ADC值降低。增强扫描约40%轻度强化。磁共振波谱学（magnetic resonance spectroscopy，MRS）表现无特异性，包括胆碱化合物（choline，Cho）及肌醇（myo-inositol，ML）增高、N－乙酰基门冬氨（N-acetylaspartate，NAA）降低。PWI显示血容量（cerebral blood volume，CBV）下降。④肿瘤明显囊变者CT与MRI上见病变近似脑脊液密度与信号。

3. 镜下特点

弥漫型星形细胞瘤由分化好的肿瘤性纤维性或肥胖性星形细胞构成，背景疏松，常有微囊形成。相较于正常的脑组织，其细胞密度中等度增加、轻度核异型，核分裂象罕见，个别核分裂象不足以诊断间变性星形细胞瘤。

4. 分子生物学

染色胶质酸性蛋白（GFAP）在瘤性肥胖细胞核周和胞突强表达；异柠檬酸脱氢酶－1（IDH1）及少突胶质细胞转录因子－2（Olig2）染色阳性。Ki－67/MIB－1示生长指数常小于4%，常伴有*TP53*基因的突变（图4－2）。

5. 预后

本病预后中等，进展缓慢，弥漫性星形细胞瘤手术后平均存活时间6～8年，个体间差异较大。影响病程长短的主要因素是恶变为胶质母细胞瘤，多在10年内可进展为

间变性星形细胞瘤，平均时间 4 ～5 年。年轻的低弥漫性星形细胞瘤患者有较好的临床过程，而肿瘤较大的则预后较差。肿物全切者，存活时间明显延长。只表现为癫痫的低级别星形细胞瘤患者，预后也较好。本病可向高恶度的星形细胞肿瘤转化，最终可发展为胶质母细胞瘤。

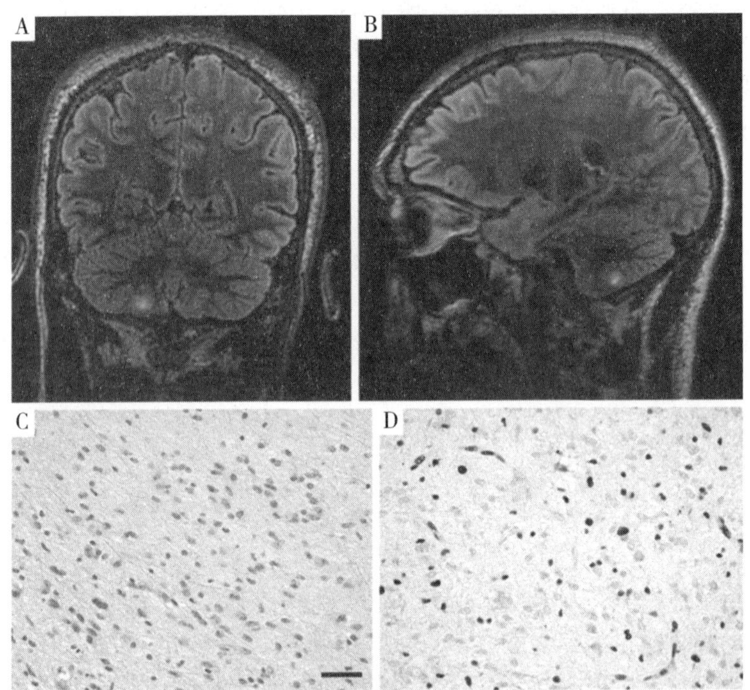

图 4 -2　右侧小脑弥漫性星形细胞瘤的影像学和组织学特征

注：A 和 B：T2 加权 MR 显示右侧小脑半球高强度肿块（A：冠状面；B：矢状面）；C：HE 染色显示弥漫性胶质肿瘤，由瘤状星形胶质细胞组成，细胞核伸长、不规则、深染，并通过小脑皮层下白质膨胀；D：免疫组化 ATRX 蛋白，肿瘤细胞未染色，未被包裹的非瘤性神经元和内皮细胞染色完整，与 ATRX 缺失的体细胞一致（PMID：28699883）

二、毛细胞型星形细胞瘤

毛细胞型星形细胞瘤（pilocytic astrocytoma，PA）生长缓慢，来源于神经上皮组织肿瘤。常发于儿童和 20 岁前的年轻人的囊性星形细胞瘤。

1. 临床表现

肿瘤好发于中线结构的脑白质部位和小脑半球，以发生在漏斗部位者最为典型，有时称漏斗瘤；发生于视神经的称为视神经胶质瘤。发生于前视路、下丘脑与脑干的肿瘤边界欠清，多呈实质性，血供丰富。而小脑型与大脑型肿瘤边界清晰，90% 有囊性变，囊壁常有硬实的灰红色结节（图 4 -3）。与囊性不同，其远离结节的囊壁上无肿瘤细胞，少数毛细胞型可沿神经轴播散。镜下毛细胞型由平行紧密排列的分化良好的纤毛样细胞与含有微囊及颗粒体的黏液构成，呈单极或双极形态，具有丰富的神经原纤维，并同肿瘤细胞的两极相延续，故肿瘤的组织学形态呈编织样或网状，也可平行排列呈波浪状。瘤细胞有毛发样极性突起，细胞核呈杆状、梭形或卵圆形，因肿瘤细胞分化良好，

很难见到核分裂象，内含成束的神经纤维与粗而长的 Rosenthal 纤维（图 4－4）。黏液中散在少量的星形细胞与少枝胶质细胞。前视路型肿瘤与星形细胞增生相似，呈膨胀性生长，破坏视神经内部结构，使视神经发生脱髓鞘变，轴突丢失。肿瘤内含有较多的黏多糖酸。下丘脑型肿瘤细胞无严格的平行排列与典型的向两极伸长的特点，微囊亦较少，并易发生恶变。

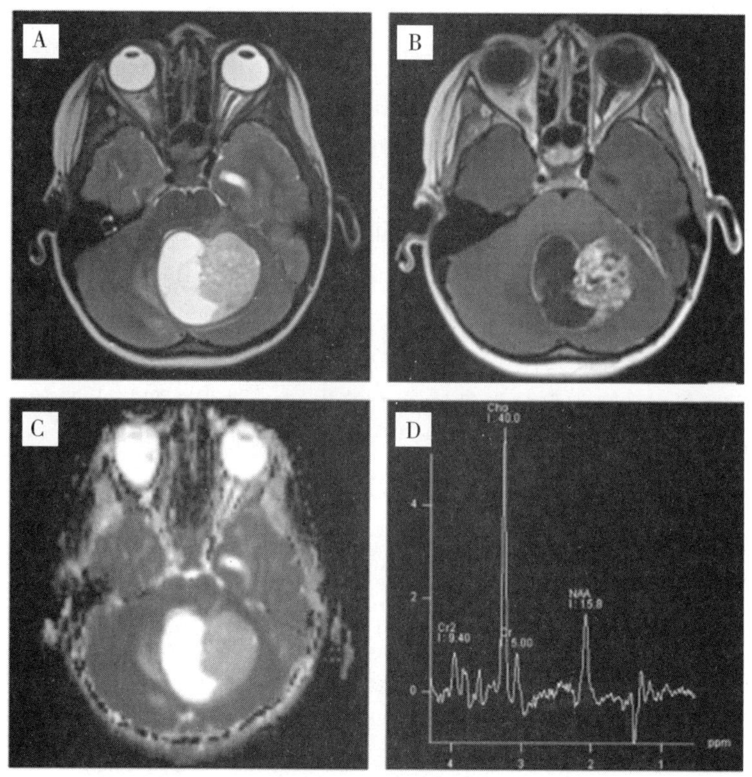

图 4－3　毛细胞星形细胞瘤的影像学结果

A：轴向 T2 图像显示后颅窝肿块，有囊性实性成分；B：轴向后对比 T1——空间图像显示明显增强固体颗粒组成的质量；C：ADC 显示相对于脑实质的扩散性增强；D：MRS（TE：135 ms）显示 Cho 峰升高，这一特征可在低级别毛细胞星形细胞瘤中观察到（PMID：31582042）

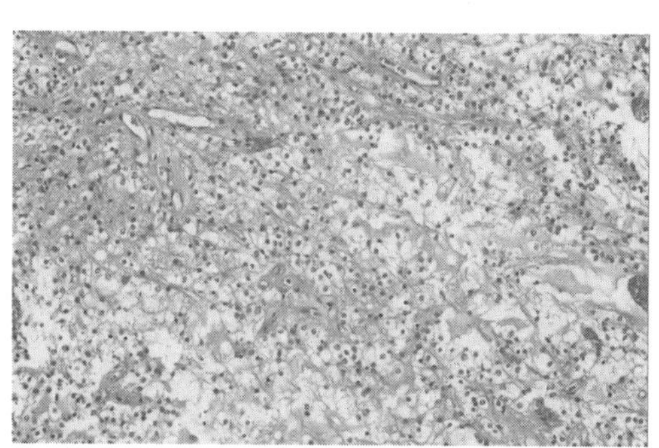

图 4－4　毛细胞星形细胞瘤的 HE 染色结果

注：为典型的组织学呈双向表现，相互交替的致密纤维样成分和疏松/微囊性成分，呈低至中等密度细胞结构，主要由单极和双极毛细胞型星形细胞组成，其间伴有特征性的 Rosenthal 纤维及嗜酸性颗粒小体形成

2. 镜下特点

电镜下几乎完全由纤维形星形细胞构成，核周胞质和突起均充满紧密的胶质丝。Rosenthal 纤维为排列极为紧密的粗大胶质丝束的中心，无规则也无结构的致密电子物质。据大宗病例统计，毛细胞型是不常见的，占颅内胶质瘤的 4%～5%。占成年组各种类型的 7%～25%，但占青少年组（20 岁以下）的 76%～85%。

毛细胞型星形细胞瘤中常出现的几种特征性的形态如下：

（1）Rosenthal 纤维。其本质是胶质纤维的变性，呈不规则短棒状或螺旋状，形似胡萝卜，均质红染，常出现于致密的毛细胞区。它的存在对诊断有帮助，但并非必要的诊断特征。还可见于节细胞胶质瘤、一些脑良性占位病变如血管母细胞瘤和颅咽管瘤周围脑组织及一些慢性反应性胶质增生中。

（2）嗜酸性颗粒小体（eosinophilic granular bodies，EGB）。EGB 在星形细胞胞突内呈球状聚集，在细胞涂片中最易见到。HE 染色呈嗜伊红，PAS 染色阳性。嗜酸性颗粒小体是几种肿瘤（节细胞胶质瘤、毛细胞型星形细胞瘤和多形性黄色星形细胞瘤）重要的诊断特征，但并不一定只存在于肿瘤中。

（3）血管改变。毛细胞型星形细胞瘤血管丰富，常可见到肾小球样血管和透明变性的血管（图 4－5）。有时候血管壁增厚、管腔闭塞或管壁钙化，镜下仅见圆形或椭圆形淡染的玻璃样变物质。肾小球样血管并不是恶性的特征，不会增高肿瘤的级别。

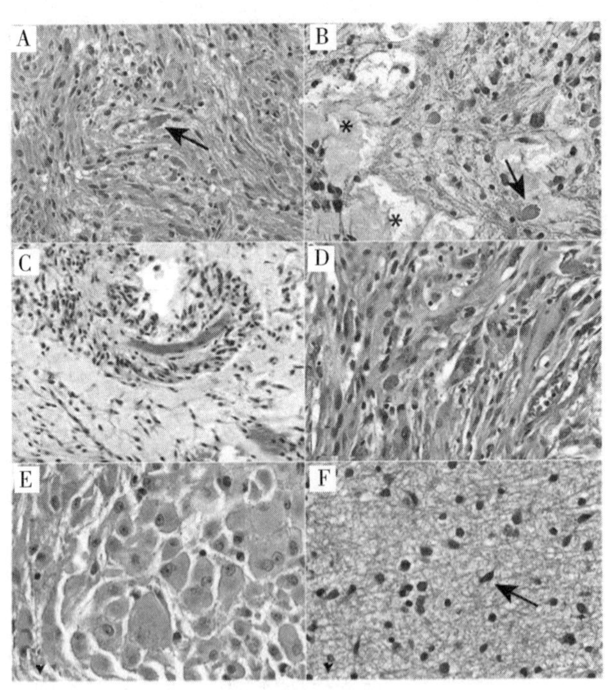

图 4－5　毛细胞星形细胞瘤的 HE 染色结果

A：具有致密胶质细胞和 Rosenthal 纤维的 PA（箭头）；B：毛细胞型星形细胞瘤较松散区域的微囊（星号）和嗜酸性颗粒体（EGB，箭头）；C：毛霉菌样星形细胞瘤，由单晶细胞组成，具有明显的血管周围生长模式；D：PXA 中纺锤形多形性细胞；E：SEGA 中增大的神经节细胞样元素；F：弥漫性星形细胞瘤仅为中度的超细胞，有散在的非典型细胞（PMID：23121055）

（4）脑膜浸润。蛛网膜下腔浸润是毛细胞型星形细胞瘤常见的特点，并非侵袭性或恶性的特征，也不预示会有蛛网膜下腔的播散，而是一个有助于诊断的特征。软脑膜受累以小脑和视神经肿瘤中最为常见。

（5）远处播散和转移。毛细胞型星形细胞瘤偶尔可在脑和脊髓中种植，甚至发生在原发病变还不明确时，以肿瘤播散灶首先被发现。

（6）恶变。毛细胞型星形细胞瘤的变化是沿着退行性变的方向而不是间变的。只有极少数病例发生恶变，表现为每个高倍视野可见多个核分裂象、血管内皮细胞增生和栅栏状坏死。恶变毛细胞型星形细胞瘤仍不能归类到胶质母细胞瘤，因为它们的预后还不很清楚，因此称之为间变性（恶性）毛细胞型星形细胞瘤更恰当些。

3. 分子生物学

毛细胞星形细胞瘤在分子检测上取得了重大的进展，miRNA 发生改变，它们的靶基因也发生了相应的改变。儿童毛细胞星形细胞瘤中 mTORC1/mTORC2 信号通路的激活表明 mTOR 是一种治疗靶点（图 4－6）。

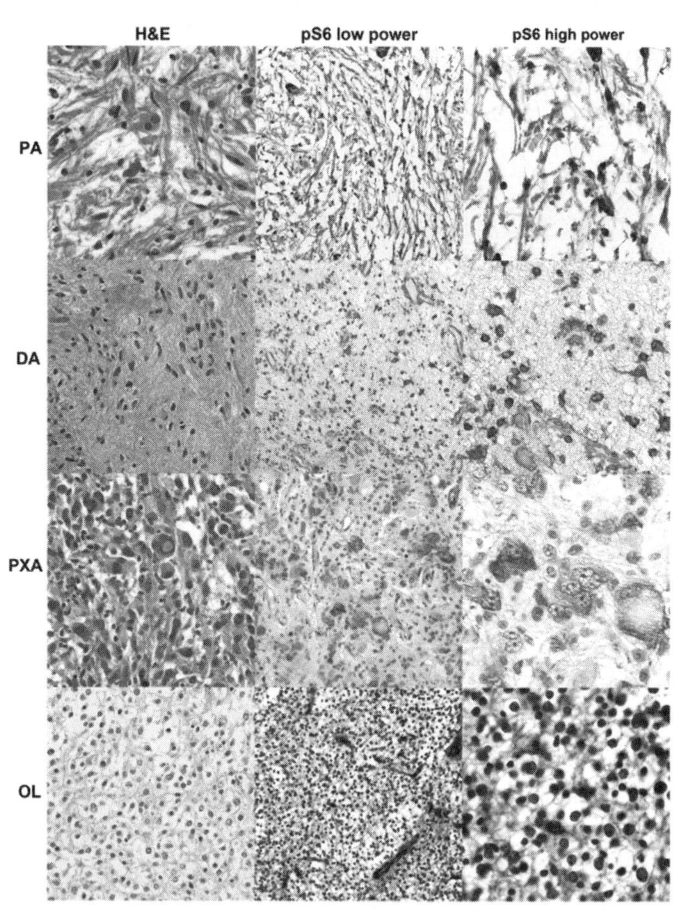

图 4－6 毛细胞型星形细胞瘤免疫组化染色结果

注：mTORC1 的免疫反应性：mTORC1 通路在 PLGG 中是活跃的。在包括 PA、DA 和 PXA 在内的一个显著的亚群中，每一类 PLGG 测试都显示了与 mTORC1 激活兼容的 pS6 的免疫反应性。然而，小儿低级别少突胶质细胞瘤（OL）主要是阴性的，除了偶尔包裹进去的或反应性的星形胶质细胞（PMID：24203892）

4. 免疫表型

在儿童毛细胞性星形细胞瘤中显示生物学相关的靶标，瘤细胞胶质纤维酸性蛋白（glial fibrillary acidic protein，GFAP）、波形蛋白（Vimentin）阳性，*P53* 少数瘤细胞阳性，Ki－67 增殖指数为 0～4%，平均 1.1%。PBX3、NFIB 和 METAP2 阳性；儿童毛细胞性星形细胞瘤在 FGFR1 和 BRAF 有改变，影响了 MAP 激酶信号通路。BRAF 与星形细胞胶质瘤的恶变和干细胞有关。

5. 预后

肿瘤生长缓慢，其组织学级别或分化程度可以稳定数十年不变，生存期通常很长。最近报道下丘脑或脑干病变可能致死，但仅发生在病史长或多次复发后。间变性（恶性）毛细胞型星形细胞瘤常发生在小脑。这类肿瘤大部分具有侵袭性生物学行为，但一些病例通过外科手术切除伴或不伴联合放疗或化疗而治愈。

6. 鉴别诊断

因毛细胞型星形细胞瘤组织学形态表现多样，需要与以下病变相鉴别：①节细胞胶质瘤；②少突胶质细胞瘤；③弥漫性星形细胞瘤；④毛细胞样胶质增生。

三、多形性黄色星形细胞瘤

多形性黄色星形细胞瘤（pleomorphic xanthoastrocytoma，PXA）是一种预后相对较好的星形细胞肿瘤，好发于儿童和年轻人，常发生于大脑半球的表浅部位，侵及脑膜，少发。典型的组织学特点包括表达 GFAP 的多形性细胞和脂质化细胞，这些细胞常被网状纤维和嗜伊红颗粒小体所包绕（图 4－7）。伴有明显核分裂活性（≥ 5/10 HPF）或坏死的病例可诊断为“伴有间变特征的多形性黄色星形细胞瘤（pleomorphic xanthoastrocytoma with anaplastic features）”。

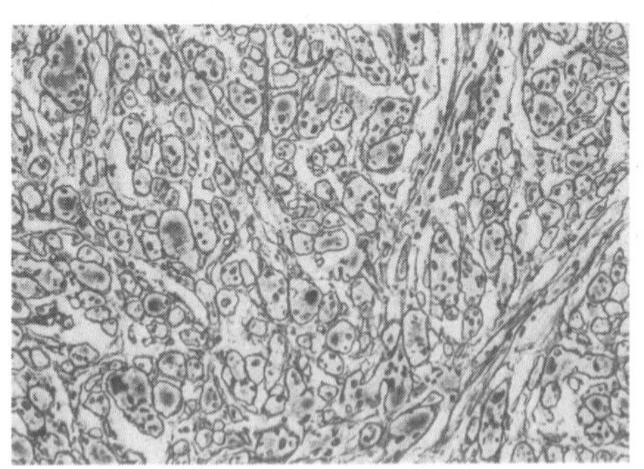

图 4－7　多形性黄色瘤型星形细胞瘤的组织染色结果

注：网状纤维染色示瘤细胞间多量网状纤维

1. 大体形态

其主要位于表浅部位，与脑膜相连常伴囊腔形成，有时在囊壁形成附壁结节或斑块性结节，常不伴有明显的脑水肿和占位效应。可出现侵及硬脑膜、显著的外生性生长、多中心型和软脑膜播散。

2. 临床表现

其主要发生于儿童和青少年，无明显性别差异。2/3 的患者小于 18 岁，老年患者也有报道。典型的肿瘤常位于脑膜和大脑表面（“脑膜—脑”）。98% 的病例发生在幕上，尤其是颞叶。发生在小脑、脊髓、鞍区和视网膜的病例也有报道。肿瘤位置表浅，多数患者有长期癫痫病史。影像学显示病变边界清晰、位置表浅，对比增强的附壁结节或斑块状病变，常不伴有明显的占位效应或脑水肿。

3. 镜下特点

肿瘤组织多位于软脑膜和蛛网膜下隙，并常出现脑实质的侵犯，肿瘤细胞浸润至 Virchow-Robin 间隙和固有的神经毡中。多形性黄色星形细胞瘤得名于其奇形怪状的细胞特征，以及瘤细胞胞质中脂质的积聚。多数病例表现为梭形细胞呈松散的束状排列，混杂有单核或多核瘤巨细胞，细胞核的大小及染色相差很大（图 4－8）。核内包涵体常见。肿瘤组织内常见嗜酸性颗粒小体和反应性淋巴细胞的浸润（图 4－8、图 4－9）。另一个显著的特征是银染显示丰富的网状纤维，肿瘤细胞被网状纤维染色阳性的基膜包绕。间变性的组织学特点包括显著的核分裂活性（≥5/10 HPF）或坏死，坏死常发生在那些明显间变的复发病例。部分表现出坏死和内皮细胞增生的病例，难以与胶质母细胞瘤区分。随着肿瘤恶性程度的增加，网状纤维可能减少或完全消失。在罕见情况下，PXA 可表现为节细胞胶质瘤中的胶质瘤成分，或以多形性黄色星形细胞瘤/少突胶质细胞瘤的形式混合存在。有些血管高度增生的类型可诊断为“血管瘤型多形性黄色星形细胞瘤（angiomatous xanthoastrocytoma）”。

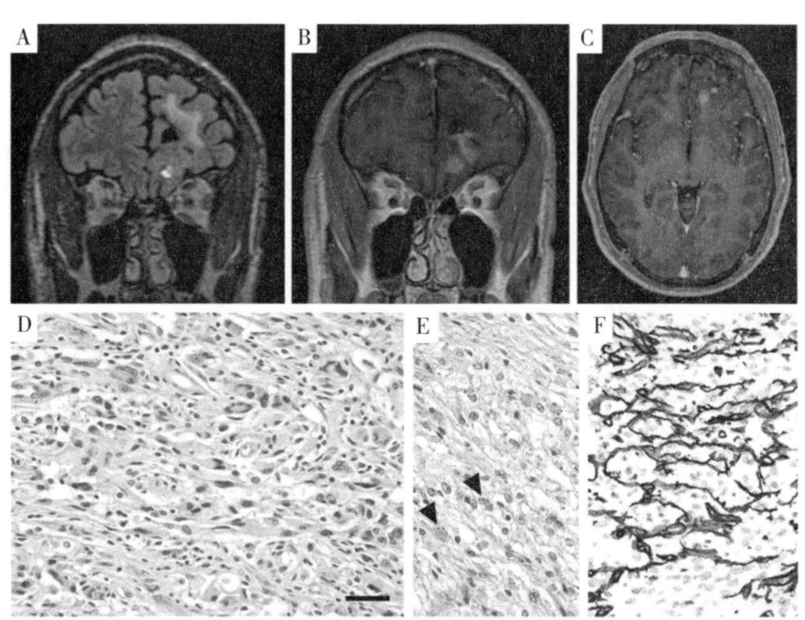

图 4－8　左额叶切除的多形性黄色星形细胞瘤的影像学和组织学特征

A～C：左侧额叶低级别星形细胞瘤首次切除 8 年后的监视 MR 成像显示，左侧眶内内侧回内毗邻先前切除的空腔有一个新的 7 mm 结节增强病灶间隔发展，见冠状 T2 或 FLAIR 加权图像（A）、冠状 T1 加权后图像（B）、轴向 T1 加权后图像（C）；D～E：苏木精和伊红染色切片显示星形细胞瘤，核多形性明显，大量嗜酸性颗粒（箭头），偶尔可见具有泡沫细胞质的黄色瘤细胞；F：Ⅳ型胶原免疫染色显示肿瘤星形胶质细胞中大量的细胞间胶原沉积（PMID：28699883）

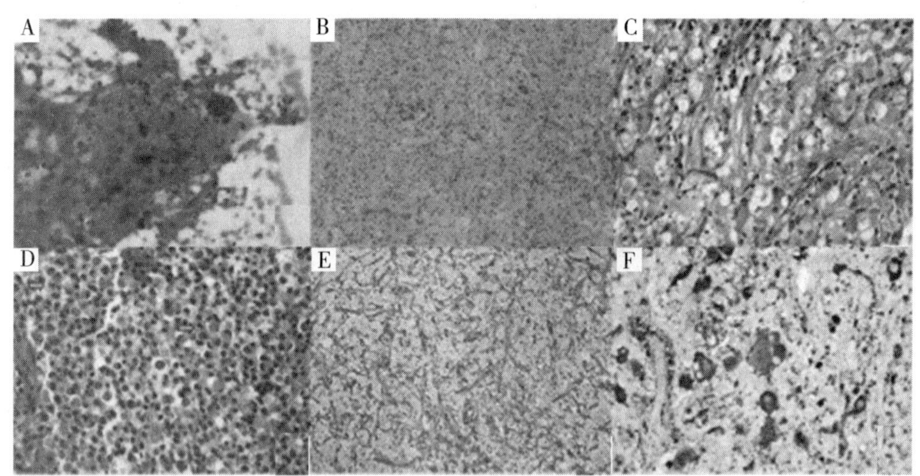

图4－9　多形性黄色星形细胞瘤的组织病理学研究

A：涂片显示高度多形性的肿瘤细胞，偶见奇异细胞核；B：纺锤状肿瘤与细胞核奇异或多核的肿瘤细胞混合；C：肿瘤细胞胞浆多泡；D：间变性多形性黄色肉芽肿，肿瘤细胞呈单形，细胞增多，可见散在的有丝分裂象（箭头）；E：网状染色显示肿瘤细胞巢周围有丰富的网状结构，偶见胞外网状细胞沉积；F：Synaptophysin 免疫组化染色突出多形性肿瘤细胞（PMID：31535562）

4. 免疫表型

肿瘤细胞 GFAP、S－100 蛋白弥漫阳性。神经元标记物包括 Syn、NF、β－微管蛋白Ⅲ型和 MAP－2 均有不同程度的表达。造血祖细胞相关抗原 CD34 在多形性黄色星形细胞瘤中常阳性表达。Ki－67/MIB－1 标记指数常小于 1%。

5. 预后

毛黏液样星形细胞瘤中相当比例的 BRAF 突变的发现有助于更清楚地理解这些肿瘤的病理生理学，具有明确的预后和治疗意义。多形性黄色星形细胞瘤组织学表现多形，但预后较好。一项纳入 71 例病例的报道显示患者 5 年存活率为 72%，10 年存活率为 61%。

四、毛黏液样星形细胞瘤

毛黏液样星形细胞瘤（pilomyxoid astrocytoma，PMA）是一种毛细胞样肿瘤，与毛细胞型星形细胞瘤关系密切，具有丰富的黏液样基质和以血管为中心分布的形态单一的双极性肿瘤细胞，通常没有 Rosenthal 纤维和嗜酸性颗粒小体。与毛细胞型星形细胞瘤相比，毛黏液样星形细胞瘤在不同的临床病程中可能更具有侵袭性，因为它们更容易局部复发和脑脊髓播散。

1. 临床表现

其常发生于幼儿（平均 10 个月），也可发生在年龄较大的儿童。男女比例大致相等。下丘脑/视交叉是最常见的发病部位，丘脑、小脑、脑干、颞叶和脊髓也可发生。临床表现无特异性。年龄较大的儿童则出现头痛、恶心、定向紊乱和复视。放射学检查显示为界限较清楚的局限性肿物。大多数病例发生于下丘脑区域。只有少数研究报告了

小脑病灶的定位（图4－10）。毛黏液样星形细胞瘤绝大多数发生在2个月到4岁的儿童中。尽管毛黏液样星形细胞瘤与毛细胞型星形细胞瘤在病理上有许多相似之处，但在组织学上有一些特殊的特征，这使其被确认为独立的胶质瘤类型。

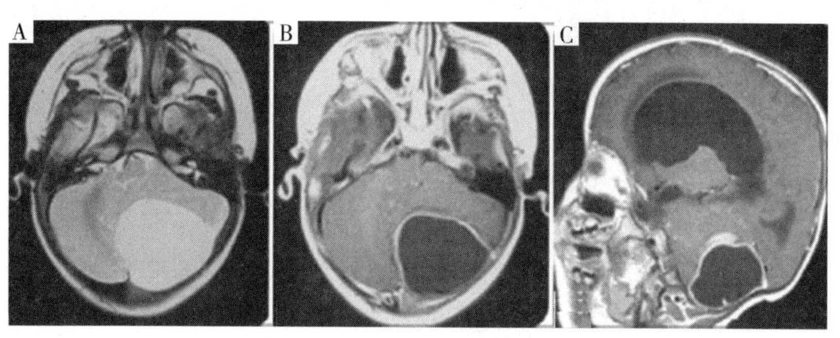

图4－10 脑MRI影像学结果

A：T2加权图像轴向切片；B：注射对比剂后T1加权图像的轴向切片；C：注射对比剂后T1加权图像的矢状面切片，显示位于左小脑叶的一个大的直径51 mm的轴内异质肿瘤。肿瘤T2加权相呈高信号T1加权相呈低信号，周围增强。脑积水是由第四脑室阻塞引起的（PMID：32656116）

2. 大体形态

其为实性胶冻状肿物，质软，灰白色，边界较清楚。

3. 镜下特点

病变由丰富的黏液样基质和形态单一、中等大小的双极细胞组成，这些细胞沿着血管周围放射状排列，形成假菊形团样结构，也可围绕血管长轴排列。一般不含Rosenthal纤维和嗜酸性颗粒小体。核分裂象可见。部分病例的血管增生，由于囊性变而表现为线状肾小球样丛状增生。少数病例可出现局灶性坏死（图4－11）。典型的毛细胞型星形细胞瘤局部出现的黏液样改变不能诊断为毛黏液样星形细胞瘤。

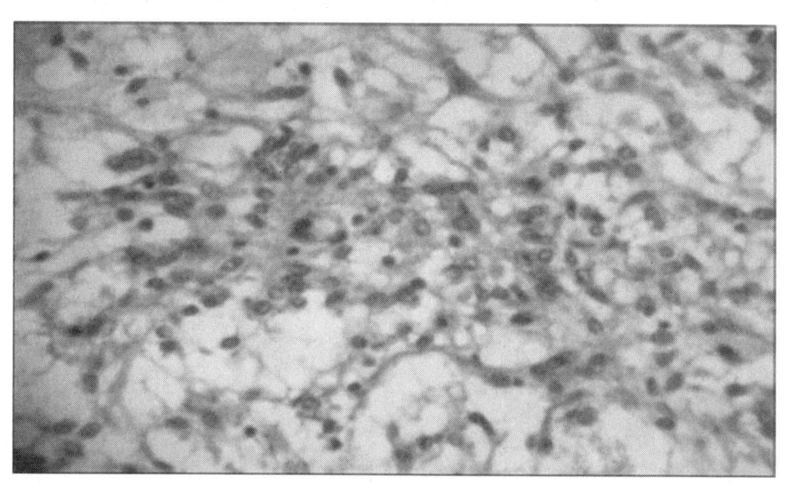

图4－11 肿瘤的组织学结果

注：检查显示单晶双极细胞，有松散的黏液样背景。未见双相形态、罗森塔尔纤维或嗜酸性颗粒状体。肿瘤细胞呈假莲座状排列于血管周围，未见新生血管形成、明显多形性、异常核分裂或坏死（PMID：32656116）

4. 免疫表型

GFAP、S－100 和 Vimentin 弥漫强阳性，Syn 也可阳性，但 NF 和 CgA 常阴性，Ki－67 增殖指数 2%～20%。

5. 预后

毛黏液样形星形细胞瘤比毛细胞型星形细胞瘤更具有侵袭性，其局部复发和脑脊液播散更为常见。

6. 鉴别诊断

其需要与毛细胞型星形细胞瘤相鉴别。

五、胶质纤维瘤

胶质纤维瘤（Gliofibroma）为常发生于儿童的非常罕见的肿瘤。其发病年龄为 11 天至 54 岁（平均 14 岁），主要出现在生命的前 20 年。女性好发（男：女 =2：3）。好发于大脑（36%）和脊髓（28%）。胶质纤维瘤是一种不常见的良性肿瘤，具有胶质和间质成分。病灶大部分发生在颅内，但也有脊椎部位病灶的报道。多发性受累和软脑膜扩散是不常见的表现。目前，该肿瘤未列入 WHO CNS 肿瘤分类。尽管大多数文献报道称该肿瘤为异质性肿瘤，但仍有可能鉴别出几乎恒定的特征。这些数据可能有助于确定胶质纤维瘤的概念，以便将其纳入 WHO 下一次的中枢神经系统肿瘤分类。

1. 镜下特点

组织学形态显示星形细胞瘤组织内含有明显的胶原纤维，胶原纤维成分围绕在胶质瘤细胞周围，有时相互混合。瘤细胞为长梭形、束状排列，核大小不一，异型性明显。肿瘤组织由级别不一的胶质成分（低级别至高级别不等）及非肉瘤性成纤维细胞成分组成（图 4－12）。其中高级别胶质瘤也可认为是胶质肉瘤的另一种表现。其只是缺乏 2 种成分组成的“大理石”外观。胶质瘤细胞本身可产生胶原纤维（称之为促纤维增生性星形细胞瘤，desmoplastic astrocytoma），也可由间叶组织细胞混合产生（称混合胶质瘤/纤维瘤，mixed glioma/fibroma）（图 4－13）。坏死和血管增生并非该肿瘤的特征性改变。细胞数量增多、核多形性和核分裂活性增加少见，但其出现提示较高侵袭性的生物学行为，常被称为“恶性”或“间变性”胶质纤维瘤。与婴儿型促纤维增生性星形细胞瘤的不同在于病变不附着于脑膜，且没有囊腔形成。

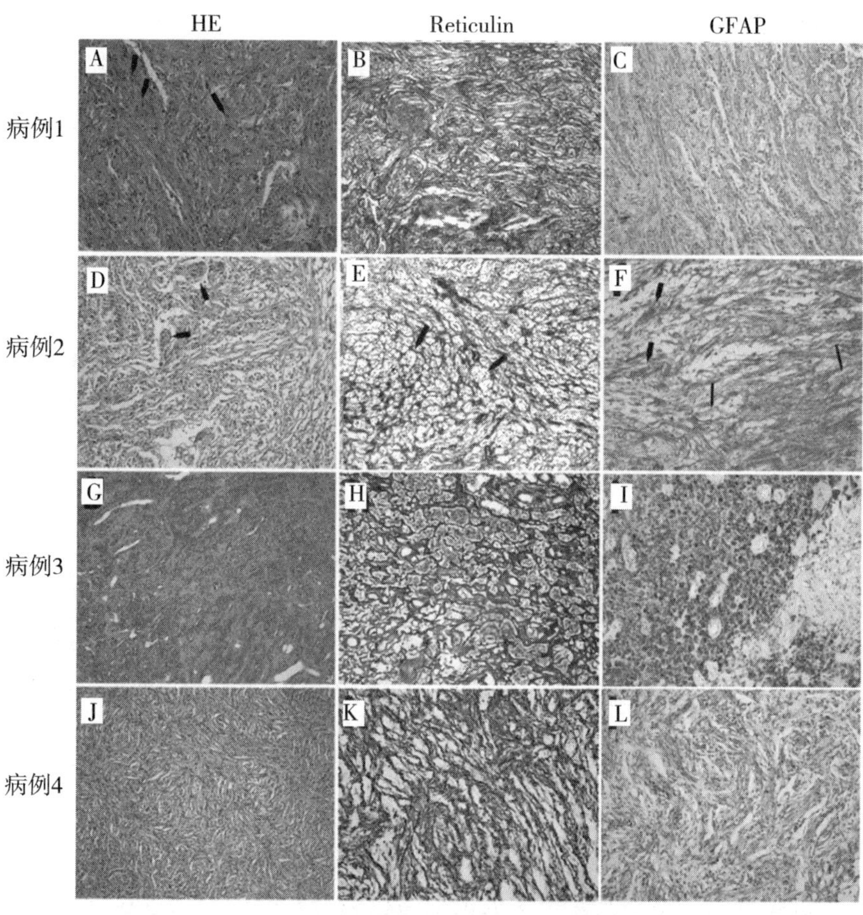

图 4 - 12　胶质纤维瘤的 HE 及免疫组化染色结果

A～C：病例 1，胶质细胞散布在整个连接网，网状蛋白致密基质；局限于胶质成分的阳性 GFAP 细胞。D～F：病例 2，D 和 E 的箭头表示神经胶质组织岛，F 的短箭头表示胶质束，长箭头表示 GFAP 阴性结缔组织。G～L：病例 3，圆形星形胶质细胞呈绳状排列，周围纤维组织环绕。J～L：病例 4，J 和 K 可见密集的交联成纤维细胞增生线，星形胶质细胞与结缔束密切交织（PMID：26720861）

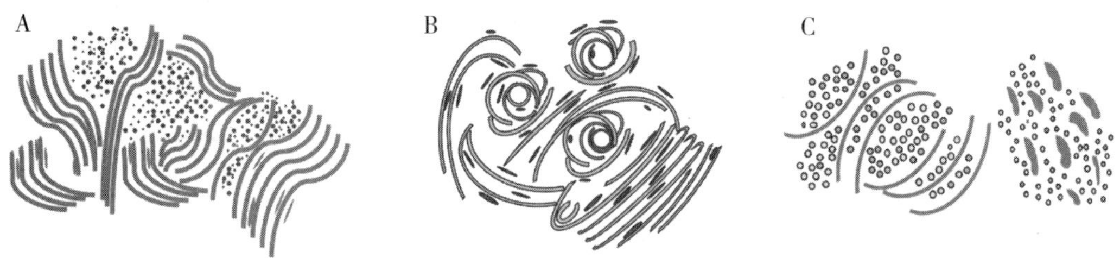

图 4 - 13　低级别胶质纤维瘤的组织学类型

A：备用类型。星形细胞组成部分是由胶原纤维包围的岛状或成束的胶质组织。B：混合类型。星形细胞和间充质成分紧密交织，呈扁平状或平行排列。C：细胞类型。胶质细胞由丰满的星形胶质细胞组成，呈片状或绳状结构排列，中间被纤维组织条带隔开（图片左半部分），或者更常见的是致密的胶原沉积（中右半部分）（PMID：26720861）

2. 预后

在治疗方面，手术是低级别增生患者的主要治疗手段。放射治疗或化疗可用于肿瘤生长或糖尿病患者，胶质纤维瘤病例的预后较好。大多数患者临床过程缓慢，甚至有术后 7 年都没有复发和转移的证据。

六、间变性星形细胞瘤

间变性星形细胞瘤（anaplastic astrocytoma，AA）是一种弥漫性浸润的恶性星形细胞原发性脑肿瘤。间变性星形细胞瘤目前由组织学定义，但未来的分类方案将包括分子改变。根据 1p/19q 共缺失状态和 IDH 突变状态，间变性星形细胞瘤可以分为具有相似分子特征、诊断年龄和中位生存的亚群。

1. 临床表现

其主要见于大脑内，瘤体较大，有时侵犯几个脑叶或者越过中线侵犯对侧大脑半球。瘤组织色灰红，质地较软，在脑内呈浸润性生长，与周围脑组织有一定的边界。肿瘤细胞可向皮质浸润生长，形成围绕神经元周的“卫星现象”。有囊性变和小灶性出血坏死灶。肿瘤细胞丰富，形态多样，细胞核呈多形性，核分裂象较多见，核质比增大。可见单核或多核巨细胞。纤维型、原浆型及肥胖细胞型可于若干年后变为恶性（图 4 – 14）。

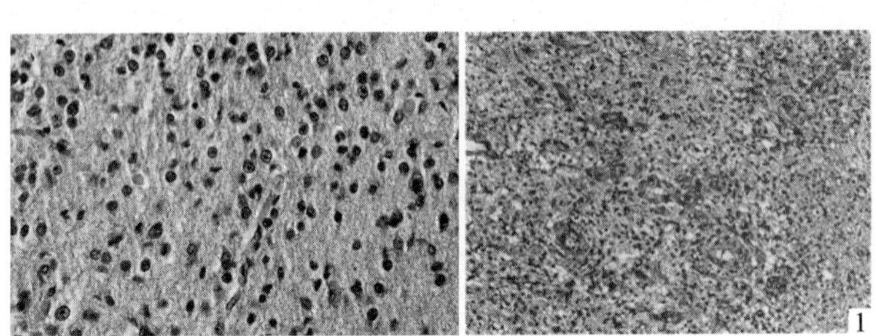

图 4 – 14　间变性星形细胞瘤的 HE 染色结果

注：表现为胞质和核多形性、细胞多形性、有丝分裂活性，但缺乏胶质母细胞瘤的苍白性坏死或血管增生（PMID：27568373）

2. 组织病理

神经胶质纤维较少见，9% 肿瘤内可见少量钙化。有时瘤内可见增生明显的纤维结缔组织，形成所谓的“间变性胶质纤维瘤”。肿瘤无坏死或血管增生现象，此可与多形性胶母细胞瘤相鉴别。

3. 治疗

在 2016 年 WHO 弥漫性胶质瘤分型中，诊断（间变性）星形细胞瘤则分为 IDH 野生型和 IDH 突变型肿瘤。染色体 1p 和 19q 共缺失的间变性星形细胞瘤和 IDH 突变的预后最好。IDH 突变且无 1p/19q 共缺失的间变性星形细胞瘤预后中等，IDH 野生型间变星形细胞瘤预后最差，与胶质母细胞瘤有许多相同的分子改变。根据 CATNON 临床试验的初步结果，对非编码间变性星形细胞瘤的治疗包括最大安全切除后放疗和放疗后替莫唑胺（TMZ）化疗。在最近完成的随机前瞻性Ⅲ期临床试验 CATNON 中，正在评估

并发替莫唑胺的作用以及 IDH1 亚组是否受益于替莫唑胺。

4. 鉴别诊断

由于肿瘤各部位细胞分化程度不同，在分化好的地方表现为上述肿瘤的形态，因此本肿瘤的诊断要在全面的组织学观察后做出的结论，仅对部分肿瘤，尤其是活检组织进行观察时，诊断可能有误差，并要注意与胶质母细胞瘤的边缘组织相鉴别。

七、胶质母细胞瘤

胶质母细胞瘤（glioblastoma，GBM）是星形细胞肿瘤中恶性程度最高的胶质瘤。多见于成人。肿瘤位于皮质下，多数生长于幕上大脑半球各处。呈浸润性生长，常侵犯几个脑叶，并侵犯深部结构，还可经胼胝体波及对侧大脑半球。发生部位以额叶最多见。与成人相比，儿童的胶质母细胞瘤是相对罕见的。尽管这是罕见的，从有限的出版物中也很明显的显示，儿童胶质母细胞瘤是不同于成人的。这些差异与分子遗传学、辅助治疗的有效性以及治疗后的预后有关。随着近年来大量突破性的转化研究的出现，大量关于儿童胶质母细胞瘤的新信息已经出现，就未来的治疗选择而言，这些信息蕴含着巨大的希望。本章试图强调关键临床方面的儿童胶质母细胞瘤的新兴的临床和实验室证据。

1. 发病病因

有研究发现，原发性胶质母细胞瘤与继发性胶质母细胞瘤的分子发生机制不同。原发性胶质母细胞瘤的分子改变以表皮生长因子受体（EGFR）的扩增与过量表达为主，而继发性胶质母细胞瘤则以 *p53* 的突变为主。

2. 临床表现

胶质母细胞瘤生长速度快，70%～80%患者病程在 3～6 个月，病程超过 1 年者仅 10%。病程较长者可能由恶性程度低的星形细胞瘤演变而来。由于肿瘤生长迅速，脑水肿广泛，颅内压增高症状明显，所有患者都有头痛、呕吐症状。视盘水肿者有头痛、精神改变、肢体无力、呕吐、意识障碍与言语障碍。肿瘤浸润性破坏脑组织，造成一系列的局灶症状，患者有不同程度的偏瘫、偏身感觉障碍、失语和偏盲等。神经系统检查可发现偏瘫、脑神经损害、偏身感觉障碍与偏盲。

3. 实验室与影像学检查

实验室与影像学检查：①实验室检查。腰穿多提示压力增高，脑脊液蛋白含量增高及计数增多，少数病例特殊染色有时可发现脱落的肿瘤细胞。②放射性核素检查。诊断阳性率较星形细胞瘤高，病变局部显示放射性浓区。头颅 X 射线平片仅显示颅内压增高，偶见松果体钙化后的移位，脑血管造影见血管受压移位，约半数显示病理血管，病变处血管多粗细不均、扭曲不整，有的呈细小点状或丝状。③ CT 扫描。肿瘤呈边界不清的混合密度病灶，其中多有瘤内出血所致高密度影表现，但钙化者较少。瘤内坏死及囊性变呈低密度影，而使其形态呈多形性，病灶周围多数脑水肿较重，肿瘤与脑组织无明显边界。脑室常被压迫变小、变形或封闭，中线结构常向对侧移位。增强后的部分肿瘤呈不均匀强化，常表现为中央低密度的坏死或囊变区周边增生血管区不规则的环形、岛形或螺旋形强化影。④ MRI 检查。肿瘤在 T1 加权相上呈低信号，T2 加权相为高信号

的边界不清的肿瘤影，与邻近脑组织不容易区分，占位效应十分明显。肿瘤内若有较大的坏死区则呈更低信号，若有出血则呈高信号。胼胝体常受累，中线结构，如纵裂池可变形、变窄或移位。肿瘤在 T2 加权相呈混杂信号，以高信号为主。注射造影剂后肿瘤十分显著的对比增强使得肿瘤与邻近结构有明确的分界，且好发在脑深部，是特征性表现。

4. 组织病理

切片检测可见胶质母细胞瘤表现为细胞过多、明显多形性、肿瘤巨细胞、微血管增生和“栅栏状坏死”（肿瘤纺锤形细胞在中央坏死灶周围形成栅栏状）（图 4 – 15）。癫痫的发生率较星形细胞瘤和少枝胶质细胞瘤少见，部分患者有癫痫发作，部分患者表现为淡漠、痴呆、智力减退等精神症状。

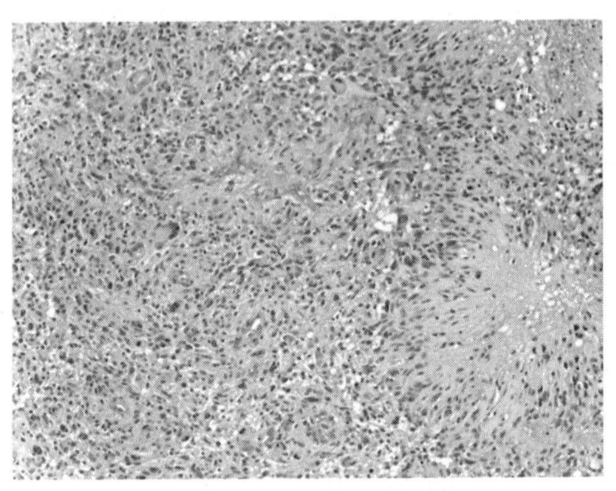

图 4 – 15　胶质母细胞瘤的 HE 染色结果

注：细胞过多、明显多形性、肿瘤巨细胞、微血管增生和“栅栏状坏死”（肿瘤纺锤形细胞在中央坏死灶周围形成栅栏状）（PMID：27568373）

5. 治疗

胶质母细胞瘤以手术、放疗、化疗及其他综合治疗为主：①手术治疗。手术应做到在不加重神经功能障碍的前提下尽可能多地切除肿瘤，扩大肿瘤切除范围既可以有效地颅内减压，又能减轻术后脑水肿，减低神经系统并发症的发生率。如果肿瘤位于重要功能区（语言中枢或运动中枢），为了不加重脑功能的障碍，多数仅能做部分切除，对位于脑干、基底神经节及丘脑的肿瘤可在显微镜下严格做到切除肿瘤，手术结束时可做外减压术。②放疗、化疗和免疫治疗。应行术后常规放疗，也可合并应用化疗或免疫治疗。近来有文献报道手术后即进行放疗，在放疗后每隔 2 个月化疗 1 次，同时予以免疫治疗，可使部分患者获得较长时间的缓解期。③胶质母细胞瘤表现出一定的放疗耐受性，对于残余肿瘤的治疗多采用高剂量分割照射、肿瘤间质内放疗和立体定向放射来实现，HFRT 能将传统外放射剂量提高到 70. 2 ～ 72 Gy，而不产生放射性坏死，增强了抑制肿瘤复发的能力。125 I 质粒的立体定向植入（间质内放疗）配合 HFRT 能够显著提高治疗效果，优于传统外放疗和化疗的组合。胶质母细胞瘤对不同的化疗的敏感率是 40% ～ 80%，利用大剂量多种化疗药联合冲击治疗后辅助以自体骨髓移植来减少化疗副反应也证明是可行的。近来，对胶质母细胞瘤的免疫治疗、基因治疗的报告也有许多，

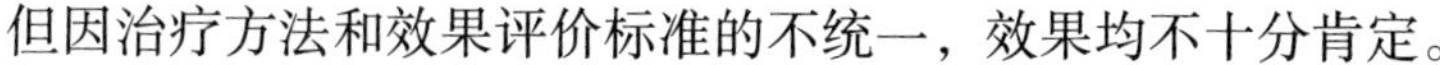

但因治疗方法和效果评价标准的不统一，效果均不十分肯定。

6. 临床诊断

根据病史、临床表现及影像学检查确诊。

第二节　少突胶质细胞肿瘤

少突胶质细胞肿瘤（oligodendroglial tumors）分为单纯性、间变性少突胶质细胞瘤型和其与星形细胞胶质瘤的混合型。2016 年 WHO 分类将混合型去除。

一、少突胶质细胞瘤

少突胶质细胞瘤（oligodendroglioma）起源于少突胶质细胞，占胶质瘤的 5%～10%，占颅内肿瘤的 1.3%～4.4%，男女比例为 2.13∶1，偶见于儿童。肿瘤常位于大脑皮质或皮质下，其生长缓慢，半数以上位于额叶，其次为顶叶与颞叶，无包膜，但与正常脑组织界限清楚，以膨胀性生长为主，生长缓慢。钙化发生率高，为 50%～80%。出血、囊性变少见。

1. 临床表现

少突胶质细胞瘤属于低级别胶质瘤。好发于 35～40 岁。常见首发症状为局灶性癫痫，局部神经功能障碍则取决于病变部位。晚期常出现颅内高压，还可以出现精神症状。

2. 影像学检查

影像学检查：①为略高密度混杂的肿块，边缘清楚；囊变区呈低密度。②瘤内有钙化，呈条状、斑点状或大而不规则，其中弯曲条带状钙化具有特征性。③瘤周水肿轻，占位效应轻。④增强扫描示肿瘤轻至中度强化，亦可不强化；不典型病例可表现为皮质低密度，类似脑梗死灶。⑤大多数肿瘤轮廓可见，水肿轻微。⑥肿瘤内部 T1 加权相、T2 加权相可见不规则低信号影（为钙化所致）。⑦大多数肿瘤呈斑片状、不均匀轻微强化。⑧恶性者水肿和强化明显，与Ⅲ级、Ⅳ级星形细胞瘤不易区分。

3. 治疗

治疗：①手术治疗，在低级别胶质瘤的处理方法中，外科治疗是必要的，主要目标是进行组织学诊断、减少肿瘤体积以降低颅内压、改善神经功能损害症状，阻止恶性变和控制癫痫发作；②术后立即放疗、只对未完全切除肿瘤的低级别胶质瘤进行放疗、复发或肿瘤继续进展时放疗，都被认为是有效的治疗选择。

4. 预后

预后：低级别胶质瘤与高级别胶质瘤相比有较好的预后，平均有 5～10 年的生存期，10 年生存者占 5%～50%，其中 50%～75% 的患者最后死于此病。

5. 鉴别诊断

鉴别诊断：①节细胞胶质瘤：少见，好发于儿童及青年人，80% 发生在 30 岁以下，

发病部位较少突胶质瘤深在；②低分级星形细胞瘤：位置稍深，肿瘤密度偏低，钙化量较少、呈点状或斑片状，部分患者瘤周水肿较重；③脑膜瘤：基底邻贴脑膜或颅骨板，与颅骨呈钝角，局部颅骨可有增生性改变，瘤内钙化多呈沙粒状；增强扫描示肿瘤强化明显；④血管畸形：CT 可显示为高密度，但钙化相对少见且范围较小，常无占位效应；⑤ Syn、MAP-2、Olig 为阳性，Ki－67 标记指数常低于 5%。

二、间变性少突胶质细胞瘤

间变性少突胶质细胞瘤（anaplastic oligodendroglioma）在 WHO 的恶性度分类为Ⅲ级。由于少突胶质细胞瘤内常含有其他胶质成分，表现为混合性胶质瘤。所以，单纯的或者真正的少突胶质细胞瘤很少见。在 2016 年 WHO 弥漫性胶质瘤分型中，诊断（间变）少突胶质细胞瘤需要同时存在 IDH 突变和 1p/19q 缺失。间变性少突胶质细胞瘤具有细胞密度增高、核异型性、多形性和核分裂象增多等恶性特征。

第三节　室管膜肿瘤

一、室管膜下巨细胞型星形细胞瘤/结节性硬化症

室管膜下巨细胞型星形细胞瘤（subependymal giant cell astrocytoma，SEGA）是良性、生长缓慢的肿瘤，典型病变部位是侧脑室壁，由大的节细胞样星形细胞构成（图 4－16）。结节性硬化综合征（tuberous sclerosis complex，TSC）是一组由染色体 9q 上的 TSC 1 或 16p 上的 *TSC* 2 基因突变所致的常染色体显性遗传病，以中枢神经系统和非神经组织的错构瘤和良性肿瘤性病变为特点。中枢神经系统病变包括皮质结节、皮质下胶质神经元错构瘤、室管膜下胶质结节和室管膜下巨细胞型星形细胞瘤。主要的神经外病变包括皮肤血管纤维瘤（“皮脂腺瘤”）、“鲨皮”斑、甲下纤维瘤、心脏横纹肌瘤、肠息肉、内脏囊肿、肺淋巴管－平滑肌瘤病和肾血管平滑肌脂肪瘤。

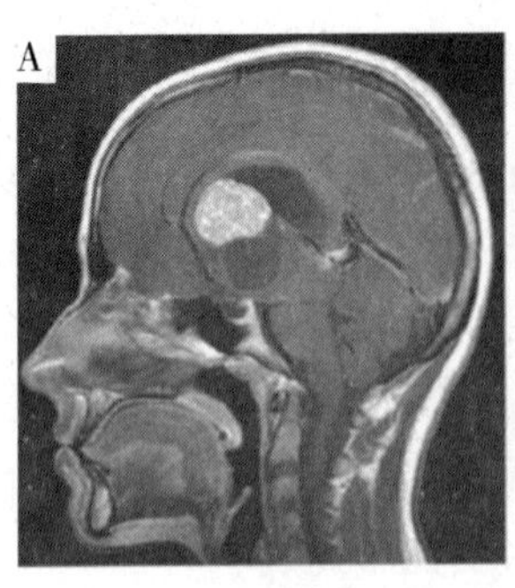

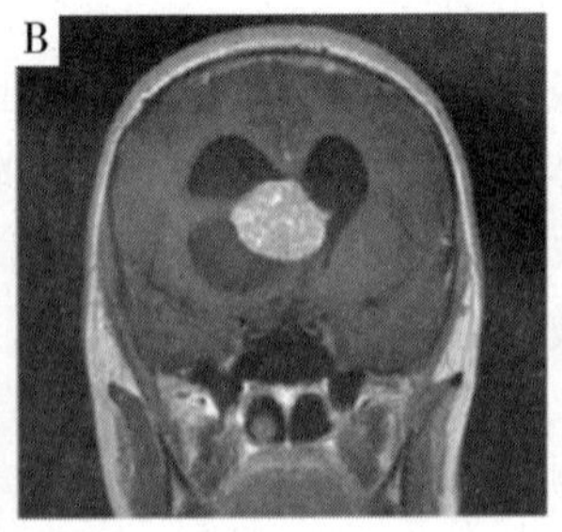

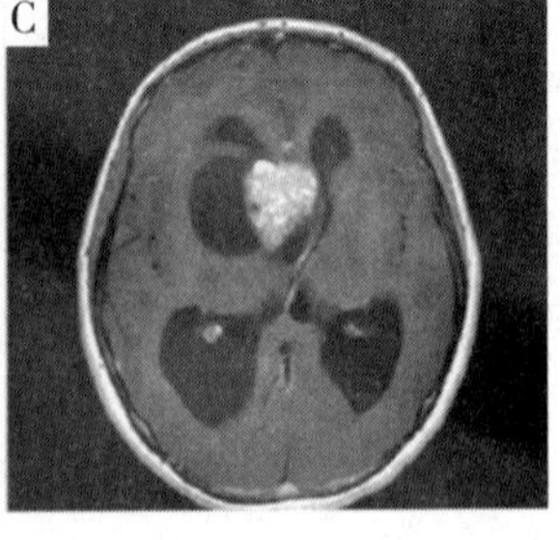

图 4－16　室管膜下巨细胞星形细胞瘤的磁共振成像扫描

注：图显示（从左至右）的对比度增强。A：T1 矢状面；B：冠状面；C：轴向面。影像图显示右侧脑室透明隔右侧有局限的不均匀肿块；肿块移位透明隔，阻塞左侧门孔（PMID：32547840）

1. 临床表现

室管膜下巨细胞型星形细胞瘤是结节性硬化综合征患者最常发生的中枢神经系统肿瘤。常发生于20岁以下患者，婴儿中也有报道。在结节性硬化综合征患者中，室管膜下巨细胞星形细胞瘤的发生率为6%～14%，是结节性硬化综合征诊断的主要标准之一。常见症状是癫痫和头痛，视力障碍和听力下降也较多见，其次有智力减退和行为异常。MRI示室间孔区边界清晰的分叶状肿块，呈低等或混杂密度，信号常不均一，增强后呈不均一强化。还可见两侧侧脑室室管膜下结节或钙化影等结节性硬化的表现。

2. 镜下特点

肿瘤界限清楚，常发生钙化，由大型、类似星形细胞的肿瘤细胞构成。细胞呈簇分布或围绕血管周围呈假栅栏状排列是常见的特点。瘤细胞多角形，胞质丰富红染，呈毛玻璃样，类似于肥胖型星形细胞；也可呈体积稍小的长梭形细胞在疏松的纤维基质中呈束状排列。节细胞样巨大锥体形细胞常见。核染色质呈细颗粒状，核仁明显，核具有多形性，常可见多核细胞。室管膜下巨细胞星形细胞瘤可有核分裂象增多，但并不提示患者预后差。同样，偶见血管内皮增生和坏死，也不说明肿瘤发生了间变。肥大细胞和以T淋巴细胞为主的淋巴细胞浸润是其常见特点。

3. 免疫表型

SEGA虽被定义为明确的、界限清楚的星形细胞瘤，但却显示混合性胶质神经元表型，肿瘤细胞对GFAP和S－100蛋白显示不同程度的反应（图4－17）。NF和β-tubuin Ⅲ型也可阳性。Syn常阴性。Ki－67平均为1.5%～7.4%，提示生长缓慢。

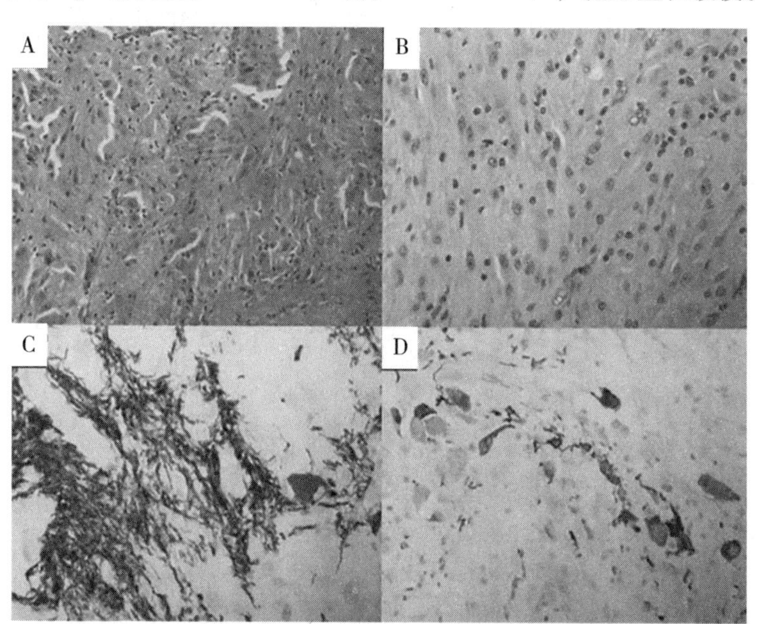

图4－17　室管膜下巨细胞星形细胞型瘤组织病理学显示

A：肿瘤细胞胞浆嗜酸性，呈片状，呈束状；B：肿瘤细胞呈多形性，无明显核异型性或有丝分裂活性；C：GFAP免疫组化染色肿瘤细胞和纤维突起呈斑片状阳性染色；D：突触素免疫组化染色突出数个肿瘤细胞（PMID：32547840）

4. 预后

该病为良性病变，复发罕见，目前尚无恶变病例报道，全切甚至次全切术后的预后皆好。

二、室管膜瘤

室管膜瘤（ependymoma）来源于脑室与脊髓中央管的室管膜细胞或脑内白质室管膜细胞巢的中枢神经系统肿瘤。生长缓慢，男多于女，多见于儿童及青年。室管膜瘤来源于脑室与脊髓中央管的室管膜细胞或脑内白质室管膜细胞巢的中枢神经系统肿瘤，由肿瘤性室管膜细胞构成。其在胶质瘤中占 18.2%，男多于女，多见于儿童及青年，约 75% 位于幕下，幕上仅占 25%。肿瘤大多位于脑室内，少数瘤主体位于脑组织内。

1. 大体形态

室管膜瘤质地软，灰红色或黄褐色，边界较清。有时呈囊状、灶性出血和坏死。脊髓内室管膜瘤可累及几个节段，边界清晰。

2. 临床表现

幕下室管膜瘤病变常发生于儿童，发病年龄 2 个月至 16 岁（平均 6.4 岁）。幕上室管膜瘤累及儿童和成人，男女发病率相等。肿瘤常发生在第四脑室和脊髓，其次为侧脑室和第三脑室。幕上室管膜瘤还可发生在脑室外系统，尤其见于儿童。罕见的脑脊髓外室管膜瘤也有报道，可发生在卵巢、阔韧带、软组织、纵隔和骶尾区。临床表现与肿瘤位置有关。影像上 MRI 增强扫描显示肿瘤边界清晰，呈中度至明显的强化影，常伴有脑室或脑干移位和脑积水。

3. 镜下特点

室管膜瘤细胞中等密度，瘤细胞形态一致，核圆形或卵圆形，染色质呈胡椒盐状。核分裂象罕见或缺如。最具特征的组织改变是血管周围假菊形团和室管膜菊形团。血管周围假菊形团表现为肿瘤细胞放射状分布在血管周围，大部分肿瘤都含有这种成分。室管膜菊形团和室管膜腔隙由柱状细胞围成的中空的腔隙构成，这种成分只见于少数肿瘤中。退行性变包括黏液变性、肿瘤内出血和钙化，偶尔出现灶性软骨和骨组织。常见肿瘤血管透明变性。室管膜瘤亚型如下：

（1）细胞型室管膜瘤（cellular ependymoma）：常见于脑室外，细胞密度高，但核分裂象不多，真、假菊形团可不明显，无间变特征，归入 WHO Ⅱ级。少数细胞型室管膜瘤可出现类似星形细胞瘤成分的少细胞区域，无明显菊形团形成，并常常出现肥胖型星形细胞，这样的病变是室管膜瘤，不要误诊为星形细胞瘤或混合型胶质瘤。

（2）乳头型室管膜瘤（papillary ependymoma）：该型肿瘤少见，以单层立方形的肿瘤细胞围绕血管形成乳头状结构为特征。靠近血管的瘤细胞胞突 GFAP 阳性。免疫组化染色有助于其与脉络丛乳头状瘤（角蛋白阳性）、转移性乳头状癌（角蛋白阳性、GFAP 阴性）和乳头型脑膜瘤（上皮膜抗原阳性、GFAP 阴性）相鉴别。

（3）透明细胞型室管膜瘤（clear cell ependymoma）：组织学特点类似少突胶质细胞，可见核周空晕。该亚型好发于年轻人的幕上位置。透明细胞型室管膜瘤需要与少突胶质细胞瘤、中枢神经细胞瘤、透明细胞癌和血管母细胞瘤相鉴别。室管膜菊形团和血管周围假菊形团、免疫组化染色 GFAP 和 EMA 阳性及超微结构有助于鉴别诊断。

（4）伸长细胞型室管膜瘤（tanycytic ependymoma）：好发于脊髓。密度不等的肿瘤细胞排列成宽窄不一的栅栏状或束状，细胞细长，双极，很像室管膜旁的长梭形细胞，该细胞伸出胞突在脑室表面。由于缺乏典型的室管膜菊形团而假菊形团仅偶见，该病变易与毛细胞型星形细胞瘤混淆。电镜结构显示典型的室管膜源性。

（5）其他类型室管膜瘤：其他罕见类型包括室管膜瘤伴脂肪瘤分化、巨细胞室管膜瘤、室管膜瘤伴瘤细胞广泛空泡化、黑色素型室管膜瘤、印戒细胞型室管膜瘤、卵巢室管膜瘤、伴有神经毡样岛的室管膜瘤和伴有伸长细胞型胶质成分的节细胞胶质瘤。

4. 免疫表型

瘤细胞表达 GFAP、S-100 蛋白和波形蛋白。EMA 常阳性，阳性信号沿着室管膜菊形团腔面分布，可见点状（Dot-like）阳性反应。有些病例角蛋白（cytokeratin，CK）灶性阳性。

5. 预后

通常儿童的室管膜瘤预后明显差于成人的。幕上室管膜瘤较颅后窝相比，存活率较高。脊髓室管膜瘤比颅内预后好。小脑桥脑角的室管膜瘤预后不好。此外，肿瘤细胞分化差、核分裂象增多也与预后差相关。

三、间变性室管膜瘤

间变性室管膜瘤（anaplastic ependymoma）起源于室管膜的恶性胶质瘤，儿童多见，肿瘤生长迅速，预后很差。组织学特点为核分裂活性高，常伴微血管增生和假栅栏状坏死。

1. 临床表现

儿童颅内（尤其在颅后窝）的间变性室管膜瘤远多于脊髓。症状和体征类似 WHO Ⅱ级的室管膜瘤，但常进展迅速。MRI 显示典型的对比增强。

2. 镜下特点

间变性室管膜瘤细胞密度明显增高，核分裂象活跃，常伴微血管增生和假栅栏状坏死。血管周围假菊形团是其组织学特征。但室管膜菊形团少见或缺失。间变性室管膜瘤边界仍较清楚。在缺乏微血管增生、高核分裂象或高增生指数的情况下，地图状肿瘤坏死并不是间变性室管膜瘤的诊断依据。

3. 免疫表型

免疫表型同Ⅱ级室管膜瘤，但 GFAP 染色强度可降低。

4. 预后

预后与Ⅱ级室管膜瘤类似或者更差，平均存活时间 1.5 年。

第四节　脉络丛肿瘤

脉络丛肿瘤（choroid plexus tumors，CP）位于脑室内、起源于脉络丛上皮的乳头状肿瘤。脉络丛肿瘤是一种侵袭性恶性中枢神经系统肿瘤，主要发生于幼儿。尽管最近有大量关于儿童脉络丛肿瘤的生物学和遗传组成的数据，但在了解儿童的最佳治疗策略方面仍然存在许多障碍。最大限度地手术切除可以显著改善总生存率，尽管它会增加手术相关发病率的风险，而且只能由对这些肿瘤有丰富经验和专业知识的儿科神经外科医生进行。辅助治疗在治疗脉络丛肿瘤中的作用尚不清楚，但越来越多的证据表明，幼童特别是 *TP53* 突变的儿童，应给予不加照射的强化化疗。在任何情况下，都需要新的具有创造性的和毒性较小的治疗方法，特别是对于转移性和/或未完全切除肿瘤的儿童。最近在分子领域方面的研究揭示了这种罕见肿瘤的遗传干扰可能作为预测性生物标志物和潜在的治疗靶点。未来的任务和挑战在于全面评估这些数据的能力，这可能为结合传统疗法和分子靶向新疗法的下一代临床试验提供线索。

一、脉络丛乳头状瘤

脉络丛乳头状瘤（choroid plexus papilloma，CPP）为良性肿瘤，由单层柱状或立方上皮细胞围绕在纤细的纤维血管组织周围形成的乳头状结构构成，细胞核圆形或卵圆形，位于上皮基底部，核分裂象罕见（图 4 – 18）。肿瘤不侵犯脑组织，无多形性和坏死。偶尔脉络丛乳头状瘤可见嗜酸性变、黏液变性、黑色素化和肿瘤细胞的腺管状结构及结缔组织变性如黄色瘤样变、血管瘤样变、骨和软骨或脂肪组织形成。

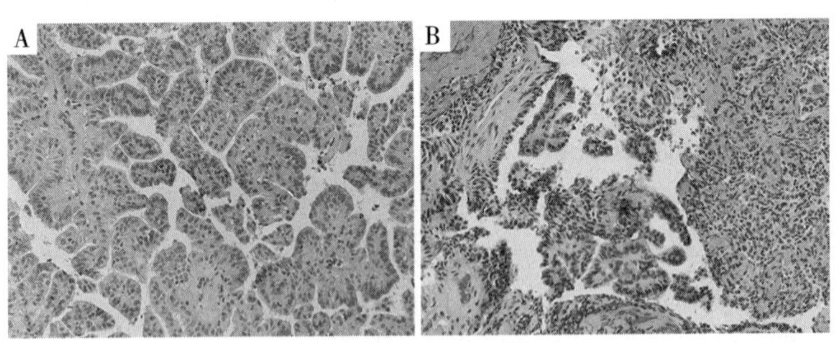

图 4 – 18　第四脑室肿块的组织学检查显示典型的脉络丛乳头状瘤表现

注：包括纤维血管投射物周围呈柱状上皮。A～B：良性脉络丛乳头状瘤一级病变（PMID：28841111）

1. 临床表现

患者年龄常小于 20 岁。10%～20% 的 CPPY Ⅱ级发生于 1 岁以内的儿童。脉络丛乳头状瘤与脉络丛癌的比例为 5∶1。肿瘤发生在有脉络丛的地方，即侧脑室（50%）、第三脑室（5%）和第四脑室（40%），多个脑室受累占 5%。少见的异位肿瘤可发生在

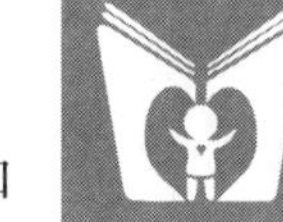

软组织内或蝶鞍上。肿瘤易阻塞脑脊液循环，引起巨颅征和颅内压增高症状。CT 和 MRI 下脉络丛肿瘤均表现为边界清晰、对比增强的脑室内病灶，增强扫描可见不均匀强化。肿瘤可出现播散灶。

2. 大体形态

脉络丛乳头状瘤呈菜花状，可与脑室粘连，与脑组织边界清晰，可见囊腔和出血。脉络丛癌则边界不清，呈实性、出血和坏死。

3. 免疫表型

肿瘤细胞表达 CK 和 Vimentin，但 EMA 阴性。S－100 蛋白存在于 55%～90% 的病例。GFAP 在正常脉络丛上皮细胞不表达，但 25%～55% 脉络丛乳头状瘤阳性。Syn 在正常脉络丛和脉络丛肿瘤细胞中均强阳性表达。*Myc* 的表达和 *p53* 的缺失可诱发脉络膜丛癌。

4. 预后

虽然良性脉络丛乳头状瘤的转移性扩散在儿童人群中很少发生，但还是偶发。尽早预防转移性病灶可以进行早期干预，防止出现神经功能缺失甚至死亡等不良后果。

二、不典型脉络丛乳头状瘤

不典型脉络丛乳头状瘤（atypical choroid plexus papilloma）定义为脉络丛乳头状瘤伴活跃的核分裂象。一项研究认为，随机选择的每 10 个 HPF（1 个 HPF 相当于 0.23 mm^3）中有 2 个或以上核分裂象（≥ 2/10 HPF）可以诊断为不典型脉络丛乳头状瘤。研究还显示病变中可以出现下列特征中的 1～2 项：细胞密度增加、核多形性、模糊的乳头状结构（实性生长）及局灶性坏死，但这些特征都不是诊断所必需的。

三、脉络丛癌

脉络丛癌（choroid plexus carcinoma，CPC）是一种罕见的脑肿瘤，最常发生于幼儿，尽管进行强化治疗，其预后仍不佳。患者改善治疗结果依赖于更深的理解机制的基础上的疾病。脉络丛癌显示出多次全染色体丢失，特别是 8 号、12 号和 19 号染色体。细胞周期、DNA 损伤反映和纤毛功能相关基因的表达发生了改变。以下 5 种特征中至少出现 4 项可认为是恶性：①乳头结构模糊不清伴肿瘤细胞实性片状排列；②核多形性；③细胞密度增加；④核分裂象多（> 5/10 HPF）；⑤灶性坏死。瘤组织常弥漫浸润脑组织。罕见病例由非典型透明细胞排列成实性结构，使诊断很困难。脉络丛癌通常沿脑脊液广泛播散。

1. 免疫表型

脉络丛癌常表达细胞角蛋白（CK 和 CK8），而 S－100 蛋白和甲状腺运载蛋白的阳性率比脉络丛乳头状瘤低。大约 20% 的脉络丛癌 GFAP 阳性，EMA 通常阴性。

2. 预后

外科手术可治愈脉络丛乳头状瘤，5 年存活率高达 100%。脉络丛癌生长迅速，预

后差，5 年存活率40%。高通量药物筛选发现了降低 CPC 生存能力的小分子抑制剂。这些模型将是有价值的工具，有助于了解生物学的脉络丛癌和测试新的治疗方法。

3. 鉴别诊断

鉴别诊断：①转移癌，脉络丛癌同时表达 Vimentin、CK 和 S－100 蛋白，有助于与其他转移癌鉴别。临床上，成人脉络丛癌罕见，而转移癌常见。②非典型畸胎样/横纹肌样肿瘤（AT/RT）、脉络丛癌与非典型畸胎样/横纹肌样肿瘤（AT/RT）由于临床表现、组织学特点、电镜和免疫表型相似，难以鉴别，但 INI 1 在脉络丛癌中阳性，而在 AT/RT 中阴性。③绒毛肥大，指两个侧脑室的脉络丛弥漫性增大，其组织学形态正常，患者常有高分泌性脑积水，Ki－67 指数和神经影像有助于鉴别。

4. 病理特征

Myc 的表达和 *p53* 的缺失可诱发脉络丛癌，CPP 和 CPC 的病理特征可如图 4－19 所示进行比较观察。

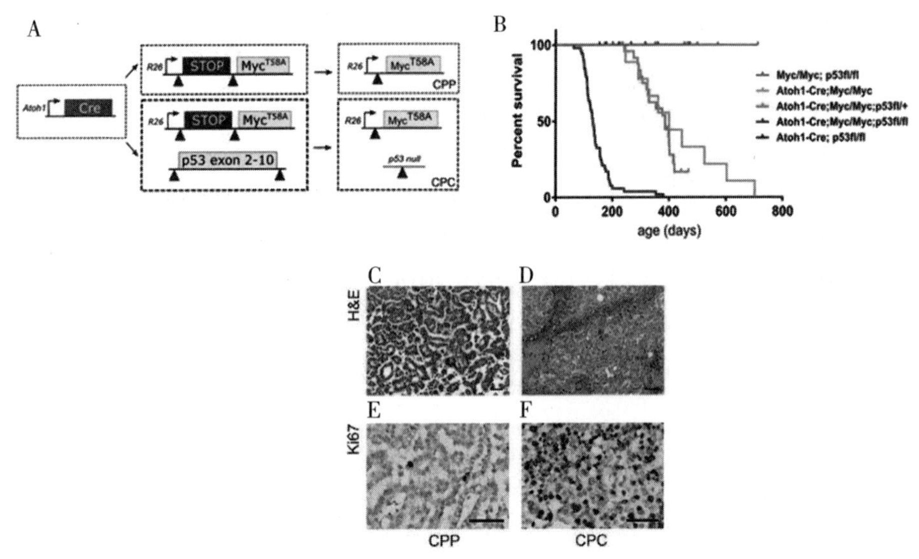

图 4－19　CPP 和 CPC 的病理特征

C～D：HE 染色显示小鼠 CPP 和 CPC 组织学；E～F：Ki67 染色显示小鼠 CPP 和 CPC 有增殖

第五节　神经元和混合性神经元－神经胶质肿瘤

神经元与混合性神经元－胶质肿瘤（neuronal and mixed neuronal glial tumors）发病率低，但儿童和青少年好发，预后较好。肿瘤有不同程度的胶质和神经元分化。了解这一类肿瘤并进行准确分类非常重要，可以避免不必要的放疗和化疗。2007 版中枢神经系统肿瘤分类中该组病变包括 9 种：小脑发育不良性节细胞瘤、婴儿促纤维增生型星形

细胞瘤/节细胞胶质瘤、发育不良性神经上皮肿瘤、节细胞瘤/节细胞胶质瘤、乳头状胶质神经元肿瘤、第四脑室形成菊形团的胶质神经元肿瘤、中枢神经细胞瘤和脑室外神经细胞瘤、小脑脂肪神经细胞瘤和脊髓副神经节瘤。其中好发于儿童的有婴儿促纤维增生性星形细胞瘤/节细胞胶质瘤、胚胎发育不良神经上皮瘤、节细胞胶质瘤和节细胞瘤、乳头状胶质神经元肿瘤和第四脑室形成菊形团的胶质神经元肿瘤，这类肿瘤常定位于皮质部位，临床常表现为长期癫痫。

一、婴儿促纤维增生型星形细胞瘤/节细胞胶质瘤

婴儿促纤维增生型星形细胞瘤/节细胞胶质瘤（desmoplastic infantile astrocytoma and ganglioglioma，DIA/DIG）为罕见的婴儿大囊性肿瘤，位于幕上大脑皮质表面和软脑膜，常与硬脑膜相连，一般手术预后好。通常发生于出生后 24 个月。然而，在文献中也有非婴儿病例的报道。世界卫生组织（WHO）将纤维增生型婴儿星形细胞瘤（DIA）和纤维增生型婴儿节细胞胶质瘤（DIG）都列为Ⅰ级星形细胞瘤。大体来说，婴儿促纤维增生型星形细胞瘤/节细胞胶质瘤是由实性和囊性部分组成的大肿瘤。虽然体积大，但生长缓慢，完全手术切除后预后良好，很少需要化疗或放疗。并且，很少有婴儿促纤维增生型星形细胞瘤表现为恶性特征和/或自发复发或转移，需要在手术干预后进行近距离监测。组织学表现为明显的间质纤维增生伴神经上皮成分，主要表现为肿瘤性星形细胞（婴儿促纤维增生型星形细胞瘤，DIA）或星形细胞混合不等量的神经元成分（婴儿促纤维增生型节细胞胶质瘤，DIG），这两种病变均可见分化差的细胞聚集。神经上皮成分在星形细胞和神经元细胞的比例上各不相同，正如名称所示，神经元分化的存在将婴儿促纤维增生型节细胞胶质瘤与婴儿促纤维增生型星形细胞瘤区分开来。

1. 大体形态

肿瘤体积大，直径可达 13 cm，深部有单个或多房囊腔，内含清亮或淡黄色液体。实性的表面部分常累及软脑膜和表面脑皮质，与硬脑膜粘连，质硬，橡胶样，色灰或白，无出血或坏死。

2. 临床表现

大多数发病年龄小于 1 岁，少数非婴儿病例可发生于 5 ～25 岁，男性多发。肿瘤常累及一叶以上脑组织，好发于额叶和顶叶，其次为颞叶，少见于枕叶。通常病史短，患儿出现头围增大、囟门突出和强迫性眼球下旋（落日征），以及偏瘫、癫痫及颅骨膨出等。CT 和 MRI 上婴儿促纤维增生型星形细胞瘤/节细胞胶质瘤呈现位置表浅、结节状或斑块状广泛附于硬脑膜的团块影，呈均匀的对比增强，常与单房或多房的大囊腔相邻。

3. 镜下特点

这些大脑表面缓慢生长的胶质瘤诊断要点为包括 3 种成分：纤维增生的软脑膜、低分化的神经上皮及皮质成分。梭形成纤维细胞样细胞和胞质嗜酸性的多形性的肿瘤性神经上皮成分呈束状、车辐状或漩涡状结构排列，网状纤维围绕每一个肿瘤细胞，形态类似于间叶组织肿瘤。肿瘤性星形细胞在婴儿促纤维增生型星形细胞瘤中是仅有的成分，

如果作为优势成分再加上肿瘤性神经元则诊断为婴儿促纤维增生型节细胞胶质瘤。肿瘤性神经元包括不典型的节细胞到小的多角形细胞，在 DIA 和 DIG 中均可见到分化差的神经上皮细胞，核小、圆形，深染，周围少量核周体围绕。这些缺少纤维组织增生的不成熟成分在某些区域可能占多数。皮质成分中也可能没有纤维组织增生，这些肿瘤性成分呈多结节状，有时结节内形成微囊腔。尽管肿瘤下面脑皮质的血管周围间隙内常有肿瘤细胞，但脑表面和促纤维增生肿瘤之间有明显的边界。核分裂象和坏死少见，如果有也仅限于分化差的神经上皮成分中。如果婴儿促纤维增生性星形细胞瘤/节细胞胶质瘤内含原始的小细胞密集分布并伴活跃的核分裂象、微血管增生和坏死，则称为间变性婴儿促纤维增生性星形细胞瘤/节细胞胶质瘤。

4. 免疫表型

增生的软脑膜成分中，梭形成纤维细胞样细胞表达 Vimentin 和 GFAP，少数表达 Actin。大多数神经上皮细胞 GFAP 阳性。Syn、NF 和Ⅲ型 β-tubulin 不仅在神经元成分表达，在缺乏神经元分化的细胞中也有表达。低分化的神经上皮细胞表达 GFAP 和 Vimentin，也表达神经元标记物和 MAP－2。Desmin 也有表达，但上皮标记物（CAM5.2、AE1/AE3 和 EMA）阴性。MIB－1/Ki－67 标记指数范围为 0.5%～5%，间变性 DIA/DIG 可高达 45%。很少有关于 DIA/DIG 的遗传和分子特性的文章发表，而且在 DIA 或 DIG 中没有发现克隆染色体异常。DIA 和 DIG 中染色体区域 5q13.3、21q22.11 和 10q21.3 上有不一致的局部复发基因组损失。在 DIA/DIG 中发现 BRAF V600E 突变，还有 MYCN 和 EGFR 扩增现象。在原发性 DIG 和随后的恶性转化中都发现了 *TP53* 突变（图 4－20）。

5. 治疗

最大安全切除仍然是治疗这些肿瘤的主要方法。在无法完全切除的情况下，化疗和放疗的使用似乎并不能导致较高的死亡率，而在肿瘤进展的情况下，化疗和放疗仍是可选择的。然而，在小部分野生型 BRAF 病例中，我们发现恶性转化伴有其他基因改变。我们在这方面的发现强调了对所有婴儿促纤维增生型星形细胞瘤/节细胞胶质瘤检测 BRAF 和包括基因融合在内的其他基因突变的必要性，这可能允许使用靶向分子疗法，或要求对难治性或复发病例进行化疗或放疗。MAPK 通路活化可在硬纤维瘤型婴儿神经节胶质瘤/星形细胞瘤中反复观察到。

6. 预后

临床随访研究，显示肉眼全切的婴儿促纤维增生型星形细胞瘤和节细胞胶质瘤患者存活时间长。手术完整切除肿瘤，病情即可得有效控制。次全切除病例，绝大部分肿瘤保持稳定或者再生缓慢。即使婴儿促纤维增生型星形细胞瘤/节细胞胶质瘤含原始的密集分布的小细胞伴核分裂活性或灶性坏死，手术完全切除仍然可以长期控制肿瘤。

二、胚胎发育不良性神经上皮瘤

胚胎发育不良性神经上皮瘤（dysembryoplastic neuroepithelial tumor，DNT）是位于幕上的良性胶质神经源性肿瘤，发生于儿童或年轻人，大多数位于皮质，有难治性癫痫

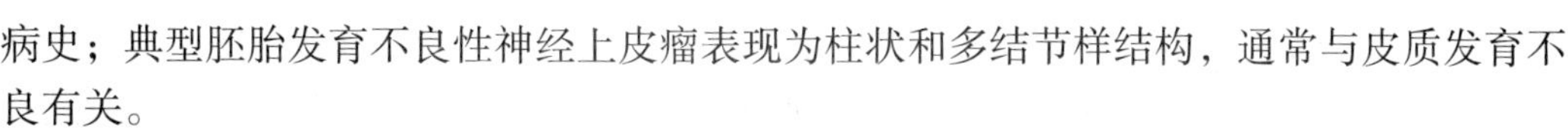

病史；典型胚胎发育不良性神经上皮瘤表现为柱状和多结节样结构，通常与皮质发育不良有关。

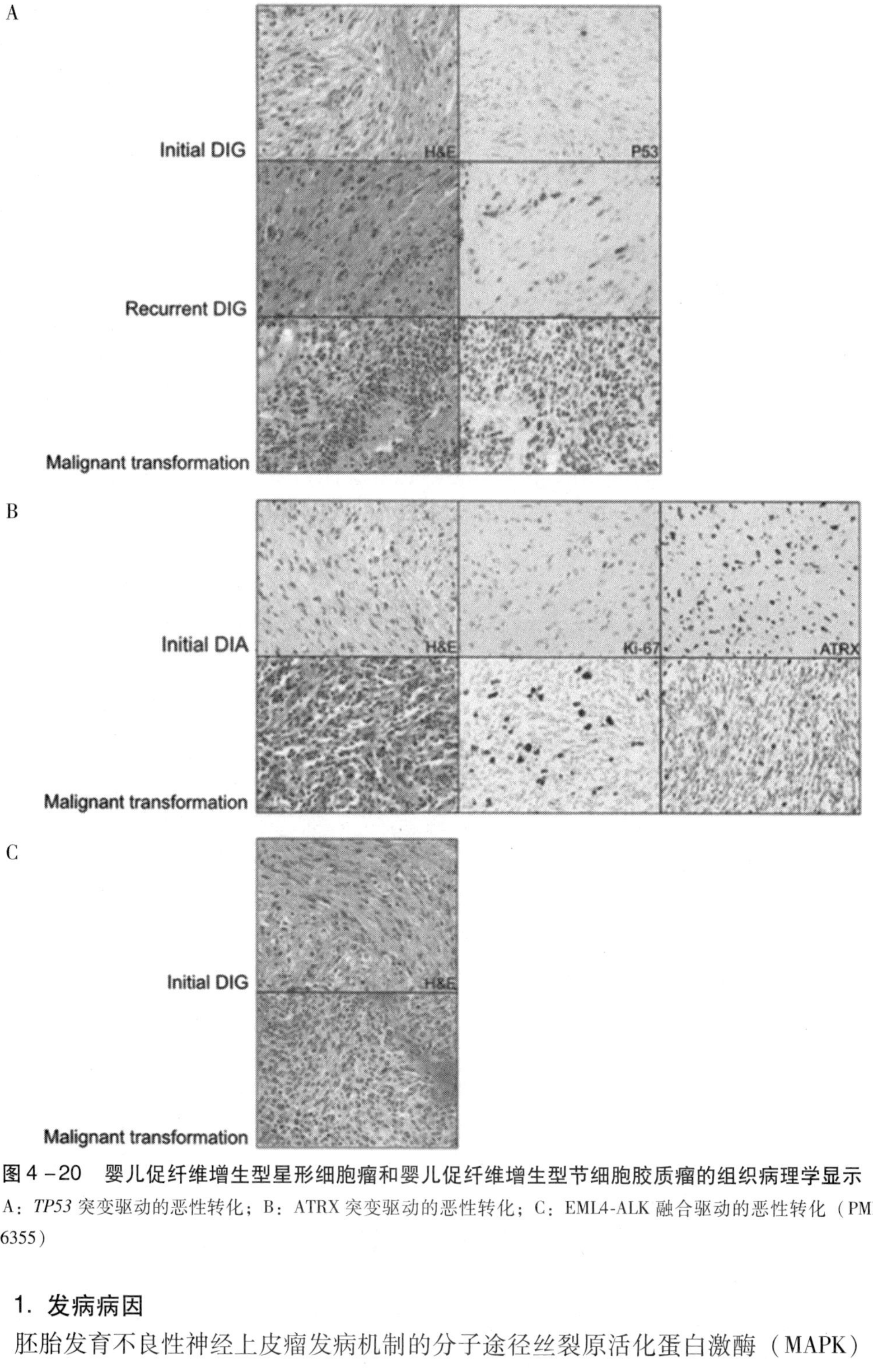

图 4－20 婴儿促纤维增生型星形细胞瘤和婴儿促纤维增生型节细胞胶质瘤的组织病理学显示

A：*TP53* 突变驱动的恶性转化；B：ATRX 突变驱动的恶性转化；C：EML4-ALK 融合驱动的恶性转化（PMID：30006355）

1. 发病病因

胚胎发育不良性神经上皮瘤发病机制的分子途径丝裂原活化蛋白激酶（MAPK）和

哺乳动物雷帕霉素靶蛋白（mTOR）信号通路是导致胚胎发育不良性神经上皮瘤发生并最终导致细胞增殖的 2 个主要分子通路。两者都被突变的成纤维细胞生长因子受体 1（FGFR1）激活；肝脏激酶 B1（LKB1）抑制剂作用于 5′腺苷单磷酸活化蛋白激酶（AMPK）磷酸化后的 mTOR 级联。

2. 大体形态

最典型的特征是胶质神经元成分的胶冻状结构，可多灶性，也可单发。肿瘤常位于皮质内，受累的皮质常膨大，有时皮质下白质也可受累。

3. 临床表现

大约 90% 的患者首发癫痫的年龄不到 20 岁。但确诊时年龄多为20～29岁及 30～39 岁。男性比女性多发。可发生在幕上皮质任何部位，但好发于颞叶，尤其是颞叶中央部。尾状核或侧脑室、透明隔、三角隔区、中脑和顶盖、小脑和脑干也可发生。还可见多灶性病变。幕上胚胎发育不良性神经上皮瘤患者出现长期部分性癫痫发作，药物难以控制。20 岁以前可继发癫痫大发作，可伴发认知功能障碍，而无局部神经功能缺陷。神经影像上，胚胎发育不良性神经上皮瘤呈特征性皮质增厚和多结节状外观。肿瘤在 MRI T2 加权相上呈高信号，少数病例异常信号可延伸到皮质下白质。胚胎发育不良性神经上皮瘤常有假囊或多囊的影像学表现，而真正的囊腔结构罕见。无占位效应和瘤周水肿（图4－21），CT 上可见钙化。

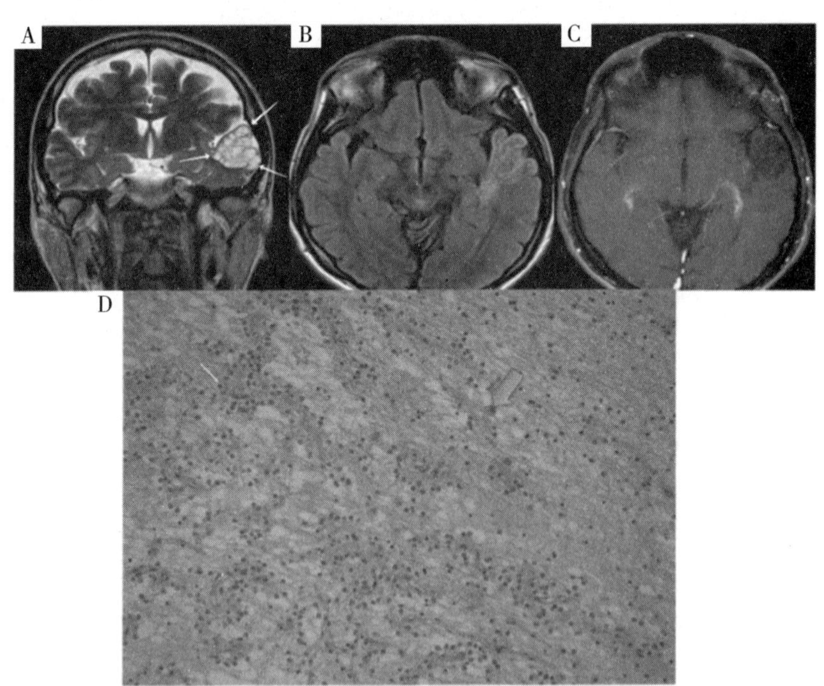

图 4－21　B 型 MRI 的影像学结果

注：冠状面显示左侧颞上回多囊性边界清晰的三角形（箭头）病变，灰质和白质界限清晰。损伤也延伸到颞中回。T1 信号强度低，T2 和 FLAIR 信号强度高。静脉注射造影剂后 T1 加权相没有增强。该病例的组织病理学表现为发育不良性神经上皮肿瘤单纯性形态：胶质细胞成分以少突胶质细胞样细胞（箭头）嵌入黏液基质（星形）和漂浮神经元（箭头）为特征（PMID：29792345）

4. 镜下特点

典型胚胎发育不良性神经上皮瘤的组织学特征是“特征性的胶质神经元成分”形成与皮质表面垂直的柱形结构。柱形结构由 Olig－2 阳性、GFAP 阴性的少突胶质样细胞沿着轴突束状排列构成。在这些柱形结构之间，正常形态的神经元漂浮在淡嗜酸性的间隙中。GFAP 阳性的星形细胞散在其中，形成了胚胎发育不良性神经上皮瘤的典型结节状结构（图 4－22、图 4－23）。胚胎发育不良性神经上皮瘤有几种组织学亚型，但无临床和治疗上的差别：

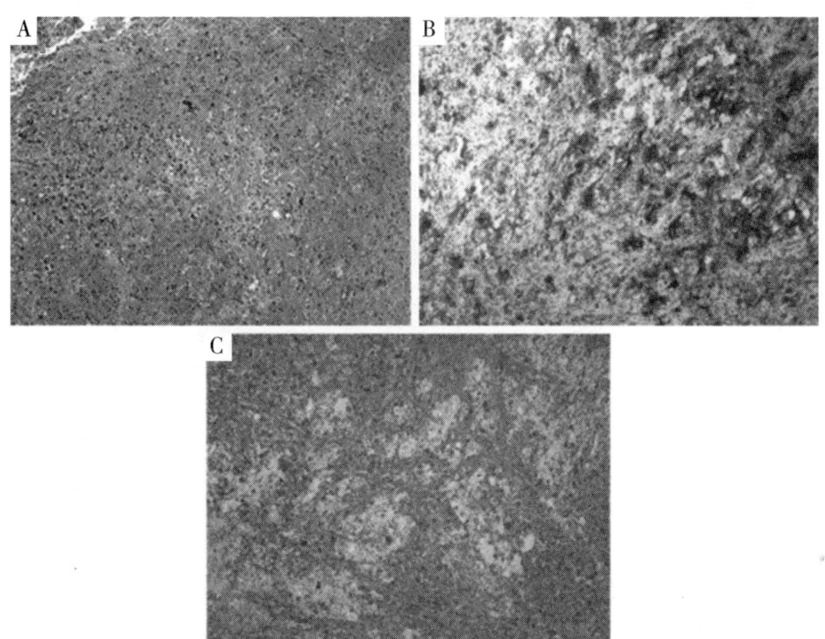

图 4－22　胚胎发育不良神经上皮瘤的组织学形态

A：苏木精－伊红染色显示少突胶质细胞样细胞，成簇排列，黏液样物质内的“漂浮神经元”；B 和 C：免疫组化、突触素（B）和胶质纤维酸蛋白（GFAP）（C）阳性，前者记录了肿瘤的神经分化成分。GFAP 抗体染色星形细胞中间丝和少数散在的肿瘤细胞，在肿瘤细胞中突触素也染色（PMID：30981794）

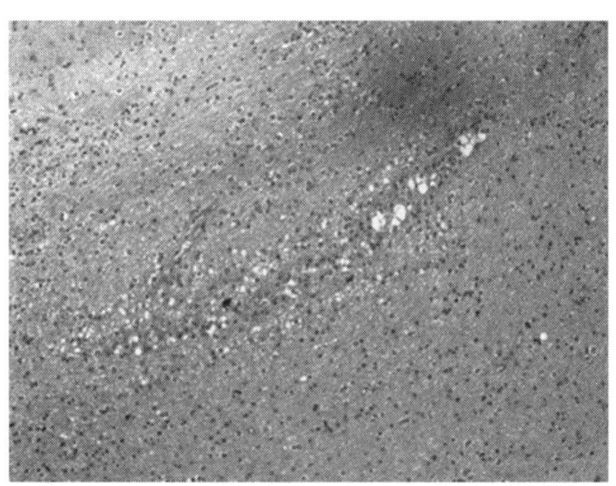

图 4－23　苏木精－伊红染色组织学结果

注：显示少突胶质细胞样细胞团灶性浸润，胶质纤维酸蛋白染色阴性，突触素和 S－100 阳性。基质的胞质增生和液泡化（PMID：30981794）

（1）单纯型：肿瘤由单一的胶质神经元成分构成。肿瘤病灶和正常皮质并存而呈斑片状。

（2）复杂型：该亚型可见与特异性胶质神经元成分相伴随的胶质结节，这些胶质结节使肿瘤呈现特征性的多结节状结构。肿瘤的异质性表现为存在星形细胞、少突胶质细胞和神经元成分，这些组成细胞的多少在不同的病例各不相同。复杂型胚胎发育不良性神经上皮瘤的神经胶质成分具有高度多样性：①它们可形成典型的结节状结构，也可弥漫分布；②可与普通的胶质瘤非常类似，也可表现出特殊的结构特征；③部分类似于低级别的胶质瘤，但可显示核的非典型性，或者是微血管增生和缺血性坏死；④其微血管网可从不太明显到非常丰富，包括形成肾小球样血管。

5. 预后

先进的 MRI 技术是鉴别诊断胚胎发育不良性神经上皮瘤与其他低级别胶质瘤的基础。免疫表型评估和寻找成纤维细胞生长因子受体 1 和 BRAF V600E 突变降低了误诊的风险。肿瘤全部切除通常与无癫痫结局相关。胚胎发育不良性神经上皮瘤是良性病变。手术前后 CT 和 MRI 显示 53 例患者平均随访 4.5 年病情均稳定。长时间临床和影像学随访研究显示即使部分肿瘤切除亦无复发。

6. 鉴别诊断

（1）低级别弥漫性胶质瘤：临床和影像学检查有助于区别胚胎发育不良性神经上皮瘤和低级别弥漫性胶质瘤。但有以下四点需要注意：①低级别弥漫性胶质瘤中的微囊类似于“特异性胶质神经元成分”；②低级别弥漫性胶质瘤偶尔也会出现所谓的“漂浮”在组织间隙的神经元；③少突胶质细胞瘤也出现多结节样结构；④在皮质，由于胶质瘤的继发性结构改变，其可能与胚胎发育不良性神经上皮瘤表现出的皮质发育不良不易鉴别。

（2）节细胞胶质瘤：胚胎发育不良性神经上皮瘤和节细胞胶质瘤的鉴别诊断比较困难。主要原因有以下四点：①在肿瘤较小和不典型的病例，可能观察不到肿瘤性神经节细胞；②节细胞胶质瘤也可表现出多结节结构；③小的节细胞胶质瘤也可表现出明显的皮质局部解剖特点；④节细胞胶质瘤的临床表现与胚胎发育不良性神经上皮瘤类似。因此，当肿瘤出现血管周围淋巴细胞浸润、网状纤维增生和（或）大的囊性结构时，要注意排除节细胞胶质瘤。因为节细胞胶质瘤有恶变的可能，因此，两者的鉴别对判断患者的预后是十分重要的。

三、节细胞胶质瘤和节细胞瘤

节细胞胶质瘤和节细胞瘤（ganglioglioma and gangliocytoma）是分化良好、生长缓慢的神经上皮肿瘤，由肿瘤性成熟节细胞单独或与瘤性胶质细胞混合组成。节细胞胶质瘤和节细胞瘤是长期癫痫患者中发病率最高的肿瘤。

1. 大体形态

肿瘤边界清晰，呈实性或囊性。囊性和附壁结节是最典型的结构。可有钙化，出血和坏死少见。

2. 临床表现

2 个月到 70 岁均可发病，而 8.5～25 岁多见。可发生在中枢神经系统的任何部位，

包括大脑、脑干、小脑、脊髓、视神经、垂体和松果体，但好发于幕上，尤其是颞叶（>70%）。患此病者约25%为节细胞胶质瘤，它们是与慢性癫痫相关的最常见的肿瘤。

3. 影像学表现

MRI 表现为边界清晰的实体病灶，或囊性病灶伴附壁结节，增强扫描后强化密度不均，可完全强化、边缘强化或结节状强化，可伴钙化（图4－24）。

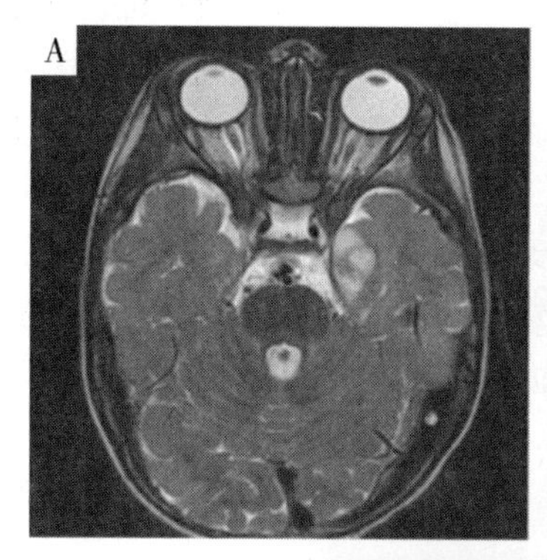

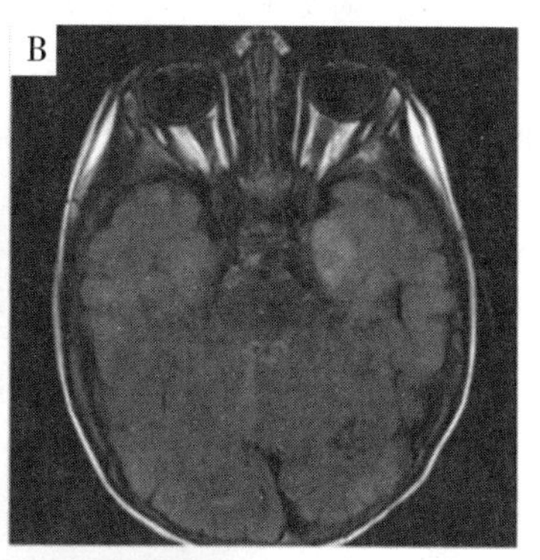

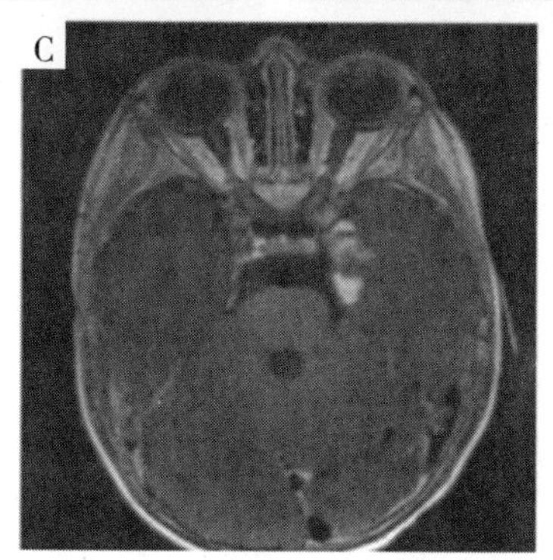

图4－24　节细胞胶质瘤影像学

A和B：轴向T2（A）和FLAIR像（B）显示左侧颞叶中叶内T2延长的膨胀性病变；
C：造影后T1间隙显示强烈强化（PMID：31582042）

4. 镜下特点

节细胞瘤由不规则簇状、常为发育不良的神经细胞组成，发育不良的神经细胞常表现为多角形或圆形，核大，双核或多核出现是最有力的肿瘤性神经元证据。间质由非肿瘤性胶质纤维和围绕在血管周围的网织纤维组成。节细胞胶质瘤在发育不良的神经细胞的基础上多了肿瘤性胶质成分，其胶质成分具有明显的多形性，可以类似于纤维型星形细胞瘤的细胞、少突胶质细胞瘤的细胞或类似于毛细胞型星形细胞瘤的细胞。发育不良的神经元的特点包括：①细胞正常排列结构的消失；②位置异常，如位于皮质下；③簇状分布；④可出现巨细胞；⑤细胞膜周围聚集 Nissl 物质；⑥双核或多核神经元的出现（约50%的病例出现）。常见 Rosenthal 纤维和嗜酸性颗粒小体。少许核分裂象仍可诊断节细胞胶质瘤。一般无坏死，除非胶质成分恶变。此外，节细胞胶质瘤还有其他特征：①大片钙化，沉积在神经元或毛细血管周围；②血管周围间隙或脑实质内大量淋巴细胞浸润；③明显的毛细血管网等。间变性节细胞胶质瘤已有报道，恶变总是发生在胶质成分，表现

为细胞密度增加，有明显异型性和核分裂象，并出现坏死灶，最终表现为胶质母细胞瘤的特点。节细胞胶质瘤既可以神经节细胞为主，也可以胶质成分为主。一些肿瘤可以呈透明细胞形态，这就需要与少突胶质细胞瘤及胚胎发育不良性神经上皮瘤相鉴别。

5. 免疫表型

MAP－2、Neu-N、NF 和 Syn 等神经元标记蛋白可用于标记节细胞胶质瘤中的神经元成分。CD34 并不在成人脑部神经细胞表达，但通常在 70%～80% 的节细胞胶质瘤病例中表达，特别是在颞叶节细胞胶质瘤中表达。GFAP 可以标记节细胞胶质瘤中的胶质成分。同弥漫性胶质瘤相比，MAP－2 在节细胞胶质瘤的星形细胞成分中低表达甚至不表达。

6. 预后

节细胞胶质瘤为良性肿瘤，术后 7.5 年无复发的患者占 94%。若肿瘤定位于颞叶、手术切除完全且有长期的癫痫病史，则预后较好。如果肿瘤出现间变，组织学类似于高级别胶质瘤，则可能预示肿瘤具有侵袭性倾向，预后较差。

四、乳头状胶质神经元肿瘤

乳头状胶质神经元肿瘤（papillary gloneuronal tumor，PGNT）边界相对清楚、临床进展缓慢。其具有两种组织学特点，即由扁平或立方形 GFAP 阳性星形细胞围绕在透明变性血管周围形成乳头状结构，以及乳头状结构间片状分布的 Syn 阳性的神经元细胞、大的神经元及中等大小“神经节样”细胞所组成。

1. 大体形态

肿瘤可为实性或不同程度的囊性变，可见钙化。出血和坏死少见。

2. 临床表现

肿瘤较少见，4～75 岁均可发病，平均 27 岁。通常侵犯大脑半球，颞叶多发。主要症状为头痛和癫痫。MRI 和 CT 显示肿瘤边界清晰，实性到囊性，对比增强，可表现囊性附壁结节结构。

3. 镜下特点

乳头状胶质神经元肿瘤的特征是单层或假复层小立方形的胶质细胞围绕在透明变性的血管周围形成假乳头样结构，胶质细胞胞质少，核圆形，无异型性及核分裂活性，乳头间神经元细胞呈片状或灶性聚集，偶尔可见神经节细胞和中等大小的神经节样细胞，罕见微血管增生和坏死。肿瘤周边脑组织胶质纤维增生，可见 Rosenthal 纤维、嗜酸性颗粒、含铁血黄素沉积，并见微小钙化灶。

4. 免疫表型

乳头表面衬覆一层小的 GFAP 阳性细胞，部分病例 Olig－2 阳性、GFAP 阴性的胶质细胞围绕在这一细胞周围。神经元成分 Syn、NSE 和 β-tubulin Ⅲ型染色阳性。大多数神经元细胞 Neu-N 阳性，但 NF 表达多数仅限于大的神经节样细胞。MIB－1 标记指数一般 1%～2%（图 4－25）。BRAF 和磷酸化 FGFR1 免疫染色强阳性（图 4－26）。SLC44A1-PRKCA 融合信号也被检测到（图 4－27），说明乳头状胶质神经元肿瘤中的这两个基因的相互作用对疾病的进程起了关键作用。

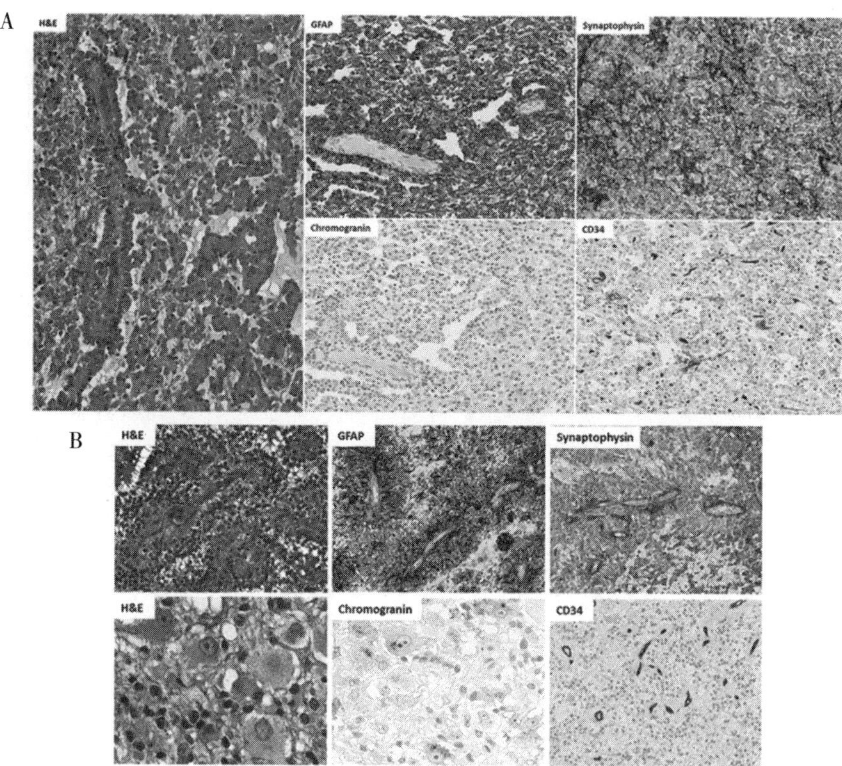

图 4-25 乳头状胶质神经元肿瘤的组织学和免疫化学特征

A：乳头状结构，透明血管上覆盖着 GFAP 阳性的胶质成分，乳头间区域突触素阳性，没有染色颗粒阳性细胞，但 CD34 在血管外表达；B：连续切片显示血管周围结构和神经节细胞，透明化血管上覆盖着 GFAP 阳性的胶质成分，突触素阳性的乳头间区域，有大量染色颗粒阳性的神经节细胞，但没有 CD34 的血管外表达（PMID：26671581）。

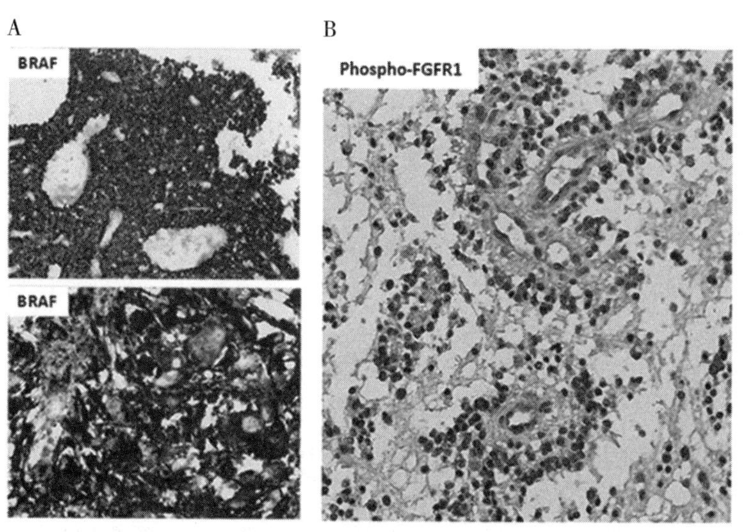

图 4-26 乳头状胶质神经元肿瘤的免疫化学特征

注：BRAF 和磷酸化 FGFR1 免疫染色。A 和 B：免疫组化切片显示肿瘤细胞用 BRAF V600E 抗体在这两种成分中高表达（PMID：26671581）

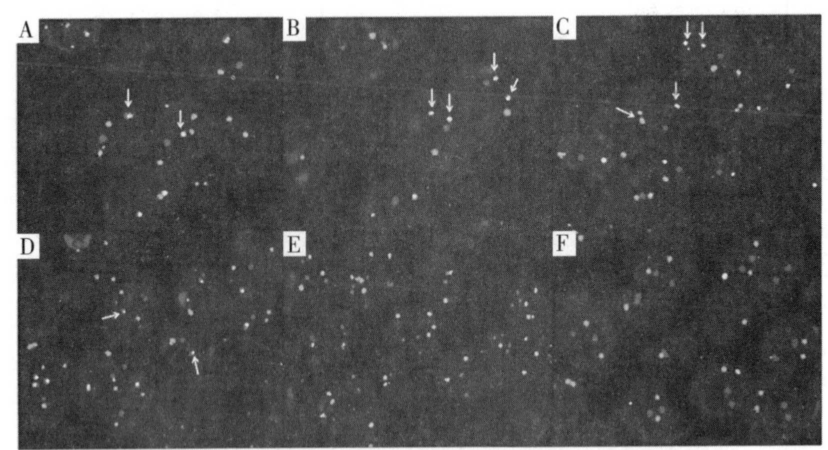

图4－27　乳头状胶质神经元肿瘤的FISH分析结果

注：使用SLC44A1和PRKCA双色探针对PGNT病例进行间期FISH分析，显示1个SLC44A1-PRKCA融合信号（箭头）

5. 预后

临床预后好。绝大多数患者肿瘤完全切除而不接受辅助治疗可以长期无复发存活。

五、第四脑室形成菊形团的胶质神经元肿瘤

第四脑室形成菊形团的胶质神经元肿瘤（roset-forming glioneuronal tumor of the fourth ventricle，RGNT）是发生于第四脑室区、生长缓慢的罕见肿瘤，多见于年轻人。肿瘤由两种不同的成分构成：一种为均一的神经细胞，形成菊形团或血管周围假菊形团；另一种为类似于毛细胞型星形细胞瘤形态的星形细胞。肿瘤细胞小，圆形核显示血管周的假菊形团肿瘤细胞周围小血管很少，没有核分裂活性和坏死。

1. 临床表现

发病年龄为12～59岁，平均为33岁，女性多发。位于中枢神经系统中线，可延伸至第四脑室或导水管，并见影像邻近的脑干、小脑蚓部、松果体或丘脑。通常侵犯大脑半球，颞叶多发。主要表现为头痛、梗阻性脑积水的体征或共济失调。MRI表现为第四脑室界限相对清楚的实体肿瘤，在T2加权相上呈高信号，T1加权相上呈低信号，可局灶性/多灶性增强。

2. 镜下特点

第四脑室形成菊形团的胶质神经元肿瘤具有特征性的两种结构，即神经细胞和胶质结构。神经成分由小而一致的神经细胞排列成神经细胞菊形团或血管周围假菊形团。神经细胞菊形团指神经细胞核环状排列在纤细的神经纤维中心周围（图4－28、图4－29）；血管周围假菊形团指纤细的瘤细胞突起放射状排列在血管的周围。瘤细胞核圆形，染色质颗粒状，核仁不明显，胞质少，胞突纤细。这种神经细胞瘤细胞可存在于部分为微囊的黏液样基质中。但肿瘤细胞以胶质成分为主，在绝大部分区域表现为毛细胞型星形细胞瘤的形态，瘤细胞可为梭形或星形，核为长梭形或卵圆形，染色质密度适中。胞

突形成致密或疏松的胶质纤维背景。在形成微囊的区域，可见圆形或卵圆形的少突胶质样细胞，偶见核周空晕，也可见 Rosenthal 纤维、嗜酸性颗粒小体、含铁血黄素沉积和微钙化灶。无坏死和核分裂象。血管既可为扩张的、透明变性的薄壁血管，也可呈肾小球样结构或血管栓塞。神经节细胞偶见。周围小脑皮质并不出现发育不良改变。

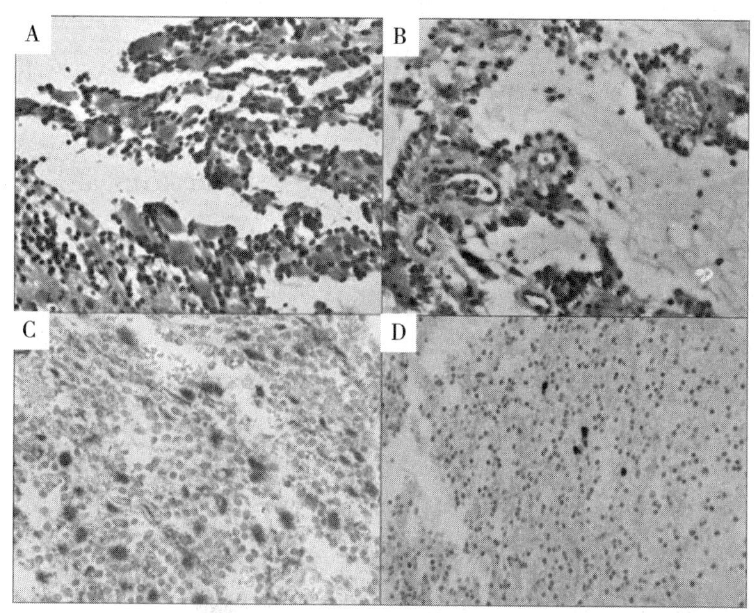

图 4-28　第四脑室形成菊形团的胶质神经元肿瘤组织病理学结果

A：嗜酸性核周围的神经细胞肿瘤细胞形成莲座；B：伴有神经细胞突向血管壁的血管周围假卵团；C：突触素免疫阳性的神经细胞菊形团核；D：Ki-67 免疫染色标记罕见肿瘤细胞核（PMID：28826709）

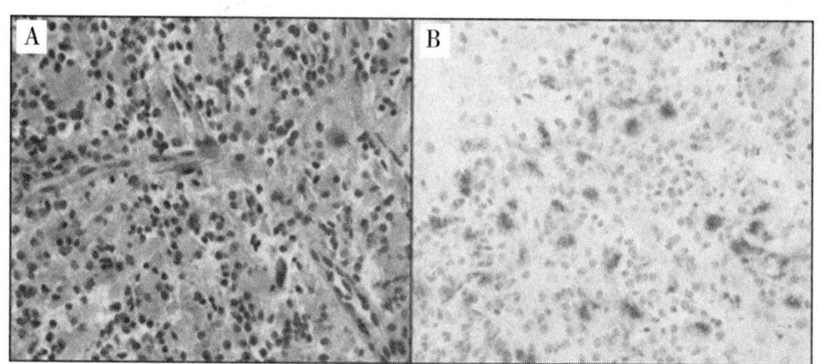

图 4-29　第四脑室形成菊形团的胶质神经元肿瘤复发的组织病理学表现

注：复发的肿瘤显示类似的在神经细胞组成的区域，形成玫瑰花结，并有中央的苍白的神经纤维网，突触素免疫染色（PMID：28826709）

3. 免疫表型

神经细胞菊形团血管周围假菊形团 Syn 阳性，肿瘤性神经细胞表达 MAP-2 和 NSE，GFAP、Olig-2 和 S-100 蛋白在胶质成分表达，而在神经细胞菊形团或血管周围假菊形团不表达。MIB-1 标记指数一般小于 3%。在免疫组化中，神经标记物如突触素（synaptophysin）和胶质标记物如 GFAP 和 Olig-2 均为血管周围假球形强阳性，而

Neu-N、神经丝蛋白和上皮膜抗原（EMA）阴性。Rosenthal 纤维、嗜酸性颗粒小体和微钙化甚至在胶质成分中也不明显（图 4－30、图 4－31）。

4. 预后

有报道称切除第四脑室形成菊形团的胶质神经元肿瘤后，化疗可以作为第四脑室形成菊形团的胶质神经元肿瘤的辅助治疗选择。此外，在儿童人群中复发发生率的增加可能提示第四脑室形成菊形团的胶质神经元肿瘤在儿童中的肿瘤生物学不同于成人。其预后较好，但接近一半的患者术后出现残疾和功能障碍。

六、伴神经毡样“菊形团”的胶质神经元肿瘤

伴神经毡样“菊形团”的胶质神经元肿瘤（glioneuronal tumor with neurupil-like island，GTNI）是一种较罕见的良性肿瘤，生长缓慢，常见于后颅窝。WHO Ⅰ级，由假菊形团神经元细胞和星形细胞组成，不会发生恶变。很少有报道这种肿瘤发生在儿童身上，大多数发生在脊髓部位。发病于年轻人（平均年龄 30 岁），好发于女性（男女比例 1∶2）。

1. 临床表现

常伴有继发性梗阻性脑积水导致的颅内压增高症状，如头痛、恶心、共济失调、眩晕；囊实性肿瘤，可伴有钙化、瘤内出血；可为实性；少许瘤周水肿；常见于第四脑室或小脑中线部位；松果体、桥小脑角池、大脑半球等部位不常见。

2. 影像学表现

后颅窝中线位置囊实性肿块；T1 加权相：等低信号；T2 加权相呈囊性高信号或泡沫样改变，伴或不伴有流空效应；FLAIR 加权相呈混杂高信号；T2＊/GRE/SWI 示钙化区呈环状黑信号，可伴有出血；T1 增强加权相示不均匀强化。

3. 镜下特点

组织形态学为弥漫增生的胶质细胞背景中散在大小不等的神经毡样岛结构，增生胶质细胞表现为星形细胞瘤或少突星形胶质细胞瘤特征；神经毡样细胞岛表现为大小不等、局灶性、界限清楚的卵圆形的小岛，另见神经毡样基质内神经节样细胞（图 4－30、图 4－31）。

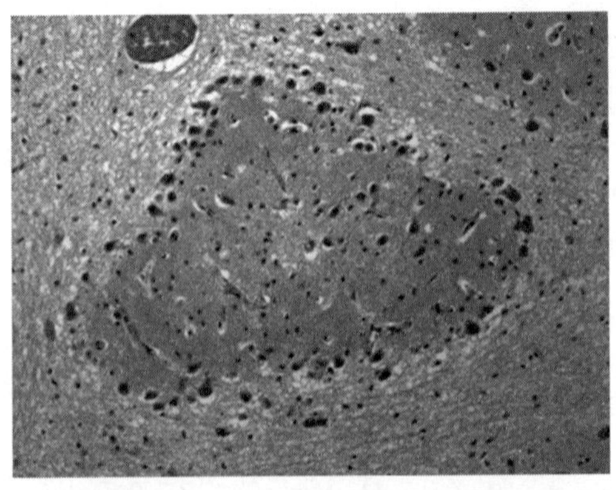

图 4－30　伴神经毡样“菊形团”的胶质神经元肿瘤结构

注：其周围有正常形态的神经元细胞包围的神经纤维岛的神经 pilo 样岛（PMID：26455542）

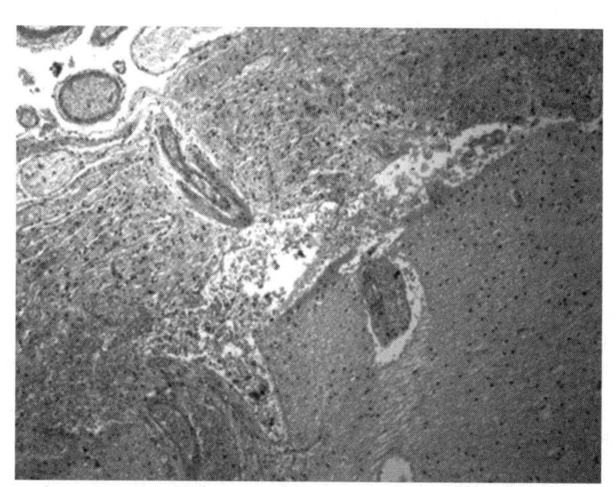

图 4 -31 伴神经毡样“菊形团”的胶质神经元肿瘤结构

注：其侵及上覆脑膜的灶性肿瘤（PMID：26455542）

4. 免疫表型

免疫组织化学染色显示，围绕形成神经毡样岛及神经毡样基质内神经节样细胞表达突触素和神经元核抗原，部分细胞表达少突胶质细胞转录因子 2（Olig -2）；背景肿瘤细胞表达 S -100 蛋白、胶质纤维酸性蛋白、波动蛋白及 Olig -2，部分病例 *p53* 阳性，阳性细胞数目为 10%～50%；神经毡岛样结构区域 Ki -67 阳性指数小于 3%，胶质细胞瘤区域不同级别不一样，低级别 3%，高级别 10%～25%。具有神经纤维岛的神经胶质细胞肿瘤的 ATRX 丢失与弥漫性星形细胞瘤相似。神经元细胞成分中的突触素和 Neu-N抗体阳性染色，胶质瘤区中的胶质纤维酸性蛋白抗体染色阳性。IDH1（R132H）抗体未染色，Ki -67 标记指数较低（1.4%），符合低度肿瘤特征（图 4 -32）。

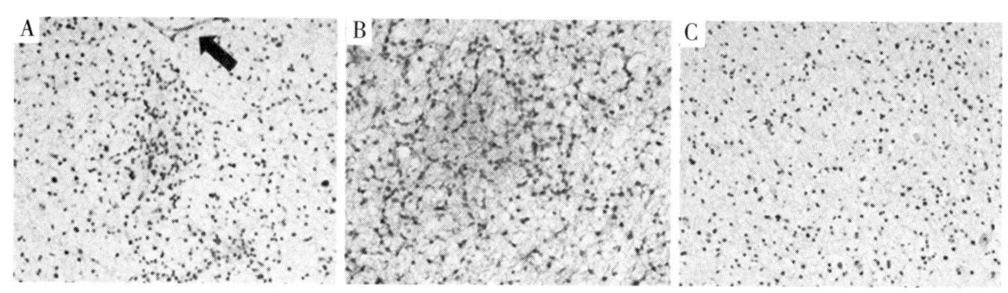

图 4 -32 伴神经毡样“菊形团”的胶质神经元肿瘤的免疫组化结果

A：肿瘤细胞 ATRX 表达减少，而内皮细胞（箭头）保持阳性；B：IDH1 肿瘤细胞免疫阳性；C：*p53* 阳性表达（PMID：27469217）

5. 预后

其肿瘤预后与 WHO 分级有关，常出现局部复发，临床预后不好，尤其是脊髓伴神经毡样“菊形团”的胶质神经元肿瘤，临床治疗建议进行肿瘤手术切除联合放化疗。

七、胶质神经元错构瘤

胶质神经元错构瘤（glioneuronal hamartoma）是一种极为罕见的先天性良性病变。它可发生在大脑半球的任何部位，也可在脑室内生长（图4-33）。

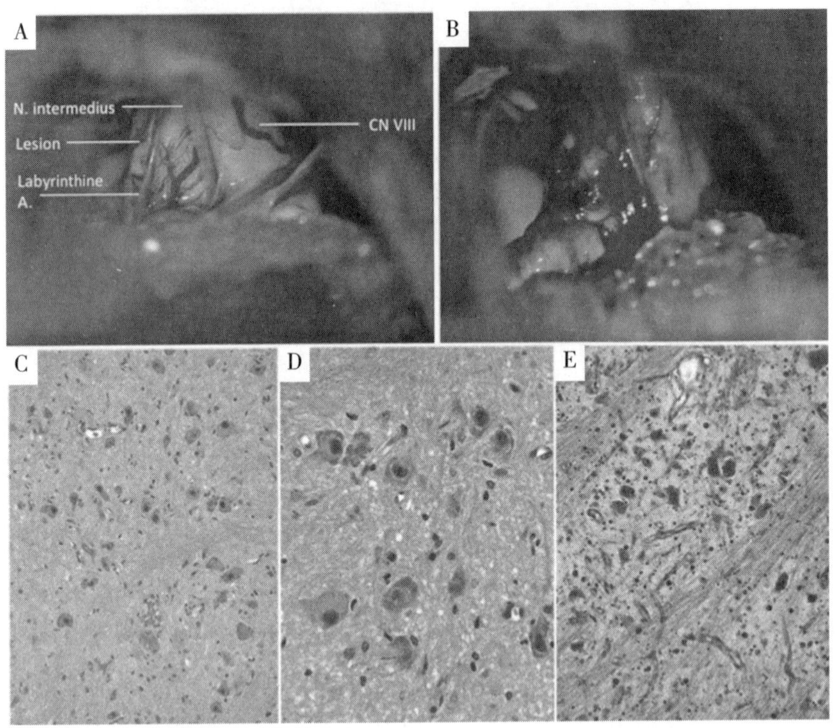

图4-33 胶质神经元错构瘤肿瘤实物图像（A～B）和组织病理学（C～E）

A：右颅神经Ⅷ和中间神经视图。注意颅神经Ⅷ上方增大的部分。病变的颜色与正常的脑神经相似。刺激Ⅶ脑神经在Ⅷ脑神经的后下方；B：病变的上部做活检，显示中心部分呈灰色；C和D：成熟灰质，可见多个大神经元；E：Luxol-fast-blue/PAS染色突出显示了在小束和分离的神经元簇中存在有髓纤维（PMID：29625310）

1. 影像学表现

神经影像学检查显示皮质内结节，病变有时呈多灶性，并可与其他发育不良的病变共存（如斑片状皮质发育障碍及颞叶白质内的神经元异位等）。还可见于各种类型的低级别的神经上皮肿瘤周围。至于它们是否是某些胶质瘤、神经节细胞胶质瘤或胚胎发育不良性神经上皮肿瘤的前体病变，目前仍有争论。

2. 镜下特点

肿瘤表现为中到大型的神经元同增生的胶质细胞混杂存在，无细胞密集和多形性（图4-33）；不出现真正的节细胞胶质瘤中所见到的明显的炎细胞浸润；也见不到DNT中所见的微囊变和黏液变。同胚胎发育不良性神经上皮瘤一样，有些病例见到少突胶质细胞样的透明细胞，但只占肿瘤组成的一小部分，且缺乏轴索和间质血管之间的特殊关系。胶质神经元错构瘤有时可以主要或全部由星形细胞组成。病变内还可见到明显的海

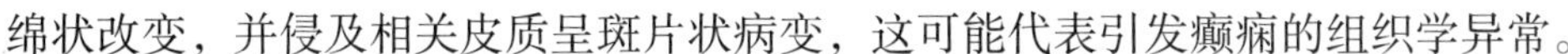
绵状改变，并侵及相关皮质呈斑片状病变，这可能代表引发癫痫的组织学异常。

3. 治疗

典型的是 T1 加权 MRI 无增强，但也有增强的报道。手术中可见，它表现为与神经类似的神经组织连续的肿块。由于颅神经平面无法区分，试图彻底切除这些病变可能导致听力丧失或面瘫的高风险。

八、间变性节细胞胶质瘤

间变性节细胞胶质瘤（anaplasticganglioglioma）主要见于儿童和青少年，绝大多数发生在 30 岁之前。临床表现为癫痫，是慢性颞叶癫痫相关的最常见的肿瘤；肿瘤生长时间较长，后期可出现高颅压症状。

1. 临床表现

节细胞胶质瘤是少见的神经元细胞肿瘤，但在神经元和混合性神经元—神经胶质起源肿瘤中最常见，约占中枢神经系统肿瘤的 2%。肿瘤生长缓慢，生物学行为为良性。节细胞胶质瘤可发生于脑实质和脊髓。

2. 影像学表现

肿瘤多位于幕上大脑半球，颞叶常见，其次为额叶和顶叶。典型者影像上具有一定特征性，即单个大囊加壁结节钙化。但囊变不明显或多发小囊变者一般无法与神经节细胞瘤区别。肿块在 T1 加权相呈低信号，囊性部分更低，T2 加权相呈很高信号。注射对比剂后，实性部分、囊壁及结节增强，增强程度可由轻度强化到明显强化。一般无明显瘤周水肿或轻度水肿。1/3 的病例可伴有钙化。单纯依靠影像方法复制，必须依靠组织学检查。

3. 组织病理

节细胞胶质瘤分化较好，缓慢生长，大体上呈实性或囊性。肿瘤通常边界清晰，常为单个大囊伴有壁结节钙化。显微镜下既含有神经节细胞又含有胶质细胞，胶质细胞主要是星形细胞，偶尔可见少突胶质细胞。WHO 分级为Ⅱ级。有些节细胞胶质瘤含间变的胶质肿瘤成分，成为间变性节细胞胶质瘤（anaplastic ganglioglioma）。

4. 镜下特点

间变性节细胞胶质瘤呈弥漫性生长，边界不清，瘤内可见小囊变，可出血、坏死，钙化常见。镜下可见细胞或核多形性，有丝分裂和血管增生常见，可有显著的瘤周水肿。

九、中央性神经细胞瘤

中央性神经细胞瘤（central neurocytoma）是神经外胚层肿瘤，有占优势的神经元分化，是一种起源于神经细胞的高分化肿瘤。由活跃的有丝分裂活性、微血管增生、坏死和大于 2% 或 3% 的 MIB－1 标记指数所反应的间变性特征被认为是恶性的标志（图 4－34）。

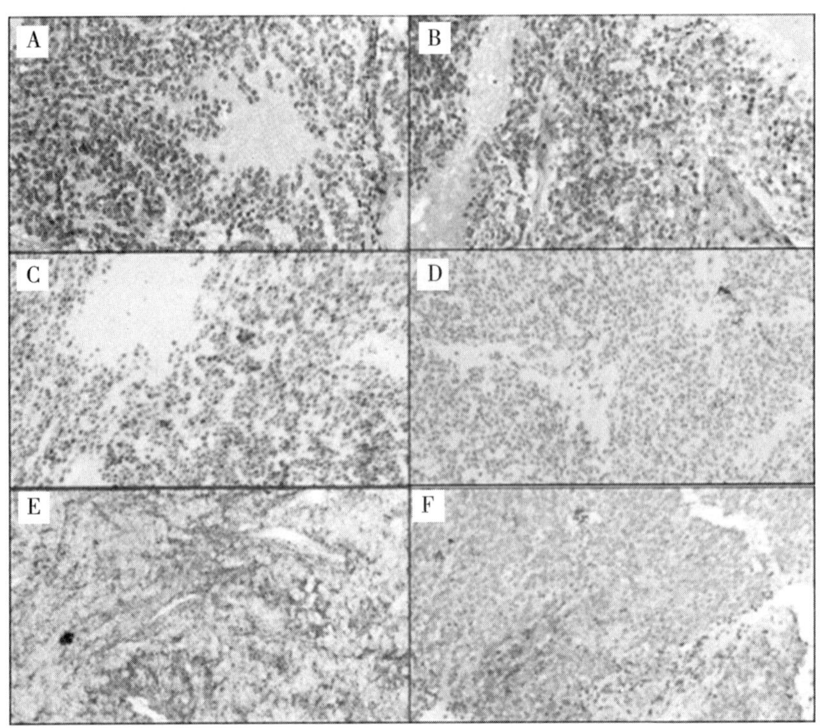

图 4-34　非典型中央性神经细胞瘤的镜检分析

A：HE 染色显示肿瘤周围核和无核神经纤维区；B：有核分裂、坏死区域和血管增生的 HE 切片；C：免疫组化肿瘤细胞核神经元核抗原阳性染色；D：肿瘤细胞内胶质纤维酸性蛋白免疫组化呈阴性，罕见的细胞过程被标记；E：免疫组化法检测神经纤维区和部分肿瘤细胞阳性的突触素；F：神经丝的免疫组化（神经细胞分化的标志）在肿瘤细胞中局部呈阳性（PMID：30579012）

1. 临床表现

中央神经细胞瘤确诊时的平均年龄是 29 岁。这些在儿童中相对少见。由于其罕见性，关于儿童中枢神经细胞瘤的组织学光谱和结果的资料很少。大部分患者因为脑视觉紊乱和认知功能损害可能会出现中央神经细胞瘤，局部积水后出现了颅内压增高。局灶性的神经功能缺损不常见，少数病例会表现为脑室内出血。

2. 影像学表现

典型的 CT 表现是不均匀的、高密度的脑室内中央神经细胞瘤。MRI 上 T1 相是稍高信号，T2 相上信号多变，通常会有增强。无论是中央还是脑室外的神经细胞瘤都与更加常见的高级别胶质瘤难以区分。

3. 治疗

最适合的治疗是手术全切。因为此瘤生长通常缓慢，甚至次全切除也能获得很长的存活期。典型的神经细胞瘤预后良好。辅助放疗或立体定向放疗可能会对不全切除的肿瘤或不典型组织学的肿瘤有效果。

十、小脑脂肪神经细胞瘤

小脑脂肪神经细胞瘤（cerebellar liponeurocytoma）是发生于成人小脑的临床罕见肿瘤，主要发生在后颅窝，伴神经元、神经胶质细胞和灶性脂肪瘤分化，生长缓慢，属于虽具有复发倾向但预后良好的WHO Ⅱ级。肿瘤细胞成分类似于中枢神经细胞瘤，大小一致，胞核呈圆形或卵圆形，胞质透明，胞膜界限不清；其组织形态学表现为灶性脂肪瘤样含脂肪滴的细胞聚集。免疫组织化学染色提示为神经上皮组织肿瘤细胞内脂肪聚积。

1. 临床表现

小脑脂肪神经细胞瘤临床表现主要以肿瘤的占位性病变引起的颅内压增高及小脑症状为主，如眩晕、步态不稳、共济失调和头痛、恶心呕吐及视物异常等，一般无明显的肌张力改变。其中，最常见的首发症状为头痛头晕和步态不稳，而病灶位于幕上脑室的患者主要以头痛头晕的症状起病。当小脑肿瘤较大时，可对第四脑室及脑干造成挤压、推移，此时可引起梗阻性脑积水及脑干的功能失调。

2. 组织病理

小脑脂肪神经细胞瘤：①脂肪瘤样区域伴大量淋巴样细胞增生（图4－35）；②肉瘤样区域，见梭形细胞密集增生；③乳头状区域，密集的神经细胞围绕血管，形成类似原始神经管样结构及乳头；④间变性室管膜瘤样区域；⑤肿瘤细胞核表达Neu-N（图4－36）；⑥肿瘤细胞具有很低的Ki－67增殖指数。

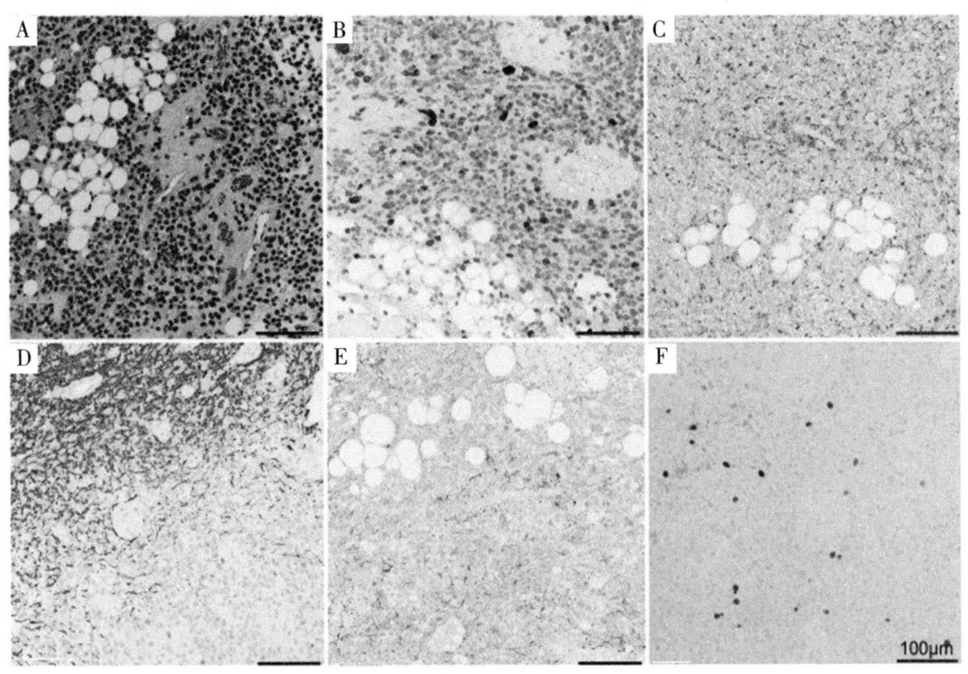

图4－35 小脑脂肪神经细胞瘤的特征是典型的脂肪细胞瘤灶性聚集

A：苏木精和伊红染色；B～E：小肿瘤细胞和脂肪瘤的分化特征肿瘤细胞表达Neu-N（B）和突触素（C），中枢神经系统轴突周围的组织表达神经丝（D），神经胶质原纤维酸性蛋白的表达在局部被观察到（E）

3. 影像学表现

小脑脂肪神经细胞瘤影像诊断的特点是肿块内部有脂肪密度或信号。有临床症状的小脑脂肪神经细胞瘤最大径可达3～4 cm。肿瘤在CT上表现为边界清晰的软组织密度肿块，与周围脑实质密度相比，呈低至等密度，多为单一占位，偶可多发，内部可见显著低密度区（脂肪密度）（图4－36），肿块有一定的占位效应，如推压第四脑室等。MRI可较清楚地显示肿瘤的轮廓，与周围正常脑组织的边界较清，无明显浸润性生长，一般无瘤周水肿。T1相一般为等/低信号，可有散在的局灶高信号影，呈现为条状、斑纹状或匍匐状条纹；T2相上肿瘤显示为中等程度的高信号，可呈混杂状。肿块内部部分区域T1相、T2相均呈高信号（脂肪信号），脂肪抑制序列信号减低，有助于诊断。增强扫描肿块不均匀强化，强化程度较轻微，可为局部低至中等程度增强，也可不增强。Flair相呈高信号，局部可呈更高信号，DWI呈等信号，局部可见条索状稍高信号，

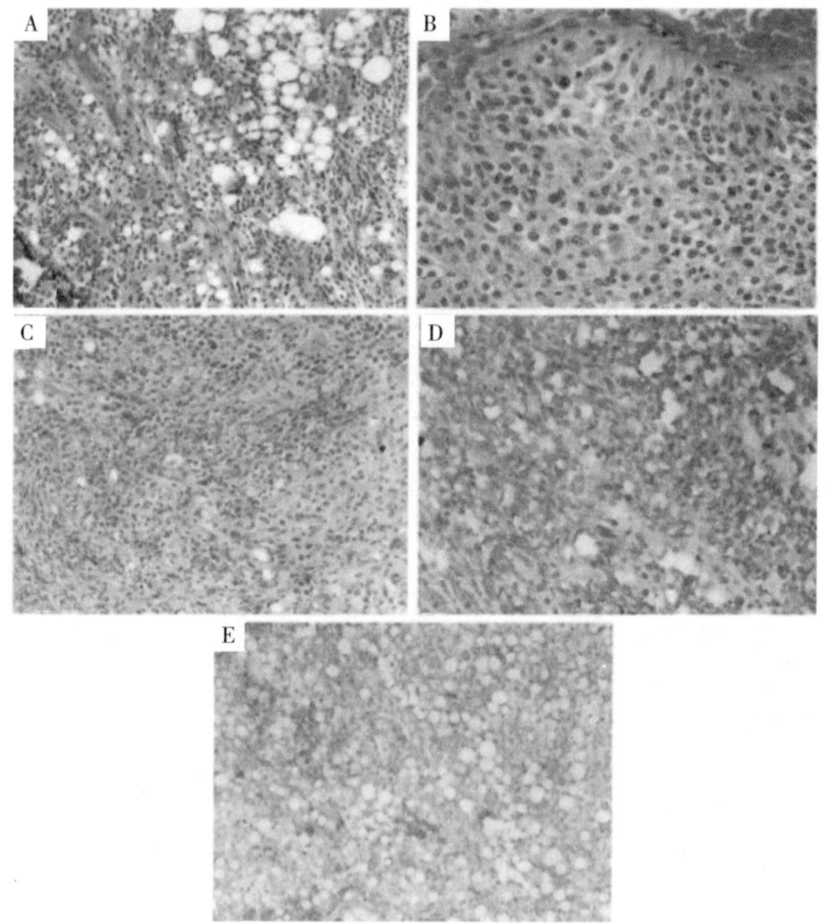

图4－36　小脑脂肪神经细胞瘤（A～B）组织病理学和（C～E）免疫组织化学特征

A：HE染色切片示肿瘤细胞相对同构片，细胞核圆，胞浆清，肿瘤细胞间有大的脂质空泡；B：肿瘤细胞细胞核圆，核仁不清，染色质细；C：肿瘤细胞对突触素呈弥漫性免疫反应；D：肿瘤细胞具有强MAP－2标记；E：肿瘤细胞局部Neu-N阳性（PMID：29480846）

DWI、ADC 呈等到高信号。本例患者 CT 示小脑蚓部低密度影，提示为脂肪组织。而 MRI 在 T1 相显示局灶高信号影，T2 相上显示中等程度的高信号，T1 相增强仔细观察可见部分强化，边界清晰，对周围脑组织呈推移表现，无明显浸润水肿。本例为小脑蚓部肿块，边界清晰，肿块内部见脂肪成分，增强扫描轻度强化。

4. 免疫表型

神经元样肿瘤细胞对神经元标志物表达阳性，如突触素（Syn）、神经元特异性烯醇酶（NSE）、MAP－2、S－100 等表达为阳性，GFAP 可能为局部阳性，CgA 阴性，Ki－67增殖指数，标志核 MIB－1 单克隆抗体染色，较低；大约 2%。

5. 治疗

小脑脂肪神经细胞瘤首选手术治疗，术后可予以辅助放射治疗。目前尚无化疗药物治疗疗效的报道。本病要与髓母细胞瘤、中枢神经细胞瘤、淋巴瘤等相鉴别。当后颅窝小脑半球肿瘤内成分出现脂肪信号。

6. 鉴别诊断

本病术前诊断较困难，其影像表现与脂肪组织所占肿瘤实质成分的比例和分布有关，确诊主要依靠术后病理。本病临床上主要与髓母细胞瘤、室管膜瘤等后颅窝常见实性肿瘤以及含脂肪成分的肿瘤（畸胎瘤、某些中枢神经系统肿瘤的不典型表现）相鉴别。

十一、副神经节瘤

副神经节瘤（paraganglioma of the filum terminale）主要发生在头颈部，其中，颈动脉体瘤、颈静脉球体瘤及迷走神经副神经节瘤占 98%，而发生部位在喉、鼻腔、眼眶、主动脉。副神经节源肿瘤起源于副交感神经节（简称“副节”）。副节是相对交感神经干中的神经节而言的，大多位于交感神经干之侧旁，偶尔亦见于内脏等远离的部位。副节按其主细胞对铬盐的反映有嗜铬性与非嗜铬性之别，故副神经节瘤亦有嗜铬性与非嗜铬性之分。

1. 病因

副神经节源肿瘤起源于副节。副节乃对交感神经干中的神经节相对而言，大多位于交感神经干之侧旁，偶尔亦见于内脏等远离的部位。副节按其主细胞对铬盐的反映，有嗜铬性与非嗜铬性之别，故副神经节瘤亦有嗜铬性与非嗜铬性之分。嗜铬性副节瘤以肾上腺髓质为主要代表，由其发生的肿瘤，习惯称“嗜铬细胞瘤（pheochromocytoma）”。而非嗜铬性副节发生的肿瘤则往往简称“副节瘤”。文献中也称之为“非嗜铬性副节瘤”（nonchromaffin paraganglioma）与化学感受器瘤（chemodectoma）等。

2. 临床表现

纵隔嗜铬性副神经节瘤较罕见，在所有纵隔肿瘤中不到 1%，起源于主动脉上或主、肺动脉副神经节、心房和心包上的岛样组织。多数为良性，仅 10% 左右为恶性。手肿瘤大多为球形、卵圆形或略呈分叶状。体积小者包膜不明显，较大者则有完整包膜。肿瘤大多为实体性。新鲜标本切面灰红色，常见出血、坏死和囊性变的灶区。嗜铬细胞瘤可同时或先后伴有其他 APUD 瘤，如甲状腺恶性 C 细胞瘤（“髓样癌”）、垂体腺

瘤、甲状旁腺腺瘤、胰岛细胞瘤、类癌以及神经纤维瘤病等，成为内分泌腺腺瘤病的组成部分之一。非嗜铬性副节瘤（“副节瘤”“化感瘤”）比较少见。可见于中纵隔及后纵隔的脊柱旁沟，后者更常见。多数为良性。只有10%左右为恶性。副节瘤大多为“非功能性”，但偶尔可有功能活性。嗜铬细胞瘤，其绝大多数从生长特性来看无疑属良性范畴，然而由于瘤细胞常分泌大量儿茶酚胺类物质，患者可死于高血压及其并发症，但不能因其致死性而称之为恶性病变。

3. 组织病理

组织病理（图4－37）：①嗜铬细胞瘤，瘤细胞在很大程度上类似其起源组织。体积小、无包膜、分化良好的嗜铬细胞瘤有时难以与髓质增生鉴别。瘤细胞通常呈不规则多角形，体积较正常者稍大，胞质丰富，颗粒状，有时较空，界限不是很分明。细胞核圆或卵圆形，常稍偏位，核质可较疏松，但深染者不少见。有时可见核仁较粗大，瘤细胞及核可有一定程度的异型，有丝分裂象偶见。瘤细胞可分散，可呈假腺泡状、束状、小梁状或小片状排列，仅含少量纤细的结缔组织间质，血管丰富，常扩张成血窦。瘤细胞之间常伴有一些体积较小的圆形细胞，部分可能为幼稚的嗜铬母细胞甚至交感原细胞，或为淋巴细胞。有时瘤细胞可进一步分化为更成熟的神经节细胞，呈小集落，可伴有神经元纤维以及神经鞘细胞增生。②非嗜铬性副节瘤，肉眼观察表现为卵圆形、略呈分叶状、有弹性的肿块，表面光滑，常与大血管壁紧密相贴。包膜往往不完整，尤其是颈动脉体副节瘤。后者常有局部浸润。切面灰红至棕红色，血管非常丰富，有时甚似血管瘤，光镜下可见内分泌腺肿瘤的图像。由排列成巢的上皮样主细胞所构成，被丰富而扩张的、呈血窦状的纤维血管性间质所分隔。“巢”的周边部可有支持细胞，而神经纤维往往难以查见。主细胞有亮、暗两种。亮细胞占多数，多边形。胞质丰富、透明，含嗜铬性细小颗粒。银浸渍法可显示针尖大小的嗜铬性颗粒及（主细胞巢的血管）基膜网架，细胞核小圆或卵圆，核质空透亮，核仁清晰。暗细胞体积较小，胞质较深染，核亦深染，核仁不明显，有丝分裂象极少见。

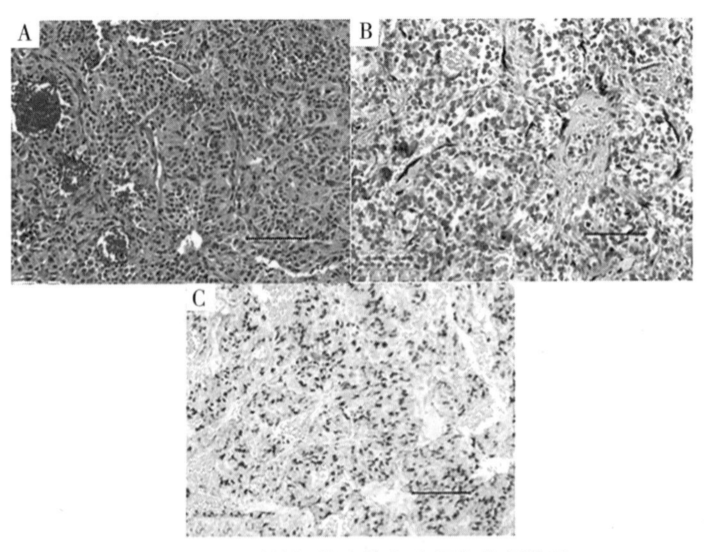

图4－37　副神经节瘤的免疫组化分析结果

注：A. HE染色；B. S100染色；C. Chromogranin染色，均在200倍放大显微镜下进行显微镜分析（PMID：26623209）

4. **镜下特点**

亮细胞含较多神经分泌颗粒。界膜明显，有高电子密度的核心。暗细胞只在部分细胞内含少量颗粒，后者体积较大，不甚规则。不同部位的副节瘤在超微结构上无法区分。恶性者正如许多内分泌腺肿瘤一样，很难单纯从镜下形态特征来鉴别。瘤细胞有异型性不一定为恶性的标志，瘤细胞巢中央发现坏死和有丝分裂象较多、浸润血管及包膜均有助于推测其可能为恶性。

5. **治疗**

治疗：①对纵隔良性嗜铬细胞节瘤与非嗜铬性副神经节瘤均应首选施行手术切除。手术风险较小，一般均能彻底切除病灶。对于恶性副神经节瘤，在适当的时候施行外科手术切除是最理想的治疗。手术进路和方法可参考其他纵隔神经源性肿瘤。当肿瘤侵及心脏时，在体外循环下进行手术是首选方法，肿瘤切除应酌情处理，不必强求切除彻底，如肿瘤累及冠状动脉和房室结 Koch 三角则尽量切除，若切除彻底预后良好。②近 10% 的患者有多个副神经节瘤，常见于伴有内分泌肿瘤（MFN）综合征家族史的患者和有 Carney 综合征、胃平滑肌肉瘤和肾上腺外副神经节瘤的患者。因此，在切除了纵隔副神经节瘤后，应尽量争取切除其他部位的副神经瘤，才能取得较好的疗效。

6. **预后**

预后：非嗜铬性副神经节瘤，良性者术后效果良好。恶性者约占 10%，据研究报道，发现主动脉体副神经节瘤具有浸润性，往往是高度恶性的，其 50% 的患者在发现时即病情严重，治疗后预后差，大多在近期内死亡且嗜铬性副神经节瘤，若为良性肿瘤，治疗后效果良好；但若为恶性病变，因术后易发生转移，或有伴随症状或多处有病变，故预后欠佳，往往与控制伴随症状和切除多发性病变的彻底性有关。

第六节　来源未定的胶质肿瘤

一、星形母细胞瘤

星形母细胞瘤（astroblastoma）是一种罕见的肿瘤，好发于儿童、青少年和青年人，由 GFAP 阳性细胞伴宽的、有时尖端渐细的突起放射状围绕在常呈硬化的血管周围而形成的胶质肿瘤。其 WHO 分级尚未建立，但属于恶性肿瘤。

1. **大体形态**

肿瘤与周围脑组织分界清晰，表面光滑，呈灰红色或黄褐色。

2. **临床表现**

患者平均年龄 11 岁（发病年龄为 1 ～ 58 岁）。肿瘤通常位于大脑半球，其他部位也可发生。临床表现为占位效应、癫痫发作及局部神经功能不全。CT 和 MRI 显示边界清晰，无钙化，结节状或分叶状包块，常有囊性变，对比显著增强。

3. **镜下特点**

病变常表现为特征性的乳头状结构，乳头结构由单极细胞的胞质突起指向中央的间

质血管呈放射状排列构成。肿瘤边界清晰，不含弥漫浸润型星形细胞瘤、肥胖细胞型星形细胞瘤和普通型室管膜瘤成分。这些柱状或细尖锥状突起比室管膜瘤假菊形团的突起更短更粗（图 4－38），而且没有聚集在一起形成明显的纤维间质。或多或少的多角形或梭形肿瘤细胞围绕在胶质血管周围。肿瘤细胞为核圆形、卵圆形或不规则的锯齿状，染色质粗、聚集成团。常见血管壁进行性增厚和透明变性（图 4－39）。星形母细胞瘤分为高分化型（低级别）和间变性（高级别）两种。后者表现为核分裂象多、细胞不典型性和结构破坏，血管周围结构破坏也见于高分化型星形母细胞瘤（图 4－40）。间变性可见微血管增生和假栅栏状坏死。非栅栏状坏死在两者中均可见到。

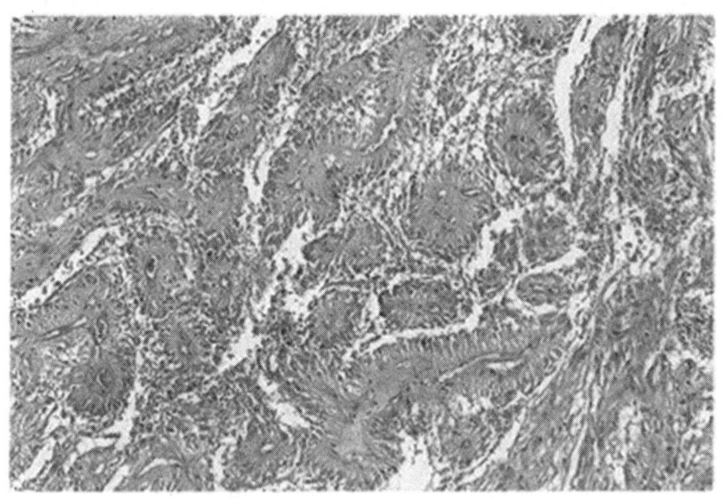

图 4－38　星形母细胞瘤 HE 染色结果

注：肿瘤细胞形成血管周围的“莲座”（PMID：29678196）

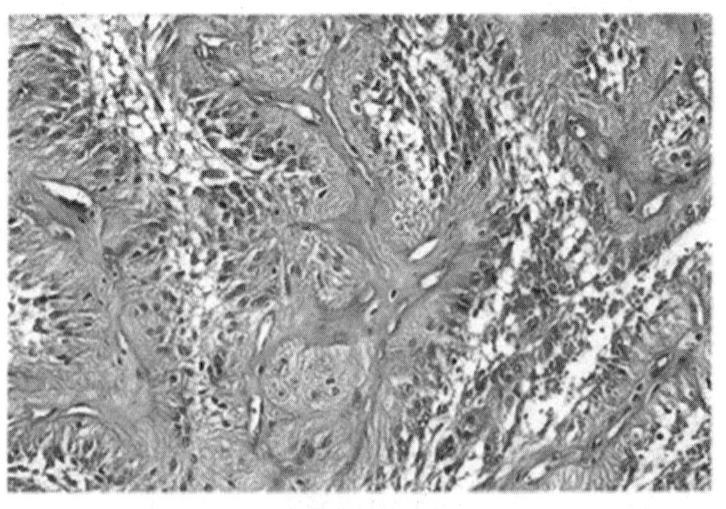

图 4－39　星形母细胞瘤 HE 染色结果

注：镜下外观示血管壁增厚，局部透明（PMID：29678196）

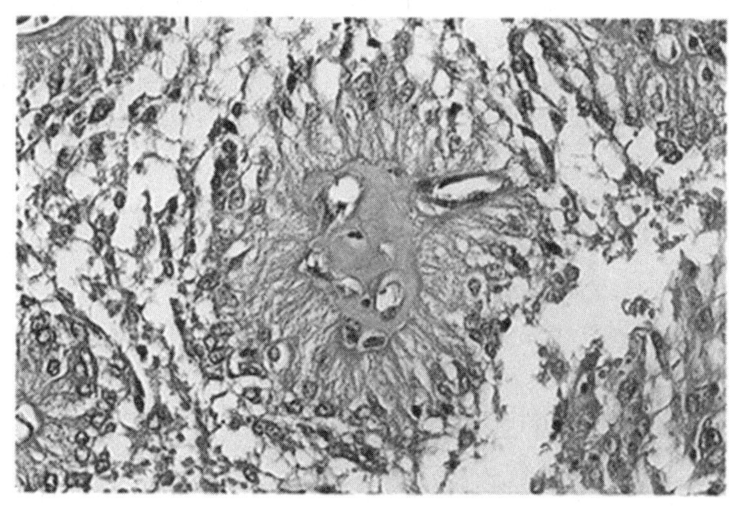

图 4-40　星形母细胞瘤 HE 染色结果

注：镜下外观示肿瘤细胞胞浆边界不清，细胞核圆形至卵圆形，无核多形性或有丝分裂活性（PMID：29678196）

4. 免疫表型

瘤细胞 Vimentin、NSE、GFAP 和 S-100 蛋白阳性，但阳性程度不一。EMA 细胞膜阳性，通常呈局灶性阳性。低分子量角蛋白阳性，CAM5.2 和 AE1/AE3 阴性。Ki-67/MIB-1 标记指数 1%～18%（图 4-41、图 4-42）。近年来发现 9p21 号染色体上的 CDKN2A/B 缺失，22 号染色体上的焦点拷贝数缺失。

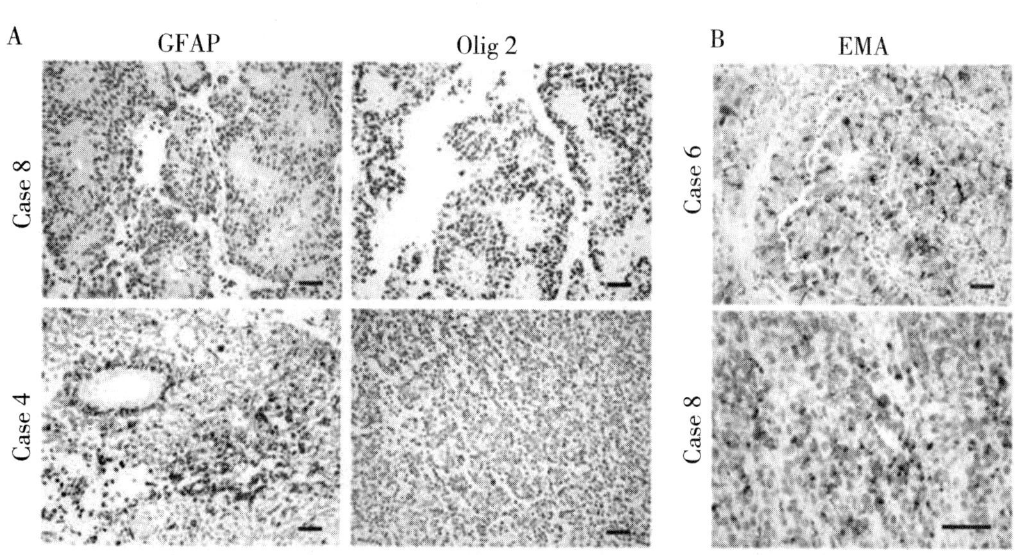

图 4-41　星形母细胞瘤的肿瘤的免疫组织化学变异的结果

A：GFAP 和 Olig 2 呈双染色；B：EMA 从局部的副核点样染色到膜、细胞质和副核点样染色的改变（PMID：28960623）

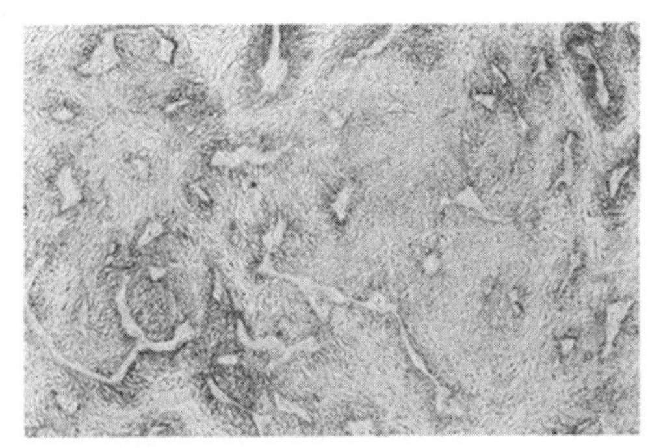

图 4－42　星形母细胞瘤中胶质原纤维酸蛋白免疫染色阳性

（PMID：29678196）

5. 预后

星形母细胞瘤低级别要比高级别预后要好。肿瘤全切，甚至那些高级别肿瘤患者的预后都意外的好。然而，间变特征通常与肿瘤复发和进展相关。

6. 鉴别诊断

鉴别诊断：①室管膜瘤，尤其是发生在大脑表浅部位的室管膜瘤。鉴别要点是星形母细胞瘤的突起短而紧贴血管壁，构成围血管假菊形团结构，血管明显玻璃样变性。免疫表型室管膜瘤 GFAP 呈弥漫阳性，而星形母细胞瘤 GFAP 强、弱甚至阴性的细胞相互掺杂。②乳头型脑膜瘤。其乳头被覆细胞多层，无短突起围绕轴心；除乳头结构外，还可找到典型脑膜瘤的区域。免疫表型 GFAP 一般为阴性，EMA 的阳性反应强于星形母细胞瘤。

二、血管中心性胶质瘤

血管中心性胶质瘤（angiocentric glioma）是常伴癫痫的、稳定或缓慢生长的脑肿瘤，儿童和青年人多见。组织学特点为血管中心性生长，单形性双极瘤细胞和室管膜分化。

1. 临床表现

年龄分布于 2.3～70 岁（平均 17 岁），男女均可发病。常位于大脑皮质浅部，多见于额顶叶（38%）；其次是颞叶，包括海马/海马旁（35%）和顶叶（15%）。常见的临床症状是癫痫，通常是难治性癫痫。多数患者术前有多年癫痫史（平均 7.5 年）。MRI 示血管中心性胶质瘤呈实性、界限清楚，高信号、无增强的皮质区病变常延伸至皮质下白质。受累的脑回常显示局灶性增强。

2. 镜下特点

单形性单层或多层双极细胞沿皮质内血管排列形成室管膜瘤样放射状假菊形团。这些细胞在软脑膜－蛛网膜下呈平行流水状或垂直和栅栏状排列，在神经实质内广泛形成不同密度的瘤细胞病灶。瘤细胞核细长、染色质细颗粒状。有些病例可见含致密纤维成分的实性生长区、神经鞘瘤样结节及上皮样细胞被不规则腔隙或腔分隔呈巢状或片状（图 4－43）。病灶内无明显异型性的神经元可能为陷入或本身固有的。核分裂象无或少见，无微血管增生和坏死。1 例复发的患者可见核分裂象，呈间变性星形细胞瘤样形态。

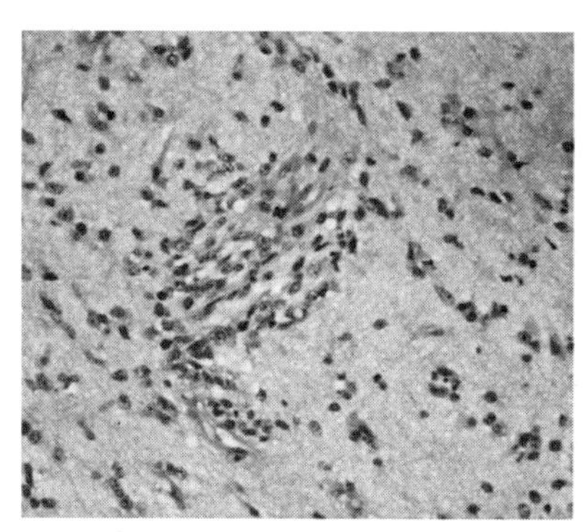

图 4-43　血管中心性胶质瘤组织中苏木精和伊红染色切片

注：再次显示白质小血管周围的袖状肿瘤细胞聚集（PMID：27742374）

3. 免疫表型

梭形和上皮样肿瘤细胞 GFAP、S-100 蛋白和 Vimentin 阳性，而神经元标记物（Syn、CgA 和 Neu-N）阴性。室管膜特征为微腔结构 EMA 点状阳性，血管周和软脑膜下的上皮样细胞也可 EMA 阳性。Ki-67/MIB-1 标记指数 1%～5%。1 例复发的患者标记指数由原来的 1% 增高至 10%（图 4-44）。

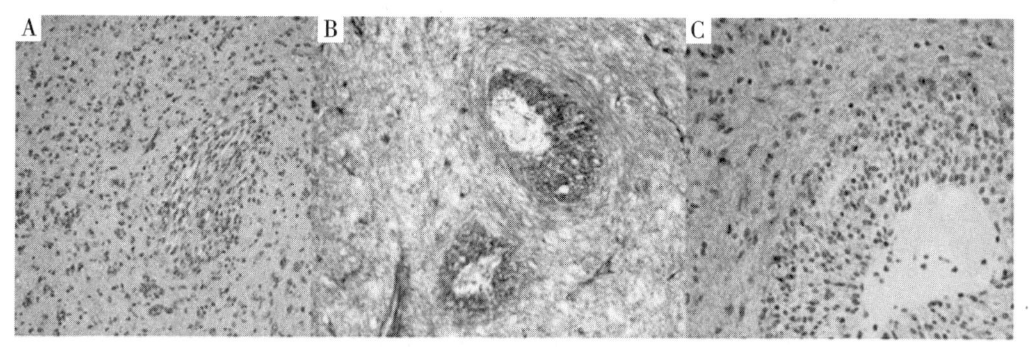

图 4-44　血管中心性胶质瘤组织染色结果

A：苏木精伊红染色切片显示白质小血管周围瘤细胞呈袖状聚集；B：胶质纤维酸性蛋白（GFAP）免疫染色显示星形细胞分化和血管中心聚集的肿瘤细胞；C：上皮膜抗原（EMA）免疫染色显示核周点染色，提示室管膜分化（PMID：27742374）

4. 预后

血管中心性胶质瘤比较稳定，仅切除后就能治愈。

三、第三脑室脊索样胶质瘤

第三脑室脊索样胶质瘤（chordoid glioma of the 3 rd ventricle）是一种罕见、生长较慢的胶质瘤。肿瘤发生于成人，位于第三脑室，在不同黏液性基质中可见簇状和条索状上皮样 GFAP 阳性的肿瘤细胞伴淋巴浆细胞浸润。基于有限的临床病理数据，肿瘤暂定为 WHO Ⅱ级。脊索样胶质瘤罕见，但必须与其他发生在第三脑室孤立的反差增强的肿瘤相鉴别。脊索样胶质瘤好发于 30～70 岁（平均年龄 46 岁）的成人。男女之比为

1：3，女性多发。脊索样胶质瘤位于第三脑室前部，使周围结构移位。其原始起源部位尚未完全确定。至少某些病例，放射影像分析前第三脑室结构显示下丘脑成分。

1. 临床表现

本病见于成人，发生于第三脑室，多数引起梗阻性脑积水，出现头痛、恶心和运动失调，也可使下丘脑和视交叉向下移位，引起甲状腺功能低下和/或视力障碍，还可压迫内侧颞叶引起心理和记忆异常。神经影像学 MRI 表现为第三脑室内球状、边界清晰的包块影，一般直径 2～4 cm，囊性变少见。除囊性部分，肿瘤增强后均匀强化，并与下丘脑和鞍上结构相邻。

2. 组织病理

脊索样胶质瘤的特征为簇状，条索状排列的上皮样细胞埋在黏液样基质中，并特征性含有淋巴浆细胞浸润。免疫组化染色和超微结构提示胶质细胞起源。卵圆形到多形性富有红染胞质的上皮样细胞，簇状、条索状排列，埋在黏液（常为空泡状）基质中。在许多病例中，瘤细胞常可显示明显的胶质细胞分化，出现粗糙的纤维状突起。瘤细胞核中等大，大小相对一致。大部分肿瘤无核分裂象，少数肿瘤核分裂罕见（<110 HPF）。间质中可见淋巴浆细胞浸润并可见大量的 Russell 小体。肿瘤实性，有向周围脑组织微浸润倾向。反应性星形细胞、Rosenthal 纤维和慢性炎细胞浸润可见于周围非肿瘤组织（图 4－45）。

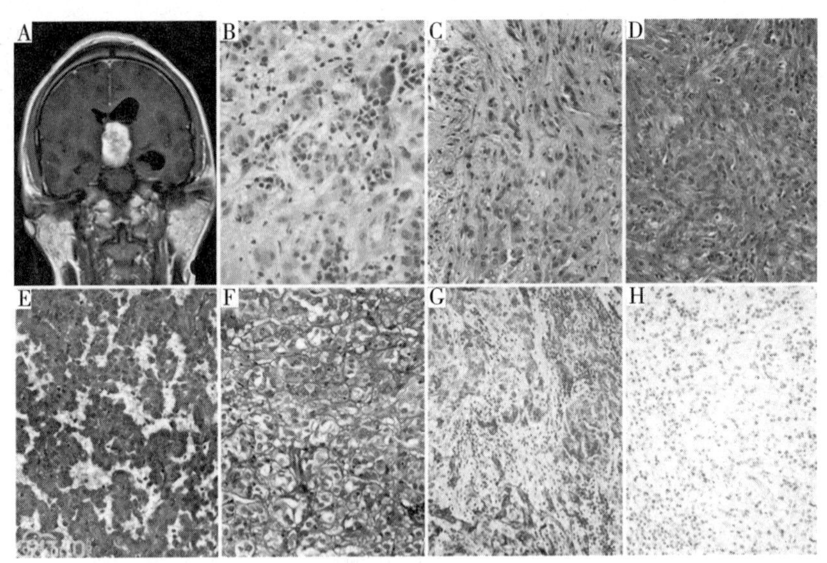

图 4－45　第三脑室脊索样胶质瘤影像学和组织学结果

A：MRI 检查显示肿瘤边界清晰，增强后均匀强化，边界清晰，肿瘤位于第三脑室；B：肿瘤由簇状、条索状排列的上皮样细胞埋在不同量黏液样基质中构成，间质中可见大量淋巴细胞、浆细胞浸润，可见 Russell 小体形成；C：肿瘤细胞胞质嗜酸性，部分上皮样（下），条索样状分布，部分肿瘤细胞呈梭形（上），散布于黏液样肿瘤间质中；D：编织样结构为该肿瘤的少见结构，局灶纤维组织丰富，肿瘤细胞梭形，界限不清，类似于脑膜瘤结构；E：乳头状结构为该肿瘤的少见结构，胞质丰富，嗜酸性，中心为血管轴心；F：腺泡样结构为该肿瘤的少见结构，上皮样细胞巢状分布，间质稀少，细胞界限清楚，胞质空亮或嗜酸性；G：上皮样肿瘤细胞胶质纤维酸性蛋白弥漫阳性，可见灶状淋巴细胞阴性表达；H：上皮样肿瘤细胞甲状腺转录因子弥漫阳性，可见灶状淋巴细胞阴性表达。（崔云，杜江，王军梅，等，《第三脑室脊索样胶质瘤五例临床病理分析及鉴别诊断》，载《中华病理学杂志》，2016 年 11 月 29 日）

3. 免疫表型

脊索样胶质瘤 GFAP 弥漫强阳性，波形蛋白也强阳性。但 S-100 蛋白结果不定。上皮细胞膜抗原灶阳性，但间质内的浆细胞阳性更显著。瘤细胞表皮生长因子受体和 Schwannomin/Merlin 也阳性，细胞核 *TP53*、p21（Waf-1）或 MDM2 蛋白为阴性。增生脊索样胶质瘤增生潜能同低级别胶质瘤。分裂象无或者非常少。Ki-67/MIB-1 平均标记指数非常低，一项研究显示为 0～1.5%，另一项小于 5%。

4. 分子生物学

脊索样胶质瘤的基因组杂交分析显示没有染色体异常，没有肿瘤抑制基因 *TP53* 和 *CDKN2A* 的异常，也没有发现 EGFR、CDK4 和 MDM2 等原癌基因的扩增。

5. 预后

脊索样胶质瘤位于第三脑室，与下丘脑和鞍上结构相连，使肿瘤全切困难。手术后半数患者肿瘤在次全切除后可继续增大。有些患者可因肿瘤复发而死亡。肿瘤全切后加辅助治疗的作用还不清楚，经过放射性治疗，有些残余肿瘤仍可复发。

6. 鉴别诊断

肿瘤呈明显的“脊索样”表现，簇状嗜伊红肿瘤细胞在蓝色黏液基质中分布的组织学特点明显不同于该部位的其他病变，包括垂体腺瘤、颅咽管瘤、毛细胞型星形细胞瘤和脑膜瘤。其 GFAP 阳性、突触素 Syn 阴性染色，可与垂体腺瘤相鉴别。脊索样胶质瘤形态上与毛细胞型星形细胞瘤和颅咽管瘤不相似，但很像“脊索样”脑膜瘤，后者 GFAP 阴性。形态相似者包括簇状上皮样细胞和存在淋巴浆细胞浸润，但与脊索样胶质瘤不同，这些脑膜瘤与硬膜关系密切，有明显淋巴浆细胞浸润并形成生发中心。

第七节　松果体实质肿瘤

松果体区肿瘤（pineal region tumors）中儿童最常见的是松果体母细胞瘤，虽然松果体细胞瘤和松果体区乳头状瘤都好发于成人松果体区的神经上皮肿瘤，但 0～18岁的儿童和年轻人亦可发生。

一、松果体细胞瘤

松果体细胞瘤（pineocyoma）是一种罕见的生长缓慢的松果体主质细胞肿瘤。肿瘤含大小一致、成熟松果体样的小细胞，常形成大的松果体菊形团。

1. 大体形态

肿瘤界限清楚，灰-褐色，切面均匀或呈颗粒状，可见囊性变或灶性出血。

2. 临床表现

本病可发生于任何年龄，但成人好发（平均38 岁），无性别差异。肿瘤位于松果体区，压迫周围组织包括大脑导水管、脑干和小脑。可长入第三脑室后部。症状包括颅内

压增高、神经－视觉功能障碍（parinaud 综合征）、精神异常、脑干或小脑功能障碍、下丘脑内分泌异常。影像学表现为圆形、边界清晰的肿块，直径小于 3 cm。大部分肿瘤增强后均匀强化。

3. 镜下特点

肿瘤细胞分化好、细胞中等密度，大小一致，排列呈片状或边界不清的分叶状，可见大的松果体细胞瘤性菊形团，由丰富、纤细的肿瘤细胞突起构成（图 4－46）。大多数瘤细胞核圆形或椭圆形，染色质细，核仁不明显，胞质均匀红染，中等量。松果体细胞瘤菊形团的数量和大小在不同亚型中不同，中心由陷入其中的纤细的细胞突起构成，似神经毡。围绕菊形团周围的核无极向。有时瘤细胞核可呈明显的异型性，但核分裂活性仍然很低。

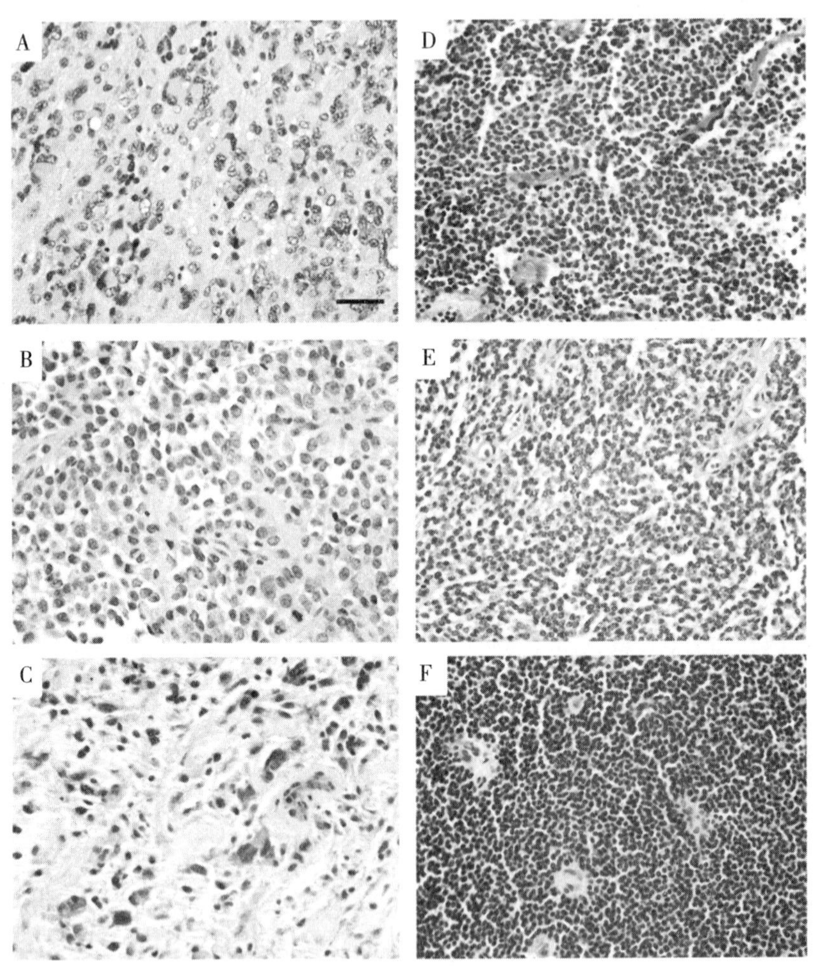

图 4－46　松果体细胞瘤 HE 染色结果

A～C：与大细胞亚型相对应病例的 H&E 染色切片，其细胞核更大，更多核多态性，更丰富的细胞质和更丰富的类神经嗜性基质。D～F：HE 染色的切片对应于小细胞亚型的病例，其核较小，更均匀，核仁不明显，胞质少，背景中的基质很少（PMID：27282397）

4. **免疫表型**

松果体细胞瘤 Syn、NSE、NF 呈阳性。

5. **预后**

预后好，无远处转移，5 年存活率达 86%～100%，全切手术后无复发。

二、松果体母细胞瘤

松果体母细胞瘤（pineoblastoma）高度恶性，发生于儿童的原始胚胎性松果体主质细胞肿瘤，常沿脑脊液播散，瘤细胞小而致密，不规则片状排列，核圆形或不规则，胞质少。

1. **临床表现**

本病常发生在 20 岁以前（平均 18.5 岁），特别是儿童，无明显性别倾向。从出现症状到手术治疗一般不超过 1 个月。CT 上呈大的、分叶状或边界不清、密度均匀的包块，增强后可强化，钙化少见，广泛囊性变罕见。

2. **大体形态**

质软、脆，边界不清。可见出血和坏死，但钙化罕见。常向软脑膜等周围组织浸润，也可沿脑脊液播散。

3. **镜下特点**

代表最原始的松果体主质细胞肿瘤。瘤细胞密度高、体积小，弥漫或不规则片状排列，核圆形或不规则、深染，胞质少，核质比例高，偶见小核仁。可见 Homer-Wright 菊形团和 Flexner-Wintersteiner（FW）菊形团，但无松果体细胞瘤菊形团。核分裂活性多少不等，常见坏死，可见微钙化。

4. **免疫表型**

松果体母细胞瘤 Syn、NSE、NF、CgA 和Ⅲ型 β-tubulin 可呈阳性反应。

5. **遗传易感性**

可以发生在具有家族性（双侧）视网膜母细胞瘤的患者，同时发生时又称“视网膜母细胞瘤三联征”，也有报道可发生在家族性腺瘤性息肉病患者。

6. **预后**

具有潜在侵袭性，可发生颅内和脊髓内播散、偶发生颅外转移。切除和放疗的范围也影响预后。肿瘤转移至中枢神经系统和脊髓内是最常见的死因。散发和家族性视网膜母细胞瘤三联征患者的预后很差，诊断后 1 年内即死亡。

三、松果体区乳头状瘤

松果体区乳头状瘤（papillary tumor of the pineal region，PTPR）是一种罕见的、好发于成人松果体区的神经上皮肿瘤，瘤细胞具有乳头状结构和上皮细胞的细胞学特征，细胞角蛋白阳性和超微结构提示室管膜分化。

1. **临床表现**

肿瘤特异性发生在松果体区。无特异性临床表现，主要是梗阻性脑积水引起的头

瘤。影像学显示 PTPR 体积大、界限清楚。

2. 镜下特点

松果体区乳头状肿瘤由单层或多层上皮样或柱状细胞围绕纤维血管轴心形成乳头状结构为特征，瘤细胞胞质丰富，淡染或嗜酸性，核圆形或卵圆形，大小一致，染色质均匀细致，可见小核仁，核分裂象少见，常见坏死灶。一般无微血管增生，但常见血管透明样变。

3. 免疫表型

瘤细胞 CK、Vimentin、S－100、NSE 和 Syn 阳性，GFAP 和 EMA 有时可见灶性或点状阳性。中度细胞、轻度至中度非典型性细胞核和低有丝分裂一致（< 6/10 HPF）。坏死和内皮细胞增殖消失。免疫组化检查示突触素阳性表达，嗜铬粒蛋白 A、CD3、CD5、CD10、CD20 阴性表达，MIB－1 指数为 8%（图 4－47）。

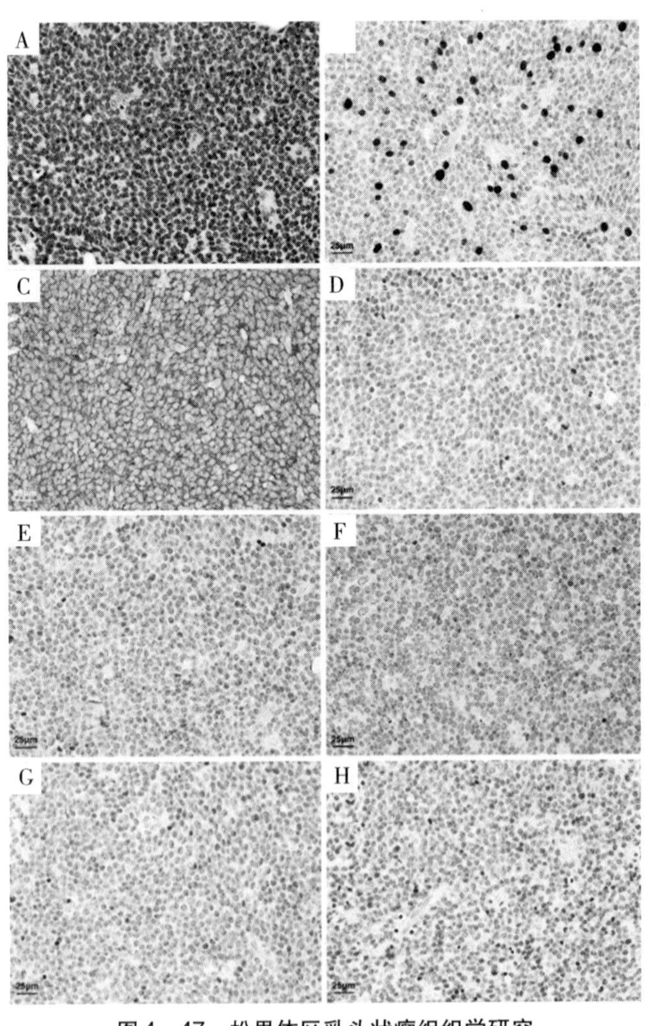

图 4－47　松果体区乳头状瘤组织学研究

A：显微照片显示中度细胞性，轻度到中度不典型细胞核，低核分裂；B：研究显示 MIB－1 指数为 8%；C：突触素阳性结果；D：CD3 阴性结果；E：CD5 阴性结果；F：CD10 阴性结果；G：CD20 阴性结果；H：嗜铬粒蛋白 a 阴性结果（PMID：30028263）

4. 预后

病例罕见，对 31 例患者的回顾性研究显示 72% 的病例肿瘤处于进展期，总体 5 年存活率和无进展的肿瘤 5 年存活率分别为 73% 和 27% 。不完全切除和显著的核分裂活性（≥5/10 HPF）可能与存活率下降和复发有关。

第八节 胚胎性肿瘤

一、髓母细胞瘤

1. 大体形态

髓母细胞瘤表现为粉色或灰色的团块，可以充满第四脑室。发生于小脑半球的髓母细胞瘤质地较硬，界限比典型的髓母细胞瘤更清晰。可见小的坏死灶，但广泛的坏死很少见。

2. 临床表现

发病高峰年龄为 7 岁，70% 髓母细胞瘤发生在小于 16 岁的青少年，80% 的成人髓母细胞瘤发生在 21 ～40 岁。大约 65% 的患者是男性。至少 75% 的儿童髓母细胞瘤起源于小脑蚓部并突入第四脑室。随着年龄的增长，越来越多的病例累及小脑半球。患者常出现共济失调、步态紊乱。由于脑脊液循环受阻，出现高颅压症状，包括嗜睡、头痛和晨起呕吐。在 CT 和 MRI 上，髓母细胞瘤为高密度信号影，增强后均匀强化。

3. 组织病理学

根据肿瘤排列和瘤细胞的形态特点，髓母细胞瘤分为以下几个亚型：

（1）经典型髓母细胞瘤（classic medulloblastoma）：肿瘤由高密度细胞构成，瘤细胞核圆形或卵圆形或雪茄烟样，染色质多，胞质不明显。在小于 40% 的病例可以见到神经母细胞（homer-wright）菊形团，常伴有明显的核多形性和高核分裂象。神经母细胞呈菊形团为典型但并非必需的特点。也可见到胶质母细胞瘤的特征，即瘤细胞核沿长轴平行排列，核大小不一，多形性明显，呈间变特征。虽然核分裂象很多见，但约 25% 的病例核分裂不多。仔细寻找，偶尔可见节细胞样分化。凋亡瘤细胞多见，可见假栅栏状坏死。偶见巨核、多核瘤巨细胞和非典型核分裂象。少数病例可见血管增生、钙化和大片出血。

（2）促纤维增生/结节型髓母细胞瘤（desmolastic/nodular medulloblastoma）：促纤维增生型髓母细胞瘤在形态上类似神经母细胞瘤，肿瘤具有向胶质细胞分化的倾向，但无节细胞。肿瘤促纤维增生表现为两种方式：一种是结节状，结节内瘤细胞密度低些，细胞核大小一致，核淡染，类似于星形细胞瘤细胞的核，核分裂象少见，细胞间有胶质微丝，而无网状纤维。围绕在结节周围的瘤细胞密度高低不一，瘤细胞间胶质纤维和胶原纤维存在。另一种为非结节状，瘤细胞呈行状排列，行之间为丰富的胶原纤维，挤压瘤细胞，瘤细胞体积通常较小，胞质稀少，核深染，似淋巴细胞，但核不规则，与淋巴

瘤细胞的圆形核不同，在诊断时要小心，必要时需要免疫组化辅助。该亚型多发生于年龄较大的儿童，肿瘤中有大片的纤维硬化区域，瘤细胞可呈少突细胞瘤样分化，细胞核周有空晕，有大小不一的微囊形成。充分取材、仔细寻找仍可见神经母细胞瘤样区域、纤维硬化区域及结节区。

（3）伴广泛结节形成的髓母细胞瘤（medulloblastoma with extensive nodularity）：曾被命名为“小脑神经母细胞瘤”，好发于3岁以下的婴幼儿，肿瘤具有大量的结节状结构，无网状纤维区显著增大，富含神经毡样组织。无网织纤维区含有许多小型神经细胞，核圆形，呈流水样或列兵状排列。结节周围组织和细胞成分很少。伴广泛结节形成的髓母细胞瘤在放疗和（或）化疗之后偶尔可进一步分化成熟为以神经节细胞为主的肿瘤。

（4）大细胞髓母细胞瘤（large cell medulloblastoma）和间变性髓母细胞瘤（anaplastic medulloblastoma）：大细胞髓母细胞瘤占髓母细胞瘤的2%～4%，瘤细胞形态单一，核大，圆形或泡状，核仁明显，伴多少不一的嗜酸性胞质。细胞缺乏黏附性，核分裂象和凋亡多见。

大细胞髓母细胞瘤和间变性髓母细胞瘤在细胞学上有一定重叠。后者的特征为细胞核明显多形性，核变形，细胞互相重叠，核分裂象活跃，且多为不典型核分裂。凋亡也很明显。无论是大细胞型还是间变性髓母细胞瘤，局部仍可保留经典型髓母细胞瘤的特征，据此可与巨细胞型胶质母细胞瘤相鉴别。

（5）肌源性分化（myogenic differentiation）：别名髓肌母细胞瘤（ICD-O编码9472/3）。伴肌源性分化的髓母细胞瘤原称为髓肌母细胞瘤，用于描述含有局灶性横纹肌母细胞成分的所有髓母细胞瘤亚型，包括典型的促纤维增生型/结节型髓母细胞瘤。梭形细胞群与散在或簇状的大卵圆形细胞混合，这些大卵圆形细胞含有毛玻璃样嗜酸性胞质。有时可见具有骨骼肌横纹的带状细胞。横纹肌母细胞样成分desmin、myoglobin和myosin阳性，但actin染色阴性。

（6）黑色素分化（melanotic differentiation）：别名黑色素髓母细胞瘤（ICD-O编码9470/3）。伴有黑色素分化的髓母细胞瘤原来被称为黑色素髓母细胞瘤。而黑色素细胞在不同亚型的髓母细胞瘤均可见到，因此不把它看作一个独立的亚型。黑色素肿瘤细胞的表型差异很大：可以是未分化的，像PNET成分，或是上皮样成分，形成小管和乳头状结构或细胞聚集呈团。S-100蛋白标记可予以鉴别。

4. 免疫表型

Syn、NSE、Nestin和Ⅰ型β-tubulin染色在许多髓母细胞瘤阳性。NF也有表达，但不太常见。有肌源性分化的瘤细胞Desmin阳性。所有的髓母细胞瘤均有核INI1的表达。瘤细胞增殖指数高，一般在20%以上。有报道称GPR161突变在髓母细胞瘤中发挥重要作用（图4-48）。

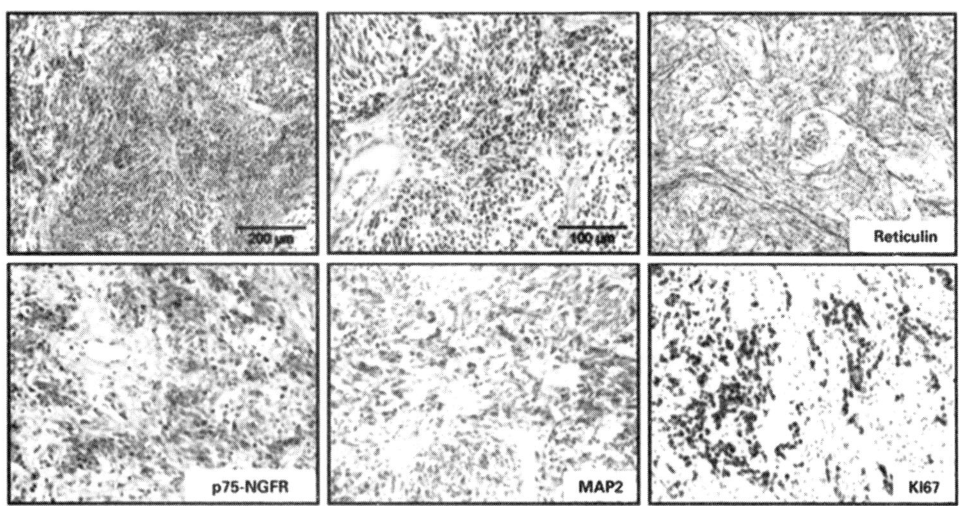

图 4 – 48　髓母细胞瘤免疫组化图

注：为 shh 活化、*TP53* 野生型（WHO 级Ⅳ）的纤维增生性/结节性髓母细胞瘤。细胞内高水平的未分化的小细胞肿瘤，有丝分裂活性增加。银浸渍表明银纤维的密度增加。细胞表达神经标记物 MAP2 和 SHH 靶蛋白 p75 – NGFR

5. 预后

由于治疗的进展，髓母细胞瘤 5 年生存率可达 50% ～ 70% 。总的来说，大细胞髓母细胞瘤和间变性髓母细胞瘤比其他亚型的肿瘤预后差。有报道显示促纤维增生型/结节型髓母细胞瘤预后比典型的髓母细胞瘤要好。

二、中枢神经系统原始神经外胚层肿瘤

中枢神经系统原始神经外胚层肿瘤（central nervous aystem primitive neuroectodermal tumors，CNS/PNET）是主要发生于儿童和青少年的异质性肿瘤。可见于大脑半球、脑干或脊髓，由未分化或低分化，可以向神经元、星形细胞和室管膜细胞多向分化的神经上皮细胞组成。中枢神经系统（CNS）/幕上原始神经外胚叶肿瘤（PNET）是一种胚胎性肿瘤，由未分化或低分化神经上皮细胞组成。只有神经元分化的肿瘤被归为神经母细胞瘤，如果肿瘤组织中存在神经节细胞，则被归入大脑节细胞神经母细胞瘤。出现神经管特征的肿瘤归入髓上皮瘤。表现为室管膜母细胞菊形团的肿瘤被归为室管膜母细胞瘤。

各种类型肿瘤的共同特征是幼年发病和侵袭性的临床表现。分级为 WHO Ⅳ级。

（一）中枢神经系统/幕上原始神经外胚叶肿瘤

该肿瘤为发生于大脑或幕上的胚胎性肿瘤，由未分化或分化差的神经上皮细胞组成。中枢神经系统/幕上原始神经外胚叶肿瘤的瘤细胞具有向神经元、星形细胞、室管膜细胞、肌肉或黑色素细胞分化的能力。

1. **大体形态**

肿瘤呈实性、团块状生长，伴出血、囊性变或坏死，钙化多见。

2. **临床表现**

肿瘤主要发生在4周至19岁，主要位于大脑，鞍上和脊髓也可见。位于松果体区的PNET称为松果体母细胞瘤。临床症状因肿瘤的部位不同而异。大脑肿瘤可引起癫痫、意识不清、颅内压增高或肢体运动障碍。鞍上肿瘤则引起视力、视野或内分泌障碍。CT上多表现为实性病灶，增强后可强化，可出现囊性变、坏死及钙化等。

3. **镜下特点**

肿瘤细胞密度高，为未分化或低分化神经上皮细胞，常为小圆形或短梭形细胞，胞质少或无，核深染，染色质丰富。有些瘤细胞大，核多形、圆形或不规则形，核仁不清楚，核分裂象多少不等。瘤细胞间常有不明显的细颗粒状至纤维状基质，有时可见Homer-Wright菊形团和室管膜菊形团，偶见肿瘤细胞含黑色素。有些病例肿瘤细胞呈行状或流水线样排列，行之间为丰富的胶原和网织纤维，类似于促纤维增生型髓母细胞瘤。在变性区，钙化较常见。也可见到血管内皮细胞增生，大于1/3的病例可见脑脊髓的播散。

4. **免疫表型**

由于肿瘤细胞向不同方向分化，因此表达Syn、CD56、NF Vimentin，有时也可表达GFAP、Desmin、ZBTB16和CK等。

5. **预后**

就诊时2岁以下的婴儿幕上PNET预后比年龄大的儿童差。儿童CNS PNET的5岁存活率为34%，低于儿童髓母细胞瘤。

（二）中枢神经系统神经母细胞瘤和节细胞神经母细胞瘤

中枢神经系统神经母细胞瘤和节细胞神经母细胞瘤（CNS neuroblastoma and ganglioneuroblastoma）肿瘤是一种罕见的胚胎性小细胞肿瘤，免疫组化仅神经元标记阳性。仅含有神经母细胞者称为神经母细胞瘤，若同时存在节细胞者则称为节细胞神经母细胞瘤。

1. **大体形态**

肿瘤呈块状或多囊状，质地视肿瘤内含有纤维硬化的间质而不同。

2. **临床表现**

好发于2岁以内的儿童，年龄大些的儿童偶可发生。肿瘤可发生于中枢神经系统的任何部位，包括脑、脊髓和马尾等，多位于幕上。2016年WHO将中枢神经母细胞瘤和中枢神经节神经母细胞瘤列为独特实体；两者均为WHO Ⅳ级。典型表现为坏死伴颗粒状钙化、栅栏状和/或贺氏玫瑰状。

3. **镜下特点**

典型的中枢神经系统神经母细胞瘤分叶状、细胞密集而相对松散排列，细胞小，有少量边界不清的胞质，核圆形或椭圆形、深染，核分裂象多见。根据肿瘤中结缔组织的

量，可将肿瘤分为经典型、移行型和硬化型。肿瘤中常有较多的淋巴细胞浸润。大脑神经母细胞瘤仅呈现原始神经细胞性胞质的证据。确切的特征包括丰富的细胞突起，神经原纤维性神经毡、Homer-Wright 菊形团等。节细胞神经母细胞瘤则出现不典型节细胞样细胞或节细胞。免疫组化表达神经元标记、超微结构显示神经元分化。一些病例还可见到类似胶质母细胞瘤的细胞栅栏状排列（图 4 -49）。

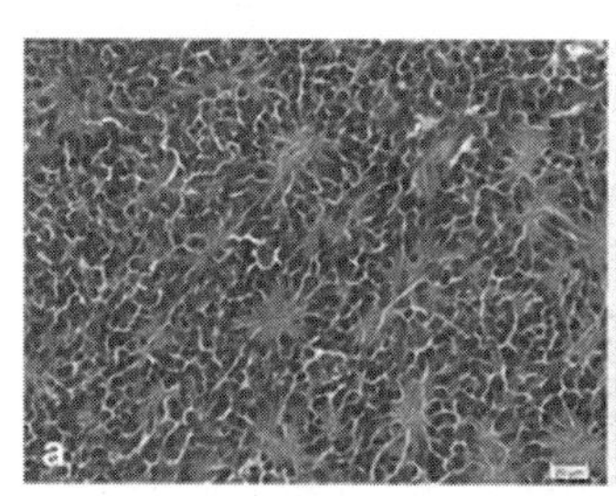
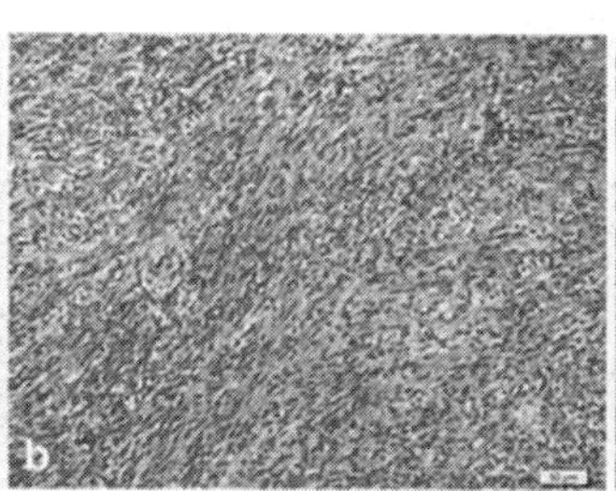
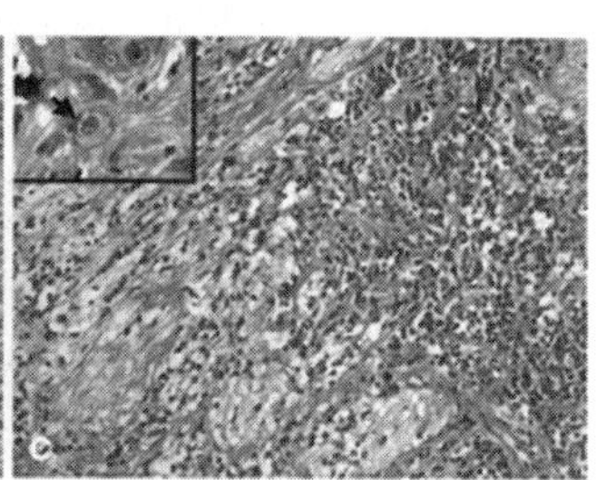

图 4 -49　神经母细胞瘤的结构

肿瘤细胞分散留在神经纤维网基质，集群肿瘤病灶的神经节细胞瘤（PMID：28744687）

4. 免疫表型

节细胞样细胞或节细胞 NF 阳性；原纤维区包括菊形团的轴心 Syn 阳性。

5. 预后

局部复发非常常见，也可发生脑脊髓播散。5 年生存率为 30%。

6. 鉴别诊断

该肿瘤需要与含菊形团的胚胎性肿瘤相鉴别。Homer-Wright 菊形团中间为胶质纤维，没有腔，与室管膜母细胞瘤、视网膜母细胞瘤、髓上皮瘤的菊形团不一样。神经母细胞需要与恶性胶质瘤相鉴别，前者的免疫组化前者仅显示神经源性标记。

（三）髓上皮瘤

髓上皮瘤（medulloepithelioma）是一种罕见的、高度恶性的胚胎性肿瘤。

1. 大体形态

肿瘤边界清，伴出血、坏死，可侵犯蛛网膜下腔和弥漫扩散。

2. 临床表现

髓上皮瘤好发于 6 个月至 5 岁儿童，50% 的病例发生于 2 岁以前，且无性别差异。肿瘤可位于幕上和幕下，最常见的发病部位是脑室周围组织，其次是颞叶、顶叶、枕叶和额叶，鞍区/鞍旁、马尾、骶骨前区、神经干（坐骨神经）和眼（典型髓上皮瘤位于眶内）也可发生。肿瘤体积大时可引起头痛、呕吐等颅内压增高症状。

3. 镜下特点

肿瘤类似于胚胎神经管样结构。由肿瘤性神经上皮细胞排列成乳头样、长管状、长裂隙状、小梁状或片状。神经上皮常向不同方向分化，形成神经元、神经胶质和间叶组织等成分。原始神经元神经管样结构的腔面无纤毛形成，也无刷状缘。瘤细胞立方柱到柱状，核卵圆形或长梭形，与外表面垂直，染色质粗，核质比例高，核仁大或多个核

仁，核分裂象多见，大多位于腔面，类似于早期发育的神经管。与神经上皮不同的区域为片状肿瘤细胞，核染色质多，核质比例高。这些细胞可向神经元、星形细胞、室管膜母细胞和少突胶质细胞分化，甚至出现成熟神经元和星形细胞不同分化阶段的细胞。在髓上皮瘤，室管膜母细胞菊形团比室管膜菊形团多见，也可同时发生。少突胶质细胞分化区表现为圆形规则核伴核周空晕和突触素阴性反应。原始神经外胚叶肿瘤伴有色素管状结构的称为色素性髓上皮瘤。少数肿瘤可以沿着间叶组织方向发育，形成血管纤维结缔组织、软骨、骨和横纹肌（图4－50）。

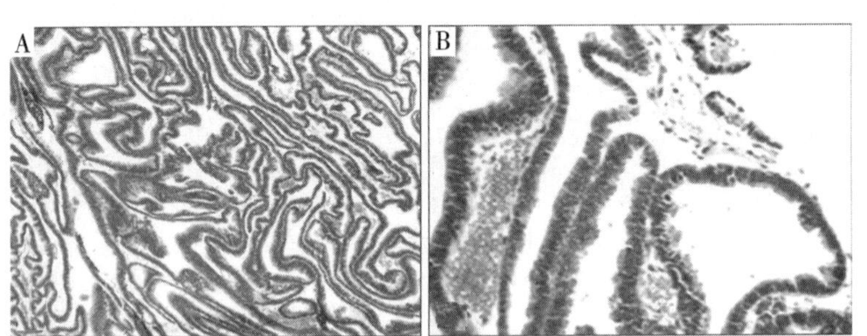

图4－50　中枢神经系统原始神经外胚层肿瘤组织学检查

A：肿瘤上皮细胞呈乳头状、管状或束状排列；

B：有丝分裂细胞位于管腔表面的假层组织上（PMID：29757453）

4. 免疫表型

神经上皮成分 Vimentin 和 nestin 阳性，其表达梯度显示基底部比腔面免疫反应强；虽不常见，但部分病例肿瘤细胞 CK、NF 和 EMA 可阳性。这些神经上皮区域 GFAP、NSE 和 S－100 蛋白阴性，而在星形细胞分化区域，这些标记物可不同程度阳性。

5. 预后

髓上皮瘤生长迅速，常出现局部复发和脑脊液播散，但很少发生全身转移。由于病例报道太少，生物学行为难以确定。

（四）室管膜母细胞瘤

室管膜母细胞瘤是一种罕见的恶性胚胎性肿瘤，好发于新生儿或幼儿。室管膜母细胞瘤（ependymoblastoma）组织学以多层菊形团为特点。它通常发生在幕上脑，它出现在中枢神经系统之外是非常罕见的。死亡率很高，大多数患者活不过2岁。最近有报道称该病可表现为腹股沟淋巴结转移。

1. 大体形态

尽管常有局部浸润和软脑膜侵犯，但肿瘤看起来边界清晰。软脑膜广泛浸润和神经系统外转移已有报道。

2. 临床表现

该肿瘤好发于幼儿（包括新生儿）。男女发病率无区别。肿瘤多位于幕上，与脑室相关的其他部位也可发生。骶尾先天性室管膜母细胞瘤者血清甲胎蛋白升高。1岁或2

岁前的儿童最常见的临床表现是颅内压增高和脑积水。年龄较大的儿童可出现局灶性神经系统病理体征。CT 和 MRI 上显示高密度较大体积占位病变，瘤周水肿明显。

3. 镜下特点

诊断特征是中枢原始神经外胚层肿瘤伴大量“室管膜母细胞瘤”菊形团，菊形团周围是未分化的神经外胚层细胞。这些菊形团多层，形成向心性细胞层，中间有一小腔。细胞核远离腔内面，位于细胞层外部，核染色质粗。核质比例高，核分裂多。面向腔面的细胞顶端可见细小的点状结构，相当于鞭毛小体。这些点状结构可形成明显的内衬膜。细胞外层由含小圆或卵圆形核、胞质稀疏的未分化细胞围绕（图 4－51）。

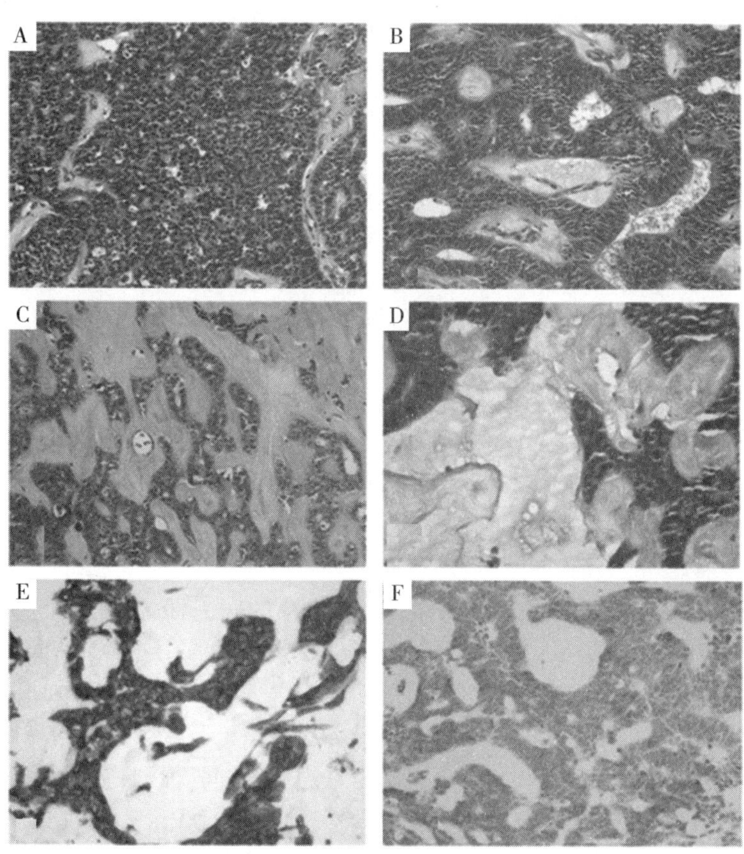

图 4－51　中枢神经系统原始神经外胚层肿瘤组织学染色结果

A：骶前肿瘤表现出胞膜索、乳头状结构和黏液样和透明质化区域包围的小梁生长，有大量的多层菊花团；B：肿瘤菊花团周围局部可见广泛的间质透明化；C：很少的肿瘤细胞周围可见岛状黏液样间质；D：GFAP 强阳性；E：Lin28 强阳性；F：Lin28 强阳性放大图像（PMID：28215462）

4. 免疫表型

瘤细胞表达 S－100 蛋白、Syn、Vimentin、CK 和 GFAP（图 4－51）。

5. 预后

肿瘤生长迅速，伴颅内脊髓扩散，确诊后 6 个月到 1 年内死亡。

6. 鉴别诊断

鉴别诊断：①间变性室管膜瘤，肿瘤有明显的血管周围假菊形团形成，还可见室管

膜菊形团，与室管膜母细胞瘤的菊形团不同，室管膜菊形团通常为单层细胞围成管腔。②髓上皮瘤，肿瘤可含有室管膜母细胞型菊形团，但可见具有诊断特征的神经上皮。瘤细胞排列呈管状、腔隙样或乳头状，周围有基膜。③髓母细胞瘤，肿瘤位于小脑，具有 Homer-Wright 菊形团，无中空的腔。

三、非典型畸胎样/横纹肌样肿瘤

非典型畸胎样/横纹肌样肿瘤（atypical teratoid/rhabdoid tumor，AT/RT）为高度恶性的中枢神经系统肿瘤，常发生于幼童，特征性病变为横纹肌样细胞，也常有原始神经外胚层细胞和向上皮、间质、神经元或胶质的多向分化；所有病例都伴有 INI1/hSNF5 基因的失活。

1. 大体形态

肿瘤大体形态与髓母细胞瘤相似。质软、灰红色、块状。体积大的肿瘤常边界清晰。可见出血和坏死。间叶组织含量多的肿瘤质硬，部分区域棕白色。

2. 临床表现

常见于 3 岁以下的儿童，在大于 6 岁的儿童很少见到。男：女为（1.6～2）：1。可发生于幕上和幕下，幕上肿瘤常位于大脑半球，脑室系统、鞍上区和松果体区不常发生。幕下可位于小脑半球、小脑桥脑角和脑干，2 岁之前发病率高。可发生于脊髓，但不常见。易于通过脑脊液播散（可发生于大于 20% 的患者中）。临床表现与患者年龄、肿瘤体积和部位有关。婴幼儿常出现嗜睡、呕吐、发育迟缓等非特异性表现。特异表现包括歪颅和脑神经麻痹。3 岁以上儿童常见头痛和半侧肢体麻痹。

3. 影像学表现

CT 和 MRI 表现同 PNET/髓母细胞瘤，大于 1/4 的病例可见到软脑膜播散。

4. 镜下特点

组织学特征呈多样性，包括所有胚胎性的组织学表现，主要为横纹肌样、胚胎性小细胞、原始神经上皮、上皮和间叶组织等成分。这种疏松而混杂的结构与髓母细胞瘤单一而密集的结构不同。与普通畸胎瘤也不同，常规生殖细胞标记物阴性。肿瘤的生物学行为类似于婴儿肾恶性横纹肌样瘤。

在许多病例中最显著的特征是典型的横纹肌样特点：含有泡状染色质的细胞核偏于细胞一侧，核仁明显嗜酸，胞质丰富含球形嗜酸性包涵体、细胞边界清晰。在实际诊断中，这些细胞的表型变异很大，从典型的横纹肌样表型到含不明显不典型核及大量淡嗜酸性胞质的改变均可见到（图 4－52）。除此之外，还可含有其他原始神经外胚叶成分、上皮和间叶组织。由于不同成分的数量不同，组织学特征也不一样，但所有的肿瘤或多或少都含有横纹肌样细胞，甚至仅由这种细胞构成；也可以小细胞胚胎成分为主。间质的分化不太常见，典型的间质分化表现为梭形细胞的特征和嗜碱性或是富含黏液多糖的背景。肿瘤性上皮成分可为腺上皮、鳞状上皮或仅呈巢状分布的上皮细胞，部分可出现乳头状结构。

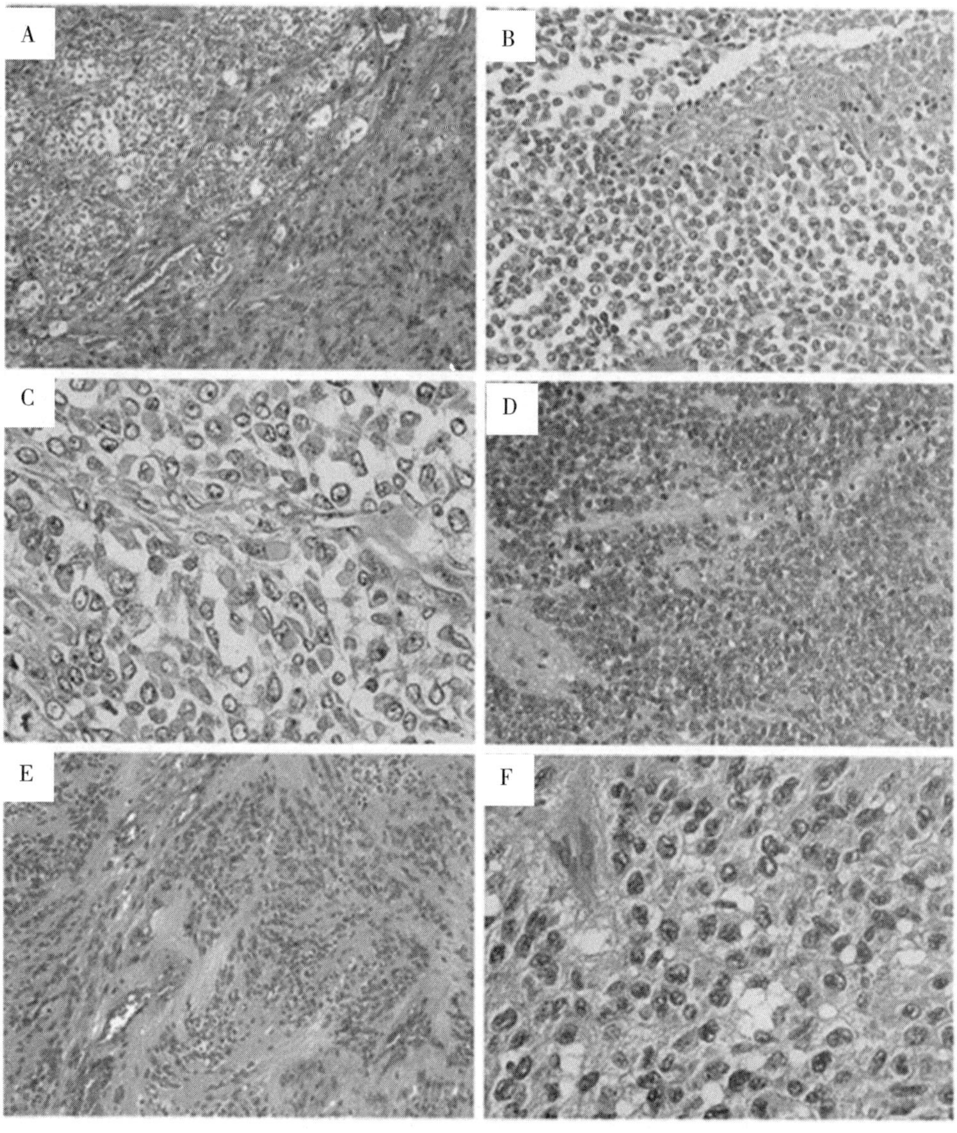

图 4－52 非典型畸胎样/横纹肌样肿瘤免疫组织化学染色结果

A：非典型畸胎样/横纹肌样肿瘤（AT/RT）（左上）与室管膜瘤（右下）元素界面清晰；B～C：非典型畸胎样/横纹肌样肿瘤（AT/RT）成分主要由横纹肌样细胞组成，胞核偏心，核仁突出，胞浆丰满，常含有明显的丝状或透明包体；D：非典型畸胎样/横纹肌样肿瘤（AT/RT）成分中，一小部分高密度细胞表现出无模式增生，胞浆稀少，呈原始神经外胚层瘤样外观；E：室管膜瘤成分中，肿瘤细胞密集增生，核为圆形至卵圆形，嗜酸性细胞质突呈血管周围假球形，无核带；F：一些室管膜瘤细胞中存在核周嗜酸性点样结构（PMID：26769252）

5. 免疫表型

AT/RT 肿瘤成分多样，故免疫表型复杂。横纹肌样细胞常表达 EMA 和 Vimentin，部分表达 SMA、GFAP、Desmin、NF、Syn 和 CK。然而，生殖细胞的标记物一般不表达。小细胞胚胎成分 Vimentin、GFAP、desmin 和 NF 等阳性。间质成分 Vimentin 阳性。INI1 蛋白表达缺失是 AT/RT 的敏感和特异的指标（图 4－53）。

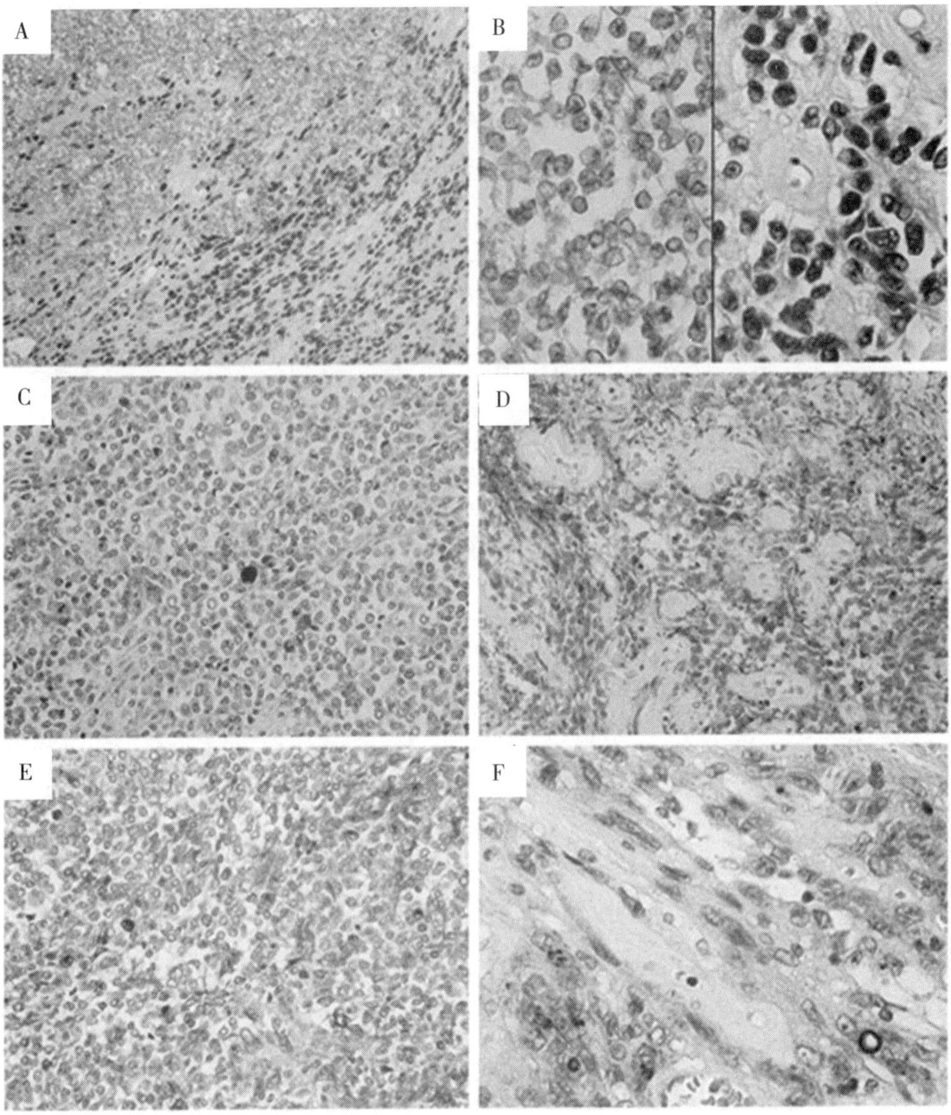

A B C D E F

图4-53 非典型畸胎样/横纹肌样肿瘤免疫组织化学染色结果

A和B：INI1的免疫组化。非典型畸胎/横纹肌样肿瘤（AT/RT）细胞INI1免疫组化阴性（A：左上；B：左），室管膜瘤成分细胞INI1免疫阳性（A：右下；B：右）。散在AT/RT区（A）ini1阳性细胞为内皮细胞和炎症细胞；C和D：胶质原纤维酸性蛋白免疫反应性存在于有限数量的AT/RT细胞（C），室管膜瘤细胞在血管周的胞质为阳性（D）；E和F：免疫组织化学上皮膜抗原（EMA）显示许多阳性AT/RT细胞（E）和室管膜瘤细胞中的环状和点模式胞质活性（F）（PMID：26769252）

第九节　生殖细胞肿瘤

生殖细胞肿瘤（germinoma）是松果体区最常见的肿瘤。主要的鉴别诊断是松果体实质肿瘤。生殖细胞肿瘤发生于 CNS 的生殖细胞肿瘤组织学分类和形态与性腺基本一致，但也有其自身的特点。

1. 临床表现

80%～90%的生殖细胞肿瘤发生于 25 岁以下的青年人，发病高峰为 10～14 岁，男性明显多于女性。松果体区的生殖细胞肿瘤大多数发生于男性，而鞍上则多发生于女性。所有的生殖细胞肿瘤的组织学亚型都多见于男性，畸胎瘤尤为明显。生殖细胞肿瘤好发于中线部位，80%以上发生于第三脑室，松果体区是最常见的部位，其次是鞍上。另外，脑室内、脑室周围、基底核、丘脑、大脑半球、小脑、延髓、髓内和鞍内也可发生。生殖细胞瘤是鞍上和基底核/丘脑部位的常见肿瘤。

2. 组织病理

中枢神经系统生殖细胞肿瘤的组织学改变和免疫表型与起源于性腺的生殖细胞肿瘤相似。需要特别指出的是在中枢神经系统，未成熟畸胎瘤远比成熟性畸胎瘤多见。未成熟畸胎瘤的诊断有两种主要的形态学表现，除了在生殖系统中常见的原始神经外胚层成分（即原始神经管）外，最常见的未成熟的组织学改变是成纤维细胞样的胚胎性间叶组织和未成熟腺体，间叶组织细胞密集，核质比增大，核分裂象增加，凋亡活跃（图 4－54）。这一点不同于其他部位的诊断标准，需要注意。

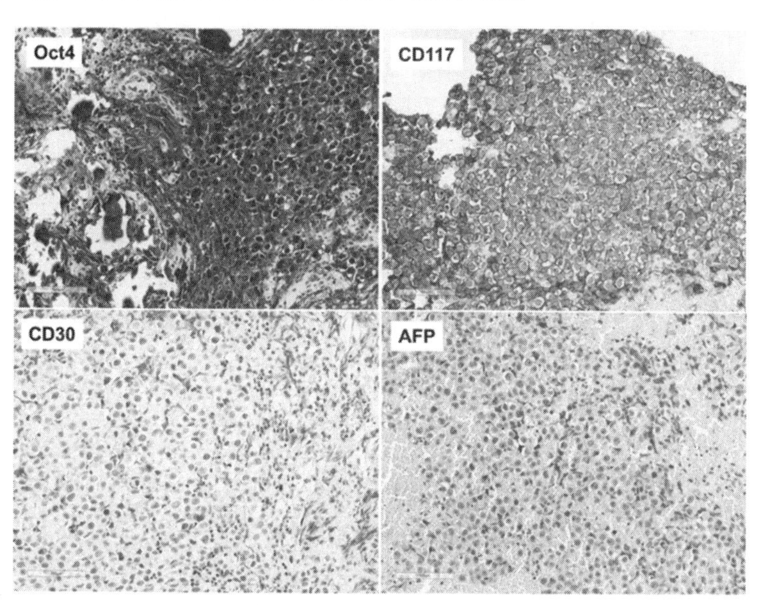

图 4－54　生殖细胞肿瘤组织染色结果

注：肿瘤细胞表达 Oct4 和 CD117（cKit），CD30 和 AFP 表达阴性（PMID：26956263）

3. 免疫表型

可见广灶性淋巴细胞和嗜中性粒细胞的膨胀。肿瘤细胞表达 Oct4、CD117、PLAP 和 Sall4。Ki－67 增殖指数接近 100%（图 4－54）。HCG 呈散在染色。CD30、α-fetoprotein 和 Glypican－3 阴性。

4. 治疗

颅内生殖细胞瘤（GCTs）占儿童脑瘤的 3%～15%，根据组织病理学和血清、脑脊液（CSF）生物标志物可分为单纯生殖细胞瘤和非生殖细胞瘤性生殖细胞瘤。尽管存活率超过 75%，但治疗伴随着显著的并发症，复发后的抢救率低至 50%。

5. 鉴别诊断

钙化在松果体实质肿瘤中更为常见，而在生殖细胞瘤中则被认为是罕见的或极少的，在影像学研究中表现为斑点状、环状或点彩图案。最近有报道松果体区生发瘤表现为广泛的瘤内钙化。

第十节　鞍区肿瘤

一、颅咽管瘤

颅咽管瘤（craniopharyngioma）是鞍区部分囊性的良性上皮肿瘤，可能起源于神经颊囊上皮，包括造釉细胞型和乳头型两种类型。

1. 大体形态

典型的颅咽管瘤为分叶状实性肿瘤，造釉细胞型常因多发囊性结构而呈海绵样外观，囊内可见暗棕绿色“机油样”液体。肿瘤常可超出其边界生长，与周围的血管和神经结构粘连。相反，乳头型颅咽管瘤界限清楚，为实性肿瘤，罕见囊性。

2. 临床表现

颅咽管瘤是儿童最常见的非神经上皮性肿瘤，占儿童颅内肿瘤的 5%～10%。造釉细胞型颅咽管瘤呈双相年龄分布，儿童高峰年龄 5～15 岁，成人高峰年龄 45～60 岁。乳头型几乎毫无例外地发生于成人，平均 40～55 岁。无性别差异。肿瘤好发于鞍上，少部分位于鞍内。临床表现不特异，包括视觉改变和内分泌缺陷。颅内压增高的症状较常见，特别是肿瘤压迫或侵及第三脑室时。

3. 镜下特点

肿瘤含有呈条索状、分叶状或不规则梁状排列的鳞状上皮结构，其周边为栅栏状排列的柱状上皮。周围细胞密集区与鳞状细胞疏松排列的区域共同形成星网状结构。“湿角化物”结节由残存的淡染细胞核埋入嗜酸性角化团块中形成，其在细胞密集区和疏松区均可出现。有时可见到伴有胆固醇和巨细胞的炎性肉芽肿。肿瘤周围胶质细胞增生，并见多量 rosenthal 纤维。需要特别指出的是，颅咽管瘤可发生恶性变，如肿瘤出现以下组织学特点，则提示恶性：①核分裂象增高或 MIB－1 指数高；②其他的恶性的组织学

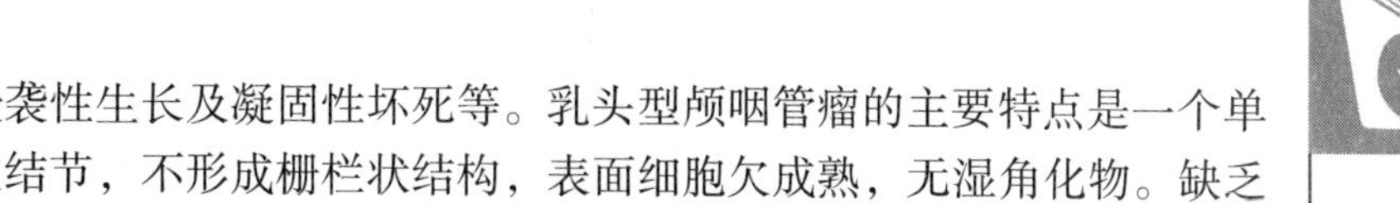

特征，如基膜破坏、侵袭性生长及凝固性坏死等。乳头型颅咽管瘤的主要特点是一个单发的分化好的鳞状上皮结节，不形成栅栏状结构，表面细胞欠成熟，无湿角化物。缺乏含胆固醇结晶的“机油样”液体和钙化是其与造釉细胞型鉴别的又一要点。

4. 治疗

虽然大多数良性肿瘤可以通过手术治疗，但颅咽管瘤由于位于中心位置且靠近敏感结构，如视器官、垂体、下丘脑、Willis 环、脑干和颞叶等，因此在手术治疗上存在挑战。颅咽管瘤是一种良性肿瘤，通常采用手术和放射治疗，这种方法可以使超过 90% 的患者获得 5 年无进展生存率。

5. 预后

60%～93% 的患者 10 年无复发生存，10 年生存率达 64 ～96%。如肿瘤直径大于 5 cm，则患者预后显著变差。手术切除不完整，复发率明显增高。少数颅咽管瘤可发生恶性转化，一旦恶性变，则预后明显变差。

6. 鉴别诊断

该肿瘤需要与这几种疾病鉴别：①鞍区黄色肉芽肿；②皮样囊肿和表皮囊肿；③ Rathke 囊肿。

第十一节　脑膜肿瘤

一、脑膜瘤

脑膜瘤（meningioma）是由脑膜皮细胞（蛛网膜细胞）构成的肿瘤，发生于硬脑膜内表面。脑膜瘤组织学类型多种多样，大部分为良性，WHO 分级 Ⅰ 级。部分存在特殊形态学的脑膜瘤通常预后较差，相当于 WHO 分级 Ⅱ 级（非典型）和 Ⅲ 级（间变或恶性）。

1. 临床表现

脑膜瘤好发于中年以上的患者，高峰年龄 51 ～70 岁。女性相对多发，女：男比例大约为 1.7：1。儿童也可发生，且通常具侵袭性。大多发生于颅内、眶内和脊柱内，发生于脑室内或硬脑膜外者不常见。肿瘤生长缓慢，常压迫周围组织引起相应的神经症状和体征。

2. 影像学表现

影像检查显示等密度、可强化的硬脑膜肿块，肿瘤旁可见“硬脑膜尾”是其特征性表现。本节重点说明儿童好发的两种脑膜瘤，即横纹肌样型脑膜瘤和乳头型脑膜瘤。

（1）横纹肌样型脑膜瘤（rhabdoid meningioma）：少见。大体检查见肿瘤灰红，质中，边界清，可呈分叶状或圆形包块。镜下主要由片状横纹肌样细胞组成，肿瘤细胞圆胖型、核偏位，染色质空，核仁明显，细胞质内可见明显的嗜伊红包涵体。横纹肌样细胞明显增多提示肿瘤复发率高。大部分肿瘤具有高增生活性和其他恶性特征。有些甚至在横纹肌细胞的基础上出现乳头状结构（图 4 –55）。

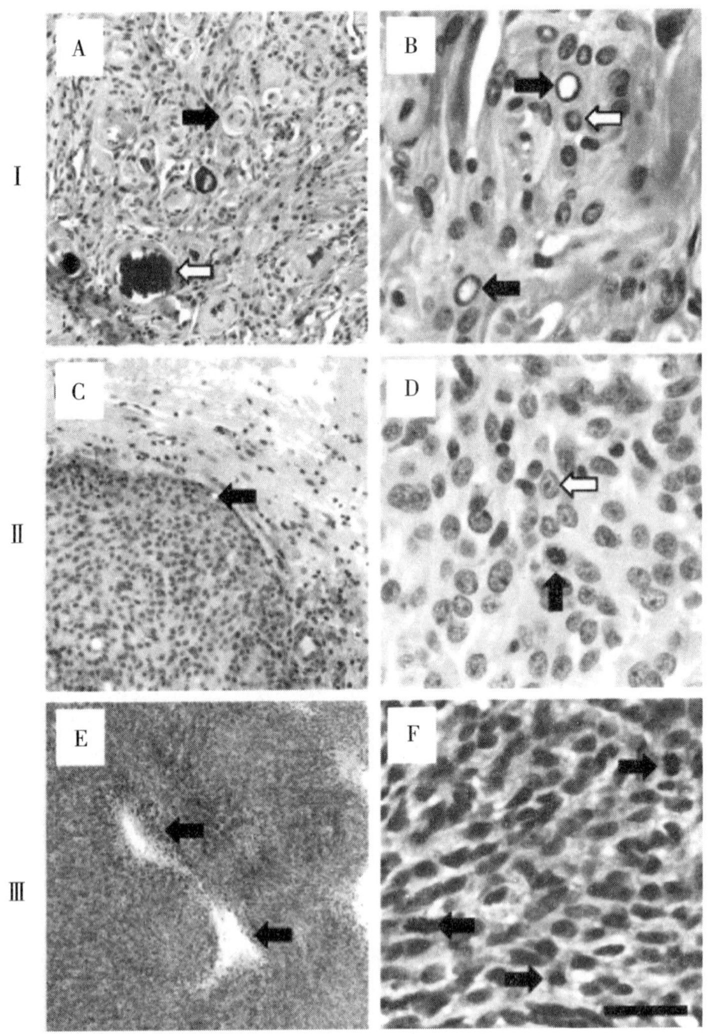

图 4－55　脑膜瘤组织染色结果

A：Ⅰ级肿瘤典型者包含大量轮状脑膜上皮细胞（黑色箭头），成熟的不同阶段矿化沙粒体（白色箭头）；B：核清除（黑色箭头）和核内假包涵体（白色箭头）在Ⅰ级肿瘤中常见，但核分裂象和大核仁不常见；C：侵袭颅底（黑色箭头）是许多Ⅱ级脑膜瘤的特征；D：在Ⅱ级肿瘤中，每 10 个高能场（黑色箭头）可见 4～19 个核分裂象，核仁明显（白色箭头）；E：Ⅲ级脑膜瘤通常显示细胞增多和微核细胞灶（黑色箭头）；F：这种肿瘤每 10 个高能场有 20 个或更多的核分裂象（黑色箭头）（PMID：30084265）

（2）乳头型脑膜瘤（papillary meningioma）：罕见，好发于年轻人。肿瘤大部分成分为血管周围假菊形团结构。75% 的病例发生局部侵犯和脑组织浸润，55% 复发，20% 发生转移，大约 50% 的患者死亡。

3. 分子生物学

许多细胞过程已经被确认在脑膜瘤的生长中起作用，包括 MAPK（有丝分裂原活化蛋白激酶）途径、mTOR 途径和 Hedgehog 途径。图 4－56 总结了目前治疗脑膜瘤的药物选择方案，它们作用于多种分子靶点。一些可用的药物被用于其对分子靶点的影响，这些分子靶点可作为患者选择的生物标记：EGFR，表皮生长因子受体；FAK，局灶黏

附激酶；PDGFR，血小板衍生生长因子受体；PIP3，磷脂酰肌醇化；VEGFR，血管内皮生长因子受体。

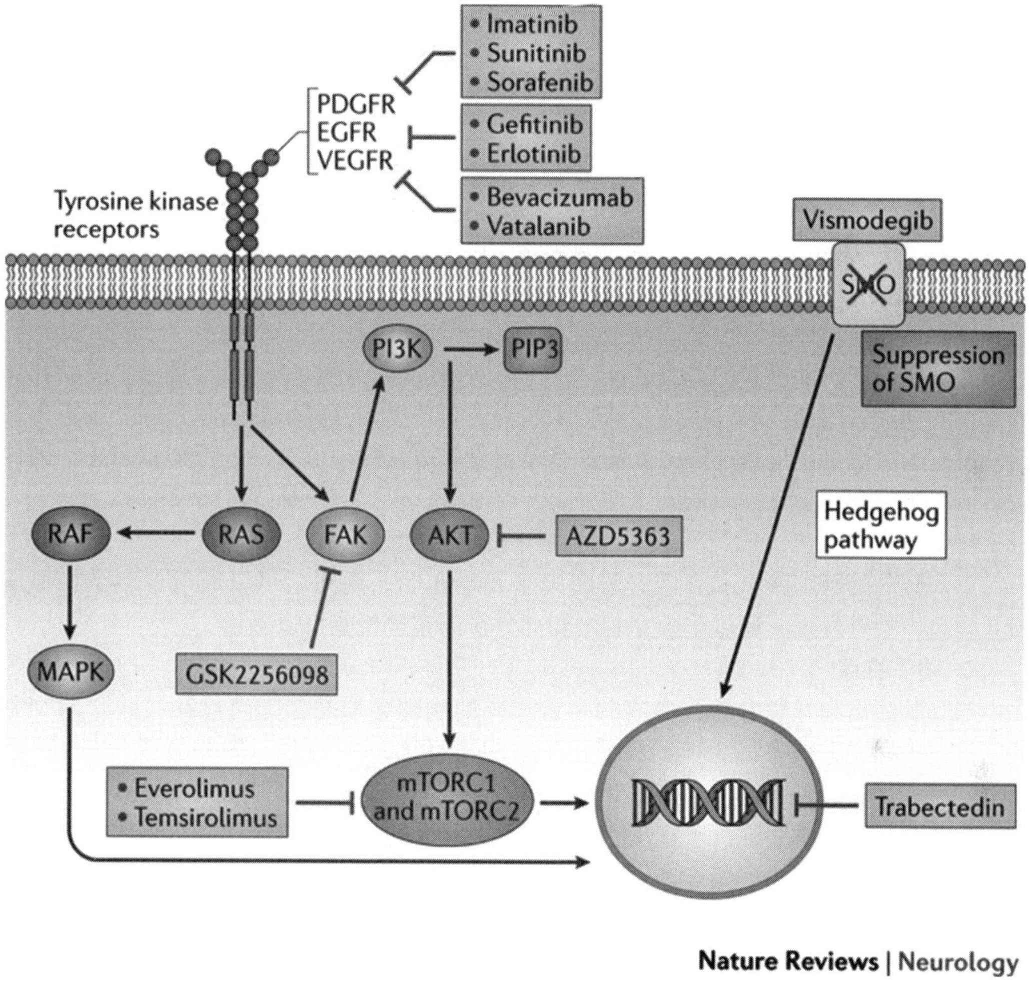

图 4－56　脑膜瘤中激活的信号通路和药物靶点概述（PMID：29302064）

4. 免疫表型

大部分脑膜瘤表达 EMA 和 Vimentin，但恶性脑膜瘤 EMA 阳性少见。有些脑膜瘤 S－100 蛋白可阳性，但一般不强。

5. 治疗

肿瘤定位定义了分子特征和潜在的治疗选择。凸性脑膜瘤主要伴有 NF2 和 SMARCB1 改变。颅底脑膜瘤以其他复发性突变为特征，包括 AKT1、SMO、KLF4、TRAF7 和 POLR2A。脊髓脑膜瘤显示频繁的 SMARCE1 突变，而其他复发的突变在这个定位是罕见的。

二、间叶性、非脑膜上皮性肿瘤

良性和恶性的间叶组织肿瘤均可起源于中枢神经系统，其组织学特征与颅外软组织和骨肿瘤一致。间叶性肿瘤可发生于任何年龄，但好发于儿童的主要有横纹肌肉瘤、骨软骨瘤、骨肉瘤和尤因肉瘤/外周原始神经外胚叶肿瘤，其中以横纹肌肉瘤相对多见。

第十二节　神经管闭合障碍性疾病

脊髓脊膜膨出和脑膜脑膨出（myelomeningocele and encephalocele）是一个婴幼儿比较常见的神经管闭合障碍性疾病。从临床和影像学角度，脑膜脑膨出和脊髓脊膜膨出的诊断没有太大困难。但目前国内外甚少有病理专著对其病理形态学进行详细描述，因此很多情况下被误诊为良性或低度恶性肿瘤，有时候仅仅是一个描述性诊断。

1. 临床表现

大多数的脑膜脑膨出和脊髓脊膜膨出患者早在胎儿期间就可以通过检测孕妇血清 AFP 和超声检查发现，通过羊膜穿刺术和高分辨的超声检查可以确诊。

2. 镜下特点

脑膜脑膨出和脊髓脊膜膨出有两个最重要的病理学形态：①内衬脊（脑）膜细胞的丛状血窦样裂隙结构；②神经胶质组织。只有两者同时出现，脊髓脊膜（脑膜脑）膨出的病理诊断才能成立。如果病变中没有神经胶质组织成分，则只能诊断为脊（脑）膜膨出。丛状血窦样裂隙位于真皮和皮下组织，是最重要的形态学诊断依据。由于内衬的细胞表达 SMA，因此，有学者认为这种丛状血窦样裂隙就是血窦。

3. 免疫表型

病灶中的神经胶质成分 GFAP 阳性。裂隙样结构内衬细胞 EMA、Vimentin、D2－40 和 SMA 阳性，而 CD31 阴性。奇异形细胞和多核细胞均表达 Vimentin 和 SMA，提示其可能来源于退变的肌成纤维细胞。

4. 预后

主要治疗是手术修复。预后取决于病变的本质和程度，尤其是包含脑或脊髓组织的数量。患者所患肿瘤仅包含脑/脊膜囊，而不包括胶质组织的预后好于含胶质组织的（脑膜脑膨出/脊髓脊膜膨出）。

5. 鉴别诊断

本病需要与未成熟畸胎瘤、神经胶质异位、错构瘤、多形性脂肪瘤和高分化脂肪肉瘤等进行鉴别诊断。

第十三节　颅神经和机脊神经肿瘤

一、施万细胞瘤

施万细胞瘤（Schwannoma）是由周围神经的 Schwann 鞘（即神经鞘）所形成的肿瘤，亦有人称之为神经鞘瘤，为良性肿瘤。发生于前庭神经或蜗神经时亦被称为听神经瘤。患者多为 30～40 岁的中年人，无明显性别差异。常生长于脊神经后根，如肿瘤较大，可有 2～3 个神经根黏附或被埋入肿瘤中。神经根粗大，亦可多发于几个脊神经根。少数患者可伴发多发性神经纤维瘤病，可见患者皮肤上有咖啡色素斑沉着及多发性小结节状肿瘤。脊髓神经鞘瘤的大小通常为 2～3 cm。

1. 发病病因

普遍认为此种肿瘤源自神经鞘的肿瘤，但究竟是起源于 Schwann 细胞，还是起源于神经鞘的成纤维细胞，尚有争论。本病可以自然发生，也可能为外伤或其他刺激的结果。本病也可与多发性神经纤维瘤伴发。

2. 临床表现

各种年龄、不同性别均可发生。发生于颅神经较周围神经者更为常见。通常为单发，有时多发。大小不等，大者可达数厘米。皮肤损害常发生于四肢，尤其是屈侧较大神经所在的部位。其他部位如颈、面、头皮、眼及眶部也可发生。此外，尚可见于舌、骨及后纵隔（图 4－57、图 4－58）。

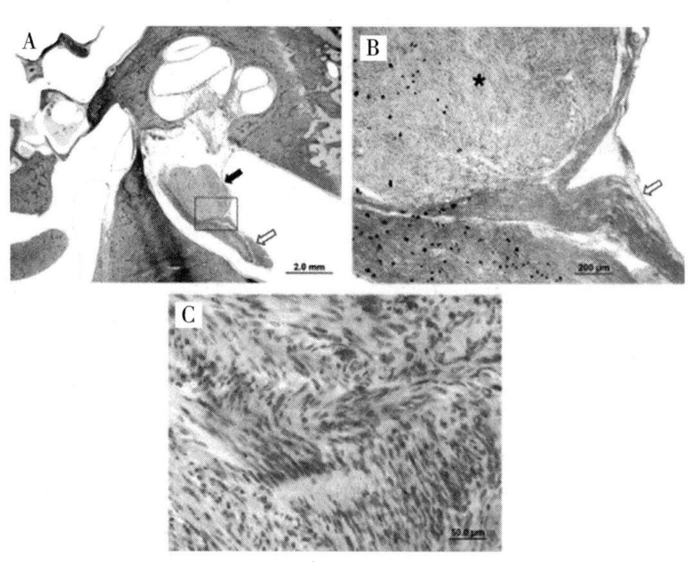

图 4－57　施万细胞瘤组织学染色结果

A：实/＋箭头为肿瘤，空/＋箭头为面神经；B：可见 FNS（星号）与面神经（箭头）的关系；C：可以看到带有 Verocay 体的 Antoni A 图案特征（PMID：30241764）

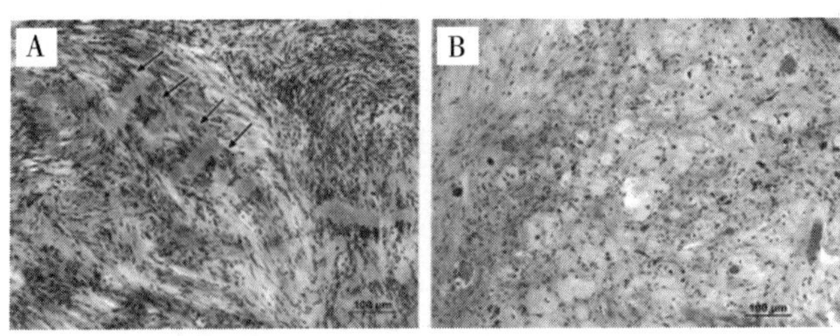

图4－58 施万细胞瘤的显微病理特征

注：IHC中的前庭神经鞘瘤取自尸体颞骨标本，在高功率放大镜下拍摄，显示神经鞘瘤的Antoni A（A）模式和Antoni B（B）模式。A：细胞呈椭圆形，呈轮生排列。箭头表示肿瘤细胞核排列形成的Verocay体。B：大的多态细胞结构松散而有序（PMID：30241764）

3. 镜下特点

肿瘤为散在柔软肿块，通常患者无自觉症状，但有时伴有疼痛及压痛。如肿瘤累及神经组织时，则可发生感觉障碍，特别是在相应的部位发生疼痛与麻木。运动障碍很少见到，最多在受累部位表现为力量微弱。受累神经干途径上可触及圆形或椭圆形的实质性包块，质韧，包块表面光滑，界限清楚，与周围组织无粘连。在与神经干垂直的方向可以移动，但纵行活动度小，Tinel征为阳性。有不同程度的受累神经支配区感觉运动异常。源自听神经的神经鞘瘤可引起耳鸣、听力下降、面部麻木或疼痛等症状，病变体积较大，还可引起面瘫、饮水呛咳、吞咽困难、脑积水等症状。

4. 实验室检查

位于颈部、臂丛、腰丛者，以及颅内及椎管内者，术前行MRI检查。

5. 临床诊断

施万细胞瘤损害常可引起疼痛，特别是阵发性疼痛，因此出现疼痛性肿物往往要怀疑到本病，但确诊须做活检。

6. 治疗

治疗：①手术治疗。因其包膜完整，手术时从包膜上剥离肿瘤即可，不必切除邻近的正常组织。②药物治疗。一般性手术的预防性抗感染选用磺胺类药（如复方新诺明）或主要作用于革兰氏阳性菌的药物（如红霉素、青霉素等）；手术范围较大、肿瘤部位深在者则一般采用联合用药，如作用于革兰氏阳性菌的药物（如青霉素）＋作用于革兰氏阴性菌的药物（如庆大霉素）＋作用于厌氧菌的药物（如灭滴灵）；手术前后感染严重或手术创面较大，修复方式复杂者可根据临床和药敏试验选择有效的抗生素。

7. 鉴别诊断

本病应与纤维瘤、神经纤维瘤、脂肪瘤、表皮囊肿或皮样囊肿鉴别；本病瘤体甚至类似血管瘤或机化的血肿，通过病理检查即可加以区别。

二、神经纤维瘤

神经纤维瘤病（neurofibroma）为常染色体显性遗传病，是基因缺陷使神经嵴细胞发育异常导致多系统损害。根据临床表现和基因定位分为神经纤维瘤病Ⅰ型（NFⅠ）

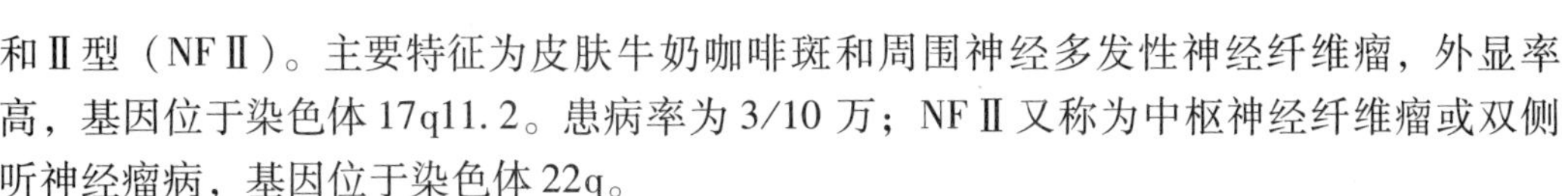

和Ⅱ型（NFⅡ）。主要特征为皮肤牛奶咖啡斑和周围神经多发性神经纤维瘤，外显率高，基因位于染色体17q11.2。患病率为3/10万；NFⅡ又称为中枢神经纤维瘤或双侧听神经瘤病，基因位于染色体22q。

1. 临床表现

（1）皮肤症状：①几乎所有病例出生时可见皮肤牛奶咖啡斑，形状大小不一，边缘不整，不凸出皮面，好发于躯干非暴露部位；青春期前6个以上大于5 mm皮肤牛奶咖啡斑（青春期后大于15 mm）具有高度诊断价值，全身和腋窝雀斑也是特征之一。②大而黑的色素沉着提示簇状神经纤维瘤，位于中线提示脊髓肿瘤。③皮肤纤维瘤和纤维软瘤在儿童期发病，主要分布于躯干和面部皮肤，也见于四肢，多呈粉红色，数目不定，可多至数千，大小不等，多为芝麻、绿豆至柑橘大小，质软；软瘤固定或有蒂，触之柔软而有弹性；浅表皮神经的神经纤维瘤似珠样结节，可移动，可引起疼痛、压痛、放射痛或感觉异常；丛状神经纤维瘤是神经干及其分支弥漫性神经纤维瘤，常伴皮肤和皮下组织大量增生，引起该区域或肢体弥漫性肥大，称为神经纤维瘤性象皮病。

（2）神经症状：约50%的患者出现神经系统症状，主要由中枢、周围神经肿瘤压迫引起，其次为胶质细胞增生、血管增生和骨骼畸形所致。①颅内肿瘤听神经瘤最常见，双侧神经瘤是NFⅡ的主要特征，常合并脑膜脊膜瘤、多发性脑膜瘤、神经胶质瘤、脑室管膜瘤、脑膜膨出及脑积水、脊神经后根神经鞘瘤等，视神经、三叉神经及后组脑神经均可发生，少数病例可有智能减退、记忆障碍及癫痫发作等；②椎管内肿瘤在脊髓任何平面均可发生单个或多个神经纤维瘤、脊膜瘤，可合并脊柱畸形、脊髓膨胀出和脊髓空洞症；③周围神经肿瘤周围神经均可累及，马尾好发，肿瘤呈串珠状沿神经干分布，如突然长大或剧烈疼痛者可能为恶变。

（3）眼部症状：上睑可见纤维软瘤或丛状神经纤维瘤，眼眶可扪及肿块和突眼搏动，裂隙灯光可见虹膜粟粒橙黄色圆形小结节，为错构瘤，也称为Lisch结节，可随年龄增大而增多，是NFⅠ特有的表现。眼底可见灰白色肿瘤，视乳头前凸；视神经胶质瘤可致突眼和视力丧失。

（4）常见的先天性骨发育异常：包括脊柱侧突、前突和后凸畸形、颅骨不对称、缺损和凹陷等。肿瘤直接压迫可导致骨骼改变，如听神经瘤引起内听道扩大，脊神经瘤引起椎间扩大、骨质破坏；长骨、面骨和胸骨过度生长，长骨骨质增生，骨干弯曲和假关节形成也较常见；肾上腺、心、肺、消化道及纵隔等均可发生肿瘤。

2. 实验室检查

X射线平片可见各种骨骼畸形；椎管造影、CT及MRI可发现中枢神经肿瘤。脑干听觉诱发电位对听神经瘤有较大诊断价值。基因分析可确定NFⅠ和NFⅡ类型。

3. 临床诊断

临床诊断：① NFⅠ诊断标准，6个或6个以上牛奶咖啡斑，青春期前最大直径大于5 mm，青春期后大于15 mm；腋窝和腹股沟区雀斑；2个或2个以上神经纤维瘤或丛状神经纤维瘤；一级亲属中有NFⅠ患者；2个或2个以上Lisch结节；骨损害。② NFⅡ诊断标准：影像学确诊双侧听神经瘤，一级亲属患NFⅡ伴一侧听神经瘤，或伴神经纤维瘤、脑（脊）膜瘤、胶质瘤、Schwann细胞瘤中的两种，青少年后囊下晶状体浑浊。

4. 预防

本病是常染色体显性疾病，其子女50%可能发病，故应考虑绝育。同时应注意进行自我监测，如发现肿物短期迅速增大，可能有恶变。当出现严重并发症如颅内肿瘤、胃肠受累引起出血和肠梗阻或腹膜后巨大神经纤维瘤引起内脏受重压时需要手术治疗。

5. 鉴别诊断

本病应与结节性硬化、脊髓空洞症、骨纤维结构不良综合征、局部软组织蔓状血管瘤等相鉴别。治疗：神经纤维瘤病无法彻底治愈。听神经瘤、视神经瘤等颅内及椎管内肿瘤可手术治疗，部分患者可用放疗，癫痫发作者可用抗癫痫药治疗。怀孕可加速听神经瘤的生长。Ketotifen 抑制肥大细胞释放组胺，治疗30～40个月，部分患者瘙痒和局部压痛症状可缓解。

三、神经束膜瘤

神经内神经束膜瘤（intraneural perineurioma）是瘤性束膜细胞在神经内膜增生所致，构成围绕神经纤维的同心圆层状结构，即具有诊断意义的假洋葱球结构，细胞密度不一，特大的旋涡状结构可包含几个神经纤维，有时可见假洋葱球包洋葱球样结构。病变早期，轴突和神经鞘为正常密度，病变明显时 bielschowsky 或 bodian 染色显示在假洋葱球中心有一个或几个轴突，luxol 坚牢蓝染色显示神经鞘少或无。病变晚期，在旋涡状结构中心仅可见无神经的神经鞘细胞。透明变性易见，核分裂罕见。软组织神经束膜瘤（soft tissue perineurioma）由梭形细胞、波浪形细胞构成，细胞有纤细的胞突，排列成波纹状埋在腔原纤维中。旋涡状或车辐状结构常见。瘤细胞的长胞突包绕聚积的胶原纤维，核长，一端锥形并常弯曲，核仁不明显，核分裂罕见，无坏死。病程长的患者可见变性不典型病变（图4－59）。

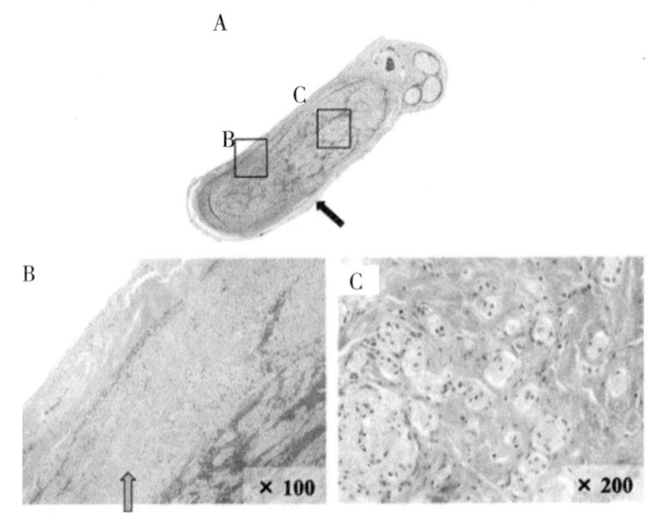

图4－59　神经内神经束膜瘤组织染色结果

A：下牙槽神经内见肿瘤（黑色箭头）；B：神经外膜细胞层增厚（白色箭头）；C：假洋葱球样结构，证实肿瘤细胞增殖，分离神经纤维束（PMID：30213264）

四、恶性外周神经鞘膜瘤

恶性神经鞘瘤是周围神经系统少见肿瘤，起源于 Schwann 细胞，故又称为恶性 Schwann 氏细胞瘤。此瘤多发生于青年、中年男性，好发于肢体或头皮、颈部。肿瘤生长缓慢，一般在 5 年以上，常同时伴有神经纤维瘤或神经鞘瘤。约 2/3 病例是在上述两种病复发恶变的基础上产生的。该肿瘤可发生于身体任何部位，其症状表现多样，缺乏特异性。以四肢和躯干多见，坐骨神经受累常见。局部发现肿块为常见症状，多为无痛性的，少数表现为疼痛性肿块，或肿物压迫症状及远处肢体麻木感及放射疼。也有肿瘤原发于颅内、卵巢和子宫颈的报道。肿瘤可局部侵犯，也可发生远处淋巴结及血循环转移。

1. 发病病因

恶性神经鞘瘤是由畸变显性基因引起的神经外胚叶异常，导致周围神经的多发性肿瘤样增生和神经鞘、神经纤维中的结缔组织增生。此瘤系由恶性神经鞘细胞和神经膜细胞组成，包膜常不完整，大都有瘤细胞浸润。瘤细胞呈梭形，浸润性生长，排列成交织条索状，有时呈羽毛状，偶或呈栅栏状或网状结构，伴有出血和坏死灶。瘤细胞核呈卵圆或梭形，有些为多边形，大小不一，有明显异型，有时见巨核或多核。核有丝分裂象多见。

2. 临床检查

临床检查：①体格检查，出现肿块为常见症状，多为无痛性，与其他肉瘤难以鉴别。有的表现为疼痛性肿块，或肿块压迫出现远处肢体麻木及放射痛。深部肿瘤为局部受侵所表现出相应症状，如胸痛、憋气（后纵隔），腰腿痛（腰椎神经根受侵），复视（眼球后受侵）等。有的则可无症状，在体检中发现肿块。②X 线平片，可见部分肿瘤有钙化现象，有时可见继发性骨破坏。③超声与 CT 检查，可观察肿瘤范围与周围组织关系，确诊依靠病理检查。

3. 治疗

治疗：①手术切除是最有效的治疗方法。但恶性神经鞘瘤的治疗与其他软组织肿瘤略有不同，由于肿瘤起源于神经干，并累及一段神经组织，难以确定肿瘤的边缘，手术时应在累及神经段的上下切缘做冰冻切片检查。低度恶性的表浅肿瘤行广泛切除可达到治愈；高度恶性的肿瘤累及较大神经干时，可能牺牲此神经或截肢。单用外照射肿瘤常不敏感，需要加大放射剂量，副作用较大。②放化疗检查，单用外照射肿瘤不敏感，常需要加大剂量，化疗疗效不肯定，有报告认为可以起到减少局部复发与控制远处转移的作用。

4. 鉴别诊断

本病应与下列疾病相鉴别：①纤维肉瘤，常无包膜，较少出血和坏死。瘤细胞核两端稍尖，胞质和间质内胶原纤维较多。②平滑肌肉瘤，瘤细胞内含有肌原纤维，对 PTAH 染成紫蓝色，三色染色着红色。

第十四节　转移性肿瘤

中枢神经系统的转移性肿瘤（metastatic tumors）可累及脑和脊髓，其中以脑的转移性肿瘤较多见。在临床脑肿瘤中约有20%为转移性的，而在恶性肿瘤死亡的病例中有10%～15%有脑转移。即使组织学高度恶性的脑肿瘤也极少转移。此种转移一般见于胶质母细胞瘤或髓母细胞瘤。但是，经脑脊液转移常见。

1. 肿瘤来源

以支气管肺癌最常见，其中约40%发生脑转移，其次为乳腺癌，约25%。其他肿瘤如胃癌、结肠癌、肾癌和黑色素瘤等均可发生脑转移，特别是黑色素瘤脑转移可达15%。

2. 肿瘤形成

类型：①脑实质转移结节：转移性肿瘤结节界限清楚，单个或多个，呈实性或部分囊性，内含黏液性物质、血性液体或坏死碎屑。脑的转移性肿瘤多数位于皮质白质交界处，少数可位于脑的深部，各区域的转移率可能与其容积成正比。在白质中的转移肿瘤，周围水肿明显，有的甚为广泛，其程度与瘤结节大小不成比例。肿瘤的广泛出血常见于黑色素瘤、绒毛膜上皮癌和肺癌。②软脑膜癌病（leptomeningeal carcinomatosis）：又称癌性脑膜炎（carcinomatous meningitis）。肿瘤细胞发生弥漫性蛛网膜下腔浸润，以脑底部或脊髓背侧腰、骶、马尾部最为多见，同时累及其中的颅神经或脊髓神经根。肉眼观，病变轻微者，脑膜近乎正常或略混浊；严重者脑膜灰白，有大小不等之结节或斑块。由于蛛网膜下腔阻塞，脑积水明显。瘤细胞可循脑膜播散而累及脑室壁，通过血管周围间隙进而侵入脑实质。单纯的软脑膜癌病颇为少见，多由脑实质癌结节累及软脑膜所致。③实质脑炎型转移：弥漫型血管周围瘤细胞浸润可形成局限性瘤结节或广泛浸润，常伴发软脑膜癌病。

3. 临床表现

转移性癌的组织形态与原发癌相似，癌组织有不同程度的坏死、液化、囊性变或出血。癌结节周边部常可见癌细胞沿血管周围浸润，脑组织水肿明显，有时并有变性坏死和淋巴细胞、巨噬细胞浸润及泡沫细胞形成。

小　结

中枢神经系统肿瘤（tumor of central nervous system）指起源于中枢神经系统内的组织或结构的一组良性或者恶性疾病，是儿童最常见的实体肿瘤，仅次于白血病，大约占所有儿童肿瘤的20%。以5～14岁组患儿居多，男性略多于女性，男女比例约为1.1：

1。病变主要位于颅内或椎管内，是除脑血管病、颅脑损伤、感染以外最常见的、具有特殊临床意义的中枢神经系统疾患，具有较高的致残率和致死率。神经胶质细胞是中枢神经系统的最重要的成分。它们包括星形胶质细胞、少突胶质细胞和室管膜细胞，以及由这些细胞产生的相应肿瘤星形细胞瘤、少突胶质细胞瘤和室管膜瘤，统称为胶质瘤。掌握各种常见中枢神经系统肿瘤的病理学特点及影像学表现，熟悉各种影像学方法对中枢神经系统肿瘤诊断的价值与限度十分重要。

思考题

1. 简述星形胶质瘤的病理学特点以及临床表现。
2. 简述原发性脑肿瘤与体内其他部位肿瘤的不同点。
3. 简述毛细胞型星形细胞瘤中常出现的几种特征性的形态。
4. 简述室管膜瘤的几个不同亚型的病理学特点。

参考文献

[1] KURIHARA J, YOKOO S, ICHIKAWA M, et al. Intraosseous intraneural perineurioma derived from the inferior alveolar nerve with an abnormality of chromosome 22 and expression of the BCR-ABL fusion gene: report of a case and review of recent literature [J]. World J Surg Oncol, 2018, 16 (1): 189. DOI: 10.1186/s12957 - 018 - 1481 - 8. PMID: 30213264; PMCID: PMC6137890.

[2] RICHARDSON A M, ARMSTRONG V L, GERNSBACK J E, et al. Central neurocytoma: rare presentation in fourth ventricle and review of literature [J/OL]. World Neurosurg, 2019, 123: 357 - 361. DOI: 10.1016/j.wneu.2018.12.021. PMID: 30579012.

[3] PERIS-CELDA M, GIANNINI C, DIEHN F E, et al. Glioneuronal heterotopia presenting as cerebellopontine angle tumor of cranial nerve Ⅷ [J/OL]. World Neurosurg, 2018, 114: 289 - 292. DOI: 10.1016/j.wneu.2018.03.185. PMID: 29625310.

[4] MORRIS C, PRUDOWSKY Z D, SHETTY V, et al. Rosette-forming glioneuronal tumor of the fourth ventricle in children: case report and literature review [J/OL]. World Neurosurg, 2017, 107: 1045.e9 - 1045.e16. DOI: 10.1016/j.wneu.2017.07.150. PMID: 28826709.

[5] JAIMES C, POUSSAINT T Y. Primary neoplasms of the pediatric brain [J/OL]. Radiol Clin North Am, 2019, 57 (6): 1163 - 1175. DOI: 10.1016/j.rcl.2019.06.004. PMID: 31582042.

（齐琳　王中勇　剧飞儿）

第五章 外周神经肿瘤和神经外胚叶肿瘤

儿童期外周神经肿瘤（peripheral nerve tumors，PNT）比较少见，主要包括良性肿瘤、神经纤维脂肪瘤性错构瘤、良性蝾螈瘤、颗粒细胞瘤、神经鞘瘤、神经纤维瘤、神经纤维瘤病、皮肤神经鞘黏液瘤以及混杂性神经鞘肿瘤等。神经纤维脂肪瘤性错构瘤（fibrolipomatous hamartoma of nerve）和良性蝾螈瘤（benign tritor tumor）被认为是外周神经的良性病变，神经纤维脂肪瘤性错构瘤好发于儿童和青年人，几乎均发于30岁，许多病例出生即存在，多在儿童阶段发现逐渐增大的肿块，但肿块增长缓慢；良性蝾螈瘤属于神经肌肉性错构瘤，是儿童期十分少见的肿瘤，呈结节状，位于肢体大神经以内。颗粒细胞瘤（granular cell tumor）多为良性肿瘤，1%～2%的颗粒细胞瘤呈恶性，常发生溃疡。神经鞘瘤（neurilemmoma）又名施万细胞瘤（Schwannoma），是由周围神经的Schwann鞘（即神经鞘）所形成的肿瘤，为良性肿瘤。神经纤维瘤（neurofibroma）是起源于周围神经，颅神经及交感神经的外周神经成分的良性肿瘤。神经纤维瘤病（neurofibromatosis）是一种良性的周围神经疾病，起源于外胚层的器官，如神经系统、眼和皮肤等，是常见的神经皮肤综合征之一。皮肤神经鞘黏液瘤（nerve sheath tumor）是神经鞘细胞增生伴黏液样间质的神经中胚叶肿瘤，也是多见于儿童或者青少年期的良性肿瘤。混杂性神经鞘肿瘤（hybrid nerve sheath tumor）常见于神经鞘瘤病和神经纤维瘤病的患者中，儿童发病较为少见。除了以上良性肿瘤外，儿童常见恶性外周神经肿瘤较为罕见，主要包括恶性外周神经鞘瘤和恶性外胚间叶瘤。恶性外周神经鞘瘤（malignant peripheral nerve sheath tumors）是来源于周围神经或神经鞘膜细胞如施万细胞，神经周细胞或纤维母细胞的一类恶性肿瘤。恶性外周神经鞘瘤占所有软组织肉瘤的5%～10%，可为原发，亦可继发于Ⅰ型神经纤维瘤病（NFⅠ）。恶性外胚间叶瘤（malignant ectomesenchymoma）又称为节细胞横纹肌肉瘤，可能是起源于神经嵴或是横纹肌肉瘤的变异型。其他名称有伴恶性间叶瘤的节细胞神经母细胞瘤、间叶和神经上皮来源的混合性恶性肿瘤等。恶性外胚间叶瘤非常罕见，发病年龄从新生儿至60岁，但好发于5岁以下的儿童，主要累及睾丸旁软组织、外生殖器、盆腔、腹腔和头颈部。

神经外胚叶肿瘤（primitive neuroectodermal tumor，PNET）是一组由未分化的神经外胚叶小细胞构成的恶性肿瘤，除了嗅神经母细胞瘤外，均多发于儿童和青少年，常位于大脑半球深部。主要由原始神经上皮产生，具有多向分化的潜能。神经外胚叶肿瘤呈侵袭性生长，广泛脑脊液播散，预后极差，大部分仍需通过病理诊断才能确诊。组织形态学属于恶性小圆细胞肿瘤，可分为中枢性和外周性，其中外周性较为常见。神经外胚叶肿瘤主要包括神经母细胞性肿瘤（neuroblastic tumor）、尤因肉瘤/外周原始神经外胚叶瘤（Ewing's sarcoma/peripheral primitive neuroectodermal tumor）、嗅神经母细胞瘤

(olfactory neuroblastoma)、视网膜母细胞瘤(retinoblastoma)以及婴儿黑色素神经外胚叶肿瘤(melanotic neuroectodermal tumor of infancy, MNTI)。神经母细胞性肿瘤(neuroblastic tumors, NT)是一类起源于原始神经脊的儿童颅外最常见的恶性肿瘤之一。神经母细胞瘤病理国际委员会(International Neuroblastoma Pathology Classification, INPC)于2003年将神经母细胞性肿瘤分为神经母细胞瘤(neuroblastoma)、节细胞神经母细胞瘤,混杂型(ganglioneuroblastoma intermixed, Gnbi)、节细胞神经母细胞瘤、结节型(ganglioneuroblastoma nodula, Gnbn)和节神经细胞瘤(ganglioneuroma)4种类型;根据肉眼所见、组织类型、年龄和核分裂核碎裂指数(mitosis karyorrhexis index, MKI),将神经母细胞性肿瘤分为预后良好和预后不良组织学类型。尤因肉瘤/外周原始神经外胚叶瘤是一组发生于软组织的小圆形细胞肉瘤,是来自与骨及软组织的尤因肉瘤和原始性神经外胚层肿瘤的合称。嗅神经母细胞瘤是一种少见的、来源于嗅区黏膜神经上皮细胞的恶性肿瘤,又称为嗅神经细胞瘤、神经上皮瘤、嗅基板肿瘤等。视网膜母细胞瘤是一种来源于光感受器前体细胞的恶性肿瘤,是在婴幼儿眼病危害性最大的一种恶性肿瘤。婴儿黑色素神经外胚叶肿瘤是来自于神经嵴,由神经母细胞和色素上皮细胞构成的婴幼儿发生的肿瘤,又称为黑色素突变瘤、视网膜始基瘤、黑色素型上皮牙瘤、黑色素型成釉细胞瘤等。

第一节 外周神经肿瘤

一、神经纤维脂肪瘤性错构瘤

神经纤维脂肪瘤性错构瘤(fibrolipomatous hamartoma of nerve, FH)是一种罕见的肿瘤样疾病,涉及周围神经,特别是中枢神经。神经纤维脂肪瘤性错构瘤又称为神经脂肪瘤病(lipomatosis of nerve)、纤维脂肪瘤病(fibrolipomatosis)、正中神经内脂肪瘤病(intraneural lipoma of the median nerve)、神经周围脂肪瘤(perineural lipoma)、神经纤维脂肪瘤(neural fibrolipoma)及巨大营养不良性脂肪瘤(macrodystophia lipomatosa)等。它多发于儿童及较年轻的成人,通常会影响儿童或者青年人的手、腕和前臂的掌侧。病变常与神经及神经调控区域的肌肉和皮下脂肪的肥大以及脂肪瘤性营养不良有关。受影响的神经特征性肿胀是由神经周围纤维化有关的神经外膜脂肪组织增生引起的。大多数患者或较早出现大前肢肿块病变或出现与受影响神经的压迫性神经病变一致的症状。特点:①好发于儿童和青年人;②表现多见于左手手掌、腕和前臂屈侧逐渐增大的肿块,常伴有疼痛、触痛以及感觉减退;③肿块呈梭形,常弥漫浸润和取代大神经及其分支,以正中神经最常受累,尺神经和桡神经也可受累;④镜下见增生的脂肪和纤维组织浸润和包绕神经外膜和神经束膜,并分隔神经束呈横断和纵向的增生,脂肪组织分化成熟,神经内膜和神经束膜常纤维化,后者呈同心圆状增生围绕神经生长,类似神经内神经束膜瘤;⑤病程较长者,神经会呈退行性和萎缩性改变;⑥极少数病例会伴有骨化;

⑦ 30% 的病例伴有巨指。

1. 病因

病因未明，神经脂肪瘤病不伴有任何综合征，也无遗传倾向。

2. 临床表现

受累部位有逐渐增大的肿物，可能无症状表现或伴有运动或感觉障碍。伴有巨指的患者，受累手指可为对称性或不对称性肿大，并有受累骨增粗。影像学检查发现受累神经有脂肪浸润，呈纺锤形，MRI 可显示为因周围神经增厚而表现为边界清晰的软组织肿块，纵切面上呈管状或圆筒状，神经纤维为脂肪组织包绕，可有轻度强化。经 MRI 可与其他累及神经的肿瘤相鉴别。

3. 影像学表现

无特征性超微结构特点，神经束形成洋葱样结构，病变中有 1 个或 2 个神经和神经周围细胞。

4. 组织病理

受累神经鞘膜内及周围有成熟脂肪组织以及纤维组织混合性浸润，分隔神经束，神经周围纤维组织呈同心圆状。受累神经的其他改变包括：①神经周围分隔；②微束形成和假洋葱皮样结构，类似神经内外周神经瘤；③偶尔有骨化生（图5－1、图 5－2、图 5－3）。

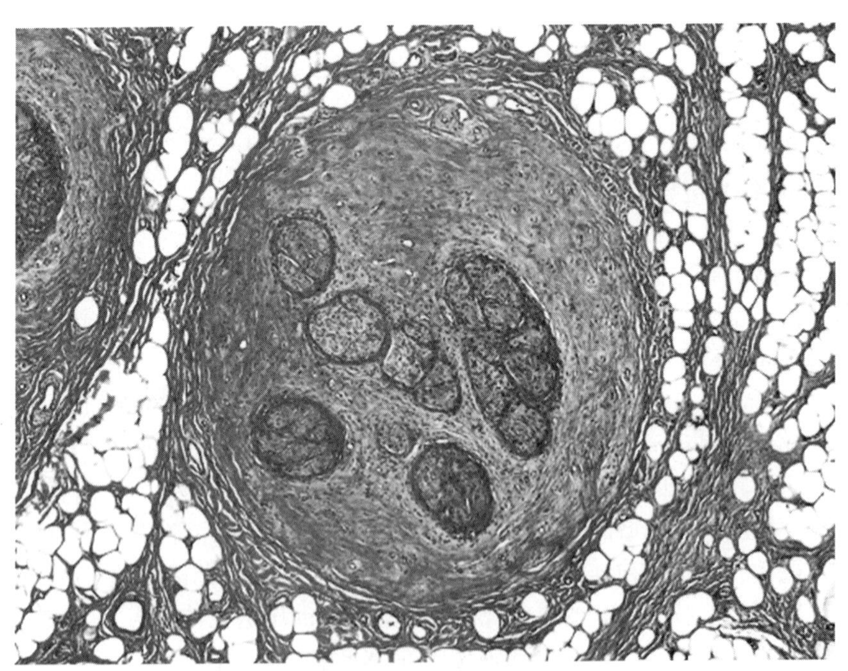

图 5－1　神经纤维脂肪瘤性错构瘤结构（HE）

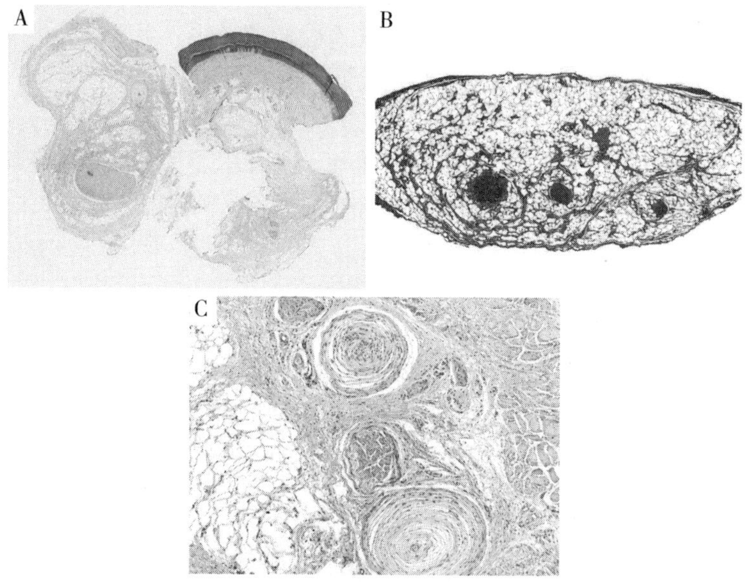

图5－2 神经纤维脂肪瘤性错构瘤结构（HE）[1]

A：低倍镜显示神经束之间的胶原蛋白束和成熟的脂肪组织；B：成熟的脂肪组织组成的神经纤维脂肪瘤性错构瘤结构；C：高倍镜下显示神经干被纤维脂肪组织浸润的神经纤维脂肪瘤性错构瘤结构

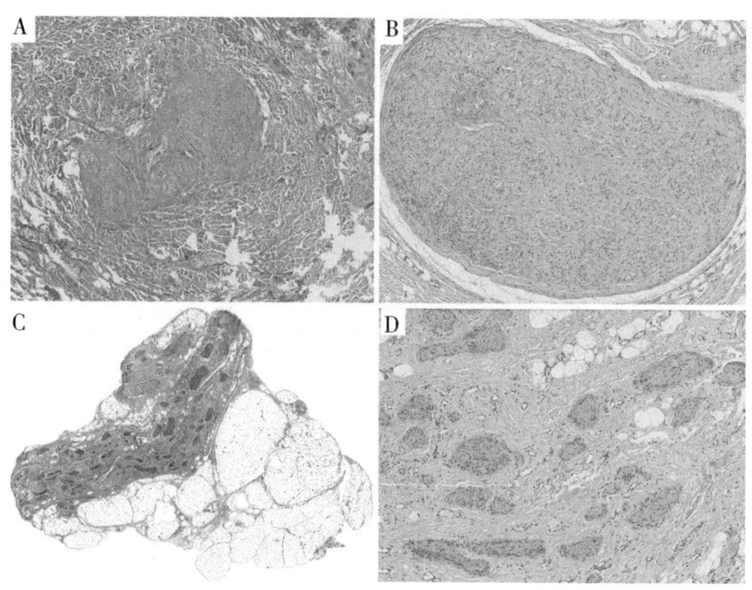

图5－3 神经纤维脂肪瘤性错构瘤结构（HE）[2]

A：神经纤维脂瘤性错构瘤组织中明显的神经周围纤维化；B：肿瘤组织中神经内神经鞘瘤样改变，也可看到会阴的同心层组成的洋葱鳞茎细胞；C：肿瘤组织明显的神经增生；D：高倍镜下显示增生性神经被纤维结缔组织包围的结构

5. 治疗

神经纤维脂肪瘤性错构瘤为良性病变，无有效治疗方法。手术切除经常导致受累神经严重受损，将病变与横向腕韧带分离可能会缓解神经性症状。

6. 鉴别诊断

神经纤维脂肪瘤性错构瘤需要与神经纤维瘤、神经鞘瘤和来源于神经纤维的转移性肿瘤、血管畸形、腱鞘囊肿神经脂肪瘤以及神经纤维瘤病 NF Ⅰ型等进行区分诊断。

二、良性蝾螈瘤

良性蝾螈瘤（begine triton tumor）是由成熟横纹肌、神经纤维以及纤维束构成的罕见良性病变，常见于儿童发病，成人少见。良性蝾螈瘤又称为神经肌肉迷芽瘤（neuromuscular choristoma）、神经肌肉错构瘤（neuromuscular hamatoma）、神经纤维横纹肌瘤（nerve rhabdomyoma）等。

1. 组织病理

由比例不等的杂乱增生的骨骼肌和周围神经组成，骨骼肌分化良好，少数病例中还含有平滑肌成分，部分含有致密的纤维束；镜下观察多为灰褐色单个结节状肿物，位于神经内或附着于神经，切面结节状，质地坚实，因含肌肉而呈红色，结节间为粗细不等的纤维性间隔。由于肿块成分的高度分化，常被误认为是错构瘤或者迷芽瘤（图 5 - 4）。

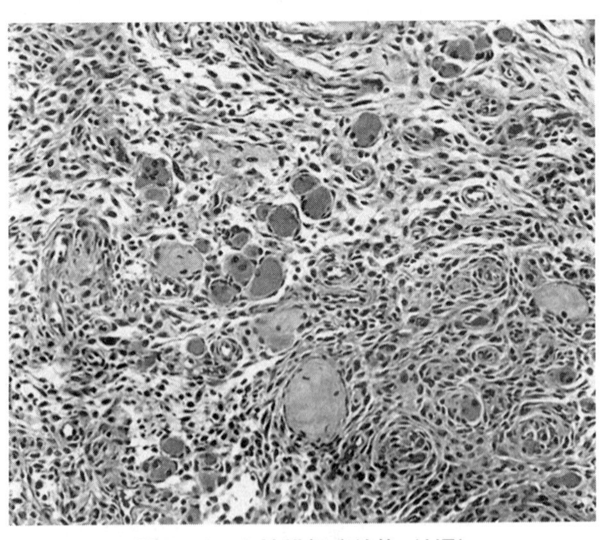

图 5 -4　良性蝾螈瘤结构（HE）

注：结节性病变由两个不同的细胞群组成，包括紊乱的骨骼肌纤维束和紧密的神经纤维混合物

2. 临床诊断

好发部位为臂丛和坐骨神经，常为无痛性肿块，与大神经相连，表现为进行性神经症状（麻木、无力）和肢体萎缩，该病术后与侵袭性纤维瘤病有一定的关系，故有潜在的复发可能。

3. 治疗及预后

活体组织检查或者完全切除后可能发展为侵袭性纤维瘤病，并有复发的可能，因此切除后要求定期随访。

三、颗粒细胞瘤

颗粒细胞瘤（granular cell tumor，GCT）也称为 Abrikossoff 瘤及颗粒细胞肌母细胞瘤（granular cell myoblastoma），是起源于施万细胞（Schwann cell）的罕见的软组织肿瘤，可发生在人体任何部位，通常发生于成人，较少发生于儿童，男与女之比为 1∶3。1/3 患者肿瘤发生于舌部，1/3 患者发生于皮肤，另外 1/3 患者发生于内脏器官如胃肠道、上呼吸道和骨骼肌。大多数颗粒细胞瘤被认为是良性肿瘤，但可能具有局部侵袭性，恶性肿瘤的比例低于 2%，且伴有明显侵袭性并与不良预后明显相关，特征表现为肿瘤细胞胞质中含有大量的嗜酸性颗粒。国际上公认的颗粒细胞瘤恶性标准是：①病理形态为良性，但临床研究患者出现复发或者发生转移；②肿瘤的体积大于 4 ～ 5 cm；③出现梭形细胞瘤，核大并核仁明显；④肿瘤有出血或坏死；⑤肿瘤生长迅速或复发。

1. 大体形态

良性颗粒细胞瘤无论其位置如何，其微观特征非常均匀（图 5－5）。颗粒细胞瘤有时位于神经小枝附近，通常位于会阴部内，并且在外围受到不同程度的限制。颗粒细胞肿瘤肿块边界较为明显，浸润边界能力较差。肿瘤结节由排列成片、巢、小叶或小梁的大型多面体细胞组成，周围是可变的基质。网状蛋白框架可能在单个细胞或一小组细胞周围。恶性颗粒细胞瘤的肿瘤细胞具有丰富的粒状嗜酸性细胞质，中心位于囊泡或缩突核。肿瘤细胞中的溶酶体显著增大，为嗜酸性小球，周围有透明的光环，多核，有丰富的有丝分裂活性，核多态性和突出的核仁是罕见的特征。胞浆内颗粒 PAS 染色以及耐淀粉酶阳性表达。

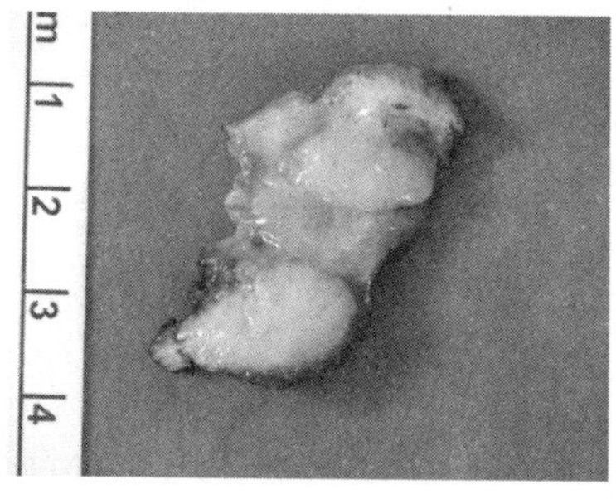

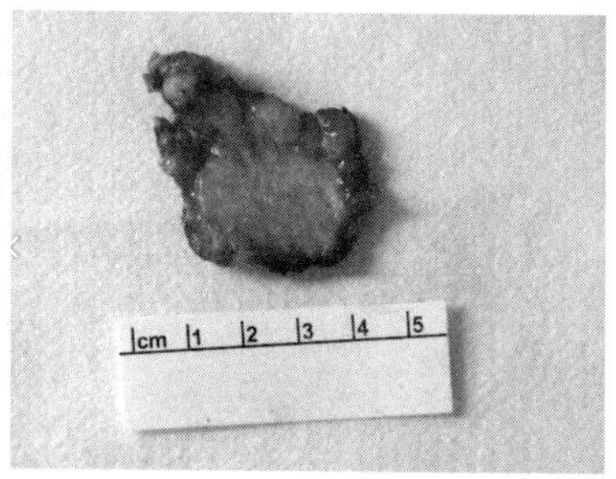

图 5－5　颗粒细胞瘤肿块

注：颗粒细胞瘤通常呈单层硬块，切面为黄色，颗粒较为细腻，在皮肤上可见上表皮增生

2. 临床表现

颗粒细胞瘤在人体的任何地方都可发生，但容易注意到的表面病变（即头部、颈部、躯干、四肢）大部分发生在舌头部位，比内脏病变更为常见；薄壁组织、皮下组织以及真皮组织发生病变的部位约占总病理的 15%，病变通常累及中小型颅神经或脊神

经，尽管神经功能缺损很少见；食管黏膜或黏膜下结节，胃、小肠和大肠、喉、支气管、胆囊和胆道以及乳房受累也很明显。

3. 组织病理

肿瘤通常为界限清楚的单发性坚实性结节，大小 5～30 mm，为真皮内和皮下组织内界限不清的肿块，根据肿瘤的深浅颜色呈浅褐红或肉色，瘤细胞较大，呈多角形。表面通常光滑发亮，有时可形成溃疡。恶性肿瘤通常为迅速增长的结节，平均大小为 9 cm，常发生溃疡，可发生广泛性邻近组织受累和淋巴结转移。肿瘤细胞具有丰富细颗粒状物质，淡嗜酸性胞浆，胞核小而圆，位于细胞中央。核分裂象罕见或无，其上表皮常呈明显上皮瘤性增生（图 5 -6 和图 5 -7）。

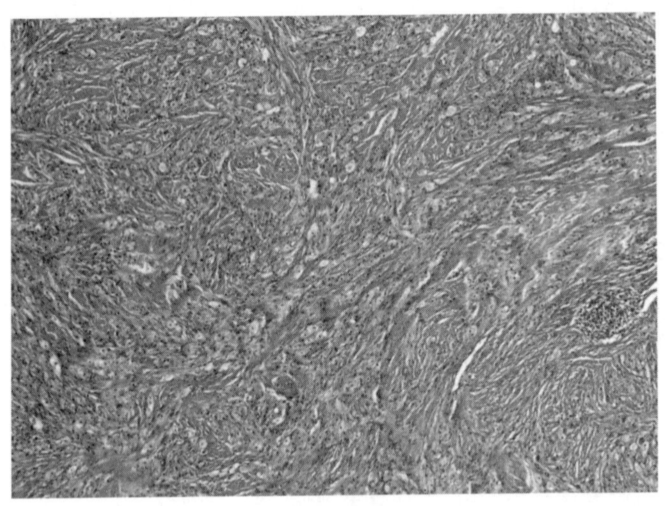

图 5 -6　颗粒细胞瘤结构（HE）

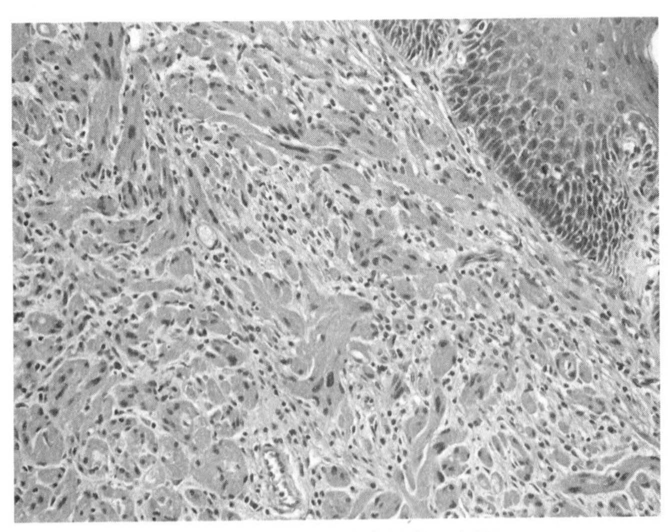

图 5 -7　颗粒细胞瘤结构（HE）

注：图中显示颗粒细胞瘤的苏木精 - 伊红染色结构，肿瘤细胞内显示糖原染色以及抗消化酶颗粒阳性表达，肿瘤病变多与灶性淋巴结肿大有关，上皮通常有溃疡或者变薄

4. 分子生物学

文章中报道颗粒细胞瘤细胞中 *ATP6AP*1 和 *ATP6AP*2 基因发生突变，导致其功能的丧失；也有报道 *BRD*7 和 *GFRA*2 两基因发生突变，导致颗粒细胞瘤的发生发展。

5. 免疫表型

肿瘤细胞对上皮、肌肉、内皮和神经胶质细胞标记物无免疫反应，这对于区分粒状细胞肿瘤与其他诊断可能很有用。肌源性抗体 SMA 和上皮源性抗体 CK 等标记物阴性表明该瘤是神经嵴来源的肿瘤。颗粒细胞瘤主要标记 S－100、巨噬细胞特异性抗原 CD68、髓磷脂蛋白以及神经元特异型烯醇化酶为阳性。

6. 治疗

颗粒细胞瘤可能是某些遗传综合征的一部分，比如神经纤维瘤病等，颗粒细胞瘤的治疗一般通过手术切除。对于良性颗粒细胞瘤，如果可以完全切除，则可以实现局部手术切除。但是，即使边缘清晰也有复发的可能。对于恶性病变，建议大范围整体切除。良性病变一般不需要放疗和化疗，但其主要并发症是复发。对于恶性颗粒细胞瘤，主要并发症是复发、转移或复发和转移两者并存。

7. 预后

在良性颗粒细胞瘤中，即使切除肿瘤切缘无肿瘤浸润，复发率仍可达 2%～8%。恶性肿瘤具有浸润及侵袭性，难以通过手术根除，所以局部复发率高达 32%。据报道有一半的患者术后发生了转移，且通常在 2 年内就检测到转移。恶性颗粒细胞瘤与恶性外周神经鞘瘤较为相似，不良预后因素包括局部复发、转移、肿瘤体积较大以及患者的年龄较大等。研究表明当肿瘤体积大于 5 cm 时，远端转移是对生存影响最大的因素。在患有恶性颗粒细胞瘤的患者中，有 39% 的在发现原发肿瘤后 3 年内死于该疾病。

8. 鉴别诊断

颗粒细胞瘤需要与分枝杆菌假瘤/组蛋白麻风病、横纹肌瘤、冬眠瘤、先天性细胞颗粒瘤、肺泡软部分肉瘤等进行区别鉴定：①分枝杆菌假瘤/组蛋白麻风病常在免疫功能低下的患者中存在耐酸杆菌，S－100 阴性表达；②横纹肌瘤细胞可以看到细胞质空泡，S－100 阴性表达，Desmin、Myod1 及 Myogenin 阳性表达；③冬眠瘤细胞可以看到更多真空细胞和混合性成熟脂肪细胞，CD68 阴性表达；④先天性细胞颗粒瘤仅存在于新生儿中，通常在牙槽中发生病变，出现突出的基质毛细血管以及发生溃疡，S－100 以及 CD68 阴性表达；⑤肺泡软部分肉瘤细胞呈肺泡型，核仁较为突出，细胞质中充满了更多的结晶物质，及糖原表达。

四、神经鞘瘤

神经鞘瘤（neurilemmoma）是由周围神经的 Schwann 鞘（即神经鞘）所形成的肿瘤，亦有人称之为神经瘤，为良性肿瘤。椎管内神经鞘瘤起源于背侧脊神经根，常生长于脊神经后根，若肿瘤较大时，则可能有 2～3 个神经根黏附或被埋入肿瘤中。

1. 发病病因

神经鞘瘤由脊神经根长出，其形态通常呈长圆形，长径 2～3 cm，位于马尾或为颈

段的葫芦状肿瘤的长度，可达 10 cm 以上。肿瘤呈黄白或粉红色，常为实质性，一般有完整的包膜，通常有 2～3 个脊神经根穿入肿瘤中，可能就是肿瘤的起源部位。在马尾段可见巨型的神经鞘瘤，常与马尾神经根粘着。

2. 临床表现

临床上神经鞘瘤的肿块表现为 3 种外观，即“高起圆屋顶”形结节，淡褐色硬结性斑疹及多发性丘疹融合成的 2～100 mm 的斑块，各种年龄、不同性别均可发生（图 5－8）。大多发生于成人，儿童发病较少，发生于颅神经者较周围神经者较为常见。肿块通常为单发瘤，有病例也显示有多发。神经鞘瘤肿瘤一般为柔软的肿块，患者通常无自觉症状，但有时伴有疼痛及压痛。当肿瘤累及神经组织时，则可能发生感觉障碍，特别是在相应的部位发生疼痛与麻木。神经鞘瘤一般生长缓慢，属良性病变，外科切除后很少再发。虽少数恶性神经鞘瘤病例报告极少，但一般认为这些病例开始即为恶性，而不是由良性神经鞘瘤转变而来。神经鞘瘤的皮肤损害常发生于四肢，尤其是屈侧较大神经所在的部位。其他如颈、面、头皮、眼及眶部也可发生。此外，尚可见于舌、骨及后纵隔。

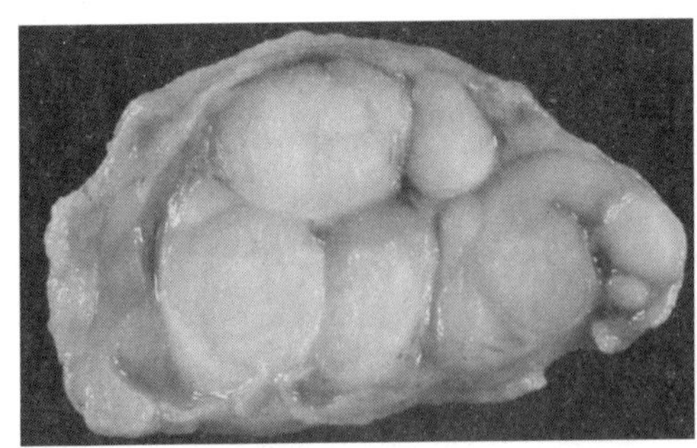
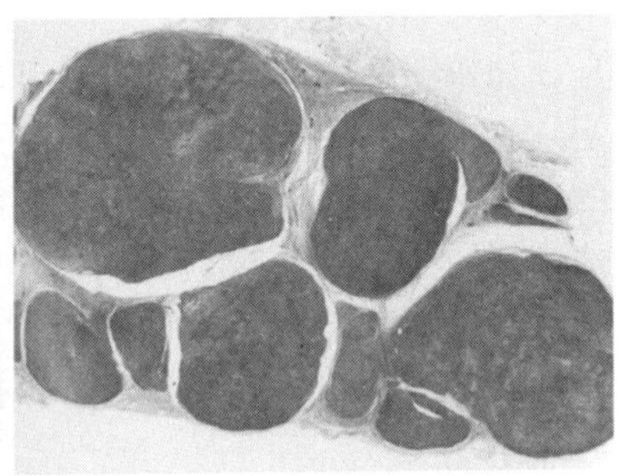

图 5－8　神经鞘瘤的宏观多结节性结构（左）以及组织切片染色（右）（HE）

3. 组织病理

神经鞘瘤的肿瘤一般有包膜，肿块柔软或可有波动感，刚切除的肿瘤具有完整包膜并呈淡红、黄或灰白色，切面常可见囊肿，其中有液体或血性液体。极少数肿瘤为纤维性，故质地较硬。镜检可观察到神经鞘瘤胞膜内组织明显变异，明显特征为存在 Antoni A 区以及 Antoni B 区。Antoni A 区的特点为：①Schwann 细胞通常排列成窦状或脑回状的束条，并伴有细结缔组织纤维；②细胞排列致密，为梭形，细胞核有排列成栅栏状的倾向。此处肿瘤细胞核及纤维的排列形式表现为器官样结构，称为 Verocay 小体。Antoni B 区组织疏松，细胞排列紊乱，神经鞘瘤细胞边界不清，结缔组织呈细网状。此外，神经鞘瘤的另一特点是在许多血管周围有一层厚的胶原纤维鞘，且往往伴有较多的肥大细胞（图 5－9）。

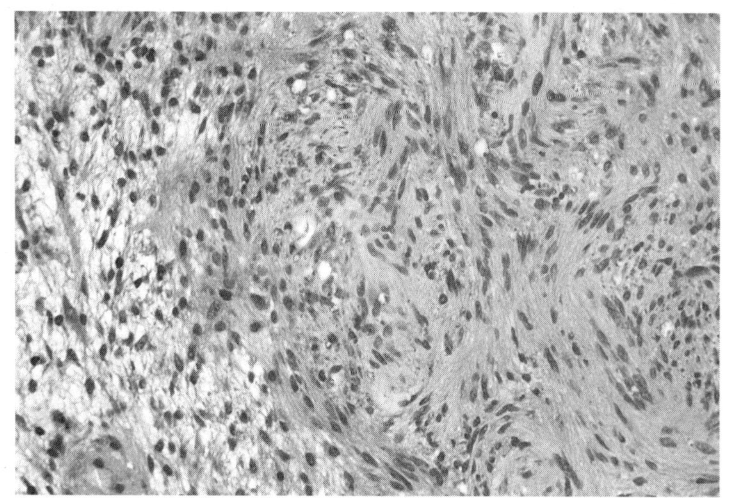

图5－9 神经鞘瘤结构（HE）

根据形态学可将神经鞘瘤分为四种类型：

（1）细胞性神经鞘瘤（cellular Schwannoma）：多发于骨盆脊柱旁区、腹膜后，脑神经等也可累及。此细胞性神经鞘瘤 Antoni A 区密区增大，细胞核排列紧密，核染色质增多，但既不发生转移也不表现为恶性，为良性肿瘤。

（2）黑色素型神经鞘瘤（melanotic Schwannoma）：多发于青年人，儿童较少，平均发病年龄为38岁，无性别好发倾向。通常为单发瘤，20%的患者病理显示多发瘤。肿瘤边界清晰，切面呈黑色或者棕褐色。黑色素型神经鞘瘤细胞核一般呈圆形或者卵圆形，染色质细腻，可见小核仁，核分裂较为罕见。肿瘤细胞形状多为梭形，呈束状、巢状或者交织状排列，胞质内可见明显的色素性颗粒。通常没有 Verocay 小体、厚壁小管等普通型神经鞘瘤常见的明显特征。部分肿瘤可见砂砾体（分层状的钙化小球），称为砂砾体黑色素性神经鞘瘤（图5－10和图5－11）。

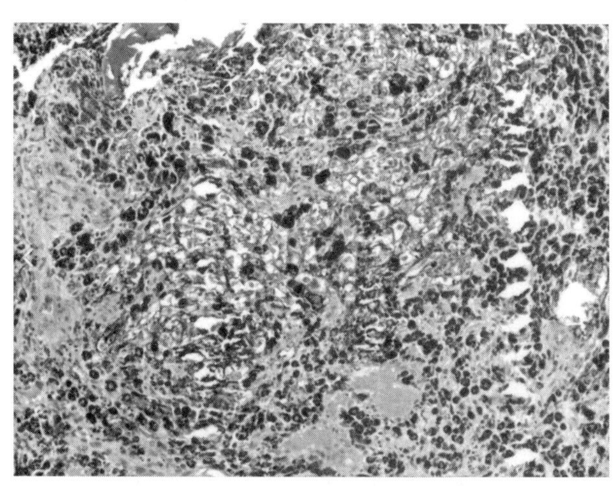

图5－10 黑色素型神经鞘瘤结构（HE）[1]

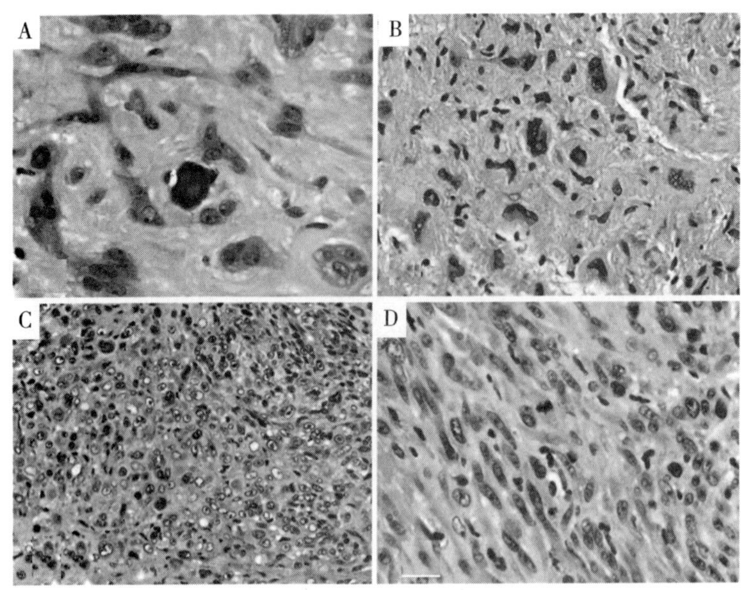

图5－11　黑色素型神经鞘瘤结构（HE）[2]

注：图5－10为和色素型神经鞘瘤的HE染色结构。A：皮脂腺钙化以及上皮样特征；B：色素型神经鞘瘤细胞严重的细胞退行性非典型特征，包括明显增大的细胞核以及核增生，同时细胞核的形状不规则；C：瘤细胞明显的大核仁的水泡核；D：瘤细胞的明显的有丝分裂

（3）丛状神经鞘瘤（plexiform Schwannoma）：相比于其他类型的神经鞘瘤极其少见，占神经鞘瘤的4.3%。各个年龄段均可发病，以20～50岁多见，较典型的神经鞘瘤发病年龄小。发生于浅表者没有性别差异，但发生于深部软组织或内脏者女性更为多见。丛状神经鞘瘤镜下表现为结节生长，可单发，也可多发，好发于躯干，其次为头颈部、四肢屈侧皮肤，少数发生于纵隔、腹膜后、直肠、外生殖器、舌等。丛状神经鞘瘤可单独发生或与Ⅰ型、Ⅱ型神经纤维瘤病或多发性神经鞘瘤伴发。神经鞘瘤的另一亚型为沙样瘤型与Carney综合征的斑状色素沉着，黏液瘤和内分泌活性过度伴发，可发生恶性亚型，为与Ⅰ型神经纤维瘤病伴发的单发性损害，或在某些病例中与色素性干皮病伴发（图5－12）。

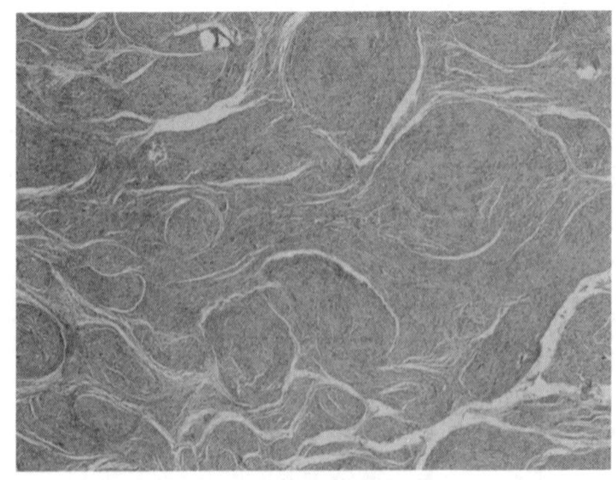

图5－12　丛状神经鞘瘤结构（HE）

（4）微囊性/网状神经鞘瘤（microcystic/reticular Schwannoma）：常发于皮肤皮下及发生肠胃样变。其组织学差异主要有：①肿瘤无包膜；②肿瘤梭形细胞区无栅栏样排列模式；③部分细胞具有多形性和异型性，但核分裂罕见；④缺乏厚壁血管；⑤部分细胞具有多形性和异型性，但核分裂罕见（图5－13）。

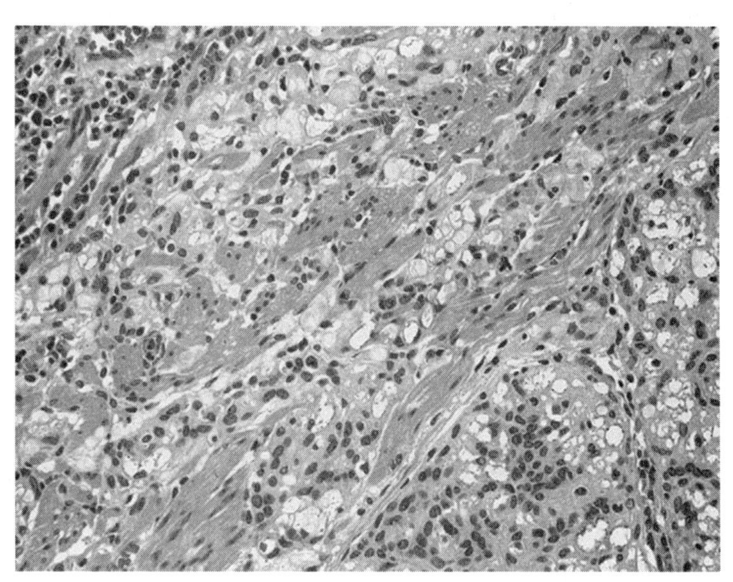

图5－13　微囊性/网状神经鞘瘤结构（HE）

4. 免疫表型

神经鞘瘤细胞中S－100蛋白、波状纤维蛋白和髓鞘碱基蛋白染色显示阳性。

5. 治疗

神经鞘瘤的治疗方式首选手术切除，目的就是将肿瘤完整摘除而不损伤神经。治愈标准主要分为三个方面：①治疗后，原发瘤已彻底切除，创面已基本修复，此类患者为全治愈；②巨大肿瘤手术治疗大部切除，在深部（如颅底）尚有肿瘤残留，此类患者治疗有明显好转；③未行手术治疗，肿瘤无缩小，症状无改善，此类患者治疗未愈，仍需后续密切治疗。

6. 预后

除了恶性亚型外，良性的神经鞘瘤一般可通过手术切除完全治愈。

7. 并发症

神经鞘瘤可发生于许多其他器官，也可能与脑瘤如脑膜瘤、胶质瘤和星形胶质细胞瘤等癌症并发。

五、神经纤维瘤

神经纤维瘤（neurofibroma，NF）是以施万细胞的肿瘤性增生为特征的皮肤及皮下组织的一种良性肿瘤，发源于神经鞘细胞，神经干和神经末端的任何部位都可能有肿瘤

的发生。神经纤维瘤既可单发也可多发。但以多发最为常见，成年发病较多，儿童发病较少。单发的神经纤维瘤临床表现及组织病理与多发性神经纤维瘤均相同。神经性纤维瘤又称为神经膜瘤（meningioma）、神经瘤（neuroma）、神经周围纤维瘤（peripheral neurofibroma）、施万细胞瘤（Schwann cell tumor）、神经周围纤维母细胞瘤（peripheral neurofibroblastoma）等。根据临床表现以及基因定位可将神经纤维瘤定义与神经纤维瘤病Ⅰ型（NFⅠ）和Ⅱ型（NFⅡ）相关。几乎所有病例出生时可见皮肤牛奶咖啡斑，形状大小不一，边缘不整，不凸出皮面，好发于躯干非暴露部位。

神经纤维瘤根据肿瘤的生长方式可分为局限型（localized neurofibroma）、弥漫型（diffuse cutaneous neurofibroma）及丛状神经纤维瘤（plexiform neurofibroma）3 个亚型。其中，局限型神经纤维瘤的病例最为常见，约占所有病例的 90%。局限型神经纤维瘤大多为惰性肿瘤，很少会发生恶性病变，多见于皮肤，病变位于神经内，细胞横切时呈小圆形，类似淋巴细胞。局限型神经纤维瘤肿块表现为无痛感，肿块可自由移动，柔软，并呈结节状或息肉状，最大尺寸通常为 2 cm；弥漫型的患者中 20%～30% 都与Ⅰ型神经纤维瘤病相关，最常见于年轻人，好发于头、颈和躯干部等。组织学表现为神经纤维瘤组织呈弥漫性浸润性生长。弥漫型神经纤维瘤的特点是真皮和皮下组织弥漫性渗透，通常形成大的、模糊不清的斑块；丛状神经纤维瘤是Ⅰ型神经纤维瘤病的特征性病变，多见于儿童，且无性别差异。发病部位最常见于头部和颈部。肿瘤表面皮肤常形成大而多的褶皱伴不同程度的色素沉着，其下方的骨骼可肥大。组织学表现为在神经纤维瘤背景内有粗大的神经或神经纤维，常显示广泛的黏液样改变。

1. 临床表现

肿瘤常见于所有年龄，儿童多发于 2～12 岁，具有遗传倾向及家族史。最明显的发病特征是皮肤牛奶咖啡斑，好发部位为躯干、四肢、头颈部等，少发于胰、肝、膀胱等。大而黑的色素沉着提示发生簇状神经纤维瘤，位于中线提示发生脊髓肿瘤。皮肤纤维瘤和纤维软瘤多在儿童期发病，主要分布于躯干和面部皮肤，也见于四肢，多呈粉红色，数目不定，多为芝麻、绿豆至柑橘大小，质相对较软，软瘤触之柔软而有弹性。浅表皮神经的神经纤维瘤形似珠样结节，可移动，可引起疼痛、压痛、放射痛或感觉异常。丛状神经纤维瘤是神经干及其分支弥漫性神经纤维瘤，常伴皮肤和皮下组织大量增生，引起该区域或肢体弥漫性肥大；另外，约 50% 的患者会出现神经系统症状，主要是由中枢以及周围神经肿瘤压迫所引起，其次为血管增生和骨骼畸形等所致。主要表现为：①颅内肿瘤，听神经瘤最长，常合并脑膜脊膜瘤、多发性脑膜瘤、神经胶质瘤、脑室管膜瘤、脑膜膨出及脑积水、脊神经后根神经鞘瘤等，视神经、三叉神经及后组脑神经也可发生，少数病例可有智能减退、记忆障碍及癫痫发作等；②椎管内肿瘤，在脊髓任何平面均可发生单个或多个神经纤维瘤、脊膜瘤，可合并脊柱畸形、脊髓脊膜膨出和脊髓空洞症；③周围神经肿瘤，周围神经均可累及，肿瘤呈串珠状沿神经干分布，如果肿瘤突然长大或剧烈疼痛则可能产生恶变。

2. 组织病理

神经纤维瘤是由具有施万细胞、外周神经细胞、成纤维细胞以及具有过渡特征的细胞组成的混合物。镜下观察中，各种类型的神经纤维瘤的组成比较类似。肿瘤细胞核呈

现卵形至纺锤形，通常弯曲，并在其末端逐渐变细，神经纤维瘤的细胞核分裂少见或者不见，且核通常比神经鞘瘤的小。苏木精和伊红（HE）染色中，细胞质非常薄且很长，很难分辨，丛状神经纤维瘤形成大小不一的丛状结构（图5-14）。

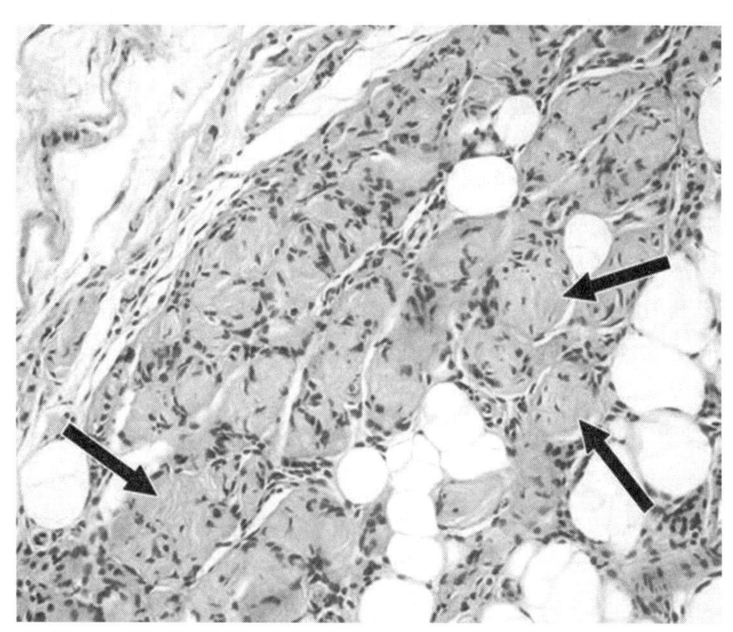

图5-14 神经纤维瘤结构（HE）

注：箭头所指为弥漫型神经纤维肿瘤的特征

3. 免疫表型

所有神经纤维瘤中均存在S-100蛋白阳性细胞，但其数量各不相同，通常比神经鞘瘤低；波形蛋白细胞质染色呈弥漫性阳性表达；上皮膜抗原（EMA）染色以及神经胶质纤维酸性蛋白（GFAP）通常为阴性；CD34染色通常为阳性。

4. 治疗

神经纤维瘤病一般来说无法彻底治愈。听神经瘤、视神经瘤等颅内及椎管内的肿瘤可通过手术进行治疗，部分患者可用放疗治疗。癫痫发作者可用抗癫痫药治疗，须注意怀孕可加速听神经瘤的生长。与NFⅠ型无关的局限型以及弥漫型神经纤维瘤可通过手术切除进行治疗，然而，由于神经纤维瘤浸润在神经束之间，它们无法与亲代神经分离，并且完全切除需要同时切除神经，因此，深部病变通常推荐保守治疗。肿瘤切除后局部复发不常见，且很少病例有恶性转化。与NFⅠ型相关的丛状神经纤维瘤病变由于病变的多样性，除非患者出现身体衰弱，一般推荐保守治疗。同时，丛状神经纤维瘤特别难以切除而易导致切除不完全。另外，丛状神经纤维瘤切除术后易复发，且大部分病例有向恶性转化的可能。

5. 预后

神经纤维瘤一般是良性肿瘤，几乎没有或没有发生恶性转化的可能。

6. 预防

神经纤维瘤是常染色体显性疾病，所以患者其子女有50%发病的可能，故应考虑

绝育，同时应注意进行自我监测。如发现肿物短期迅速增大，则有可能产生恶变。当出现严重并发症如颅内肿瘤、胃肠受累引起出血和肠梗阻或腹膜后巨大神经纤维瘤引起内脏受重压时需要尽快进行手术治疗。

7. 鉴别诊断

神经纤维瘤需要与结节性硬化、脊髓空洞症、骨纤维结构不良综合征、局部软组织蔓状血管瘤等进行区分诊断。神经纤维瘤的鉴别诊断需要考虑肿瘤的位置位于脊髓、周围神经、软组织或皮肤的哪个部位，以上这些病变部位的差异有助于将鉴别范围缩小到与神经鞘瘤、脑膜瘤和其他罕见的间充质病变进行鉴别。某些神经鞘瘤似乎与神经纤维瘤没有明显区别，但神经纤维瘤通常与周围神经融合或渗入周围神经，而神经鞘瘤则通常是固定的，具有良好的纤维边缘；另外，与神经鞘瘤相比，对神经丝蛋白的染色突出了神经纤维瘤中更多的背景轴突元素；有学者报道，钙网蛋白的弱阳性反应可以将神经纤维瘤与神经鞘瘤区分开，神经鞘瘤对该抗体表达出强阳性。

六、神经纤维瘤病

神经纤维瘤病（neurofibromatosis，NF）是一种显性遗传引起的神经外胚叶异常，又称冯·雷克林豪森病（Von Recklinghausen disease），是外胚层组织异常生长而导致的特殊性皮肤病变、神经系统畸形以及肿瘤，是以皮肤牛奶咖啡斑和多发性神经纤维瘤为主要特征的一种最常见的遗传性疾病之一。根据特异性分子遗传学改变以及组织学特点可将神经纤维瘤病分为Ⅰ型（NFⅠ），Ⅱ型（NFⅡ）以及Ⅲ型即神经鞘瘤病（Schwannomatosis）。NFⅠ是常染色体显性遗传疾病，大多数NFⅠ型的患者是无症状的。一些患者表现为神经症状或骨骼症状。超过90%的病例出生时或婴儿期表现为皮肤损害。NFⅡ型神经纤维瘤儿童及成人早期可出现双侧听神经瘤症状，从而导致听力丧失、站立不稳，有时出现头痛或者面瘫，且家族成员中可能存在神经胶质瘤、脑膜瘤和神经鞘瘤。神经鞘瘤疾病影响脊髓和周围神经。且疾病首发时患者非常痛苦，也可能转为慢性疾病以及产生更严重的病变。

NFⅠ型神经纤维瘤病是最普遍的，2500～3000人中的1人中会发生此病，从而引起神经系统、皮肤、软组织或骨骼症状。NFⅠ的诊断标准为：①长有6个或6个以上的牛奶咖啡斑，其中青春期前其最大直径5 mm以上，青春期后其最大直径15 mm以上；②2个或2个以上任一类型的神经纤维瘤或一个丛状神经纤维瘤；③腋窝及腹股沟区雀斑；④神经胶质瘤；⑤2个或更多的Lisch结节（虹膜色素错构瘤）；⑥明显骨损害；⑦一级亲属中有确诊的NFⅠ患者。符合两个或者两个以上的患者即可诊断为NFⅠ型神经纤维瘤病。组织病理显示：①咖啡牛奶斑，黑素细胞中色素增加，黑素细胞和基底细胞内明显可见巨大球形黑素颗粒，直径可达5 mm；②肿瘤性皮损，神经纤维瘤无包膜，可扩展至皮下脂肪组织，界限较为明显，由神经衣和神经鞘细胞组成。瘤内尚有很多丰富的小血管。神经鞘细胞呈细长梭形或略弯曲成波纹形，细胞两端有明显的长短不一排列成波纹形或涡轮状，间有少数成纤维细胞（图5－15）。

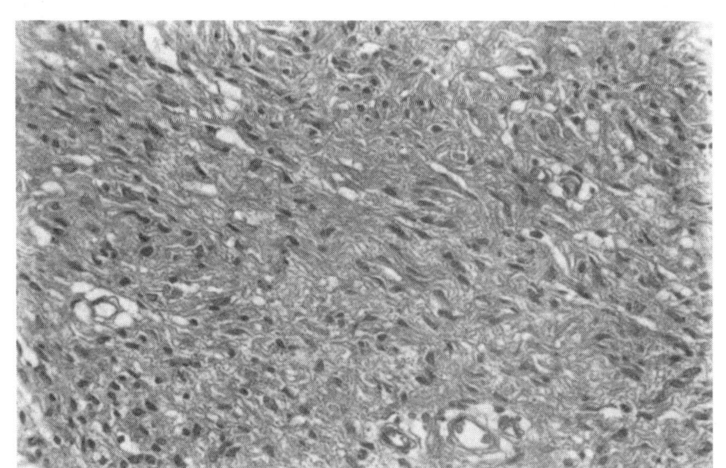

图 5-15 神经纤维瘤病结构（HE）

NFⅡ型神经纤维瘤病发病率较 NFⅠ型神经纤维瘤病低，约为 1/50000，发生年龄较大，在 20～40 岁，儿童较为少见。NFⅡ型神经纤维瘤病又称为双侧听神经瘤，属于前庭神经鞘瘤，常合并有脑膜瘤、脊膜瘤、星形细胞瘤等，皮肤以神经鞘瘤为主，在儿童及成人早期即可出现双侧听神经瘤症状，从而导致听力丧失、站立不稳，有时出现头痛或者面瘫，可能存在双侧Ⅷ颅神经（前庭）的肿瘤，家族成员中可能存在神经胶质瘤、脑膜瘤和神经鞘瘤。NF Ⅱ型的诊断标准为：① CT 和 MRI 检查证明双侧第 8 对脑神经肿瘤；②直系亲属患有Ⅱ型神经纤维瘤病和任何一侧的第 8 对脑神经发生肿瘤，或有 2 种以下肿瘤，如神经纤维瘤、脑膜瘤、神经胶质瘤、神经鞘瘤或幼年后囊下晶状体混浊。符合至少一条的患者即可诊断为 NFⅡ型神经纤维瘤病。

NFⅢ型即神经鞘瘤病，是一种较为罕见的疾病，被列为第三种类型的神经纤维瘤病。在 15% 的病例显示出家族性特征，多发于 20～30 岁，儿童较为少见，临床上以疼痛为主要症状。NFⅢ型神经纤维病与 *SMARCB1* 基因的种系突变相关，*SMARCB1* 基因是位于 22q11. 23 的肿瘤抑制基因，非常靠近 NFⅡ基因，因此神经鞘瘤曾被认为是 NFⅡ的一种形式，但缺乏 NFⅡ的其他症状。NFⅢ型的诊断标准为：① 30 岁的患者有 2 个以下的非皮肤内神经鞘瘤；② MRI 检测没有发现前庭神经鞘瘤；③没有已知的 NFⅡ基因突变；④存在一个经病理证实的非前庭神经鞘瘤；⑤其一级亲属有符合以上标准者。

1. 发病病因

致病基因导致神经生长因子（nerve growth factor，NGF）合成过程调节障碍，可能是本病发生原因。神经纤维瘤系来源于外周神经的 Schwann 细胞。

2. 影像学表现

NFⅠ型的 X 射线平片可见皮下多发结节影，结节相对较软，其密度较低。由于 X 射线高空间分辨率、CT 的高密度分辨率，这两者在发现 NFⅠ型的骨质病变上有着不可替代的优越性，如发现 NFⅠ型脊柱侧弯、颅缝缺损、蝶骨翼发育不全等；NFⅡ型的内听道口扩大或骨质破坏、继发于髓内或神经根肿瘤的脊神经孔扩大或骨质改变等。MR

的敏感性高，可进行多平面图像显示，无创伤，无放射性，可以发现比 CT 更多的颅内病变，颅内微小病变的检出和病变大小的描述，则必须靠 MRI 及 MRI 增强检查来实现。由于 NF 可导致中枢神经系统的多发病变，MRI 可见双侧听神经瘤，多数以一侧为重；多对颅神经、周围神经的神经纤维瘤；合并脑膜瘤或胶质瘤。此外，NF Ⅱ型皮肤损害较少见，主要病变位于中枢神经系统，但当患者仅表现为多发脑（脊）膜瘤或多发神经纤维瘤时，即使没有听力异常，亦应常规进行头 MRI 及增强扫描，以进一步明确有无听神经瘤。

3. 分子生物学

神经纤维瘤病是由遗传缺陷（突变）引起的，遗传缺陷要么由父母传承，要么在受孕时自然发生。涉及的特定基因取决于神经纤维瘤病的类型。NF Ⅰ型神经纤维瘤病基因位于 17 号染色体上。该基因会产生一种蛋白质，称为神经纤维蛋白，有助于调节细胞生长。突变的基因导致神经纤维蛋白的丢失，使细胞不受控制地生长。NF Ⅱ型神经纤维瘤病基因位于 22 号染色体上，并产生一种称为 Merlin（也称为 Schwannomin）的蛋白质，该蛋白质可以抑制肿瘤。突变的基因会导致 Merlin 丢失，从而导致细胞异常。迄今为止，已知有两个基因被报道可引起神经纤维瘤病：抑癌肿瘤基因 *SMARCB*1 和 *LZTR*1。

4. 治疗

对于引起严重症状的神经纤维瘤可能需要手术切除，如果很小，可以用激光或电灼切除。对于恶性肿瘤，需要采取化疗的手段。如果双亲之一患有神经纤维瘤病，后代的患病风险为 50%。如果父母无神经纤维瘤病，则发病率不定。其治疗首先是针对原发病灶，对于皮肤局部肿瘤，可酌情采用手术切除、放射治疗、冷冻或激光疗法。恶性肿瘤发生皮肤转移临床比较少见，发生率仅为 0.7%～9%，如果在扩张的淋巴管或者血管内有转移性的癌细胞存在。开始是小红点，后逐步扩大，蔓延至大片皮肤，连接成片，压之褪色，可成团块状丘疹，转移的结节以多发为主，也可为孤立性的皮肤结节。大多数转移的结节直径小于 3 cm。而且超过 60% 的皮肤转移瘤伴有其他脏器的远处转移。

5. 预后

一般认为恶性肿瘤一旦发生皮肤转移，预后往往较差，治疗效果不佳。对于皮肤转移的治疗，一般认为放疗和化疗均有一定的疗效。但是，总体来说不能明显延长生存期。

七、混杂性神经鞘肿瘤

混杂性神经鞘肿瘤（hybrid nerve sheath tumors，HPNST）首次在 2013 年出版的第 4 版《软组织和骨肿瘤分类》中被纳入，由世界卫生组织（WHO）作为新病种提出。混杂性神经鞘肿瘤在儿童中发病较为少见，且发病率较低，常见于神经鞘瘤病和神经纤维瘤病的患者中，形态学中表现为神经纤维瘤、神经鞘瘤、神经束膜瘤甚至颗粒细胞瘤的相互混合。最常见的混杂性神经鞘肿瘤类型是神经鞘膜瘤/神经鞘瘤的组合，偶发也有

神经纤维瘤/神经鞘瘤的混合类型，通常是Ⅰ型或Ⅱ型神经纤维瘤病（NF）或神经鞘瘤病。神经纤维瘤/会阴神经瘤的混合组合较为少见。混杂性神经鞘肿瘤各个年龄段均可发病，但多发病于年轻人，且没有性别偏好。混杂性神经鞘肿瘤在骨骼中偶有病例，但在躯体软组织都没有。手指是混合神经鞘瘤/会阴神经瘤的常见部位，这些肿瘤大多以局部无痛肿块的形式出现。其肿块切开的结节性病变显示结节状，呈球形至息肉状，切面灰白色（图5－16）。肿瘤大小为1～8 cm。杂交神经鞘瘤/会阴神经瘤的肿块边界清晰，但通常无包囊，有像神经鞘瘤样的层状或条状结构，结构扭曲，但主要有神经鞘瘤样纺锤体细胞与波浪状的细胞形态，细胞核逐渐变细（图5－17、图5－18）。

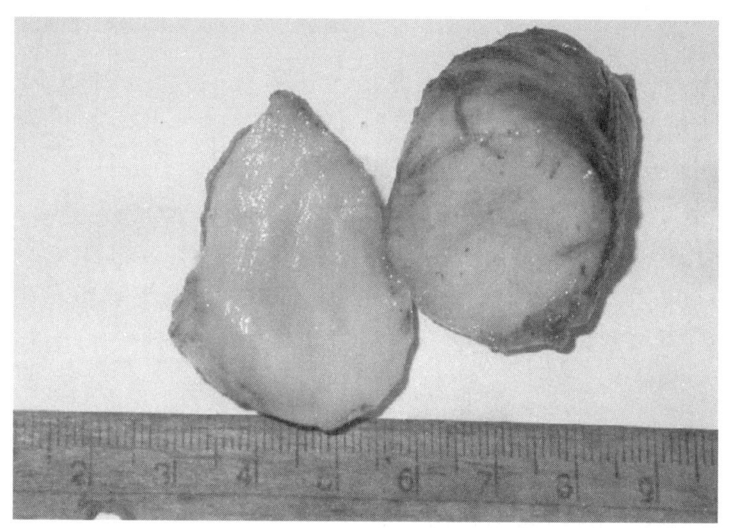

图5－16 混杂性神经鞘肿瘤宏观多结节性结构

注：图中为包含神经鞘瘤和神经纤维瘤的混杂性神经鞘肿瘤，呈现多叶状，直径为3～5 cm，肿瘤边界良好，有明显的包膜，切面为黄白色

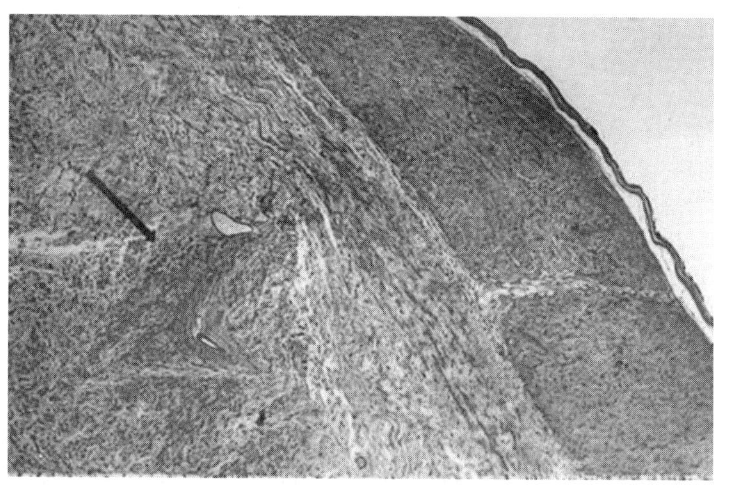

图5－17 混杂性神经鞘肿瘤结构（HE）

图中包含神经纤维瘤/会阴神经瘤

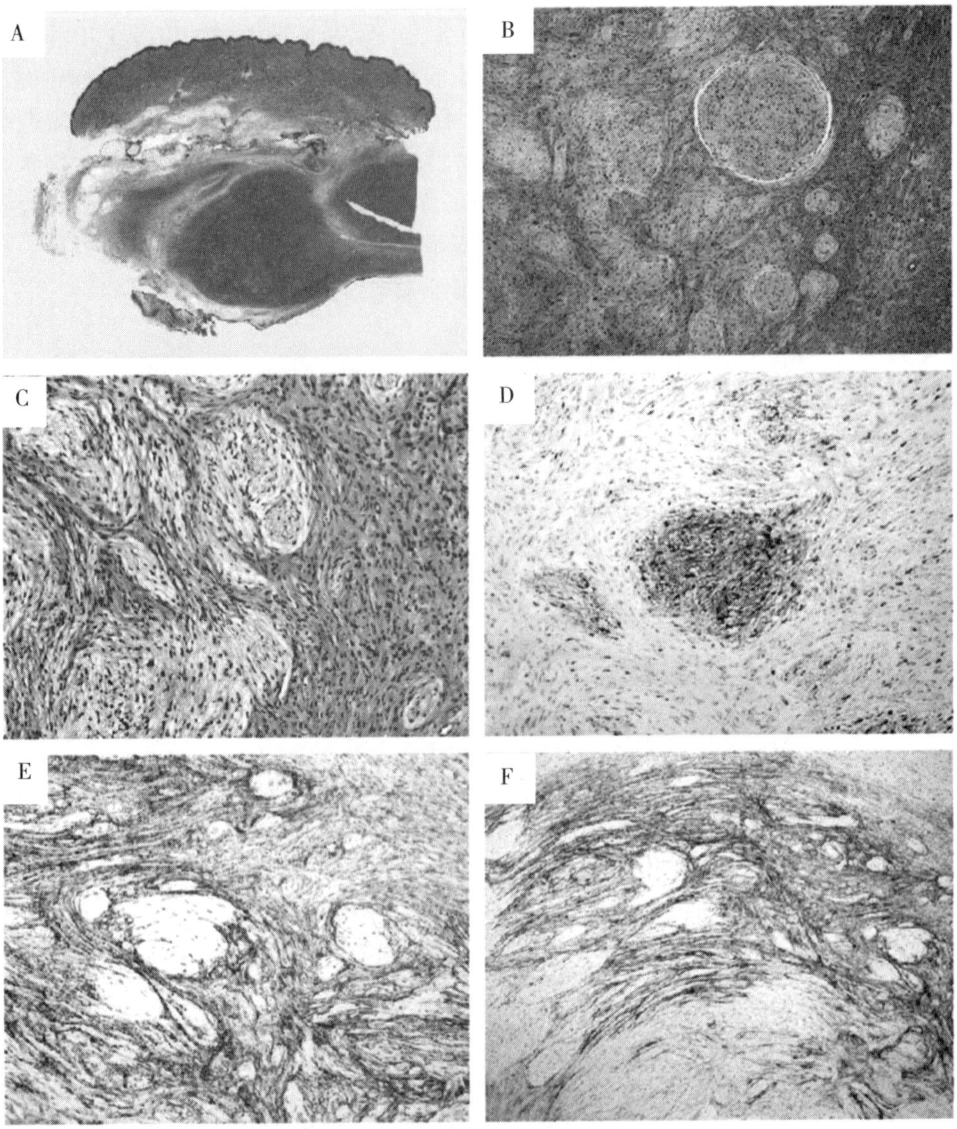

A B C D E F

图 5－18　混杂性神经鞘肿瘤结构（HE）（包含神经鞘瘤/会阴神经瘤）

A：具有双相型的皮下病变，由深浅的嗜酸性细胞层分开而形成的螺旋状区域；B：对应于神经鞘瘤分化由梭形细胞组成的区域；C：周围的嗜酸性细胞代表神经周围瘤样分化；D：混杂性神经鞘肿瘤的细胞中 S－100 蛋白的阳性表达；E. 嗜酸性细胞 EMA 阳性表达；F：混杂性神经鞘肿瘤细胞中 Claudin－1 染色阳性表达

八、皮肤神经鞘黏液瘤

皮肤神经鞘黏液瘤（nerve sheath myxoma，NSM）是近年来提出的一种比较少见的良性软组织肿瘤，通常在儿童和青少年的女性的面部和上肢的真皮和皮下组织中表现为无症状的软结节，大小在 0.5 ～1 cm 之间，儿童较为少见。皮肤神经鞘黏液瘤又称为

神经束衣瘤（neurothekeoma）、皮肤分叶状神经黏液瘤（cutaneous lobular neuromyxoma）、黏液瘤样外周神经瘤（myxomatous perineuroma）。该肿瘤主要位于真皮和皮下，呈分叶状或多结节状，巢状或者瘤细胞束状排列，间质有一定黏液样变，整个构型类似神经的环层小体。

1. 临床表现

多发于儿童和青少年，中位年龄为 17 岁，女性较为多见，以四肢远端多见，界限清楚，无胞膜。

2. 组织病理

呈多叶状和黏液状，无常规神经鞘瘤的特征。肿瘤细胞排列在小叶之间，并被纤细的纤维血管隔隔开。小叶内的肿瘤细胞呈筛状分布，并以离散的形式排列在丰富的黏液样基质中。细胞呈星状，具有胞质突起，圆形至纺锤形。瘤细胞排列疏松，间质中含有大量的透明质酸或硫酸黏液（图 5－19 至图 5－21）。

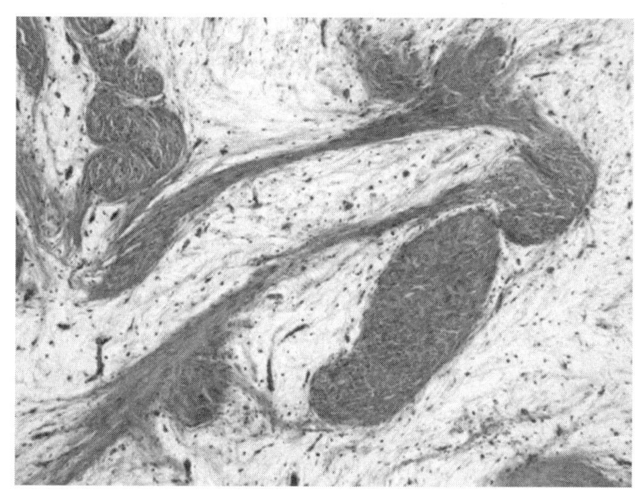

图 5－19　皮肤神经鞘黏液瘤结构（HE）

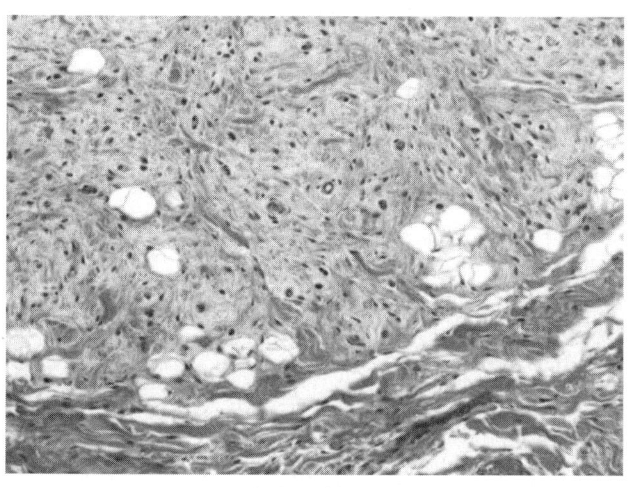

图 5－20　皮肤神经鞘黏液瘤结构（HE）

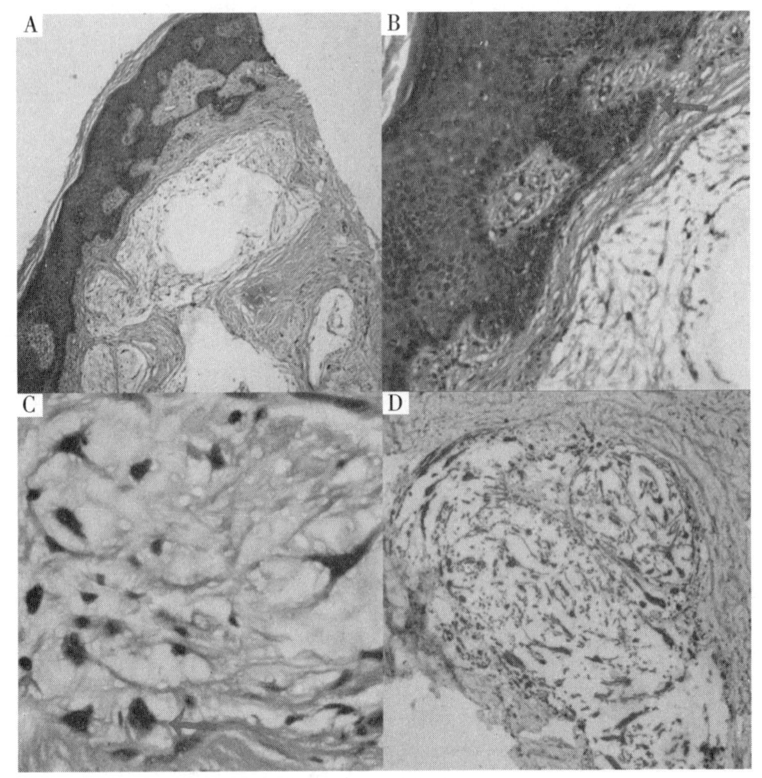

图5－21　皮肤神经鞘黏液瘤结构（HE）

A：篮状角膜塑形症，表皮增生，基底膜滤泡诱导和由纤维间隔分隔的小细胞真皮肿瘤小叶；B：箭头所示为肿瘤小叶上的基底膜滤泡诱导；C：肿瘤小叶，在占主导地位的类固醇基质中含有纺锤状、上皮样和星状细胞，箭头所示为上皮样施万细胞呈合胞体排列；D. 皮肤神经鞘黏液瘤细胞中S－100的阳性表达

3. 免疫表型

免疫组化显示S－100、Vimentin以及EMA为阳性。小叶或结节周围可见EMA阳性的神经束膜细胞；SMA、DES、CD68、HMB45、CD31均为阴性。

4. 预后

单纯切除复发率可高达45%，无转移可能。

5. 鉴别诊断

皮肤神经鞘黏液瘤需要与退行性神经鞘瘤、表浅性血管黏液瘤、侵袭性黏液样血管瘤以及肌肉内黏液瘤等多种间叶肿瘤鉴别诊断。

九、恶性外周神经鞘瘤

恶性外周神经鞘瘤（malignant peripheral nerve sheath tumor，MPNST）起源于外周神经或显示神经鞘分化的恶性肿瘤。2002年WHO神经系统肿瘤分类将原来的神经肉瘤（neurogenic sarcoma）、神经纤维肉瘤（nurofibrosarcoma）、恶性施万细胞瘤（malignant Schwann cell tumor）以及恶性神经鞘瘤（malignant Schwannoma）统称为恶性外周神经鞘

瘤。恶性外周神经鞘瘤占所有软组织肉瘤的5%～10%，多数患者具有NFⅠ型神经纤维瘤病，发病率较低，但复发率较高，占40%～50%，且预后效果较差。原因可能是NFⅠ型患者生物学和遗传学性质决定其肿瘤侵犯性更强，且经常表现为多发皮肤神经纤维瘤，病变以及恶变表现的特异性较差，常被医生以及患者忽视。此外，NFⅠ型患者发现肿瘤常常在较深部位，体积较大，无法做到真正意义上的完全切除。

1. 临床表现

恶性外周神经鞘瘤发病较广，主要发生在成人，20岁以下者占总病例的10%，儿童期的恶性外周神经鞘瘤较为少见，占软组织肿瘤的5%，且无差异。主要表现为四肢、头颈部、躯干等的肿块，并伴发疼痛、压迫以及感觉障碍。50%的恶性外周神经鞘瘤患者具有NFⅠ型神经纤维瘤病，而NFⅠ患者中有约10%可发展成为恶性外周神经鞘瘤。

2. 组织病理

恶性外周神经鞘瘤由恶性神经鞘细胞和神经膜细胞组成，包膜常不完整，大部分都存在瘤细胞浸润的现象（图5－22）。儿童的瘤恶性外周神经鞘瘤形态与成人的瘤形态相似，瘤细胞呈梭形，浸润性生长，并排列成交织条索状，或者呈栅栏状或网状结构，伴有出血和坏死灶。瘤细胞核呈卵圆或梭形，有些为多边形，大小不一，有明显异型，有时见巨核或多核，核有丝分裂象多见（图5－23）。

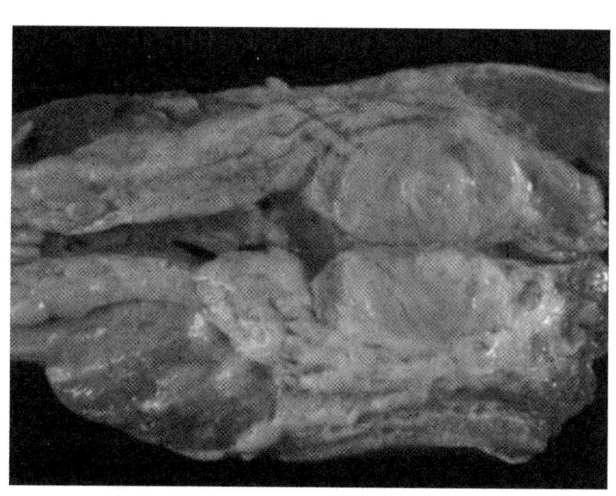

图5－22　恶性外周神经鞘瘤宏观结构

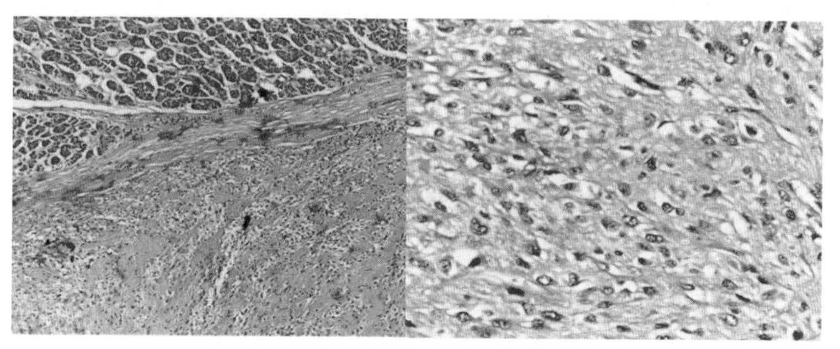

图5－23　恶性外周神经鞘瘤结构（HE）

3. 免疫表型

50%以上患者肿瘤细胞S－100阳性表达，Leu7以及PGP9.5也存在阳性表达。

4. 治疗

外科手术治疗仍为恶性外周神经鞘瘤治疗的首选方法，由于肿瘤侵犯到神经，在进行切除时，需要将侵犯的神经也一并切除，并尽量使切除边缘达到组织学的阴性，但这样会导致相应的功能障碍，而且有些重要器官及其部位如头颈、脊柱等在手术切除时无法达到广泛切除，因此恶性外周神经鞘瘤患者的复发率较高。

5. 预后

患者的复发主要根据局部疾病和远处或转移性疾病来讨论。据报道，恶性外周神经鞘瘤的局部复发率在40%～65%之间，远距离复发率也在40%～68%之间，五年生存率在16%～52%之间。更长的生存期与完整的手术切除、较小的肿瘤尺寸（<5 cm）和低级成分的存在有关。最近的研究表明，在肉瘤中心接受治疗的患者的总生存率为84%。这在很大程度上归因于采用辅助疗法和新辅助疗法（如化学疗法和放射疗法）以及成像技术的改善，有助于早期诊断和积极治疗。

6. 鉴别诊断

恶性外周神经鞘瘤需要与纤维肉瘤、单相性滑膜肉瘤及丛状细胞性神经鞘瘤等多种肿瘤进行区分。

十、恶性外胚间叶瘤

恶性外胚间叶瘤（malignant ectomesenchymoma，MEM）是一种软性的由间质和神经外胚层成分组成的双相肉瘤，也称为伴恶性间叶瘤的节细胞神经母细胞瘤（ganglioneuroblasatoma with malignant mesenchymoma）、神经节横纹肌肉瘤（gangliorhabdomyosarcoma）、伴横纹肌生成的黑色素瘤（melanoma with a rhabdopoietic diffierentiation）以及间叶和神经上皮来源的混合性恶性肿瘤（malignant neoplasm of mixed mesenchymal and neuroepithelial origin）。恶性外胚间叶瘤常发于婴儿，主要是小于5岁的儿童，成人也有可能发生。最常见的发病部位是头部和颈部，也偶发于腹部和会阴区，且累及睾丸旁组织、外生殖器等。其可能起源于横纹肌肉瘤的变异型，所以存在一定的恶性间质成分。

1. 组织病理

恶性外胚间叶瘤一般直径3～18 cm，多呈现结节状，肿瘤表面呈褐色，常伴有出血以及坏死。镜下观察恶性外胚间叶瘤细胞排列成片状和肺泡肿块，由中等大小的圆卵形细胞和中等量的细胞质组成。细胞核由圆形到卵形，也少见到伸长的细胞，呈现核多态性。最常见有胚胎横纹肌瘤，也可见软骨瘤及脂肪肉瘤（图5－24）。

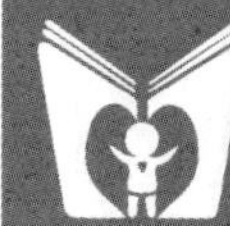

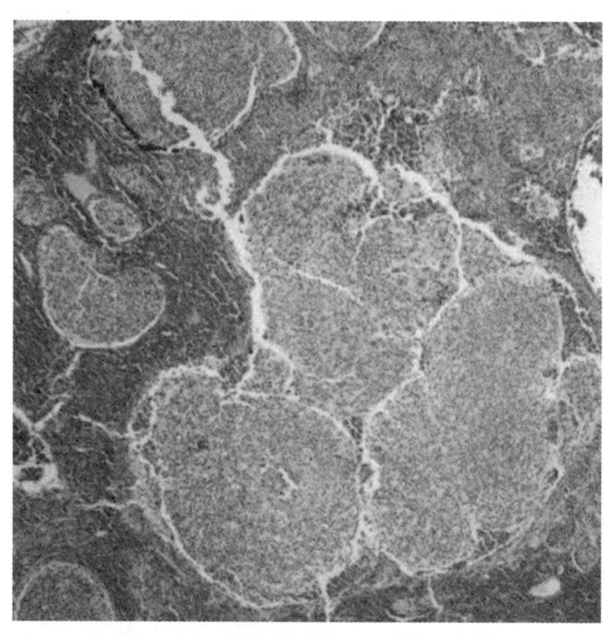

图5-24 恶性外胚间叶瘤结构（HE）

2. 免疫表型

免疫组化显示对肌肉特异性肌动蛋白、结蛋白、CD99 和神经元特异性烯醇化酶有强烈的阳性反应，并对突触素、神经丝和 S-100 阳性，提示有神经分化，部分病例显示出对上皮膜抗原和角蛋白的微弱阳性反应。

3. 鉴别诊断

恶性外胚间叶瘤需要与恶性蝾螈瘤、原始神经外胚叶肿瘤以及促纤维增生性小圆细胞肿瘤进行区分。

第二节 神经外胚叶肿瘤

一、神经母细胞性肿瘤

神经母细胞性肿瘤（neuroblastic tumor，NT）是来源于神经嵴的胚胎性恶性肿瘤，是婴儿时期最常见和最致命的肿瘤。发生率为 1/8000 个新生儿，占所有儿童肿瘤的 6%～10%。神经母细胞瘤确诊时的中位年龄在 17～18 个月，约 40% 的患者确诊时不到1 岁，同时，其死亡率占所有儿童癌症相关死亡的 12%～15%。国际神经母细胞病理学分型将神经母细胞性肿瘤分为四大类：①神经母细胞瘤（neuroblastoma），占神经母细胞性肿瘤的 92%～95%，主要以神经母细胞为主，也有部分施万细胞；②节细胞神经母细胞瘤，混杂型（ganglioneuroblastoma intermixed，Gnbi），富含施万细胞基质；

③节细胞神经母细胞瘤，结节型（ganglioneuroblastoma nodula，Gnbn），肉眼可见神经母细胞结节，并伴有出血，且与节细胞神经母细胞瘤和节细胞神经瘤混合存在；④节神经细胞瘤（ganglioneuroma），以施万细胞为主。

（一）神经母细胞瘤

神经母细胞瘤（neuroblastoma）是儿童期最常见的恶性实体肿瘤，约95%的病例10岁前发病，且男性患儿明显多于女性。神经母细胞瘤部分发生于宫内妊娠期，大多数神经母细胞瘤的病因不是很明确，但有报道婴儿期的发病似乎与父母亲长期或怀孕期间接触某些药物或者化学物质有关。神经母细胞瘤属于神经内分泌性肿瘤，可以起源于交感神经系统的任意神经脊部位。其最常发生部位是肾上腺，也可以发生在颈部、胸部、腹部以及盆腔的神经组织。目前已知有少数几种人类肿瘤，可自发性地从未分化的恶性肿瘤退变为完全良性肿瘤，神经母细胞瘤就属于其中之一。

1. 组织病理

神经母细胞瘤表现为原始神经元核肿瘤细胞异型性的双重特征，可见大量的粗面内质网及多聚核糖体，肿瘤细胞大小不一，形态不规则，细胞核呈锯齿状或者多角形等。肿块早期较为规则，晚期为结节状，直径为1～10 cm，质地偏硬，常伴有出血坏死。组织较脆，且容易破裂。镜下观察神经母细胞瘤主要以神经母细胞与施万细胞的比例以及神经母细胞瘤的分化程度为重点（图5－25）。不同分化阶段的神经母细胞存在细胞质以及细胞核的分化，主要包括3个亚型。

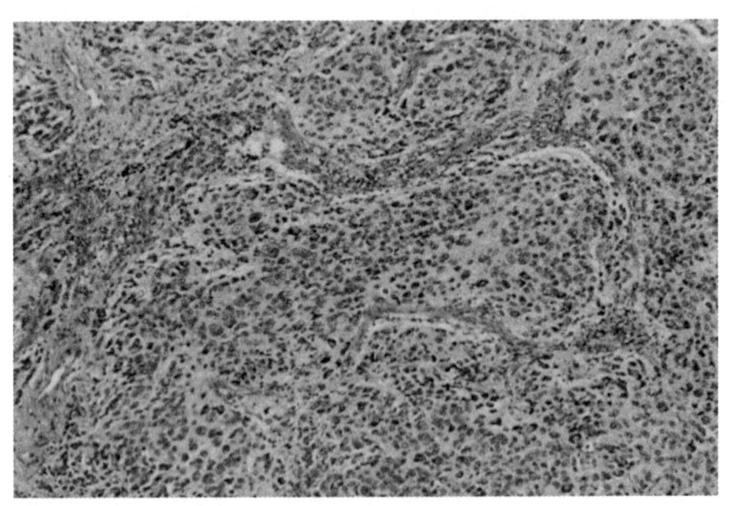

图5－25　神经母细胞瘤结构（HE）

（1）未分化型（undifferentiated）：肿瘤主要由完全未分化的神经母细胞构成，瘤细胞较小，直径一般是5～8 mm，细胞核多呈现圆形或者多角形，且核相对较大，细胞质内细胞器较少，间质内神经纤维发育不良。诊断只能依靠免疫组化以及电镜等手段，且低倍镜下即可观察到，常见中等或者体积较大的囊泡状或者开放细胞核，具有大核仁

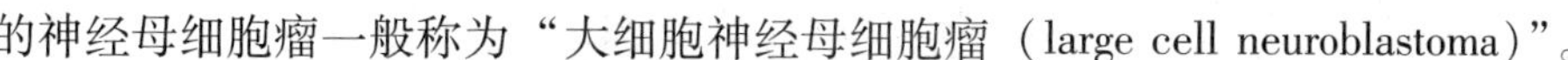

的神经母细胞瘤一般称为“大细胞神经母细胞瘤（large cell neuroblastoma）”。

（2）分化差型（poorly differentiated）：肿瘤呈巢状分布，出现了神经丝的分化，且细胞核明显增大，并呈圆形，细胞质变少。细胞中线粒体较多，核膜以及扩张的粗面内质网比较明显，间质中出现分化的神经纤维。部分神经母细胞局灶或者弥漫表现出多形性。

（3）分化型（differentiated）：肿瘤出现丰富的神经毡，并出现细胞核及细胞质的同步分化，细胞核明显增大，且偏向细胞一边，出现明显的核仁，细胞质增多，呈嗜酸性及嗜双色性，整个肿瘤细胞的直径变为细胞核直径的 2 倍或 2 倍以上，细胞类似于神经节细胞。细胞质内细胞器发达，粗面内质网明显增加，线粒体、高尔基体以及神经分泌颗粒均增加。

（二）节细胞神经母细胞瘤混杂型肿瘤

节细胞神经母细胞瘤混杂型肿瘤（ganglioneuroblastoma intermixed，Gnbi）富含施万细胞基质。可见小巢状分布的未完全成熟的各阶段神经母细胞以及正在成熟的节细胞（图 5－26）。

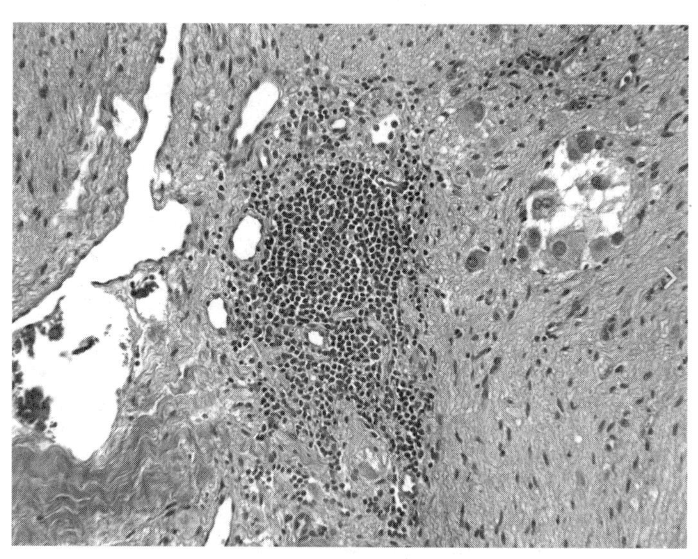

图 5－26　节细胞神经母细胞瘤混杂型结构（HE）

（三）节细胞神经母细胞瘤结节型肿瘤

节细胞神经母细胞瘤结节型肿瘤（ganglioneuroblastoma nodula，Gnbn）是在节细胞神经母细胞瘤混杂型或者节细胞神经瘤的背景中出现的一个或者多个肉眼可见边界清晰的结节。镜下观察结节呈膨胀式增长，并与节细胞神经母细胞瘤混杂型或者节细胞神经瘤直接分界清晰。节细胞神经母细胞瘤结节型与节细胞神经母细胞瘤混杂型鉴别的要点主要为节细胞神经母细胞瘤结节型存在肉眼所见的瘤结节或镜下可见的瘤结节（图 5－27）。

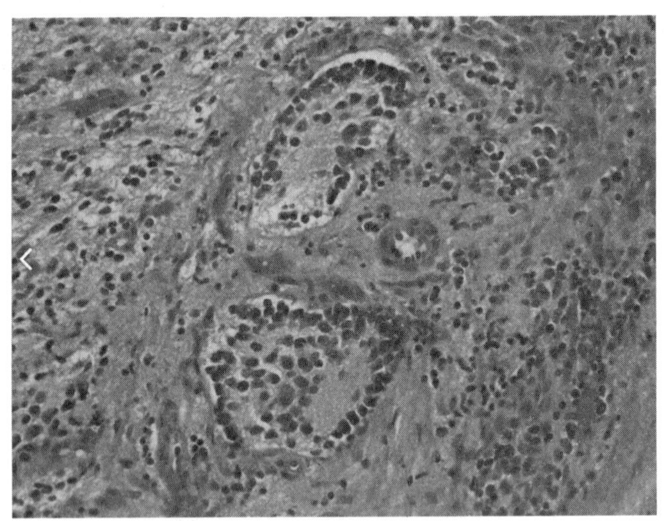

图 5－27　节细胞神经母细胞瘤结节型结构（HE）

（四）节神经细胞瘤

节神经细胞瘤（ganglioneuroma）主要以施万细胞基质为主，通常在儿童人群中发病，发病时无明显症状，通常被认为是恶性程度较低的神经源性肿瘤。节神经细胞瘤可分为两个亚型：①成熟中型。肿瘤主要以施万细胞和极少量分化的母细胞、正在成熟的节细胞以及完全成熟的节细胞组成。此种肿瘤类型的主要特点是各个阶段分化的细胞呈 3～5 个簇状分布，不形成节细胞神经母细胞瘤，混杂型肿瘤的巢状分布。②成熟型。肿瘤主要以完全成熟的施万细胞以及完全成熟的节细胞组成（图 5－28）。

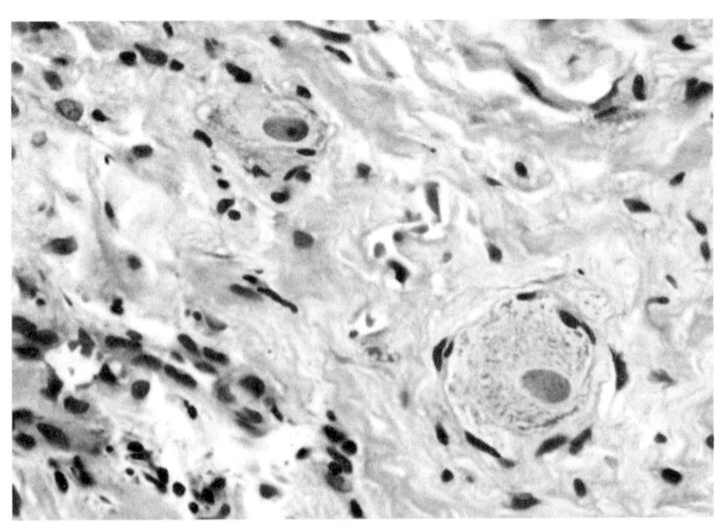

图 5－28　节细胞神经瘤结构（HE）

1. 临床诊断

神经母细胞瘤的危险度分级和分期包括：①儿童肿瘤研究协作组（COG）将神经母细胞瘤分为低危、中危和高危 3 组。② 2009 年神经母细胞瘤高危因素国际分组（INRG）提出一种新的治疗前危险度分层或分期系统及其分类共识（inrg consensus pretreatment classification）。神经母细胞瘤高危因素国际分组分期系统为：L1 期——病灶局限且无影像学确定的危险因素；L2 期——病灶局限但具有影像学确定的危险因素；M 期——病灶发生转移；MS 期——病灶发生特异性转移。③神经母细胞瘤国际分期系统（INSS）术后临床分期系统将神经母细胞瘤分为 1 期、2A 期、2B 期、3 期、4 期及 4S 期，具体标准为：1 期——局灶性肿瘤完全切除，伴或不伴有镜下肿瘤残存，且同侧淋巴结镜下没有转移灶。2A 期——局灶性肿瘤次全切除，同侧肿物外淋巴结无转移。2B 期——局灶性肿瘤次全切除或者是全切除，同侧淋巴结伴有转移，而对侧增大的淋巴结无转移。3 期——未切除单侧肿瘤，伴随或未伴随局部淋巴结转移；或者是单侧肿瘤伴有对侧淋巴结转移；或者是跨中线生长的未切除肿瘤或伴淋巴结转移。4 期——肿瘤播散到远端淋巴结、骨、骨髓、肝脏、皮肤或者其他器官（除 4S 期所定义的器官之外）。4S 期——肿瘤局限于原发器官，肿瘤扩散局限于肝脏、皮肤或骨髓。

2. 分子生物学

MYCN 基因的扩增、转移情况以及发病年龄是评价神经母细胞性肿瘤预后的最重要的指标，大量报道证实，*MYCN* 基因扩增的神经母细胞瘤往往预后更差，多属于 3 期、4 期，而 1 期、2 期以及 4S 期中也有 5%～10% 的神经母细胞瘤有 *MYCN* 基因的扩增，且此类患者往往进展迅速，预后不良。有学者提出，以 *MYCN* 扩增 10 倍为临床预后不良和积极治疗的参考指标。

3. 免疫表型

肿瘤细胞神经内分泌 CgA、NSE、Syn 以及 PGP9. 5 阳性表达，也可见到 CD56、NF 阳性、施万细胞 S－100 阳性，LCA、Desmin 以及 CD99 为阴性。

4. 治疗

根据肿瘤分期对神经母细胞性肿瘤进行治疗：①1 期——完整切除原发肿瘤，无须进一步治疗，1 岁以下的I期肿瘤多可自然消退，主张密切随访，可不进行手术。② 2A～2B 期——对组织结构良好，无淋巴结转移，NSE 以及铁蛋白正常的低危病例，完整切除原发肿瘤后可不给予其他治疗，而对组织结构不良，淋巴结阳性，NES 以及铁蛋白数值升高的患者，手术切除后可进行常规化疗 12 个月，必要时需要进行局部放疗。③ 3 期——肿瘤完全切除的患者，根据组织结构，淋巴结浸润以及 NSE 和铁蛋白的数值结果来决定放疗剂量，有条件的患者应给予骨髓或者外周血干细胞移植进行辅助化疗，而对肿瘤未完全切除的患者，手术后化疗 3～6 个月后仍有肿瘤残留或肿瘤标记物高于正常值或者淋巴结肿大的条件下，应给予二次手术，常规去淋巴结进行清扫，并将肿瘤床进行剥除，术后继续化疗 18 个月。若肿瘤巨大，判断不能切除的患者，应先给予术前化疗再进行手术。④ 4 期——患者确诊后应先给予 3～6 个月的化疗，待原发肿瘤缩小或者转移病灶消失后再进行手术，术后需要化疗 18 个月。患者若证实骨髓及外周血没有肿瘤浸润，可给予骨髓或者外周血干细胞移植进行辅助化疗。⑤4S 期——将

原发肿瘤切除，手术后根据转移灶、肿瘤组织结构及肿瘤标记物的变化再决定是否给予化疗。

5. 预后

神经母细胞瘤病理国际委员会（INPC）和儿童肿瘤研究协作组（COG）根据肉眼所见、组织类型、年龄和核分裂核碎裂指数（MKI），将Pnt分为预后良好（favorable histology，FH）和预后不良（unfavorable histology，UH）组织学类型。通过计数5000个瘤细胞，计算核分裂/核破碎的多少从而进行核分裂核碎裂指数（MKI）的低、中、高的判定。核分裂/核破碎细胞小于100个的为低，介于100～200个的为中，高于200个的为高。

6. 鉴别诊断

（1）未分化的神经母细胞瘤：主要是与其他小圆细胞恶性肿瘤相鉴别。①横纹肌肉瘤：瘤细胞形状更多样，胞质较多，肌浆蛋白肌源性阳性表达。②原始神经外胚层肿瘤（PNET）/尤因肉瘤：发病年龄较大，细胞染色质较为细腻且呈现粉尘状，胞质糖原丰富，CD99膜阳性，TH阴性。③淋巴瘤：表达白细胞共同抗原，而NSE、突触素和嗜铬粒素A不表达。④肾母细胞瘤：可见原始肾胚芽，WT1阳性。

（2）节细胞神经母细胞瘤结节型和节细胞神经母细胞瘤混杂型的鉴别：两者鉴别的要点为节细胞神经母细胞瘤结节型存在肉眼所见的瘤结节或镜下可见的瘤结节。

（3）即将成熟型节细胞性神经瘤与节细胞神经母细胞瘤混杂型鉴别：即将成熟型节细胞性神经瘤仅在施万基质中见到散在的节细胞，而后者可见界限清楚的神经母细胞巢存在。

（4）成熟型节细胞性神经瘤与神经纤维瘤鉴别：神经纤维瘤未见节细胞，但要与陷入的或被包裹的节细胞相鉴别。

二、尤因肉瘤/外周原始神经外胚叶瘤

尤因肉瘤/外周原始神经外胚叶瘤（Ewing's sarcoma/peripheral primitive neuroectodermal tumor，PNET）是一组发生于软组织的小圆形细胞肉瘤，是来自于骨及软组织的尤因肉瘤（Extraosseous Ewing sarcoma，SSE）和原始性神经外胚层肿瘤（peripheral primitive neuroectodermal tumor，PPNET）的合称，又称为Ewing肉瘤、外周神经上皮瘤（peripheral neuroepithelinoma）、外周神经母细胞瘤（peripheral neuroblastoma）以及Askin瘤等。尤因肉瘤/外周原始神经外胚叶瘤的发病率低于骨肿瘤，占全部原发性恶性骨肿瘤的10%左右，发病患者多为儿童和青少年，且男性患儿较为多见，男女比例为1.5∶1。

1. 临床表现

（1）发病部位：尤因肉瘤/外周原始神经外胚叶瘤可发生于全身各个骨骼以及软组织，多发于长管状骨和扁平骨，但是很难鉴别肿瘤为骨或软组织的来源，因为骨肿瘤可浸润周围软组织而软组织肿瘤亦可以浸润骨组织。

（2）发病症状：小儿尤因肉瘤/外周原始神经外胚叶瘤常见于10～12岁之间，表现为可触及的肿块以及局部疼痛，也有表现为病理性骨折以及发热。另外，出血和坏死也会导致局部的肿胀和温度升高，出现类似感染的状况而延误了诊断。肿瘤原发或者转

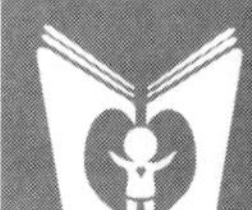

移至骨盆可导致腿痛，一般骨转移发生在头颅骨、肋骨或者其他浅表骨质。

（3）播散方式：80%以上的尤因肉瘤/外周原始神经外胚叶瘤患者会出现远端转移性病变，往往以血运转移为主，最常见的转移部位为肺部、骨以及骨髓等，骨髓是骨转移最常见的部位。

2. 组织病理

肿瘤组织切面可见坚硬的灰白色组织，发生出血以及坏死时肿瘤呈现暗红色。尤因肉瘤/外周原始神经外胚叶瘤根据分化的程度可分为三类：①典型的未分化尤因肉瘤；②非典型的分化差的尤因肉瘤；③分化好的原始神经外胚叶肿瘤（图5－29）。

（1）典型的未分化尤因肉瘤：由大片多面体细胞组成，细胞核颜色较深，边界较为清楚，细胞核与细胞浆比例变大，缺乏细胞间质，细胞器稀少。肿瘤细胞形态单一，细胞质糖原含量较为丰富。

（2）非典型的分化差的尤因肉瘤：镜下观察到细胞及细胞核的体积增大，细胞为卵圆形，核结构不规则，且核染色质较为弥散，核仁相对明显。局灶性的肿瘤出血以及坏死也可见到。梭形细胞存在于肿瘤边缘，并可浸润到其他周围组织。典型的未分化尤因肉瘤以及非典型的分化差的尤因肉瘤都缺乏神经分化的形态学表现，如假菊样状、真菊团状等。

（3）分化好的原始神经外胚叶肿瘤：在组织形态上与典型或者非典型的尤因肉瘤很相似，需要借助于神经免疫组化以及超微结构进行鉴别。分化好的原始神经外胚叶肿瘤镜下可以见到假菊样状结构，真菊团状较为少见。典型结构表现为肿瘤细胞排列成类器官状或者小叶状，肿瘤细胞呈卵圆形或者不规则形，核周边的异染色质较多，核仁较为明显。

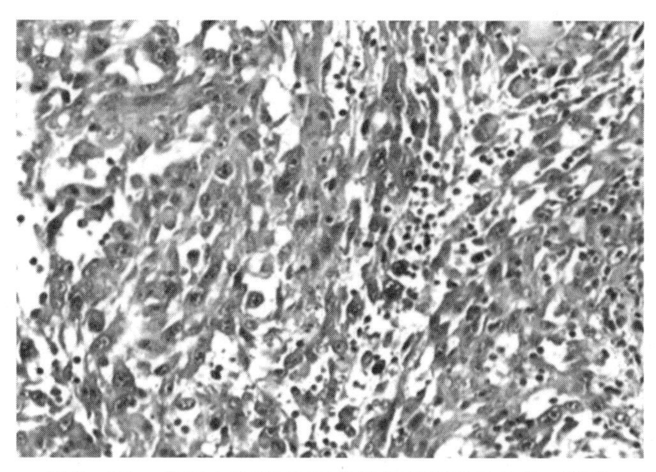

图5－29　尤因肉瘤/外周原始神经外胚叶瘤结构（HE）

3. 分子生物学

细胞遗传学和分子遗传学研究表明尤因肉瘤/外周原始神经外胚叶瘤中检测到染色体异常，85%的肿瘤具有T（11；22）（q24；q12）移位的特点，导致*EWS*和*ERG*基因产生融合。

4. 免疫表型

尤因肉瘤/外周原始神经外胚叶瘤表达 Vimentin 和 CD99 阳性，也可表达 NSE、Leu-7 和 Syn 阳性，而 S-100、NF 以及 CgA 表达阴性。近年来，研究表明糖蛋白 P30/P32 MIC2 在确定尤因肉瘤/外周原始神经外胚叶瘤中有一定的作用，在肿瘤中阳性表达率可达 95%～100%。

5. 治疗

尤因肉瘤/外周原始神经外胚叶瘤的主要治疗方法是化疗，手术以及较多的手术辅助化疗。对于原发肢体的肿瘤，可常规地进行高位截肢术或者关节离断束，对于难以切除的部位如骨盆、脊柱等的肿瘤，则主张化疗。手术治疗是尤因肉瘤/外周原始神经外胚叶瘤最主要的治疗方法，但是手术采取与否或者采用何种手术方式必须依据患者而定，且不同的肿瘤部位采取不同的手术方法。

6. 预后

尤因肉瘤/外周原始神经外胚叶瘤患者最重要的预后因素在于是否存在临床上可以检测到的转移病灶，大多数患者在初诊时就已经有了镜下转移。在这些患者中，预后最差的是骨盆肿瘤患者，预后最好的是肢体骨和肋骨肿瘤。肿瘤的大小被认为是一项重要的预后因素。另外，年龄小于 15 岁的患者预后更好。

7. 鉴别诊断

尤因肉瘤/外周原始神经外胚叶瘤需要与腺泡状横纹肌肉瘤、淋巴母细胞淋巴瘤/白血病、促纤维组织增生型小圆形细胞肿瘤等进行区分。

三、嗅神经母细胞瘤

嗅神经母细胞瘤（olfactory neuroblastoma，ON）是一种少见的来源于嗅区黏膜神经上皮细胞的恶性肿瘤，又称为嗅神经细胞瘤（esthesioneurocytoma）、神经上皮瘤（esthesioeuroepithelioma）、嗅基板肿瘤（olfactory placode tumor）等。嗅神经母细胞瘤较罕见，病因未明，多见于成人，儿童较为少见，且无明显性别差异。此类肿瘤恶性程度较高，年龄越小预后越差，且病变范围越大预后越差。

1. 临床表现

发病率占所有鼻腔肿瘤的 3%～5%，但发病原因不明，最常见的临床表现有鼻塞和鼻出血，其他有头疼、嗅觉丧失、溢泪、眼球突出、颈部肿块、视力障碍等症状，部分患者会出现内分泌异常的情况。嗅神经母细胞瘤主要位于鼻顶、上鼻甲或者鼻中隔上方，一般为息肉样肿物，部分肿物呈结节状。肿瘤质地偏脆，触之易出血。嗅神经母细胞瘤易出现颈部淋巴结转移，转移率达 20% 左右。

2. 组织病理

镜下可观察到比较均匀一致的小圆形细胞，胞质稀少，核膜不清晰，有明显的假菊样状、真菊团状的神经分化的形态学表现，有时可见嗅上皮的非典型增生、乳头状增生、原位肿瘤以及早期浸润。肿瘤沿嗅神经走行，呈膨胀性和浸润性生长，邻近受累骨质多呈明显破坏性改变。肿瘤中心多位于鼻腔上部或前组筛窦，可跨颅内、外生长侵入

前颅窝，多呈不规则形软组织肿块（图5－30）。

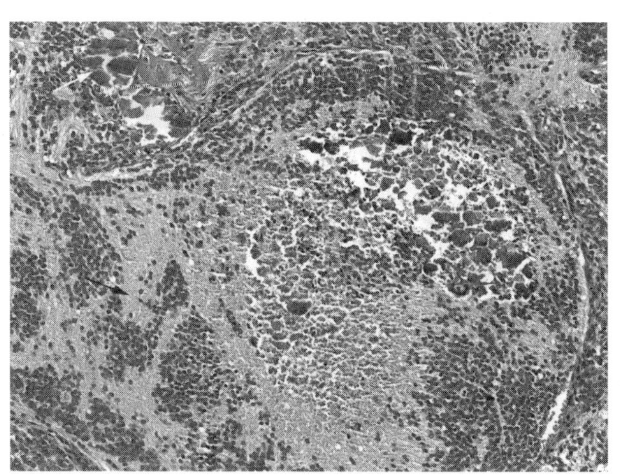

图5－30　嗅神经母细胞瘤结构（HE）

3. 临床诊断

1993年Foote改良分期将嗅神经母细胞瘤按照恶性程度以及是否转移分为四期：①A期——肿瘤局限于鼻腔；②B期——肿瘤浸润至副鼻窦；③C期——肿瘤超出鼻腔和副鼻窦范围；④D期——颈部淋巴结或者远端发生转移。

4. 分子生物学

嗅神经母细胞瘤有明显的染色体异常，所有病例都有3q和17q的过表达，15q、22q以及染色体8的过表达可作为诊断嗅神经母细胞瘤的一个参考特征。

5. 免疫表型

肿瘤细胞神经内分泌物阳性表达，包括NSE、CgA、Syn、S－100以及CD56；EMA、LCA、Desmin、CD99、Vimentin通常也为阴性。

6. 治疗

对于嗅神经母细胞瘤的治疗，手术切除的彻底程度明显影响预后，一般采用治疗效果较好的颅面联合手术进行治疗。

7. 预后

颈部淋巴结转移在嗅神经母细胞瘤中比较常见且是此类肿瘤预后的不良因素。研究表明，手术后进行术后放疗，其5年生存率达55%～65%，10年生存率达42%～45%。

8. 鉴别诊断

嗅神经母细胞瘤需要与神经母细胞瘤、神经内分泌癌、淋巴造血系统肿瘤、淋巴瘤、小细胞瘤、黑色素瘤、胚胎性横纹肌肉瘤、髓外浆细胞瘤、尤因肉瘤/外周原始神经外胚叶瘤以及尤因瘤进行区分。

四、视网膜母细胞瘤

视网膜母细胞瘤（retinoblastoma，RB）是一种来源于光感受器前体细胞的恶性肿

瘤，在婴幼儿眼病中是性质最严重、危害性最大的一种恶性肿瘤。视网膜母细胞瘤主要发生于视网膜核层，具有家族遗传倾向。

1. 临床表现

视网膜母细胞瘤是婴幼儿最常见的眼内原发性恶性肿瘤，新生儿发病率约为15/100000，常见于3岁以下儿童，成人中罕见，无性别差异，但具有家族遗传倾向，可单眼、双眼先后或同时罹患。视网膜母细胞瘤的临床表现复杂，主要表现为白瞳，其次肿瘤浸润视盘时产生斜视，也可表现为结膜内充血、水肿、角膜水肿、虹膜新生血管、玻璃体混浊、眼压升高等。视网膜母细胞瘤可通过局部蔓延或者血液扩散至全身，转移主要通过以下途径：①多数经视神经或眶裂进入到颅内；②经血液转移至骨及肝脏或全身其他器官；③部分肿瘤可经淋巴管转移到附近的淋巴结。晚期瘤细胞可经视神经向颅内转移，也可经淋巴管向淋巴结或者软组织转移，或经血循环向骨骼、肝、脾、肾及其他组织器官转移，最终导致死亡。未经治疗致死率几乎可达到100%。

2. 组织病理

镜下视网膜母细胞瘤细胞呈片状、巢状以及小梁状，多见肿瘤出现坏死，坏死区内常可见到钙化灶，根据显微镜下视网膜母细胞瘤细胞的改变可将视网膜母细胞瘤分为以下两种类型：①未分化型，瘤细胞排列不规则，细胞形态差异很大，有圆形、椭圆形、多角形或不规则形，胞质少，细胞核较大，恶性程度较高。由于肿瘤生长迅速，血液供应不足，在远离血管处的瘤组织可大片坏死，而围绕血管外围存活的瘤细胞可呈现假菊花形排列。②分化型，主要标志为菊花样结构。一种是Flexner-Wintersteiner菊花结构，瘤细胞呈方形或低柱状，围绕一个中央腔隙形成菊花形排列，细胞核位于远离中央腔的一端，相对较小，细胞质较多，恶性程度较低，该型菊花结构为视网膜母细胞瘤所特有；另一种是Homer-Wright菊花结构，细胞围绕一团神经纤维呈放射状排列，此种类型可见于神经母细胞瘤和神经管母细胞瘤（图5－31）。

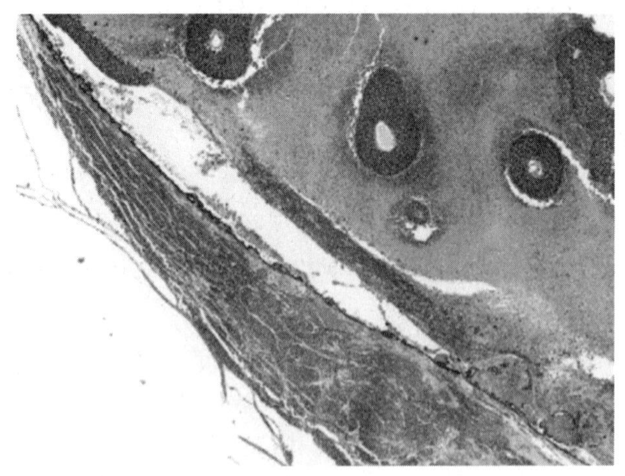

图5－31　视网膜母细胞瘤结构（HE）

3. 临床诊断

初次眼底检查后可将视网膜母细胞瘤分为以下五期：①1期——肿瘤为小的且独立

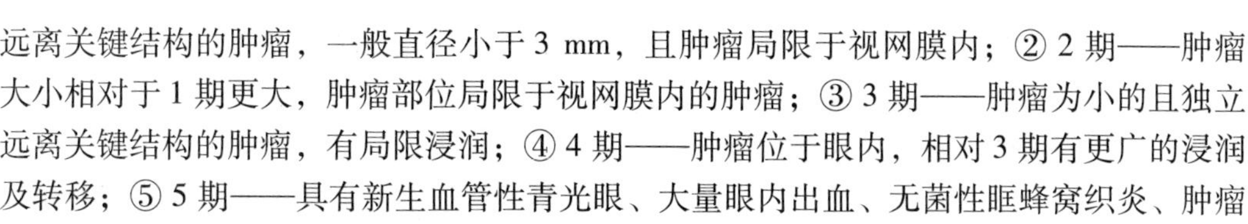

远离关键结构的肿瘤，一般直径小于 3 mm，且肿瘤局限于视网膜内；② 2 期——肿瘤大小相对于 1 期更大，肿瘤部位局限于视网膜内的肿瘤；③ 3 期——肿瘤为小的且独立远离关键结构的肿瘤，有局限浸润；④ 4 期——肿瘤位于眼内，相对 3 期有更广的浸润及转移；⑤ 5 期——具有新生血管性青光眼、大量眼内出血、无菌性眶蜂窝织炎、肿瘤接触晶体并出现更广泛的弥漫及浸润的情况。

4. 分子生物学

视网膜母细胞瘤超过 80% 的患者有检测到 *RB* 基因的缺失或者突变，研究表明抑癌基因 *P53* 可以调控 *RB* 基因的表达，并协助保护 *RB* 基因的功能，从而阻止癌细胞的恶性转化。

5. 免疫表型

视网膜母细胞瘤细胞具有多潜能神经外胚叶细胞起源和向神经元和胶质分化，NSE、S－100、GFAP、Leu7 以及髓鞘碱蛋白表达阳性，CD99 检测阴性。

6. 治疗

视网膜母细胞瘤的治疗目标首先是挽救患者生命，其次是保留眼球及部分视力。治疗原则应根据眼部及全身受肿瘤浸润的情况而定。手术方法的选择应根据肿瘤的大小和范围，单侧或双侧以及患者的全身情况而定。近年来，随着计数的发展，国际上对视网膜母细胞瘤治疗的概念发生了重大改变，目前主要的方式为化学治疗结合多次积极的局部治疗（serial aggressive local therapy，SALT），而外部放射治疗则降为二线治疗，眼球摘除为三线治疗。这一变化被认为是开创了视网膜母细胞瘤治疗的新纪元。一般对于全身情况较好，病变局限的眼内期视网膜母细胞瘤，无论单眼性或双眼性病变，可选择局部治疗或化学治疗结合局部治疗，对于病变较大的眼内期视网膜母细胞瘤，或者肿瘤已扩散至眼外者，可选择手术治疗，必要时可联合外部放射治疗和化学疗法。

7. 预后

近 200 年来，由于诊断和治疗技术的改进，视网膜母细胞瘤的生命预后已有很大改善，其预后效果与许多因素有关，如肿瘤的大小、肿瘤部位、诊断和治疗的时间以及治疗措施是否合理等。一般来说，分化程度高的相对于分化程度低的预后好；而对于视力预后，单眼患者未受累眼的视力预后是良好的，在患眼摘除或治疗后，应定期检查，多数患儿成年后，健眼视力良好，而双眼患者视力预后取决于病变范围及治疗效果。

8. 鉴别诊断

视网膜母细胞瘤需要与转移性眼内炎及葡萄膜炎、外层渗出性视网膜病变（Coats 病）、早产儿视网膜病变、原始玻璃体增生症、幼线虫肉芽肿以及视网膜发育不全、先天性视网膜皱襞、先天性脉络膜缺损和先天性视网膜有髓神经纤维等进行鉴别诊断。

五、婴儿黑色素神经外胚叶肿瘤

婴儿黑色素神经外胚叶肿瘤（melanotic neuroectodermal tumor of infancy，MNTI）是来自神经嵴，由神经母细胞和色素上皮细胞构成的婴幼儿发生的肿瘤，又称为黑色素突变瘤（melanotic progonoma）、视网膜始基瘤（retinal anlage tumor）、黑色素型上皮牙瘤

（melanotic epithelial odontoma）、黑色素型成釉细胞瘤（melanotic ameloblastoma）等。

1. 临床表现

婴儿黑色素神经外胚叶肿瘤较为少见，通常起源于上颌骨上的软组织，在颅骨、下颌骨以及大脑中也可见，也可累及股骨、附睾、卵巢以及子宫。婴儿黑色素神经外胚叶肿瘤多见于小于6个月的婴儿，无性别上的差异，表现为口腔的色素团块。

2. 组织病理

肿块呈黑色或者无色，界限不明显，临床上可能被认为是恶性肿瘤。镜下观察到大的含有黑色素的细胞，排列成泡状，可见较小的神经母细胞样细胞。肿瘤细胞由上皮样细胞和淋巴样细胞构成，上皮样细胞的排列呈间隙样或者腺样，淋巴样细胞成团或者分散排列，常位于上皮样细胞间隙内（图5－32）。

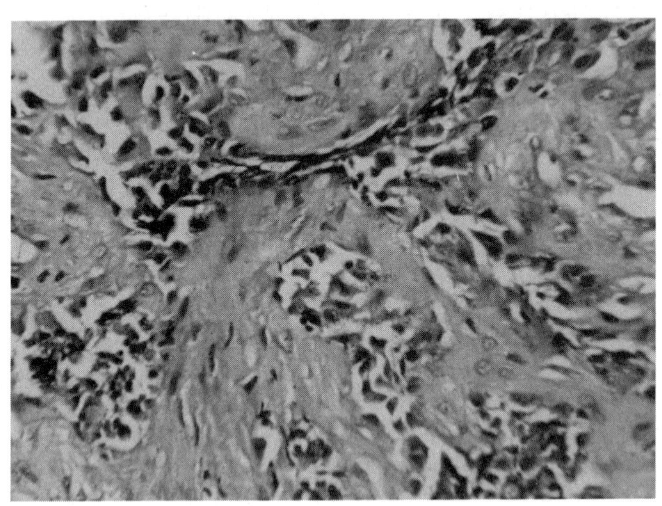

图5－32　婴儿黑色素神经外胚叶肿瘤结构（HE）

3. 免疫表型

含黑色素的外周多角形细胞中HMB－45呈阳性表达，上皮细胞表达细胞角蛋白、HMB 45以及Vimentin，神经母细胞样细胞中的突触素呈阳性，且表达NSE、Syn、CD57以及Desmin，而S－100、CEA以及NF阴性表达。

4. 治疗

手术治疗是婴儿黑色素神经外胚叶肿瘤最主要的治疗方法，但是是否采取手术或者采用何种手术方式必须依据患者而定，放疗和化疗用于无法手术切除的肿瘤患者或者无法清除肿瘤边缘的患者。虽然婴儿黑色素神经外胚叶肿瘤的病例较为少见，但早期诊断和早期切除会明显改善治疗后的恢复情况，所以建议考虑将此类肿瘤加入颅面肿块婴儿的鉴别诊断中。

5. 预后

大多数婴儿黑色素神经外胚叶肿瘤虽然生长迅速且有局部破坏性，但主要还是良性肿瘤。有文章报道婴儿黑色素神经外胚叶肿瘤初次切除1年内的复发率在10%～15%，且容易转移至淋巴结或者远处器官，转移率为6.5%。良性的婴儿黑色素神经外胚叶肿

瘤切除后一般不复发，但切除不完整或者多中心性肿瘤常局部复发，复发率达20%，所以强烈建议密切临床随访。

6. 鉴别诊断

婴儿黑色素神经外胚叶肿瘤需要与黑色素瘤、细胞蓝痣、转移性神经母细胞瘤、恶性淋巴瘤、腺泡状横纹肌肉瘤、未成熟畸胎瘤以及尤因肉瘤/外周原始神经外胚叶瘤等相鉴别。

小　结

儿童期外周神经肿瘤（peripheral nerve tumors，PNT）比较少见，主要包括良性肿瘤，如神经纤维脂肪瘤性错构瘤、良性蝾螈瘤、颗粒细胞瘤、神经鞘瘤、神经纤维瘤、神经纤维瘤病、皮肤神经鞘黏液瘤以及混杂性神经鞘肿瘤等。除了以上良性肿瘤外，儿童常见恶性外周神经肿瘤较为罕见，主要包括恶性外周神经鞘瘤和恶性外胚间叶瘤。神经外胚叶肿瘤（primitive neuroectodermal tumor，PNET）是一组由未分化的神经外胚叶小细胞构成的恶性肿瘤，除了嗅神经母细胞瘤外，均多发于儿童和青少年，常位于大脑半球深部。主要由原始神经上皮产生，具有多向分化的潜能。神经外胚叶肿瘤呈侵袭性生长，广泛脑脊液播散，预后极差，大部分仍需通过病理诊断才能确诊。组织形态学属于恶性小圆细胞肿瘤，可分为中枢性和外周性，其中外周性较为常见。掌握恶性外周神经肿瘤及神经外胚叶肿瘤的病理学特点，熟悉其他良性外周神经肿瘤及神经外胚叶肿瘤的类型及特点对于深入了解儿童期外周神经肿瘤及神经外胚叶肿瘤的发生发展以及治疗是极其重要的。

思考题

1. 简述外周神经肿瘤及神经外胚叶肿瘤中好发于儿童期的肿瘤的特点以及临床表现。
2. 简述颗粒细胞瘤与其他类似肿瘤的鉴别诊断。
3. 简述NFⅠ、NFⅡ及NFⅢ型神经纤维瘤病的诊断标准以及病理显示。

参考文献

[1] PLAZA J A, KAZAKOV D V, CASAS G, et al. Fibrolipomatous hamartoma of the nerve: a clinicopathologic report of 13 cases [J]. J Am Acad Dermatol, 2014, 70 (4): 736-742.

[2] CHIRILA M, MURESAN M, CIULEANU E, et al. Extraosseous Ewing sarcoma and peripheral primitive neuroectodermal tumor of the thyroid gland [J]. Case report and review, ear, nose, & throat journal, 2013, 92 (4-5): E3-6.

[3] ABDELMEGUID A S. Olfactory neuroblastoma [J]. Current oncology reports, 2018

(20): 7.

[4] ORTIZ M V, DUNKEL I J. Retinoblastoma [J]. Journal of child neurology, 2016, 31 (2): 227 - 236.

[5] TIWARI A, YADAV M L. Melanotic neuroectodermal tumor of infancy: a rare case report [J]. Cureus, 2019, 11 (12) 6521.

(齐琳　刘雪琦　刘子譞)

第六章　生殖细胞肿瘤和性索－间质肿瘤

生殖细胞肿瘤是一类来源于原始胚胎生殖细胞的肿瘤，主要反映生殖细胞发育阶段各种不同情况的演变，是一组胚胎性肿瘤。此类肿瘤可发生于任何一个原始生殖腺正常或异位移行的部位，在胚胎发育早期，具有全能发展潜力的组织或细胞，可发展和分化成各胚层的成熟细胞。原始生殖腺的移行沿着躯体中轴线进行，因此除原发于性腺（卵巢和睾丸）外，生殖细胞瘤多数发生于中线部位，性腺外生殖细胞肿瘤仅占 2%～5%，被认为是胚胎发育过程中未能迁移至性腺部位而残留于他处的原始生殖细胞发生的肿瘤，最常见于身体中线部位，尤其纵隔、松果体、腹膜后及骶尾部，少数于前列腺、膀胱、肝、胃、耳、眼等部位。发生于儿童和青少年的生殖细胞和性索间质肿瘤相对较为常见，在所有儿童恶性肿瘤中，生殖细胞肿瘤的发病率为 3%～3. 5%。本章内容主要包括生殖细胞瘤、卵黄囊瘤、胚胎性癌、绒毛膜癌、畸胎瘤、混合性生殖细胞瘤、性腺母细胞瘤、性索－间质性肿瘤及其他少见肿瘤 8 个部分。

一、生殖细胞瘤

生殖细胞瘤（germ cell tumor）是指由原始多潜能生殖细胞在分化、成熟和移行过程中形成的一组肿瘤，其原发部位及临床表现不一，可见于各年龄期小儿，发生在睾丸者称为精原细胞瘤，发生在卵巢者称为无性细胞瘤，发生在性腺外称为生殖细胞瘤。

（一）无性细胞瘤

无性细胞瘤（dysgerminoma）是由单一原始生殖细胞增生所构成的低中度卵巢恶性肿瘤，占卵巢恶性生殖细胞肿瘤的 11%～20%，好发于青春期及生育期妇女，75% 的无性细胞瘤发生于 10～30 岁，平均年龄 20 岁。

1. 病因及发病机制

病因不明，可能与生殖系统畸形相关。

2. 临床表现

由于无性细胞瘤不产生激素，早期常常缺乏明显的临床症状，最常见的临床表现为肿块占位或压迫周围结构，而出现腹痛、腹胀或腹部包块等症状。由于肿瘤生长较快，故病程较短，大多数患者的月经周期及生育史正常。①好发于 20 岁以下、青少年女性，幼儿并不少见；②多伴有血清 β-HCG、LDH 或碱性磷酸酶明显升高；③单侧多见，密度较均匀，多以实性为主，中央伴小条片状坏死，钙化多见；④血供丰富，且强化较

轻，增强后动脉期多呈轻度强化，静脉期及延迟期轻度延迟强化；⑤CTA 常可见增粗的卵巢动脉延伸进入肿块内供血，部分供血血管呈“间隔样排列”；⑥MRI 检查可见特征性的“纤维血管间隔”，纤维间隔 T1 加权相、T2 加权相呈低信号，增强后血管间隔及包膜明显强化；⑦转移少见，以淋巴结转移或直接侵犯多见。

3. 实验室检查

肿瘤肿块可呈类圆形或分叶状，实性或囊实性，可见出血坏死、钙化，切面灰白色；大小不等，较小肿块直径仅达数厘米，大者可达 500 mm，包膜完整，部分可与周围组织粘连。光镜下可见瘤细胞较大，呈圆形或多边形，细胞均匀一致，胞质丰富，富含糖原而透明，核大而居中，核膜清晰，伴有 1 个或多个核仁，核分裂象常见。排列成蜂巢状、岛状或条索状，瘤组织中可见大片出血、坏死。由含有不同数目淋巴细胞（主要为 T 淋巴细胞）的纤细的结缔组织将其分隔（图 6－1），间质中的结缔组织部分呈玻璃样变。偶见高度异型的瘤细胞，胞核呈怪核、多核及巨核的瘤巨细胞，穿插于典型大圆形瘤细胞之间。

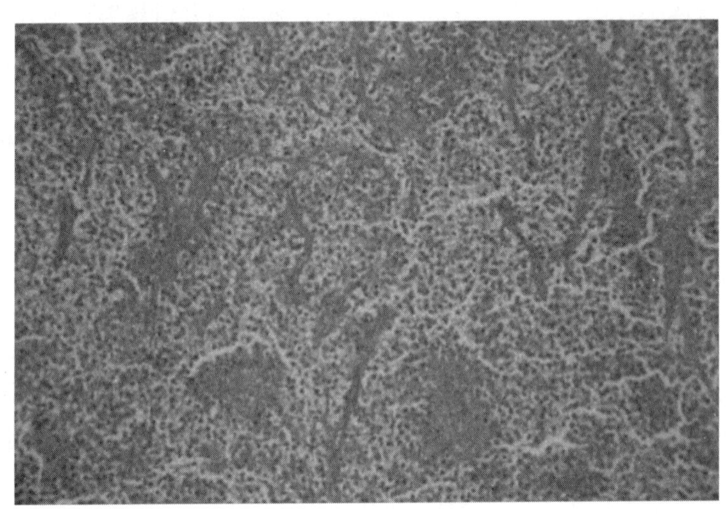

图 6－1　无性细胞瘤

注：瘤细胞圆形，被纤维分隔，T 淋巴细胞浸润（PMID：31886038）

4. 诊断

无性细胞瘤是由单一增生的原始生殖细胞构成的肿瘤，具有特殊的形态学结构，也称为卵巢的精原细胞瘤。镜下无性细胞瘤组织通常由成片的或呈巢的多角形细胞组成，细胞质丰富、颗粒状、嗜酸性或透明。少数肿瘤细胞呈岛状、条索状或实性小管排列，有时瘤细胞间缺乏黏附性而形成假腺样结构。瘤细胞胞核大，呈一致的圆形、卵圆形或泡状，位于中央，染色质粗凝块状，通常包含 1 ～ 2 个嗜酸性核仁，核分裂象多少不等；核膜显示特征性成角“方格”，细胞膜清楚。约 3% 的无性细胞瘤含有合体滋养细胞样巨细胞，但无细胞滋养细胞；若同时伴细胞滋养细胞分化，则提示合并绒毛膜细胞癌。瘤细胞通常由薄的、含血管的纤维间质分隔，间质内含有数量不等的淋巴细胞（大部分为 T 细胞）和上皮样组织细胞，后者可能形成肉芽肿性结节；有时在血管或出血灶

周围可见到单个散在的合体滋养层细胞。约 15% 的无性细胞瘤伴有其他类型的生殖细胞瘤成分，如卵黄囊瘤、绒毛膜癌、不成熟畸胎瘤等。

5. 鉴别诊断

无性细胞瘤需要与其他卵巢原始生殖细胞肿瘤、卵巢高钙血症性小细胞癌、卵巢淋巴瘤以及性腺母细胞瘤相鉴别。

（1）其他卵巢原始生殖细胞肿瘤：在无性细胞瘤中出现了任何明确的上皮性分化，包括腺体或乳头结构，均提示合并胚胎性癌或卵黄囊瘤的可能，即使形态上无明确的上皮分化，但是瘤细胞出现明显的核异型性、拥挤或不规则，胞质致密和细胞边界不清，也需鉴别是否无性细胞瘤向胚胎性癌或卵黄囊瘤转化，而 AE1/AE3 和 CD30 弥漫强阳性可以协助诊断。

（2）卵巢高钙血症性小细胞癌：指具有旁分泌高钙血的小细胞未分化恶性肿瘤，主要发生于小于 40 岁的年轻女性，通常为单侧卵巢肿物，约 62% 的患者伴有血钙水平升高，肿瘤具有高度侵袭性，生长迅速；肿瘤细胞弥漫分布，形成岛状、梁状或大小不等的滤泡样，瘤细胞小圆形，胞质少，部分伴有丰富的嗜酸性胞质。免疫组化 EMA、CK、Vimentin、NSE、CD10、WT1 阳性。

（3）卵巢淋巴瘤：卵巢恶性淋巴瘤虽然不常见，但在女性生殖系统中是最常被累及的器官，尤其是弥漫性大 B 细胞性淋巴瘤。由形态不同的淋巴瘤细胞弥漫分布形成，可排列呈索状、岛状和梁状，但肿瘤细胞间缺乏纤维间隔。淋巴瘤可发生于各个年龄段，多见于 40 ～ 50 岁的中年女性。免疫组化淋巴瘤标记阳性以及 PLAP 染色阴性是鉴别诊断的标准。

（4）性腺母细胞瘤：由与无性细胞瘤非常相似的瘤细胞和性索来源组织混合构成的肿瘤。肿瘤细胞排列成巢状，细胞巢由生殖细胞和性索来源的细胞混合而成，周围以纤维结缔组织间隔，细胞巢内性索来源组织显示 3 种经典排列方式：①沿瘤细胞巢周围排列成花环样；②围绕在单个或几个生殖细胞的周围；③排列成小的圆形空腔，腔内为无定形透明的、嗜酸性、PAS 阳性的物质，颇似 Call-Exner 小体。此外，性腺母细胞瘤几乎都伴有性腺发育异常。

6. 治疗及预后

该病的治疗目前公认以手术为主，辅以多种药物联合化疗，但治疗的同时应多考虑患者的生存质量及婚育情况，手术应尽量保留生理及生育功能，可行保守性手术治疗，做单侧附件切除，对于Ⅰa 期的患者手术时需要尽量避免肿瘤挤压破裂。无性细胞瘤是一种对放疗、化疗敏感的肿瘤，手术后联合放疗、化疗，可使 5 年存活率大于 95%。伴合体滋养细胞分化的无性细胞瘤的预后与同级别者相仿。但由于无性细胞瘤多数为年轻女性，盆腔部放疗将影响生理及生育功能，因此其治疗具有一定局限性。临床分期为Ⅰ～Ⅱ期的患者 5 年生存率为 96.6%，而Ⅲ～Ⅳ期仅为 53.9%，治疗后复发时间多数在 2 ～4 年内。因此，对采用术后化疗的患者，还应加强严密、长期随访，以利于及时发现复发者，便于尽早及时治疗。

（二）精原细胞瘤

精原细胞瘤（seminoma）是由单一原始睾丸生殖细胞异常增生而形成的恶性肿瘤，为睾丸最常见的肿瘤，常为单侧性，发生于隐睾的概率较正常位睾丸高几十倍，该瘤为低度恶性。占睾丸肿瘤的30%～40%，高发年龄在20～40岁，罕见于儿童。

精原细胞瘤临床分期分为4期：Ⅰ期，肿瘤只局限于睾丸及附睾内，而尚未突破包膜或侵入精索，无淋巴结转移。Ⅱ期，由体格检查、X射线检查证实已有转移，可扩散到精索、阴囊、髂腹股沟淋巴结，但未超出腹膜后淋巴区域。转移淋巴结临床未能扪及者为Ⅱa期，临床检查扪及腹腔淋巴结者为Ⅱb期。Ⅲ期，已有横隔以上淋巴结转移或远处转移，也有研究者把远处转移者归入Ⅳ期。

1. 病因及发病机制

精原细胞瘤可分为生殖细胞瘤与非生殖细胞瘤两类，前者发生于曲精细管的生殖上皮，约占95%；后者发自间质细胞，约占5%。不同种族之间的发病率有显著差距，发病原因尚不十分清楚，最常见的因素包括隐睾症，低出生体质量儿、早产儿及双胞胎等，其他因素还包括21－三体综合征、家族遗传因素、Klinefelter综合征、睾丸发育不全综合征及睾丸微石症等。

2. 临床表现

常见表现是无痛性睾丸肿块，约20%的患者可伴随肿瘤出血或梗塞引起的睾丸疼痛。部分患者可能会表现为睾丸水肿，肿块被包含在水肿区域内，这使得肿块的诊断变得更具有挑战性。还有一部分患者可能被误诊为附睾炎、睾丸炎、腹股沟疝，甚至睾丸扭转。当疾病进展到晚期时，患者可能表现为体质量减轻、腹部或颈部出现肿块、腰背部疼痛以及消化道出血等，发生脑转移时可能出现相应的神经症状。

3. 实验室检查

肿瘤实性，边界清，均质状，灰白色，可有囊性变，一般不常见出血坏死。镜下检查均为单细胞，多边形或圆形，有大量的透明胞浆，边界清晰，核较大，在中心部位，可见团块状核染色质，核仁为多形性，核包膜不规则，核分裂象常见。肿瘤细胞呈片状、巢状或条索状或不规则致密腺泡状（图6－2），但不形成腺腔，外有纤维带，其中存在浆细胞或者淋巴细胞浸润，同时还有上皮样细胞以及Langhans巨细胞的肉芽肿反应；肿瘤的退变、坏死区可见瘢痕组织增生并钙化。血液生化检查，主要血清肿瘤标志物包括甲胎蛋白（AFP）、β－人绒毛膜促性腺激素（β-HCG）、乳酸脱氢酶（LDH）、胎盘碱性磷酸酶（PLAP）及γ－谷氨酸转肽酶（GGTP）等。WHO将睾丸精原细胞瘤病理分为3类亚型：经典型、精母细胞型、间变性。不同亚型睾丸精原细胞瘤检测出的血清肿瘤标志物结果也不同，经典型及精母细胞型的AFP、β-HCG均处于正常水平范围，而间变性睾丸精原细胞瘤则通常会升高。PLAP和GGTP升高也有一定价值，若同时测PLAP及GGTP，约80%的患者至少有其中一种肿瘤标志物升高。

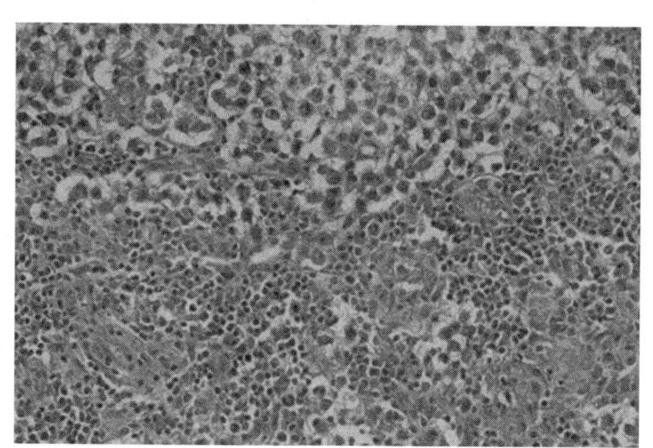

图 6－2 精原细胞瘤

注：瘤细胞呈片状或小梁状排列（PMID：25972647）

4. 诊断

诊断：① 常见于 30～40 岁的男性，单侧睾丸发病。②MRI 平扫常呈结节样或分叶状，T_2 加权相为低信号，相对均匀，其边缘及内部均可见低信号纤维血管分隔。③增强扫描病灶边缘及内部纤维血管分隔明显强化，肿瘤实质中度强化，强化强度低于肿瘤及分隔。病灶内有出血、坏死及囊变时表现为混杂信号、不均匀强化。④血清学检测 AFP 正常，β-HCG 不升高或轻度升高。⑤免疫组化，PLAP、CD－117 阳性表达，CD－30阴性表达。

5. 影像学检查

超声检查是睾丸肿块的首选检查方法，肿瘤通常表现为均匀低回声灶，随着质量的增加，由于出血和坏死，它可能变得不均匀。胸部 CT 对于发现肺部及纵隔淋巴结转移有着重要价值，腹部和盆腔 CT 能够检测到小于 2 cm 的淋巴结，是确认腹膜后淋巴结转移的最佳检查方法。如果原发性肿瘤有绒毛膜肿瘤的成分，或有症状提示脑转移，则应行脑部影像学检查。此外，颈部及锁骨上区超声可检查有无肿大淋巴结，骨扫描有助于发现骨转移情况。

6. 鉴别诊断

精原细胞瘤应与睾丸内一些其他肿瘤相鉴别，如畸胎瘤、内胚窦瘤、胚胎癌及睾丸淋巴瘤等。

（1）睾丸畸胎瘤相对少见，仅占睾丸生殖细胞肿瘤的 1%；儿童多见，特征性的表现为肿瘤内可见到脂肪成分或钙化；血清学检测中 AFP、β-HCG 水平升高对诊断也有一定的帮助。

（2）内胚窦瘤、胚胎癌均为少见的高度恶性生殖细胞肿瘤。睾丸内胚窦瘤又称为睾丸卵黄囊瘤，是小儿睾丸肿瘤中最常见的恶性肿瘤，其发病可能与隐睾、遗传、外伤及感染有关；AFP 明显升高，通常大于 1000 mg/L（正常小于 20 mg/L）。由于肿瘤坏死明显，因此 MRI 增强扫描表现为明显的不均匀强化。胚胎癌属于非精原细胞肿瘤，恶性程度高，常侵犯周围包膜，体积较小时即可发生远处转移；增强扫描呈结节状或斑片

状明显不均匀强化，AFP 及 β-HCG 1 项或 2 项同时升高。

（3）睾丸原发淋巴瘤多发生在 50 岁以上患者，85% 的患者超过 60 岁，是老年男性最常见的睾丸肿瘤。睾丸淋巴瘤呈结节状，MRI 表现为肿块边界清晰，信号均匀，T_1 加权相、T_2 加权相均呈稍低信号，轻度强化。

7. 治疗及预后

绝大多数睾丸精原细胞瘤的患者是可以被治愈的，其 5 年生存率超过 97.65%。一旦确诊，睾丸精原细胞瘤患者须经腹股沟切口行根治性睾丸切除术，同时行精索高位结扎。根治性睾丸切除术可提供所需的组织学诊断信息，是目前睾丸精原细胞瘤患者的初步治疗方法。针对双侧睾丸精原细胞瘤、异时对侧睾丸精原细胞瘤及孤立睾丸精原细胞瘤患者，如果睾酮处于正常范围内且肿瘤体积不超过睾丸体积的 30%，也可以考虑保留睾丸，但术后需要辅助性放疗。术后治疗方案的选择，包括密切随访、化疗或放射治疗，这取决于患者术后分期。

（三）性腺外生殖细胞瘤

性腺外生殖细胞瘤（extragonadal germinoma）占所有生殖细胞肿瘤的 2%～5%，好发于人体中线部位（80%），尤其多见于纵隔，腹膜后区及松果体等部位，而纵隔生殖细胞肿瘤占所有性腺外生殖细胞肿瘤的 50%～70%。

1. 病因及发病机制

正常情况下，生殖细胞胚胎发育和相应的肿瘤应发生在性腺内，出现在性腺外是由于胚胎早期原始生殖细胞在从背侧系膜向生殖脊移行的过程中停留在中途或迷失到附近，从而发生与性腺形态相同的生殖细胞肿瘤。多数停留的生殖细胞退化完全消失，但有少数未退化而保留着分化的潜能，一旦遇到某些致瘤因子的作用，便表现出分化增殖的能力，在停留的部位如骶骨后腹膜、纵隔、胸腺、颈中、颅内等发生生殖细胞瘤。

2. 临床表现

性腺外生殖细胞瘤无特殊临床征象，婴幼儿身体中线的肿块，首先应考虑该类肿瘤。该肿瘤发生在中线，最常见部位的有纵隔、腹膜后、松果体、骶尾部，其他还有前列腺、膀胱、胃、耳、眼眶、肝、网膜，甚至食管、直肠、心包内也有个别报道。最常见于儿童和青少年，90% 颅脑生殖细胞瘤（GCTs）病例小于 20 岁，绝大多数在 25 岁以下，一般认为颅内原发性 GCTs 有性别差异，男女发病率不同，男性高于女性，特别是松果体区域男性好发倾向明显，发生于鞍区的生殖细胞瘤以女性多见。

3. 病理学检查

性腺外生殖细胞瘤的组织学分类，形态改变和免疫表型与性腺的生殖细胞肿瘤基本相似，最多见的为生殖细胞瘤，与性腺无性细胞瘤/精原细胞瘤形态基本相似，由形态一致的肿瘤细胞聚集成巢，肿瘤细胞边界清晰，核圆形，核仁明显。间质有淋巴细胞的浸润，偶见多核细胞，常伴有其他类型的生殖细胞成分或混合性生殖细胞瘤。

4. 诊断

病理检查被认为是性腺外生殖细胞肿瘤诊断的金标准，免疫组化对于鉴别有重要意

义，目前常用的免疫组化指标为 PLAP、AFP、c-KIT、CD30 及 Glypican－3 等。联合检测 6 种干细胞标志物（SALL4、OCT4、NANOG、SOX2、UTF1、TCL1），其诊断性腺外生殖细胞肿瘤的敏感性及特异性均高于传统的免疫组化指标。本病诊断除了依靠病理检查外，尚需结合血清学及影像学检查手段。

二、卵黄囊瘤

卵黄囊瘤（yolk sac tumor，YST）又称为内胚窦瘤，是一种分化为胚胎卵黄囊、尿囊和胚胎外间叶的生殖细胞肿瘤，大部分位于性腺，性腺外的卵黄囊瘤较少见，是婴幼儿睾丸最常见的肿瘤，60%～70% 在 3 岁以前发病。卵黄囊瘤分为两型，单纯型卵黄囊瘤发生在小于 2 岁的婴幼儿，混合型卵黄囊瘤常见于成人。

1. 病因及发病机制

卵黄囊瘤多发生于青壮年，大部分发生在性腺（卵巢、睾丸），也可发生在性腺以外的部位，如前纵隔、骶尾部、腹腔、肺、网膜、阴道、小脑等部位，其机理可能是生殖细胞从卵黄囊移行到生殖嵴过程中脱落，并在某种刺激的作用下，显示出生长和分化能力，进而形成肿物。

2. 临床表现

卵黄囊瘤的临床表现因肿瘤大小、性质、部位及周围组织的损害的不同而异。疼痛和盆腔包块是年轻患者卵巢生殖细胞肿瘤最常见的表现，10% 的卵巢卵黄囊瘤患者是因为囊内出血、扭转、破裂等急腹症表现被发现，最主要的首发症状是慢性腹盆腔痛，无症状的盆腔包块约占 10%，不规则阴道出血、不孕也是其重要症状。

3. 实验室检查

肿瘤通常为单侧发生，右侧多见，若出现双侧发生通常是转移性散播的表现。肿物一般较大，直径在 3～30 cm，平均直径 15 cm，通常有包膜，呈圆形、椭圆形，切面实性，灰白色及灰红色，质脆或鱼肉样，部分出血、坏死、囊性变，含胶冻样液体，有时产生蜂房样外观。与周围组织可有粘连，并形成浸润。镜下显示出多种不同的组织学结构，并且各种结构差异很大，但一般卵黄囊瘤常以一种或两种结构为主，这些结构包括多泡卵黄囊结构、微囊或网状结构及黏液瘤样结构（图 6－3）、内胚窦结构（Schiller-Duval 小体，S-D 小体）、实性结构、乳头状结构、管泡样结构、肝样结构、腺样或原始内胚层（肠型）结构等。其中，S-D 小体又称为血管周围套状结构，是具有纤维血管轴心的圆形或长条形的乳头，表面被覆原始柱状细胞，这些细胞核大而略呈空泡状，核仁明显，可见核分裂，这种乳头位于内衬立方、扁平或鞋钉细胞的间隙之中，貌似未成熟肾小球，是该肿瘤的特征性标志。血液生化检查，卵黄囊瘤患者血清甲胎蛋白（AFP）水平明显增高（图 6－4），是因为肿瘤内的卵黄囊组织仍保留胎儿期合成 AFP 的能力，加上肿瘤血供丰富，并可成倍分泌 AFP，基本不会出现假阳性，故为卵黄囊瘤诊断的特异性标志物。

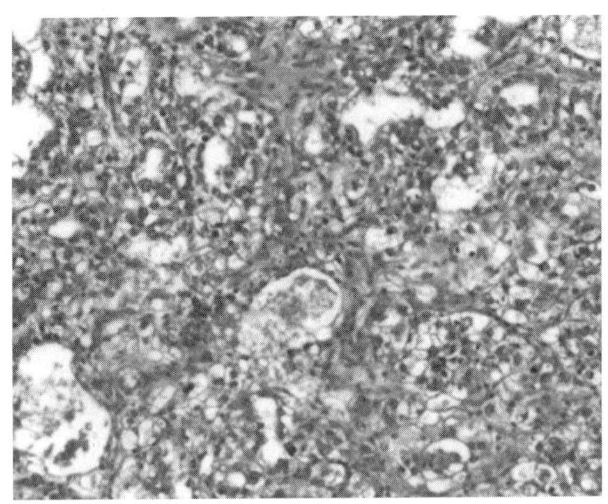

图6-3　卵黄囊瘤

注：疏松的筛网状、空隙样结构（10×）（PMID：28215183）

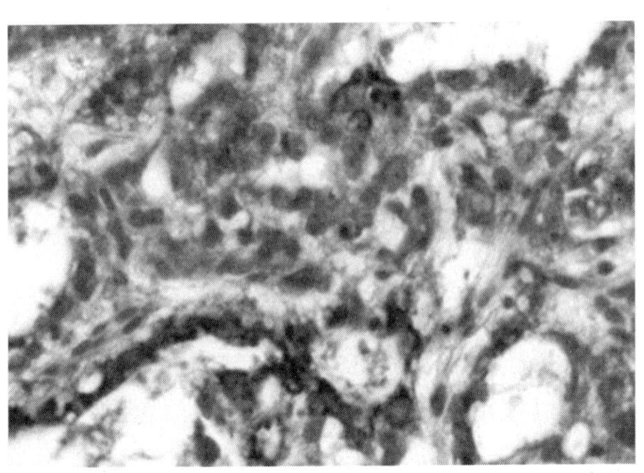

图6-4　卵黄囊瘤

注：胞质甲胎蛋白染色强阳性（PMID：28215183）

4. 诊断

卵黄囊瘤的诊断主要依赖于组织学病理，具有典型的形态结构：①疏松的网状结构，是本瘤的特征形态；②Schiller-Duval 小体，简称 S-D 小体，即类似于"肾小球血管袢"样的结构，或啮齿类胎盘的内胚窦结构，瘤细胞排列呈单层或复层，围绕血管，形成特殊的血管周围套状结构；③透明小体，微囊和裂隙内衬上皮的细胞质含抗淀粉酶的 PAS 阳性的透明小体，HE 染色呈红色半透明小球；④腺样结构，由大小不一、形态各异的腺泡、腺管或腺样结构组成；⑤乳头状和囊状结构，由扁平或立方上皮构成大小不等的囊腔；⑥分泌 AFP，患者血清 AFP 水平明显升高，免疫组织化学 AFP 抗体阳性有助于其诊断。

5. 影像学检查

CT、MRI 对 YST 不仅有诊断作用，更重要的是还能明确肿瘤浸润范围及与重要血管、神经的毗邻关系，判断有无局部淋巴结转移等。影像学检查显示，卵黄囊瘤的 CT、MRI 表现与一般恶性肿瘤类似，一般呈圆形、椭圆形或分叶状囊实性肿块，可伴出血，增强扫描呈不均匀强化。肿瘤不大时，边界清晰，以实性成分为主；肿瘤越大，其中囊变成分越多，与周围组织粘连或侵犯邻近器官；一般无脂肪、钙化；增强后所有肿块实性部分及囊内分隔呈中度至高度强化，其中部分行动态增强者显示为渐进性强化。

卵黄囊瘤的影像学特征总结如下：①卵黄囊瘤的发病部位多在人体中轴线上，远离中线的部位发病极其少见，以小儿和青少年性腺多发，纵隔和阴道卵黄囊瘤报道也不少见，宫颈及膈肌为罕见发生部位；②卵黄囊瘤多为单发圆形或卵圆形肿块，一般边缘光滑，推测与卵黄囊瘤起源于生殖细胞而不是上皮细胞有关，其也可侵犯周围结构变得部分边缘不清。肿瘤体积一般较大，平均直径可达 14 cm；③肿瘤可呈完全实性或大部分囊性，但报道以囊实性为主，CT 表现平扫多密度不均，无脂肪及钙化密度，其内可见出血及囊变，增强后呈明显不均匀强化，并有逐步强化特征，瘤体内血管丰富、走行迂曲是卵黄囊瘤的特点之一；④卵黄囊瘤易直接侵犯周围结构或向远处血行转移，表现为肿块边缘与周围组织分界不清，相邻结构增厚、模糊，也可出现淋巴结转移。位于纵隔者，可见肺内多发结节状转移，并可见血管、心包、胸膜的侵犯；位于盆腔者，可对周围肠管或腹膜侵犯；位于阴道者，可向阴道外侵犯。

6. 鉴别诊断

不同部位卵黄囊瘤的鉴别诊断不同，需要与下述疾病相鉴别：

（1）发生于卵巢的卵黄囊瘤，需要与无性细胞瘤、未成熟畸胎瘤及硬化性间质瘤等相鉴别。无性细胞瘤多为实性肿块，内有低信号的纤维分隔，且可明显强化，坏死及出血少见，患者血清乳酸脱氢酶和碱性磷酸酶升高有利于鉴别。未成熟畸胎瘤主要以囊性肿块为主，其内含脂肪成分。硬化性间质瘤好发于青年女性，T_2 加权相边缘呈低信号，有由低信号的结节和高信号的间质形成的假分叶征，增强后有明显强化，强化程度超过子宫肌瘤，而且几乎不发生出血、坏死。

（2）发生于睾丸或隐睾的卵黄囊瘤，需要与精原细胞瘤、淋巴瘤及胚胎癌等相鉴别。精原细胞瘤及淋巴瘤一般发病年龄较大，血清 AFP 不会显著升高，相对容易鉴别，而胚胎癌与卵黄囊瘤较难鉴别。

（3）发生于纵隔者，需要与淋巴瘤、侵袭性胸腺瘤、畸胎瘤等相鉴别。淋巴瘤为多发肿大的淋巴结相互融合成的肿块，增强后有明显强化，全身可有多发淋巴结肿大，AFP 无明显升高；侵袭性胸腺瘤亦呈纵隔肿块浸润性生长，易侵犯周围结构，也可出现坏死，但一般发病年龄较大，可伴有肌无力，AFP 一般无明显升高；畸胎瘤内可出现钙化及脂肪成分，血清 AFP 无显著升高。

（4）发生于阴道者，需要与胚胎性横纹肌肉瘤、透明细胞癌和米勒管乳头状瘤等相鉴别。胚胎性横纹肌肉瘤是儿童最常见的阴道恶性肿瘤，通常发生于 2 岁前，有息肉状肿块向阴道口突出，形成特征性的葡萄样外观，常造成阴道出血，T_1 加权相呈低信号，T_2 加权相呈高信号，有不均匀强化，与卵黄囊瘤有类似，但胚胎性横纹肌肉瘤没

有特异性的肿瘤标志物，AFP 也不会升高。阴道透明细胞癌一般好发于儿童及青少年时期，发病年龄一般小于 6 岁，但病理检查缺乏卵黄囊瘤特征性的 Schiller-Duval 小体，AFP 呈阴性也有助于鉴别；米勒管乳头状瘤是少见的良性阴道病变，好发于 5 岁前的儿童，一般不会向阴道外侵犯，也不会出现盆腔淋巴结转移。

（5）发生于宫颈者需要与鳞状细胞癌、透明细胞癌、宫内膜样癌、胚胎性癌相鉴别，前三者发病年龄均较大，胚胎性癌则 HCG 阳性、AFP 阴性有助于鉴别。

（6）发生于膈肌者需要与横纹肌肉瘤、胚胎性癌、绒毛膜癌、胸膜间皮瘤、转移性肿瘤相鉴别，AFP 阳性，而 SMA、CD30、HCG 阳性有助于鉴别。

7. 治疗及预后

卵黄囊瘤的肿瘤目前主要是化疗为主，而非手术切除。近年倾向推荐三联化疗（VAC），晚期不能手术时，则可行单纯化疗，目前放疗未见奏效。本瘤病程短暂，发展迅速，半数以上患者病程仅在 2 周以内，故为预后极坏的高度恶性肿瘤。

三、胚胎性癌

胚胎性癌（embryonal carcinoma，EC）是一类主要发生于人体性腺或中线等部位的罕见生殖细胞肿瘤，是由与胚盘类似的和呈腺样、管状、乳头状或实性生长的上皮样细胞构成的肿瘤。起源于全能分化细胞的高度恶性肿瘤，瘤细胞可完全不分化，也可有部分分化，但均为未分化或分化不全组织。

据相关研究显示，该肿瘤组织来源是由原始生殖细胞衍化成“类胚”后再发展而成，因此肿瘤的组织形态多样。瘤细胞可模仿 3 个胚层（外胚层、中胚层、内胚层）及胚外中胚层、胚外内胚层和滋养叶的胚胎样组织和他们的混合结构。此病临床分期分为 3 期：Ⅰ期病变局限于睾丸，Ⅱ期有腹膜后淋巴结转移，Ⅲ期有横隔以上转移。

1. 临床表现

来源于原始生殖细胞，好发于儿童和青少年，诊断时平均年龄 12 岁，可发生于性腺和性腺外。盆腔内发现肿块为最常见症状，肿瘤生长往往较迅速，常有腹痛，较轻者为隐痛。多见于睾丸，是临床第二常见的睾丸原发性恶性肿瘤，临床表现为睾丸的进行性肿大，有疼痛或无痛。发生于卵巢者常出现腹部包块，生长迅速，偶伴腹痛。常为单侧，很少双侧，肿瘤较大，约半数患者伴有内分泌症状，包括假性性早熟和不规则阴道流血。青春期以前的儿童常表现为性早熟，青春期以后的患者常表现为不孕、毛发增生等。发生于胸腹腔者，肿瘤生长较为隐匿，常不易发现，肿块压迫重要脏器会引起胸闷、腹胀、腹痛等不适症状。发生于中枢神经系统的则出现头痛、呕吐、视力明显下降等症状。

2. 实验室检查

肿瘤可呈囊实性，直径为 10 ～ 25 cm，呈结节状，无包膜，界限不清，切面呈灰红色，常有灶性出血及坏死区。细胞大小不一，为未分化的生殖细胞，恶性度高，对局部和血管的侵蚀力很强，常有早期转移，主要经淋巴系统和血行转移。镜检下可看到由完全未分化或仅达到胚层分化阶段的细胞成分所组成，具有多种分化的潜能。肿瘤组织形

态多样：①可形成巢状，巢内细胞比精原细胞瘤大，并具有明显的多形性，此种形态可认为是外胚层；②腺样结构，外围的原始未分化的间质，腺上皮单层或多层，中等大小，立方或柱状，胞质透明，染色质丰富，此种形态可能是内胚层；③肿瘤由未分化的肉瘤样结构组成，瘤细胞小，呈圆形、卵圆形，细胞排列分布不均，密集区胞质不清，疏松区则具有清楚的细胞间隙，此种细胞代表中胚层；④瘤细胞呈网状排列则相当于胚外中胚层结构，网状结构是由胞浆突互相连接而成；⑤肿瘤中的肾小球样结构则类似胚外中胚层。

3. 诊断及分期

根据病理组织学镜下形态和免疫组化标记，都能对胚胎性癌做出诊断。胚胎性癌镜下形态多样，具有癌的生长方式，有胚胎性上皮与间质两种成分，癌性上皮细胞立方形、柱状，胞界不清，常相互重叠。胞浆嗜双色性或透明空泡状，核卵圆形，核膜粗糙，染色深，核仁明显，分裂象多，排列成片状、腺管状、乳头状或实性巢团状，间质少，为疏松胚胎样间叶组织及纤维，可有合体细胞样瘤巨细胞，核折叠或多个突出核仁。免疫组化检查 SALL4、OCT4、CD30、Ki-67 阳性，CD117 阴性（图 6-5）。血清学标记 AFP 及 β-HCG 增高，后者表达越高，肿瘤分化程度越低，恶性程度越高，转移的可能性越大，预后越差。

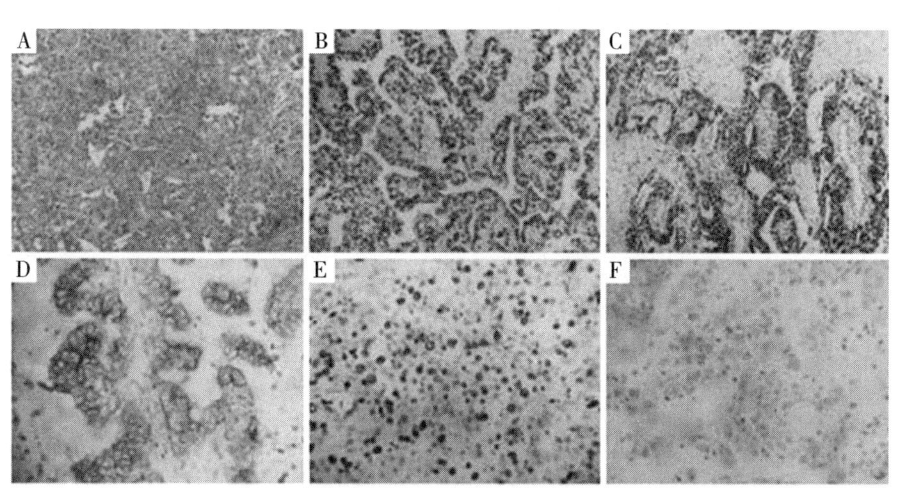

图 6-5 胚胎性癌 HE 染色（×100，A）及 SALL4（B），OCT4（C），CD30（D），Ki-67（E）和 CD117（F）免疫组织化学染色（×200）

DOI：10.3978/j.issn.2095-6959.2019.09.007

4. 影像学检查

超声诊断有一定的意义，提示睾丸内出现不均匀肿块，多为低回声内有增强回声、边界欠整齐，可见结节，因肿瘤的侵犯，正常睾丸及周边的组织的回声信号显示受侵犯、缺损，甚至全部缺失。肿瘤内部可见不规则无回声区，多为出血、液化坏死形成。与其他恶性肿瘤一样，睾丸胚胎性癌内亦可见钙化灶，分析其可能原因为肿瘤生长迅速，局部供血不足，以致局部纤维组织增生和钙盐沉着。彩色多普勒彩色血流显示肿块内部丰富血流信号，频谱测值多为高速高阻血流，结合彩色多普勒血流显像肿块内部及

周边血流丰富且为高速高阻的动脉频谱就要考虑胚胎性癌的诊断。

5. 鉴别诊断

肿瘤血清标记物的检测有助于鉴别诊断，AFP 和 β-HCG 是重要的肿瘤标记物，对于睾丸肿瘤的诊断鉴别和预后判断具有重要的参考价值。鉴别诊断主要应与以下疾病相鉴别：

（1）典型的精原细胞瘤形态为一致的瘤细胞被纤细的纤维分隔成片状，细胞具有明显的核仁，胞质透明。周围伴有淋巴细胞浸润，也可形成淋巴滤泡。胚胎癌中见到的乳头状小管状和腺泡状结构在精原细胞瘤中看不到。相反精原细胞瘤内肿瘤细胞界限清楚、形态单一、体积大，聚集成岛状。条索状周围是数量不等的纤维血管结缔组织伴有淋巴细胞浸润。除间变性精原细胞瘤外，精原细胞瘤的核多形性没有胚胎癌那样显著。对间变性病例细胞角蛋白免疫染色非常有价值，因为胚胎性癌细胞内呈弥漫性阳性，而精原细胞瘤内呈阴性或小灶状阳性。

（2）恶性淋巴瘤多见于年龄较大的患者，多双侧发病，累及附睾更常见。淋巴瘤内见不到乳头状、腺管状结构。瘤细胞共同抗原（LCA）常为阳性，而细胞角蛋白为阴性。

（3）内胚窦瘤组织学与胚胎癌有相似之处，但多形性较小，内胚窦瘤中细胞间（向壁层卵黄囊分化）基层膜样物沉积多见，具有疏松的网状结构，嗜酸性玻璃样小球、Schiller-Duval 小体等成分。而且 AFP 免疫组化染色弥漫性阳性。胚胎癌中的肿瘤细胞含多型性更明显的细胞核，核分裂象多，常见实性结构。

（4）转移癌者常先有患癌的病史，肿瘤累及双侧睾丸，明显在间质中浸润，转移癌向血管内浸润更常见。

（5）畸胎瘤是具有内、外及中胚层分化的良性/恶性肿瘤，传统上按是否含有不成熟的神经上皮将其分为未成熟型和成熟型两大类。

（6）绒毛膜癌主要由细胞滋养叶细胞、合体滋养叶细胞和绒毛外滋养叶细胞构成。

（7）混合型生殖细胞瘤为上述 2 种或 2 种以上不同生殖细胞成分构成的肿瘤。

6. 治疗及预后

手术治疗为主，近年辅以化疗。胚胎性癌预后较差，患者大多 2 年内死亡，5 年生存率为 20%～30%，如果合并畸胎瘤预后较好。目前首选手术治疗，术式包括根治性睾丸切除、腹膜后淋巴结清扫术及其他转移灶切除术等。一般认为不论何种类型的睾丸肿瘤，首先应行根治性睾丸切除，并要先结扎精索血管，可减少 0.4%～2.9% 的局部复发的机会。

对Ⅰ期、Ⅱ期患者应做高位睾丸切除术及高位精索结扎术，Ⅰ期病例常需要做患侧腹膜后淋巴结清扫术，Ⅱ期应进行腹膜后淋巴结清扫术，辅以化疗或局部放疗等，Ⅲ期以化疗为主，或局部放疗。化疗对睾丸胚胎性癌有效，目前常用 PVB 及 BEP 方案。此肿瘤对放疗敏感度较低或不敏感，所以放疗不能作为主要的治疗方法。血清放射免疫测定 HCG 及 AFP 有助于观察疗效。β-HCG 表达越高，肿瘤分化程度越低，恶性程度越高，转移的可能性也越大，预后越差。

四、绒毛膜癌

绒毛膜癌（choriocarcinoma）是一种起源于胚胎性绒毛膜的高度恶性肿瘤，大部分源于正常或异常妊娠，少数源于性腺生殖细胞，主要由细胞滋养层细胞及合体滋养层细胞样细胞构成，是生殖细胞肿瘤中最具侵袭性的一种，预后很差，患病率和病死率高。一般情况下绒毛膜癌指的是妊娠性绒毛膜上皮癌，常发生于葡萄胎、自发性流产、异位妊娠或正常分娩的女性患者。非妊娠性绒癌也称为原发性绒癌，极少见，男女均可发病，多见于青少年或儿童，发生部位80%为性腺器官，也可发生于性腺外的纵隔、腹膜后等中线部位，甚至发生于胃、肺、胰腺等性腺外器官，偶见发生于脑和甲状腺的报道。

滋养细胞肿瘤的解剖学分期（FIGO，2000）分为4期：Ⅰ期病变局限于子宫；Ⅱ期病变扩散，但仍局限于生殖器官（附件、阴道、阔韧带）；Ⅲ期病变转移至肺，有或无生殖系统病变；Ⅳ期有其他转移。组织学上可分为单纯型和混合型，混合型即在其他恶性生殖细胞肿瘤中同时存在绒毛膜癌成分，如未成熟性畸胎瘤、卵黄囊瘤、胚胎癌及无性细胞瘤等。原发性卵巢绒毛膜癌多见的是混合型，单纯型极为少见。

1. 病因及发病机制

病因尚不明确。基本病理是滋养细胞过度增生，侵犯子宫肌层和破坏血管，造成子宫肌层内出血及组织坏死，肌层血管构筑异常，即子宫内血管数量增多，走向异常及动静脉吻合形成，在肌层形成单个或多个子宫壁肿瘤，使子宫表面或转移部位出现蓝紫色结节。

2. 临床表现

绝大多数原发于子宫体，有极少数原发于输卵管、宫颈、阔韧带等部位，异常阴道流血为主要临床表现，在葡萄胎排空、流产或足月产后，有持续不断的阴道出血，子宫复旧不全或不均匀性增大，一侧或双侧卵巢囊性增大。血或尿内HCG水平测定，滴定度升高或者血、尿内HCG阴性后又出现阳性者，即可诊断为滋养细胞肿瘤。绒毛膜癌很容易在早期发生血行转移，多数患者在就诊时就出现全身其他部位的转移灶，通常是肺、肝、消化道和脑。

3. 实验室检查

该肿瘤多为单侧发生，体积较大，直径为8～30 cm，大部分有包膜、实性或囊实性，切面质软而脆、易碎，大部分出血坏死明显，多为棕红色或黑褐色。出血区边缘见少量细胞成分，肿瘤细胞由细胞滋养叶细胞、合体滋养叶细胞和中间型滋养叶细胞组成（图6-6），不见胎盘绒毛结构。细胞滋养叶细胞排列成不规则条索状、丛状、巢状，细胞呈多边形，境界清楚，大小较一致，胞质着色较浅，核呈卵圆形，可见多核的瘤巨细胞形成。合体滋养叶细胞形态不规则，胞质红染，境界不清楚，似“帽带”覆盖在细胞滋养叶细胞周围。可见充满血液的腔隙和血窦，血管浸润常见。免疫组织化学检测绒毛膜癌细胞表达上皮性标志物CK、CK7、CK8/18，特异性的表达β-HCG、HLA-G、SALL4、LIN28等，血β-HCG明显升高，免疫组织化学联合血清

学可以鉴别其他上皮来源的肿瘤。

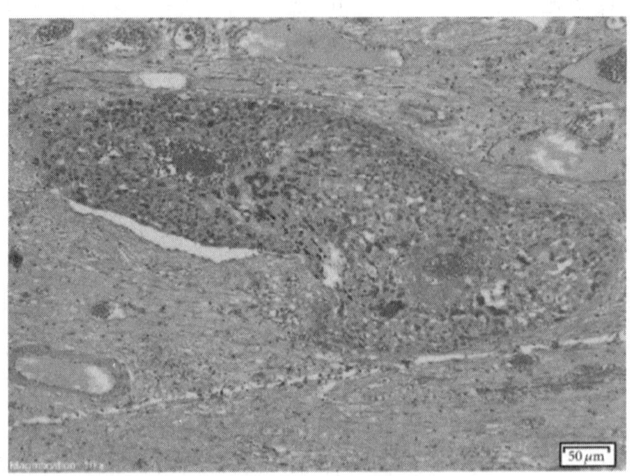

图6-6 绒毛膜癌

注：见细胞滋养叶细胞与合体滋养叶细胞（PMID：26649213）

4. 诊断

（1）有组织检查者，以组织学诊断为准，检查时在子宫肌层内或其他切除的脏器中，可见大片坏死组织和凝血块，在其周围可见大量活跃的滋养细胞，不存在绒毛结构。若见到绒毛，则可排除绒毛膜癌的诊断。

（2）无组织学检查者，凡流产、分娩、宫外孕以后出现症状或转移灶，并有 HCG 升高，可诊断为绒毛膜癌。葡萄胎清宫后间隔一年以上发生的，亦诊断为绒毛膜癌。

（3）疑有脑转移时，可做 CT、B 超检查，可显示转移灶，但病灶小时不一定能明确诊断，可做脑脊液与血浆的 HCG 测定，脑脊液 HCG 水平：血浆 HCG 水平大于 1：60，则提示有 HCG 直接泌入脑脊液，即可诊断为脑转移。

5. 鉴别诊断

（1）子宫肌瘤变性：子宫肌瘤超声诊断多为结节样低回声，边界较清，环形或半环形血流信号包绕，无同时发生的不规则阴道出血、腹痛及血 β-HCG 增高征象。

（2）颗粒细胞瘤：肿瘤细胞较小，呈圆形、卵圆形或多角形，胞质少，胞界不清，核卵圆形或圆形，核中央有核沟，可见 Call-Exner 小体，具有诊断意义。

（3）子宫内膜癌：多发生在绝经前后的妇女，子宫腔内回声不均匀、紊乱，可侵及子宫肌层，但血 β-HCG 不高，无滋养层细胞疾病的血流丰富特征。

（4）胚胎性癌：瘤组织内缺少细胞滋养细胞，巨型瘤细胞可酷似合体滋养细胞，免疫组织化学 HCG、CD30、甲胎蛋白（AFP）阳性，绒毛膜癌 CD30 和甲胎蛋白（AFP）阴性。

6. 治疗及预后

治疗原则以化疗为主、手术为辅。化疗药物的选择，一般在早期病例可单用一种药物，以 5-氟尿嘧啶为首选，如病情急或已到晚期则需要两种或两种以上药物合用。在某些特定情况下可应用手术治疗，如在控制大出血等各种并发症、消除耐药病灶、减少

肿瘤负荷和缩短化疗疗程等方面有一定作用。若肺部、盆腔、腹腔等孤立性病灶，手术有困难或经多个疗程化疗消退不明显者，可考虑放射治疗，用深部X射线照射，脑转移者可行全脑照射，不能切除的阴道转移结节亦可用镭局部治疗。在无化疗时代患者死亡率达90%，化疗后预后得到极大的改善，目前滋养细胞肿瘤的整体治愈率已达到95%，治愈后对再生育、妊娠和后代没有影响。

五、畸胎瘤

畸胎瘤（teratoma）是卵巢生殖细胞肿瘤中常见的一种，来源于生殖细胞，分为成熟畸胎瘤（即良性畸胎瘤）和未成熟性畸胎瘤（恶性畸胎瘤）。良性畸胎瘤里含有多种成分，包括皮肤、毛发、牙齿、骨骼、油脂、神经组织等；恶性畸胎瘤分化欠佳，没有或少有成形的组织，结构不清。早期畸胎瘤多无明显临床症状，大多是体检时偶然发现。

过去曾将畸胎瘤分为囊性和实性两大类，并且认为囊性即良性，实性即恶性。但多年的经验表明实性畸胎瘤常同时有囊性部分，并且实性畸胎瘤中也有分化良好的良性类型，而囊性畸胎瘤中亦可有畸变。因此，世界卫生组织根据肿瘤的成熟度将其分成三大类：不成熟畸胎瘤、成熟畸胎瘤及单一胚层或高度分化的畸胎瘤。在成熟畸胎瘤中又分囊性及实性，在囊性中又有伴有恶变的分型。

（一）未成熟畸胎瘤

未成熟畸胎瘤（immature teratoma）是指畸胎瘤中除三胚层来源的成熟组织外还有未成熟组织，这种未成熟性使畸胎瘤具有复发和转移的潜能。在卵巢畸胎瘤中仅占1%左右，多见于年轻患者，为单侧性，但另一侧可同时存在成熟型畸胎瘤。所含未成熟组织常见于神经上皮组织，未成熟畸胎瘤是否含有神经组织以及其成熟程度对预后的影响，尚未有明确的结论。

未成熟畸胎瘤中成分复杂而多样化，其分化程度也有很大差别，因此有些病理学家或按所含幼稚成分进行分级，或按所含神经上皮的含量多少进行分级。Thurbeek 及 Scully 按肿瘤所含幼稚成分的多少分级：0 级是全部为分化好的成熟组织，无细胞分裂活动；1 级多数为分化好的成熟组织，偶见灶性未成熟组织，分裂象少；2 级有中等量未成熟组织，细胞有轻度至中度异型性和核分裂象；3 级有大量未成熟组织，细胞异型性和核分裂象明显。Norris 根据肿瘤中神经上皮的含量多少而分级：1 级有少量未成熟组织和核分裂象，没有神经上皮，或每一切片中神经上皮不超过 1 个/40 倍视野；2 级有较多未成熟组织，每一切片中所含神经上皮不超过 3 个/40 倍视野，神经上皮排列成菊花团状；3 级未成熟组织量多，每一切片中神经上皮超过 4 个/40 倍视野，间胚叶细胞丰富，呈肉瘤状。

1. 临床表现

肿瘤较小时没有症状，月经正常。待肿瘤长大到一定程度时出现腹痛、腹胀或排便

异常等，若肿瘤生长迅速，则可扪及增大的腹块。肿瘤扭转或破裂则引起急性腹痛。

2. 实验室检查

未成熟畸胎瘤往往较大，一般直径 9～28 cm，其中 75% 的直径大于 20 cm。曾有报道最大的肿瘤直径为 30 cm 或充满整个腹腔。肿瘤呈圆形、卵圆形或浅表分叶状，系实质性，但可能含有囊性区，组织极软脆，似豆腐或脑组织样，有时有毛发、皮质、软骨或骨组织，囊腔中含有浆液性或黏液性胶状物质或脂肪物质。有时尚可见到肠管、黑色脉络膜或类似眼球的组织，常有出血坏死，故切片呈多彩状颜色：灰色、黄色、红色和深棕色等。

组织学检查显示肿瘤中有 3 种胚层的组织，外胚层组织主要为脑和神经组织，如神经上皮、室管膜或成群的神经母细胞，细胞排列呈菊花状或管状。其次为皮肤、皮脂腺和毛囊，汗腺比较罕见。中胚层为未分化胚胎性间叶成分、幼稚的软骨和肌肉，偶可见骨片和横纹肌。内胚层主要有黏液柱状上皮或复层纤毛柱状上皮形成的小腔，形成类似消化道或呼吸道的结构，偶尔可以见到带有血窦的肝组织。

3. 鉴别诊断

（1）囊性成熟畸胎瘤（皮样囊肿）恶变：属囊性肿瘤，囊壁有程度不同的增厚或实性区，而囊内仍充盈大量毛发、皮脂物质等，与未成熟畸胎瘤不同，后者系实性肿瘤，一般有丰富的脑组织。本瘤镜检多为鳞癌变，其次为腺癌变等。而未成熟畸胎瘤则往往以原始神经组织成分占优势。

（2）中胚叶混合瘤：本瘤纯由中胚层衍化的各种组织所组成，横纹肌母细胞常为主要而显著的成分，可有苗勒氏管源性腺癌混杂，因缺乏内、外胚层组织，故不同于未成熟畸胎瘤。

（3）多胚瘤：卵巢未成熟畸胎瘤内有“胚胎样体”，纯型多胚瘤须由众多“胚胎样体”组成，除滋养叶成分外缺乏其他各胚层组织。

（4）胚胎癌：由原始的多能性大细胞组成，呈巢状、裂隙状和腺管状排列，外围或中央常见合体滋养叶样细胞，核分裂象很多。缺乏原始神经组织，显然不同于由三胚层衍化多种组织结构的未成熟畸胎瘤。

4. 治疗及预后

对未成熟畸胎瘤应采取积极而彻底的治疗原则，尽可能切除转移病灶，对反复复发的肿瘤不应放弃手术机会，对年轻未孕妇女，手术时根据具体情况可保留一侧卵巢和子宫，以保留生育机能。目前的联合化疗已经改变了未成熟畸胎瘤的预后，故在手术后再给予 VPB 治疗。

此病预后较差，复发率高。复发性肿瘤有自不成熟向成熟转化的特点，随着手术时间的推移，恶性程度逐渐降低，复发时间变迟。这种转化的机理尚未进行过仔细的研究，但经临床分析这种成熟转化需要一定的时间，因此应当采取积极措施使患者生存时间能超过 1 年，肿瘤即有可能转为成熟型。对反复发作的肿瘤仍以手术切除为重，再辅以有效的联合化疗以延长生命，使到肿瘤转化为成熟型。

（二）成熟畸胎瘤

成熟畸胎瘤（mature teratoma）是生殖细胞肿瘤中最常见的一型肿瘤，由来源于2～3个胚层的完全成熟组织构成。畸胎瘤多含有外、中、内3个胚层的多种组织成分，排列结构错乱，囊性多见，实性少见，成熟畸胎瘤可区分为成熟实性畸胎瘤和成熟囊性畸胎瘤，大部分为成熟囊性畸胎瘤，少部分为单胚叶高度特异化畸胎瘤和未成熟畸胎瘤。

1. 成熟实性畸胎瘤

成熟实性畸胎瘤（solid mature teratoma）非常少见，可含有极小的囊性病灶。大体多为实性（图6－7），绝大部分实性畸胎瘤由来自3个胚层的成熟成分组成，保留相应组织器官结构。此种肿瘤为良性肿瘤，在治疗上只要手术切除患侧附件即可，但在做出病理诊断以前，必须仔细地检查肿瘤标本。

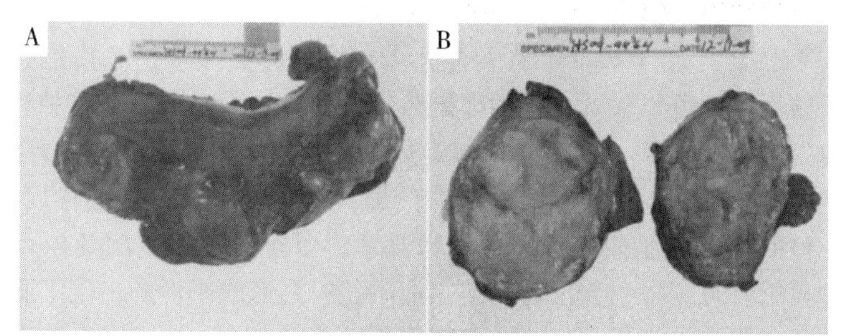

图6－7　成熟畸胎瘤

注：包括囊性区域（A），黄色脂肪组织，软骨以及局灶性钙化区域（B）（PMID：22288043）

2. 成熟囊性畸胎瘤

成熟囊性畸胎瘤（mature cystic teratoma）为卵巢生殖细胞来源肿瘤中最常见的一种，大体多为囊性，囊腔内衬表皮及其附件者，又称之为皮样囊肿。最常见囊内含油脂、毛发者，少见含有骨骼、牙齿者等。又可分为两种：囊性畸胎瘤和囊性畸胎瘤伴有恶变。

1）囊性畸胎瘤。囊性畸胎瘤通常为单侧，但双侧性的也不少，为15%～20%，可在任何年龄发病，从幼小的婴儿到年老的妇女。大多数发现于20～50岁，最常发现的时期为早孕检查时或防癌普查时或不孕症检查时。

（1）临床表现：主要为腹部肿块，若肿瘤蒂扭转，则发生急性剧烈腹痛，由于肿瘤为良性，故无扭转或感染等并发症时，常无自觉症状，因此有些肿瘤发现于70～80岁的老人。若肿瘤较大，可有持续性腹胀感或轻度腹痛。对膀胱和直肠有压迫者，则出现尿频和便秘。由于肿瘤常带蒂，密度大且分布不均，故最常见的并发症为蒂扭转，其他如破裂、感染及贫血均很少见。扭转后发生急腹痛、恶心、呕吐。蒂扭转早期，肿瘤蒂部有压痛，继之整个肿瘤均有压痛。当蒂扭转后有时略有松解，临床症状会有减轻。

也曾有人报道过成熟型畸胎瘤合并溶血性贫血，但发生率较低，患者的贫血症状为中度或重度，脾脏肿大，抗人球蛋白试验（Coombs试验）阳性。一般性药物治疗或脾

切除均无效，但切除畸胎瘤后，贫血即可痊愈。这种自身溶血性贫血的发生，可能是由于肿瘤内的物质具有抗原性，刺激患者产生抗体，这种抗体与红细胞产生交叉反应，引起溶血。

（2）实验室检查：肿瘤呈圆形或椭圆形，包膜光滑，灰白色。囊腔区软而有弹性，实质区较坚韧。镜下与肉眼可见的各种组织相一致，组织学分类更多样。最常见的有皮肤、皮肤附属器、脂肪组织、胃肠道、呼吸道上皮、大脑皮质、小脑、周围神经组织、骨骼肌、骨、软骨。切面呈单房或多房，房内含有毛发团或黄色油脂状物，少见的肿瘤囊腔内可充满大小不等的角化球，圆形、淡黄色，由角化物质和脂类沉积而成。肿瘤的囊壁较厚而坚，实质部常为脂肪。软骨或骨所在的区域，有时可见到完好的牙齿或骨片或发育较好的长骨。显微镜检查：囊壁表面为残余卵巢组织，可见到卵泡及黄体。囊壁内侧为角化鳞状上皮，有丰富的皮脂腺和汗腺、毛囊及毛根。少数囊肿内可被覆气管或消化道上皮。从囊壁向囊腔内突出的状如乳头的实质区，又叫“头结节”，在此处常可看到由3个胚层衍化而来的组织。

（3）治疗与预后：近年来对年轻患者大多数做肿瘤摘除术，尤其是双侧卵巢均有肿瘤时更为重要，如此可以保留正常的卵巢组织。摘除肿瘤时，切忌将肿瘤弄破。可在卵巢包膜最薄处做一浅切口，易于找到卵巢包膜与肿瘤的分界层次，可以顺利将肿瘤剥离，然后将剩下的正常卵巢重叠缝合。另一侧卵巢若外观正常，也须常规做剖开探查，有时可发现小型的成熟畸胎瘤，其直径仅数毫米，以避免漏诊。剖开探查时切口勿过深，勿伤及卵巢门，否则可引起出血，若止血不佳，则形成小血肿，若结扎过多则影响血运。保留卵巢包膜者，术后月经正常，并可妊娠。

2）囊性畸胎瘤伴有恶变。囊性畸胎瘤伴有恶变发生率为1%～3%，报道中恶变率高者可达8%，发病年龄较大，平均年龄在50岁以上。

（1）临床表现：主要表现为腹部肿块，有近期迅速增大的病史，有腹胀、腹痛和尿频、便秘等。晚期可出现体重减轻及恶病质。仔细详问病史，可能肿瘤在腹腔内已有相当长时间，未及时治疗。

（2）实验室检查：肿瘤的体积一般较大，最常见的直径为10～20 cm。表面光泽，灰白色，包膜较厚，圆形或卵圆形。若恶性成分穿破包膜，往往与周围组织或器官发生粘连。切面可见蕈状或菜花状头结节，组织呈灰白色，极脆。若恶变发现较晚，当其充满整个囊肿的腔，易被误认为不成熟性实质性畸胎瘤。应当仔细检查囊腔遗迹，可找到毛发、油脂、皮肤或牙齿等。早期恶变者常易被漏诊，故应仔细检查全部囊壁，可疑处应多做切片。显微镜检查可见各种成分的恶变，如鳞状上皮细胞癌、肉瘤变、绒毛膜癌、恶性黑色素瘤或腺瘤。

（3）治疗与预后：早防早治，主要是手术治疗，放疗和化疗效果都不满意。这种肿瘤的扩散不是通过淋巴或血流，而是直接蔓延，所以在腹腔内可以有广泛的转移。若癌细胞为鳞形细胞癌，尚未侵破包膜，仍局限在卵巢内，五年生存率可达63%，当有其他癌细胞时，则预后较差，五年生存率较低。

3）单一胚层或高度分化的畸胎瘤。

（1）甲状腺肿样卵巢瘤：在这种畸胎瘤中所包含的为甲状腺组织，有单纯性和混

合性。在卵巢畸胎瘤中仅占1%～2%，患者年龄与其他囊性畸胎瘤患者相同，症状也相似，但有些患者有甲状腺功能亢进或甲状腺毒性症状。

此类肿瘤多数为良性，卵巢肿瘤切除后，即使原来曾有胸腔积液，也可自行消失。通常为单侧性，但约15%的对侧卵巢可同时有成熟囊性畸胎瘤，故手术时必须探查对侧卵巢。恶变较少，若有恶变，多表现为滤泡性腺癌或乳头状腺癌，其扩散方式主要为侵犯包膜、种植腹膜及盆腔器官表面。

（2）卵巢类癌：可以分为原发类癌及转移性类癌，原发类癌包括由胚胎中肠衍化的小岛状类癌、由前肠及后肠衍化的小柱状类癌、甲状腺肿样卵巢瘤及类癌、黏液性类癌。

（三）原始神经外胚叶肿瘤

原始神经外胚叶肿瘤（primitive neuroectodermal tumor，PNET）是一种少见的、由原始神经上皮所构成的高度恶性小圆形细胞肿瘤。PNET的发生率占小圆形细胞组成的恶性肿瘤的5%，按发生部位可分为中枢性和外周性两类。组织学特征是肿瘤实质的90%由一种类似胚胎神经管原始未分化细胞构成，这些肿瘤细胞具有向神经母细胞及胶质母细胞分化的能力。PNET可发生于各个年龄阶段，由于它们由胚胎神经上皮细胞衍化而来，因而主要发生于儿童和青年，且大部分都在35岁前被诊断，以男性患者发病稍多，恶性程度高，临床较为罕见。

（1）临床表现：PNET临床表现取决于其发生的部位、肿块的大小以及周围器官的侵袭情况。生长迅速伴有疼痛的肿块，以及肿块所引起的压迫症状为最常见表现。目前临床上无特征性化验检查及特异标志物。

（2）影像学表现：常为软组织肿块，呈浸润性生长，易侵犯周围组织，与周围组织结构分界不清。肿物小而密度不均，CT示肿物多呈混杂密度，内可见囊变、坏死，增强后更加明显。在常见部位见到侵袭性明显、易液化坏死的肿瘤，并且能见到不完整包膜和肿瘤内部的分隔，尤其在周围大血管内见到明显瘤栓时，应当考虑PNET的可能。

（3）实验室检查：PNET瘤细胞小圆形或短梭形，胞质少，核深染，核分裂象多见，排列紧密，弥漫成片，有时可见菊形团或假菊形团。有时可见索或小梁样图像。少数可见明显梭形细胞区，状似分化差的纤维肉瘤或恶性神经鞘瘤。以前报道的一些神经母细胞瘤和髓母细胞瘤从广义上可看作PNET，同属PNET家族，但在形态上、发生部位上有所差异，应予以区别。

（4）诊断：PNET最终诊断主要靠组织病理学，病理改变光镜下肿瘤主要由未分化小圆细胞构成，瘤细胞弥漫或片状排列，胞浆少，核圆形，染色质细致，核仁不明显，核分裂象易见，部分病例瘤细胞偏大或呈短梭形，典型镜下特征是Homer-Wright菊形团结构。免疫组化中CD99阳性率高（图6－8），其他如神经元特异性烯醇化酶（NSE）、突出体素（synaptophysin）、S－100等也可表达为阳性。目前认为免疫组化神经标记物有2项及2项以上的阳性，并结合肿瘤细胞的镜下特征可诊断。

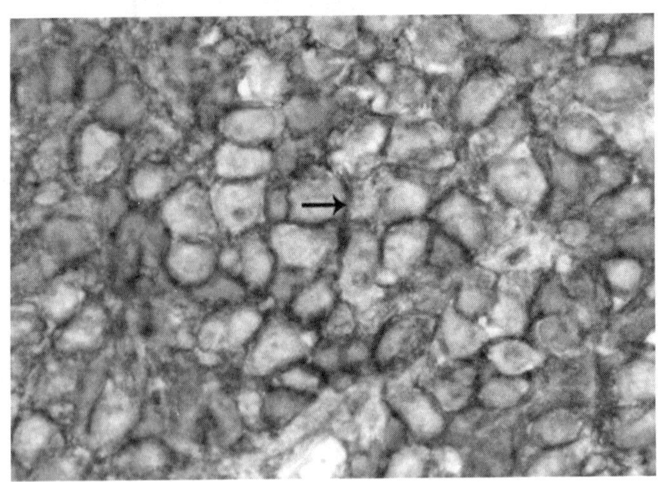

图6－8 原始神经外胚叶肿瘤

注：CD99 阳性 PMID：24453398。

（5）鉴别诊断：PNET 有中枢型（CPNETs）和外周型（PPNETs）之分，PNET 需要和一系列形态相似的恶性肿瘤进行鉴别：①高级别星型细胞瘤，肿瘤多位于白质，边界清晰，多无明显强化，周围多无水肿；②转移瘤，常发生在灰白质交界区，病变较大时易发生囊变和出血，肿块周围水肿明显；③淋巴瘤，已发生于中线部位，呈单发或多发局灶性团块影，囊变少见，明显强化；④生殖细胞瘤，信号不均匀，增强多不均匀，常位于松果体区，也可发生于鞍上或基底节区。

（6）治疗与预后：目前 PNET 最有效的治疗是外科手术结合化疗和高剂量的放疗，治疗包括局部和全身两方面。目前的观点是若肿瘤可切除干净，手术皆为首选，手术不能完全切除时可辅以放疗。PNET 为极度恶性的肿瘤，预后很差。据文献报道，对于肿瘤负荷较小的病例施行满意的肿瘤细胞减灭术并辅以放化疗，5 年生存率为 24%～80%；一般平均存活时间为 2 年，死亡的主要原因是肿瘤转移至肺、骨、肝等重要脏器。多数患者发现肿瘤时瘤负荷已过大并多有亚临床或临床转移，且认为年龄、肿瘤大小、肿瘤浸润转移以及肿瘤发生部位为影响其预后的因素。

六、混合性生殖细胞瘤

混合性生殖细胞瘤（mixed germ cell tumor，MGCT）是由两种或两种以上的生殖细胞肿瘤成分构成的肿瘤，多为两种，是由人体内原始生殖细胞向多个方向分化形成的一组异质性肿瘤，占性腺生殖细胞肿瘤的 10%～20%，恶性程度较高，好发于儿童、少年及青年妇女。

1．病因及发病机制

混合性生殖细胞瘤的发病机制尚未十分明确，多数认为系来源于具有潜在的多向分化能力的原始生殖细胞，后者可分化为胚胎细胞类肿瘤（畸胎瘤、胚胎性癌），也可分化为非胚胎细胞类肿瘤（卵黄囊瘤、绒毛膜癌）。在所有的生殖细胞瘤中，混合性的生

殖细胞瘤约占33%，其中卵黄囊瘤与畸胎瘤是混合型的最常见组合。

2. 临床表现

该肿瘤临床表现无特异性，发生于性腺者，多以发现肿块就诊；发生于纵隔者，多因周围脏器受压、受侵的继发症状而就诊。肿瘤常发生于性腺内，也可见于性腺外。国内外有文献总结，性腺外好发部位主要为前纵隔，颅脑内如鞍上区、松果体，腹膜后原发较少见，更多为转移灶。

3. 实验室检查

混合性生殖细胞肿瘤为2种或2种以上不同生殖细胞构成的肿瘤，镜下观察到的组织学形态应同时具备，病理检查中最重要的是找到并识别多种肿瘤成分及特征表现：①卵黄囊瘤又称为内胚窦瘤，其恶性程度居生殖细胞肿瘤中首位，有多种生长方式，其中最常见、最具有特征性的形态是疏松网状或微囊状结构及内胚窦结构，镜下瘤细胞排列成疏松网状，并可见内胚窦样小体及腺样结构。②畸胎瘤又分为成熟畸胎瘤及未成熟畸胎瘤，前者镜下可见内中外三胚层组织的成熟成分，如汗腺、毛发、脂肪、软骨、神经组织等，后者镜下多为三胚层分化的未成熟及成熟组织混杂而成，未成熟成分多为原始的神经上皮。此外，还可含有少量胚胎性组织。③胚胎性癌，亦为高度恶性肿瘤，镜下细胞排列形式多样，具有大的空泡状核，核染色质粗糙，核仁明显，肿瘤细胞呈巢状或片状生长，偶尔也呈腺样及乳头状排列，与卵黄囊瘤类似的是其细胞内外可找到PAS阳性点滴，血清AFP亦呈阳性，但与之不同的是免疫组化HCG呈阳性。④无性细胞瘤，该肿瘤较少见，镜下与未分性别的原始生殖细胞类似。⑤绒毛膜癌，为高度恶性肿瘤，镜下见成团状、管条状分步的细胞滋养层细胞及合体滋养层细胞，两者无绒毛结构，瘤细胞可分泌绒毛膜促性腺激素，血清HCG呈阳性。⑥精原细胞瘤，镜下瘤细胞分布均匀，相对较大但形态结构较为一致，具有明显的细胞膜，胞质丰富且透明，呈片状、巢状、条索状排列，核分裂象较为少见，间质内可见淋巴细胞浸润。

4. 诊断

混合性生殖细胞瘤的确诊目前依赖于病理及免疫组化，MGCT的病理诊断主要依赖组织学形态，免疫组化可以辅助反映其中的生殖细胞肿瘤成分。广谱细胞角蛋白（pan cytokeratin，PCK）、PLAP、CD30、CD117、AFP、HCG是常用的生殖细胞肿瘤标志物。PCK在胚胎性癌、畸胎瘤的上皮成分、卵黄囊瘤和绒毛膜癌中表达，PLAP在所有生殖细胞肿瘤中表达，CD30在胚胎性癌中表达，CD117在精原细胞瘤中表达，AFP在卵黄囊瘤中表达，HCG在绒毛膜癌中表达。Glypican－3、SALL－4以及OCT4是新发现的能在生殖细胞肿瘤中表达的胚胎干细胞因子。Glypican－3在卵黄囊瘤中高表达，有研究表明Glypican－3在卵黄囊瘤中90%弥漫表达，10%局灶表达，呈100%阳性。SALL－4在性腺生殖细胞肿瘤和性腺外不同组织学类型的生殖细胞肿瘤中表达，而在其他非生殖细胞肿瘤中基本不表达。OCT4在精原细胞瘤、无性细胞瘤、胚胎性癌中高表达，有学者认为OCT4可作为胚胎源性肿瘤的诊断和鉴别，其特异性甚至高于PLAP，OCT4在卵黄囊瘤、畸胎瘤（包括成熟或不成熟畸胎瘤）、绒毛膜癌和合体滋养细胞中不表达。

5. 治疗及预后

不同成分的MGCT治疗方法也不完全相同，因此病理检查应广泛取材，在诊断

MGCT 时，应详细列出其所有的成分，并标出各种成分所占的百分比。对于不典型成分的识别，免疫组化起重要作用。睾丸 MGCT 的生存期多为 20 ～ 132 个月，中位生存期为 42 个月，预后与 MGCT 包含的肿瘤成分有很大关系。

七、性腺母细胞瘤

性腺母细胞瘤（gonadoblastoma，GB）是一种罕见的性腺肿瘤，是由无性细胞瘤或与精原细胞瘤非常相似的瘤细胞和性索衍生物混合构成的肿瘤，主要由原始生殖细胞及性索样成分组成，如未成熟的 Sertoli 细胞或颗粒细胞。有时，还含有间质的衍生物，如黄素化的间质细胞和缺乏 Reinke 结晶的 Leydig 细胞，是一种少见的与性腺发育异常密切相关的性腺肿瘤，可发生于儿童和成人，青春期前后多见，约 90% 的患者携带 Y 染色体。

根据患者产生的类固醇激素、异常性腺、内外生殖器官及第二性征分为 3 型：①非男性化表现型。大于 60% 为女性，主要表现为原发性闭经。术中未发现女性生殖器官呈婴儿型或小子宫及双侧输卵管，其染色体为 46XY 或 45X/46XY 嵌合型。②男性化表现型。25% 为女性，表现为原发性闭经伴男性化症状。术中见子宫及单侧或双侧输卵管发育不良，偶见输卵管缺如，少数可见附睾、睾丸、输精管或前列腺。③男性化表现型伴程度不等失男性态或女性化。占 15%，多数病例为男性假两性畸形，少数为混合性性腺发育不良。患者有内分泌异常表现，多有高促性腺激素、雄激素、低雌、孕激素。

1. 临床表现

GB 较为罕见，多见于青春期前后，多数在 16 岁～ 25 岁之间，几乎所有病例都有性腺发育异常和染色体异常，绝大多数有一个 Y 染色体，约半数为 46，XY 组型。80% 以上的性腺母细胞瘤患者为女性，其余为男性隐睾患者。肿瘤常累及右侧性腺，约 36% 患者双侧性腺受累。患者大部分都有性发育异常，主要表现为混合性性腺发育不良、纯性腺发育不良和真假两性畸形。此外，少数还可伴有其他发育异常，如 Turner 综合征、家族性毛细血管扩张共济失调症、Fraiser 综合征。

2. 实验室检查

单纯 GB 体积往往很小，直径一般为 1 ～ 5 cm，有时可以超过 30 cm。1/3 以上病例为双侧，单侧中以右侧稍多。肿瘤常呈结节状，实性，包膜完整，表面光滑外凸，质地可软如肉芽，也可坚硬伴密集钙化，切面灰白或灰黄色，有砂砾感，伴颗粒锷化或完全钙化。肿瘤细胞由多个圆形细胞巢组成，周围纤维分界清楚，主要成分为原始生殖细胞和性索成分的细胞巢和特征性的钙化团块。光镜下生殖细胞大而圆，胞浆丰富透明（图 6 –9），常见核分裂象；性索样成分为较小的上皮样细胞，向支持细胞或粒层细胞分化。此外，多数肿瘤间质内可见灶状黄素化卵泡膜样细胞。间质内常见玻璃样变性和钙化，可与瘤巢内嗜酸性物质或钙化球彼此融合乃至与瘤巢内基底膜相连呈不规则网状结构而掩盖了瘤细胞。生殖细胞成分可显示 PLAP 阳性，性索细胞成分性索 inhibin 阳性，类似 Call-Exner 小体或环状小管内嗜酸性小体 PAS 阳性。

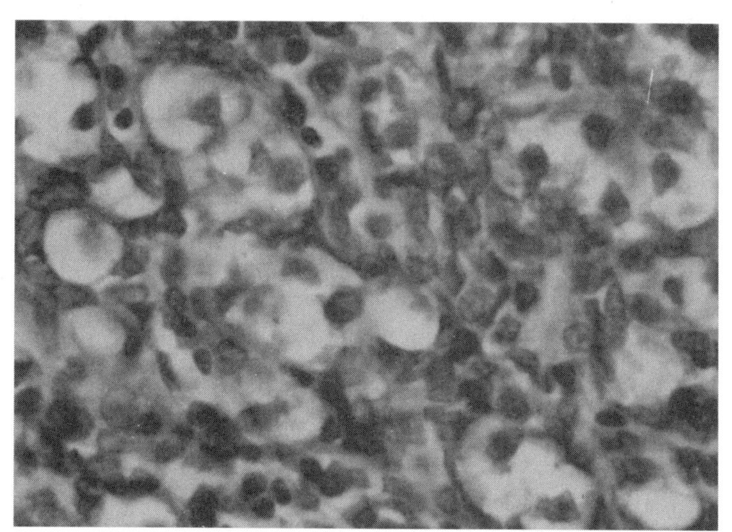

图6－9　性腺母细胞瘤（×400，苏木精和曙红染色）
（PMID：25187804）

3. 诊断及鉴别诊断

性腺母细胞瘤镜下由原始生殖细胞及不成熟的性索成分构成。肿瘤细胞成巢分布，环绕以纤维间质，间质常有黄素化或见缺乏 Reinke 结晶的 Leydig 样细胞，可见 Call-Exner 小体样结构，肿瘤常伴有颗粒样钙化或完全钙化。在形态学上，GB 需要与以下肿瘤相鉴别：①生殖细胞肿瘤，单纯生殖细胞肿瘤无性索成分，钙化罕见。但由于其可以合并性腺母细胞瘤，因此应广泛取材，防止性腺母细胞被掩盖；②两性母细胞瘤，由颗粒－卵泡膜细胞和 Sertoil-Leydig 细胞两种成分混合组成，但无生殖细胞成分；③伴有环状小管的性索瘤，本病存在单纯或复杂的环状小管，其内含有嗜酸性透明小体，常伴钙化，但无生殖细胞，也不起源于发育不良性腺或胚条性腺，且常伴 Peutz-Jeghers 综合征。

4. 治疗与预后

单纯性 GB 可切除患侧性腺，术后酌情放化疗。但当肿瘤扩散至性腺外，出现腹水或合并卵黄囊瘤、绒毛膜癌、未成熟性畸胎瘤等恶性肿瘤时，应行根治性手术，并辅以化疗和/或放疗。单纯性 GB 预后好，但其中的生殖细胞成分有恶性转化的潜能。患者中约 30% 可以进展为无性细胞瘤，文献中此类患者预后较好，随访病例大部分存活；近 10% 的患者合并其他生殖细胞肿瘤，如胚胎性癌、不成熟性畸胎瘤、卵黄囊瘤和绒毛膜癌等侵袭性肿瘤，预后差，患者多在术后 1 年半内死亡。纯粹的性腺母细胞瘤从不发生转移，合并无性细胞瘤的随访病例也大部分存活，伴有其他类型恶性生殖细胞肿瘤时则预后很差。此外，由于性腺母细胞瘤多发生于性腺发育不良并具备 Y 染色体组型的个体，因而目前大部分学者建议对此类人群应在青春期预防性切除性腺。

八、性索－间质性肿瘤及其他少见肿瘤

性索－间质性肿瘤起源于性腺特殊间叶组织，是性腺常见的肿瘤类型，反映了性索从原始性腺未分化期到成熟性腺各阶段的发育过程，占成人睾丸肿瘤的2%～5%（儿童占25%）、卵巢肿瘤的6%。肿瘤可见女性或男性不同成熟阶段的性索间质成分，包括颗粒细胞、卵泡膜细胞、支持细胞（sertoli cell）、莱狄（leydig cell）以及与性索间叶衍化过程密切相关的成纤维细胞等。

新版泌尿生殖道肿瘤 WHO 分类（2016）将性索－间质肿瘤主要分为两大类，一是几乎完全由性索或间质成分组成的纯型间质/性索－间质肿瘤，二是由性索和间质成分共同构成的混合性肿瘤。一般按细胞分化特征分为两大组：显示女性分化特征的颗粒间质细胞肿瘤和显示男性分化特征的支持莱狄细胞肿瘤。

（一）幼年型颗粒细胞瘤

颗粒细胞瘤（granulosa cell tumor）来源于卵巢性索－间质细胞，分为成年型和幼年型两种，占卵巢肿瘤的3%～6%，是一种功能性肿瘤，通常分泌雌激素，占性索－间质肿瘤的80%左右。按其临床特征和病理分为成人型颗粒细胞瘤（adult granulosa cell tumor，AGCT）和幼年型颗粒细胞瘤（juvenile granulosa cell tumor，JGCT）。JGCT 是一种罕见的性索－间质肿瘤，78%发生于20岁之前，占卵巢颗粒细胞瘤的5%，而卵巢颗粒细胞瘤仅占卵巢肿瘤的1%。

1. 临床表现

JGCT 多见于青少年或儿童，常发生于卵巢，偶发于睾丸，亦有发生于附睾的报道。卵巢 JGCT 是一种有激素活性的肿瘤，能产生雌激素，临床表现通常与激素的变化相关，如假性早熟、阴道出血、月经不调，少数患者表现为女性男性化或多毛症。对于大部分青春期前患者来说，临床症状主要表现为胸部丰满、阴毛和腋窝毛发的发育、不规则子宫出血、女性男性化以及出现其他第二性征。部分患者表现为腹痛、腹胀和腹水形成而无典型特征，或因肿瘤扭转、破裂而以急腹症就诊。

2. 实验室检查

大体检查97%的肿瘤发生在单侧卵巢，包膜完整，表面光滑且体积较大，平均直径12 cm，切面呈实性、囊实性或囊性，灰黄色，质地中等，部分区域有出血。肿瘤细胞被包裹在固体成分或囊状成分中（图6－10），侵及包膜的较罕见。卵巢 JGCT 肿瘤的特点是存在固体成分和滤泡结构。卵巢 JGCT 的主要特点为细胞核通常呈圆形，深染，黄素化，核异型性，核分裂多见，罕见 Call-Exner 小体，胞质丰富，嗜酸性。免疫表型结果显示一般表达波形蛋白，大部分表达广谱细胞角蛋白，不表达细胞角蛋白7、细胞角蛋白20、上皮膜抗原 α－抑制素是诊断性索－间质肿瘤特异性和敏感性较高的指标，而钙网膜蛋白敏感性更高但特异性较低。

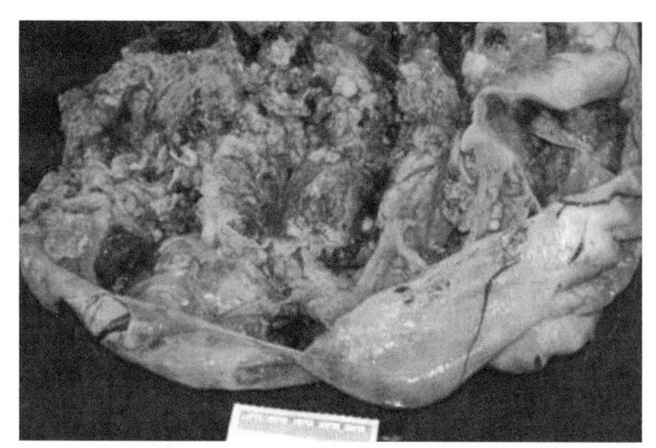

图 6－10 幼年型颗粒细胞瘤（具有固体、囊性，内部有出血坏死）
（PMID：27843515）

3. 诊断

Scully 提出卵巢幼年性颗粒细胞瘤诊断至少要符合以下 5 项组织学特点中的 2 项：①肿瘤细胞弥漫性，结节状、管状、条索状排列或呈大小不规则的滤泡结构；②颗粒细胞核染色质深；③颗粒细胞及卵泡膜样细胞明显黄素化；④核分裂较多，常见核异型性；⑤罕见 Call-Exner 小体。其中，Call-Exner 小体缺失和黄素化常见是区分 JGCT 和 AGCT 的重要特征。此外，JGCT 的核深染、核沟极少见，而 AGCT 的核淡染、核沟常见，亦是两者重要的鉴别点。

超声表现：颗粒细胞瘤多以实性不均质回声为主，无明显声衰减，实性成分内含囊性结构，也可含有液体成分，表现为多房隔离。由于肿瘤有产生雌激素的功能，瘤体内部血管扩张明显，血流阻力下降，彩色血流信号显示表现肿瘤内实性部分血流异常丰富，呈低阻高速型。

4. 鉴别诊断

卵巢肿瘤分类复杂、种类繁多，年龄、临床症状或镜下形态和 JGCT 相似的肿瘤主要有成人型颗粒细胞瘤、伴有高钙血症的小细胞癌、卵黄囊瘤和透明细胞癌。①成人型颗粒细胞瘤：通常发生于 30 岁后，很少发生在青春期前（<1%），组织学上滤泡成熟，常见 Call-Exner 小体，核染色质淡染，常见核沟，核异型性、核分裂和黄素化不常见。②伴有高钙血症的小细胞癌：发病年龄一般在 20～40 岁，常伴有高钙血症，但不产生雌激素。组织学上罕见滤泡结构，细胞核常为圆形，间质很少，没有特异性。肿瘤细胞免疫表型 EMA、CK 阳性，不表达 Vimentin、CD99、SMA 和 α-inhibin。③卵黄囊瘤：绝大多数发生于青年妇女，约 2/3 的患者有腹痛和盆腔肿块。组织学上除了有相似于 JGCT 的疏松黏液网状背景外，还具有腺泡状结构、Schuller-Duval（S-D）小体和透明小球等成分复杂的形态结构，其免疫表型一般表达 AFP、PLAP、CD30 等生殖细胞肿瘤的标志物。④透明细胞癌：组织学上，黄素化的颗粒细胞和透明细胞癌细胞形态相似，也可呈实片状，核有异型，核分裂较多，容易混淆。但免疫表型 EMA、CK 阳性，不表达 Vimentin、CD99、SMA 和 α-inhibin。

5. 治疗及预后

手术是治疗卵巢 JGCT 最重要的手段，晚期患者应予以铂类作为基础的化疗药物，

对于年龄小、需要保留生育要求的患者仅行患侧附件切除，对于Ⅰa 期以后或无生育要求的患者进行系统的肿瘤细胞减灭术，手术范围包括转移瘤、子宫、双侧附件、大网膜、盆腔和腹主动脉旁淋巴结清扫。总体预后良好，年幼患者较年长者好，组织表现比较原始，但仅5%具有转移性或侵袭性表现，常在诊断后 3 年内出现，一般认为 3 年内如不出现恶性倾向，预后好。

（二）支持细胞瘤

支持细胞瘤（sertoil cell tumor）是一种隶属于卵巢或睾丸肿瘤下的一类性索－间质肿瘤，由排列成实性管状或空心小管的支持细胞构成，是由支持细胞病变引起。遗传学上是男性而表型为女性的、伴有睾丸女性化综合征的患者，多数的支持细胞瘤可能是错构瘤性质，而不是良性肿瘤。高分化的支持细胞瘤在睾丸与卵巢中均可发生，睾丸支持细胞瘤（又称为男性母细胞瘤、Sertoil 细胞瘤）占睾丸肿瘤的 1%，一般认为起源于生殖脊的原始性腺间质或颗粒细胞，该病以成人发病多见，但可发生于各个年龄段，包括新生儿，且多为良性，仅 10% 可发生恶变。

WHO（2016 年）睾丸肿瘤分类依据形态学及基因改变将睾丸支持细胞瘤分为非特殊类型支持细胞瘤、大细胞钙化性支持细胞瘤及管内大细胞透明样支持细胞瘤。目前睾丸支持细胞瘤分为 3 期：Ⅰ期病变局限在睾丸；Ⅱ期有腹膜后淋巴结转移；Ⅲ期有横隔以上转移。超声检查可见睾丸支持细胞瘤在睾丸内出现实性肿块，边界清，多为中低回声内有增强回声，可检出比较丰富的血流信号。

1. 病因及发病机制

原发性睾丸支持细胞瘤的病因至今尚未十分清楚，根据临床观察，有多种因素参与。目前认为先天性因素中最主要的为隐睾和遗传因素。后天因素中较常见的为损伤、激素异常和感染。

2. 临床表现

主要临床表现为睾丸肿块，圆形或卵圆形，生长缓慢，质地韧，部分伴有疼痛不适感，肿块生长缓慢，多单发，也可出现内分泌变化，如男性乳房增大、皮肤色素沉着等，青春期前患者偶有性早熟，雄激素、雌激素、促性腺激素升高，但也可正常。

3. 实验室检查

肿瘤常为单侧，实质性，表面光滑，分叶状，大小显著不同，1～28 cm，体积较大的肿瘤可有坏死、囊性变，则高度怀疑为恶性，但不常见。切面呈黄褐色，有沙砾感，有点状出血或坏死区域。在伴有睾丸女性化表现的女性常为双侧。支持细胞瘤的组织学成分多为上皮小管或间质，也可伴有精原细胞瘤、绒毛膜上皮癌及畸胎瘤成分，为未分化间质细胞，体积小，呈圆形、多角形或梭形，胞质甚少，核小而深染，可向管状形态或间质细胞分化。分化良好的管状可见管腔，少数肿瘤细胞分裂象异常活跃，有恶性征象，偶可发生转移。

镜下可见该瘤细胞呈小梁状、实性巢状、中空小管状排列（图 6－11），肿瘤细胞圆形、卵圆形或多角形，部分胞质内有空泡，轻度异型，可见核沟及核仁，偶见核分裂

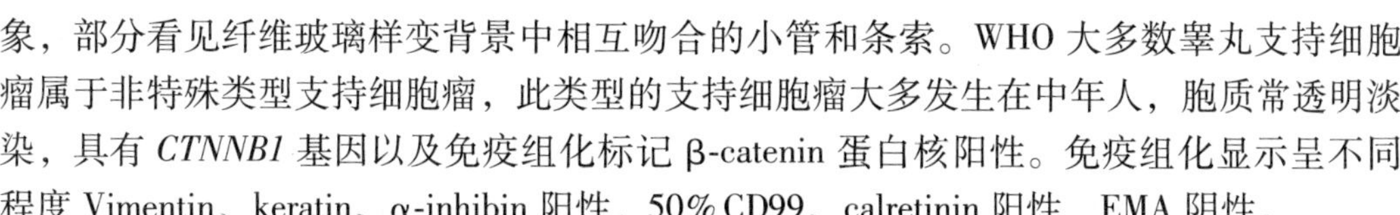

象，部分看见纤维玻璃样变背景中相互吻合的小管和条索。WHO 大多数睾丸支持细胞瘤属于非特殊类型支持细胞瘤，此类型的支持细胞瘤大多发生在中年人，胞质常透明淡染，具有 *CTNNB1* 基因以及免疫组化标记 β-catenin 蛋白核阳性。免疫组化显示呈不同程度 Vimentin、keratin、α-inhibin 阳性，50% CD99、calretinin 阳性，EMA 阴性。

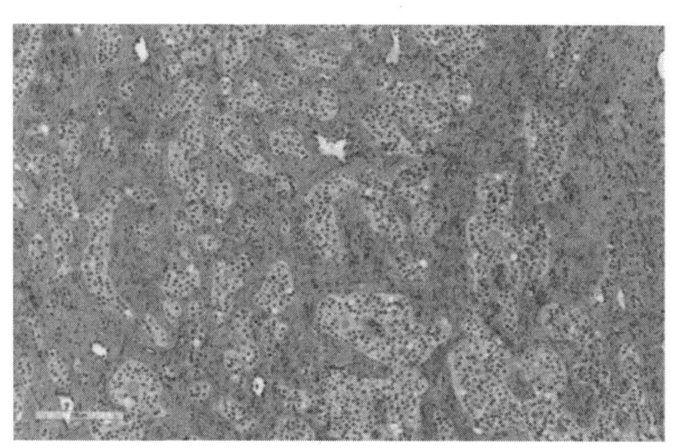

图 6－11　支持细胞瘤

注：瘤细胞呈小梁状、实性巢状排列（PMID：31137577）

4. 诊断与鉴别诊断

临床主要依靠病理检查诊断，典型的支持细胞瘤镜下呈实性管状排列，间质为纤维组织。病理诊断时须先排除精原细胞瘤，其次要与睾丸恶性畸胎瘤、混合型睾丸肿瘤及其他睾丸恶性肿瘤相鉴别。同时，进行肿瘤血清学标记物的检测有助于鉴别诊断，精原细胞瘤和绒毛膜上皮癌 AFP（－）、β-HCG（＋）、胚胎瘤 AFP（＋）、β-HCG（＋），而本病 AFP（－）、β-HCG（－）。

5. 治疗与预后

该病的治疗以手术为主，单侧睾丸病变常规进行根治性睾丸切除术；双侧睾丸病变无生育要求者应行双侧根治性睾丸切除术，术后予以雄激素替代治疗；有生育要求者可暂缓行双侧根治性睾丸切除术，或行双侧部分睾丸切除术，仅切除病变组织，密切观察保留组织，术后定期随访。此肿瘤转移发生率较低，如发生转移，则应选用放疗、化疗或根治性腹膜后淋巴结清扫术。此瘤恶性程度低，预后较好，但术后需要定期随访。睾丸支持细胞瘤临床罕见，患者应增加自我检查的意识，对于发现睾丸有肿块伴有酸痛不适感，应尽早检查，及时早期手术治疗，术后联合放、化疗和生物学治疗可提高生存期。

（三）大细胞钙化性支持细胞瘤

大细胞钙化性支持细胞瘤（large cell calcifying Sertoli cell tumor，LCCSCT）是少见的睾丸支持细胞瘤亚型，此病于 1980 年被 Proppe 等人首先描述，在 2016 年 WHO 泌尿系统和男性生殖系统肿瘤分类显示，1/3 的 LCCSCT 患者伴有 Carney 综合征。Carney 综合征是一种临床罕见的常染色体显性遗传性疾病，临床表现包括黏液瘤、点状色素沉着、

内分泌功能亢进等一系列症状和体征，约 60% 为散发。此瘤大多数为良性，常发生于年轻人，恶性者见于年龄较大者。

1. 临床表现

睾丸大细胞钙化性支持细胞瘤（testicular large cell calcifying Sertoli cell tumor，TLCCSCT）常见于年轻患者，发病年龄多在 20 岁以下，平均年龄约 16 岁，主要体征是睾丸的结节状肿块，双侧和多灶性发生常见，多数病例两侧睾丸均有病变。一些患者同时患有遗传综合征，一些合并异常性早熟，少数乳房呈女性化样发育、性功能低下等内分泌改变，这可能与某些综合征有关。约 17% 的 TLCCSCT 是恶性肿瘤，恶性常发于成人（平均约 39 岁），表现为单侧、孤立肿物。

2. 病理学检查

肿瘤直径一般小于 4 cm，肉眼观为灰白色或淡黄色结节，呈多灶性，常为分叶状、黄褐色；HE 染色的光镜下，典型的 TLCCSCT 常表现为圆形、多边形的肿瘤细胞，核仁大且清晰，包含大量嗜酸性胞质，或双嗜性细颗粒状，部分含有小油滴或大的脂肪空泡，细胞排列成条索状、小管状或巢状（图 6－12），可见中性粒细胞浸润，核分裂罕见或无。

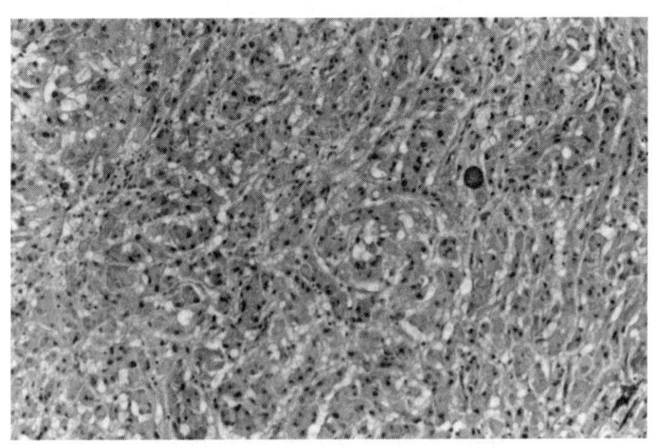

图 6－12　大细胞钙化性支持细胞瘤（HE 染色，×100）

（PMID：16270775）

超微结构显示瘤细胞具有包括 Charcot-Bottcher 结晶在内的 Sertoli 细胞的特征，可见多少不等的光面内质网及粗面内质网，线粒体核不规则，核糖体层状复合体，高尔基体突出，胞质内多少不等的脂滴及基底膜细胞连接缺乏。分子遗传学显示 60%～70% 合并 Carney 综合征的 LCCSCT，可检测到 *PRKAR1A* 基因的 17q22～17q24 生殖细胞突变。

由于本病有特征性的钙化，免疫组化钙结合蛋白 S－100 常呈阳性。该病的免疫组化中，钙视网膜蛋白、抑制素、神经元特异性烯醇化酶、结蛋白、S－100 蛋白、波形蛋白常为阳性。LCCSCT 恶性指标包括：①核有丝分裂数大于 3/10HPF；②直径大于 4 cm；③显著核异型；④肿瘤坏死；⑤血管及淋巴的浸润。恶性肿瘤应至少包括上述指标中的两项。

3. 鉴别诊断

其病理表现需要与另外两个类型的支持细胞瘤、睾丸间质细胞瘤等相鉴别。①非特

殊类型 Sertoli 细胞瘤：普通型 Sertoli 细胞瘤大多发生在中年人，平均年龄 45 岁。瘤细胞有椭圆、圆形或长形核，核仁不突出，核沟和核内包涵体不常见，胞质淡嗜酸或透明。而 LCCSCT 好发于儿童与青少年，镜下见相对大的多角形瘤细胞，排列成巢状和条索状，胞质嗜酸，核大空泡状，核仁明显，间质透明变性，常伴大量中性粒细胞浸润和广泛钙化。②睾丸间质细胞瘤：细胞排列成条索状，胞质有丰富嗜酸性，部分胞质内包含结晶成分，但细胞排列不表现为管状，且 S－100（－）；与 LCCSCT 细胞排列方式类似的精原细胞瘤，其胞质成分多为糖原，而 LCCSCT 的胞质多为脂质，且前者胎盘碱性磷酸酶（+）可供区分。

4. 治疗及预后

睾丸肿瘤行睾丸切除是标准的治疗术式，手术方式需要根据具体情况而定，单侧病变行根治性睾丸切除术或肿物切除术，双侧病变无生育要求者行双侧睾丸根治性切除术，术后雄激素替代治疗；双侧病变有生育要求者行双侧睾丸部分切除术，良性肿瘤预后良好，术后应密切随访。恶性肿瘤需要按睾丸生殖细胞肿瘤治疗，行化疗、放疗及腹膜后淋巴结清扫术，预后差。

（四）支持－莱狄细胞瘤

支持－莱狄细胞瘤（Sertoli-Leydig cell tumor，SLCTs）又称为男性母细胞瘤或睾丸母细胞瘤，是一种向睾丸组织分化的卵巢性索间质肿瘤，由不同比例的 Sertoli 细胞和 Leydig 细胞构成，占卵巢性索间质肿瘤的 1%，占全部卵巢肿瘤不足 0.2%。其突出特点为超过 50% 的患者具有内分泌相关表现，可为男性化、去女性化和女性化，其中以男性化表现最具特征性。

1. 临床表现

本病发病年龄为 2～75 岁，平均为 25 岁，约 75% 发病于 30 岁以前女性，最具特征性的临床表现为男性化和去女性化，其发生率为 25%～77%，肿瘤分泌睾酮是男性化和去女性化表现的重要原因。女性化表现包括不规则阴道流血、月经量增多、绝经后阴道流血；男性化表现包括声音增粗、胡须生长、喉结增大及阴蒂肥大等；去女性化表现包括月经量稀少、闭经。

2. 实验室检查

肿瘤大小变异极大，2～30 cm 不等，95% 单侧，极少双侧受累。肿瘤呈实性或囊实性肿块（图 6－13），表面光滑，有时呈分叶状，较大的肿瘤常有出血坏死。切面呈浅黄白色、黄褐色或灰白色伴囊性变，囊内壁光滑，含血性浆液或黏液。镜下见不同分化程度的 Sertoli 细胞及 Leydig 细胞（图 6－14），分为高分化、中分化、低分化以及网状型和伴异源性成分的亚型。免疫组化显示性索和间质细胞呈不同程度 Vimentin、Keratin、α-inhibin、Calretinin 阳性表达，A103（Melan A）可阳性表达，CD56、SF1 和 WT1 阳性，50% 表达 CD99，但对 Leydig 细胞不表达，DICER-1 对 Sertoli 细胞强阳性表达，而对 Leydig 细胞弱表达。EMA 偶尔阳性，可能伴有血清 AFP 水平的升高。

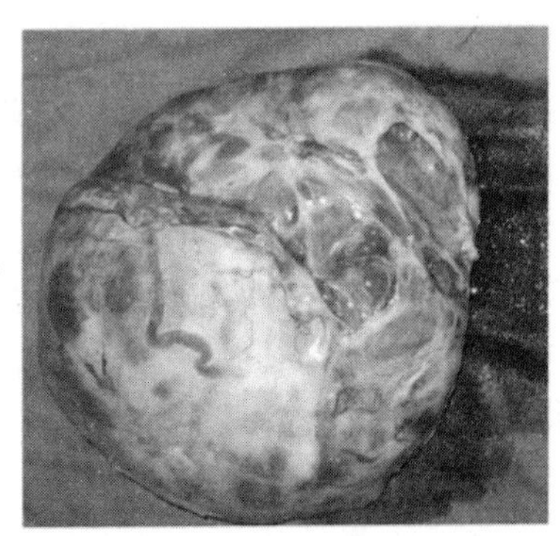

图 6－13　支持－莱狄细胞瘤

（PMID：22850410）

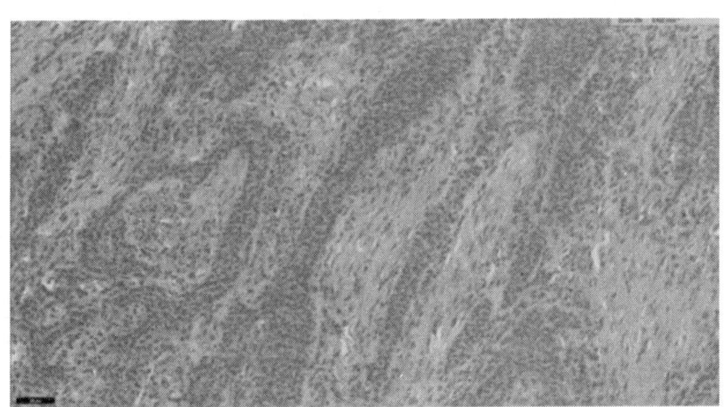

图 6－14　支持－莱狄细胞瘤（Sertoli 细胞呈管状结构，间质散在 Leydig 细胞）

（PMID：31496599）

3. 分型

根据 Sertoil 细胞形成的管状结构、原始性腺所占的比例、Leydig 细胞的多少以及是否伴有异源性成分，将 SLCTs 分为高分化、中分化、低分化、网状型和伴有异源性成分的 SLCTs 5 种类型。

（1）高分化：肿瘤呈分叶状，小叶内见一致的卵圆形中空或实性小管样结构，类似青春前期睾丸中的小管结构，管样结构由低柱状 Sertoli 细胞组成，胞质中等量，嗜酸性；胞核圆形或卵圆形，深染，核仁不明显，细胞无明显异型性，无核分裂。管样结构间见数量不等的呈小簇状分布的 Leydig 细胞，偶尔可以找到 Reinke 结晶。

（2）中分化：瘤组织分化较差，呈小叶状排列，小叶内可见核深染的梭形性索间质细胞，与排列呈条索状或低分化的小管状 Sertoil 细胞有过渡移行，部分 Sertoil 细胞有异型性。在小叶的周边可见 Leydig 细胞呈簇状或与其他成分混合存在。Sertoil 细胞与 Leydig 细胞内可含数量不等的类脂，部分肿瘤 Leydig 细胞胞质内及间质中可找到 Reinke 结晶。核分裂象平均 5/10 HPF。

（3）低分化：瘤组织分化差，出现与原始性腺间质相似的肉瘤样间质，幼稚的 Sertoil 细胞不规则形或梭形，亦被称为“肉瘤样”支持间质细胞，可呈弥漫片状或结节状生长，偶尔可见不规则条索与分化差的小管，核分裂象可达 20/10 HPF。免疫表型示肉瘤样支持间质细胞 α-inhibin、Calretinin 阳性表达。

（4）网状型：发病年龄较小，易发生于 10 岁之前。组织学特点表现为相互吻合的不规则裂隙样腔隙结构或大小不一的有乳头结构的囊腔，灶区见单层细胞衬附的小管相互吻合呈网状，管腔狭长，形态上与睾丸网有相似之处。肿瘤绝大部分呈乳头状，乳头纤细，分支复杂，部分融合，表面被覆单层立方或低柱状细胞，胞质少，细胞核呈圆形，无明显核分裂象。肿瘤中无异源性成分，当网状结构超过 90% 时，则为网状型 SLCTs。

（5）伴有异源性成分：在中分化、低分化及网状型 SLCTs 中约 20% 的病例伴有异源性成分，一般年龄在 30 岁以下，表现为男性特征。其异源成分主要包括上皮和/或间叶成分，上皮异源成分以黏液性上皮多见，间叶异源成分则于软骨组织或横纹肌组织常见。

4. 诊断及鉴别诊断

SLCTs 的诊断主要依据典型的组织学特征及免疫组化来确诊，而典型的去女性化及男性化等临床表现也常可提示性 SLCTs 的可能。鉴别诊断主要根据组织学特征而定，高分化者可呈分化好的腺管状结构，需要与类癌、透明细胞癌及高分化腺癌相鉴别。中分化者可呈不规则条索状及滤泡状结构，需要与卵巢原发性或转移性腺癌相鉴别，而当冷冻切片中出现异型的上皮样细胞在纤维间质中呈不规则条索状排列时，结合典型的临床表现常可避免误诊为浸润性腺癌。低分化肉瘤样型需要与梭形细胞肿瘤相鉴别。中分化及低分化者可见肿瘤细胞呈不规则的小梁状、条索状或片状排列，也需要与卵巢颗粒细胞瘤相鉴别。网状型 SLCTs 患者需要与浆液性肿瘤、乳头状间皮瘤、卵黄囊瘤、恶性 Müllerian 混合瘤相鉴别。当 SLCTs 伴有黏液性上皮异源性成分而表现为部分或全部囊腔为黏液性时，需要与卵巢黏液性囊腺瘤合并性索－间质肿瘤相鉴别。

5. 治疗与预后

治疗以手术为主，可根据患者年龄、生育要求、临床分期、肿瘤分化程度以及肿瘤有无破裂来决定手术范围，多数患者单侧卵巢－输卵管切除即可。对于晚期患者、低分化患者或术后复发患者，建议术后辅以化疗。SLCTs 的预后与肿瘤的分化程度、是否伴有异源性成分及分期有关，高分化型属于良性，预后最好；中分化及低分化者预后通常较好；网状型预后略差；临床恶性者约占 SLCTs 的 18%。与肿瘤转移、预后不良相关的因素包括肿瘤破裂、卵巢外播散、低分化肿瘤核分裂象易见或出现软骨、骨骼肌、局灶性神经母细胞等间叶分化异源性成分者。SLCTs 术后应密切随访，血清睾酮水平可作为术后随访观察的重要指标之一。

（四）莱狄细胞瘤

莱狄细胞瘤（Leydig cell tumor，LCT）又称为间细胞瘤，是睾丸性索/性腺间质肿瘤中的一种单一组织类型的肿瘤，来源于正常发育和演化的成分间质细胞，也可由支持－莱狄细胞瘤单向发展而来，偶尔发生于卵巢间质，应视其为一种良性的类固醇肿瘤。Sternberg 等（1973 年）曾见过非肿瘤性卵巢间质细胞转化为莱狄细胞瘤细胞，建议命名为“含莱狄细胞的卵巢间质性肿瘤”。Morris 等认为它来源于卵巢门细胞，因瘤体微小，位于卵巢门处，与卵巢主质无关。若瘤体略大，则可向前方突入卵巢系膜；向后则延伸至卵巢皮质或髓质内。瘤细胞有门细胞特征，约半数出现 Reinke 结晶或其前体，卵巢门细胞增生，可似肿瘤，并出现男性化。Hughesdon 等（1996 年）主张莱狄细胞瘤来源于卵巢间质，因瘤细胞与间质细胞之间有过渡，若追溯胚胎发育，无论门细胞还是卵巢间质细胞皆从卵巢间叶组织衍化而来。

1. 临床表现

睾丸莱狄细胞瘤占青春期前男性睾丸肿瘤的 4%～9%，有两个发病高峰年龄，20% 发生于 5～10 岁的儿童，罕见于 2 岁以下的儿童，80% 发生于 20～60 岁的成人，儿童常见无痛性睾丸肿大，多发生于隐睾、睾丸萎缩和不育症患者。卵巢莱狄细胞瘤发病年龄 4～86 岁，瘤体较小，多不产生盆腔压迫症状，个别患者出现肥胖、高血压、

糖尿病等类似柯兴氏综合征。由于雄激素和（或）雌激素的生成增加，患者会出现内分泌改变，症状如下：①男性化症状，约占80%，其中青春期前患者多表现为纯男性化症状，如男性化体态，肌肉发达、脸部多毛常有粉刺，男性腋毛及阴毛分布，阴蒂肥大等。育龄期患者则往往兼备失女态及轻度男性态，表现为月经稀少或闭经，不孕症、乳腺萎缩、面部多毛、粉刺、秃顶、嗓音低沉、肌肉发达、阴蒂肥大等。②女性化症状：约占10%，Levesque（1954年）报道1例4岁幼儿患者，呈同性青春期早熟。育龄或更年期患者则往往显示月经过多或子宫异常出血。③混合性内分泌症状罕见，患者兼有雌雄两种激素表现，呈轻度男性化伴更年期子宫出血，多数有子宫内膜囊性增殖症。

2. 实验室检查

肿瘤多为单侧，直径0.5～24 cm不等，绝大多数直径在5 cm以下，边界清，体积小。肿瘤局限、无包膜。切面橘黄色、棕色，伴有程度不等的出血区，质韧呈鱼肉样，偶见多发性微小肿瘤，双侧者罕见。光镜下可见瘤细胞排列疏密不均，形状一致，胞质丰富，弥散分布或组成松散的巢团和条索，核仁明显，核略大（7～10 μm），偏位，核染色质分布疏松，集中于核边缘，胞浆含有微细嗜酸颗粒及微小空泡，偶有嗜脂色素沉着。瘤细胞常被结缔组织分隔呈巢或条索状。Hughesdon等（1966年）提出，瘤细胞与卵巢间质细胞之间有移行，约半数有PAS阳性的Reinke结晶。免疫组化检查显示MelanA、α-inhibin、CD99阳性（图6－15）。

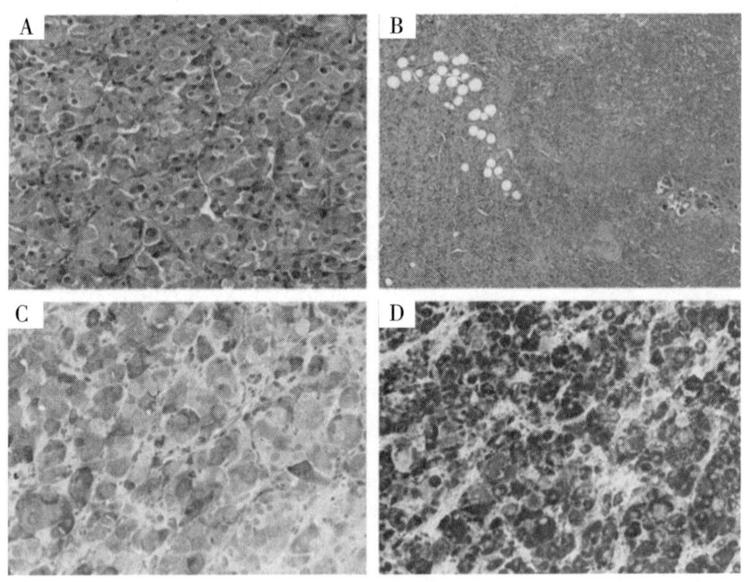

图6－15　莱狄细胞瘤

A：瘤细胞大小一致，胞质丰富嗜酸；B：肿瘤内脂肪细胞样细胞；
C：免疫组化α-inhibin阳性；D：免疫组化MelanA阳性（PMID：29259494）

电镜下观察到瘤细胞胞浆含少量微囊状的粗面内质网，光面内质网丰富，呈囊状扩张或呈旋涡型（双层扁平光面内质网呈同心圆层排列），含丰富类固醇。Ishida（1977年）指出胞浆内有集中的双层膜状旋涡，直径为1.4～6.0 μm，最低可有60层，旋涡

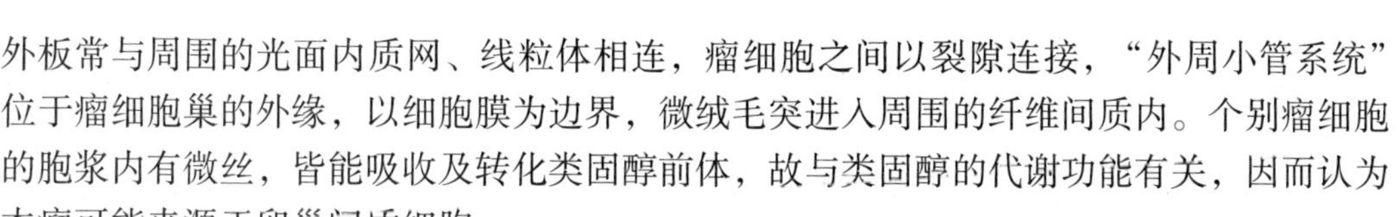

外板常与周围的光面内质网、线粒体相连，瘤细胞之间以裂隙连接，“外周小管系统”位于瘤细胞巢的外缘，以细胞膜为边界，微绒毛突进入周围的纤维间质内。个别瘤细胞的胞浆内有微丝，皆能吸收及转化类固醇前体，故与类固醇的代谢功能有关，因而认为本瘤可能来源于卵巢间质细胞。

3. 诊断与鉴别诊断

恶性 LCT 的特点主要为体积较大，常超过 5 cm；肿瘤多具侵袭性边缘，常侵犯附睾、精囊；淋巴及血管转移；有出血坏死；核分裂象大于 3/10 HPF。根据肿瘤细胞排列方式和细胞的结构特点，LCT 需要与以下疾病相鉴别：①卵巢间质黄素瘤，在临床或病理形态上，都很难与卵巢莱狄细胞瘤区分，只有电镜下见卵巢间质黄素瘤，缺乏莱狄细胞瘤所特有的“外周小管系统”及胞浆内微丝。②支持－间细胞瘤，支持细胞呈腺管或条索状排列，伴有莱狄细胞巢，与本瘤单由莱狄细胞组成不同。③恶性淋巴瘤。大细胞恶性淋巴瘤通常双侧睾丸发病，无孤立性瘤结节，常伴附睾和精索受累，瘤细胞呈弥漫性排列，胞质不含类脂质空泡，也无 Reinke 结晶，免疫组化标记 CD45 阳性。④恶性黑色素瘤。多累及双侧睾丸，瘤细胞在间质内广泛浸润，瘤细胞形态多样，异型性明显，核分裂象多，胞质内含黄褐色黑色素，免疫组化标记 HMB－45 和 S－100 均阳性。⑤精原细胞瘤。瘤细胞呈多角形或圆形，胞质透亮，间质内有多少不等淋巴细胞浸润，免疫组化标记 PLAP 阳性。

4. 治疗及预后

LCT 大部分为良性，特别是儿童病例，仅 10% 为恶性。良性 LCT 手术切除可视为临床治愈，预后良好。恶性 LCT 的预后与复发取决于肿瘤的病理特征，且对放、化疗不敏感。恶性 LCT 患者的存活期为 2 个月至 7 年，平均 2 年。

（六）伴有环状小管的性索肿瘤

伴有环状小管的性索肿瘤（sex-cord tumor with annular tubules，SCTAT）是一种特殊类型的性索－间质肿瘤，具有向颗粒细胞瘤或 Sertoli 细胞瘤两个方向分化的潜能，形态上以单纯性和复杂性环状小管包绕玻璃样物质为特征，在 1970 年由 Scully 首先描述于无黑斑息肉综合征（Peutz-Jegher 综合征，PJS）患者，临床少见。

1. 病因及发病机制

卵巢 SCTAT 的起源和性质尚无定论。肿瘤组织中的实性条索状成分被认为是颗粒及支持细胞分化，因此有学者指出 SCTAT 是具有多潜能的性索干细胞，有向不同方向分化的能力。部分病例在电镜下可见到 Charcot-Battcher 结晶，显示其支持细胞分化的特征。

2. 临床表现

SCTAT 患者年龄 4～76 岁，常见于 30～40 岁。临床上无特异性症状，主要是腹部包块、假性性早熟、雌激素异常增高、阴道异常出血。SCTAT 分为两种，大约 1/3 发生于伴有 PJS 综合征的妇女，患者 19 号染色体上的 *STK11* 肿瘤抑制基因突变。受累的患者有口腔黏膜、唇和指（趾）黑色素沉着和错构瘤性肠息肉。肿瘤常较小，为双侧或

多灶性，少数患者分泌足够量的类固醇激素而出现相应的临床症状。儿童发生伴有 PJS 的卵巢性索－间质肿瘤非常罕见，往往能引起假性性早熟。大约 2/3 的 SCTAT 发生在不伴有 PJS 综合征的患者，平均年龄稍大（36 岁左右），肿瘤常体积较大，为单侧孤立性、实性肿块。出现的症状取决于患者年龄，月经前女孩常出现早熟现象，老年妇女可能出现月经紊乱或绝经后出血。

3. 实验室检查

肿瘤体积大小不一，切面黄色，偶见囊性变、出血坏死。镜下可见圆形或融合性的肿瘤细胞巢，肿瘤细胞在纤维性间质内生长，周围绕以基底膜样物质，形成单一或复合的闭合环状小管（图 6－16），其核心为嗜酸性透明物质。肿瘤细胞为柱状，具有透明或泡沫状胞质，胞核圆形或卵圆形，深染、核仁小，偶尔可见核沟，非典型性和核分裂象不明显。间质内可见不同程度钙化和（或）含黄素化间质细胞。不伴有 PJS 的患者的肿瘤可能含有长而闭合的小管、局灶性实性生长区域、囊肿或无定形透明物质的无细胞区域。免疫表型类似于 Sertoli 细胞瘤，显示 α-inhibin、Calretinin、FOXL2、SF－1、WT1 和 CD56 阳性，EMA 阴性。

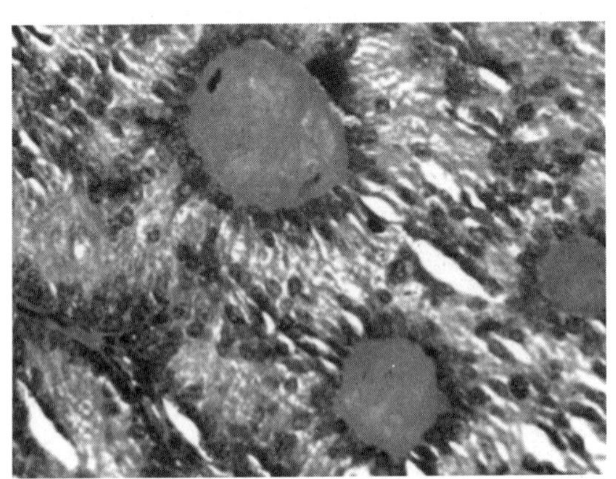

图 6－16　伴有环状小管的性索肿瘤（HE 染色 ×40）

（PMID：26516327）

4. 诊断及鉴别诊断

大部分 SCTAT 为良性肿瘤，但有 20% 具有恶性临床经过。恶性 SCTAT 肿瘤组织中 3 种不同组织学表现的肿瘤成分可分离或混合存在。恶性 SCTAT 表现出一些共同特征，包括患者年龄大于 40 岁、肿瘤为单侧、肿瘤体积大于 10 cm，切面囊实性伴坏死、肿瘤呈浸润性生长。在组织学上，肿瘤组织中除典型的环状小管结构外，出现实性条索状结构，肿瘤细胞异型，核分裂象大于 4/10 HPF。鉴别诊断：①微滤泡型颗粒细胞瘤，瘤细胞较小，无透明胞质，Call-Exner 小体中心的嗜酸性沉积物较小，其中无细胞碎片及钙化，而 SCATA 瘤细胞较大，伴有比较明显的淡染胞质，细胞核呈明显的栅栏状排列；②本病的细胞形态学与高分化的 Sertoli 细胞瘤相似，Sertoli 细胞瘤主要由中空的单纯小管构成，SCTAT 中无此类结构；③性腺母细胞瘤，必须出现间质和生殖细胞成分，不伴有 PJS 几乎总是发生在具有潜在性腺疾病表型的女性。

5. 治疗及预后

临床上大部分 SCTAT 患者的肿瘤为良性，伴有 PJS 的患者通常可以通过单侧输卵管、卵巢切除术来治疗，而不伴有 PJS 而伴有局限性肿瘤的年轻妇女可以通过单侧输卵管、卵巢切除术来治疗，而老年妇女和处于疾病晚期的妇女则需要全子宫及双侧输卵管 - 卵巢切除术来治疗。恶性 SCTAT 与其他恶性性索肿瘤一样具有远期复发及转移特性，文献报道其复发及转移时间最长者可达 15 年，肿瘤多经淋巴扩散。血及尿的类固醇激素检测可作为监测肿瘤复发的指标，报道中大部分病例转移瘤与原发瘤的组织学形态相似，在转移性肿瘤组织中可见典型的环管状结构，也可出现颗粒细胞及支持细胞成分。

（七）两性母细胞瘤

两性母细胞瘤（gynandroblastoma，GAB）是一种罕见的卵巢性索间质肿瘤，起源于卵巢间质胚叶组织的双向分化，或是来源于卵巢皮质和髓质残留的原始分化细胞，具有独特的混合性组织形态学表现。其中，一种成分呈 Sertoli-Leydig 细胞分化的索状和小管状结构；另一种成分为类似于卵巢颗粒细胞的紧密、小而一致的细胞成分，并可见特征性的 Call-Exner 小体。2014 年版 WHO 分类没有采用“两性母细胞瘤”这一诊断名称。两性母细胞瘤的诊断，应仅用于那些显示足够数量的高分化卵巢和睾丸成分的混合性肿瘤，这些肿瘤几乎都为临床Ⅰ期。

1. 病因及发病机制

本病发病机制尚未明确，有研究发现基因突变可能是导致其发病的关键因素之一，在数例卵巢两性母细胞瘤组织中存在 *FOXL2* 基因的改变，Oparka 等使用激光捕获显微镜切割和聚合酶链反映测序技术，证实了 *FOXL2* 基因 C134W（402CG）区域突变是导致卵巢两性母细胞瘤来源不同于其他类型卵巢肿瘤的原因。

2. 临床表现

本病发病年龄跨度较大，从 10 多岁的年轻女性到绝经后妇女，以青年为主，平均年龄 27 岁。临床表现为内分泌功能异常，呈雌激素和（或）雄激素增高的表现。卵巢两性母细胞瘤大多发生于年轻女性，主要临床表现为内分泌异常，症状包括闭经或功能性子宫出血，少数患者可出现男性化体征。约有 50% 患者主诉闭经或闭经伴男性化，25% 的月经不规则（包括月经初潮提前、绝经期子宫出血或伴发子宫内膜增殖症），15% 的有腹胀、腹部肿物、尿频或排尿困难等其他症状，10% 无任何症状。男性化表现为多毛、阴蒂肥大、嗓音低沉、乳腺萎缩及闭经等，患者雌、雄激素兼备的内分泌表现除上述男性化表现外，兼有绝经期后子宫不规则出血、子宫内膜增殖症等。

3. 实验室检查

肿瘤多发生于单侧卵巢，呈圆或卵圆形，微小者多位于卵巢髓质，肿瘤大小变异很大，直径 0.6～20 cm 不等，多数肿瘤包膜完整，与邻近组织分界清楚，切面呈黄色至棕褐色，以实性为主，可伴有囊性变（图 6 - 17），偶为多房性，呈海绵状或以囊性为主，囊内壁呈局灶性乳头状赘生物。光镜下可见肿瘤由两种成分组成，即颗粒细胞和 Sertoli-Leydig 细胞，两者均呈成熟的组织学形态，前者排列呈岛状或微滤泡结构，具有

典型的 Call-Exner 小体；Sertoli-Leydig 细胞则为排列成分化良好的管状结构。变异型为幼年型颗粒细胞瘤或中分化或低分化的支持－莱狄细胞瘤，可伴有/不伴有异源性成分。免疫表型显示瘤细胞 α-inhibin、Vimentin 阳性，部分病例 CD99、Calretinin 阳性，EMA 阴性。

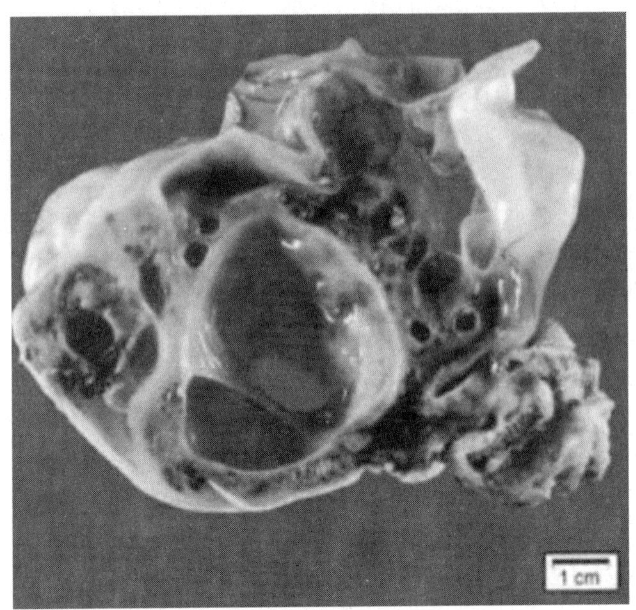

图 6－17　卵巢两性母细胞瘤（肿瘤切面可见大小可变的薄壁囊性空间）

（PMID：32751726）

4. 诊断

按 WHO 的诊断标准：两性母细胞瘤内可同时含有男女两性分化混合型性索间质肿瘤成分，诊断要求每种成分至少占肿瘤细胞的 10% 以上。病理学诊断关键如下：①高分化支持细胞瘤小管腔缘整齐，围绕基底部，不同于粒层细胞瘤 Call-Exner 小体的空隙无基底膜围绕；②中分化支持瘤细胞索长轴与其细胞轴呈垂直排列，而粒层瘤细胞索多数排列呈梁柱状；③低分化支持细胞瘤虽呈弥漫排列，但仍具备空实性小管倾向，而粒层细胞瘤则仍具备滤泡样结构；④支持细胞瘤偶呈网状型，而粒层细胞瘤除以成人型为主外，偶伴有幼年型或以幼年型为主；⑤支持细胞瘤区域内偶伴异源成分，而粒层细胞瘤区域内缺乏异源成分；⑥睾丸型（Leydig）间质细胞以 Reinke 类晶体为特征，而卵泡膜细胞则缺乏上述类晶体，上述间质细胞成分皆可出现脂褐素；⑦必须具备令人信服的支持及粒层细胞瘤两种成分，不能以任何一种间质细胞成分代替，同时间质细胞亦无须确定其隶属睾丸型或卵泡膜型。

5. 鉴别诊断

本病应注意与以下疾病相鉴别：①卵巢粒层细胞瘤，细胞巢中可见 Call-Exner 小体，间隙外周无基底膜围绕，粒层细胞索中细胞排列不规则，且常为多层，粒层细胞成分中无管腔结构；②卵巢支持细胞瘤，有管状结构的支持细胞成分，小管外围有基底膜围绕，无 Call-Exner 小体，故不同于两性母细胞瘤；③卵巢环状小管性索瘤，临床上可

伴发 Peutz-Jeghers 综合征，形态上有特殊的环状小管结构，内含玻璃样小体，这与两性母细胞瘤有 Call-Exner 小体结构是不同的，后者内含伊红色液体。

6. 治疗与预后

对于本病的治疗，多主张切除患侧附件或兼行子宫切除术，即可治愈。由于两性母细胞瘤在形态上和生物学行为上属于良性肿瘤，目前未见术后肿瘤复发及转移的文献报道，但肿瘤组织有颗粒细胞瘤－卵泡膜瘤成分，属于低度恶性肿瘤，有复发可能，因此肿瘤切除后应进行长期严密随访。

（八）高血钙型小细胞癌

高血钙型小细胞癌（small cell carcinoma of hypercalcemic type，SCCHT）是一种罕见的发生于卵巢的高度恶性小细胞癌，组织学起源不明，由 Dickersin 等于 1982 年首次报道，约占卵巢小细胞癌的 60% 以上。2014 年版 WHO 分类将该肿瘤归入卵巢杂类肿瘤，其与上皮－间质肿瘤、性索－间质肿瘤和神经内分泌肿瘤均有相似之处。卵巢小细胞癌分为两种类型：一种通常伴有旁分泌高钙血症，即卵巢高血钙型小细胞癌（ovarian small cell carcinoma of hypercalcemic type，OSCCHT）；另一种具有神经内分泌特征，被称为卵巢肺型小细胞癌（ovarian small cell carcinoma of pulmonary type，OSCCPT）。

1. 临床表现

此肿瘤在儿童期和绝经期之间都可发生，好发于年轻女性，发病高峰年龄为 20 ～ 29 岁（约占 50%），单侧卵巢发生，临床症状以腹胀、腹痛为主，偶有急腹症，也可仅表现为下腹肿块，约 2/3 患者术前血清钙明显升高，其中仅有 10% 的患者表现出临床高血钙症。OSCCHT 患者多表现为一侧附件区肿块，肿块一般体积较大，平均直径 15 cm，外表呈分叶状或结节状，20% 肿瘤表面有破口。

2. 实验室检查

SCCHT 多为单发实性肿瘤，分叶或结节状，直径多为 11 ～ 20 cm，呈灰白、灰黄色，常伴有囊性变，可见滤泡、黏液性物质及出血灶，质地软或脆。镜下肿瘤主要包括两种细胞成分：一种由小细胞组成，细胞呈弥漫片状生长，局部区域呈条索状、巢团状排列，可见散在分布的滤泡样腔隙（图 6－18），腔内含嗜酸性液体。小细胞呈圆形或卵圆形，大小较一致，胞质少，核小，有单个小核仁。另一种成分由大细胞组成，亦呈片状、巢团状排列，或单一的弥漫成片或与小细胞区穿插。大细胞形态多样，呈圆形、多边形或不规则形等，胞质丰富嗜酸、浓染，核呈空泡状，有明显的大核仁，核分裂象易见，部分区域见横纹肌样细胞。肿瘤中见大片坏死，间质成分少，部分区域间质呈疏松水肿样。免疫组化方面该肿瘤可表达 EMA、角蛋白、Vimentin、NSE、CD10、WT1 及 *p53*。

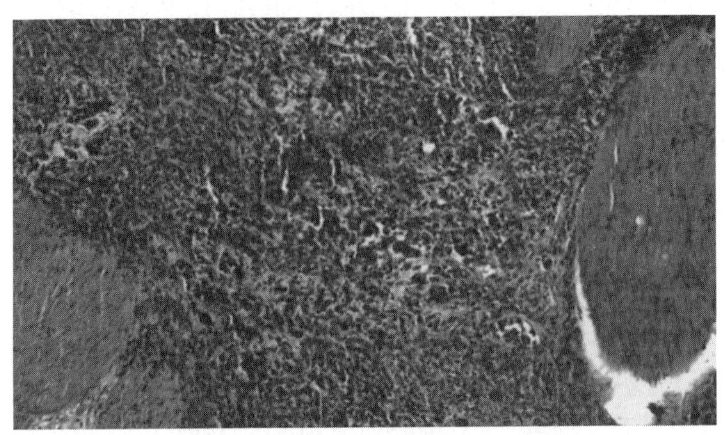

图6－18　高血钙型小细胞瘤（HE 染色）

（PMID：22315651）

3. 诊断及鉴别诊断

SCCHT 诊断金标准为病理诊断及免疫组化，其鉴别诊断主要为：①卵巢肺型小细胞癌，典型者多发生于绝经后妇女，通常伴有表面上皮－间质肿瘤，如内膜样腺癌或 Brenner 瘤成分。形态学特征与肺小细胞癌相似，但缺乏滤泡样腔隙和大细胞成分。免疫组化检测显示表达 EMA、CK 和神经内分泌标记，Vimentin 阴性。②卵泡膜细胞瘤。约 70% 者分泌雌激素，通常表现为绝经后阴道出血，子宫内膜增生或恶变，好发于围绝经期和绝经后妇女。③幼年型颗粒细胞瘤。两者均发生于儿童和年轻女性，镜下均有大小不等、形状各异的滤泡样结构，极易混淆。但幼年型颗粒细胞瘤几乎全部为临床Ⅰ期，极少数为侵袭性，预后较好。临床上多有雌激素过高的内分泌症状，无高钙血症。虽有滤泡样腔隙，但滤泡腔内罕见嗜酸性或嗜碱性分泌物，细胞核圆形，核仁不明显，核分裂象对较少，免疫组化标记 α-inhibin 阳性，EMA 多为阴性。④促纤维增生性小圆细胞肿瘤。其呈弥漫性结节状排列的小圆细胞增生，细胞巢周围为显著增生的纤维性间质，无滤泡结构等特征可鉴别。

4. 治疗与预后

SCCHT 系高度侵袭性肿瘤，最重要的预后因素是确诊时的临床分期，50% 的患者在初次剖腹探查时已发生卵巢外扩散，因此预后非常差。主要的治疗方式为全子宫＋双附件切除及盆腔淋巴结清扫术，术后辅以放、化疗，多数患者疗效差，极少数患者可存活 4 年以上。

小　结

性腺肿瘤形态复杂、类型多，主要有三大类，分别为上皮源性肿瘤、生殖细胞和性索－间质肿瘤。临床上常将其分类为生殖细胞瘤（精原细胞瘤、无性细胞瘤）和非生

殖细胞瘤性的生殖细胞肿瘤（卵黄囊瘤、胚胎性癌、绒毛膜癌和混合性生殖细胞肿瘤）和畸胎瘤。

生殖细胞肿瘤主要反映生殖细胞发育阶段各种不同情况的演变，是一组胚胎性肿瘤，主要发生于儿童和青少年，发病率占所有儿童恶性肿瘤的3%～3.5%。发病部位以性腺（卵巢或睾丸）多于性腺外。性索－间质肿瘤起源于性腺特殊间叶组织，反映了性索从原始性腺未分化期到成熟性腺各阶段的发育过程。

卵黄囊瘤又称为内胚窦瘤，其恶性程度居生殖细胞肿瘤中首位，有多种生长方式，其中最常见、最具有特征性的形态是疏松网状或微囊状结构及内胚窦结构，镜下瘤细胞排列成疏松网状，并可见内胚窦样小体及腺样结构；畸胎瘤又分为成熟畸胎瘤及未成熟畸胎瘤，前者镜下可见内、中、外三胚层组织的成熟成分，如汗腺、毛发、脂肪、软骨、神经组织等，后者镜下多为三胚层分化的未成熟及成熟组织混杂而成，未成熟成分多为原始的神经上皮。此外，还可含有少量胚胎性组织；胚胎性癌，亦为高度恶性肿瘤，镜下细胞排列形式多样，具有大的空泡状核，核染色质粗糙，核仁明显，肿瘤细胞呈巢状或片状生长，偶尔也呈腺样及乳头状排列，与卵黄囊瘤类似的是，其细胞内外可找到PAS阳性点滴，血清AFP亦呈阳性，但与之不同的是，免疫组化HCG呈阳性；无性细胞瘤，该肿瘤较少见，镜下与未分性别的原始生殖细胞类似；绒毛膜癌，为高度恶性肿瘤，镜下见成团状、管条状分步的细胞滋养层细胞及合体滋养层细胞，两者无绒毛结构，瘤细胞可分泌绒毛膜促性腺激素，血清HCG呈阳性；精原细胞瘤，镜下瘤细胞分布均匀，相对较大但形态结构较为一致，具有明显的细胞膜，胞质丰富且透明，呈片状、巢状、条索状排列，核分裂象较为少见，间质内可见淋巴细胞浸润。

发生于儿童和青少年的生殖细胞和性索间质肿瘤相对较为常见，目前分子生物学技术有助于我们对一些疑难病例的精准诊断，以及发病机制的深入了解，但是今后在一定时间内经典病理学诊断仍将持续发挥关键作用。

思考题

1. 卵黄囊瘤、胚胎性癌、绒毛膜癌、畸胎瘤的诊断。
2. 生殖细胞瘤的分类。
3. 卵黄囊瘤的病理学特征。
4. 畸胎瘤的分类依据。
5. 绒毛膜癌的鉴别诊断。

参考文献

[1] JAVADPOUR N. Multiple biochemical tumor markers in seminoma. A double-blind study [J]. Cancer, 1983, 52 (5): 887－889.

[2] LIU A, CHENG L, DU J, et al. Diagnostic utility of novel stem cell markers SALL4, OCT4, NANOG, SOX2, UTF1, and TCL1 in primary mediastinal germ cell tumors [J]. Am J Surg Pathol, 2010, 34 (5): 697－706.

[3] PROPPE K H, SCULLY R E. Large-cell calcifying Sertoli cell tumor of the testis [J]. Am

J Clin Pathol, 1980, 74 (5): 607 -619.

[4] YOUNG R H, DICKERSIN G R, SCULLY R E. A distinctive ovarian sex cord-stromal tumor causing sexual precocity in the Peutz-Jeghers syndrome [J]. Am J Surg Pathol, 1983, 7 (3): 233 -243.

[5] DICKERSIN G R, KLINE I W, SCULLY R E. Small cell carcinoma of the ovary with hypercalcemia: a report of eleven cases [J]. Cancer, 1982, 49 (1): 188 -197.

[6] LU Z, CHEN J. Introduction of WHO classification of tumours of female reproductive organs, fourth edition [J]. Zhonghua Bing Li Xue Za Zhi, 2014, 43 (10): 649 -650.

(赵博　阮倩)

第七章　软组织肿瘤

第一节　纤维组织肿瘤

一、结节性筋膜炎

结节性筋膜炎（nodular fasciitis，NF）又称为假肉瘤性筋膜炎，是一种成纤维细胞和肌成纤维细胞增生性疾病，常起源于浅筋膜，但也可见于血管、颅骨和神经周围。

1. 临床表现

本病各年龄段均可发生，但常见于青壮年，发生于儿童和婴幼儿的少见。四肢为好发部位，但也可发生于躯干、头部及颈部，多为单发。

临床上表现为生长迅速的无痛性结节，就诊时结节的直径为 2 ～5 cm，一般不超过 4 cm，质地较硬（图 7 -1），境界欠清楚，表面皮肤一般无破溃，肌肉收缩时结节更明显。大多伴有轻度压痛或阵发性疼痛。

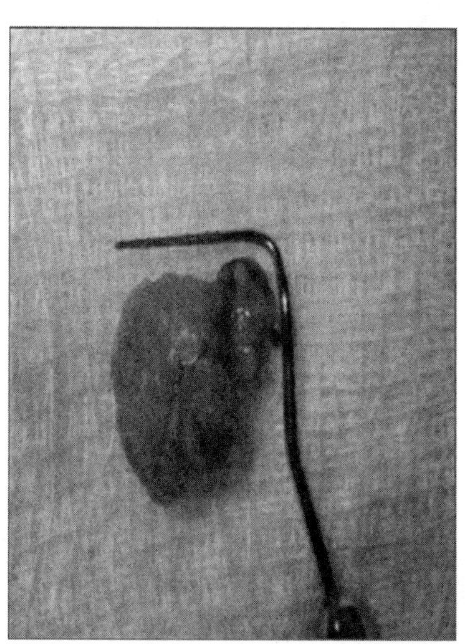

图 7 -1　结节性筋膜炎外科手术标本

（LIMA F J，DE DINIZ SOUSA LOPES M L，DE JOSÉ，et al. A rare case of intraoral nodular fasciitis：diagnosis and immunohistochemical profile［J］. J Oral Maxillofac Surg，2014，72（3）：529 -536. DOI：10. 1016/j. joms. 2013. 09. 001）

结节性筋膜炎往往在几日或几周内生长很快，以后又生长缓慢或者长期不长，甚至缩小。临床上以起病急、生长快（2 周内出现肿块）伴局部疼痛的结节为特征。

2. 实验室检查

（1）大体：结节无包膜，多与浅筋膜或深筋膜相连。病灶圆形或卵圆形，边界不清，无包膜；直径通常小于 2 cm。质实，黏液变明显时则较软，切面呈灰白、灰红或灰黄色。

（2）镜下：其特征是在疏松的黏液基质中，有丰富的梭形成纤维细胞，其间可形成裂隙和小囊，血管增生，淋巴细胞浸润和红细胞外渗（图 7－2）。结节内增生的纤维母细胞排列方向杂乱无章，细胞突起向各个方向伸展并互相吻合，细胞大小不一，形状不甚规则，有的细胞核染色很深，并有异形，可见到核分裂象，甚至可见到比较多的核分裂象，间质内有黏液样水肿区及多少不定的胶原纤维和网状纤维，幼稚的毛细血管也比较丰富。此外，尚可见到淋巴细胞、浆细胞和多核巨细胞。

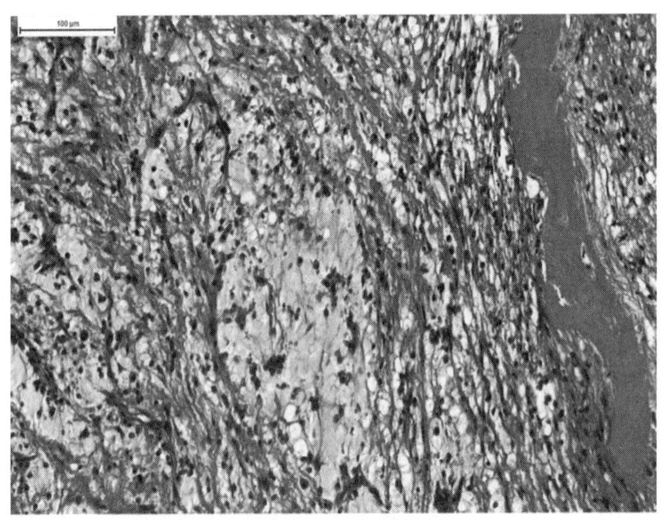

图 7－2　结节性筋膜炎细胞在黏液样背景下呈束状排列，呈透明状，并见出血灶

（LIMA F J，DE DINIZ SOUSA LOPES M L，DE JOSÉ OLIVEIRA NÓEGA F，et al. A rare case of intraoral nodular fasciitis：diagnosis and immunohistochemical profile［J］. J Oral Maxillofac Surg，2014，72（3）：529－536. DOI：10.1016/j. joms. 2013. 09. 001）

（3）本病组织病理学特征：①增生活跃的（肌）成纤维细胞形成半旋涡状或"S"形结构；②疏松的黏液样基质背景；③丰富的血管及红细胞外渗；④不规则组织裂隙或小囊；⑤核分裂象多见，但无病理性核分裂；⑥增生的毛细血管和炎性细胞浸润，一般不见浆细胞和中性粒细胞；⑦增生的胶原间质伴水肿和黏液变性或胶原束玻璃样变性；⑧常见多核破骨样细胞。上述成分在不同患者和同一患者的不同区域均有所不同，其中①～④ 项具有诊断意义。

病理上可分为三型，第一型为黏液瘤样型，间质内黏液样水肿区比较多；第三型为纤维瘤样型，间质内胶原纤维逐渐增多，而黏液样水肿区逐渐减少；结节内细胞成分及形态介于第一型与第三型之间的为中间型。

（4）免疫表型显示梭形细胞 Vimentin（图 7－3）阳性，SMA 强阳性，S－100 蛋白部分阳性，CD34、CK 及 EMA 阴性。

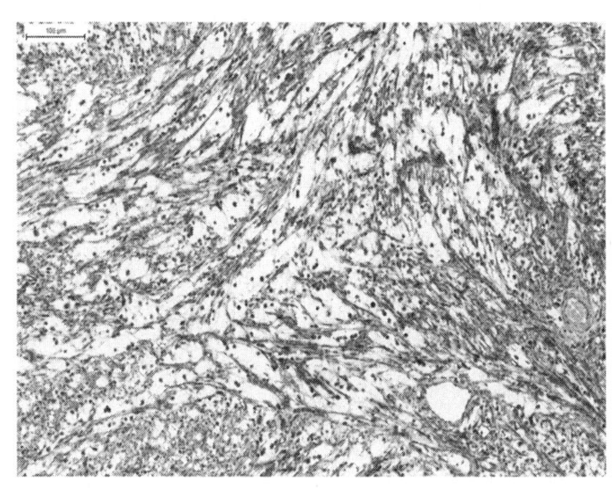

图 7－3 结节性筋膜炎细胞免疫组织化学染色显示 Vimentin 呈强阳性

（LIMA F J，DE DINIZ SOUSA LOPES M L，DE JOSÉ OLIVEIRA NÓBREGA F，et al. A rare case of intraoral nodular fasciitis：diagnosis and immunohistochemical profile. J Oral Maxillofac Surg，2014，72（3）：529－536. DOI：10.1016/j. joms. 2013. 09. 001）

3. 诊断

诊断要点：①发生于四肢的孤立性软组织包块，尤其前臂应注意；②多发生于 20～40 岁；③少数有外伤史；④病程较短，大部分就诊时起病不超过 3 个月；⑤包块增大较迅速，质硬，活动度好与皮肤无粘连，扪诊界限不清，局部皮温不高，无表浅静脉充盈怒张等表现；⑥需排除其他皮下结节性疾病，如脂肪瘤、纤维瘤、恶性纤维组织细胞瘤、纤维瘤病、纤维肉瘤等。

4. 鉴别诊断

结节性筋膜炎由于在短期内生长迅速以及有异形细胞，核染色很深和出现核分裂象，许多病例曾被误诊为各种肉瘤。肉瘤可单发，也可多发，位置一般较深，NF 一般单发，虽然会发生于肌层内，但大多数发生于皮下；肉瘤内部回声较为杂乱不均，且较多有液化，中心血供十分丰富，常有一条或多条穿支血管；NF 内部回声较为均匀，可有液化，但一般较少，病变早期会有血流信号，但不如肉瘤丰富，且周边血流比中心丰富。

结节性筋膜炎在临床上需要与表皮囊肿及脂肪瘤等相鉴别。表皮囊肿是一种真皮内含有角质的囊肿，生长缓慢，为圆形、隆起性结节；脂肪瘤是由成熟脂肪细胞构成的良性肿瘤，位于皮下组织，生长缓慢，质地柔软，可移动，基底较宽，呈圆形或分叶状。另外，在组织病理学上结节性筋膜炎需要与恶性纤维组织细胞瘤、滑膜肉瘤及纤维肉瘤等恶性肿瘤相鉴别。由于本病在组织病理上细胞增生活跃，有时可见核分裂象，故必要时需要行免疫组化检查进一步明确诊断。

5. 治疗

本病治疗以局部切除为佳，建议行皮肤梭形切口，切缘距肿块边缘 0.5 cm 以上，

深度也要在结节下 1.0 cm 左右。如肿块长径大于 3 cm 时，且冰冻病理切片不能确诊时，可适当扩大切除范围。临床一时难以确定性质的界限不清的体表肿块，也适用于上述处理原则。这样处理既有利于病理检查，又可对低度恶性肿瘤（如皮肤隆突状肉瘤）达到治疗目的。结节性筋膜炎由于病变是良性的，完全切除不易复发，应避免不必要的大手术。

6. 预后

本病预后良好，完整手术切除多可治愈，极少复发。如出现复发，临床上一方面需要考虑与手术未完全切除肿瘤有关，另一方面需要排除其他恶性肿瘤的可能。

二、纤维瘤

纤维瘤（fibroma）是来源于纤维结缔组织的良性肿瘤，纤维结缔组织在人体内分布极广，构成各器官的间质。因纤维瘤内成分的不同，可有纤维肌瘤、纤维腺瘤、纤维脂肪瘤等，这些都是小儿常见的肿瘤之一。以胶原纤维为主要成分的是硬纤维瘤，比较少见，术后易复发。

纤维瘤可发生于体内的任何部位，以皮下组织和皮肤最为常见，骨膜、肌膜、鼻咽腔及他处黏膜组织以及乳腺、卵巢、肾脏等器官均可发生。大小不等，生长缓慢。主要表现为圆形或椭圆形肿块，界限清楚，质硬，活动度好，与皮肤不粘连，多数无临床症状。受压部位很少引起功能障碍。

纤维瘤分为硬纤维瘤（fibroma durum）、软纤维瘤（fibroma molle）、项背纤维瘤和腱鞘纤维瘤，以下只讲前面两种。

（一）硬纤维瘤

硬纤维瘤又称为幼年性纤维瘤病（juvenile fibromatosis），是起源于纤维母细胞的、具有局部侵袭性的纤维瘤病。多发生在腹壁、肩胛、上肢及臀部等处。硬纤维瘤是具有包膜的、由增生纤维组织构成的硬结节，切除后不复发，不发生转移。

1. 病因及发病机制

其病因尚不清楚，可能与损伤和内分泌有关。有人指出，强力的肌肉收缩导致小的肌肉撕裂和血肿是主要病因，内分泌因素是次要原因。也有人认为，本病与激素有关，发现患者有较高的促性腺激素。还有人认为，小儿患该瘤是先天性因素造成的，是 Gardner 结肠多发性息肉病综合征肠外的一个表现，而此综合征与第 5 对染色体长臂缺失有关，因此也考虑是否与遗传因素有关。腹壁切口和臀部注射处发生硬纤维瘤最多，说明其与创伤有关。

2. 临床表现

好发部位依次为腹壁、胸壁、肩胛、腹内、颈、臀部、骨盆、上肢、下肢等。主要表现为肿块，逐渐增大，呈扁平或板状，椭圆形，表面光滑，质地非常坚硬，呈局限性隆起，边界不清，不活动；无压痛或仅有轻度压痛；肿瘤向周围肌肉浸润，但不与皮肤

及皮下组织粘连。随着肿瘤增大，可引起相应的功能障碍。全身情况正常，无贫血、消瘦等恶性肿瘤的表现。

3. 实验室检查

（1）大体：肿瘤无包膜或包膜不完整，沿筋膜表面生长，广泛浸润肌肉，边界不清楚。瘤结节为圆形或椭圆形，或呈分叶状，切面呈灰白色编织状，可见闪光的纤维束。

（2）镜下：瘤组织主要由成纤维细胞、纤维细胞和胶原纤维构成；其特征是由致密胶原纤维和成熟的纤维构成，细胞成分少。镜下为大量增生的纤维母细胞，梭形成熟的纤维母细胞代替了正常的肌细胞，可见核仁，但无明显的有丝分裂象。

（3）特殊染色：VG、Masson 三色染色呈纤维组织反应。

（4）免疫组化：瘤细胞 Vimentin 阳性，actin、S－100 蛋白阴性。

4. 治疗

确诊后应尽早行广泛切除，切除要彻底，包括肿瘤边缘 3 cm 浅面和深面部分的正常肌肉和肌腱、筋膜组织。边缘组织要送病理检查，不论边缘组织为阳性、阴性，其复发率无明显差异。

5. 预后

本瘤有浸润性生长的特点，术后复发率高达 20%～70%，通常在术后 12 个月内，局部再度出现质地坚硬的肿块，但从不发生远处转移。对复发病例，应该争取再次手术切除。放疗，给予他莫昔芬、舒林酸、吲哚美辛及类固醇类药物等，可缓解肿瘤的生长。

6. 鉴别诊断

鉴别诊断：①纤维瘤病；②皮肤平滑肌瘤；③神经纤维瘤。

（二）软纤维瘤

软纤维瘤又称为皮赘（skin tag）、纤维上皮性息肉、中胚层间质息肉软垂疣，是一种带有蒂的良性肿瘤，表面有表皮包绕，中心部分有纤维细胞、胶原纤维、弹力纤维以及多少不定的脂肪细胞。

1. 病因及发病机制

目前发病机制尚未明确，临床观察发现高甘油三酯血症患者皮赘出现率明显高于正常人，认为皮赘可能是高甘油三酯血症的一种皮肤标志。

2. 临床表现

肿瘤表面光滑或呈乳头状，推动自如，有蒂，蒂可长可短，大部分悬挂松弛，触之较软，同时伴有色素沉着。多见于外阴、会阴、肛门，少数位于阴道、宫颈、尿道等部位，罕见于面部、腋窝和躯干。

3. 实验室检查

（1）大体：一般直径仅有 1～2 cm，大者可达 20 cm。瘤结节常向外突起下垂，形成带蒂的息肉样的瘤结节。大体标本显示大多数瘤体表面均有完整的结缔组织构成的包

膜，切面呈淡红色。

（2）镜下：病变呈息肉状、由被覆扁平上皮和其下的纤维血管性间质组成，纤维血管间质多，可呈疏松水肿样，可见中等大小的厚壁血管（图7－4）。可伴有多少不等的脂肪组织和炎症细胞，少数病例可有丰富的梭形纤维母细胞，并见核深染的畸形细胞和多核巨细胞，易被误诊为肉瘤。

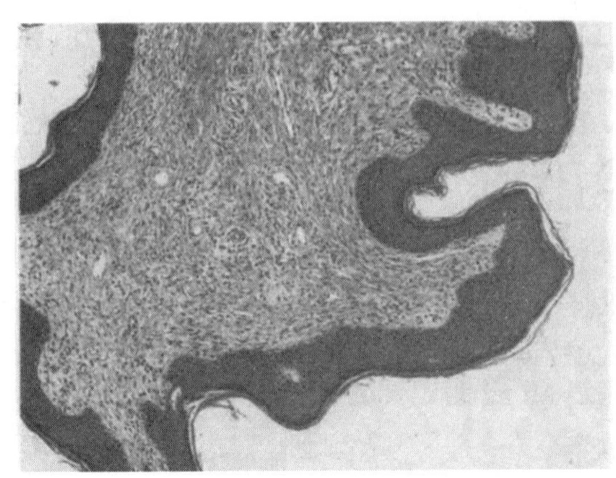

图7－4　软纤维瘤

注：被覆鳞状上皮和其下的纤维血管性间质（赖日权、郜红艺、王凤华、陈晓东：《儿童肿瘤病理学诊断图谱》，科学出版社2016年版）

病理切片示瘤细胞成分多，以成熟的纤维细胞为主，夹杂着少量的胶原纤维，结缔组织细胞排列稀疏，细胞呈星状，细胞间的间隙含有胶样液体，部分可见血管状裂隙，以及由年幼的成纤维细胞构成的中心灶。另外，软纤维瘤病理变化呈真皮乳头瘤样增生，胶原纤维疏松，毛细血管和中央处有成熟的脂肪细胞。

4. 治疗

软纤维瘤治疗原则上宜早期手术切除，对周边分界不清的软纤维瘤，激光、手术切除时主张适当切除周围部分正常组织。小的软纤维瘤可做激光、微波、电灼或冷冻治疗，较大者应予手术切除。

5. 鉴别诊断

鉴别诊断：①皮肤黏液瘤；②皮肤神经纤维瘤；③黏液型脂肪肉瘤；④葡萄状横纹肌肉瘤。

三、鼻咽血管纤维瘤

鼻咽血管纤维瘤又称为幼年性鼻咽血管纤维瘤（juvenile nasopharyngeal angiofibroma，JNA），是一种鼻咽部良性肿瘤，常发生于10～25岁的男性青少年，中位年龄15岁，极易出血，好发于鼻咽顶部。虽然其组织学上为良性，但具有恶性生物学特点，具有局部侵袭性生长、骨破坏和通过自然孔与裂缝传播的特点，10%～20%的病例肿瘤侵入颅腔。

1. 病因及发病机制

病因尚未明确，目前认为 JNA 是由雌激素不足或雄激素相对过多引起的，雄激素刺激血管纤维组织增生。有学者提出 JNA 的性激素依赖学说，1948 年，Martin 等注意到肿瘤仅发生于青春期男性，一些患者存在性征发育不全，认为性激素失调可能是肿瘤发生的病理机制。此外，有研究认为，肿瘤组织中有刺激血管内皮细胞生长的活性因子，如成纤维细胞生长因子（fibroblast growth factor，FGF）可能与 JNA 的发病机制有关。也有研究认为，JNA 是胚胎发育过程中，可勃起生殖组织异位遗留在鼻咽部，青春期在雄激素的刺激下生长而产生的肿瘤。但是，JNA 发生发展中的具体分子机制仍不清楚，需要进一步的研究。

2. 临床表现

鼻咽血管纤维瘤临床少见，占头颈部肿瘤的 0.05%，临床上以进行性鼻塞和反复鼻出血为主要症状。晚期病变可引起面部变性、听力减退和面瘫。肿瘤可侵蚀附近骨质或器官。MRI 和 CT 在鼻咽部可见周界清晰的软组织肿块。

大部分患者的最初症状为鼻塞（84.2%）、鼻出血（68.4%）、分泌性中耳炎等。随着肿瘤的发展，肿瘤侵入翼腭窝、上颌窦后壁、颞下窝、眼眶和压迫咽鼓管咽口，逐渐出现面部畸形、神经性缺陷、耳鸣、耳闭、听力下降、干眼症、眼球外突、运动受限、头痛、失嗅、鼻溢液、视力减退和视野受损等症状。

3. 实验室检查

（1）大体：肿瘤直径由数厘米至十多厘米不等，呈椭圆形，有蒂或无蒂，表面光滑，切面暗红或淡红色。

（2）镜下：瘤组织位于黏膜下，瘤组织由纤维组织和血管组成（图 7－2）。纤维组织常较疏松、水肿或黏液变，其间有时可见脂肪、神经或黏液腺。血管多少不等，大多壁薄，仅有一层内皮细胞，无弹力纤维，平滑肌不完全或缺如。

（3）免疫表型：血管壁 Vimentin、desmin、SMA 阳性，内皮细胞表达 CD31、CD34（图 7－5）、Ⅷ因子。

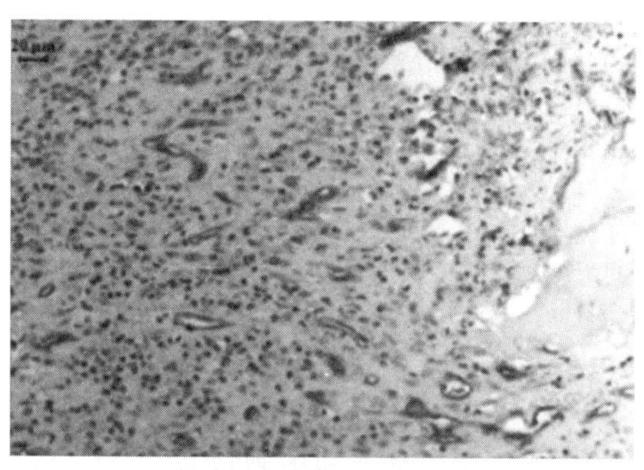

图 7－5　鼻咽血管纤维瘤瘤细胞 CD34（＋）

（ZHANG M，SUN X，YU H，et al. Biological distinctions between juvenile nasopharyngeal angiofibroma and vascular malformation：an immunohistochemical study［J］. Acta Histochem，2011，113（6）：626－630. DOI：10.1016/j. acthis. 2010. 07. 003）

4. 诊断

主要诊断依据为青春期男性，典型症状（鼻塞、鼻出血、鼻溢液等）和体征（鼻咽部新生物）。因肿瘤生长缓慢，生长速度与年龄成反比，几乎20%的病例在症状刚出现时即有颅内侵犯，尽管肿瘤体积很大但神经性症状轻微，在临床诊断时易忽略颅内扩展病变的存在，对可疑病例应考虑行CT扫描以明确肿瘤的扩展范围及肿瘤分期。

综合以下各项指征可作为JNA的典型X射线表现：鼻咽部团块、窦后壁前突、蝶骨破坏、硬腭破坏、上颌窦内壁破坏、鼻中隔移位等。强化CT扫描可见鼻咽部不规则分叶状肿物的增强影像；轴位、冠状位CT扫描可得到清晰的颅底骨质显像；MRI可提供肿瘤与相邻软组织的分界情况，当静脉内应用钆时，可提供颅内及海绵窦内病变侵犯的辅助信息。

JNA除了典型的放射学征象外，并没有特异性的典型症状与体征，若肿瘤表现不典型或临床病史较为特殊，在手术切除肿瘤之前，应考虑活检，但必须在手术室内进行。此外，双侧选择性颈内外动脉造影对诊断肿瘤以及选择手术路径非常重要。

5. 鉴别诊断

JNA应与后鼻孔息肉、脊索瘤、鼻咽癌、鼻咽横纹肌肉瘤、鼻咽纤维组织发育不良、淋巴上皮瘤、纤维黏液瘤性息肉等好发于鼻咽部的各类肿瘤相鉴别，尤其应与血管瘤性息肉、鼻咽囊肿相鉴别。其他需要鉴别的有：①分叶状毛细血管瘤，血管瘤纤维组织量少，在一定程度上呈分叶状；②血管扩张性息肉，可见增生、扩张的薄壁血管，被均匀无形的嗜酸性物质包绕，血管内皮增大，间质细胞表现不典型。

6. 分期

目前的分期系统主要基于肿瘤的生物学行为、扩展路线、手术暴露的难度及可能复发的位点。有不同学者根据肿瘤是否波及鼻腔、鼻咽部、翼上颌窝、颞下窝、眼眶、海绵窦、蝶鞍、视交叉、垂体窝等提出不同的分类标准。2006年Onerci等针对鼻内镜手术技术在JNA切除手术中的广泛应用，建议根据鼻内镜手术所能达到的位点及操作的便利程度进行修改，使不同期别代表操作的不同难易程度和复发风险，且随着内镜技术的不断进步以及角度镜的应用，复发位点应相应变化。Onerci等提出的分期系统如下：

Ⅰ期：肿瘤位于鼻腔或鼻咽部，筛窦和蝶窦及最小限度扩展到翼腭窝。

Ⅱ期：肿瘤侵入上颌窦或前颅窝，占满翼腭窝，以及上颌窦后外侧边界以内的颞下窝。

Ⅲ期：肿瘤扩展到翼突根部或蝶骨大翼的网状骨、上颌窦后外侧边界以外的颞下窝、翼板的后方、眼眶及海绵窦。

Ⅳ期：肿瘤扩展到颅内动脉与垂体腺间，并在颅中窝、颈内动脉侧面及广泛颅内扩展。

7. 治疗

JNA的治疗方法包括手术、激素治疗及放疗等。手术切除是目前公认的最佳治疗方式。手术切除的路径有多种，包括经腭路径、经腭—鼻窦联合路径、鼻内镜下手术切除、上颌骨内侧切除术（鼻侧切开路径、面中掀翻术），颞下窝路径、经面部路径等。鼻内镜外科技术已经广泛应用于鼻颅底外科，尤其是已经广泛应用于JNA切除术，内镜手术的局限性主要在于分离瘤体及处理大出血时单手操作。近年来，采用的经导管超选择性动脉栓塞术在JNA切除术前的应用具有较高临床价值，可明显减少术中出血。

超选择性动脉栓塞现已成为一种有效的术前措施。对于小到中等大小的肿瘤可在鼻内镜下完全切除；对于颞下窝极外侧、眶尖或海绵窦侵犯的肿瘤应用鼻内镜技术切除的特例较少，可根据肿瘤侵犯范围选择适宜的手术方式，力争最大限度地暴露病变范围，彻底切除肿瘤，并减少术后复发及手术并发症。对不能切除的颅内扩展或复发肿瘤，有学者主张行放疗；其他治疗方法包括冷冻疗法、电凝法、单纯栓塞法、硬化剂注射法等，但疗效欠佳，近期有学者主张对反复复发的肿瘤采用化疗。总之，放疗及化疗的临床应用价值有限，并未被学者们所接受。

8. 预后及复发

一般认为 JNA 的复发与肿瘤分期体系有关，复发的主要原因是手术中未能彻底切除肿瘤，另外还有患者的年龄较小、颈内动脉供血、颅内侵犯到海绵窦等因素。术后应用 CT、MRI 和鼻内镜对患者进行随访，有研究认为精确的切除翼管和蝶骨底部的肿瘤是避免复发的重要办法。联合鼻内镜和经面手术入路可以降低复发率。复发性肿瘤再次手术时，由于术中手术标志不清，极易致瘤体残留，手术难度极大，危险性明显增加。

四、婴儿纤维性错构瘤

婴儿纤维性错构瘤（fibrous hamartoma of infancy，FHI）是一种少见的婴幼儿良性表浅软组织肿瘤，属于胚胎发育不良或错构瘤性的良性病变，占所有软组织良性肿瘤的0.02%，属于少见病。

1. 临床表现

本病好发于小于 2 岁的婴幼儿，约 23% 的婴幼儿出生后即有，男女比例约为 2.4∶1，单发为主，多发罕见。本病好发于肩、腋窝、背、股和腹股沟等处。主要表现为单发的无痛性肿块，生长很快，界限不清楚，质地软硬不一（根据脂肪组织或纤维组织的多少而不同），肿块位于皮下（图 7－6），推压可略有移动，但有时可固定于筋膜或肌肉的表面。临床多表现为真皮深层或皮下生长迅速的小结节，肿物可移动。切除后少数可复发，但不发生转移。CT 和 MRI 检查显示脂肪组织内可见呈穿插带状的纤维结缔组织影。

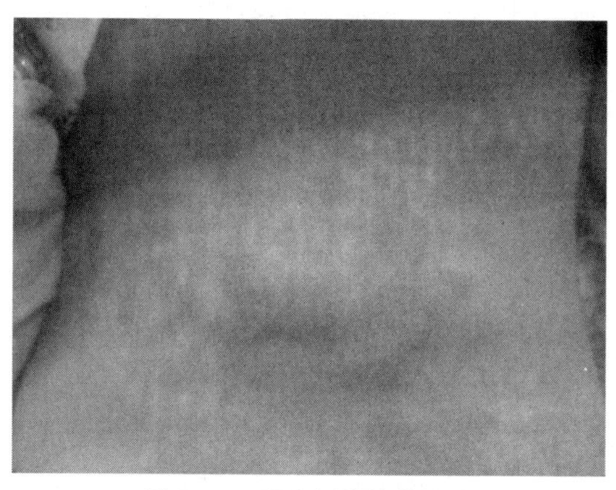

图 7－6　婴儿纤维性错构瘤

其临床表现为结构坚固，未固定在下层组织上，局部多毛。[MIROUX-CATARINO A, CLARO C, VIANA I. Giant fibrous hamartoma of infancy: pitfall of CD34 positive dermal mesenchymal tumor [J]. Dermatol Online J, 2018, 24 (6): 9]

2. 实验室检查

本病来源于纤维组织和脂肪组织的混合体，镜下由 3 种不同的组织成分（疏松的未成熟小圆间叶细胞成分；交织的梭性细胞的纤维组织成分；间插成熟的脂肪组织成分，有时很多，为主要成分）形成一个不规则的器官样肿块。

（1）大体。肿物位于真皮或皮下，圆形或不规则形，边缘不清；一般 3 ～ 5 cm，也可达 15 cm；质实，切面灰白发亮，间杂黄色脂肪。

（2）镜下。肿物结构特殊，典型的 FHI 镜下主要有 3 种成分以不同比例混合构成器官样结构：①纵横交错或结节状排列的成纤维细胞，细胞核狭长或波浪状，胶原成分多少不等；②灶状或小叶状分布的成熟脂肪细胞，有时可为病变的主要成分；③富含黏液基质中的原始间叶细胞，多呈巢状或漩涡状排列，细胞呈卵圆形或星状。上述 3 种成分混杂构成，比例不一，彼此间有明显界限，但纤维组织与原始样间叶样小岛间可互相过渡，即幼稚的间叶细胞岛及脂肪细胞可被弥漫的胶原纤维及散在的成纤维细胞替代。

（3）免疫表型：瘤细胞 Vimentin、actin 阳性，desmin 通常阴性。

3. 诊断

主要依据组织病理学检查，新版世界卫生组织（WHO）关于软组织和骨肿瘤病理学与遗传学定义 FHI 为发生于儿童的界限欠清的良性表浅软组织肿瘤，组织学上由下述 3 种成分混合构成特征性的器官样结构：交叉梁状排列的致密纤维胶原组织、含不成熟小圆形原始间叶细胞的疏松组织及成熟脂肪。

4. 鉴别诊断

本肿瘤组织学结构特征容易识别，需要与婴儿指（趾）纤维瘤病（常生长在指、趾部）、幼年性纤维瘤病（不在皮下，常从颈、腹部的肌肉中生长，具有强烈的侵袭倾向）相鉴别，偶尔一种成分占主要成分时应注意与某些婴儿肿瘤或瘤样病变鉴别：①婴儿脂肪纤维瘤病，好发于肢端特别是手掌。其组织学上主要在脂肪组织内穿插浸润性生长的纤维母细胞和肌纤维母细胞，无器官样原始间叶组织。②婴儿纤维瘤病，主要由排列紊乱的短梭形细胞组成，浸润至周围肌肉组织，缺乏 FHI 的“器官样”结构（图 7－7）。③肌纤维瘤病，典型的单发或多发结节，由两群比例不同的细胞构成，形成独特的两相模式，镜下见明显的分区现象，由周边呈交错排列的成肌纤维细胞束和中央呈血管外皮瘤样排列的原始细胞间叶细胞组成。④幼年性隆突性皮肤纤维肉瘤，组织内常见多少不等的核深染多核巨细胞。FISH 检测显示有 PDGFB 相关基因易位。⑤神经纤维瘤，缺乏器官样形态及 S－100 染色可帮助鉴别。在临床工作中遇到发生于婴幼儿的皮下肿物应注意与婴儿纤维错构瘤相鉴别。

5. 治疗及预后

FHI 属于良性肿瘤，局部完整切除可治愈。局部未切除的肿物有 15% ～ 16% 复发，但复发后再次切除可完全治愈，预后良好。完整手术切除，可达到根治的目的。

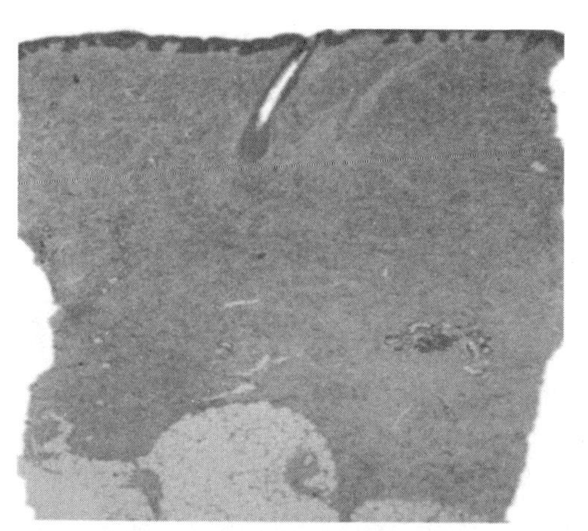

图7－7　婴儿纤维性错构瘤

见梭形细胞增殖，浸润真皮和皮下组织，沿隔膜延伸至皮下脂肪。［MIROUX-CATARINO A，CLARO C，VIANA I. Giant fibrous hamartoma of infancy：pitfall of CD34 positive dermal mesenchymal tumor［J］. Dermatol Online J，2018，24（6）：9］

五、婴儿指（趾）纤维瘤病

婴儿指（趾）纤维瘤病（infantile digital fibromatosis，IDF）为小儿特有的肿瘤，又称为包涵体纤维瘤病（inclusion body fibromatosis，IBF），多见于1岁以内婴儿，多数出生即有，偶见于儿童和成人，女性多于男性。

1. 临床表现

本病约1/3的病例在出生时已存在，绝大多数在1岁以前发现，偶尔见于儿童或青少年。女孩略多于男孩。本病无家族遗传史。好发于手指末节和中节指节的侧面或背面，以及足趾的伸侧面，多为单发（图7－8）。也有报道皮下多发结节，指（趾）未受累。部分病例结节可自行消退。

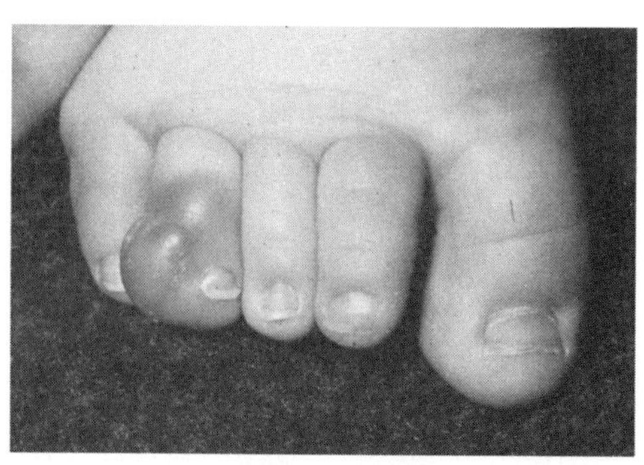

图7－8　婴儿指（趾）纤维瘤临床表现[1]

结节状肿块涉及第四趾的外侧。［LASKIN W B，MIETTINEN M，FETSCH J F. Infantile digital fibroma/fibromatosis：a clinicopathologic and immunohistochemical study of 69 tumors from 57 patients with long-term follow-up［J］. Am J Surg Pathol，2009，33（1）：1－13. DOI：10.1097/PAS.0b013e3181788533］

最显著的表现是小的结节，仅发生在手指或足趾，手指较足趾发生率要高。肿块位于指（趾）的背侧第二节或第三节，主要在中指（图7-9）、无名指和小手指，可以是单个或多个，一般在同一手或足上。结节呈圆顶型，基底较宽，表面光滑，覆盖的皮肤呈淡红色。结节的体积甚小，直径很少超过2 cm。临床无疼痛或其他不适。少数病例可有患指（趾）临近关节的轻度功能障碍。

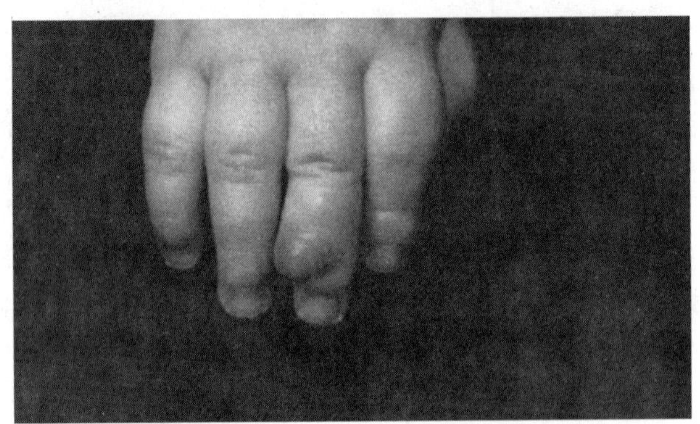

图7-9 婴儿指（趾）纤维瘤临床表现[2]

一个轻微的息肉状结节位于第三指的背侧。［LASKIN W B，MIETTINEN M，FETSCH J F. Infantile digital fibroma/fibromatosis：a clinicopathologic and immunohistochemical study of 69 tumors from 57 patients with long-term follow-up［J］. Am J Surg Pathol，2009，33（1）：1-13. DOI：10.1097/PAS.0b013e3181788533］

2. 实验室检查

（1）大体：大体标本为多个小而质硬的结节，肿瘤体积小，一般小于2 cm，圆形或半圆形。一侧覆盖有正常皮肤，另一侧的切面为白色，质地坚实。

（2）镜下：肿瘤位于真皮内，由增生的成纤维细胞/肌成纤维细胞构成，并有稠密的胶原基质包围。瘤有别于其他纤维瘤的特点是在成纤维细胞/肌成纤维细胞胞质内出现包涵体，位于细胞核旁边，直径3～10 μm，这些小而圆的包涵体在HE染色下呈淡嗜伊红色，似红细胞，数目每个患者多少不一。

（3）免疫表型：梭形细胞表达Vimentin、SMA，包涵体可表达SMA。

（4）超微结构：梭形细胞具有肌成纤维细胞分化，包涵体游离于胞质内，呈颗粒状或丝状。

3. 诊断

本病的本质是一种纤维母细胞/肌纤维母细胞来源的纤维瘤病，本病最重要的特征是梭形瘤细胞胞质内具有大小不甚一致的红细胞样嗜酸性包涵体，具有诊断意义。包涵体呈淡嗜伊红色，直径在3～10 μm，Masson三色染色呈深红色，PTAH染色呈紫色，铁苏木精染色呈黑色，而PAS、AB及胶体铁染色均阴性。

4. 鉴别诊断

该病需要与婴幼儿纤维瘤病、瘢痕疙瘩、婴儿腱膜纤维瘤、跟腱纤维瘤、婴儿纤维性错构瘤、先天性婴儿纤维肉瘤等相鉴别，主要鉴别要点为患儿年龄、发病部位及特异性的包涵体。除胞质内包涵体外，与其他类型的婴幼儿纤维瘤病无法区别，相同的包涵体还可见于纤维上皮性息肉和乳腺叶状肿瘤。

5. 治疗及预后

本瘤属于良性病变，手术切除是主要的治疗方法，而且较容易切除。但在术后几个月内，临床约60%的病例可复发，但其最终预后良好，未见转移，瘤体可自行缩小甚至消退，因此治疗上推荐采用保守治疗。早期手术可避免纤维组织增生所致的关节畸形，术后进行密切随访。

六、幼年性玻璃样变纤维瘤病

幼年性玻璃样变纤维瘤病（juvenile hyaline fibromatosis，JHF）又称为幼年性纤维瘤病、纤维软疣，是一种非常罕见的、具有家族性的（常染色体隐性遗传）、病因不明的疾病，多见于婴幼儿（0～5岁），男性略多见。

1. 病因及发病机制

目前发病机制还不太清楚，但是许多研究表明，病变与胶原代谢异常有关，其中包括Ⅲ型、Ⅳ型及Ⅵ型胶原缺陷。但是，各项研究均未见恒定的胶原缺陷，许多患者的胶原谱系正常。

Rahman 等对 5 个患有该疾病的家庭成员进行微卫星基因扫描分析后，将该病基因定位于染色体4q21 上 7 cm 的范围内，在该区域内对基因的突变分析发现，有害的 deleterious 编码毛细血管的毛细血管形成蛋白 2（capillary morphogenesis protein 2，CMG2），此有害突变可能是导致这种疾病的原因。

2. 临床表现

主要表现以皮肤病变为主，表现为丘疹、结节或肿块，常伴有结节状或者弥漫性牙龈增生、肌肉萎缩、大关节进行性屈曲性挛缩、骨发育及性发育迟缓、生长缓慢等症状，但是智力正常。皮肤病变主要累及头颈部，也常累及手和肛周，较大的皮肤病变可以发生溃疡，继发感染并引起疼痛。

3. 实验室检查

（1）大体：肿物一般为实性结节，直径为0.1～5 cm，周界不清，呈白色或蜡样外观。

（2）镜下：病变由梭形的成纤维细胞和细胞外同质性、嗜酸性玻璃样变物质混合构成。光镜下皮肤真皮和皮下组织中见大量的均质性嗜酸性基质，其内分布数量不等的平行、束状或编织状排列的细胞。基质在光镜下呈均质无结构状或软骨样外观。细胞形态以梭形为主，部分为圆形或卵圆形，胞质丰富，嗜酸性或透明状、细胞界限不清。

基质中细胞成分的多少与病变时间长短相关，年幼患者及新鲜病变中细胞成分相对较多，陈旧病变中细胞较少，基质成分较多。即早期的病灶富于细胞，而较大的、晚期病变则细胞少而基质多，成纤维细胞胞质透明，可呈模糊的束状排列，无细胞异型和坏死。

（3）特殊染色：基质 PAS、AB-PAS 阳性，刚果红阴性；网状纤维染色标本缺乏正常的胶原纤维和弹力纤维。

（4）免疫表型：成纤维细胞 Vimentin 阳性（图 7－10），而 actin、desmin、S－100

蛋白阴性。

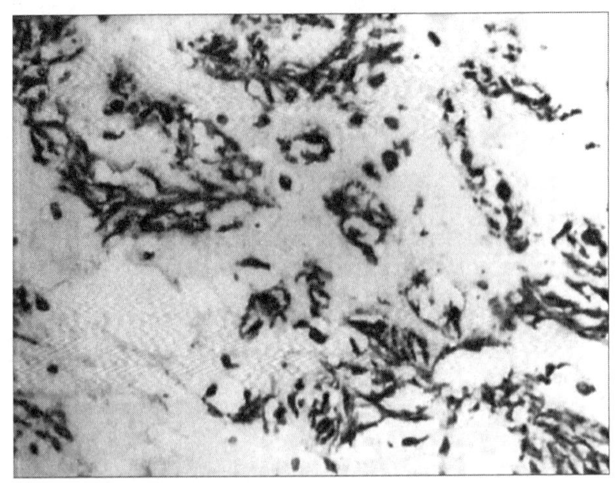

图 7－10 幼年性玻璃样变纤维瘤病瘤细胞 Vimentin（＋）

（MOMIN Y A, BHARAMBE B M, D'COSTA G. Juvenile hyaline fibromatosis：a rare lesion［J］. Indian J Pathol Microbiol, 2011, 54（4）：838－839. DOI：10.4103/0377－4929.91546）

（5）分子遗传学：本病与 4q21 染色体毛细血管形态成长基因 2（CMG2）有关。

4. 鉴别诊断

本病的诊断主要依靠组织病理学和免疫组织化学检查确诊。

（1）陈旧性、细胞成分较少的病变应与下列疾病相鉴别：①真皮玻璃样变性，光镜下形态与 JHF 的基质相似，但无梭形细胞成分。②结节性淀粉样变性，与 JHF 相似之处是同样具有玻璃样变及缺乏细胞基质，同样缺乏梭形细胞，但前者刚果红染色阳性；电镜下基质中沉积物呈纤维状，直径 7～12 nm，僵硬、无分支，杂乱无规律排列，这些物质不见于细胞中；而 JHF 病变的细胞及基质中均可见到细纤维颗粒状物质，该结构与胶原纤维有移行。③软组织软骨瘤，最常见于成人手和脚的软组织内，肿瘤大体上呈分叶状，有典型的透明外观，S－100 阳性。④瘢痕疙瘩，纤维组织明显增生胶原化，胶原染色阳性。

（2）富于细胞的病变应与以下疾病相鉴别：①幼年性肌纤维瘤病，显示纤维瘤病的特点，同时 SMA 和 desmin 染色阳性；②玻璃样变的神经纤维瘤病，通常表现为皮肤或软组织的肿瘤，一般不出现关节异常及牙龈增生，波浪状梭形细胞，细胞界限清晰，有水肿或纤维结缔组织背景，免疫组化 S－100 阳性；③玻璃样变的平滑肌瘤，呈明显的编织状排列，SMA 和 desmin 阳性；④结节性筋膜炎，水肿背景明显，可见大量炎细胞和疏松排列呈组织培养状的细胞，后者 SMA 阳性。

5. 治疗及预后

本病是非肿瘤性病变，但容易复发，在病变的早期进行切除比较有效，未见自行缓解的报道，患者常由于关节挛缩而终身与轮椅相伴，较小的患儿可能由于继发感染而导致死亡，预后不佳。

七、钙化性腱膜纤维瘤病

钙化性腱膜纤维瘤（calcifying aponeurotic fibroma，CAF）是一种好发于手掌和足底的少见良性软组织肿瘤，常发生于儿童和青少年，以往曾称为幼年性腱膜纤维瘤（juvenile aponeurotic fibroma），后来陆续报道的病例也发生于成人，因病变内常伴有明显钙化，故采用“钙化性腱膜纤维瘤”这一名称。

1. 临床表现

多见于儿童（<16 岁）；发病高峰为 8～14 岁，中位年龄为 11 岁，男多于女。好发生在手（特别是手掌和手指），无痛性肿块是本病的主要表现。病变多发生于深部筋膜或骨旁，也可见于腱鞘和腱膜，少发生于皮下。肿块生长缓慢，直径一般小于 3 cm，边缘不清楚，质地坚韧而有弹性，无触痛，结节样感觉。一般无功能障碍。X 射线平片可见肿块的中央有钙化斑点。

2. 实验室检查

（1）大体：肿瘤直径一般小于 3 cm，为无包膜的橡皮样灰白色结节，边界清晰；切面灰白，有沙砾感，无出血、坏死。

（2）镜下：瘤组织由成纤维细胞和胶原纤维构成。其特征是在瘤组织内出现散在斑点状的钙化灶和软骨样小灶。在钙化灶之内和钙化灶周围的细胞则极似软骨细胞，在病灶周围带可见脂肪组织、横纹肌组织浸润（图 7－11）。核分裂象少，无异型细胞，常见破骨样巨细胞。

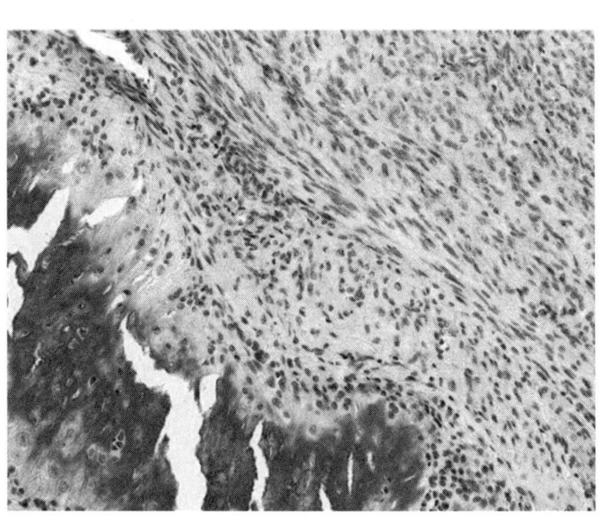

图 7－11　钙化性腱膜纤维瘤具有点状钙化和/或软骨样分化灶，周围为圆形或上皮样肿瘤细胞

［KAO Y C，LEE J C，HUANG H Y. What is new about the molecular genetics in matrix—producing soft tissue tumors? —The contributions to pathogenetic understanding and diagnostic classification［J］. Virchows Arch，2020，476（1）：121－134. DOI：10.1007/s00428－019－02679－6］

（3）免疫表型：梭形细胞 Vimentin 和 XⅢa 阳性，也常表达 SMA、CD99、S－100

蛋白和 CD68，desmin、NF、CD34 和 CD31 阴性。

（4）超微结构：梭形细胞显示成纤维细胞/肌成纤维细胞分化，软骨样小灶区域细胞显示软骨细胞分化。

3. 诊断及鉴别诊断

CAF 虽然发病率低，但其发病部位、年龄和镜下病理组织形态比较特殊，确诊本病并不困难，但仍需要与一些好发于手足远端的其他软组织肿瘤相鉴别。①婴幼儿型纤维瘤病：主要发生在婴幼儿的头颈、肩胛带、上臂和大腿部的筋膜和肌肉，呈浸润性生长；富于细胞亚型，有时含有与钙化性腱膜纤维瘤相似的区域，局部浸润性生长，但病变内无软骨分化的倾向，也无钙盐沉着。②婴儿纤维性错构瘤：多见于小于 2 岁的婴儿，好发于腋下、腹股沟及肢体近端皮下，很少发生于肢体远端。镜下由特征性成熟纤维、脂肪组织和原始间叶组织 3 种成分混杂组成，缺乏化生性软骨小岛及钙化。两者鉴别不难。③婴儿指（趾）纤维瘤病：多发生于真皮内，其特征性形态为纤维母细胞胞质内可见特征性的嗜酸性包涵体，且无钙化及软骨小岛。④软组织软骨瘤：好发于中老年人的手足部位，病灶包绕肌腱、腱鞘以及指间关节囊生长。镜下形态主要以软骨为主，纤维母细胞成分稀少，且肿瘤境界清楚，多呈分叶状，这有别于 CAF。⑤钙化性纤维性肿瘤：好发于青少年，镜下的特征性表现为，在胶原化的纤维结缔组织间见散在分布的砂砾小体或钙化灶，间质内常见多少不等的淋巴细胞和浆细胞浸润灶，有时可见生发中心形成，与 CAF 不同之处是缺乏软骨小岛及其周围的圆形幼稚细胞和破骨细胞样多核巨细胞。

4. 治疗及预后

CAF 虽为良性肿瘤，但具有局部侵袭性。治疗主要以手术切除为主，但术后易复发，可能因其呈浸润性生长而切除不净所致，故行扩大切除病变十分必要。复发通常发生在术后 3 年内，且年龄越小复发率越高；年龄越大、病程越长的患者复发率越低；部分病例可多次复发。对于复发患者仍以外科治疗为宜，靠近关节的病变，尽可能保留其功能，避免致残性手术，术后不需要行放疗及化疗，定期随访即可。

八、钙化性纤维性肿瘤

钙化性纤维性肿瘤（calcifying fibrous tumor，CFT）是一种罕见的间充质细胞来源的良性肿瘤，通常累及儿童和青少年，女性略多见。最初由 Rosenthal 和 Abdul-Karin 于 1988 年报道，因显微镜下肿瘤组织内伴有砂砾体，且发生在儿童，故称其为伴有砂砾体形成的儿童纤维性肿瘤。

1. 病因及发病机制

尽管 CFT 属于良性肿瘤范畴，其病因和发病机制目前还不十分清楚。有人认为它可能是炎症或反应性瘤样病变的一种表现形式，也有人认为它可能是炎性肌纤维母细胞瘤（inflammatory myofibroblastic tumour，IMT）最终演变的硬化阶段；但 Hill 和 Nascimento 等人的研究表明，两者在组织学免疫组化和超微结构上明显不同，CFT 不是 IMT 的晚期病变，它们是两个独立的病理学类型。也有人认为炎性病变及创伤可能为 CFT 的

重要诱因。因此，本病的发生起源有待更多病例的研究。

2. 临床表现

CFT 多发生于四肢、躯干、颈部或腹股沟的皮下或深部软组织内，部分病例可发生于胃、纵隔、心、肺、肠系膜、胰腺、肾上腺、大网膜、盆腔或阴囊。其中，发生于胸膜和盆腔者可为多灶性。CFT 多为偶然或因其他原因手术或在查体、影像学检查时被发现。

CFT 的临床表现缺乏特异性并与发生部位有关，发生于皮下和深部软组织者多数表现为局部缓慢生长的无痛性包块，肿块位于内脏者可有受累器官相应的症状，如胃 CFT 常表现为消化不良、胀气等。发生在空腔器官且肿瘤较大者可因瘤体扭转而引起急腹症。

3. 实验室检查

（1）大体：肿瘤境界清楚（图 7 - 12），呈卵圆形或分叶状，无包膜或有薄层纤维性假包膜，直径 1 ～ 15 cm，切面灰白色，质地坚实，有沙砾感。

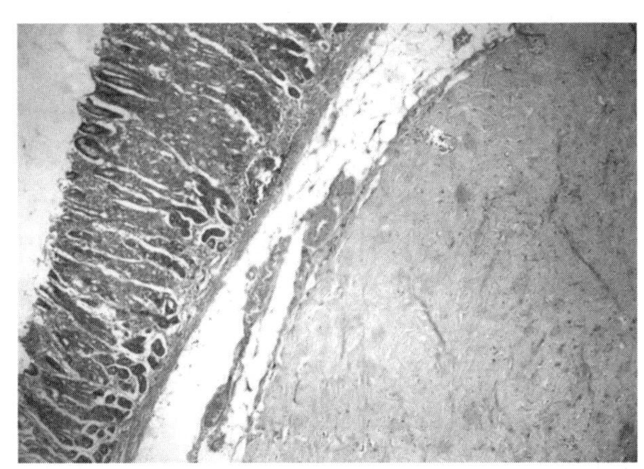

图 7 - 12　钙化性纤维性肿瘤肿块界限清楚，位于固有层

[TIAN S, ZENG Z, PENG X, et al. Gastric calcifying fibrous tumor: a clinicopathological study of nine cases [J]. Exp Ther Med, 2018, 16 (6): 5137 - 5143. DOI: 10.3892/etm.2018.6892]

（2）镜下：病变为大量玻璃样纤维硬化组织，细胞成分少，为梭形成纤维细胞。其间有数量不等的淋巴细胞，浆细胞浸润及 Russell 小体，可形成生发中心，特征性的形态表现为在胶原化的纤维结缔组织中见散在的砂砾小体或钙化灶（图 7 - 12），可局灶性，也可占据瘤体大部分。

（3）免疫表型：梭形细胞表达 Vimentin（图 7 - 13）和 XⅢa 因子，不表达 SMA、desmin、S - 100 蛋白、NF、CD34 和 CD31。

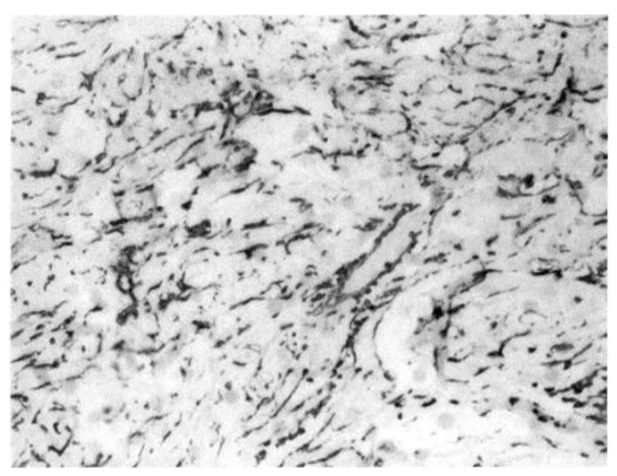

图 7-13 钙化性纤维性肿瘤瘤细胞 Vimentin（+）

[TIAN S, ZENG Z, PENG X, et al. DONG W. Gastric calcifying fibrous tumor: a clinicopathological study of nine cases [J]. Exp Ther Med, 2018, 16 (6): 5137-5143. DOI: 10.3892/etm.2018.6892]

（4）诊断及鉴别诊断：CFT 最具特征性的组织学改变是肿瘤间质内散在分布的砂砾体或/和营养不良性钙化，可结合其独特的镜下特征和免疫组化检查进行确诊，主要应与以下疾病相鉴别：①钙化性腱膜纤维瘤。发生部位不同，多位于手指和手掌的深筋膜或骨旁。病变主要由成束的梭形细胞组成，可见软骨样小灶，破骨样多核巨细胞常见。②纤维瘤病。好发于儿童的四肢及成人的躯干，病变界限不清，浸润性生长。伴有钙化的纤维瘤病需要与 CFT 相鉴别，纤维瘤病镜下由成束纤细的纤维母细胞组成，钙化灶少见，增强扫描后均匀强化。免疫组化标记 β-catenin 阳性。③炎症性肌纤维母细胞瘤。两者在组织形态学上有部分重叠，但是炎症性肌纤维母细胞瘤一般细胞成分比较丰富，增生的胖梭形纤维母细胞呈束状或漩涡状排列，缺乏砂砾体或营养不良性钙化灶，且免疫组化一般表达 actin、desmin、ALK。

5. 治疗及预后

CFT 为良性肿瘤，预后良好，多数病例行单纯局部切除治疗即可治愈，对于发生在消化道者，行局部切除或内镜下肿瘤切除效果良好。极少数病例复发与初次切除残留有关，其余病例行单纯局部切除治疗均能治愈，国内外相关的文献尚未见转移和恶变的报道。

九、Gardner 纤维瘤

Gardner 纤维瘤（Gardner fibroma，GF）是一种与 Gardner 综合征、韧带样型纤维瘤病、家族性腺瘤性息肉和 *APC* 基因突变相关的良性软组织病变。

1. 病因及发病机制

新近的细胞免疫学、分子遗传学研究现，Gardner 纤维瘤中存在 5q22.2/APC 的缺失或突变，肿瘤细胞核 β-catenin 阳性，无 CTNNB1 变异。β-catenin、cyclinD1、c-myc

核染色的强阳性表明，*APC* 基因突变和 Wnt 信号通路异常。绝大部分家族性腺瘤性息肉病（FAP）有 *APC* 基因的胚系突变，第 15 外显子基因区域的突变与韧带样瘤等纤维性肿瘤形成有关，*APC* 基因与 β-catenin 都是 Wnt 信号转移通路的一部分，调控着许多细胞生物学行为，在 FAP 患者，功能缺陷的 APC 蛋白使得多亚基的降解复合物失去活性，使得胞质内游离的 β-catenin 聚集，β-catenin 自由进入细胞核与 Tcf 结合，导致 c-myc、cyclinD1 和 Wnt 靶蛋白的持续表达，并促进细胞的增殖而导致肿瘤发生。因此，双等位基因 APC 的失活、核 β-catenin 阳性、体细胞 CTNNB1 变异的检测是研究 GF 发病机制的关键。而 Coffin 等应用免疫组化法研究的结果提示，β-catenin 免疫组化检测法可能是一种对组织病理学较为有效便捷的辅助诊断方法。但是，其是否可用于 APC 相关肿瘤基因和 β-catenin 突变基因的替代检测有待进一步研究。

2. 临床表现

该瘤好发于婴儿、儿童和青少年，年龄范围为 2 个月至 36 岁，平均年龄为 5 岁。男性略多于女性。可累及椎旁、背部、胸壁、腹部、头颈部和四肢的浅筋膜和深筋膜，相似的病变也可位于肠系膜。临床上表现为软组织中境界不清的斑块样肿块，一般无症状，偶可伴疼痛，约 45% 的患者可发展成韧带样型纤维瘤。

3. 实验室检查

（1）大体：肿块境界不清，直径 1 ～ 10 cm，无包膜，质地坚韧，斑块状，切面灰白色到黄褐色，其间可见小灶性黄色区域。

（2）镜下：粗大胶原束杂乱无章地排列，其间散布少量梭形细胞和小血管，病变中央的致密胶原束之间呈现人为裂隙（图 7 – 14A），病变周边的胶原伸入邻近组织，将脂肪、肌肉、神经卷入病变区。

（3）分子遗传学：常伴有 Gardner 综合征、家族性腺瘤性息肉病和（或）*APC* 基因突变。

（4）免疫表型：梭形细胞 Vimentin、CD34 阳性，β-catenin 核阳性（图 7 – 14B），不表达 SMA、MSA、desmin。

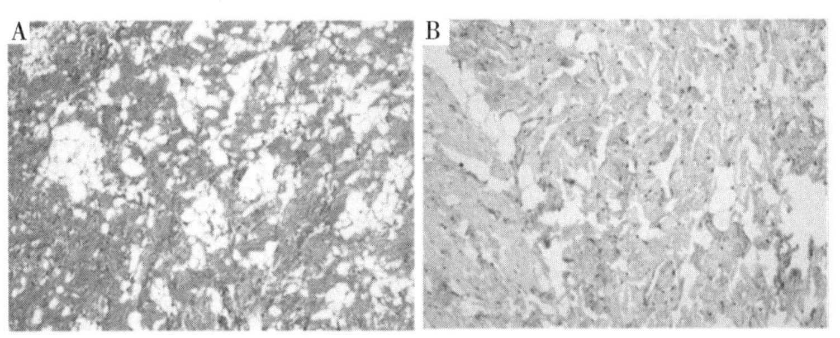

图 7 – 14　Gardner 纤维瘤大量的胶原纤维（A）和 Gardner 纤维瘤瘤细胞 β-catenin（+）（B）

［VIEIRA J, PINTO C, AFONSO M, et al. Identification of previously unrecognized FAP in children with Gardner fibroma［J］. Eur J Hum Genet, 2015, 23（5）: 715 – 718. DOI: 10. 1038/ejhg. 2014. 144］

4. 诊断及鉴别诊断

GF 可结合镜检特征和免疫组化结果进行确诊，主要应与以下疾病相鉴别：①项型

纤维瘤（nuchal-type fibroma，NTF），两者由于发病部位、组织学结构相似常常混淆。NTF 多发于男性，平均年龄 40 岁，44% 伴有糖尿病，小于 2% 可能有 FAP。而 GF 儿童多发、高 FAP/APC 基因突变伴发、无糖尿病等与 NTF 不同。此外，NTF 胶原束排列多呈模糊的结节状、小叶样，多伴有神经纤维的局灶增生，类似创伤性神经瘤，GF 中少有上述组织结构特征。②脂肪纤维瘤病，多发于儿童，手足部缓慢生长的无痛性肿物，体表其他部位较少，由交错分布的条纹状成熟脂肪组织和纤维性梭形细胞组成。梭形细胞主要位于脂肪间隔处。脂肪组织多，梭形细胞较密集、胶原少。③增生性瘢痕，由增生的纤维母细胞、胶原纤维组成。细胞成分多，胶原纤维玻璃样变较少。其他如浅表性纤维瘤、巨细胞血管纤维瘤、钙化性纤维性肿瘤、硬纤维瘤、胶原纤维瘤、肌纤维瘤、皮肤多形性纤维瘤等纤维性肿瘤，因特殊的组织细胞形态（如出现巨细胞、钙化、肌组织等），以及组织内细胞多、胶原少、缺乏脂肪组织、免疫表型不同等特点，均不难鉴别。

5. 治疗及预后

大约 50% 的 Gardner 纤维瘤患者以后在同一部位自发或手术后可发展为韧带样纤维瘤病。由于常见复发（高达 80%），只建议肿瘤有明显增长趋势的患者手术治疗。

十、项型纤维瘤

项型纤维瘤（nuchal-type fibroma，NTF）是一种罕见的良性玻璃样变的成纤维细胞增生性疾病，又称为纤维胶原增生性疾病，病变累及真皮和皮下组织。

1. 临床表现

项型纤维瘤多见于男性，发病年龄为 0 ～ 65 岁。典型的 NTF 位于颈后部，项外肿瘤大多见于上背部，也可见于四肢、面部等其他部位。部分患者伴 Gardner 综合征。

2. 实验室检查

（1）大体：肿瘤平均直径大于 3 cm，质硬，肿瘤无包膜，界限不清，细胞成分稀少，含有粗大的、杂乱分布的胶原纤维。

（2）镜下：病变中心部位的胶原纤维束交叉排列，形成模糊的小叶结构（图 7 - 15）。NTF 内胶原纤维的粗细与项部正常组织相似，但真皮胶原纤维层增厚，并包围附属器和皮下脂肪，很多病变侵及下方骨骼肌。胶原纤维之间有纤细的弹性纤维网。NTF 似乎是项部的正常细胞中成分稀少的胶原性结缔组织的局部增厚结构。少部分病变内有少量淋巴细胞，但不会有明显的炎症反应。许多 NTF 内有神经纤维局灶性增生，类似创伤性神经瘤。

图7-15 项型纤维瘤

注：瘤组织由玻璃样变的胶原纤维束构成（儿童肿瘤病理学诊断图谱）

（3）分子遗传学：常伴有 Gardner 综合征、家族性腺瘤性息肉病和（或）*APC* 基因突变，以及 *MUTYH* 基因突变。

（4）免疫表型：瘤细胞 Vimentin、CD34、CD99、CyclinD1 阳性，SMA、actin 和 desmin 阴性。

3. 诊断

NTF 为良性纤维胶原增生性病变，发生于颈后及项外等任何部位。镜下细胞稀疏，胶原纤维粗大杂乱分布，可见包绕的脂肪、神经等组织，肥大细胞散在分布。免疫组化标记通常 CD34、CD99 均呈阳性。

4. 鉴别诊断

鉴别诊断：①弹力纤维瘤，是弹性纤维组织的一种退行性和反应性改变，是位置较深的一种假性肿瘤，好发于老人的肩胛下区，少数见于髋部和上肢，边界不清，肿瘤由大量无细胞的胶原纤维和含有大量弹性纤维的脂肪组织构成，这些弹性纤维可表现为粗大的或球形的，甚至不规则的团块，找到明显的弹性纤维退化即可明确诊断。好发于老年女性的肩胛下区，病变内含有大量退化程度不等的弹力纤维。②Gardner 纤维瘤，儿童多发，90% 以上患者伴发 Gardner 综合征、FAP，无糖尿病。组织学内细胞成分稀少，有杂乱分布的粗胶原纤维束，病变中心部位结构一致，胶原纤维浸润至附近组织，并包绕脂肪、肌肉和神经。可以根据患者年龄、病史、家族史、临床表现、相关基因检测等予以鉴别。③颈部纤维软骨性假瘤，为一种罕见的增生性肿瘤，好发于成人，儿童罕见，通常有项部外伤史，位于颈后项韧带和颈深筋膜的联结处，由中等量细胞纤维软骨性组织构成，CD34、Vimentin 均阳性，软骨样细胞 S-100 阳性。

5. 治疗及预后

NTF 为良性病变，治疗主要为手术广泛切除，手术切除不完整者可能复发但不发生转移。

十一、隆突性皮肤纤维肉瘤

隆突性皮肤纤维肉瘤（dermato fibrosarcoma protuberans，DFSP）又称为渐进性、复发性皮肤纤维肉瘤，是发生于皮肤和皮下组织的组织细胞性低度恶性肿瘤，复发率高（20%～50%），但罕见转移。

1. 临床表现

本病可发生在任何年龄，但最常见于10～50岁的人群，男性发病率稍高于女性。儿童发病相对少见，但不少病例可能起始于儿童期，好发于躯干（包括胸壁、腹壁和背部），其次为四肢近侧和头颈部，极少发生于四肢远端。DFSP临床表现为单个或多个皮肤斑块状实性结节，自皮肤向表面隆起，并缓慢持续性生长，形成隆起的不规则结节（图7－16）。

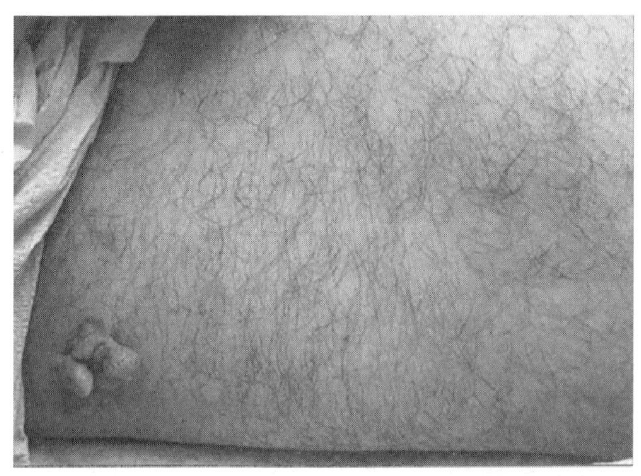

图7－16　隆突性皮肤纤维肉瘤临床表现

［BRASWELL D S，AYOUBI N，MOTAPARTHI K，et al. Dermatofibrosarcoma protuberans with features of giant cell fibroblastoma in an adult［J］. J Cutan Pathol，2020，47（4）：317－320. DOI：10.1111/cup.13601］

2. 实验室检查

（1）大体：单结节或多结节，分叶状，突向皮肤。瘤体大小不一，0.5～12 cm或更大。质韧实，与表皮粘连，切面灰白色，有光泽，边界尚清。

（2）镜下：无包膜，弥漫浸润真皮，可与表皮相连但不累及表皮（图7－9）；瘤细胞梭形，大小形态一致，核分裂少；瘤细胞形成弥漫分布、具有特征性的席纹状或车辐状结构（由一致、纤细、轻度异型的梭形细胞围绕中央组成，排列成漩涡状、车辐状结构），紧密包绕皮肤附件而不破坏它们。巨细胞、黄色瘤梭形细胞和炎症细胞少，细胞核多形性不明显，具有轻中度核分裂象（＜5/10 HPF），偶见小灶性坏死。瘤组织可侵入皮下或肌层。形态多变，常见的有下列组织类型：①经典型隆突性皮肤纤维肉瘤（DFSP），组织学形态与上述一致。②黏液样隆突性皮肤纤维肉瘤（myxoid DFSP），此型多见于复发病例。如在DFSP组织中发生较大范围的黏液变性，可称为myxoid DFSP，黏液积聚，瘤细胞呈星形或梭形，散在分布，车辐状结构不明显，甚至消失。③色素性

隆突性皮肤纤维肉瘤（pigmented DFSP）。又称为 Bednar 瘤、车辐状神经纤维瘤，在隆突性皮肤纤维肉瘤中存在不等量的、含有黑色素的树突细胞。本瘤甚为罕见，其临床表现、大体及组织学结构与 DFSP 极其相似，仅在瘤组织中出现数量不等的含黑色素的瘤细胞。HMB－45 阳性，S－100 蛋白亦呈阳性反应。④颗粒细胞型隆突性皮肤纤维肉瘤（granular cell DFSP）。除见到经典的梭形细胞及席纹状结构，其间可见清晰的颗粒细胞聚集，酷似颗粒细胞瘤。颗粒细胞核圆形、居中，核仁明显，胞质嗜酸性、颗粒状，PAS 染色呈阳性，免疫组化染色对神经标记呈阴性。⑤纤维肉瘤性隆突性皮肤纤维肉瘤。少见，有些肿瘤组织内可见与纤维肉瘤难以区别的病灶，瘤组织内纤维肉瘤样区域超过 50%，可称为纤维肉瘤型隆突性皮肤纤维肉瘤。瘤细胞异型性明显，核分裂象增多，可达 10～28/10 HPF。⑥隆突性皮肤纤维肉瘤伴有肌样/肌纤维母细胞分化（DFSP with myoid differentiation）。其特点是瘤组织的肿瘤细胞具有肌样/肌纤维母细胞分化的表型。⑦斑块样隆突性皮肤纤维肉瘤（plaque-like DFSP）。罕见，表现为皮肤萎缩，皮肤松弛下垂或有斑。镜下肿瘤位于真皮浅层，无明显的席纹状结构，见梭形细胞呈不规则的条束状排列。瘤细胞 CD34 强阳性。

（3）免疫表型：瘤细胞 Vimentin 和 CD34（图 7－17）呈弥漫强阳性。组织细胞和肌源性标记抗体普遍阳性，Ⅷa 阴性。

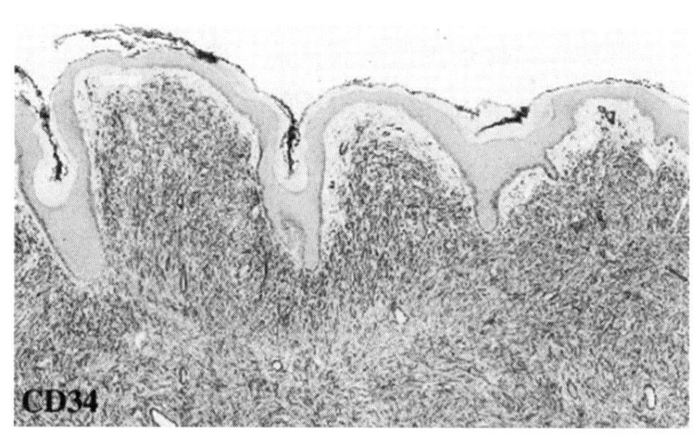

图 7－17　隆突性皮肤纤维肉瘤瘤细胞 CD34（＋）

［BRASWELL D S, AYOUBI N, MOTAPARTHI K, et al. Dermatofibrosarcoma protuberans with features of giant cell fibroblastoma in an adult. J Cutan Pathol. 2020；47（4）：317－320. DOI：10. 1111/cup. 13601］

3. 诊断

DFSP 确诊主要依靠组织病理学检查。本病典型的组织病理学特征是真皮内可见致密、均匀、细长、轻度异形的梭形细胞，其排列呈漩涡状、层状或车轮状。免疫组化检测中 CD34 被认为是 DFSP 的特异性抗原，并可作为纤维肉瘤和纤维肉瘤型 DFSP 鉴别的重要参考指标。

4. 鉴别诊断

鉴别诊断：①真皮纤维瘤，体积较小，很少侵及皮下层，瘤细胞车辐状排列不如 DFSP 典型均一，一般不见核分裂，常伴炎症细胞、泡沫状细胞和多核巨细胞；②黏液性脂肪肉瘤，当 DFSP 广泛黏液变性而难于觅及典型车辐状结构时可混淆，但脂肪肉瘤

好发于深部组织，镜下可见脂肪母细胞，间质含丰富的丛状毛细血管网、脂肪染色阳性；③神经纤维瘤，瘤细胞呈波浪状，核弯曲，核分裂罕见或无，可形成触觉小体样结构，无典型车辐状结构；④纤维肉瘤，肿瘤多位于深部组织，瘤细胞异型性明显，核分裂象易见，无典型车辐状结构，文献报道纤维肉瘤型 DFSP 的纤维样区中，瘤细胞 CD34 阳性，而纤维肉瘤细胞 CD34 阴性。

5. 治疗及预后

治疗 DFSP 的首选方法是外科手术。手术方式可选择保守切除术、扩大切除术以及 Mohs 显微外科手术。瘤体较小而局限者，切除范围一般距离肿瘤边缘 3 cm 以上。由于本病呈侵袭性生长，通常手术后复发率在 50% 左右，Mohs 显微外科手术的复发率最低（1.69%）。复发的危险因素主要有切除范围小、组织病理上核分裂象多、属于纤维肉瘤型等，多次复发后可发生肿瘤转移。因此，首次手术应彻底切除。DFSP 对化疗不敏感，放疗仅适用于病灶不能切除者的术后辅助治疗。因此，在病变发生早期进行充分的治疗，即广泛性切除治疗，是治疗 DFSP 成功的关键。

十二、炎性肌纤维母细胞性肿瘤

炎性肌纤维母细胞性肿瘤（inflammatory myofibroblastic tumor，IMT）是一种中间性软组织肿瘤，由肌纤维母细胞性梭形细胞和浆细胞、淋巴细胞、嗜酸性粒细胞等炎症细胞构成。其又称为有浆细胞肉芽肿、炎性肌纤维组织细胞性增生、炎性肌成纤维细胞肉瘤、炎性纤维性肉瘤。

1. 临床表现

炎性肌纤维母细胞性肿瘤主要发生于儿童和青年人，平均年龄 10 岁，中位年龄为 9 岁。女性略多见。最常累及肺，肠系膜、大网膜和软组织亦可受累。临床上常伴有发热、体重减轻、疼痛和肿块及随部位而异的症状（如胸痛、呼吸困难、肠梗阻等）。影像学检查显示为结节状或分叶状，质地可以不均匀。

2. 实验室检查

（1）大体：肿块境界清楚或呈多个结节，肿瘤直径范围为 1 ～ 20 cm，质地坚实，切面灰白或黄褐色，漩涡状肉样或黏液样，可见灶性出血和坏死，少许伴有钙化。

（2）镜下：肿瘤由梭形肌成纤维细胞、成纤维细胞和炎症细胞构成（图 7 - 18）。根据瘤组织成分和分布不同分为 3 个亚型：①肉芽组织型，富于血管的水肿状黏液样背景中疏松排列着肥胖或梭形肌成纤维细胞，间质见浆细胞、淋巴细胞和嗜酸性粒细胞浸润，类似肉芽组织、结节性筋膜炎等反应性改变；②纤维瘤病型，梭形细胞密集成束伴多少不一的黏液样和胶原性区域，以及弥漫性或成簇浆细胞和淋巴细胞浸润，类似纤维瘤病、纤维组织细胞瘤或平滑肌肿瘤；③瘢痕型，梭形细胞稀疏，炎症细胞相对较少，包埋于粗大胶原束中，类似瘢痕或韧带样型纤维瘤病。

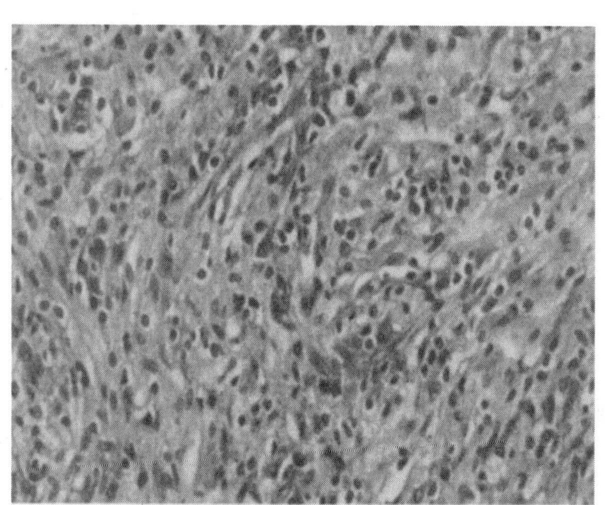

图7-18 炎性肌纤维母细胞性肿瘤

肿瘤的核是椭圆形的，中等大小，核膜光滑。[XIAO Y，ZHOU S，MA C，et al. Radiological and histopathological features of hepatic inflammatory myofibroblastic tumour：analysis of 10 cases［J］. Clin Radiol，2013，68（11）：1114-1120. DOI：10.1016/j.crad.2013.05.097］

（3）免疫表型：梭形细胞均表达 Vimentin，大多数局灶性或弥漫性表达 SMA、MSA 和 desmin，约1/3病例局灶性表达 CK，约50%病例表达 ALK，阳性反应定位在胞质内，不表达 myoglobin 和 S-100 蛋白。

（4）分子遗传学：研究显示儿童和青年人常存在染色体2p23上 ALK 受体酪氨酸基因活化的克隆性细胞遗传学重排。

3. 诊断及鉴别诊断

本病临床及影像学缺乏特异性表现，确诊依赖病理学。IMT 光镜下主要由增生的肌纤维母细胞、纤维母细胞、胶原纤维和炎症细胞组成。纤维母细胞/肌纤维母细胞大部分呈梭形或短梭形，胞质嗜酸性，核卵圆形，居中，可见核仁，轻度异型性，核分裂象少。IMT 在病理形态上应与一些良性、恶性的梭形细胞肿瘤病变进行鉴别，常见的鉴别诊断如下：①炎症性未分化肉瘤，多发生于成人，好发于腹膜后。肿瘤内含有良性和恶性黄色瘤细胞，核大而畸形，与梭形细胞区域之间有移行，梭形细胞多呈束状或席纹状排列。②结节性筋膜炎，多发生于皮下或浅筋膜的结节状肌纤维母细胞性增生，细胞为梭形，呈不规则的短束状或交织状排列，间质疏松，黏液样，可见外渗的红细胞和散在的淋巴细胞，部分病例可见微囊性腔隙，通常不见浆细胞，ALK 阴性。③炎症性恶性纤维组织细胞瘤，多发生于成人，肿瘤细胞呈多形性，异型性明显，有大量的黄色瘤细胞核炎症细胞，核分裂活跃，可见病理性核分裂象。免疫组织化学不表达肌源性标记。④平滑肌肉瘤，多发生于中老年患者，绝大多数病例发生于盆腔腹膜后或腹腔，肿瘤细胞主要由平行束状或交织束状排列的嗜伊红色梭形细胞组成。核两端平钝或呈雪茄样，部分瘤细胞核的一端见空泡，常形成凹陷性压迹。病理性核分裂象多见，一般无炎症细胞弥漫浸润。⑤纤维瘤病，多发生于新生儿和婴幼儿，有明显的区带现象，由淡染的周边区和深染的中心区组成，瘤细胞为结节状或短束状排列的胖梭形纤维母细胞组成，其

间有数量不等的胶原纤维，少见炎细胞浸润。

4. 治疗及预后

目前治疗IMT的方法有根治性切除、激素治疗、放疗和化疗。大部分病例预后较好，部分IMT有复发和远处转移，少数还可发生恶变。肺外IMT复发率为20%～25%，转移率小于5%。最常见的转移部位是肺和脑，其次是肝和骨。转移最常发生于诊断后1年内，偶有发生于手术切除后9年的报道，对于侵袭性强的IMT推荐辅助放化疗。有文献报道，酪氨酸酶抑制剂（erizotinib）用于ALK阳性的IMT患者取得了一定的效果，ALK成为潜在的分子治疗靶点。Ong等提出Ki－67和ALK阳性表达、肿瘤切缘阳性及肿瘤大小与预后和局部复发关系密切，尤其是Ki－67和ALK阳性同时存在时，术后应给予化疗或局部放疗。鉴于IMT有复发、转移，甚至恶变的可能，有必要进行长期追踪随访。

十三、婴儿纤维肉瘤

婴儿纤维肉瘤（infantile fibrosarcoma，IFs）又称为先天性纤维肉瘤（congenital fibrosarcoma，CFS）、先天性婴儿纤维肉瘤、幼年性纤维肉瘤、婴儿髓性纤维瘤病，先天性纤维肉瘤样纤维瘤病和婴儿促纤维增生性纤维肉瘤。该病几乎均发生于1岁以内，36%～80%的病例为先天性，即出生即有，男婴多见。婴儿纤维肉瘤预后较成人型好。术后复发率为5%～50%，转移率在10%以下，死亡率小于5%。

1. 病因及发病机制

已研究证实，CSF具有染色体t（12；15）（p13；q25），与先天性中胚层肾瘤（congenital mesoblasbic nephroma，CMN）相似，使位于12p13的*ETV6*（ETS variant gene 6）的1～5外显子与位于15q25的神经营养酪氨酸激酶受体3（neurotrophic tyrosine kinase receptor type 3，NTRK3）13～18外显子融合在一起，通过*ETV6*的螺旋－环－螺旋（helix-loop-helix，HLH）结构与NTRK3的蛋白质酪氨酸激酶区域结合形成融合蛋白，所产生的融合蛋白可能通过形成二聚体引起NTRK3上两个相邻的PTK区域发生自身磷酸化而异常调节NTRK3的信号传导通路，而定位于11p15.5的胰岛素样生长因子受体2（insulin-like growth factor-Ⅱ receptor，IGF－2）可能参与这一过程的调节。此外，其他的染色体异常包括+11、+8、+17、+20和t（12；13）等。最近有文献报道发生在腹膜后的CFS出现新的复杂的核型即染色体t（12；15；19）的转位，相关机制还不太清楚。

2. 临床表现

大多发生于四肢表浅和深部软组织，尤其多见于四肢末端，如足、踝、小腿，手腕和前臂，其次为躯干和头颈部，器官发生者罕见，临床多表现为生长迅速的局部软组织无痛性肿块，有周围器官受压现象。有报道会因肿瘤出血坏死而出现血小板减少症，还有的患者伴有多种先天性异常，如伴有Gardner综合征等。

3. 实验室检查

（1）大体：肿瘤直径为1～20 cm，可呈结节状或分叶状，与周围组织分界不清；切面灰白、淡红色，湿润，瘤体较大者中央常见坏死、出血。

（2）镜下：肿瘤细胞丰富，胞质少、嗜酸，分界不清；核肥胖，圆形、卵圆形或梭形（图7－19），有小核仁，染色质呈细网状，核分裂象多见；瘤细胞呈束状，交叉排列呈鱼骨样结构或排列成细胞索、带状或片状，常见带状坏死和出血，可有慢性炎细胞浸润和髓外造血灶。肿瘤呈侵袭性生长，浸润邻近的正常组织。有些病例瘤细胞多，胶原纤维少，称为髓性纤维肉瘤；有些病例胶原多而瘤细胞少，称为促纤维增生性纤维肉瘤；部分病例可见血管外皮瘤样结构。

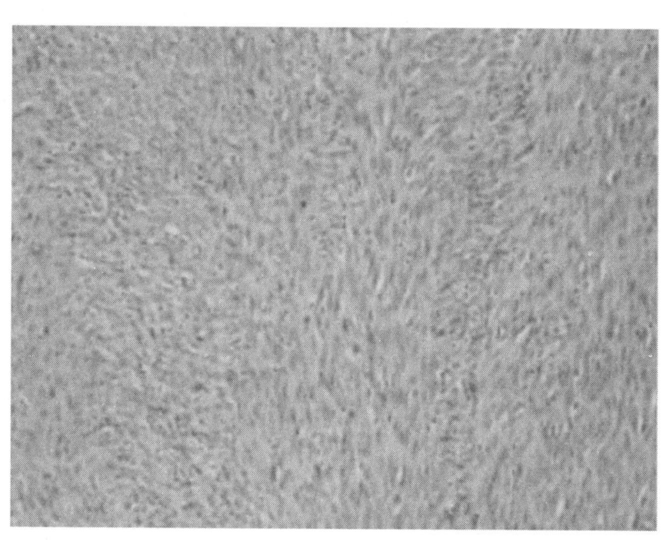

图7－19　婴儿纤维肉瘤形态较一致的梭形细胞呈交织束状、鱼骨样排列

（3）免疫表型：瘤细胞呈 Vimentin 弥漫强阳性（图7－20），SMA 和 MSA 散在阳性，一般不表达 desmin、CD34、XⅢ因子。

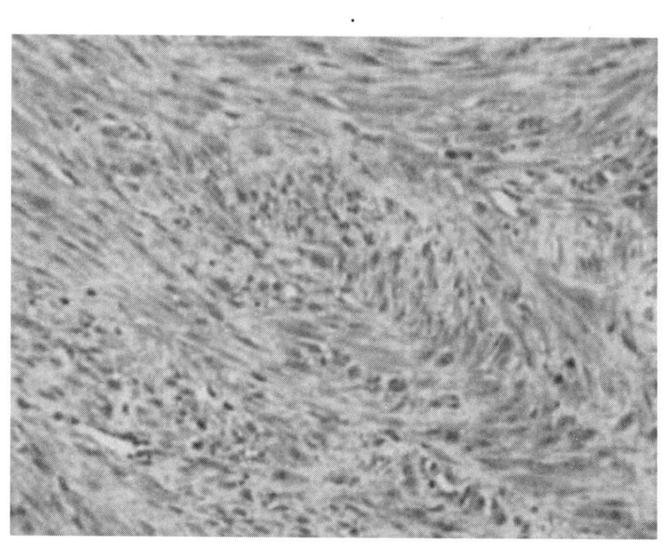

图7－20　婴儿纤维肉瘤瘤细胞 Vimentin（＋）

（陈林莺，张声，施烯：《婴儿型纤维肉瘤临床病理特征》，载《中国现代医生》，2010年第48卷28期，第76－78、161页）

（4）遗传学改变：t（12；15）（p13；q25）导致位于 12p13 的 *ETV6* 基因与位于 15q25 的 *NTRK3* 基因融合产生 *ETV6-NTRK3* 融合基因。

4. 诊断及鉴别诊断

CSF 是发生在婴幼儿的少见的软组织肿瘤，它是低度恶性的梭形细胞肿瘤，具有局部的侵袭能力，正确的诊断和鉴别诊断有助于肿瘤的早期治疗和避免过度治疗。主要应与以下疾病相鉴别：①梭形细胞横纹肌肉瘤，是胚胎性横纹肌肉瘤的一种特殊亚型，儿童和青少年多见。肿瘤最常见的部位是睾丸旁，其次为头颈部，但也可见于肢端，肿瘤细胞由呈束状排列的长梭形细胞组成，细胞之间含有数量不等的胶原纤维，类似于 CFS，但是前者梭形细胞胞浆内常可找到横纹或可见散在的横纹肌母细胞，免疫组化表达 myogenin 和 myoD1 等肌源性标志可鉴别。②炎症性肌纤维母细胞瘤，是发生在儿童或青少年的低度恶性的软组织肿瘤，好发于肺、肠系膜和大网膜等部位。增生的胖梭形肿瘤细胞呈束状或漩涡状排列，间质内伴有多量炎症细胞浸润，有时难于与 CSF 鉴别。前者肿瘤内常可见不规则形、多边形或奇异形的节细胞样细胞，免疫组化 50% 的病例 ALK1 呈阳性表达，而 CFS 常缺乏奇异形细胞，ALK1 为阴性。③婴幼儿纤维瘤病，特别是细胞性婴幼儿纤维瘤病。两者均表现为境界不清的肿块和周围软组织侵犯，肿瘤细胞均呈梭形或胖梭形，伴有散在的淋巴细胞浸润。形态学上常常前者肿瘤细胞密度较 CSF 低，且分布不均匀，一般不形成鱼骨样排列，核分裂罕见，几乎不见出血和坏死。此外，两者的鉴别也可依靠细胞遗传学检测。

5. 治疗及预后

（1）治疗：应当对肿瘤实行早期的局部扩大切除术，这样能够保留肢体并对大部分的病例有效。对于体积较大肿瘤，有学者报道术前化疗能够有效减小肿瘤的体积，从而有利于局部完全切除。化疗方案的选择推荐使用长春新碱和放线霉素 D，不加用烷化剂方案，因为它们半衰期短，能够减少发生白血病的风险。该肿瘤对放疗效果不明确。

（2）预后：相对成人纤维肉瘤，CFS 表现为相对惰性的临床过程。据文献报道，与成人纤维肉瘤相比，CFS 除复发率较高外，转移率和死亡率均明显低于成人。肿瘤的发病年龄和部位与预后有关，有学者报道 5 岁以上尤其 10 岁以上的患者转移率明显增高，临床行为与成人患者相似。而发生在躯干的比发生在四肢末端的具有更强的侵袭力。有学者认为肿瘤的组织学分型与预后有关，但多数学者认为肿瘤细胞密度、核分裂象和肿瘤坏死与预后无明显关系，肿瘤细胞复杂的核型变化可能与预后相关，虽然这有待进一步证实。

十四、婴儿肌纤维瘤病

婴儿肌纤维瘤病（infantile myofibromatosis）又称为多发性肌纤维瘤病，或先天性多发性间叶错构瘤、弥漫性错构瘤等，但目前公认以婴儿肌纤维瘤病命名最为合适。其病变具有独特的双相表现，外围带有平滑肌样细胞组成的结节和纤维束，中心区由原始间叶细胞组成，形似血管外皮瘤。

1. 临床表现

最常见的表现为肿块，多见于 2 岁以下婴幼儿，典型者发生于出生后数周内，60%

为先天性，有家族倾向，多见于儿童，少见于成人，男多于女。单发者多见（称为孤立性肌纤维瘤），单个地存在于皮下或肌肉内，界限清楚、质地坚硬（图7－21），除非压迫神经引起疼痛，多数无其他不适。多发者多见于头颈部软组织（称为肌纤维瘤病），四肢少见，多发性肿瘤不但位于皮肤软组织，也可位于骨骼、内脏，如肺、心肌和胃肠道。病损可引起呼吸困难或腹泻等症状而使患者来诊时发现本病，但也有患者因病症无症状而被耽误诊治的，常死于并发症。

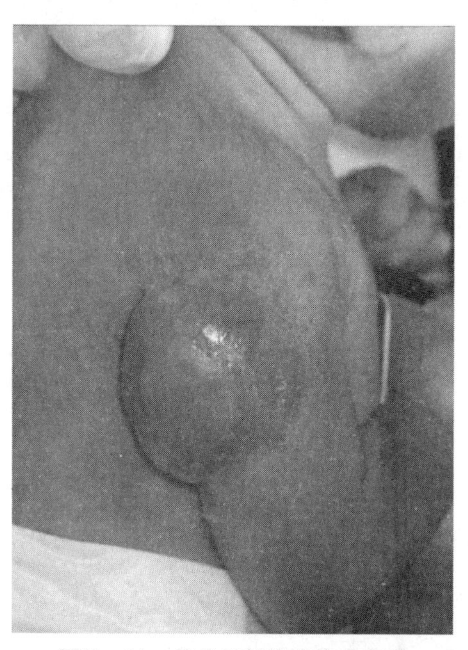

图7－21　婴儿肌纤维瘤临床表现

［KIYOHARA T, MARYTA N, IUBI S, et al. CD34－positive infantile myofibromatosis: case report and review of hemangiopericytoma-like pattern tumors［J］. J Dermatol, 2016, 43 (9): 1088－1091. DOI: 10.1111/1346－8138.13400］

2. 实验室检查

（1）大体：质地坚硬，形同瘢痕，切面呈灰白色或淡红色，发生于真皮及皮下者其周界比位于肌肉内、骨骼及内脏者的界限清晰，无包膜，直径0.5～1.5 cm，大的病灶可发生溃疡。

（2）镜下：单结节和多结节病变镜下形态相似，表现为双相结构（图7－22），病灶外周肥胖的梭形细胞排列呈结节状或短束状，此种瘤细胞胞质丰富、嗜酸性，极似平滑肌细胞，也具有典型的成纤维细胞和大量胶原纤维。病灶中央结构，主要由原始间叶细胞组成，富含血管，呈血管外皮瘤样结构，原始间叶细胞呈圆形、短梭形或小多角形，核深染，具有轻度异型性，常伴坏死或钙化，有些区域梭形肌样细胞围绕血管呈同心圆结构。富于细胞区由于富于血管和广泛坏死，可被误诊为肉瘤。大约1/5的儿童病例，出现血管内生长，但不影响患者良性疾病的预后。

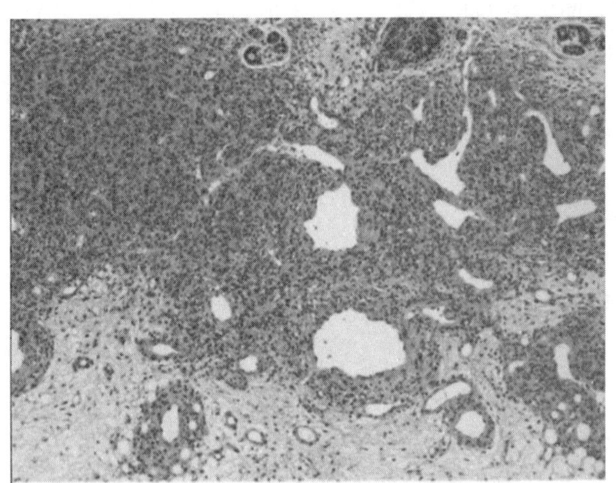

图 7－22　婴儿肌纤维瘤真皮的双相组织学生长

[KIYOHARA T, MARUTA N, IINO S, et al. CD34－positive infantile myofibromatosis: case report and review of hemangiopericytoma-like pattern tumors [J]. J Dermatol, 2016, 43 (9): 1088－1091. DOI: 10.1111/1346－8138.13400]

（3）免疫组化：瘤细胞 Vimentin、actin、CD34（图 7－23）和 h-caldesmon 阳性，desmin 或 S－100 蛋白阴性。

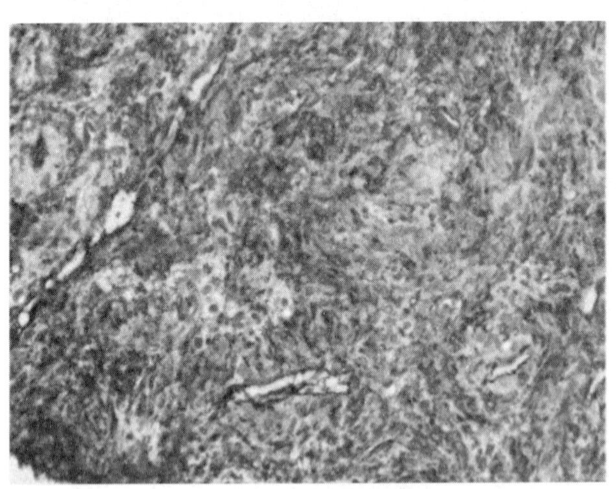

图 7－23　婴儿肌纤维瘤瘤细胞 CD34（＋）

[KIYOHARA T, MARUTA N, IINO S, et al. CD34－positive infantile myofibromatosis: case report and review of hemangiopericytoma-like pattern tumors [J]. J Dermatol, 2016, 43 (9): 1088－1091. DOI: 10.1111/1346－8138.13400]

3. 诊断及鉴别诊断

本病最显著的临床特点为先天性或发生于 2 岁以内患儿的孤立性无痛性浅表性结节，婴儿期这个发病年龄特点在诊断肿瘤时有重要提示价值，电镜下典型的肿瘤细胞内含有大量的粗面内质网和伴密斑的纵向微丝束，兼有纤维母细胞和平滑肌细胞的特点，

免疫组化检查有助于明确诊断。

婴幼儿纤维性肿瘤分类繁多，组织学形态复杂，因此病理诊断对确诊有重要意义，必要时与含梭形细胞的肿瘤鉴别：①婴儿纤维性错构瘤，镜下由纤维组织、未分化的间叶细胞及脂肪组织三种成分构成；②表浅性纤维瘤病或婴儿指（趾）纤维瘤病，好发于婴幼儿，根据部位不同而命名，通过免疫组化鉴别（CD34、SMA 阴性）；③神经纤维瘤病，儿童患者皮肤常有牛奶咖啡斑，与本病表现类似，但所含梭形细胞较长，呈波浪状，不含肌样细胞，S－100 蛋白阳性；④血管平滑肌瘤或平滑肌瘤，肿瘤常伴疼痛，由成熟的平滑肌细胞穿插分布于血管之间构成，不含纤维母细胞；⑤婴儿型纤维肉瘤，肿物体积较大，界限不清，分叶状，浸润周围组织，组织学上见原始椭圆形或梭形细胞排列成束状，形态和遗传学表现与先天性中胚叶肾瘤有相关性。

4. 治疗及预后

肌纤维瘤具有浸润性生长的特点，其一个突出的生物学特征是手术后多次复发。其治疗应以广泛彻底切除为主要治疗手段，辅以放射治疗和激素治疗等，切除范围应包括肿瘤边缘 1～3 cm 范围内正常组织。虽有报道用化疗等治疗手段也能抑制复发，但容易导致对机体的二次伤害。

单纯包块切除也可治愈。对多发性病变，除非危及生命，一般不主张手术治疗，只需加强支持治疗并注意随访。总之，孤立性或只累及软组织和骨的多灶性病变预后良好，但累及内脏以及全身广泛性病变者，对治疗常无反应，预后差。

第二节　脂肪组织肿瘤

一、脂肪瘤

脂肪瘤（lipoma）是由成熟脂肪细胞构成的常见良性肿瘤，在小儿中较纤维瘤多见，体内凡有脂肪的部位均可发生。脂肪瘤有一层极薄的结缔组织纤维内膜，内有很多纤维索，纵横形成很多间隔。如肿瘤中纤维组织所占比例较多，则称为纤维脂肪瘤。有时可和血管瘤并发，而成为脂肪血管瘤。

1. 病因及发病机制

目前本病的发病机制尚未明确，有学者认为脂肪瘤的发生可能与褐色脂肪组织有关。少数患儿有家族史或出生后即有，被认为脂肪瘤的发病与脑垂体前叶性腺激素的分泌、全身脂肪代谢障碍以及肠营养不良有关。另外，脂肪瘤和遗传之间的联系已经被证实，一些研究已经显示脂肪瘤表现出遗传异常。在脂肪瘤的某亚组中，*HMGA2* 基因（位于 12q14.3）参与了肿瘤的发病机制。饮酒过度、摄入高脂肪和高蛋白饮食、精神压力过大和作息不规律是脂肪瘤形成的高危因素。

2. 临床表现

该瘤可发生于身体各处，最常见于颈、肩、背、臀及肢体的皮下组织，其次为腹膜

后及胃肠壁等处，极少数可出现于原来无脂肪组织的部位。脂肪瘤分为孤立性脂肪瘤和多发性脂肪瘤。

孤立性脂肪瘤呈扁平团块状或分叶状，质软而有弹性，有时有假性波动感，为边界清晰的肿物，与皮肤无粘连，生长缓慢，多无自觉症状。切除后效果良好。发生于深部组织，如腹膜后者多无包膜，呈伪足状向周围蔓延浸润，可以恶变为脂肪肉瘤。多发性脂肪瘤有家族倾向。多发性脂肪瘤常见于四肢、胸或腹部皮下，呈多个较小的圆形或卵圆形结节，较一般脂肪瘤略硬，压之有轻度疼痛，故又名痛性脂肪瘤。对称性脂肪瘤，表现为双侧对称的弥漫性或局限性脂肪增生，可发展至肌间隙及筋膜。好发于颈部，呈马鞍畸形，体积较大时，可引起呼吸困难。

3. 实验室检查

大体肿瘤切面均呈结节状、分叶状，内为黄色脂肪样组织，有包膜。镜下由分化成熟的脂肪细胞构成，细胞浆内充满脂滴，部分细胞互相挤压而呈多角形空泡状。免疫组化检查结果显示 Vimentin 和 S－100 染色阳性（图 7－24）。

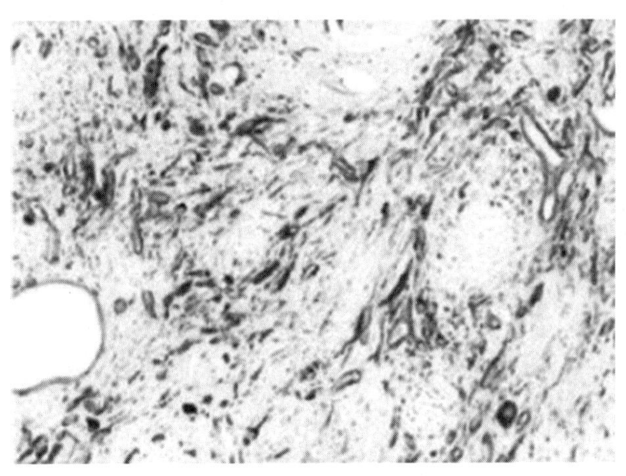

图 7－24　脂肪瘤瘤细胞 S－100（＋）

［CHEN S，HUANG H，HE S，et al. Spindle cell lipoma：clinicopathologic characterization of 40 cases［J］. Int J Clin Exp Pathol，2019，12（7）：2613－2621. DOI：10.1111/1346－8138.13400］

4. 诊断

脂肪瘤的诊断并不困难，肿瘤多位于皮下组织内，大多呈扁圆形或分叶状，分界清楚；肿瘤质软有弹性，有的可有假性波动感。肿瘤不与表皮粘连，皮肤表面完全正常，基部较广泛。肿瘤发展缓慢，大多对机体无严重不良影响，边界分不清者要提防恶性脂肪瘤的可能，但是临床恶性变者甚少。B 超检查显示脂肪瘤内物质呈低回声，回声信号同周围脂肪组织。内部可见特征性高回声分隔带，后方回声无明显改变或稍有增强回声。CT 检查显示脂肪瘤边界清晰，病灶边缘或内部可有曲线状或点状钙化。增强扫描显示肿瘤内条索状高密度分隔及包膜轻度强化，脂肪组织无强化。CT 值多为 －50 ～ －150 HU，负值是脂肪成分的特征性改变。MRI 对软组织的分辨率明显优于 CT，可清楚显示血管、平滑肌和脂肪组织。磁共振图像上表现为以脂肪信号为主的轮

廓较清晰的局限性肿块影，信号强度与皮下脂肪相等。病变边界清晰，信号不均匀，在 T_1 加权相、T_2 加权相上呈高信号，在脂肪抑制序列上，肿瘤信号与周围脂肪组织信号同步下降而呈低信号。

5. 鉴别诊断

本病临床上应与以下疾病相鉴别：①神经纤维瘤，主要由交织排列的梭形细胞组成，胞质淡红染，核深染，两端尖，波浪状或弯曲状，瘤细胞之间可见胡萝卜丝样的胶原纤维，而不是绳索样的粗大纤维，免疫组化标记 S－100 阳性可进一步诊断。②黏液性脂肪肉瘤，大量分支状或丛状的鸡爪样毛细血管网，以及大小不等的单泡状印戒样脂肪母细胞是其显著特征。当鉴别困难时，细胞和分子检测到 FUS-DDIT3 和 EWSR1－DDIT3 融合性基因有助于鉴别。③脂肪母细胞瘤，脂肪母细胞瘤是一种周界清楚，镜下呈分叶状的良性脂肪肿瘤，主要发生于 3 岁以下婴幼儿，极少发生于成人。镜下可见小叶由处于不同分化阶段的脂肪细胞组成，间质黏液样，分支状的血管可见。④梭形细胞脂肪瘤。主要由纤细的梭形细胞组成，较为特征性的形态表现为梭形细胞程度不等的脂肪分化，免疫组化表达 S－100 和 CD34，不表达 MDM2 及 CDK4。

6. 治疗及预后

如果患者没有因脂肪瘤压迫所带来的症状，不主张干预治疗；有症状或功能障碍者，可以手术切除，手术切除仍是最有效的治疗方法。位于深部的脂肪瘤多无包膜，呈伪足状向四周漫延浸润，有恶变可能，应及时清除。有包膜者，完整切除较容易；无包膜者，则较难与正常组织识别，边界不清，不易完整切除。先天性弥漫性脂肪过多症常限于一个或多个肢体，与广泛性血管瘤或神经纤维瘤共同构成巨肢畸形，可因肢体本身不适或过重，需要截肢。颈部弥漫性脂肪瘤的脂肪堆积，可影响颈部运动，甚至会导致呼吸困难。颈部脂肪瘤预后较好。脂肪瘤被切除后，术后可能复发，且复发多为不典型性脂肪瘤。目前关于脂肪瘤的治疗方式仍在不断更新，有研究表明吸脂术在脂肪瘤，特别是多发性脂肪瘤的治疗中具有比较理想的效果。微创甚至无创的治疗方式将被越来越多地应用于脂肪瘤的治疗中。

二、脂肪母细胞瘤

脂肪母细胞瘤/脂肪母细胞瘤病（lipoblastoma/lipoblastomatosis）又称为胎儿型脂肪瘤或胚胎性脂肪瘤，是脂肪细胞异常增生的良性肿瘤。1926 年 Jaffe 首次定义脂肪母细胞瘤，1958 年 Vellios 从中分出脂肪母细胞瘤病，前者为病变局限于局部；后者为病变弥漫且向周围组织浸润。

1. 病因及发病机制

该病病因及发病机制不明，细胞超微结构研究提示其病理过程与黄色脂肪细胞生成过程相似，为胚胎脂肪细胞在出生后失去控制所引起。国内外文献中讨论染色体畸变较多，但是该病应该并非单一因素致病，而是多因素相互作用导致。

虽然目前许多文献认为该病存在染色体畸变，但 23% 的患儿核型正常。约 80% 的患儿出现针对 PLAG1 的染色体 8q11－13 畸变，但是 PLAG1 过度表达除见于脂肪母细胞

瘤外，还可见于如肝母细胞瘤、急性髓系白细胞等肿物。与脂肪母细胞瘤相关的位于 8q24 的 HAS2 和位于 7q22 的 COL1A2 两种伴侣基因已被证实。新近报道了一个源于 t（8；14）的 PLAG1/RAD51L1 融合基因案例。

2. 临床表现

该瘤起源于胚胎期间叶组织，好发于 3 岁以下婴幼儿，男性多见。肿瘤可发生于身体任何部位，多见于肢体，其次为躯干、头颈部等。临床表现为生长缓慢的无痛性肿块，可复发。脂肪母细胞瘤相对多见，其多局限于皮下生长，而脂肪母细胞病呈弥漫性生长，且常累及深部肌肉组织。

所引起的症状取决于瘤体所在部位，由重力等物理因素引起。肿瘤生长在体表的患儿，一般无症状。在腹腔者，常在无意中进行 B 超等检查时发现，或肿块位于肠系膜，发生肠管扭转等引起腹痛、腹胀、呕吐等症状而就诊时发现，因肿瘤需增长到一定程度才导致扭转，故上述症状在小儿较年长时方才出现。不发生肠扭转的患儿一般不出现呕吐，扭转的发生率和性别、年龄无关。肿瘤位于纵隔、颈部时，压迫、浸润气管可出现咳嗽及呼吸困难，也可出现 Homer 综合征等临床症状。体查时肿块无明显压痛，局部皮温正常，表面光滑，质地软硬不一，脂肪母细胞瘤边界较为清楚。脂肪母细胞瘤病常散发，位置较深，边界多不清。

3. 实验室检查

（1）大体：肿瘤直径 3 ～5 cm 不等，呈结节分叶状（图 7 －25），有包膜/假包膜，切面灰黄、乳白色，也可呈胶冻样。

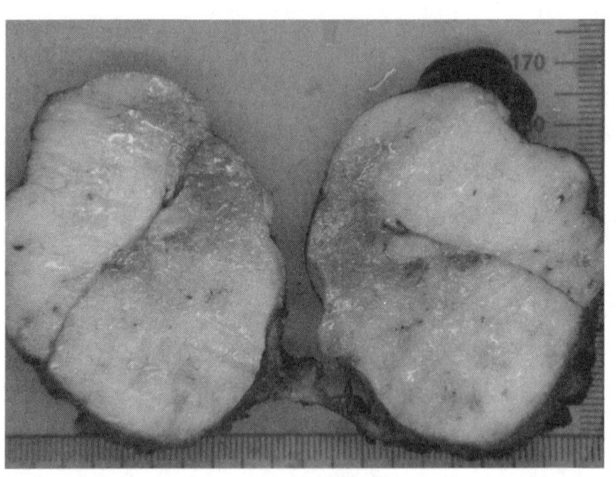

图 7 －25　脂肪母细胞瘤剖面图表面呈柔和的黄褐色，呈结节分叶状

［PEREIRA-LOURENÇO M J，VIEIRA-BRITO D，PERALTA J P，et al. Intrascrotal lipoblastoma in adulthood［J］. BMJ Case Rep，2019，12（12）：e231320. DOI：10.1136/bcr－2019－231320］

（2）镜下：由成熟程度不同的脂肪细胞构成，自原始的脂肪母细胞到接近成熟的脂肪细胞；并被纤维结缔组织分隔成地图状、不规则小叶状，小叶内含星形细胞、梭形细胞，印戒状、泡沫状细胞及成熟脂肪细胞（图 7 －26），偶见棕色脂肪细胞，肿瘤之间黏液基质富含丰富丛状毛细血管。可见核分裂，但无异型。可穿透包膜，浸润肌组

织，偶见软骨化生和髓外造血灶。脂肪母细胞瘤病中的小叶结构不明显，常含有残留的肌肉组织，似肌内脂肪瘤。

（3）免疫组化：瘤细胞 CD34 和 S－100 蛋白阳性。

（4）分子遗传学：多数病例示 8q12 号染色体 *PLAG1* 基因突变，1 例文献报道肿瘤有 t（3；8）（p13；q21.1）易位。

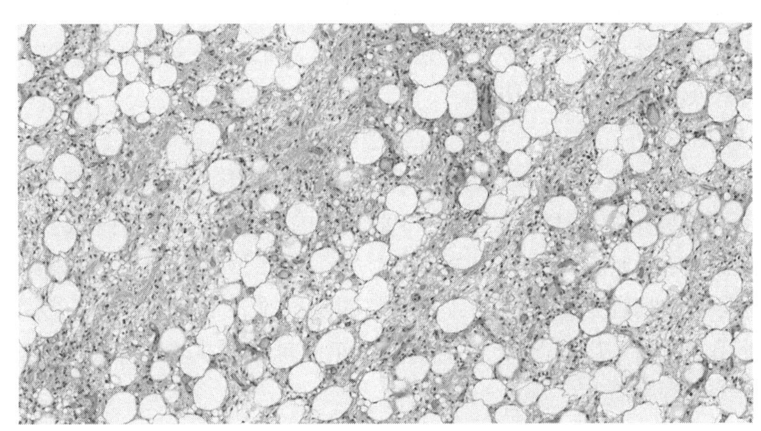

图 7－26　脂肪母细胞瘤不同成熟程度的脂肪细胞混合存在

［PEREIRA-LOURENÇO M J，VIEIRA-BRITO D，PERALTA J P，et al. Intrascrotal lipoblastoma in adulthood［J］. BMJ Case Rep，2019，12（12）：e231320. DOI：10.1136/bcr－2019－231320］

4. 诊断及鉴别诊断

本病缺乏特异性表现，需要结合病史、临床表现及影像学检查等综合判断，基因检测可辅助诊断，确诊依赖病理学检查，镜下见瘤细胞核圆形、椭圆形，部分胞浆形成脂肪空泡，无异常核分裂象。脂肪母细胞瘤病包膜多不完整，向周围肌肉、筋膜、神经浸润性生长。病理学检查没有异型性、有丝分裂或坏死，这是区别恶性肿瘤的重要特征，病理变化逐渐趋向成熟。

本病主要应与以下疾病相鉴别：①黏液样脂肪肉瘤，发病年龄大，多在 20～60 岁间，（罕见 10 岁以下的儿童），肿瘤包膜不完整或无包膜，由大小一致的椭圆形或星形的非脂肪性间叶细胞、数量不等的小型印戒样脂肪母细胞、明显黏液样间质和特征性分支状血管网构成的恶性肿瘤，很少有分叶状结构；细胞遗传学 12 号与 16 号染色体间的易位。②脂肪瘤，患儿发病年龄偏大，一般是 4 岁以上多发，肿瘤是由成熟的脂肪组织构成，CT 表现为密度均匀的低密度脂肪组织，可有纤细分隔，边界清晰，对周围组织推移改变较轻。而脂肪母细胞瘤多密度欠均匀，对周围组织是一种推压及浸润性的表现。③脂肪肉瘤，来源于原始间充质细胞，两者在影像学上难以鉴别，但前者的发病年龄为 20～60 岁，而脂肪母细胞瘤为婴幼儿，两者发病年龄无重叠，鉴别并不困难。

5. 治疗

目前主要的治疗方式仍是手术治疗，一般主张完整切除肿瘤，但应尽量减少损伤周围组织及功能等。复发者可再次手术，术前须明确肿瘤的范围，争取完整切除，以防再次复发。但是，新的观点指出，因为脂肪母细胞瘤属于良性肿瘤，手术治疗不需要行根

治性切除。考虑到本病属于良性病变，可能为多病灶来源，扩大切除并不一定能减少复发的可能，故并不主张扩大切除的范围。

一般情况下，该病本身不致命，对于没有临床症状的患儿不建议早期手术治疗，可随诊观察至3～5岁以后，B超定期复查，根据肿物变化决定手术时机。有临床症状或者肿瘤增长较快时，如位置较为表浅，应争取完整切除；对于肿瘤分布广泛、手术时间长、易损伤周围血管、神经及脏器等风险大的患儿，可手术缓解症状，不必过分追求将瘤体完整切除，定期复查，如有必要则分次手术。对于占据关键器官、组织的肿瘤，无论是否有症状，可考虑尽早手术切除。

6. 预后

该病预后好，无恶变及转移的报道，手术完整切除可治愈。但复发率高，国外报道为14%～25%，国内报道为18.2%～22.2%，国内外差异不大，提示手术切除复发不存在人种和手术技巧的区别，复发率高主要是因为弥漫型病例及手术切除不完整，脂肪母细胞瘤病的普遍特点就是容易复发，其完整切除困难，复发率更高。复发一般发生在术后4个月到10年，平均为3年。目前，随访年限推荐不少于5年，每6个月到1年复查一次，可行B超等检查。

三、脂肪肉瘤

脂肪肉瘤（liposarcoma，LPS）是软组织肉瘤中第二常见的恶性肿瘤，来源于脂肪母细胞向脂肪细胞分化的间叶细胞，肿瘤组织中含有脂质。脂肪肉瘤根据肿瘤细胞分化程度可分为非典型性脂肪瘤/高分化脂肪肉瘤、黏液性脂肪肉瘤、去分化脂肪肉瘤以及多形性脂肪肉瘤，且恶性度依次升高。

1. 临床表现

本病发病年龄比其他软组织恶性肿瘤患者较大，在小儿较少见，多数发生于40～60岁，为成人期多见的一种软组织肿瘤。此瘤常发生在脂肪较多的部位，如大腿、臀部、腹膜后，其他部位如上肢、躯干、颈部、肝悬韧带、纵隔、乳腺等亦可发生。腹腔内的脂肪肉瘤多发生于肠系膜；腹膜后的多位于肾脏的周围。绝大多数脂肪肉瘤表现为无痛性肿块。早期常无特殊表现，几乎所有病例的肿瘤都是隐匿、缓慢地在深部生长，逐渐增大，无明显界限，等肿块达到一定体积时患者方来就诊。故肿瘤的体积常较大，质地柔软，有时还有囊性感。边界比较清楚，表面皮肤温度低。一般不引起疼痛，即使是腹腔内的巨大肿瘤，也仅因其体积大而使患者感到不适。仅有极少数病例略感疼痛或轻微功能障碍。由脂肪瘤演变为脂肪肉瘤者极少见。

2. 实验室检查

脂肪肉瘤来源于脂肪细胞和向脂肪细胞分化的间叶细胞。显微镜下可见分化程度不一、异型程度不同的脂肪母细胞，其组织结构也有不同类型。生物学特性与瘤细胞的分化程度及异形程度有关，分化程度低及异形程度高者较多发生转移。因此，脂肪肉瘤分型在临床上具有重要的意义。WHO将脂肪肉瘤分为高分化型、去分化型、黏液型、多形性型和混合型5种类型。高分化型分化良好，异形性低，为低度恶性，直接侵犯及远

处转移罕见；去分化型远处转移率高，预后较好；黏液型呈中等恶性程度，预后良好；多形性型分化差，异形性高，恶性程度最高，常发生直接侵犯及远处转移；混合型脂肪肉瘤病理上是黏液型与上述其他一种或多种病理类型混合存在的类型。

高分化脂肪肉瘤主要由大量的成熟脂肪细胞构成，同时病变内存在少量的纤维成分、脂肪母细胞及基质细胞，间质内有丰富的黏液样物质和丰富毛细血管网。

低分化脂肪肉瘤含有大量星形、小梭形细胞以及泡沫状和印戒状幼稚脂肪细胞（图7－27），有显著的异型性，核分裂象多见，并有奇形怪状的细胞和多核巨细胞。

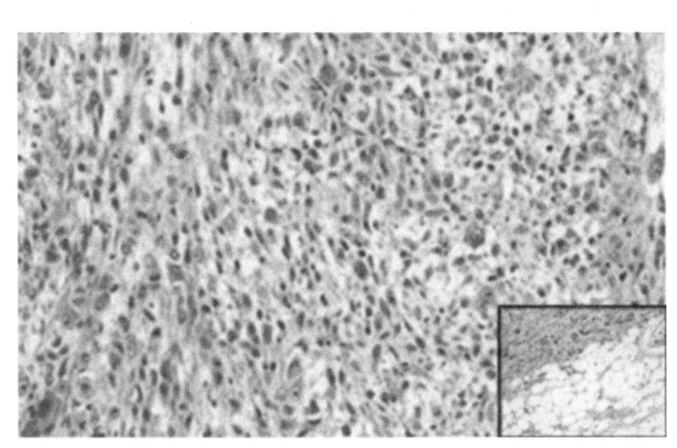

图7－27　去分化脂肪肉瘤由具有明显核形态的主轴细胞组成

［SONG M J, CHO K J, LEE J S, et al. Application of *MDM2* fluorescence in situ hybridization and immunohistochemistry in distinguishing dedifferentiated liposarcoma from other high-grade sarcomas［J］. Appl Immunohistochem Mol Morphol, 2017, 25（10）：712－719. DOI：10.1097/PAI.0000000000000365］

黏液型脂肪肉瘤以丰富的分支样或称“鸡爪样”毛细血管网及黏液基质背景为主要特征，部分可见较大“黏液湖”，类似“肺水肿”。圆细胞成分形态较为一致，细胞异型性明显，核分裂象易见。

多形性脂肪肉瘤不含黏液成分，细胞异型性极为明显，有奇形怪状的细胞和多核巨细胞，另含有梭形细胞、圆形细胞和多边形细胞。有的胞浆内有脂肪空泡，有的呈颗粒状。细胞核染色深，形状不规则，核分裂象多。

3. 诊断及鉴别诊断

（1）脂肪肉瘤内富含成熟脂肪组织，若出现以下影像特征可考虑：①单发或多发结节，病变范围巨大，边界相对清晰；②病变内有条索状分隔及小结节，倾向于高分化脂肪肉瘤，若病变内分隔增厚，结节增大，实性部分增多，或多个实性结节与富含脂肪密度结节共同存在时，则倾向于富含高分化成分的去分化脂肪肉瘤。

需要与以下富含脂肪组织的肿瘤鉴别：①单纯脂肪瘤，全身各个部位均可见，但密度或信号均一，边界清，形态规则；②错构瘤，多发生于肾实质内，体积较小，易出血；③畸胎瘤，常发生于年轻人，盆腔及前纵隔多发，其内常含有骨骼或牙齿，若发生恶变，常伴有AFP增高；④肾上腺髓样脂肪瘤，常位于肾上腺区，体积较小。

（2）不含成熟脂肪成分的脂肪肉瘤诊断相对困难，但若出现以下特征时可考虑：①单发或多发囊性肿块，病变较大，结节内可见分隔及小结节影，增强扫描其内可见明

显强化及增粗扭曲供血血管；②肿瘤由多发实性及囊性结节堆积而成，病变长径常大于10 cm，密度或信号混杂，强化不均匀；③肿瘤由多发实性结节堆积而成，病变范围巨大，结节内密度不均匀，周围组织受侵犯明显。

该肿瘤需要与以下肿瘤鉴别：①真性囊肿、脓肿及液化的血肿，这些病变增强扫描只会囊壁及分隔轻中度强化，其内成分无强化；②淋巴瘤，好发于淋巴结走行区域，对周围组织包绕，但不侵犯，增强扫描呈中度均匀强化；③神经来源的肿瘤，好发于神经走行区域，体积较小，边界清晰；④平滑肌肉瘤，女性多见，当脂肪肉瘤内不含成熟脂肪成分时，需要根据临床症状及病理加以鉴别。

4. 治疗及预后

治疗小的肿瘤时应将其切除后送病理检查。大的肿瘤，如条件许可，在阻断血液供应情况下切除肿瘤组织送冰冻切片检查，一期完成手术。发展快、估计恶性程度较高的脂肪肉瘤，应在包围肿瘤的肌肉外切除肌肉的起止点。原则上手术时不应直接触及瘤体。显然，肿瘤体积越小，越容易取得根治。最好的治疗方法是局部完整手术切除，术后罕见局部复发者。放射治疗和化疗都对脂肪肉瘤不敏感。放疗可采用60 Gy剂量，化疗可采用环磷酰胺、长春新碱、放线菌素D和达卡巴嗪。儿童脂肪肉瘤的预后较成人为佳。

四、冬眠瘤

冬眠瘤（hibernoma）又称为棕色脂肪瘤（brown fat tumor），是由棕色脂肪细胞组成的良性肿瘤。冬眠瘤是罕见的生长缓慢的良性脂肪瘤样肿瘤，起源于残余的棕色脂肪细胞。20世纪初，Merkel第一次将其描述为“假脂瘤”（pseudo-lipomas）。由于它们的颜色与冬眠动物的棕色脂肪相似，1914年Grey将其定义为“冬眠瘤”。

1. 病因及发病机制

目前病因不明确，可能与遗传因素有关，分子遗传学研究发现，冬眠瘤肿瘤细胞存在染色体1p36、2q33、5q22、11q13结构异常。

2. 临床表现

冬眠瘤可发生于任何年龄，5%的病例发生于2～18岁的儿童，男性多于女性。通常生长在胎儿和新生儿棕色脂肪发现的地方，如肩、颈、腋下、肩胛和肩胛间区、胸、腹膜后腔，其他少见的部位包括腹部、大腿、臀部、腘窝和颅内、脊柱旁软组织。

一般冬眠瘤无明显临床表现，或表现为皮下缓慢生长的软组织肿块，通常无疼痛且有一定的活动度。由于肿瘤血管丰富，在触诊时局部的温度可以升高，当压迫邻近结构时可以产生症状。MRI显示肿瘤内有非脂肪性分隔，CT扫描显示肿瘤密度介于骨骼肌和脂肪之间。

3. 实验室检查

（1）大体：肿瘤呈分叶状，有完整包膜，质较实，由结缔组织间隔分成无数小叶，肿瘤供养血管丰富。由于有丰富血管和充足的线粒体，肿瘤通常表现为棕色或黄褐色。肿瘤大小可达20 cm，边界清晰，病变位于肌间隙、肌肉内、皮下或腹膜后，趋向于沿

筋膜和周围结构生长，而非侵犯。

（2）镜下：肿瘤的特点是具有异形核和嗜酸性颗粒的多空泡细胞（图 7－28），瘤细胞呈多角形或圆形。胞核小而圆，居中或偏向一侧。胞质丰富，胞质内泡沫之间可见脂褐素，呈颗粒或空泡状，含胆固醇及中性脂肪，细胞边界清。可见一些散在较大的成熟脂肪细胞。

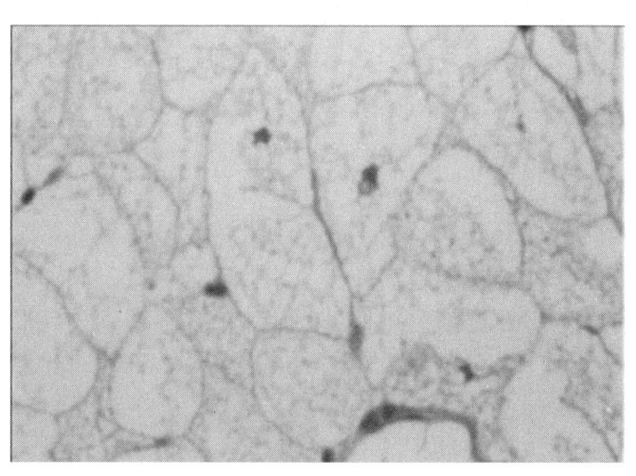

图 7－28 冬眠瘤瘤细胞多边形，胞质呈空泡状

［SONG B，RYU H J，LEE C，et al. Intraosseous hibernoma：a rare and unique intraosseous lesion［J］. J Pathol Transl Med，2017，51（5）：499－504. DOI：10.4132/jptm.2017.07.28］

（3）免疫组化：瘤细胞呈 S－100 蛋白和 UCP1（一种新的冬眠瘤标记物）阳性，肿瘤细胞 CD34、CDK4、MDM2 阴性。

4. 诊断及鉴别诊断

超声、CT 及 MRI 难以区别冬眠瘤与脂肪瘤及脂肪肉瘤，三者的影像学检查均显示为边界欠清、血管丰富的类似脂肪瘤或脂肪肉瘤的肿瘤。病理是诊断冬眠瘤的金标准，其组织学特点为：肿瘤细胞胞质丰富，内含嗜酸性颗粒及小脂滴。免疫组化 S－100 蛋白阳性（图 7－29），CD 阴性。

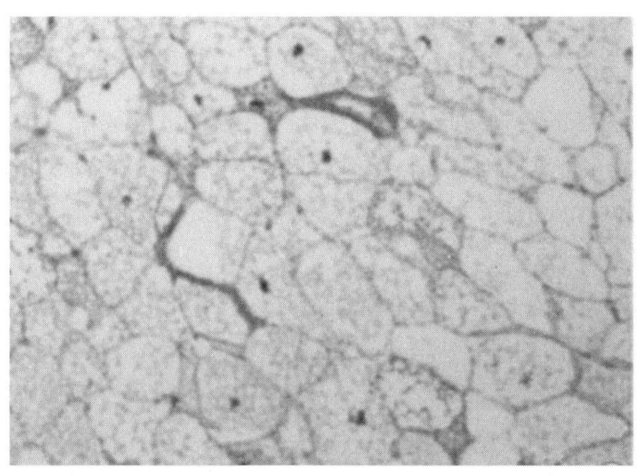

图 7－29 冬眠瘤瘤细胞 S－100（＋）

［SONG B，RYU H J，LEE C，et al. Intraosseous hibernoma：a rare and unique intraosseous lesion［J］. J Pathol Transl Med，2017，51（5）：499－504. DOI：10.4132/jptm.2017.07.28］

该肿瘤应注意与以下几种肿瘤相鉴别：①黏液样脂肪肉瘤，此瘤含有各种分化阶段的脂肪母细胞，当脂肪母细胞以泡沫状和印戒状为主时，易与冬眠瘤细胞混淆，但脂肪肉瘤细胞的异形性及典型的多分支状“鸡爪样”的毛细血管网为其特有的形态学特征，可依此鉴别；②成年型横纹肌瘤，虽有相似的颗粒性嗜伊红胞质，但此瘤主要发生于头颈部，细胞较大，细胞内可见糖原、横纹和杆状结晶，PAS 染色阳性，免疫组织化学 Desmin、MSA 阳性，S－100 阴性，可依此鉴别；③黄色瘤，细胞一般体积较小，并伴有增生的成纤维细胞和炎症细胞，局部可见图顿巨细胞，不形成小叶结构，免疫组织化学 CD68 阳性，S－100 蛋白阴性，可依此鉴别；④颗粒细胞瘤，瘤细胞大多为多边形，部分为梭形，两者之间有移行，瘤细胞胞质内无脂滴，油红 O 染色阴性，可依此鉴别。

5. 治疗及预后

治疗冬眠瘤选择局部切除，切除后不易复发。近年来有恶性冬眠瘤或侵袭性冬眠瘤的报道，但是否属于正恶性肿瘤的范畴尚有争议，因为黏液及圆形细胞性脂肪肉瘤内常含有冬眠瘤样细胞，不能据此诊断为恶性冬眠瘤。治疗侵袭性冬眠瘤首选局部切除，切除后均未见复发。

第三节　肌源性肿瘤

肌源性肿瘤包括横纹肌和平滑肌肿瘤，心脏外的横纹肌瘤非常罕见，临床行为良性，有横纹肌分化的恶性肿瘤非常少见，但却是婴儿及儿童软组织肉瘤中最多见的类型。平滑肌肿瘤最常见于子宫、胃肠道、膀胱，少数发生在软组织和皮肤。平滑肌瘤的生物学行为不能完全依赖于肿瘤的组织学特点来确定，不同部位的良恶性标准有所不同。

一、横纹肌组织肿瘤

（一）心脏横纹肌瘤

心脏横纹肌瘤（cardiac rhabdomyoma，CR）是婴幼儿中最常见的原发性良性心脏肿瘤，为 60%～80%，也是产前期经胎儿超声心动图检出的最常见的肿瘤。心脏横纹肌瘤常与结节性硬化症（tuberous sclerosis complex，TSC）相伴，属于特殊类型错构瘤。

1. 临床表现

本病多见于婴儿，多在 1 岁内起病，部分患儿产前已被诊断。常伴有脑结节性硬化、皮质腺瘤、肾发育缺陷及内脏器官的畸形等。心脏横纹肌瘤患者的临床表现，取决于肿瘤发生的部位、大小、数量以及是否伴有结节性硬化症。因肿瘤所致的各种血流动力学改变而引起的血流梗阻、房室瓣狭窄、心律失常、心功能不全及大量心包积液等病理变化，是胎儿及新生儿死亡的直接原因。心脏横纹肌瘤多在孕 20～30 周经产前超声发现，特征为心室腔或心室肌中有圆形均质高回声占位，也可发生于心房等其他部位，

左心室最常见，单发肿瘤多位于室间隔，多为无包膜、界限清楚的结节，大小不等，形态稳定，单发或多发。多发性占位患者伴有结节性硬化症的概率较大。心脏横纹肌瘤可以随时间进展而退化消失。

2. 实验室检查

（1）大体：肿物境界清楚，无包膜，质地呈蜡样，色灰白至灰黄。

（2）镜下：多由形态不规则并且肿胀的心肌细胞构成，胞质空泡状或嗜酸症，部分细胞核连同细胞质团块被悬挂在细胞中央（图 7－30），多条细胞质桥丝呈放射状由细胞中央延伸至细胞膜，似蜘蛛样，形成特征性的“蜘蛛样细胞”。

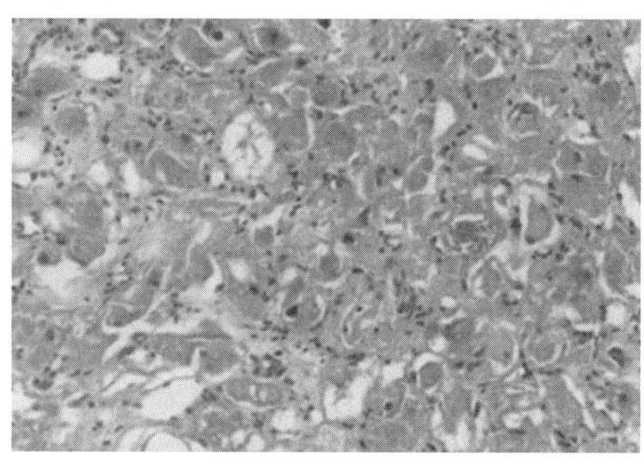

图 7－30　心脏横纹肌瘤细胞核位于中心或外周、部分胞质有空泡

［WESTHOFF C C，SCHONER K，HARTMANN S，et al. Actin isoform expression patterns in adult extracardiac and cardiac rhabdomyomas indicate a different cell of origin［J］. Virchows Arch，2017，470（3）：285－290. DOI：10.1007/s00428－017－2069－3］

（3）特殊染色：肿瘤细胞 PAS 阳性。

（4）免疫组化：瘤细胞 MyoD1、myogenin 阳性（图 7－31）。

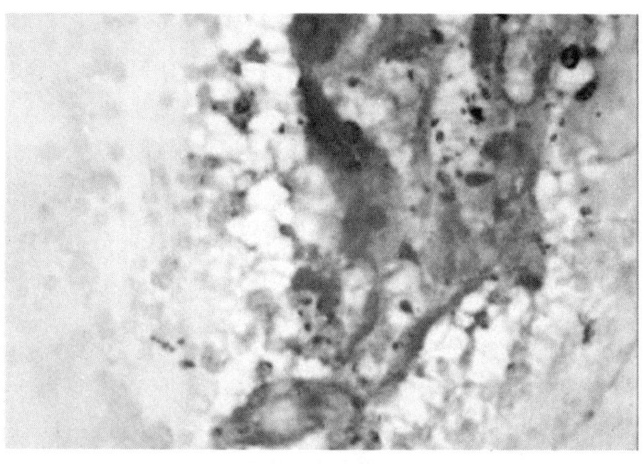

图 7－31　心脏横纹肌瘤瘤细胞 myogenin（+）

［WESTHOFF C C，SCHONER K，HARTMANN S，et al. Actin isoform expression patterns in adult extracardiac and cardiac rhabdomyomas indicate a different cell of origin［J］. Virchows Arch，2017，470（3）：285－290. DOI：10.1007/s00428－017－2069－3］

3. 诊断及鉴别诊断

心脏横纹肌瘤在诊断时应结合患儿年龄、影像学特征及病理学特点综合判断，同时也需要与下列几种疾病相鉴别：①心肌糖原贮积病，系常染色体隐性遗传病，镜下形态与横纹肌瘤相似。但心肌为弥散受累，并且没有明显的肿瘤结节，镜下也缺乏“蜘蛛样细胞”；②组织细胞样心肌病，多见于婴幼儿，胞浆内见颗粒，无空泡，但无“蜘蛛样细胞”，Vimentin 阴性；③心脏脂肪瘤，免疫组化可鉴别，心脏横纹肌瘤横纹肌源性标记如 myoglobin、Desmin 阳性、PAS 阳性，而脂肪瘤脂肪源性标记如 S－100 阳性、PAS 阴性；④心脏颗粒细胞瘤，十分少见，常呈孤立性结节，镜下瘤细胞内有丰富的嗜酸性颗粒，细胞核呈圆形或卵圆形，但缺乏“蜘蛛样细胞”，并且瘤细胞大多 S－100 阳性，从而可与横纹肌瘤鉴别；⑤成熟心肌细胞错构瘤，好发于青少年，由增大的心肌细胞交错排列，该瘤无蜘蛛样细胞。

4. 治疗及预后

心脏横纹肌瘤为良性肿瘤，并且会随年龄增长而消退，因此只有当心横纹肌瘤引起血流动力学阻塞或心律失常，药物难以控制时才考虑手术治疗。但多数心脏横纹肌瘤并发结节性硬化症者常具有家族遗传性，且患儿病程进行性发展，胎儿出生后可能逐步出现癫痫、肾脏或脑疾病，预后通常较差，因此多数学者主张终止妊娠。

（二）横纹肌肉瘤

横纹肌肉瘤（rhabdomyosarcoma）是来自横纹肌母细胞的恶性肿瘤，也是小儿体壁最常见的肉瘤。本病可发生于人体的任何部位，即使无横纹肌的部位也可发生。横纹肌肉瘤约占小儿恶性实体肿瘤的 5%～15%，男性略多于女性，40%～70% 发生于 5 岁以前。目前经过联合手术、放疗、化疗的综合治疗，患者存活率已达 70%。

1. 分型

横纹肌肉瘤的大体形态、生长速度和组织结构差异很大。组织学上可分为以下几种类型：

（1）胚胎型（embryonal type）：最常见，约占 65%，是 5 岁以下小儿横纹肌肉瘤的主要类型。主要由梭形横纹肌母细胞和小圆细胞构成，可见横纹肌母细胞中的纵向条纹，头颈部和泌尿生殖系统肿瘤约 75% 属此型，预后较好。

（2）葡萄状型（botryoides type）：又称为葡萄状肉瘤，是胚胎型的变异，瘤表面为所在器官的正常黏膜，黏膜下即有几层平行于黏膜的密集未分化的短梭形瘤细胞。瘤内富有水肿性基质和扩张的血管，发现横纹肌的机会极少。本型常见于阴道、子宫、膀胱、鼻咽部及中耳，几乎均见于小儿，约半数发生于 2 岁以下。

（3）腺泡型（alveolar type）：多发生于青壮年的四肢和头颈部。

（4）多形型（polymorphic type）：多发生于老年人的四肢，而罕见于小儿。该瘤易有局部浸润，并经血流、淋巴道转移，除局部淋巴结转移外，经血液可侵犯骨、骨髓及肺。局部切除后易复发，即使广泛切除后复发率也可达 39%。死亡病例中约 1/3 的患儿心脏受肿瘤侵犯。

2. 分期

按扩散情况可做如下分期：

Ⅰ期：局限性病变，未侵及区域性淋巴结，可完整切除。

Ⅰa期：肿瘤局限于原发肌肉和器官。

Ⅰb期：肿瘤超出原发器官或肌肉，但无区域淋巴结转移。

Ⅱ期：区域性的，即瘤组织已有局部浸润或局部淋巴结受侵。

Ⅱa期：指肉眼下完整切除，但有显微镜下肿瘤残留。

Ⅱb期：指局部病变完整切除，但区域淋巴结或邻近器官已被侵犯。

Ⅱc期：指肉眼能认出的瘤及区域淋巴结已切除，但有显微镜下肿瘤残留。

Ⅲ期：肿瘤未能完整切除或仅做活体组织检查，有肉眼肿瘤残留。

Ⅳ期：已有远处转移。

3. 临床表现

1）好发部位：全身均可发生，以头颈部最多，占39%，头颈部中以眼眶部最多，约占12%；其次为泌尿生殖系统，占21%，肢体占18%，腹膜后占7%；睾丸周围、胃肠道、胆道等为相对多见部位。发生部位还与年龄有关，泌尿生殖系统和头颈部以婴幼儿为多，睾丸周围、躯干和腹腔内脏部位以大龄儿童为多，眼眶和肢体部位可发生于任何年龄。

2）无痛性肿块：主要表现为进行性增大、边界不清的无痛性肿块，根据原发部位的不同，症状和体征有所不同。

（1）头颈部横纹肌肉瘤：几乎所有患儿都因发现肿块而就诊，症状有眼球突出、声音改变、吞咽困难、呼吸困难、咳嗽、外耳道分泌物。常侵犯颅底、颈椎和中枢神经系统而出现上睑下垂、头痛、眩晕、面神经麻痹等表现。在小儿多为胚胎型，发生于耳、鼻及鼻旁窦则多为葡萄状型。

（2）四肢横纹肌肉瘤：多发现局部肿块就诊，肿块位置较深，活动度差，质硬，侵犯神经时，常引起剧烈疼痛和局部感觉减退、功能障碍。患儿多有外伤史，常被误为局部“血肿”，当“血肿”不消退，反而增大时，应考虑本病。

（3）躯干横纹肌肉瘤：多数位于脊柱旁区和胸壁，前者可发生截瘫，后者常伴胸膜渗出。

（4）腹膜后横纹肌肉瘤：早期常无症状，等到肿瘤增大压迫胃肠道或输尿管引起相应症状时，才引起注意。

（5）胃肠道横纹肌肉瘤：最常见于胆道，症状有乏力、发热、进行性黄疸、右上腹腹痛及右上腹肿块等，常被误诊为传染性肝炎。行剖腹探查术，可见胆道被葡萄状息肉样组织所充满而扩张，肿瘤向局部蔓延，可侵入肝、胰、大网膜及临近组织。

（6）泌尿系横纹肌肉瘤：最多见于膀胱，症状有血尿、排尿困难、尿潴留、反复尿路感染、尿失禁、下腹部或直肠指诊时触及肿块。女孩可有肿瘤自尿道口脱出。肿瘤可广泛浸润盆腔脏器和转移到腹膜后。

（7）前列腺横纹肌肉瘤：多发生于5岁之内，常无疼痛，逐渐出现尿频、夜尿、尿流变细等排尿困难表现，直肠指诊可触及肿瘤，晚期会阴部有肿块突出。

(8) 生殖系横纹肌肉瘤：最常见于阴道前、后壁及处女膜，最初可有臭味或无臭味的阴道黏液、血性分泌物，当肿瘤增大，充满阴道时，可见葡萄样肿物自阴道口脱出，排尿、排便困难。

4. 诊断

(1) X射线检查：静脉胆道造影或经皮肝穿刺胆道造影可显示胆道狭窄、阻塞，可用来估计肿瘤范围、手术的可能性；静脉肾盂造影可发现肾盂积水、输尿管扩张、膀胱内充盈缺损等情况，并有助于与腹膜后其他肿块的鉴别；淋巴管造影，对确定腹膜后淋巴结转移和决定淋巴结清扫范围有帮助。

(2) CT及B超检查：能提供各部位肿瘤的定位、大小、范围、性质（囊性或实质性）及与周围的关系。尤其适用于腹膜后原发灶、转移灶和颅内病灶的检查。

(3) 同位素检查：同位素扫描，可发现骨、肝脏等部位的转移灶。

(4) 脑脊液检查：可发现是否侵犯中枢神经系统及找到瘤细胞，对决定是否行蛛网膜下隙鞘内化疗有意义。

(5) 病理检查：为确诊提供依据，可根据情况采用术中快速冰冻切片、针吸活检、电镜检查发现肿瘤细胞中的“Z带”，或免疫荧光检查发现肌凝蛋白即可确诊。

5. 治疗

一经确诊，尽早开始应用手术、放疗和化疗等综合治疗措施。

1) 手术治疗：应根据原发肿瘤的部位及范围来决定。如能完整切除肿瘤，再加放疗和化疗，远较单纯做活检预后好。但实际上肿瘤常侵及临近重要组织，仅有约20%的病例可做完整切除。只要不造成严重毁形和功能障碍，应争取对原发肿瘤行广泛的根治性切除，切除范围应尽量包括周围正常组织。

2) 化学治疗：对横纹肌肉瘤应常规行化疗。目的是消除根治术后或镜下切除残余的瘤细胞；特殊部位无法手术时，与放疗联合作为根治手术；巨大肿瘤的术前化疗可使肿瘤缩小，使手术成为可能。根据不同分期，可采用以下方案。

(1) Ⅰ期 术后不做放疗，采用VAC方案。

长春新碱（V）：2 mg/m^2（每次不超过2 mg），静脉注射，每周1次，共12次；放线霉素D（A）：15 μg/（kg·d）（每次不超过0.5 mg），静脉注射，每3个月1次，每次连用5 d，共4个疗程；环磷酰胺（C）：2.5 mg/（kg·d），口服，从第42 d开始，连用24个月。

疗效：3年无复发率和总生存率分别为83%和90%。

(2) Ⅱ期：术后瘤床放疗，并采用以下化疗。

长春新碱：静脉注射，连用6次为一疗程，共6个疗程，时间不少于48周。

放线霉素D：静脉注射，连用5次为一疗程，在45周内共5个疗程。

疗效：3年无复发率和总生存率分别为66%和72%。

(3) Ⅲ期：化疗采用冲击剂量的长春新碱（每周2 mg/m^2 静脉注射）、放线霉素D［15 μg/（kg·d），静脉注射，连用5 d］和环磷酰胺［10 mg/（kg·d），静脉注射，连用3 d］，每周1个疗程，共4～6周。一旦肿瘤缩小，及时切除肿瘤和区域淋巴结，术后化疗和放疗同Ⅱ期。

（4）Ⅳ期：采用长春新碱、放线霉素 D、环磷酰胺、阿霉素等，2 ～ 3 个月后，如有可能，应行肿瘤切除，根据病变程度再决定是否应用放射治疗。

3）放射治疗：除Ⅰ期病例不考虑放疗外，其他病例均应行放疗，对无法切除的病例可结合化疗作为根治措施。放疗多用于原发瘤术后，必要时放疗范围包括引流区域淋巴结。放疗也可用于较大肿瘤之术前照射，使肿瘤缩小便于开展手术。

（1）放射野：应包括瘤床及其周围 1 ～ 5 cm 的正常组织。同时应注意周围重要结构的保护。

（2）剂量：根据年龄和部位的不同而有所不同，一般不应小于 40 Gy，每天 0. 2 ～ 0. 25 Gy，每周 5 d，于 4 ～ 6 周内完成。

6. 预后

决定于肿瘤的原发部位及分期：Ⅰ期病变长期存活率可达 80% ～ 90% 。Ⅱ期病变显微镜下残留而无局部扩散者，3 年以上存活率可达 70%；诊断时已有局部或远处转移者，其长期存活率则下降至 30% 。眼眶及泌尿生殖系的横纹肌肉瘤预后较好，较大儿童因就诊时多属晚期，预后较差。

（三）胚胎性横纹肌肉瘤

胚胎性横纹肌肉瘤（embryonal rhabdomyosarcoma，ERMS）来自未分化的中胚层，是横纹肌肉瘤最常见的亚型，占横纹肌肉瘤 50% ～ 60% 以上。按 WHO 软组织与骨肿瘤病理的诊断分类，将葡萄状型、梭形细胞型及间变性归入胚胎性的亚型。

1. 临床表现

绝大多数发生在婴幼儿，多发生于 12 岁以下，男略多于女，临床症状多样，其症状和体征因肿瘤原发部位、瘤体大小，是否压迫及侵犯周围组织而各异。临床一般表现为膨胀性生长的软组织肿块，可浸润至周围组织并伴有相应的骨吸收破坏。好发于头颈部与泌尿生殖道、腹膜后等。尤其是眼眶、鼻腔、鼻窦、鼻咽、耳道、口腔、躯干、睾丸旁和前列腺等部位，偶见于四肢。

临床症状一般由肿瘤占位和梗阻所致，发生于鼻咽、鼻腔者可有鼻塞、头痛、嗅觉下降及鼻部肿块；发生于眼眶者可有眼球突出、视力下降等症状；男性睾丸旁肿瘤可有阴囊肿物、尿潴留及疼痛等；女性宫颈及阴道内肿瘤表现为息肉状或葡萄状的突出物等；发生于四肢者常表现为无痛性肿块及淋巴结肿大等。

2. 实验室检查

（1）大体：肿块境界不清，无包膜或有假包膜，质软，切面灰白或灰红，柔滑或细颗粒状，可有出血、坏死和表面糜烂。

（2）镜下：主要由原始小圆形细胞（图 7 －32）和不同分化的横纹肌母细胞以不同比例组成；此型横纹肌肉瘤，十分相似于妊娠 7 ～ 12 周的胎儿骨骼肌的发育。瘤细胞分布疏密不均，富于细胞密集区与瘤细胞稀少疏松结构的黏液样区相交替存在。依不同分化的横纹肌母细胞的比例及成熟程度，一般分为三级：低分化（Ⅲ级），瘤细胞圆形、卵圆形、短梭形，胞质少，缺乏肌源性特征，光镜下诊断困难；中分化（Ⅱ级），

瘤细胞大多数为大圆形、梭形，胞质嗜酸性，少见带状细胞和球拍细胞，偶见横纹和瘤巨细胞；高分化（Ⅰ级），多数瘤细胞分化较成熟，瘤细胞长梭形、带状，胞质丰富、嗜酸性，可显横纹（PTAH 染色较易见）。

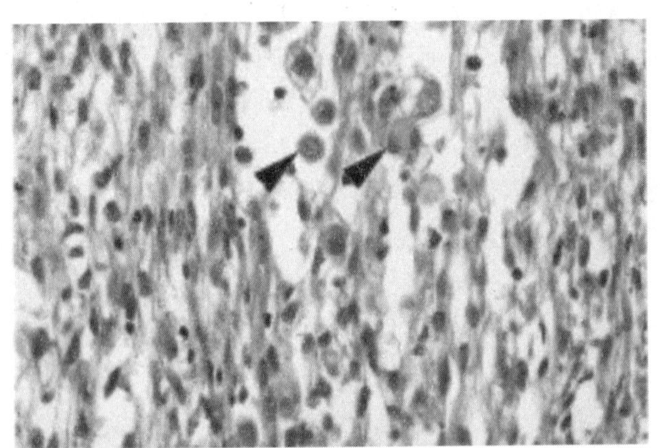

图 7-32 胚胎型横纹肌肉瘤（箭头所指的）由梭形横纹肌母细胞和小圆细胞组成

[CHEN E, RICCIOTTI R, FUTRAN N, et al. Head and neck rhabdomyosarcoma: clinical and pathologic characterization of seven cases [J]. Head neck pathol, 2017, 11 (3): 321-326. DOI: 10.1007/s12105-016-0771-0]

（3）超微结构：高分化肿瘤胞质内束状粗细肌丝，典型的肌结和六角点阵排列。

（4）分子遗传学：大多数胚胎性横纹肌肉瘤 11p15 的等位性丢失，导致 11p15 上的胰岛素样生长因子 2（IGF2）过度表达。

（5）免疫表型：瘤细胞不同程度地表达 desmin、myosin、myoglobin，而 MyoD1、myogenin 尤为敏感和特异。

3. 诊断

胚胎性横纹肌肉瘤的诊断需要依靠病理学诊断。镜下形态主要由不同成熟程度的横纹肌母细胞，或向横纹肌细胞分化的间叶源性细胞构成。细胞形态不定，包括星芒状、蝌蚪形、蜘蛛样、梭形等多种形态改变，核分裂象常见。胞质浅染，随着细胞分化，嗜酸性渐强，强嗜酸性、胞质内横纹提示终末分化。

梭形细胞型的肿瘤细胞紧密排列成旋涡或束状结构，接近于平滑肌细胞形态，可有类似于纤维组织细胞瘤的编席样结构或类似于神经纤维瘤的波纹状结构。葡萄状型含有数量不等的息肉样结节，有丰富的疏松黏液样间质，黏膜上皮较完整，黏膜下可见呈线形排列的肿瘤细胞，这一结构称为“生发层”，是此肿瘤的典型结构。间变性有大的核深染的异型性细胞，奇异型多极核分裂常见。间变性结构可按间变细胞的多少、是否存在克隆样聚集分为局灶性和弥漫性。

4. 鉴别诊断

鉴别诊断：①神经母细胞瘤，肿瘤多位于肾上腺，肿瘤细胞小而圆，可形成菊形团结构，肿瘤基质疏松，富含神经纤维网。免疫组化瘤细胞不表达 MSA、myogenin、MyoD1。②骨外尤因肉瘤或外周原始神经外胚层瘤，肿瘤多位于脊柱旁和四肢，镜下由分叶状或片状分布的小圆细胞组成，免疫组化显示，瘤细胞 CD99 阳性，细胞遗传学可

检测出 *EWS-FLI-1* 融合性基因；③恶性横纹肌样瘤，肿瘤多发于儿童肾脏，镜下由排列松散的卵圆形或多边形细胞组成，胞质丰富，含 PAS 阳性的包涵体，瘤细胞核偏位，可见明显核仁，肿瘤细胞表达 Vimentin、CK 和 EMA。

1）葡萄状胚胎性横纹肌肉瘤（botryoid variant of embryonal rhabdomyosarcoma）：来自黏膜下，是胚胎性横纹肌肉瘤的一种亚型，占 ERMS 中的 5%～10%，常见于婴幼儿，呈息肉状生长，肿瘤生长迅速，有明显侵袭性，主要发生在婴幼儿的泌尿生殖道和膀胱、胆道、鼻腔及鼻咽等。

（1）大体：肿瘤呈息肉状、葡萄状，质软切面呈黏液样水肿。

（2）镜下：具有特征的表现是在紧贴着上皮下方有一层致密的未分化瘤细胞带，主要为早期幼稚的横纹肌母细胞及原始间叶细胞，这一结构称为“形成层”，与黏膜面平行形成浸润带，瘤细胞核较大，或多或少见到嗜酸性胞质，易见核分裂象，可有或无横纹。瘤细胞分布在丰富疏松的黏液基质中。

（3）免疫组化：瘤细胞表达 desmin、MyoD1、myogenin、myoglobin。

（4）鉴别诊断：①非典型性纤维性息肉，阴道和鼻腔的息肉中部分病例可见核深染的畸形间质细胞和多核巨细胞，无“形成层”结构。免疫标记物 Vimentin 阳性，肌源性标记物 myogenin、MyoD1 阴性。②生殖道横纹肌瘤。③假肉瘤样肌成纤维细胞增生，好发于膀胱，青年人多见。镜下主要由纤细的梭形细胞组成，排列紊乱或呈条束状，间质内含有大量的黏液，可见炎症细胞浸润，不见“形成层”结构，免疫组化显示梭形细胞 Vimentin、CK 阳性，而 desmin、myogenin 阴性。

2）间变性横纹肌肉瘤（anaplastic rhabdomyosarcoma）：患者平均年龄为 6 岁，中位年龄为 4 岁。好发于下肢、腹膜后和头颈部。在胚胎性或腺泡状横纹肌肉瘤基础上出现核大、明显间变的瘤细胞，间变瘤细胞高度异型性，瘤细胞核是邻近细胞核最小径的 3 倍或更大。免疫组化示瘤细胞 MyoD1、myogenin 阳性。依据瘤细胞间变细胞的数量及分布可分为 2 组，Ⅰ组（含少量散在的间变细胞）和Ⅱ组为（灶性或片状分布的间变细胞）。Ⅰ组、Ⅱ组 5 年生存率分别为 60% 和 45%。胚胎性或腺泡状横纹肌肉瘤中出现成灶或成片的间变细胞提示预后较差。

5. 治疗及预后

胚胎横纹肌肉瘤治疗方法有手术、放化疗、磁感应热疗等，对范围较小的横纹肌肉瘤及早手术联合放疗或化疗可提高生存率。目前，手术切除或者放疗仍然是胚胎性横纹肌肉瘤的标准治疗策略。但据临床观察，本病病程短，进展快，肿瘤浸润范围广，很难完整将肿瘤切除，且恶性程度高，对放化疗不敏感，易复发，预后差。

（四）腺泡状横纹肌肉瘤

腺泡状横纹肌肉瘤（alveolar rhabdomyosarcoma，ARMS）是一种部分向横纹肌母细胞分化的原始的小细胞恶性肿瘤，1969 年由 Enziger 和 Shiraki 首次提出，其相对少见，占横纹肌肉瘤的 19%。ARMS 根据组织学形态分为 3 种亚型，即经典型、实体型和胚胎性－腺泡状混合型。

1. 临床表现

主要发生于10～20岁青少年，两性均可发生。好发于四肢深部软组织，尤其是前臂、股部，其次为躯干、头颈部、直肠周围、会阴等。临床表现为生长迅速的肿块，可伴有疼痛。多发生于浅表肌肉，呈浸润性生长，时有坏死。

2. 实验室检查

1）大体：周界不清，常浸润至周围软组织，切面灰白或灰红色，质地坚韧或硬，肿瘤较大者可见出血和坏死灶。

2）镜下：常见形态为幼稚横纹肌母细胞，呈圆形、卵圆形，胞质少、嗜酸性，边界不清，胞质内含糖原，呈透亮空泡，有的瘤细胞较大，胞质丰富，PAS阳性；瘤细胞排列呈腺泡状、管状或裂隙状结构或被不规则纤维隔分割成实性巢或腺泡状，边缘瘤细胞排列较密集，中央稀少，呈不规则腔隙，腔内常见漂浮的横纹肌母细胞或退变核固缩细胞，无基膜包绕。间质有时可呈乳头状突入腺泡腔内。纤维性间质中常有明显胞质红染，似肌性分化的细胞。部分可见带状、梭形、多核巨细胞，多核巨细胞有多个核偏位，排列成花环状。胞质强嗜酸性，偶尔出现多核瘤巨细胞是其主要的诊断指征，而对一些其腺泡结构形成不良，所谓实体型的腺泡状横纹肌肉瘤，诊断非常困难，极易误诊为其他小细胞肿瘤。

3）分子遗传学：t（2；13）（q35；q14），t（1；13）（p36；q14），致2号染色体*PAX*3基因，1号染色体*PAX*7基因与13号染色体上的*FOXO*－1基因融合，产生*PAX*3－*FOXO*－1、*PAX*7－*OXO*－1融合基因。

4）免疫表型：瘤细胞desmin、myosin、myoglobin阳性表达率较低，MyoD1（图7－33）、myogenin（图7－34）阳性具有诊断的价值。

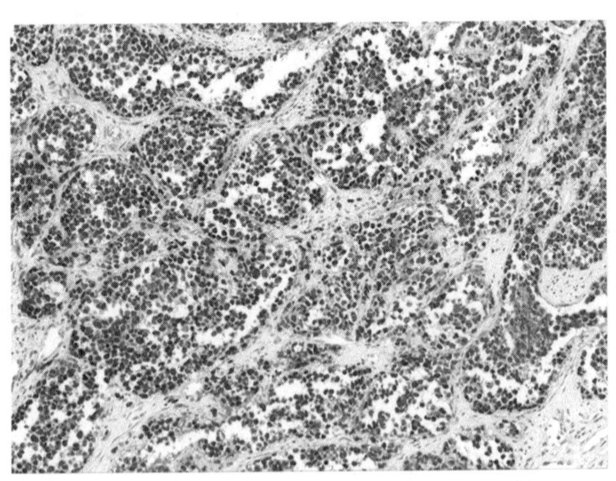

图7－33　腺泡状横纹肌肉瘤瘤细胞MyoD1（＋）

［THOMPSON L D R，JO V Y，AGAIMY A，et al. Sinonasal tract alveolar rhabdomyosarcoma in adults：a clinicopathologic and immunophenotypic study of fifty-two cases with emphasis on epithelial immunoreactivity［J］. Head neck pathol，2018，12（2）：181－192. DOI：10.1007/s12105－017－0851－9］

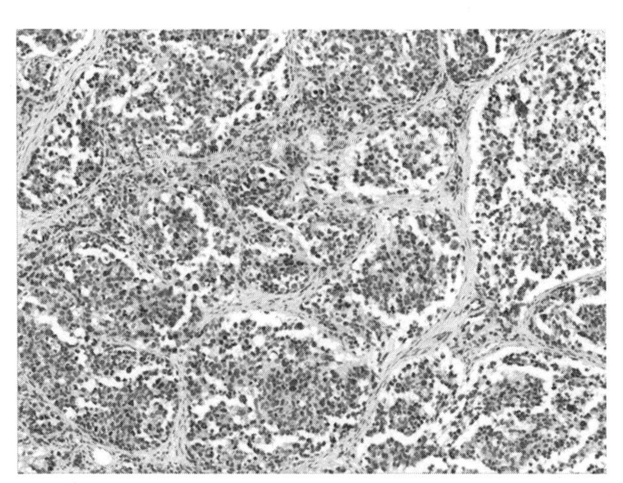

图 7 -34　腺泡状横纹肌肉瘤瘤细胞 myogenin（+）

［THOMPSON L D R，JO V Y，AGAIMY A，et al．Sinonasal tract alveolar rhabdomyosarcoma in adults：a clinicopathologic and immunophenotypic study of fifty-two cases with emphasis on epithelial immunoreactivity［J］．Head neck pathol，2018，12（2）：181－192．DOI：10.1007/s12105－017－0851－9］

3. 诊断及鉴别诊断

（1）影像学检查有助于确定 ARMS 的病变部位和范围，ARMS 在 CT 上表现为不均匀的软组织密度影，可显示是否侵及周围软组织和区域淋巴结。在 MRI 的 T1 加权相上表现为非特异性的低信号强度、T2 加权相上为高信号强度，增强后不均匀明显强化。本病确诊依靠病理检查，ARMS 典型的病理特征是成片或巢状的小圆细胞被纤维血管间质分隔，部分脱离于腺泡腔内形成典型的腺泡状结构。

（2）ARMS 需要与儿童常见的其他小圆细胞肿瘤相鉴别：①胚胎性横纹肌肉瘤，也可以表现为小圆细胞弥漫分布，免疫组织化学肌源性标志物阳性，但 ARMS 肿瘤排列成腺泡状，有纤维血管间隔。除此之外，ALK 弥漫强阳性表达提示 ARMS 可能，进一步确诊可做基因检测 *FOXO1* 分离阳性。②神经母细胞瘤，肿瘤细胞小而圆，无胞质，可形成菊形团结构，间质疏松可见神经纤维，不表达肌源性标志物。③原始神经外胚层肿瘤，瘤细胞可分叶状或片状分布，肿瘤细胞胞质少，不形成腺泡，可见菊形团，弥漫强阳性表达 CD99，不表达肌源性标志物，*EWSR1* 基因分离阳性。④淋巴母细胞淋巴瘤，肿瘤细胞弥漫分布，表达 TdT 和淋巴细胞标志物。⑤恶性横纹肌样瘤，多发生于肾脏，肿瘤细胞核仁明显，胞质丰富，可见嗜酸性包涵体，形状似横纹肌样细胞但无横纹，免疫组织化学 INI1 表达缺失。

4. 治疗及预后

ARMS 呈浸润性生长，恶性程度高，对化疗敏感，多采取广泛手术切除，局部放疗、辅助化疗可减少复发及转移。但此病早期易复发转移，患者就诊时多有局部或全身淋巴结转移，预后差。儿童肿瘤学组软组织肉瘤委员会报道，T2 期局部浸润的 ARMS 发生转移的风险增高，肺转移率为 13%、骨转移率为 18%、骨髓转移率为 23%，ARMS 的 5 年生存率为 65%，如果有淋巴结转移，5 年生存率仅为 43%。因此，早期诊断对预后具有重要意义。

（五）梭形细胞横纹肌肉瘤

梭形细胞横纹肌肉瘤（spindle cell rhabdomyosarcoma，SCRM）为一种不常见的、肿瘤细胞为梭形的横纹肌肉瘤变异型，占横纹肌肉瘤的5%～10%。儿童和成人均可发生，男性多于女性。WHO（2013年）软组织肿瘤分类将SCRM和硬化性横纹肌肉瘤合并为一类，称为梭形细胞/硬化性横纹肌肉瘤。

1. 病因及发病机制

近年来，对梭形细胞横纹肌肉瘤分子遗传学的研究进展较快。目前发现，部分先天性SCRM和较大儿童及成人的SCRM有明显不同的分子遗传学改变。部分先天性SCRM存在*VGLL2*或*NCOA2*基因重排，而较大儿童及成人的SCRM发现存在*MyoD1*基因的突变。Mosquera等发现幼儿或者先天性SCRM病例存在位于8q13的*NCOA2*基因重排，而14例SCRM（8例儿童与6例成人）无*NOCA2*基因的重排，说明幼儿与年长的儿童和成人相比，即使镜下大体形态相似，两者还是存在基因学上的差异。美国学者Alaggio等报道，在发生于婴儿的梭形细胞横纹肌肉瘤和硬化性横纹肌肉瘤中发现了新的*VGLL2*基因融合。

2. 临床表现

SCRM被认为是胚胎性横纹肌肉瘤的形态学亚型之一，一般多发生于男性，成人和儿童SCRM临床生物学行为有所不同，睾丸旁为最好发部位，其次为头颈部。临床表现为无痛性肿块，偶尔可见肿瘤压迫症状。

3. 实验室检查

（1）大体：肿瘤境界清楚，直径为2～35 cm，平均直径46 cm，切面灰白色。可见出血、坏死。

（2）镜下：肿瘤呈浸润性生长，梭形肿瘤细胞排列呈束状或席纹状，胞质嗜酸性，偶见横纹，细胞和异型性明显，核分裂象易见（图7－35）。肿瘤细胞排列呈巢状，微腺泡状或假血管瘤腔样，间质广泛透明变性的横纹肌肉瘤称为硬化性横纹肌肉瘤变异型。

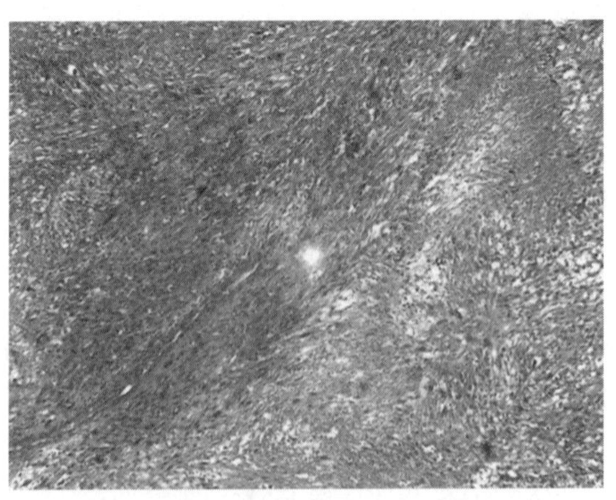

图7－35　梭形细胞横纹肌肉瘤呈束状

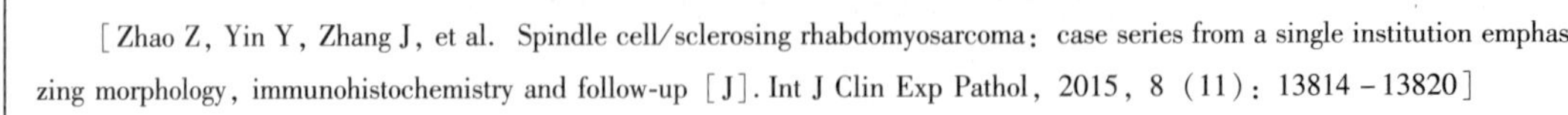

［Zhao Z，Yin Y，Zhang J，et al. Spindle cell/sclerosing rhabdomyosarcoma：case series from a single institution emphasizing morphology，immunohistochemistry and follow-up［J］. Int J Clin Exp Pathol，2015，8（11）：13814－13820］

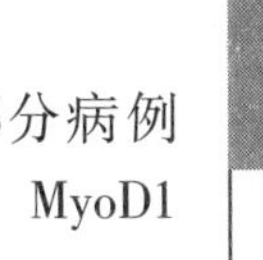

（3）免疫表型：瘤细胞 desmin、MyoD1（图 7 - 36）、myogenin 阳性，部分病例 SMA 和 MSA 阳性；而硬化性横纹肌肉瘤 desmin、myogenin 和 myoglobin 表达弱，MyoD1 常强表达。

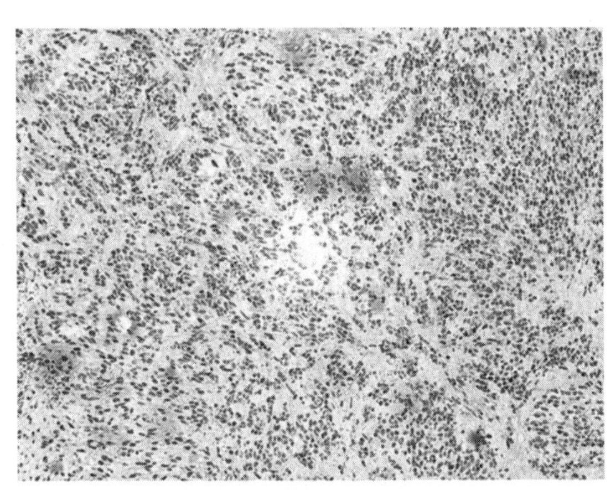

图 7 - 36 梭形细胞横纹肌肉瘤瘤细胞 MyoD1（+）

[ZHAO Z, YIN Y, ZHANG J, et al. Spindle cell/sclerosing rhabdomyosarcoma: case series from a single institution emphasizing morphology, immunohistochemistry and follow-up [J]. Int J Clin Exp Pathol, 2015, 8 (11): 13814 - 13820]

4. 诊断及鉴别诊断

SCRM 主要由长梭形细胞（占 80%）组成，细胞形态似人胚胎横纹肌分化后期的肌管细胞，呈束状或席纹状排列。本病需要与一些儿童常见的梭形细胞肿瘤相鉴别：①先天性婴幼儿纤维肉瘤，多发生于 1 岁以内，好发于四肢，肿瘤细胞以梭形细胞为主，呈鱼骨状排列，免疫组化不表达肌源性标记，荧光原位杂交技术可以检测到 *ETV6-NTRK3* 基因融合；②婴儿纤维性错构瘤，好发于 2 岁以下婴幼儿，好发于腋窝前后方，其次是上臂、大腿和腹股沟等，肿瘤镜下具有明显的特征，含有脂肪组织、纤维组织和呈岛状排列的幼稚间叶组织，免疫组化标记幼稚的间叶细胞表达 CD34；③婴儿纤维瘤病，好发于 2 岁以内患儿，肿瘤多起源于骨骼肌，镜下显示了纤维母细胞分化的不同阶段，主要是圆形、卵圆形或短梭形细胞呈片状或束状排列，免疫组化方面，肿瘤细胞可不同程度地表达 SMA，但不表达肌源性标记；④侵袭性纤维瘤病，主要发生于肌肉、筋膜或腱膜，最常见于青春期到 40 岁间，肿瘤为呈束状或交叉状排列的短梭形细胞，细胞无异型，无核分裂象，向周围组织中呈侵袭性生长，免疫组化方面可以特异性地核表达 β-catenin；⑤滑膜肉瘤，好发于 15 ～40 岁，多见于关节附近，镜下可见肿瘤细胞呈双相分化，肿瘤细胞表达 CD99 和 bcl - 2，荧光原位杂交技术可以检测到 *SS18* 基因的断裂易位。此外，本病还应注意与横纹肌肉瘤的其他亚型相鉴别。

5. 治疗及预后

手术切除肿瘤是 SCRM 治疗的主要手段，对少数瘤体较大、完整切除困难者可以先给予放、化疗，待肿瘤缩小后再行切除以达到良好的治疗效果。成人和儿童的 SCRM 临床生物学行为不同，预后有明显差异。儿童预后较好，5 年生存率为 95%，而成人预后较差，复发和转移率为 40%～50%。

二、平滑肌组织肿瘤

（一）平滑肌瘤

软组织平滑肌瘤是比较常见的良性肿瘤。肿瘤多位于皮下及真皮内，位于深部软组织的很少见。此瘤可来源于皮肤之立毛肌、汗腺周围的平滑肌、血管的平滑肌。深部病变的可发生于眼眶、阔韧带、纵隔及腹膜后。

肿瘤位于皮内的，直径一般不大于1.6 cm，没有包膜。肿瘤位于皮下的，一般不大于2.5 cm，多有包膜。此瘤切面呈白色或灰红色，有漩涡状结构，质地坚实。瘤细胞呈梭形，稍大于正常的平滑肌细胞，胞浆伊红染色阳性，内有肌原纤维，胞浆清楚，核长而两端钝圆。细胞平行排列或呈束状交织排列。间质内结缔组织较少。肿瘤细胞围绕血管腔呈多层环状排列的称为血管平滑肌瘤。多发性平滑肌瘤不少见。

软组织平滑肌瘤直径大于2.5 cm时应疑有平滑肌肉瘤的可能，病理诊断时应仔细寻找核分裂象，以免误诊。

平滑肌瘤的临床特点是有阵发性疼痛或压痛，治疗以手术切除为主。

1. 皮肤平滑肌瘤

皮肤平滑肌瘤（cutaneous leiomyoma）少见，多发生于真皮及皮下，大致可分为三类，竖毛肌平滑肌瘤、外生殖区平滑肌瘤（女性外阴、大阴唇、乳头、乳晕，男性阴囊、精索、睾丸等）和血管平滑肌瘤。

1）临床表现及病因：患者多以皮下或皮内结节就医，肿瘤表面皮肤大多正常，少数病例见色素沉着，疼痛或触痛是该病的主要症状，原因不明。有学者认为可能是平滑肌纤维挛缩导致，另一些学者认为是由平滑肌瘤压迫或直接侵犯皮肤神经引起。

2）实验室检查

（1）大体：肿瘤大小不等，呈小丘疹样至圆形小结节（图7－37），可有包膜，可单发或多发，瘤体直径一般不超过2.5 cm，质实而韧，切面编织状，灰白色或灰红色。

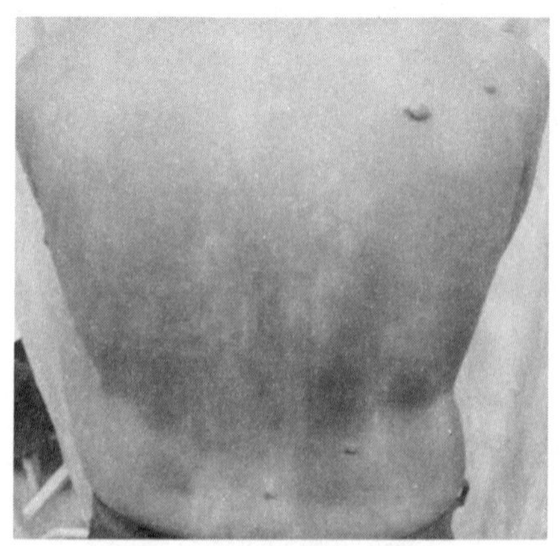

图7－37　皮肤平滑肌瘤呈小丘疹样至圆形小结节

［DILEK N，YÜKSEL D，SEHITOĞIU I，et al. Cutaneous leiomyoma in a child：a case report［J］. Oncol Lett，2013，5（4）：1163－1164. DOI：10.3892/ol.2013.1194］

（2）镜下：肿瘤位于真皮内，周界不清，常与周围胶原组织相混杂，细胞排列呈束状，纵横交错，瘤细胞梭形，边界清晰，比正常平滑肌细胞稍大，胞质红染，偶见纵向的肌原纤维，细胞核长而两端钝圆，有时核呈栅栏状排列，有时可见核周空泡。核分裂象少（<1/10 HPF），部分核退变，出现奇异性平滑肌瘤的图像。如外生殖区平滑肌瘤界限较清，细胞较丰富，形态上主要以梭形细胞、上皮样细胞和黏液样变性为主型，也可 3 种类型混杂存在，或可出现奇异性平滑肌瘤的改变。当瘤细胞丰富，核分裂象≤5/10 HPF，应考虑为潜在恶性可能。

对于外阴平滑肌瘤的良恶性诊断要点，有研究者提出：①肿瘤直径大于等于 5 cm；②核分裂象大于等于 5/10 HPF；③肿瘤边界呈浸润性生长；④瘤细胞显示中至重度异型性。如果符合上述条件中的 1 项诊断为良性，2 项诊断为非典型性平滑肌肿瘤，3 项或 4 项诊断为肉瘤。

（3）特殊染色：Masson 三色染色染成红色和 PTAH 染成紫蓝色。

（4）免疫表型：desmm、SMA（图 7－38）阳性。

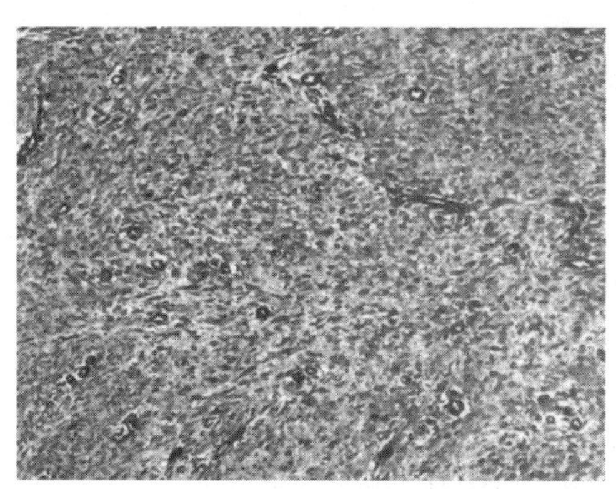

图 7－38　皮肤平滑肌瘤瘤细胞 SMA（+）

［DILEK N，YÜKSEL D，SEHITOĞIU I，et al. Cutaneous leiomyoma in a child：a case report，Oncol Lett，2013，5（4）：1163－1164. DOI：10.3892/ol.2013.1194］

3）组织分型：依据组织发生，皮肤平滑肌瘤可分为 3 种类型：①毛发平滑肌瘤。可单发或多发性，起源于竖毛肌，好发于肢体伸侧、躯干、面及颈部两侧。固定于皮肤，基底活动度大，可融合成斑块，表面皮肤常呈淡红褐色。对触摸或寒冷敏感，刺激后出现自发性疼痛。组织病理：肿物无包膜，由相互交错的平滑肌束组成，间杂有数量不等的胶原纤维，有时可见残存的皮肤附属器，近似于皮肤纤维瘤。②血管平滑肌瘤。起源于血管平滑肌，好发于女性下肢，常为单发，可移动，皮色或淡紫红色，常有阵发性刺痛或烧灼感。组织病理：瘤组织由大量增生相互交织的平滑肌束组成，瘤细胞呈长梭形，胞浆丰富，嗜酸性，胞核长，居中，两端钝圆呈杆状，肌束间见扩张或呈裂隙状的静脉血管，其平滑肌束从静脉外围伸展，与瘤组织的平滑肌束融合，其间有少量胶原纤维束。③肉膜平滑肌瘤。起源于阴囊、乳头及外生殖器的平滑肌。常单发，位置较深，质坚实，表面皮肤正常或红色或紫色，可有阵发性疼痛。组织病理：与毛发平滑肌瘤相同。

4）诊断及鉴别诊断：本病的诊断及分型需要结合临床表现及组织病理结果确定，由于无特殊临床表现，该病最易误诊为皮肤的纤维瘤、血管球瘤和脂肪瘤，其鉴别要点为：①皮肤纤维瘤，皮损常单发，典型损害为圆形或椭圆形的丘疹或结节，质地坚实，好发于四肢，尤其是小腿。一般为肤色、黄褐色或黑褐色，通常无自觉症状。②血管球瘤，单发性血管球瘤常有阵发性剧痛，多发生于四肢远端，患者拒绝触压。多发性血管球瘤瘤体通常位于真皮深层或筋膜下，疼痛不明显。组织学上血管丰富，瘤细胞呈圆形或椭圆形，每个瘤细胞周围均有网状纤维围绕，网状纤维染色可显示。③脂肪瘤，质地较软、无疼痛感，镜下见瘤细胞由增生的脂肪细胞构成。另外，上述诸病也可通过特殊组织化学染色及免疫组化标记来加以鉴别。

5）治疗及预后：治疗上单发者以手术切除为主，诊断同时即可达到治疗目的；多发者治疗困难，且疼痛症状明显，给予硝苯地平或加巴喷丁对症缓解疼痛有一定效果，也有学者用二氧化碳激光分次治疗，另有学者用皮瓣移植取得满意疗效。有报道少数患者术后复发，并有恶变可能，故应长期随访观察。

2. 深部软组织平滑肌瘤

深部软组织平滑肌瘤（leiomyoma of deep soft tissue）：非常罕见，肿瘤常单发、无痛、缓慢生长，手术切除无明显局部复发倾向。

1）临床表现：深部软组织平滑肌瘤因部位深在不易早期发现，故肿瘤一般体积较大，典型病灶直径超过5 cm。患者大多为中青年，男女发病率无差异。最多见的部位是四肢皮下深部或骨骼肌内，也可发生于骨盆腹膜后或腹腔（系膜和网膜），与子宫平滑肌无关，发生于腹膜后或腹腔的平滑肌瘤更多见于女性，常伴有钙化。

2）实验室检查：

（1）大体：肿瘤边界清，切面灰白，直径为2.5～15 cm，于腹膜后者较大，平均为7.7～14 cm。

（2）镜下：瘤细胞类似平滑肌细胞，胞质嗜酸性，细胞温和，一致性，核两端钝，雪茄形，呈交织束状排列（图7－39），细胞分化好，细胞不丰富。无异型性或异型性小，核分裂象少（<1/50 HPF），或腹膜后小于5/50 HPF，瘤体大者，可显著变性，如纤维化、玻璃样变。脂肪化生（脂肪明显者可称为肌性脂肪瘤），但无坏死。

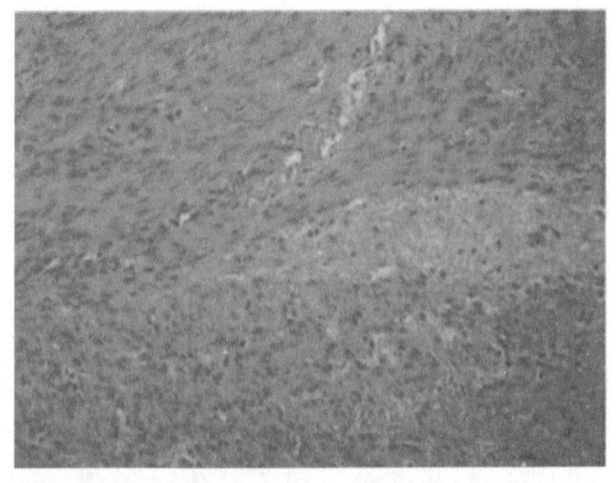

图7－39　深部软组织平滑肌瘤呈交织束状排列

［PANAGOPOULOS I, GORUNOVA L, BRUNETTI M, et al. Genetic heterogeneity in leiomyomas of deep soft tissue［J］. Oncotarget, 2017, 8（30）：48769－48781. DOI：10.18632/oncotarget.17953］

(3) 免疫表型：瘤细胞的 desmin（图 7－40）、SMA（图 7－41）、caldesmon 阳性，S－100 阴性，ER、PR 偶可阳性。

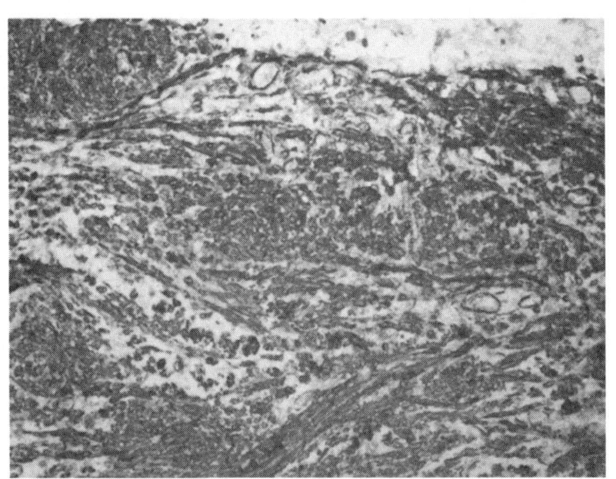

图 7－40　深部软组织平滑肌瘤瘤细胞 desmin（＋）

［PANAGOPOULOS I，GORUNOVA L，BRUNETTI M，et al. Genetic heterogeneity in leiomyomas of deep soft tissue［J］. Oncotarget，2017，8（30）：48769－48781. DOI：10. 18632/oncotarget. 17953］

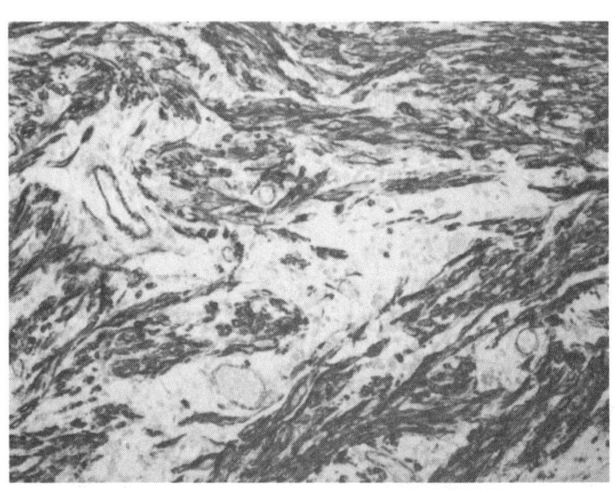

图 7－41　深部软组织平滑肌瘤瘤细胞 SMA（＋）

［PANAGOPOULOS I，GORUNOVA L，BRUNETTI M，et al. Genetic heterogeneity in leiomyomas of deep soft tissue［J］. Oncotarget，2017，8（30）：48769－48781. DOI：10. 18632/oncotarget. 17953］

3）诊断及鉴别诊断：影像学检查是发现和诊断软组织平滑肌瘤的重要手段。X 射线可见位于四肢软组织内的类圆形肿块，密度不均，边界清晰，血运丰富，可见钙化，周围结构无侵犯，具良性病变特征。尤其 CT 检查可进一步观察肿瘤内部结构、周围解剖关系及邻近有无侵犯。由于本病发病率低，对其认识不足，临床易误诊为神经鞘瘤、滑膜肉瘤等，应对其鉴别诊断。神经鞘瘤多沿神经干分布生长，肉眼常呈水肿半透明状，镜下瘤细胞呈双排栅状的特征性结构；滑膜肉瘤多发生于四肢大关节附近，瘤组织

具有双向分化的组织学特征，两种瘤细胞间常有移行，但无基膜。上皮细胞内、裂隙和腺腔内的黏液，PAS、爱新兰、黏液卡红染色呈阳性。

4）治疗及预后：手术切除无明显局部复发倾向。

（二）平滑肌肉瘤

平滑肌肉瘤（leiomyosarcoma）可发生于任何含有平滑肌的器官和组织，最多见于胃肠道。平滑肌肉瘤常见于成人，在小儿较少见。

1）临床表现：疼痛是平滑肌肉瘤的一个明显症状，除子宫和消化道外，平滑肌肉瘤可发生在阴茎、精索、腹膜后、上颌窦、眼眶、胸壁、肺、臂、肩胛部肌肉和血管、大小腿及大血管等软组织，依原发部位的不同而有不同的表现。胃肠道肿瘤，可致呕血、便血或肠梗阻；肺部肿瘤，可引起咯血或呼吸困难；膀胱及前列腺肿瘤，可引起血尿及膀胱颈梗阻甚至尿潴留。也有以肿块为主要表现者。

2）实验室检查。

（1）大体：肿瘤位于皮下的境界稍清楚，发生于腹膜后的常向周围组织浸润，发生于大血管的可向血管腔内生长。恶性程度较高者多数经血行转移，少数可转移至局部淋巴结。肿瘤一般体积较大，呈圆形、结节状，表面大多光滑，坚实，有时可为多发，切面灰红色，鱼肉状，有出血坏死。

（2）镜下：瘤细胞呈长梭形，大小不等，胞膜清楚，胞浆伊红染色阳性，可见肌原纤维，细胞呈平行排列或交织束状排列。分化较差的区域可见多形性瘤细胞，如巨细胞、带状细胞、椭圆形细胞、多角形细胞及小圆形细胞，有核分裂象，核分裂象多的恶性程度高。

（3）免疫表型：平滑肌分化标记 SMA（图 7－42A）、h-caldesmon（图 7－42B）及 desmin 中至少有 1 项为弥漫强阳性表达，当肿瘤分化较差时，可能仅为局灶阳性。

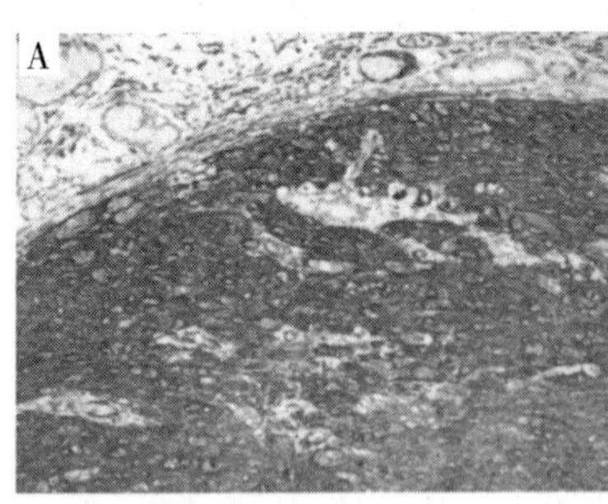

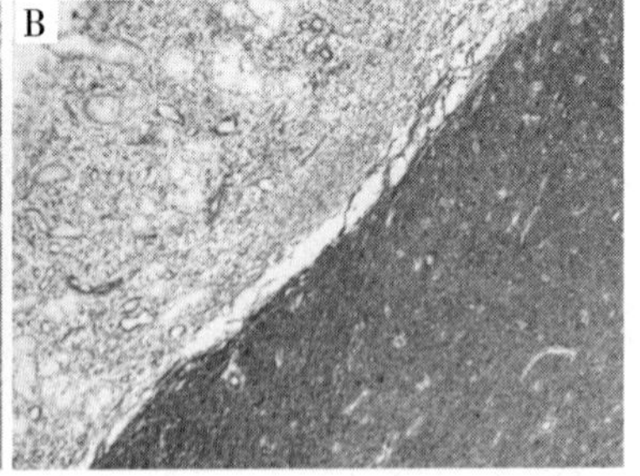

图 7－42　平滑肌肉瘤瘤细胞 SMA（＋）（A）平滑肌肉瘤瘤细胞 h-caldesmon（＋）（B）

［HASNAOUI A, JOUINI R, HADDAD D, et al. Gastric leiomyosarcoma and diagnostic pitfalls: a case report［J］. BMC Surg, 2018, 18 (1): 62. DOI: 10.1186/s12893－018－0393－4］

3）诊断：平滑肌肉瘤主要依靠组织病理学形态诊断，是一种由具有显著平滑肌特征的细胞构成的肿瘤。其梭形细胞束平行或交织排列，细胞丰富，嗜伊红色，可有纤维化和黏液变，常可见凝固性坏死。细胞核长形、两端钝圆，细胞核的一端可见空泡，核

深染，有多形性，核分裂象可见。

4）鉴别诊断：①纤维肉瘤，镜下由形态一致的梭形纤维母细胞样细胞排列成广泛的束状结构，束与束之间以一定角度呈“人”字形、鱼骨样排列。瘤细胞的胞浆稀少，嗜淡伊红色，细胞核常为深染的两端尖的细长形核。瘤细胞间有纤细的胶原纤维分隔，苦味酸－酸性品红（VG）染色示胶原纤维呈鲜红色。平滑肌肉瘤细胞核两端钝，常有多形性，免疫组化染色 desmin 和 SMA 阳性有助于鉴别。②梭形细胞型滑膜肉瘤，此型肿瘤以梭形纤维母细胞样细胞为主，但是可以找到多少不等的上皮样细胞，并常伴有血管外皮瘤样结构。梭形细胞间散在的肥大细胞对诊断滑膜肉瘤具有提示意义，Giemsa 染色或免疫组化标记 CD117 可清晰显示肥大细胞。平滑肌肉瘤多无双相分化特征。免疫组化染色 Vimentin、AE1/AE3、EMA、CD99 和 *bcl*－2 阳性，RT-PCR 或 FISH 检测出 *SYT-SSX1/2* 或 *SS18* 基因异位有助于与平滑肌肉瘤相鉴别。

5）治疗及预后：治疗方法以完整手术切除为主，但有局部复发可能。当肿瘤体积巨大，出现溃疡或复发后，较大范围的截肢手术有时也不易挽救患者生命，肿瘤对放疗不敏感，化疗药物与横纹肌肉瘤相同。

（三）EB 病毒相关性平滑肌瘤

EB 病毒相关性平滑肌瘤（Epstein-Barr virus-associated smooth muscle tumor，EBV-SMT）是一种与 EB 病毒相关的平滑肌肿瘤，多见于免疫抑制的儿童，其预后与患儿机体免疫状态有关。根据免疫缺陷发生的原因，EBV-SMT 包括 HIV 相关 SMT、移植后相关 SMT 和先天性免疫缺陷相关 SMT。肿瘤多位于腹腔或胸腔内，少数位于颅内。

（1）临床表现：肿瘤可以发生于很多部位或同一患者的多个部位，患者主要以疼痛和相关器官功能障碍而就诊。EBV-SMT 在免疫缺陷患者中的发生率小于 1%，HIV 相关 SMT 是最常见的 EBV-SMT，大约占 49%。中枢神经系统是最常见的发病部位，其次是胃肠、肝、皮肤、肺/喉和肾上腺。移植后相关 SMT 占 EBV-SMT 的 45%，肝是最常见的发病部位，移植后相关 SMT 发生的中位时间为器官移植后 48 个月。先天性免疫缺陷相关 SMT 大约占 EBV-SMT 的 6%，均只发生于儿童，中位发病年龄为 8 岁，肺/喉是最常见的发病部位。先天性免疫缺陷相关 SMT 患者多具有白细胞缺陷相关的严重联合免疫缺陷，如 X－连锁、腺苷脱氨酶缺乏、T 细胞或 NK 细胞缺陷、DNA 修复缺陷。

（2）实验室检查：肿瘤直径为 0.7～21 cm，肿瘤可见相对分化良好的平滑肌细胞呈束状排列（图 7－43），瘤细胞胞质嗜酸性、呈拉长状，两端钝圆的细胞核可有一定的异型性，核分裂象（0～23 个/10 HPF）和局灶坏死在 HIV 相关 SMT 中相对常见，先天性免疫缺陷相关 SMT 缺乏局灶坏死表现。肿瘤组织学有 2 个重要特征，一是瘤内存在数量不等的以 T 系为主的淋巴细胞浸润；二是具有所谓的原始圆形细胞区域逐渐或突然向平滑肌细胞方向分化的特征。这些特征在不同的病例中可能存在一些差异。免疫组化的结果显示，肿瘤细胞 SMA、desmin 和 h-caldesmon 阳性（图 7－44），也可表达 EB 病毒潜伏膜蛋白（latent membrane protein，LMP）和 EB 病毒表面受体蛋白 CD21，原位杂交检测 EBER 出现肿瘤细胞核阳性是诊断此病的关键。

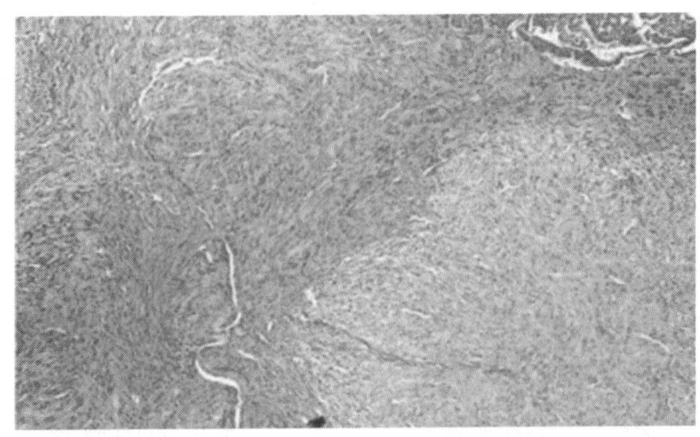

图 7－43　EB 病毒相关性平滑肌瘤呈束状排列

［SOARES C D，CARLOS R，MOLINA J P D，et al. Laryngeal epstein-barr virus-associated smooth muscle tumor in an undernourished child［J］. Head neck pathol，2019，13（4）：722－726. DOI：10.1007/s12105－018－0960－0］

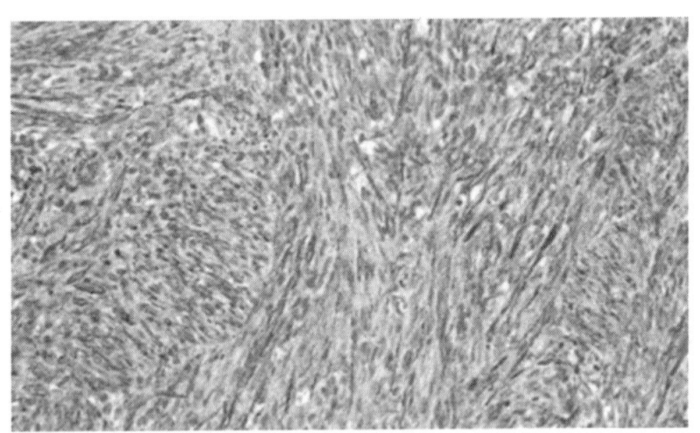

图 7－44　EB 病毒相关性平滑肌瘤瘤细胞 h-caldesmon（＋）

［SOARES C D，CARLOS R，MOLINA J P D，et al. Laryngeal epstein-barr virus-associated smooth muscle tumor in an undernourished child［J］. Head neck pathol，2019，13（4）：722－726. DOI：10.1007/s12105－018－0960－0］

（3）诊断及鉴别诊断：EBV-SMT 可以出现多种组织学形态，主要与以下疾病进行鉴别：①卡波西肉瘤（Kaposi sarcoma，KS），KS 根据临床和流行病学特点分为经典惰性型、非洲地方性、医源性和获得性免疫缺陷综合征相关性 KS 4 类，后两类与 EBV-SMT 相似，都是由器官移植和 HIV 导致免疫抑制或缺失而并发的疾病。KS 好发于皮肤，也可累及内脏器官。组织形态学上，KS 分为斑点期、斑块期和结节期，结节期是由轻度异型的梭形细胞束形成境界清楚的结节，以及大量含有红细胞的裂隙状腔隙，病变外周部分有扩张的血管。根据形态学和免疫组化 HHV8 阳性有助于与 EBV-SMT 鉴别。②平滑肌瘤，好发于子宫和深部软组织，其组织形态学和大多数 EBV-SMT 没有很大的区别，应根据发病部位、是否有免疫缺陷相关病史和原位杂交 EBER 结果来进行鉴别。③平滑肌肉瘤，好发于中年人的腹膜后、子宫和软组织。平滑肌肉瘤的典型组织学结构为境界清楚的梭形细胞束交织排列，肿瘤细胞丰富、紧密排列，核深染并有多形性，核分裂象多见。当免疫缺陷或免疫抑制患者出现平滑肌肉瘤的组织学形态时，EBER 检测是鉴别诊断的关键。④肌周细胞瘤，一般位于皮下，内脏罕见。肿瘤由椭圆形至梭形的肌样细胞构成，在血管周围呈显著的同心圆状排列。病变内含有大量大小不等的血管，

有时可出现大量薄壁分支状或不连续的血管。梭形肿瘤细胞 SMA 弥漫阳性，desmin 和 CD34 偶尔灶状阳性，EBER 阴性。

（4）治疗及预后：EBV-SMT 的治疗方法包括手术切除、化疗、抗病毒治疗和减少免疫抑制等。由于这种疾病比较少见，其生物学行为仍不确定，因此没有固定的方案来治疗此疾病。抑制 mTOR/AKT 信号通路和抗肿瘤血管生成可能是未来的治疗方案。从现有的文献报道来看，治疗方案、肿瘤直径和组织学特征与预后无关。HIV 相关 SMT 是预后最差的 EBV-SMT，可能与 HIV 感染并发症的发生有关。在移植后相关 SMT 中，如果中枢神经系统受累则预后较差，但在 HIV 相关 SMT 中则无预后意义。

第四节　组织细胞肿瘤

一、良性纤维组织细胞瘤

良性纤维组织细胞瘤（benign fibrous histiocytoma，BFH）是一种由成纤维细胞和组织细胞构成的、常见的良性间叶组织肿瘤，又称为皮肤组织细胞瘤、真皮纤维瘤、表皮下结节状纤维增生症、硬化性血管瘤等，其发病率仅次于脂肪瘤和血管瘤。

1. 临床表现

此病发病年龄 5 ～ 75 岁、多见于中青年，儿童发病率低。好发于四肢、躯干、皮肤。通常位于真皮，少数位于皮下，生长缓慢，一般直径小于 2 cm。症状为持续的中等程度疼痛和肿胀。

2. 实验室检查

（1）大体：直径一般小于 3 cm，为圆形或结节（图 7 – 45），无包膜，边界清晰或不清，切面灰白色、灰黄色或棕色。

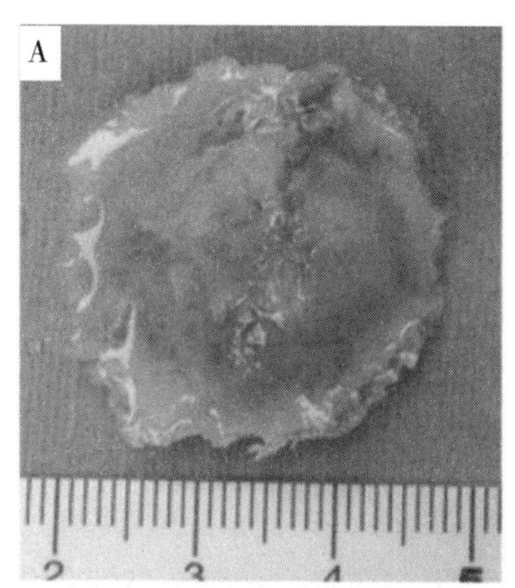

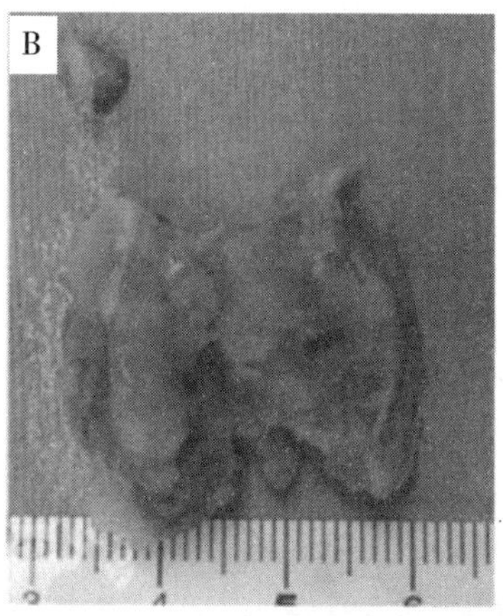

图 7 – 45　良性纤维组织细胞瘤宏观外观（A）良性纤维组织细胞瘤被切开的表面（B）

［YAMASAKI F，TAKAYASU T，NOSAKA R，et al. Benign fibrous histiocytoma arising at the temporal bone of an infant-case report and review of the literature［J］. Childs Nerv Syst，2016，32（1）：189 – 193. DOI：10.1007/s00381 – 015 – 2822 – 3］

（2）镜下：由成纤维细胞和组织细胞组成，常呈交织状、短束状或席纹状排列，并含有不等量的黄色瘤细胞、多核巨细胞和淋巴细胞。包括以下3种亚型：①真皮纤维瘤，最常见，瘤结节位于真皮内，与表皮仅以一薄层结缔组织相隔，瘤内以增生的梭形纤维母细胞样细胞为主，而组织样细胞和血管成分较少，多呈短束状、交织状排列，部分呈席纹状结构，易被误认为隆突性皮肤纤维肉瘤。肿瘤边缘易见玻璃样变胶原，并穿插肿瘤中。常见含铁血黄素吞噬细胞和少量组织细胞。②纤维黄色瘤，好发于四肢，生长慢，单结节，边界清。肿物位于真皮，切面有包膜，呈土黄色。镜下瘤组织主要由圆形组织细胞样细胞、黄色瘤细胞、图顿巨细胞和数量不等的梭形成纤维细胞样细胞构成，血管成分相对少见。③硬化性血管瘤，瘤内含丰富的毛细血管，呈裂隙状或血窦样，内皮细胞扁平或肥胖，腔内充满红细胞。血管周围为增生的成纤维细胞样细胞，围绕血管排列或无一定的排列方向，偶可呈席纹状或漩涡状排列，血管壁和纤维组织玻璃样变可很明显。可见含铁血黄素沉着和散在慢性炎症细胞浸润和图顿巨细胞反应。

（3）免疫表型：瘤细胞表达XⅢ因子、tenascin和HMGA1/2，不表达或小灶性表达CD34，泡沫细胞、图顿巨细胞CD68阳性（图7－46）。

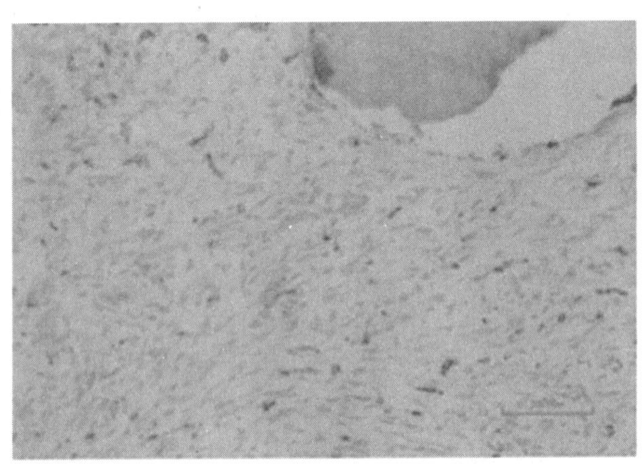

图7－46　良性纤维组织细胞瘤瘤细胞CD68（＋）

［YAMASAKI F，TAKAYASU T，NOSAKA R，et al. Benign fibrous histiocytoma arising at the temporal bone of an infant-case report and review of the literature［J］. Childs Nerv Syst，2016，32（1）：189－193. DOI：10.1007/s00381－015－2822－3］

3. 诊断

病理学是诊断BFH的主要依据，特征性的病理表现为光镜下肿瘤主要由纤维母细胞样（梭形）和组织细胞样（圆形）细胞组成，瘤细胞可排列成典型的车辐样或席纹样结构，胞核多形性不明显，无或少见核分裂，瘤组织中还可以见到吞噬有脂质的泡沫细胞和多核巨细胞。

4. 鉴别诊断

鉴别诊断：①结节性筋膜炎，多发生于皮下或浅筋膜的结节状肌纤维母细胞性增生，细胞为梭形，呈不规则的短束状或交织状排列，间质疏松，黏液样，可见外渗的红细胞和散在的淋巴细胞，部分病例可见微囊性腔隙，通常不见浆细胞，ALK阴性；②隆

突性皮肤纤维肉瘤，镜下典型表现为肿瘤弥漫浸润真皮层，侵及皮下组织，尤其是沿脂肪的纤维分隔带。肿瘤中心由致密、一致、纤细、异型性低的梭形细胞组成，排列成席纹状、旋涡状或车辐状结构，细胞核多形性不明显，具有较低的核分裂活动。

5. 治疗及预后

BFH 细胞分化程度较高，瘤体组织包膜清晰，呈膨胀性生长，不浸润周围组织，几乎不扩散转移，其症状不明显，发病时间长短不一。由于症状轻微，难以早期发现及诊断。因为良性纤维组织细胞瘤一般为良性肿瘤分期的Ⅱ期（活跃性），所以采用刮除术，可联用局部辅助剂；如切除彻底，一般都能治愈。但是，本病有一定的复发特性，故要求手术者在进行手术的过程中，应彻底清洗干净基底部的纤维组织，以减少复发的可能性。

二、细胞性纤维组织细胞瘤

细胞性纤维组织细胞瘤（celluar fibrous histiocytoma，CFH）约占皮肤纤维组织细胞瘤的5%，细胞性纤维组织细胞瘤与普通纤维组织细胞瘤相比，损害较大，复发率高达26%。组织学特征无助于预测转移的发生。

1. 临床表现

CFH 最常见于年轻成人，尤其是男性。好发于四肢（50%～60%），其次为头颈部（20%～30%）和躯干（12%～20%），少数病例可发生于面部、耳、手和足等非常见部位。少数病例有局部淋巴结和肺部转移。损害进一步发展，可以出现指（趾）骨的糜烂。

2. 实验室检查

（1）镜下：可见肿瘤富含细胞，呈显著的束状生长（图7－47）。达到皮下组织浅层，肿瘤细胞富含嗜酸性胞质，常可见正常有丝分裂象。部分病例中可见灶状坏死区。

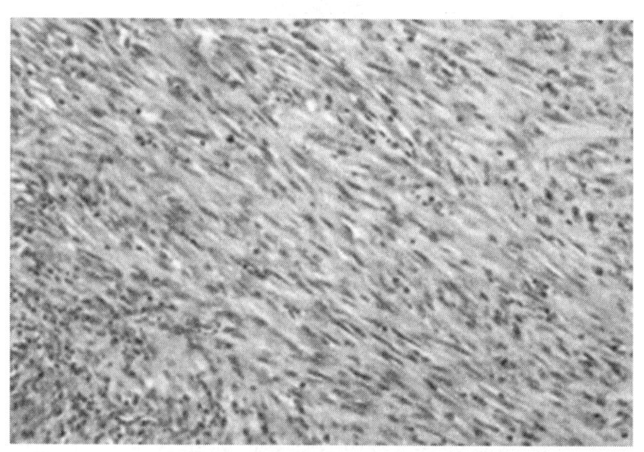

图7－47　细胞性纤维组织细胞瘤显示有限的细胞多态性和混合的束状和星形状

［VOLPICELLI ER，FLETCHER CD. Desmin and CD34 positivity in cellular fibrous histiocytoma：an immunohistochemical analysis of 100 cases［J］. J Cutan Pathol，2012，39（8）：747－752. DOI：10.1111/j.1600－0560.2012.01944.x］

（2）免疫组化：瘤细胞 SMA 和钙结合蛋白可呈灶状阳性表达，CD34 染色阴性或仅为灶状阳性（图 7－48），如为后者时，其表达限于肿瘤的外周部分。偶尔肌丝蛋白灶状阳性。

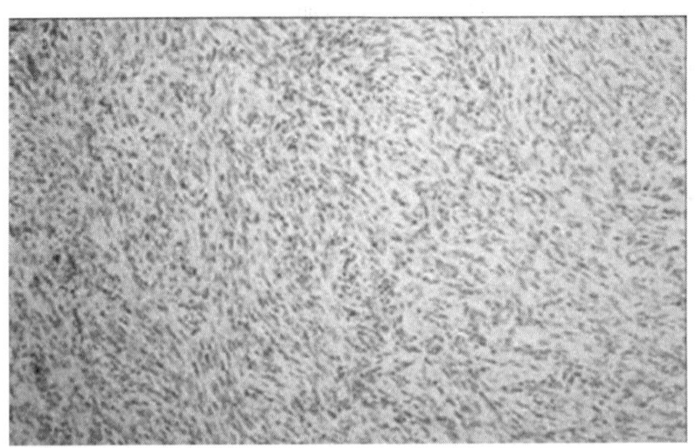

图 7－48　细胞性纤维组织细胞瘤瘤细胞 CD34（＋）

［VOLPICELLI E R, FLETCHER C D. Desmin and CD34 positivity in cellular fibrous histiocytoma：an immunohisto chemical analysis of 100 cases［J］. J Cutan Pathol，2012，39（8）：747－752. DOI：10.1111/j.1600－0560.2012.01944.x］

3. 诊断及鉴别诊断

组织学上，与经典型 BFH 不同的是，CFH 中的瘤细胞成分比较单一，且瘤细胞密度高，主要由条束状排列的梭形纤维母细胞和肌纤维母细胞组成，胞质可呈嗜伊红色（肌样），其他细胞成分如含铁血黄素性吞噬细胞和泡沫样组织细胞少见或缺如。此外，CFH 中可见核分裂象，可高达 10/10 HPF。另外，在 12% 的病例肿瘤中可见坏死，33% 的病例肿瘤可延伸至皮下脂肪组织，常呈楔状或花边样。席纹状排列和血管外皮瘤样结构在 CFH 中也不少见。少数病例中还可见到扩张的假血管腔隙，类似动脉瘤样纤维组织细胞瘤。

临床上，CFH 最容易被误诊为隆突性皮肤纤维肉瘤（DFSP），其主要原因在于，部分 CFH 可显示非常明显的席纹状结构，另有少数病例显示灶性 CD34 阳性，并可延伸至皮下脂肪组织，故极易与 DFSP 相混淆。以下几点有助于 CFH 与 DFSP 的鉴别诊断：①如为 DFSP，其席纹状区域内的瘤细胞常弥漫性表达 CD34；如为 CFH，其席纹状区域内的瘤细胞常不表达 CD34，CFH 中 CD34 阳性细胞多集中于病变的边缘或基底部。②如为 DFSP，其深部的瘤细胞呈蜂窝状或板层状向皮下脂肪组织内浸润，瘤细胞可穿插分布于脂肪细胞之间；如为 CFH，其深部的瘤细胞常呈边缘相对光整的楔状延伸，而无 DFSP 中的蜂窝状浸润。③CFH 中的梭形瘤细胞可表达 α-SMA，而 DFSP 中的瘤细胞不表达，但可表达 ApoD1，其他标志物包括基质裂解素 3（stromelysin 3）和 CD163 等，但缺乏特异性。④CFH 与 DFSP 具有不同的遗传学异常，DFSP 中的特异性 t（17；22）形成 *COL1A1－PDGFB* 融合性基因，可借助于荧光原位杂交（FISH）检测，较少情况下，CFH 还可被误诊为炎性肌纤维母细胞瘤和平滑肌肉瘤等。炎性肌纤维母细胞瘤多发生于深部软组织，特别是肺和腹腔，较少发生于真皮内，而真皮平滑肌肉瘤除表达肌动蛋白外，常表达结蛋白和 h-caldesmon。

4. 治疗及预后

对 CFH 宜采用完整性切除，并使切缘阴性，特别是基底部。CFH 如切除不净可发生局部复发，复发率可达 26%，少数病例还可发生区域淋巴结和远处转移。尚无确切的临床或病理学参数可供评估转移的危险性，临床上，大多数转移性病例呈惰性经过。

三、幼年性黄色肉芽肿

幼年性黄色肉芽肿（juvenile xanthogranuloma，JXG）又称为幼年性黄色瘤、先天性多发性黄色瘤。主要发生于婴儿期和儿童，常发生于出生后 6 个月内，部分为先天性。男性略多于女性。好发于头颈、躯干和四肢皮肤。

1）临床表现：幼年性黄色肉芽肿是非朗格汉斯细胞组织细胞增生性疾病，是树突状细胞增生，主要发生于婴幼儿及儿童的皮肤，是稳定的或退行性组织细胞病变。JXG 以丘疹型、结节型多见，临床上以分布于头皮、面额、躯干的许多红棕色至淡黄色的小圆形丘疹，单发或多发的结节为特征。特殊的形态表现包括角化型、苔藓样、有蒂型、粗棘状和巨大型。绝大多数病变在青春期开始自行消退，但 20 岁以后发病者可稳定持续存在。

2）实验室检查：

（1）大体：病灶单结节或多结节，从数毫米到数厘米不等。与周边组织分界不清，切面呈淡红色或棕黄色。

（2）镜下：肿瘤位于真皮内，由成片、致密、形态一致的组织细胞组成，可伸入表皮和皮下脂肪组织，但不侵犯表皮层，并可见数量不等的黄色瘤细胞、典型图杜顿巨细胞、嗜酸性粒细胞和其他炎症细胞。晚期病变可出现不典型的车辐状结构。

（3）超微结构：显示组织细胞分化特征，细胞有很多伪足，细胞内见丰富的脂滴和溶酶体。

（4）免疫组化：瘤细胞表达 CD68（图 7－49）、XⅢ因子、CD4、CD14 及 fascin 和 lysozyme，不表达 S－100 蛋白、CD1a 和 CD15。

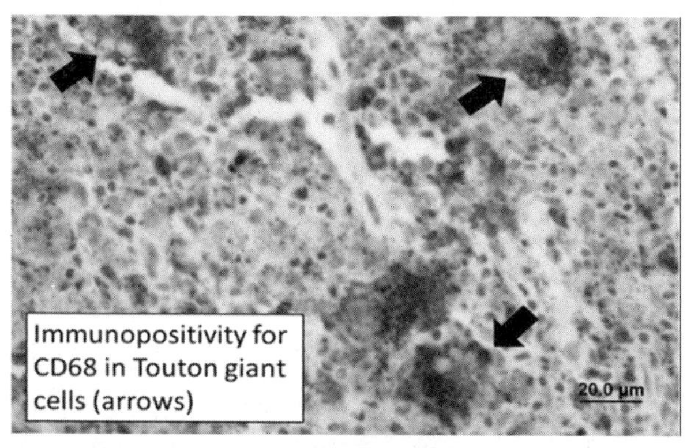

图 7－49　幼年性黄色肉芽肿瘤细胞 CD68（＋）

［WOLFE C，El AHMADUEH T Y，AOUN S G，et al. Intradural juvenile xanthogranuloma with involvement of multiple nerve roots：a case report and review of the literature［J］. World neurosurg，2018，119：189－196. DOI：10.1016/j.wneu.2018.07.273］

3. 诊断

本病的诊断方法包括：①皮损组织病理检查，是确诊 JXG 的金标准，巨细胞核呈花环状，为本病典型特征。除此之外，在成熟期尚有泡沫细胞、异物巨细胞和图顿巨细胞呈肉芽肿性浸润；②细针穿刺细胞学检查（fine needle aspiration cytology，FNA），可发现泡沫状组织细胞、多核巨细胞、淋巴细胞和嗜酸性粒细胞；③皮肤镜检查，可出现“夕阳外观”，即“苍白黄色球形云”，代表真皮浅层充满脂质的组织细胞，色素网状结构和白色条纹表示灶性纤维化；④免疫组化，Ⅷ A 因子、CD68、CD163、聚束蛋白、HLA-DR 和 CD14 表达阳性，但 S－100、CD1a 阴性，Birbeck 颗粒缺如。

4. 鉴别诊断

鉴别诊断：①皮肤朗格汉斯组织细胞增生症，两者的早期病变形态学难以区分，鉴别主要依靠免疫组织化学，皮肤朗格汉斯组织细胞增生症 S－100 蛋白、CD1a 阳性，不表达 XⅢ因子。②黄色瘤，临床上常伴有高胆固醇血症。镜下以增生的泡沫状组织细胞为主，部分病变内可见多核巨细胞，可见细胞外胆固醇性结晶沉积。而 JXG 一般无高胆固醇血症，也无细胞外胆固醇性结晶沉积。③纤维组织细胞瘤，好发于成人真皮内，常单发，以增生的梭形纤维母细胞为主，肿瘤与表皮之间间隔正常的真皮带。而 JXG 好发于婴幼儿皮肤，瘤细胞常紧紧围绕汗腺等皮肤附属器生长。

（5）治疗及预后：JXG 为良性增生性病变，是一种自限性疾病。多数皮肤病变在 3～6 年内可自然消退，或趋于稳定，一般采取保守性治疗，必要时可将病变切除，手术切除是孤立性或局限性病变的最主要治疗手段。而系统性病变有多器官受累，患者除皮肤病变外还出现眼虹膜肿瘤、宫颈肿块、骨质破坏、肺结节、肝脾肿大或凝血功能障碍，呈现恶性肿瘤征象，可能会危及生命；当有肝脏参与时，有时呈侵袭性的进程，预后较差。自我愈合的病变特点在皮肤外是罕见的，所以系统性 JXG 应积极强化治疗，放疗或化疗，并密切监测和随访。常用肾上腺皮质激素和抗肿瘤药物如亚叶酸钙、氨甲蝶呤、长春碱、泼尼松、强的松等。使用时应权衡药物疗效和毒副作用，此外，还要注意是否出现并发症。

四、黄色瘤

黄色瘤（xanthoma）又称为软斑病、黄斑瘤，其为一种假性肿瘤，指巨噬细胞吞噬了类脂质后局灶性聚集形成的瘤样增生性病变，是组织细胞对血浆脂质变化的增生性反应。由富于脂质的组织细胞在真皮、皮下或深达肌腱、滑膜和骨内堆积形成的非肿瘤性结节，常在皮肤表面形成黄色瘤状损害。

1. 病因及发病机制

常与原发性（家族性）高脂血症或继发于糖尿病、甲状腺功能低下、多发性骨髓瘤、恶性淋巴瘤、白血病和阻塞性肝病等有关。现在普遍认为黄色瘤属组织细胞反应性增生，是机体对损伤的一种反应性病变，易感因素如机械因素损伤或亚临床感染导致细胞膜破裂，进而细胞内脂质被组织细胞吞噬，导致组织细胞聚集呈泡沫状，进而形成黄色瘤。黄色瘤病变由聚集的泡沫状巨噬细胞组成，一般无异型性，病灶内有散在的中性

粒细胞、淋巴细胞及肥大细胞、血管丰富。生化分析显示，黄色瘤泡沫细胞中主要成分为胆固醇、中性脂肪、低密度脂蛋白。免疫表型泡沫细胞 CD68 强阳性。

2. 临床表现

黄色瘤多发生于眼睑、胃、小肠，一般位于关节旁，数量很少，也可弥漫分布。儿童与成人的临床症状和形态学改变相似，但常在 1 ～5 年内自行消退。临床上可分为 5 个亚型：发疹性黄色瘤、结节性黄色瘤、扁平黄色瘤、黄斑瘤、腱黄色瘤，其中儿童以扁平黄色瘤多见。

3. 实验室检查

（1）大体：取决于脂质的多少而呈黄色、橘黄色或灰白色，结节境界清楚，或呈弥漫性。

（2）镜下：各临床亚型在镜下形态相似，病变呈巢状，或为弥漫分布的黄色瘤细胞（组织细胞吞噬脂质后演变而来），胞质有多量空泡，故又称为泡沫细胞。此外，可见多核巨细胞，包括图顿巨细胞，有的可伴不同程度的纤维化、炎症细胞浸润。

（3）免疫组化：瘤细胞表达 CD68（图 7 –50）、al-AT、al-ACT 和 lysozyme。

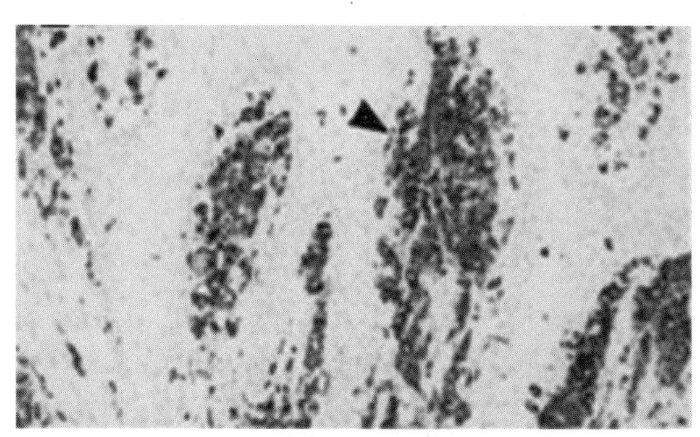

图 7 –50　黄色瘤瘤细胞 CD68（+）

［KIMURA M，OHTO H，SHIBATA A，et al. Clinicopathological and immunohistochemical characteristics of verruciform xanthoma of the lower gingiva：a case report［J］. J Clin Diagn Res，2016，10（6）：ZD05 –ZD6. DOI：10. 7860/JCDR/2016/15446. 7950］

4. 诊断及鉴别诊断

本病根据其临床表现及相关检查可诊断，在组织学上黄色瘤需要与以下两种疾病相鉴别：①富于糖原的透明细胞癌，病变具有浸润性导管（或小叶）癌的构型，癌细胞胞质透明，核常为高级别，核仁明显，间质纤维化硬化、免疫组化 CK 阳性；②黄色瘤型恶性纤维组织细胞瘤，好发于腹膜后、肠系膜，瘤细胞为大量分化不同的泡沫状黄色瘤细胞，同时与大量炎症细胞特别是中性粒细胞相混杂，部分核异型，核仁明显，核分裂和病理性核分裂较多，瘤组织常伴发灶性坏死。

5. 治疗及预后

本病目前尚无特效疗法，多行综合疗法，根据病情可考虑行放射治疗、大剂量激素冲击疗法及必要的手术治疗。一般对瘤体较大者采取肿瘤切除和中厚植皮的方法修复即可，罕见转移、复发，一般预后良好。

五、恶性纤维组织细胞瘤

恶性纤维组织细胞瘤（malignant fibrous histiocytoma，MFH）是一种多形性软组织肉瘤，又称为纤维组织细胞肉瘤、纤维黄色肉瘤、恶性纤维黄色瘤等。本病的病因尚不清楚，有报道认为射线与本病的发生有明显关系，太阳辐射过多可能为促发因素。

1. 临床表现

主要表现为肿块，好发于四肢，其次为躯干、腹腔内、腹膜后、骨骼、乳房等。单个结节状、常侵犯局部深筋膜。早期发生区域淋巴结和远处转移。深部肿瘤中发生远处转移，往往早于原发病变。

2. 实验室检查

（1）大体：呈无包膜、圆形或椭圆形的实质性结节，大小不一，切面呈鱼肉状，灰白色，可有出血和坏死。

（2）镜下：可见主要由组织细胞样细胞和纤维母细胞样细胞组成，两者之间有过渡性细胞，可演变为泡沫状细胞和多核及单核瘤细胞（图7－51）。典型和不典型核分裂象，多见于组织细胞样细胞。

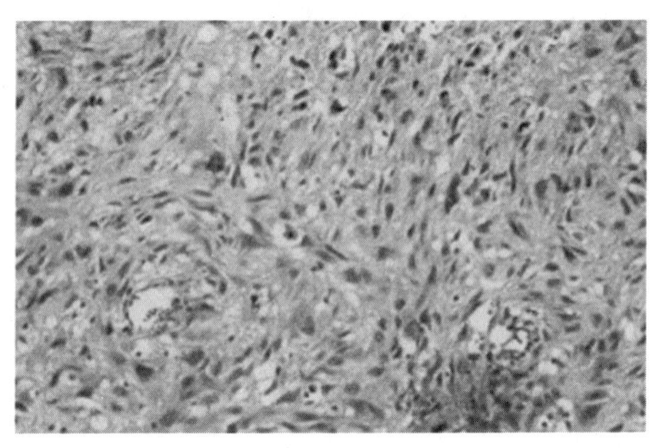

图7－51　恶性纤维组织细胞瘤由纤维母细胞及组织细胞样细胞组成

［GU J，ZHANG S，WU X，et al. Malignant fibrous histiocytoma of visceral organs：clinicopathologic features and diagnostic value of ezrin and HMG-CoA reductase［J］. Int J Clin Exp Pathol，2015，8（3）：2876－2887］

3. 诊断

主要靠早期活检或手术标本病理检查，全身细致体检和必要的影像学检查是防止遗漏转移病灶或原发肿瘤的必要手段。本病易误诊，早期皮损表现不易鉴别，病理检查是确诊恶性纤维组织细胞瘤的金标准。恶性纤维组织瘤细胞呈多形性表现，部分细胞呈成纤维细胞样和组织细胞样或为泡沫细胞，具有特征性的编织状或辐射状结构，分化程度低，病理性核分裂象尤其多见，核的形态不规则，胞质丰富，可见畸形的多核巨细胞瘤细胞。

4. 鉴别诊断

鉴别诊断：①不典型纤维黄瘤，体积小，常位于真皮内，瘤细胞核呈梭形，常呈束

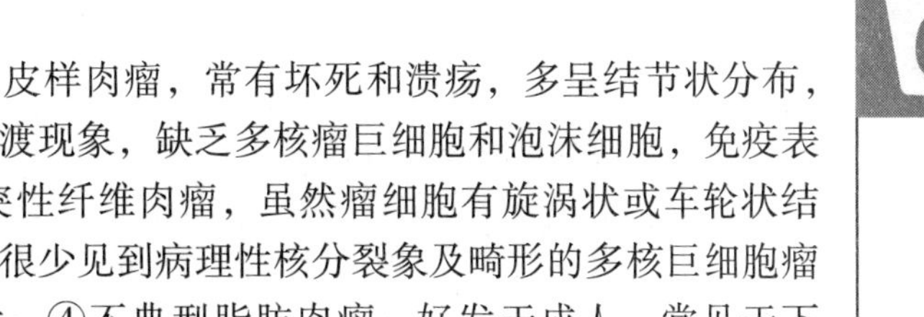

状排列，无特征性的涡轮状结构；②上皮样肉瘤，常有坏死和溃疡，多呈结节状分布，上皮样细胞中混有梭形细胞，两者呈过渡现象，缺乏多核瘤巨细胞和泡沫细胞，免疫表型 cytokeratin、Vimentin 均阳性；③隆突性纤维肉瘤，虽然瘤细胞有旋涡状或车轮状结构，但其分化程度高，轻度不典型性，很少见到病理性核分裂象及畸形的多核巨细胞瘤细胞，免疫表型 CD68、S－100 均阴性；④不典型脂肪肉瘤，好发于成人，常见于下肢，可见核大深染的梭形不典型脂肪细胞，但核分裂象少见；⑤动脉瘤样纤维组织细胞瘤，瘤细胞由成纤维样细胞和组织样细胞组成，呈旋涡状排列，但核分裂象少见，可见不规则的出血性裂隙与囊腔，免疫组化 desmin、CD34、S－100 均阴性。

5. 治疗及预后

广泛、彻底的手术切除是唯一的治疗方法，放疗和化疗效果不明显。相关研究报道，早期广泛性彻底切除肿块，达到镜下肿瘤残缘（切缘外 2～5 cm）阴性，是影响生存率的重要因素，可以起到较好的局部控制作用，相关临床研究显示，肿瘤病理类型、大小与分期及治疗方式是影响患者预后的重要因素。对于 MFH 而言，手术切除辅以放射治疗可降低肿瘤复发率，辅助放疗的射线剂量为 50～60 Gy，通常把 60 Gy 作为标准放射治疗的剂量。

六、软组织巨细胞瘤

软组织巨细胞瘤（giant cell tumor of soft tissue，GCT-ST）又称为软组织破骨细胞瘤或具有低度恶性潜能的巨细胞瘤，本瘤罕见转移。发病年龄在 5～89 岁，婴幼儿及儿童少见，无性别差异。多见于上、下肢表浅软组织、深筋膜、腱膜及肌肉，部分位于躯干和头颈部。

1. 临床表现

临床表现为无痛性生长肿块，病程平均 6 个月。当骨巨细胞瘤伴软组织种植时，与 GCT-ST 周边矿化物沉着是极其相似的，产生典型特征性放射影像，X 射线检查常在肿块周围可见钙化影。约 12% 发生局部复发，很少转移和致死。

2. 实验室检查

（1）大体：肿瘤直径为 0.7～10 cm，平均 3 cm，常侵袭皮下脂肪或真皮层，肿瘤境界清，实性、结节状，切面灰粉或棕褐色。肿瘤周边常伴有钙化，切开可有沙砾感。

（2）镜下：低倍镜下呈多结节，结节为厚薄不一和吞噬含铁血黄素巨吞噬细胞分隔。肿瘤由圆形至卵圆形单核细胞和多核破骨样细胞构成（图 7－52），间质血管丰富。多核细胞胞核和单核细胞的相似。非典型性、多形性和肿瘤性巨细胞少见，坏死罕见。约半数肿瘤有化生骨形成，通常为片状袖套骨。有 30% 的肿瘤有继发囊性变和类似于动脉瘤样骨囊肿的“出血湖”形成。亦有 30% 的肿瘤有明显的血管浸润。另外，还有 50% 的肿瘤间质出血和在形成明显间质纤维化的同时发生侵袭性改变及成巢黄色瘤细胞。

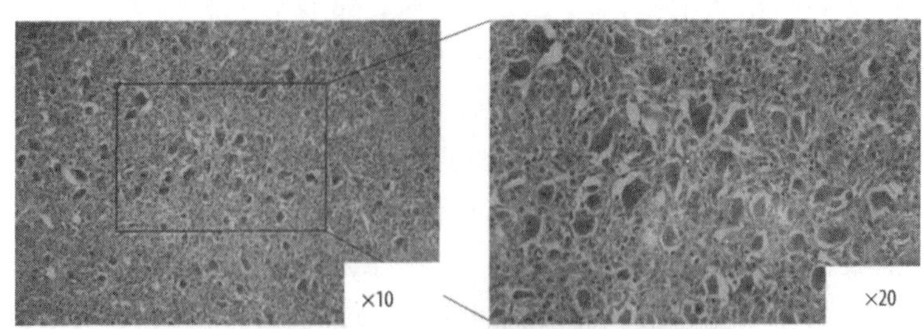

图7-52　软组织巨细胞瘤有许多多核细胞

［KISHI S, MONMA H, HORI H, et al. First case report of a huge giant cell tumor of soft tissue originating from the retroperitoneum［J］. Am J Case Rep, 2018, 19: 642-650. DOI: 10.12659/AJCR.909261］

（3）免疫表型：瘤细胞 Vimentin、CD68（图7-53）和 SMA 阳性。CD68 多核巨细胞强阳性而单核细胞仅有灶性阳性，而 SMA 阴性。偶见局灶 CK 和 S-100 蛋白阳性。

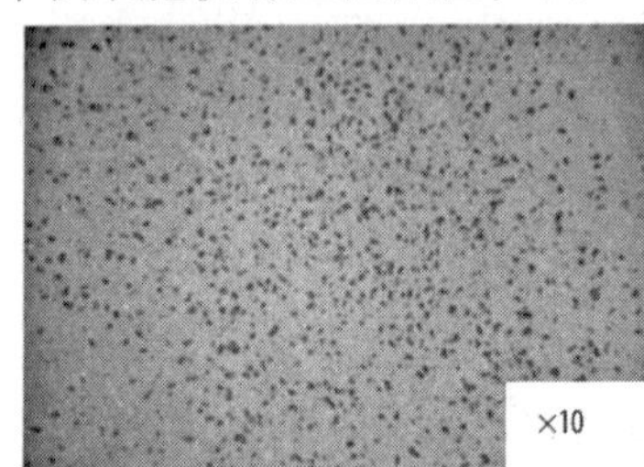

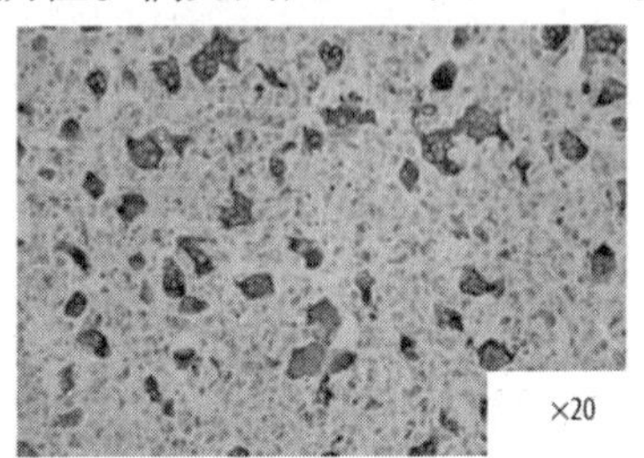

图7-53　软组织巨细胞瘤有许多多核细胞

［KISHI S, MONMA H, HORI H, et al. First case report of a huge giant cell tumor of soft tissue originating from the retroperitoneum［J］. Am J Case Rep, 2018, 19: 642-650. DOI: 10.12659/AJCR.909261］

3. 诊断

诊断要点：①原发性软组织的肿瘤，与骨无关；②无骨巨细胞瘤的病史；③组织学改变类似骨巨细胞瘤，单核细胞无明显异型性及多形性、无瘤巨细胞，常见核分裂象（1～30/10 HPF）。

4. 鉴别诊断

鉴别诊断：①未分化多形性肉瘤，富于巨细胞未分化肉瘤呈多结节状，席纹状排列，细胞与核异型性明显，可见凝固性坏死；②腱鞘巨细胞瘤，破骨细胞样巨细胞呈簇状分布，组织细胞样单核细胞、细胞外胶原纤维分布较为均匀，而 GCT-ST 胶原呈带状分布，使其呈多结节状排列，囊性变及骨化在 GCT-ST 常见；③巨细胞修复性肉芽肿，肿瘤多位于牙龈及牙周残脊，其巨细胞核数目相当少，多不规则排列，常聚集在坏死和出血灶周围。

5. 治疗及预后

软组织巨细胞瘤是类似于骨巨细胞瘤的一种罕见的低度恶性潜能肿瘤，治疗以局部全部切除为主，临床过程为良性，但可局部复发和远处转移，局部复发与切除程度有关，目前尚未发现可预测转移的临床病理因素。

第五节 脉管肿瘤

脉管肿瘤是软组织肿瘤中比较复杂的病变，包括瘤样病变、血管扩张性病变、良性肿瘤、中间型肿瘤和恶性肿瘤五大类型。良性脉管肿瘤不管发生于什么部位，经常难以判断其是畸形、真性的肿瘤还是反应性病变，中间性肿瘤一般定义为血管内皮细胞瘤，但上皮样血管内皮瘤，因转移率高已归入恶性。

一、毛细血管瘤

毛细血管瘤（capillary hemangioma）是血管内皮细胞和壁细胞的异常增殖所出现的良性血管肿瘤，是一种常见于儿童的良性软组织肿瘤或肿瘤样病变，出生时即存在，多数认为是由于先天胚胎时期发育不全所致，有学者认为是良性的血管畸形，也有文献报道是由延迟创伤所致。

1. 病因及发病机制

对于毛细血管瘤的发病机制，医学界尚未达成确切共识，刘娟等研究发现人体皮肤组织中 *p73* 基因在毛细血管瘤的增生发展中发挥着重要的作用。Chio 等的研究发现，增生期的毛细血管瘤内皮细胞组织中的 *p63* 基因表达呈阳性。另外 M. Senoo 等的研究表明，*p63* 基因编码的截短异构体△Np63 α（p73L）可以上调血管内皮细胞生长因子的基因转录和表达。进而推断 *p63* 基因是作为癌基因的形式并能够促进内皮细胞的增殖，其作用机制可能与人体血管的形成密切相关。由此可推测，毛细血管瘤的发病与血管内皮细胞的异常增殖及血管形成关系密切。

2. 临床表现

毛细血管瘤可发生于任何年龄及部位，该病多发生于婴幼儿头颈部皮肤、黏膜及软组织等部位，其次为四肢及躯干的皮肤。肿瘤多位于真皮内，亦可至皮下脂肪组织。毛细血管瘤的发病进程需要经历 3 个时期：增殖期、消退期和消退完全期。体表的毛细血管瘤多发于婴幼儿，婴幼儿的毛细血管瘤的增生期以内皮细胞增生为主，有活跃的血管形成。

体表毛细血管瘤累及皮肤者，在增生期多表现为高出于皮肤的红色甚至紫色的血管性肿块，毛细血管瘤的增殖特点为侵袭性增殖，增殖速度较快，尤其是婴幼儿的毛细血管瘤。稳定期时毛细血管瘤生长停滞，病灶中开始出现灰白点，并逐渐扩大或融合，血管瘤瘤体肿块开始软化。消退期瘤体消退完成后常在病变区遗留上皮萎缩、毛细血管扩张、上皮色素减退及皮下脂肪沉积等。

3. 实验室检查

（1）大体：紫红色，微隆起，大小不一，直径从数毫米到 2 ～ 3 cm 不等，边界分明，无包膜。

（2）镜下：肿物无包膜，由大小稍不等的毛细血管组成（图 7－54），围绕基膜，无平滑肌纤维；被纤维组织分隔成小叶状或结节状；毛细血管由单层内皮细胞组成，腔小壁薄，有的尚无管腔形成，腔内常见红细胞。

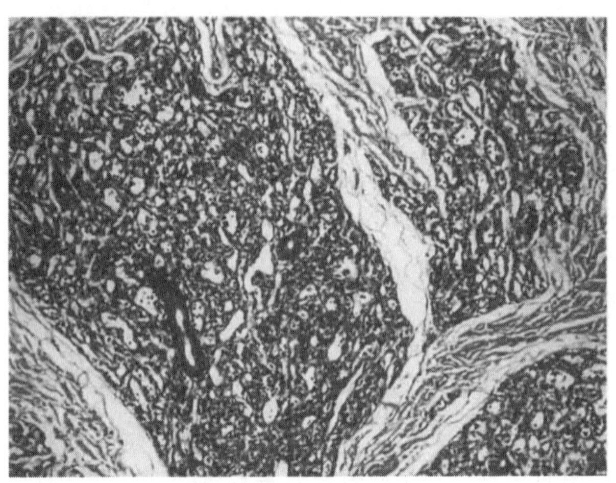

图 7－54　毛细血管瘤

瘤组织由大小不一的毛细血管组成（赖日权、郜红艺、王凤华、陈晓东：《儿童肿瘤病理学诊断图谱》，科学出版社 2016 年版）

4. 诊断

临床上，彩色多普勒超声是血管瘤前期诊断常用的方法之一，彩色多普勒超声能够清晰地显示血管瘤病灶的大小、分布范围及其与周围组织的分界程度，而且能显示供应该血管瘤的血管分布及病灶内部的血流速度及血管分布情况。毛细血管瘤在多普勒超声的显像中多见边界模糊、呈分叶状，肿块自身质地较硬，肿块自身形态很少随着外界压力而变化，而且因为血管伴有脂肪或者纤维化，所以在影像中病灶显示较少血流，回声并不明显。

5. 鉴别诊断

鉴别诊断：①上皮样血管瘤，可呈结节状或小叶状结构，但内皮细胞呈上皮细胞样，常见“靴钉”样突向血管腔内，间质内炎症细胞浸润明显，但以嗜酸性粒细胞和淋巴细胞浸润为主。②簇状血管瘤，也是一种分叶状毛细血管瘤。患者多为儿童，好发于肩周区城，其小叶较大，呈圆形，外观似“炮弹头”样，小叶内毛细血管腔不明显，内皮细胞和外皮细胞均增生，周边为扩张的半月形薄壁血管，使整个小叶几乎突入周边的血管腔内。③分化良好血管肉瘤，管腔不规则，互相吻合，无分叶状结构。

6. 治疗及预后

目前主要的治疗方法有手术切除、硬化剂注射治疗、糖皮质激素类药物治疗、化学药物治疗、放射治疗、激光治疗、冷冻治疗、普萘洛尔治疗等。成人体表血管瘤的治疗主要根据发病的位置、分期、瘤体侵犯的体表范围等决定治疗的方法。手术治疗效果最为确切，预后较好，是将瘤体完整切除的唯一根治方法，有时需要其他治疗方法的辅助配合。对于较大的毛细血管瘤可以术前行血管内介入治疗将供血动脉栓塞，减少出血，

手术完全切除肿瘤，切除后一般无复发。

二、血管球瘤

血管球瘤少见，占软组织肿瘤的2%以下。其分为良性、恶性或恶性潜能未定的血管球瘤（glomus tumor，GT），GT非常罕见，占血管球肿瘤不足1%。任何年龄均可发生，婴儿及儿童相对少见。

1. 临床表现

血管球瘤好发于手指、足趾的甲床区，掌侧面腕部及前臂，全身都可发生。90%的病例为孤立性，10%为多发性，并多见于儿童。X射线检查在末端指节常可显示为圆形的溶骨性缺损。临床常伴有疼痛，甲床肿瘤常呈阵发性疼痛。

2. 实验室检查

（1）大体：多为单发，体积较小，一般直径小于1 cm，境界清楚，质软，灰红色。

（2）镜下：肿瘤由血管球细胞、血管、平滑肌细胞组成。血管球细胞较小、一致、圆形，核圆、居中，胞质嗜双染。血管丰富，有大小不等的厚壁血管。间质由少量纤维组织、平滑肌束组成，无髓神经纤维，可有黏液变性（图7－55）。

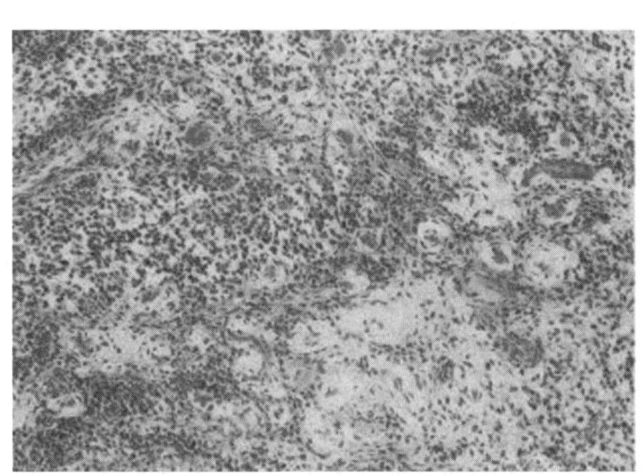

图7－55 血管球瘤黏液样变化

［KUROHARA K，MICHI Y，YUKIMORI A，et al. The glomus tumor resorbed bone and teeth in the mandible：a case report［J］. Head Face Med，2018，14（1）：18. DOI：10.1186/s13005－018－0175－3］

（3）特殊染色：PAS可清楚显示瘤细胞基膜物质。

（4）免疫表型：瘤细胞Vimentin（图7－56）、α-SMA、h-caldesmon和Ⅳ型胶原阳性，一般不表达desmin、S－100蛋白、CK。

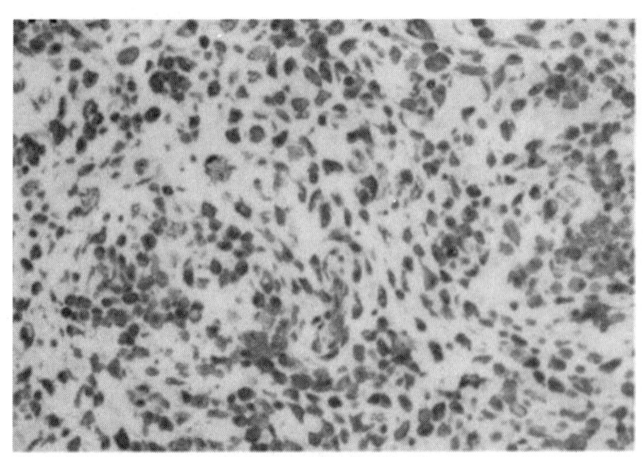

图7-56 血管球瘤瘤细胞 Vimentin（+）

[KUROHARA K, MICHI Y, YUKIMORI A, et al. The glomus tumor resorbed bone and teeth in the mandible: a case report [J]. Head Face Med, 2018, 14 (1): 18. DOI: 10.1186/s13005-018-0175-3]

3. 分型

依据血管球细胞、血管、平滑肌及黏液背景，可分为：①经典型（固有球瘤、球细胞瘤）为最多见，约占3/4。主要表现为大片球细胞为主，血管以毛细血管型为主，间质可透明变，黏液变。②球血管瘤，约占1/5，血管成分为较大的静脉，似海绵状血管瘤，瘤细胞成丛状聚集于血管壁。③球血管肌瘤，约占10%，可见成团平滑肌细胞增生血管球细胞，两者有过渡/混杂。④黏液样型，此瘤型黏液样变明显水肿。⑤嗜酸性细胞型，瘤细胞胞质丰富，含嗜酸性颗粒。血管球瘤肿瘤细胞出现核明显异型性（核大、深染、形状多种，偶有双核巨核），而无其他恶性表现，如体积大、位置深、坏死等，被称为伴合体性或奇异性血管球瘤（with symplastic glomus tumor），核的异型性可能由退行性变所致。

4. 诊断

2013 年版 WHO 软组织肿瘤分类，恶性血管球瘤的诊断标准是具备以下 2 项中的 1 项即可：①瘤细胞核显著异型性和任何数量的核分裂象。②有病理性核分裂。在进行病理诊断时，除注意上述组织学特点外，还应注意肿瘤生长方式和临床表现，组织学改变易受外部条件影响。

恶性潜能未定的血管球瘤，即除瘤细胞核多形性外，具备以下任何一项条件者：①体积大于 2 cm；②部位深在；③部位虽表浅但核分裂大于 5/50 HPF。

5. 鉴别诊断

鉴别诊断：①小圆细胞性肿瘤，当血管球瘤病变内血管不明显，由弥漫成片的小圆细胞组成时，易误诊为其他类型的小圆细胞性肿瘤；②位于肾脏的肾素瘤，因肿瘤多由弥漫成片的小圆形细胞或多边形组成，胞界清晰，易误诊为血管球瘤，但肾素瘤的瘤细胞 CD34 阳性。

6. 治疗及预后

血管球瘤瘤体较小的患者，一般行部分切除即可，如瘤体直径较大、考虑恶性者最好行肿瘤根治性切除术，术后可以辅助化疗。

三、血管平滑肌瘤

血管平滑肌瘤（angiomyoma）为常见的、发生在真皮深部或皮下、来源于平滑肌组织细胞的肿瘤，属于良性间叶组织肿瘤，常见于成年女性，婴幼儿及儿童少见报道。

1. 病因及发病机制

发病机制目前仍不清楚，可能与遗传相关。细胞遗传学研究揭示本病存在染色体异常，最常见的缺失位于22号染色体。也有学者报道，可能与机械刺激及体内激素变化有关。免疫功能低下、低龄或多发性血管平滑肌瘤的患者，其发病可能与EB病毒感染有关。

2. 临床表现

大多数肿瘤发生在四肢，尤其是下肢，其他部位有头部和躯干。一般位于皮下，其次常见于真皮深部。国外报道先天性血管平滑肌瘤见于舌部及皮肤组织，儿童血管平滑肌瘤可发生在手掌。大部分血管平滑肌瘤表现为小的、缓慢增大的痛性肿物，病程一般数年。

3. 实验室检查

（1）大体：肿瘤为界限清楚、球形、灰白色或褐色结节，直径小于2 cm。

（2）镜下：平滑肌束环层或同心圆围绕迂曲的厚壁血管（图7－57），并与血管壁的平滑肌细胞移行，根据主要组织学结构，血管平滑肌瘤可分为3种类型，即实性型、静脉型和海绵型。血管平滑肌瘤内的平滑肌成熟、分化好，分裂象缺如或非常罕见。实性型多见于下肢，平滑肌束紧密交叉排列、血管数量多，但是一般为小的或裂隙状血管；静脉型肿瘤内静脉型血管管壁肌层厚，病变内平滑肌束排列不甚紧密，血管外平滑肌与血管间平滑肌相混合；海绵型由扩张的血管和少量的平滑肌构成，血管壁平滑肌与病变内交织的平滑肌束难以区分。3种类型可独立存在，亦可混合组成。可见玻璃样变、钙化、黏液变、出血和小团成熟脂肪细胞。

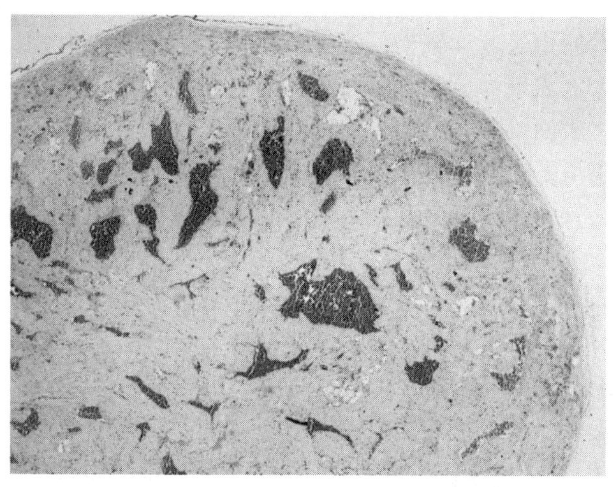

图7－57 血管平滑肌瘤由许多厚壁血管组成

［PERIĆ B，VIDAKOVIĆ B，GRGIĆ N，et al. Angiomyoma of the upper lip-case report and review of the literature［J］. Acta Clin Croat，2019，58（1）：183－186. DOI：10.20471/acc.2019.58.01.24］

（3）分子遗传学：部分病例具有 t（X；10）（q22；q23.2）。

（4）免疫表型：瘤细胞 SMA 和Ⅳ型胶原阳性，h-caldesmon 和 desmin 不同程度阳性，HMB－45 阴性。

4. 诊断

确诊首选组织病理检查。组织病理学特点有：①瘤体由薄层纤维组织包膜包裹，境界清楚；②瘤体由血管和排列紊乱的平滑肌组成；③平滑肌细胞核细长，两端钝圆、呈雪茄形、核周围有类包涵体样的空泡，胞质嗜酸性；④细胞核无明显异形性。

5. 鉴别诊断

鉴别诊断：①皮肤纤维瘤，瘤体无包膜，境界不清，实质由成纤维细胞及幼稚或成熟的胶原组成，幼稚的胶原常散在而不成束，成熟的胶原则互相交错、呈不规则排列。②血管平滑肌脂肪瘤，肿瘤包含成熟脂肪组织。厚壁、扭曲的血管和不规则片状或交叉的平滑肌束常围绕血管分布，瘤细胞 HMB－45、MelanA 阳性。③平滑肌肉瘤，肿瘤由梭形细胞构成，可见长梭形或奇形怪状的细胞核和病理核分裂象。④血管球瘤，瘤体血管腔内可见一层扁平细长的内皮细胞，周围绕以多层血管球细胞，血管球细胞核呈圆形或卵圆形，大而深染，类似上皮细胞。免疫病理对本病的诊断有参考价值。

6. 治疗及预后

治疗上，本病为良性疾病，但部分患者症状可随时间的延长而进行性加重，最好手术切除，可达诊断和治疗的双重目的，术后极少复发，疗效满意。

四、肉芽组织型血管瘤

肉芽组织型血管瘤（granulation tissue type hemangioma）又称为化脓性肉芽肿（pyogenic granuloma）、小叶毛细血管瘤（lobular capillary hemangioma，LCH），是发生在皮肤或黏膜表面的息肉状毛细血管瘤。

1. 临床表现

肉芽组织型血管瘤生长速度较慢，局部或全身刺激可加速肿瘤的生长，瘤体光滑，是分叶状生长，临床上表现为单发或多发红色至褐色的丘疹或结节，有蒂或是无蒂无痛性肿块，偶有瘙痒，表面可伴有溃疡、结痂。

好发于牙龈，也可发生于耳郭、外耳道及其周围，其次为指、唇、面、舌，也可发生于躯干与四肢等；青少年多见，不见于新生儿或婴幼儿。

2. 实验室检查

（1）大体：息肉状外生性生长，有蒂或无蒂；直径常小于 3 cm；紫红色，易出血，表面溃疡。

（2）镜下：覆盖肿瘤的表皮萎缩或形成溃疡和继发感染，肿瘤由呈簇状或分叶状的毛细血管组成，每个小叶内均有一个较大的血管（管壁常有平滑肌），其周围积聚增生的毛细血管（图 7－58）；间质水肿，伴有较多急性或慢性炎症细胞浸润，形似肉芽组织；感染和水肿明显时，内皮细胞增生，核分裂象增多；蒂颈处表皮呈衣领样增生。

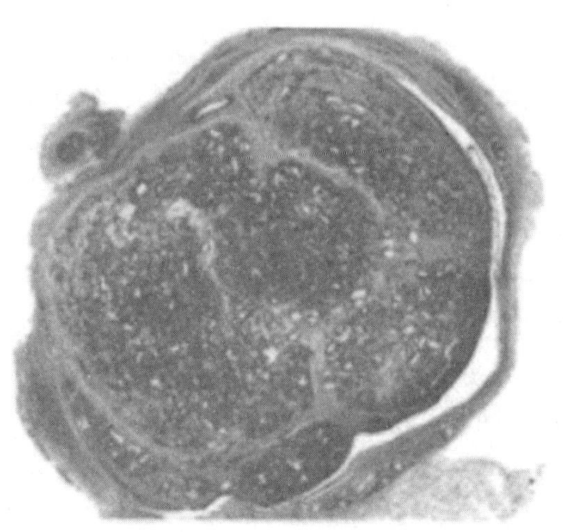

图 7－58 肉芽组织型血管瘤周围积聚增生的毛细血管

［DERMAWAN J K，KO J S，BILLINGS S D. Intravascular lobular capillary hemangioma（intravascular pyogenic granuloma）：a clinicopathologic study of 40 cases［J］. Am J Surg Pathol，2020，44（11）：1515－1521. DOI：10. 1097/PAS. 0000000000001509］

3）免疫组化：内皮细胞表达 CD31（图 7－59）、CD34、Ⅷ因子，葡萄糖转运蛋白 1（Glut－1 阴性）。

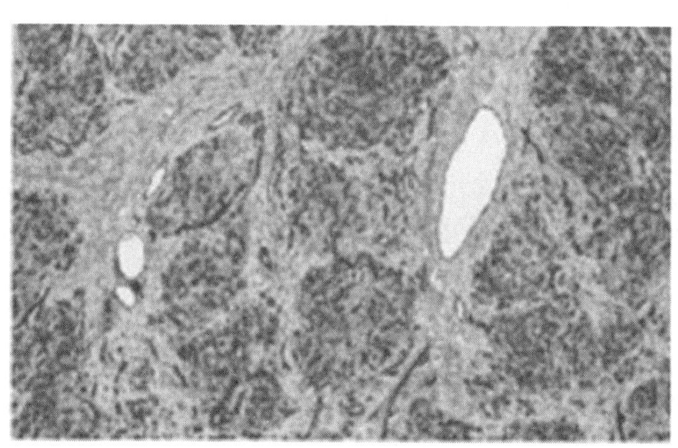

图 7－59 肉芽组织型血管瘤瘤细胞 CD31（＋）

［DERMAWAN J K，KO J S，BILLINGS S D. Intravascular lobular capillary hemangioma（intravascular pyogenic granuloma）：a clinicopathologic study of 40 cases［J］. Am J Surg Pathol，2020，44（11）：1515－1521. DOI：10. 1097/PAS. 0000000000001509］

3. 诊断

本病的最终诊断取决于病理检查，其组织病理学表现为真皮内血管增生、内皮细胞突入管腔以及混合性淋巴细胞、嗜酸性粒细胞浸润，最具特征性的组织病理学表现为小叶状毛细血管增生。

4. 鉴别诊断

鉴别诊断：①乳头状血管内皮增生。是反应性增生，血管内特殊机化的血栓，血管内皮增生形成乳头，细胞扁平，无异型，有血栓形成或残迹。②炎性肉芽组织。毛细血

管多呈芽状生长，靠近皮肤或黏膜表面的毛细血管较幼稚，与表面垂直，深部的血管较成熟，无分叶状结构。③卡波西肉瘤。可呈结节状生长，但病变界限不清，无分叶状结构，细胞呈梭形，成片分布，有中度异型，细胞间有血管裂隙并伴有红细胞外渗。

5. 治疗及预后

手术切除仍是治疗本病的主要方式，临床上常用的治疗方法还有药物治疗、激光治疗、冷冻治疗，对于复杂病例，主张采用综合治疗。皮肤或黏膜主要采用局部切除术，支气管内主要采用高频电烧灼术来切除病变。复发的常见因素有：手术未完全切除病损、未去除局部刺激、局部受伤。对于反复复发的患者在治疗方法的选择上，通过手术完整切除肿物和/或辅助早期的放疗，可能会控制住复发，取得良好的治疗效果。

五、巨细胞血管母细胞瘤

巨细胞血管母细胞瘤（giant cell angioblastoma，GCAB）是一种罕见的先天性具有局部侵袭性的软组织肿瘤，由 Gonzalez-Crussi 等于 1991 年首先报道。

1. 临床表现

主要发生于新生儿，发病年龄从出生到 1 岁以内，位于软腭、手部、前臂、头皮，可累及皮肤、黏膜、皮下软组织及骨组织。病变呈红斑、水泡、结节、浸润性斑块及溃疡性改变，有疼痛感，具有局部侵袭性的特征。

2. 实验室检查

（1）大体：病变呈红斑水疱结节、浸润性斑块及溃疡性改变，所有病例均具有局部浸润特征。

（2）镜下：病变呈结节状，结节中央为小血管，内皮细胞较肥胖，椭圆形至梭形细胞围绕小血管呈同心圆状或洋葱皮状排列（图 7 - 60），部分结节内可见散在多核巨细胞，类似非坏死性肉芽肿病变，结节周围可见丰富的血管呈血管瘤样改变。

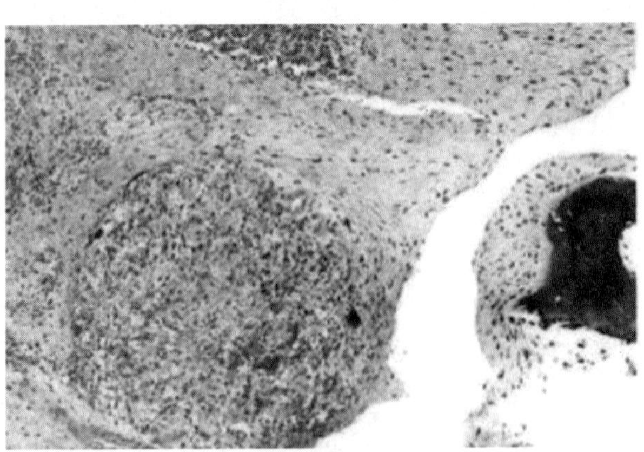

图 7 - 60　巨细胞血管母细胞瘤呈结节状

［MAO R J，JIANG Z M，ZHANG H Z，et al. Clinical and pathological characteristics of giant cell angioblastoma：a case report［J］. Diagn Pathol，2012，7：113. DOI：10.1186/1746 - 1596 - 7 - 113］

（3）免疫表型：内皮细胞 CD31 阳性，梭形细胞或椭圆形细胞 SMA、Vimentin 阳性，多核巨细胞 CD68 阳性（图 7－61）。

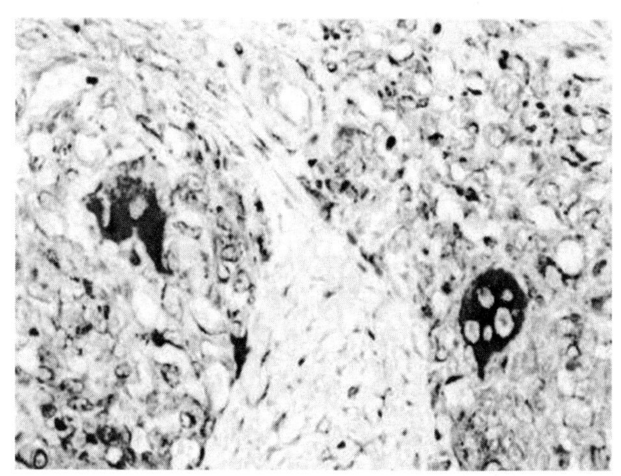

图 7－61　巨细胞血管母细胞瘤多核巨细胞 CD68（＋）

[MAO R J, JIANG Z M, ZHANG H Z, et al. Clinical and pathological characteristics of giant cell angioblastoma: a case report [J]. Diagn Pathol, 2012, 7: 113. DOI: 10.1186/1746－1596－7－113]

3. 诊断

巨细胞性血管母细胞瘤 X 射线平片及 MRI 无特征性改变，但病理组织学相对有特征性。病变组织无包膜，与周围正常组织无边界，呈浸润性生长；肿瘤细胞呈卵圆形或短梭形聚集成结节、条索状；部分团块内见特征性单核组织细胞样巨细胞及多核巨细胞，类似非坏死性肉芽肿，少量结节内肿瘤细胞围绕在微血管周围呈同心圆排列，形成洋葱皮样外观。

4. 鉴别诊断

鉴别诊断：①巨细胞血管纤维瘤，血管扩张样间隙，内衬覆花环状多核巨细胞，间隙间见黏液样基质散在多核巨细胞，不见血管瘤样改变。②巨细胞纤维母细胞瘤，瘤组织中出现形状大小不规则的血管样腔隙；腔壁被覆特异性核深染、分叶状或互相重叠、多形的巨细胞。③丛状纤维组织细胞瘤，好发于前臂，由单核组织细胞样细胞、成纤维细胞样梭形细胞和破骨样多核巨细胞构成特征性的丛状结构。④先天性肌纤维瘤病，好发于男性婴幼儿，特点为多发性实性真皮和皮下结节，组织病理显示肿瘤呈结节状。在富于细胞区，显示有卵圆形到梭形核的成纤维细胞排列成交织束状或旋涡状；在细胞较少区，间质可呈黏液样和毛细血管增生，缺乏 GCAB 肿瘤组织中的单核组织细胞样巨细胞及多核巨细胞，可资鉴别。

5. 治疗及预后

对于 GCAB 的治疗，需要尽可能把肿瘤组织完整切除并确保其切缘阴性，当广泛累及肢体或多次复发者需要考虑截肢手术。由于 GCAB 是一种血管源性肿瘤，这为抗血管生成治疗提供了理论基础，因此建议对于肿瘤不能切除或切除不完整的病例，应尝试应用干扰素进行抗血管生成治疗。

六、Kaposi 型血管内皮瘤

Kaposi 型血管内皮瘤（kaposi form hemangioendothelioma，KHE）又称为 Kaposi 样婴儿血管内皮瘤，是具有 Kaposi 肉瘤样特征的血管瘤。

1. 临床表现

见于婴幼儿和 10 岁以内儿童，约 50% 的病例发生在 1 岁以内。男性多于女性，多发生于上肢、腹膜后、纵隔、四肢深部软组织，可累及局部淋巴结，但无远处转移。发生在腹膜后者可伴发消耗性凝血病（Kasabach-Merrit phenomenon，KMP），部分病例可伴发淋巴血管瘤病变。

2. 实验室检查

（1）大体：呈多结节状，直径 0.2～8.0 cm，灰白色，无包膜，质地坚实。

（2）镜下：肿瘤兼有毛细血管瘤和 Kaposi 肉瘤样形态，瘤组织呈多结节状，浸润性生长，结节间由纤维结缔组织分隔（图 7－62）。结节由毛细血管、上皮样内皮细胞及梭形细胞组成。上皮样内皮细胞呈小巢状，梭形细胞部分呈束状或漩涡状排列，形成细长或新月体形血管间隙，形似 Kaposi 肉瘤。当梭形细胞围绕一群上皮样内皮细胞增生的毛细血管时，则形成肾小球样结构（特征性病变）。胞质内可见含铁血黄素及透明小体。瘤细胞间可见红细胞外渗现象。瘤细胞可有异型性，核分裂象罕见。

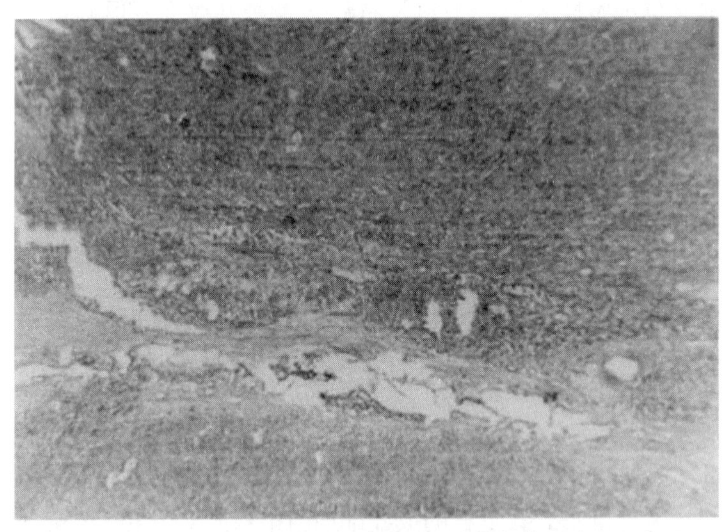

图 7－62　Kaposi 型血管内皮瘤梭形细胞被纤维结缔组织分隔

［EL-SAYED M，RAMADAN M. Immunohistochemical study of some rare vascular tumors［J］. J Egypt Natl Canc Inst，2004，16（2）：123－129］

（3）免疫表型：Kaposi 样裂隙状血管表达 PROX1 和 VEGFR－3，而肾小球样结构不表达，但呈 CD34（图 7－63）、CD31 阳性。瘤细胞不表达 Glut－1。

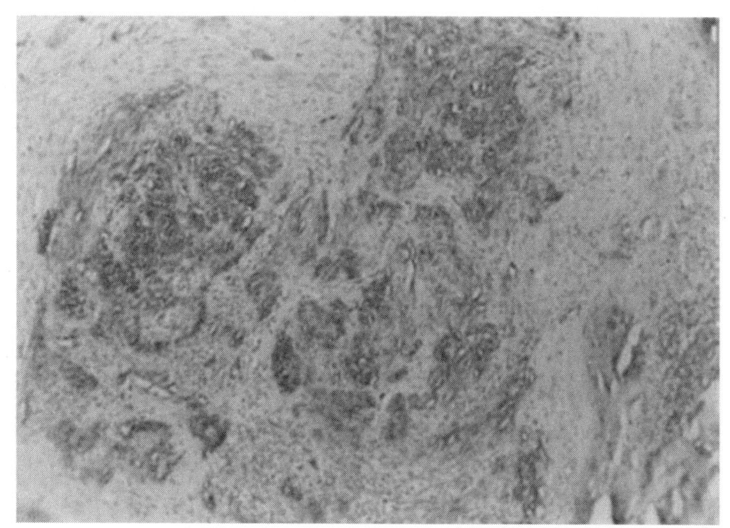

图7－63 Kaposi型血管内皮瘤瘤细胞CD34（＋）

［EL-SAYED M, RAMADAN M. Immunohistochemical study of some rare vascular tumors［J］. J Egypt Natl Canc Inst, 2004, 16（2）：123－129］

3. 诊断

KHE属于罕见的肿瘤，病理形态上兼具毛细血管瘤和Kaposi肉瘤的特征，KHE可具有以下一种或多种不同的组织形态区域：①“肾小球”样区，是KHE的特征性表现，由梭形、类圆形或上皮样血管内皮细胞构成，肿瘤细胞间可见红细胞碎片和微血栓，上皮样血管内皮细胞胞质较宽，可见空泡，但所有肿瘤细胞形态温和，分化良好。②Kaposi肉瘤样区，其形态特征类似于高分化Kaposi肉瘤，肿瘤细胞为梭形或类圆形的血管内皮细胞，形成腔隙样血管，细胞形态良好，不具有“肾小球”样结构。③毛细血管瘤样区，多位于肿瘤边缘区，类似毛细血管瘤，内皮细胞更趋于扁平，“肾小球”样结构不明显。④海绵状血管瘤和淋巴管瘤样区，管腔更加扩张和不规则，内皮细胞扁平。

4. 鉴别诊断

KHE主要应与不同分化程度的血管相关的肿瘤相鉴别，特别是组织形态与临床特征与KHE有交叉的肿瘤或病变。①Kaposi肉瘤，多发生在中老年人，病灶周围常有明显的炎症细胞浸润，Kaposi肉瘤由形态较一致的梭形内皮细胞构成，周围炎症细胞浸润很明显，不具有上皮样内皮细胞，亦不具有“肾小球”样结构和海绵状血管瘤结构，且其与人类疱疹病毒8型（human herpes virus 8，HHV－8）具有密切的致病相关性，该病毒的抗原染色是重要的鉴别手段。②毛细血管瘤，呈明显的结节状和斑片状，但不具有侵袭性，间质无明显纤维化倾向，内皮细胞分化良好，虽然早期病变管腔分化不明显，但不出现梭形肿瘤细胞，亦无KHE的标志性“肾小球”样结构。③幼年性血管瘤，是婴幼儿最常见的血管性肿瘤，早期病变类似于普通的胎记，呈红色扁平状，病变发展后可出现隆起，又称为“草莓痣”。镜下表现为毛细血管瘤，呈明显结节状或分叶状，早期病变较幼稚，内皮细胞较肥胖，可有核分裂，血管腔不明显，后期病变类似于成人的成熟毛细血管瘤。Glut－1在幼年性血管瘤广泛表达，但在KHE

不表达，这是两者的重要鉴别点。④梭形细胞血管瘤，常见于年轻人的肢端皮下组织，尤其是手。镜下主要由两种成分构成：薄壁的海绵状血管（管腔中常见红细胞和血栓）及类似于 Kaposi 肉瘤的良性梭形细胞区域（细胞类圆形或上皮样，其特征接近于上皮样血管内皮瘤，但无 KHE 的标志性“肾小球”样结构）。病变具有较明显的界限，无浸润性生长的证据。

5. 治疗及预后

KHE 无自发消退倾向，目前手术切除肿瘤仍是首选的治疗方法，尤其是躯体的皮肤或软组织 KHE，由于 KHE 是仅具有局部侵袭性的肿瘤，完整切除后可治愈，罕见复发。KHE 罕见淋巴结及远隔器官转移，发生于腹腔等深在部位者或呈明显侵袭性表现者，可能由于肿瘤完整切除困难而预后较差。KHE 的预后因素包括肿瘤部位、大小及是否伴发 KMP。伴发 KMP 的患者，其治疗变得烦琐且效果难以预料，须予糖皮质激素、干扰素等药物，亦有使用长春新碱、噻氯匹定等的药物报道，但治疗效果具有较明显的个体差异。

七、深部软组织血管肉瘤

深部软组织血管肉瘤（angiosarcoma of the deep soft tissue）约占所有血管肉瘤的1/4，可发生于任何年龄，范围为 5 ～ 97 岁，高峰年龄为 60 ～ 70 岁，男女比例 5∶3，肿瘤好发于四肢，大腿部最多，其次为躯干，包括腹腔、腹膜后和纵隔，再次为头颈部。

1. 临床表现

临床上常表现为深部软组织增大的肿块伴疼痛，约 1/3 的病例伴发其他疾病，如遗传性疾病（神经纤维瘤病、下肢多发内生软骨瘤病等）；约 1/3 的病例近期出现出血，如贫血、血性腹水、胃肠道出血等。

2. 实验室检查

（1）大体：肿块常为多结节伴出血，直径为 1 ～ 15 cm，平均直径为 5 ～ 5. 6 cm。

（2）镜下：在各病例之间甚至在同一病例的不同区域差异较大，从类似良性的毛细血管瘤、海绵状血管瘤、上皮样血管瘤到类似中间性的上皮样血管肉瘤和 Kaposi 肉瘤，直至类似分化较差的梭形细胞肉瘤和梭形细胞癌等。其形态虽可表现为普通血管肉瘤，但更多表现为上皮样血管内皮瘤或上皮样血管肉瘤的图像，部分病例可伴有明显的出血、坏死。53% 的病例 1 年内死亡，31% 的病例 4 ～6 个月无瘤生成，总体有 20% 的病例局部复发，49% 的病例远处转移至肺、淋巴结、骨等。

（3）免疫组化：约 1/3 的病例表达 CK，CD34、CD31（图 7 – 64）阳性，大部分病例 Ki – 67（图 7 – 65）表现为 10%～80% 阳性。

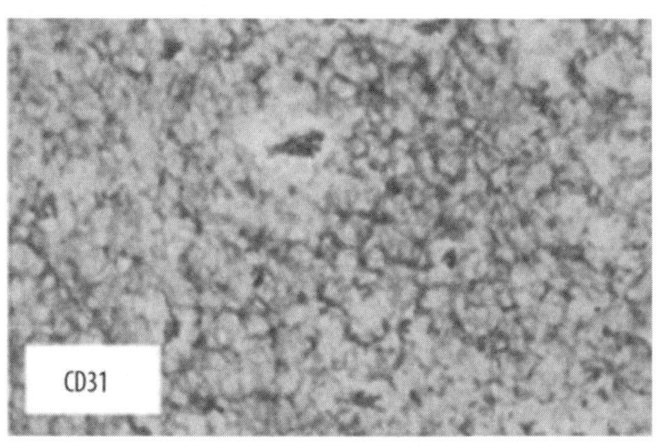

图 7－64 深部软组织血管肉瘤瘤细胞 CD31 (+)

[NGUYEN CUONG P, THANG XUAN N, NHU HUY P, et al. Histopathological features of deep soft tissue epithelioid angiosarcoma in the lower extremity: a rare case report [J]. Am J Case Rep, 2020, 21: e923933. DOI: 10.12659/AJCR.923933]

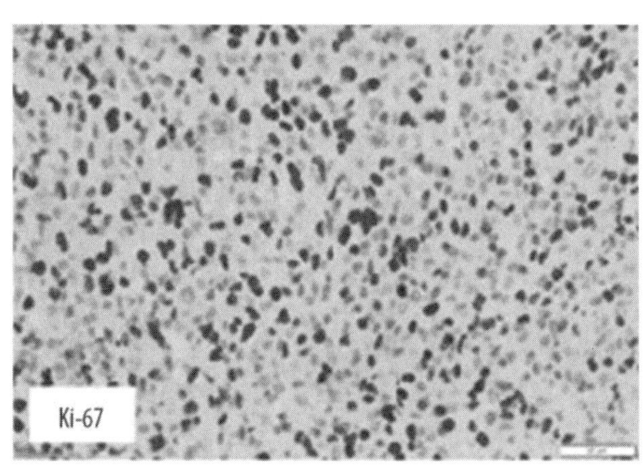

图 7－65 深部软组织血管肉瘤瘤细胞 Ki－67 (+)

[NGUYEN CUONG P, THANG XUAN N, NHU HUY P, et al. Histopathological features of deep soft tissue epithelioid angiosarcoma in the lower extremity: a rare case report [J]. Am J Case Rep, 2020, 21: e923933. DOI: 10.12659/AJCR.923933]

3. 诊断及鉴别诊断

诊断：对于上皮样血管肉瘤的诊断，免疫组化染色具有不可替代的作用，瘤细胞多呈上皮标记和血管内皮标记双重阳性，CD31 具有相对高的特异性和敏感性，对任何类型的血管肉瘤约有 90% 的阳性率。

鉴别诊断：多数肿瘤可见上皮样的瘤细胞，应注意与癌、上皮样肉瘤和恶性黑色素瘤等相鉴别。此外，需要鉴别的肿瘤还包括 Kaposi 肉瘤、纤维肉瘤、所谓的未分化肉瘤和梭形细胞癌等。

4. 治疗及预后

血管肉瘤属于恶性肿瘤，预后差，复发率高，在早期若肿瘤较小可采用扩大切除，否则应采用根治性切除（截肢），术后联合放、化疗。手术外科边界、肿瘤发生部位、

肿瘤分期是影响深部软组织血管肉瘤患者生存率的重要因素。

八、血管平滑肌脂肪瘤

血管平滑肌脂肪瘤（angiomyolipoma，AML），是 PEComa 家族中最常见的一种良性间叶性肿瘤，由比例不等的脂肪组织、梭形或上皮样的平滑肌细胞和异型的厚壁血管 3 种成分混合构成。根据肿瘤内血管平滑肌、脂肪以及血管成分比例的不同，血管平滑肌脂肪瘤可以分为 4 种亚型，即经典混合型（血管、脂肪细胞和平滑肌细胞各占一定比例）、肌瘤型（脂肪成分≤10%）、脂肪瘤型（脂肪成分≥70%）、血管瘤型。

1. 临床表现

多发生于肾或肾周围组织，少数可发生在肾外，常伴有结节性硬化综合征。男女发病率之比约为 1∶4，多发生于 25～55 岁，婴幼儿及儿童少见，可见发生在儿童的恶性 AML、上皮样 AML、肌肉内 AML 和肝脏 AML，以及新生儿腰部 AML 的报道。

2. 实验室检查

（1）大体：肿瘤呈结节分叶状，无包膜，直径为 3～27 cm，平均 6 cm，切面灰白、灰黄，质软，灶性出血。

（2）镜下：由 3 种比例不等的成分组成，即成熟脂肪组织；厚壁、扭曲的血管，口径大小不一、弹力纤维层缺如或异常，中层多伴玻璃样变性，不规则片状或交叉的平滑肌束，常围绕血管分布。部分病例瘤细胞有一定异型性，易被误诊为肌源性肉瘤；有时瘤细胞呈上皮样，胞质透亮或含嗜酸性颗粒，可称为上皮样血管平滑肌脂肪瘤（epithelioid angiomyolipoma，EAML）。瘤细胞核可显示有异型性，可见核分裂象、血管侵犯、坏死和浸润肾周围脂肪组织。部分病例特别是发生于肝脏者可见大圆形蜘蛛网状细胞。上述改变应考虑恶性可能。

（3）超微结构：见具有平滑肌样形态的梭形细胞。

（4）免疫表型：瘤细胞 Vimentin、α-SMA（图 7－66）、MSA、HMB－45、MelanA 阳性。

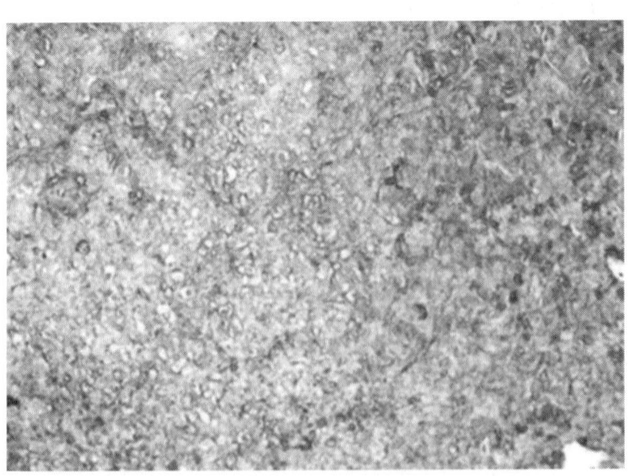

图 7－66 血管平滑肌脂肪瘤瘤细胞 α-SMA（＋）

［YAN Z，GRENERT J P，JOSEPH N M，et al. Hepatic angiomyolipoma：mutation analysis and immunohistochemical pitfalls in diagnosis［J］. Histopathology，2018，73（1）：101－108. DOI：10.1111/his.13509］

（5）分子遗传学：研究显示，部分病例具有 *TSC*1（9q34）和 *TSC*2（16p13）基因的杂合性丢失。上皮样 AML 病例中可检测到 *TP53* 基因突变。

3. 诊断及鉴别诊断

诊断：血管平滑肌脂肪瘤缺乏特异性的临床症状及体征，影像学检查对于确诊有一定参考作用，主要依靠病理学检查和免疫组化结果确诊。组织病理学研究表明，血管平滑肌脂肪瘤起源于血管周细胞，是由平滑肌样细胞、脂肪组织以及厚壁扭曲的血管混合组成。上皮样血管周细胞排列呈巢状、片状，或围绕血管排列，或穿插于脂肪组织中。脂肪细胞零星散在，呈簇状、片状或小叶状分布于肿瘤组织内，畸形厚壁血管成簇或散在分布。

鉴别诊断：因瘤组织以某一成分为主时或某一成分切片缺如时极易误诊为脂肪肉瘤、平滑肌肉瘤、肾癌、肝细胞癌等，应注意对标本多取材，并仔细寻找平滑肌及厚壁血管成分，免疫组化标记 SMA 和 HMB－45 有助于鉴别诊断。

4. 治疗及预后

血管平滑肌脂肪瘤的治疗首选手术切除，完整切除肿瘤后很少复发。

九、网状血管内皮瘤

网状血管内皮瘤（retiform hemangioendothelioma，RH）是一种具有局部侵袭性的罕见转移型血管瘤变，含有独特的、衬覆特征性鞋钉状内皮细胞的分支状血管。该瘤于 1994 年由 Calonje 等首次报道，发病年龄广（9～78 岁），多见于年轻人或儿童。

1. 临床表现

肿瘤主要累及皮肤和皮下组织，好发于肢体末端，尤其是下肢，其次是躯干，部分病例也可发生于头颈部，其他少见部位包括盆腔、阴茎、长骨和脾脏。RH 多单发，皮肤病变表现为红色/蓝色的局部无痛性斑块或皮下结节，生长缓慢，病程长短不一，从 2 个月到 10 年不等。极少数病例呈多发性生长，可同时累及躯干和四肢。

2. 实验室检查

（1）大体：红色或紫红色，边界不清，一般小于 3 cm。

（2）镜下：病变常位于真皮内，可累及皮下或更深的肌肉组织。肿瘤有特征性的长形、窄的分支状血管网，非常相似于正常的睾丸网结构。血管壁衬覆一致性核深染的内皮细胞，细胞核明显突起呈特征性“墓碑样”或“鞋钉样”（图 7－67）。内皮细胞胞质稀少，细胞无多形性，罕见分裂象。约半数病例间质及血管内有明显淋巴细胞浸润，肿瘤血管周围为玻璃样变的胶原纤维。

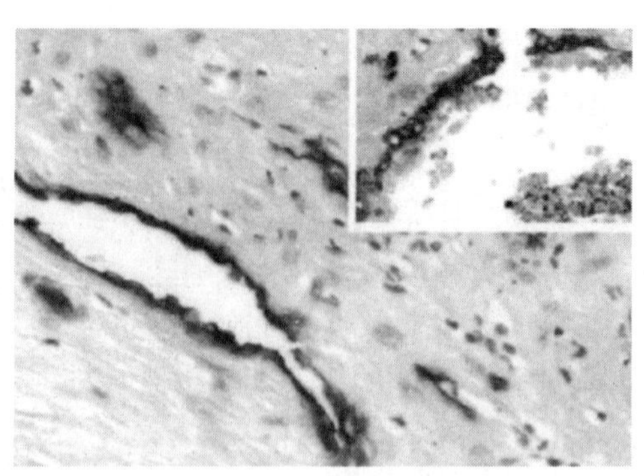

图7－67 网状血管内皮瘤瘤细胞 CD34（+）[放大倍数×10（右上窗口放大倍数×40）]

[JOTHI E A, SUNDARAM M, NAMASUVATAN J, et al. A rare presentation of retiform hemangioendothelioma in the external auditory canal [J]. Case Rep Otolaryngol, 2014, 715035. DOI: 10.1155/2014/715035]

(3) 免疫表型：肿瘤细胞 CD34（图7－67）、CD31、Ⅷ因子阳性。

3. 诊断

RH 的确诊需要依靠病理组织学及其免疫组化结果。低倍镜下，RH 表现类似于正常的睾丸网结构，由纤细的分支状或梁状的血管网组成，高倍镜下可见血管网衬覆单层立方形内皮细胞，胞质稀少，但胞核明显，可呈鞋钉样或火柴头样突起于血管腔面。瘤细胞形态单一，无明显的多形性或异型性，核分裂象也罕见。血管周围的间质内常可见淋巴细胞浸润，可围绕血管形成袖套样结构，血管周围的间质也可有明显的纤维化或胶原化。

4. 鉴别诊断

鉴别诊断：①乳头状淋巴管内血管内皮瘤（Dabska 瘤），Dabska 瘤多发生于婴儿和儿童，多位于头颈部，镜下以扩张的海绵状淋巴管样腔隙为主，腔内多可见轴心呈玻璃样变的乳头簇。②血管肉瘤，血管排列较紊乱，血管腔隙形状不规则，多呈交通状或吻合状，且常有出血，分化较差的肿瘤则可显示明显的多形性和异型性，核分裂象易见，并可出现实性片状区域或梭形肉瘤样区域。③鞋钉样血管瘤，常见于儿童及青少年，好发部位广泛，在皮肤时因含铁血黄素沉着呈“镖靶”外观，因而亦称为“靶样含铁血黄素沉积性血管瘤”。鞋钉样血管瘤于真皮浅层可见类似于海绵血管瘤样的扩张的血管腔，腔内可形成乳头状突起，内衬鞋钉样内皮细胞，而于深层则见不规则、狭窄的血管腔隙形成，周围也可见淋巴细胞浸润，但不如 RH 明显。鞋钉样血管瘤经局部切除后可治愈。

5. 治疗及预后

RH 的治疗首选手术，因为 RH 复发率较高，最佳的治疗方案以局部扩大切除为主，复发率为60%，复发常在多年之后。如疑有区域淋巴结累及，应考虑区域淋巴结清扫。对一些不能完整切除、多次复发以及淋巴结转移的病例可以辅以放疗或化疗，此病无转移或死亡的报道。

十、婴儿血管外皮细胞瘤

血管外皮细胞瘤（hemangiopericytoma，HPC）是一种临床较为少见的间叶组织源性

肿瘤，该病由 Stout 和 Murray 于1942 年首次命名并报道，罕见于婴儿。该病大多见于毛细血管分布的部位，起源于血管外皮细胞，又被称为血管周细胞瘤，以下肢、腹膜后及盆腔内常见。

1. 临床表现

据报道 HPC 主要见于成人，儿童病例仅占5%～10%，男女性别发病率无差异，其中约1/3 的病例发生在小于1 岁的儿童，约占血管瘤的1%和软组织肿瘤的3%～5%。它最常发生于头颈部、下肢及腹膜后的深部软组织或肌肉中，其病因尚不明确。HPC 的临床表现缺乏特异性，其症状常因部位而异，无痛性肿物为绝大部分患者的首发症状，在运动时略有痛感。曾有报道本瘤伴发低血糖，是腹膜后、骨盆内的肿瘤，切除后血糖恢复正常。瘤内测定胰岛素为阴性。文献中也有报道伴发低血糖，同时有男性化表现的病例。瘤中血管丰富，部位局部温度可略有增高，并且感觉有轻微搏动，故可能误诊为血管畸形或动脉瘤。此瘤由于其症状轻微，就诊时可能已存在若干时间，甚至几年。

2. 影像学检查

特征为边界清晰的软组织低密度肿块，无钙化，囊变多见，软组织病变均呈长T1、长T2 信号；所有病变增强扫描，肿瘤实性部分呈现与血管瘤一样的显著强化，但并无血管畸形那样的供血动脉和引流静脉；肿瘤内也看不到血管流空现象。由于影像学对于诊断 HPC 无特异性征象，多易误诊为纤维性肿瘤、血管瘤或息肉。

3. 实验室检查

（1）大体：圆形或椭圆形的局限性肿块或结节，大小不等，直径多为5～15 cm，可有/无包膜，切面黄褐色，有出血及坏死。

（2）镜下：肿瘤由丰富的毛细血管网及在血管外周紧密排列的瘤细胞组成，血管壁薄，内衬正常的扁平内皮细胞，血管腔大小不一，常扩张呈血窦样或挤压呈裂隙状，并可连接成特征性的鹿角状（图7－68）结构，血管壁常附有一层厚的胶原纤维。瘤细胞为密集的圆形、卵圆形或梭形的外皮细胞，可呈放射状、同心圆状或弥漫性排列，部分甚至形成编织或席纹状结构，一部分肿瘤组织内尚可见小灶性分布、稀疏水肿样的少细胞区。瘤细胞边界不清、胞质深染或嗜酸性、细胞核较小，可呈空泡状、核分裂象数目不定，可小于3/10 HFP 或大于4/10 HFP。

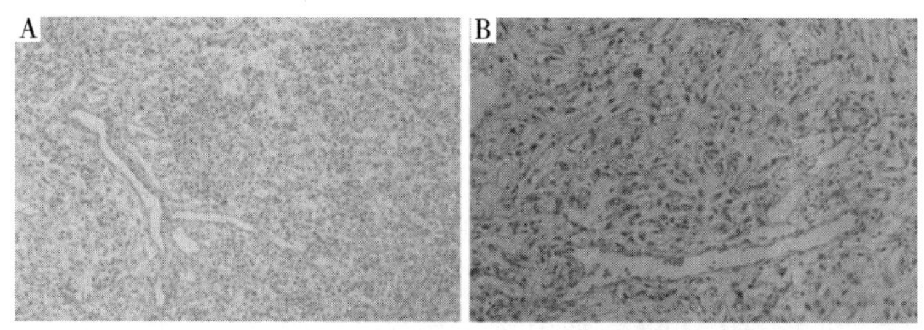

图7－68　血管外皮细胞瘤具有相同的单型细胞和一条扩张的“鹿角”血管。

［ZHAO P, ZHU T, TANG Q, et al. Immunohistochemical and genetic markers to distinguish hemangiopericytoma and meningioma［J］. Int J Clin Exp Med, 2015, 8（3）：3291－3299］

(3) 免疫表型：文献关于该肿瘤的免疫组化表型不尽相同。有学者认为，其较特征性的表达 CD34（图 7－69 A、B）、Vimentin（图 7－69 C、D）、CD99 和 *bcl*－2，而 actin 和 desmin 均呈阴性。

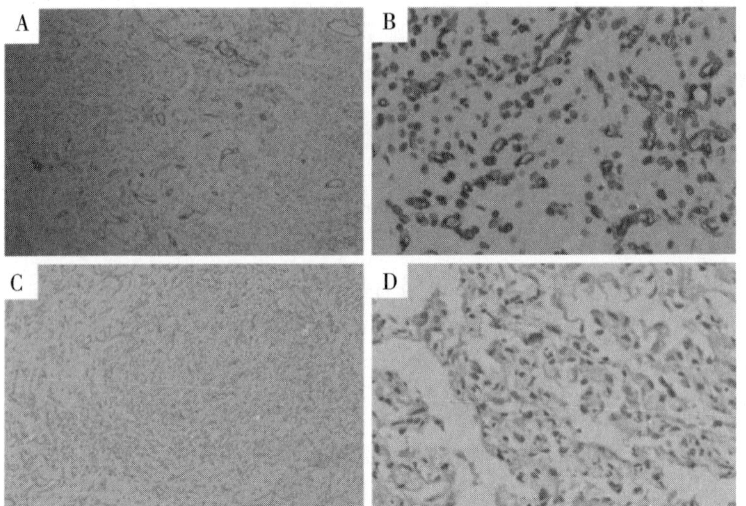

图 7－69　血管外皮细胞瘤瘤细胞［CD34（+）100×（A）；CD34（+）400×；（B）Vimentin（+）100×；（C）Vimentin（+）400×（D）］

［ZHAO P，ZHU T，TANG Q，et al. Immunohistochemical and genetic markers to distinguish hemangiopericytoma and meningioma［J］. Int J Clin Exp Med，2015，8（3）：3291－3299. Published 2015 Mar 15］

4. 诊断

McMaster 等曾提出恶性血管外皮瘤的诊断标准：①肿瘤直径 >6. 5 cm；②出血、坏死；③核分裂象 > 1/10 HPF；④瘤细胞丰富；⑤瘤细胞明显异型性。但也有学者提出，肿瘤复发和转移可作为恶性依据。由于婴儿型血管外皮瘤本身具有瘤细胞丰富、核分裂象多、易出血、坏死和浸润性生长的特点，故以上标准不太适用于婴儿型恶性血管外皮瘤的诊断。文献中未见婴儿型 HPC 恶性诊断依据的报道，认为长期随访对临床更有意义。

5. 鉴别诊断

(1) 肌纤维瘤/肌纤维瘤病：主要应与具有肌纤维母分化的鼻腔鼻窦型血管外皮瘤相鉴别。两者肿瘤细胞形态及瘤排列方式相似，免疫组化瘤细胞 Vimentin、MSA 和 actin 阳性。后者肿瘤多见于老年女性，位于鼻腔鼻窦黏膜下，具有较特异的形态学改变，为肿瘤间红细胞外渗及血管壁的玻璃样变性；少数病例 CD34 阳性。由于其组织学特征为伴肌样分化的梭形瘤细胞围绕薄壁血管排列，与血管周细胞肿瘤（如肌周细胞瘤）关系密切。2008 年 Weiss 和 Goldblum 将其列入血管周细胞肿瘤，并与血管球瘤和肌周细胞瘤并列。肌纤维瘤/肌纤维瘤病多见于小于 2 岁的婴幼儿，又称为婴儿肌纤维瘤病，是一种良性自限性病变，发生于头颈部、躯干、上下肢的皮肤或皮下组织。因其发生于婴幼儿且具有血管外皮瘤样的图像，可能与婴幼儿型血管外皮瘤属于同一病变的不同瘤谱，或者说是一种具有血管外皮瘤样结构的肌纤维母细胞瘤。镜下肿瘤呈独特的分带或

结节状，结节外周区由肌纤维母细胞和平滑肌瘤样细胞组成，中心区由圆形、多形原始间叶细胞沿扩张的血管排列成血管外皮瘤样的结构。中心区可发生坏死和钙盐沉积。

（2）孤立性纤维性肿瘤（solitary fibrous tumor，SFT）：软组织 SFT 与 HPC 是个有争议的整体，通常被当成一种肿瘤的两个谱系进行描述，但在实际临床工作中，许多学者支持临床病理诊断统一使用 SFT 这一概念，而将以往所称的 HPC 作为富于细胞型的 SFT。HPC 目前常用作描述一些软组织肿瘤的特殊组织学生长模式。WHO（2013 年）软组织肿瘤分类已将 HPC 归属为胸膜外 SFT，而婴儿型 HPC 则属于肌周细胞瘤包括肌纤维瘤范畴。两者瘤细胞形态相似，主要为梭形细胞，也具有血管外皮瘤样血管结构，免疫组化均可呈 CD34 和 Vimentin 阳性。但 SFT 组织排列方式多为细胞密集区与细胞稀疏区交替的无结构样排列，细胞间质内有大量的胶原纤维，类似瘢痕；血管丰富，血管壁周围常出现纤维化或玻璃样变性，甚至间质黏液样变性。SFT 肿瘤来源于 CD34 阳性的间叶细胞，具有向纤维母细胞转化的特征，可有 S－100、EMA 和 SMA 灶性阳性，内皮细胞相关抗原可用于 SFT 的鉴别诊断。

（3）血管内皮瘤及血管瘤：与 HPC 相同之处就是都含有比较丰富的血管结构，免疫组化普遍表达第Ⅷ因子和内皮细胞相关抗原。血管瘤中血管更丰富，管径大小不一，可见细胞实性区及血管分化区域，甚至可见内含红细胞的单个细胞形成血管腔样结构。增生的血管内皮细胞可呈乳头状突入血管腔内。网状纤维染色和嗜银细胞染色可用于鉴别血管内皮细胞瘤与 HPC，前者瘤细胞在血管的嗜银纤维内侧，细胞间无嗜银纤维包绕；后者瘤细胞均在血管嗜银纤维外侧，瘤细胞间网状纤维较丰富。

（4）婴幼儿纤维肉瘤：患儿年龄≤5 岁，称为先天性或婴儿性纤维肉瘤，大多发生于新生儿四肢的表浅和深部软组织，尤以四肢末端为多。两者瘤细胞均可呈现梭形细胞形态，与 HPC 的主要区别是瘤细胞的排列方式不同，前者镜下瘤细胞主要呈束状并交叉排列成鲱鱼骨样或“人”字形结构，易见核分裂象，常见带状坏死或出血，瘤组织内可有淋巴细胞浸润和髓外造血灶，巨细胞罕见；免疫组化无特异性，梭形瘤细胞第Ⅷ因子和内皮细胞相关抗原阴性；细胞遗传学上与先天性中胚层肾瘤相似，具有特异性的 t（12；15）（p13；q25），并产生 *EVT6－NTRK3* 融合性基因。

（5）单相型纤维滑膜肉瘤：此瘤好发于青少年或年轻成人，男性较多，多见于四肢大关节附近，也可发生于无滑膜组织的部位，如肌肉、胸壁、前腹等部位。镜下两者瘤细胞可以梭形细胞为主，免疫组化 Vimentin 和 *bcl*－2 均阳性，但单相型纤维滑膜肉瘤往往含有少量上皮细胞成分，有些病例瘤细胞间质血管生长呈血管外皮瘤样图像。梭形细胞 CK（7、8/18、19）局灶阳性，EMA 阳性，50% 的病例可呈 S－100 阳性，CD34 阴性；在遗传学上具有特征性的染色体易位 t（X；18）（p11；q11），并产生 *SS18－SSX* 融合性基因。

6. 治疗及预后

目前认为婴儿型 HPC 是一种倾向于良性的肿瘤，其治疗以手术切除局部肿块为主，对于无法手术及手术切缘可疑或阳性的患者可辅以放疗、化疗。其组织学形态与生物学行为有时不一致，依据临床表现结合组织学改变判断该肿瘤的生物学行为更可靠。婴儿 HPC 的组织学表现与成人类似，甚至更易出现坏死及核分裂象，但长期预后要远远好于

成人，部分病例甚至可自行消退。预后主要与肿瘤的大小、发生部位、细胞间变及瘤细胞增殖活性有关。

十一、淋巴管肉瘤

淋巴管肉瘤（lymphangiosarcoma）在小儿中极为罕见，是淋巴管内皮来源的极为罕见的高度恶性肿瘤。本病几乎都发生在慢性淋巴性水肿的基础上，过去报道的病例多涉及妇女乳腺癌切除放疗后，上臂、腋窝淋巴水肿区域，或阴茎癌术后丝虫病所致下肢长期慢性水肿的患者。但其他原因所致的慢性淋巴水肿也可引起此瘤，未曾接受过放疗的先天性淋巴水肿也可发生。

1. 临床表现

肿瘤发病部位依次为前臂、上臂、肘部及前胸壁，肿瘤出现的先驱症状是淋巴水肿加剧或有触痛，后出现红斑、丘疹及水泡，再形成多个紫红色的小结节，常发生于四肢的一个似跌伤的青肿块上，其形态变化先是高起，然后向近远端发展。触诊可触及一个坚韧的肿块，皮肤、皮下软组织、肌肉有纤维化。在浅表部有结节，这些结节多在脉管、神经束的走行途径上，结节可以互相融合形成大的溃疡出血性肿块。肿瘤生长迅速，常沿皮下组织或深筋膜蔓延，发生于上肢的常蔓延至胸壁，也可经皮下淋巴管播散。

2. 实验室检查

肿瘤由不规则脉管衬以恶性内皮细胞构成，有些区域有恶性细胞组成硬叶层，核有丝分裂多见。显微镜下见增生的淋巴管内有淋巴管内皮细胞呈乳头状增生。细胞比较肥大，有畸形，胞浆少。核大而染色深，有核仁，可见核分裂象。部分区细胞呈实质片状排列，有出血坏死。免疫组织化学检验，肿瘤含有 Vimentin，但无 keratin，说明其来源为内皮细胞。第Ⅷ因子相关抗原也是本瘤的一个标志，如为阳性，则进一步说明其出自内皮细胞。

3. 诊断及鉴别诊断

结合 HE 染色及免疫组化结果可诊断为淋巴管肉瘤，镜下瘤细胞多数呈梭形，少数呈不规则的卵圆形或圆形，比一般内皮细胞肥大（图 7－70），可见不规则且相互吻合沟通的管腔或裂隙，管腔或裂隙内常空虚、含有少许淋巴液。免疫组化标记瘤细胞显示结果为 CD34、Vimentin 阳性，desmin、CK、S－100、Syn、HMB－45 阴性。淋巴管肉瘤与 Kaposi 肉瘤有很多相似之处，但后者与本病相反，发病以男性为多，无乳腺及阴茎手术及淋巴水肿史。此外，本病在早期尚需要与恶性黑素瘤、化脓性肉芽肿及转移癌相鉴别，此时需要做常规病理检查及免疫组化以确诊或鉴别。

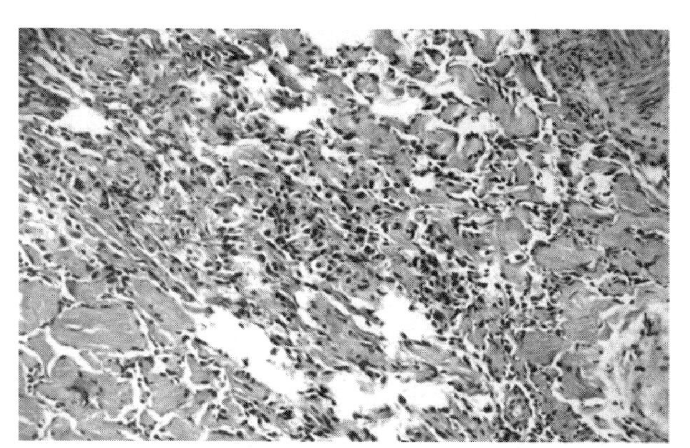

图7-70 淋巴管肉瘤细胞多数呈梭形，核分裂象增多

［黄燕，龙娟，冯林．头部淋巴管肉瘤1例［J］．中国皮肤性病学杂志，2020，34（7）：846-847］

4. 治疗及预后

此瘤恶性程度很高，可经淋巴道及血行广泛转移，没有公认的有效治疗方案，文献中涉及成人的病例多认为早期诊断和截肢才能获得治疗。本瘤对放疗不敏感。如果化疗在第一疗程有疗效，则可继续使用，可能使患者获得较长的存活期。本瘤的预后非常差，只有早期诊断和彻底切除才有望治愈。因此，凡有慢性淋巴水肿的患者，应终生定期检查，如有任何肿瘤症状，即做根治手术。

十二、淋巴管平滑肌瘤及淋巴管平滑肌瘤病

淋巴管平滑肌瘤（lymphangioleiomyoma）是罕见的肿瘤，特点是淋巴管和淋巴结内有平滑肌增生。常累及肺实质，也常发生在纵隔、腹膜后。只有局部性病灶者称为淋巴管平滑肌瘤，若广泛地累及大节段的淋巴链、胸导管或肺实质者称为淋巴管平滑肌瘤病（lymphangioleiomyomatosis，LAM），是由于平滑肌异常增殖致支气管、淋巴管和小血管阻塞而导致的肺部弥漫性间质性肺疾病，常见于生育期妇女，婴幼儿及儿童罕见。

1. 病因及发病机制

研究报道，某些LAM患者的平滑肌组织中出现雌激素受体表达异常增高的情况，故认为该病的发生可能与雌激素水平有关。但临床上一部分患者抗雌激素治疗疗效欠佳。考虑LAM的发生发展可能还存在其他分子机制。研究发现结节性硬化症（tuberous sclerosis，TSC）患者中LAM的发病率较高，发病年龄较小。亦有学者认为LAM细胞是一种介于良恶性之间的细胞，这与其他弥漫性肺间质性疾病存在本质上的区别，可能与*TSC*基因突变有关。

2. 临床表现

该病为多系统疾病，主要累及肺脏，表现为两肺弥漫性囊泡改变，常合并肾血管平滑肌脂肪瘤、后腹膜、盆腔淋巴结肿大等肺外表现。临床表现为进行性加重的呼吸困难，反复自发性气胸、乳糜性胸腔积液，半数以气胸发病，且在整个病程中，约有80%的患者会发生自发性气胸，其他症状包括咯血、咳嗽、胸痛。部分患者可伴有腹膜

后及盆腔异常淋巴结，从而导致腹腔乳糜样积液。晚期常因严重低氧血症而死亡。

3. 实验室检查

（1）大体：病变累及肺时，肺呈蜂窝状，伴肺大疱形成，肿物为灰红色海绵状肿块，代替了胸导管及纵隔淋巴结。有的病例从颈部到腹股沟的淋巴组织全变成肿块。

（2）镜下：肺部病变早期易被忽视，病变呈小丛状或小巢状，分布于囊腔的边缘或沿血管、淋巴管、支气管分布，肺间质中见不成熟的平滑肌细胞的多灶性增生（图7－71），增生细胞常为小梭形或卵圆形，胞质少，淡染，核仁明显，细胞间常有淋巴管样间隙，常有囊腔形成。另一类瘤细胞类似上皮细胞、组织细胞或蜕膜样细胞，胞质丰富、嗜酸性。瘤细胞常包绕嗜酸性、均匀一致的无形物质，有时见有钙化。增生的肌样细胞与血管平滑肌脂肪瘤中的肌细胞均具有由血管周上皮样细胞构成的特点。有的瘤组织中淋巴细胞聚集，累及淋巴结，显示淋巴结实质被平滑肌取代，淋巴结附近的淋巴管显示同样的变化。

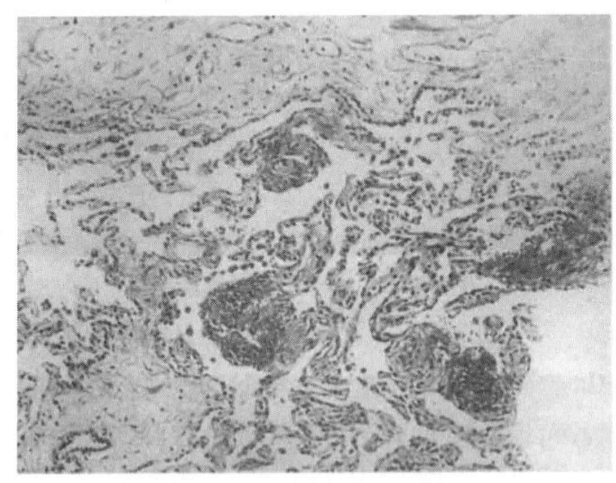

图7－71 肺淋巴管平滑肌瘤

肺间质见未成熟梭形细胞增生的结节（《儿童肿瘤病理学诊断图谱》）

（3）免疫表型：瘤细胞SMA（图7－72）、actin阳性，少部分desmin阳性，多数上皮样细胞表达HMB－45且MelanA、MART1、ER、PR阳性，不表达S－100蛋白。

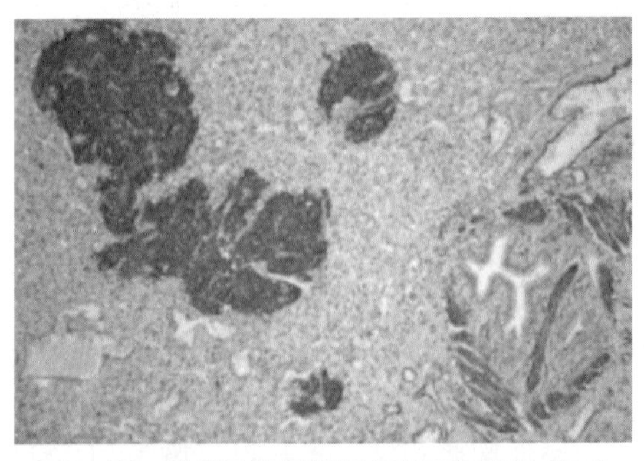

图7－72 肺淋巴管平滑肌瘤瘤细胞SMA（＋）

［PONTES M, BARBOSE C, COELHO M L, et al. Probable initial pulmonary lymphangioleiomyomatosis and mediastinal lymphangioleiomyoma［J］. Rev Port Pneumol, 2014, 20（2）: 101－106. DOI: 10.1016/j.rppneu.2013.06.007］

（4）分子遗传学：部分病例有 *TSC2* 基因突变。

4. 诊断及鉴别诊断

对于女性患者，特别是育龄期女性，反复出现自发性气胸或乳糜样胸腔积液，或者出现慢性进展的呼吸困难，应高度警惕 LAM，肺部高分辨率 CT（high resolution CT，HRCT）对拟诊断 LAM 具有重要意义，常表现为弥漫性薄壁囊性改变，但仅有该表现并不能确诊 LAM，需要结合肺活检病理表现和免疫组化 HMB－45 阳性才可确诊。另外，在没有肺活检的情况下，有 AML、胸腔乳糜性积液或腹腔乳糜性积液、淋巴管平滑肌瘤或淋巴结受累、结节性硬化中的 1 项，再结合典型的肺部 CT 表现也能确诊 LAM。此外，血清 VEGF-D 大于 800 pg/mL 结合典型的肺部囊性改变可诊断 LAM，同时也可作为鉴别 LAM 和其他肺部囊性病变的依据，如肺气肿、肺朗格汉斯细胞增生症、Birt-Hogg-Dube 综合征、囊性肺纤维化、滤泡性细支气管炎等。

5. 治疗及预后

本病自然病程呈进行性进展，预后较差，一般不超过 8 年，最终多死于呼吸衰竭。目前治疗主要是抗雌激素治疗，包括使用安宫黄体酮或三苯氧胺、双侧卵巢切除或放射治疗，晚期患者可行肺移植。

十三、血管瘤病及淋巴管瘤病

（一）血管瘤病

1. 定义

血管瘤病（angiomatosis）又称为弥漫性血管瘤，是一种弥漫性和持续性的血管增生性的少见病变，其可能是胚胎发育时期的一些成血管细胞与血管网脱离后，在局部增殖、分化而形成。多发生于婴幼儿及儿童期，67%的病例发生于 2 岁以前，女多于男。

2. 临床表现

血管瘤可发生于人体任何部位，病变多发生于下肢，其次为胸壁、腹部，有时可累及内脏器官，临床主要表现为疼痛及色斑。

3. 实验室检查

（1）大体：境界不清，大小从数毫米至 20 cm 不等，多数含有脂肪成分，外观似脂肪样。

（2）镜下：显示为两种结果，一种由大的厚壁静脉、海绵状毛细血管和毛细血管型毛细血管随意构成，特点表现为大的、厚薄不均的静脉旁或血管壁内可见成丛的毛细血管；另一类由毛细血管组成，可见散在的小到中等大的血管，弥漫浸润于皮肤、肌肉，甚至受累的骨骼，一般血管壁较薄，周围可有淋巴细胞浸润。

4. 诊断及鉴别诊断

诊断：其病理特征为大量管腔大小不等的厚壁血管（由静脉、海绵状血管和毛细血管组成），也可见毛细血管弥漫浸润于周围软组织，其间有大量脂肪组织。

鉴别诊断：①肌内血管瘤，发生年龄偏大，常表现为海绵状血管瘤和毛细血管瘤，

大的血管少见。②叶状肿瘤，是一组界限较清楚的纤维上皮性肿瘤，其特征在于双层上皮成分沿裂隙排列，具有丰富间质或间充质成分的细胞围绕在其周围，形成复杂的叶状结构。③血管肉瘤，是一种显示内皮细胞分化的恶性间叶性肿瘤，病理可见海绵状、出血样外观，病灶边界不清晰。可用于疾病诊断的免疫组化指标有 CD31（图 7－73），Fli、ERG、FⅧ、UEA 阳性表达。

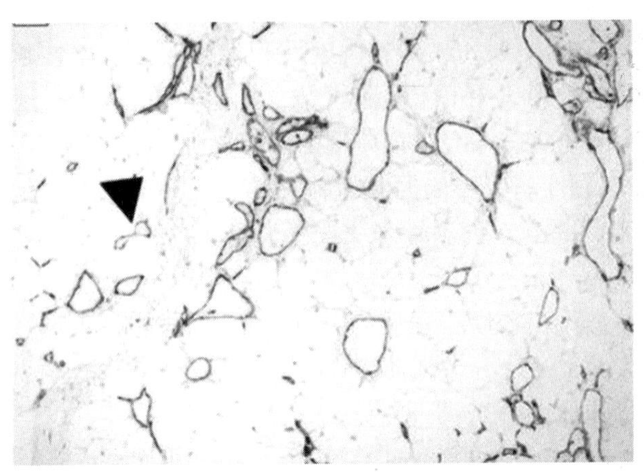

图 7－73　血管瘤病瘤细胞 CD31（+）

［GINTER P S，MCLNTIRE P J，IRSHAID L，et al. Angiomatosis of the breast：a clinicopathological and immunophenotypical characterisation of seven cases［J］. J Clin Pathol，2019，72（9）：597－602. DOI：10.1136/jclinpath－2019－205821］

5. 治疗及预后

血管瘤病虽为良性，目前治疗仍以手术为主，手术方式根据患者肿块大小和皮肤是否受累来选择，常使用介入栓塞联合手术来减少术中出血，但大部分病例术后病变仍存在，可复发多次，而放射治疗可作为手术切除难度大的血管瘤病的辅助治疗方法。

（二）淋巴管瘤病

1. 定义

淋巴管瘤病（lymphangiomatosis）是以淋巴管异常增生、弥漫浸润为主要特征的少见淋巴管增生性病变，弥漫性、多发性累及软组织、实质器官（如肺、胃肠道、脾和肝）或骨，常合并血管瘤，成为 Maffucci 综合征的一部分。

2. 临床表现

淋巴管瘤是先天或继发损伤等造成的淋巴管扩张，常见于婴幼儿，成人少见，多发生于颈部和腋窝，腹腔、腹膜后、骨及纵隔等区域较少见，同时累及 2 个部位以上者称为淋巴管瘤病。淋巴管瘤病主要发生在儿童，少数在 20 岁以后症状才变得明显，发生在软组织的易于发现和诊断。在肝、脾、纵隔和骨等部位只有肿瘤相当大时才有症状。镜下与淋巴管瘤相同，但常常弥漫累及真皮全层及皮下。

3. 实验室检查

（1）大体：肿瘤直径为0.7～4.2 cm，平均为1.4 cm。切面呈黑褐色，质地不均，境界不清，肿块周围常有卫星灶，病变区域表面见黑褐色蚯蚓状扭曲迂回、扩张的淋巴管。

（2）镜下：基本病变呈迷路样、吻合状，衬覆扁平内皮细胞的淋巴管裂隙，呈多灶性生长，裂隙周围间隔内散在或多或少发育不完全的管壁平滑肌束、胶原及淋巴细胞，周围腔内常见吞噬含铁血黄素的巨噬细胞。

（3）免疫组化：淋巴管内皮细胞 D2－40（图7－74）、CD31 均呈阳性；管壁平滑肌 desmin 呈散在阳性、HMB－45 和 Melan-A 均阴性。

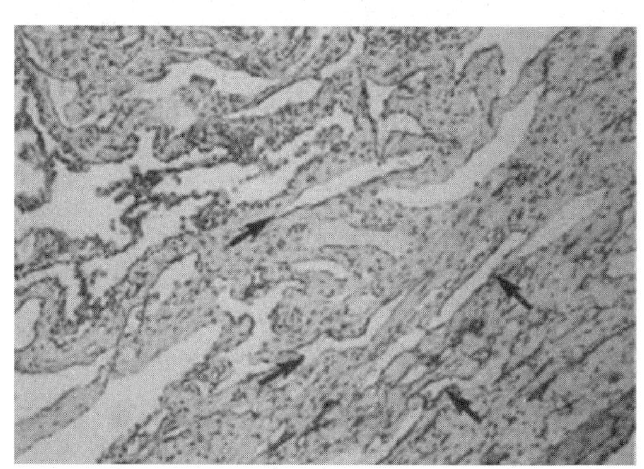

图7－74 淋巴管瘤病淋巴内皮细胞 D2－40（+）

［FANG X，HUANG Z，ZENG Y，et al. Lymphangiomatosis involving the pulmonary and extrapulmonary lymph nodes and surrounding soft tissue：a rare case report［J］. Medicine（Baltimore），2017，96（49）：e9032. DOI：10.1097/MD.0000000000009032］

4. 鉴别诊断

鉴别诊断：①淋巴管肌瘤病。本病为淋巴管、小血管和细支气管平滑肌异常增生所致，主要发生于育龄妇女，组织学显示囊性间隔为卵圆形、短梭形平滑肌样细胞增生，免疫组化标记 HMB－45、Melan-A、ER 及 PR 均呈阳性。②淋巴管扩张症。淋巴管阻塞性疾病，原发性主要见于新生儿，继发性常由于手术、放射、严重感染、肿瘤及损伤等引起淋巴回流受阻；镜下为淋巴管扩张或囊肿，缺乏淋巴管瘤病的复杂迷路样、吻合状增生裂隙。③淋巴管瘤。主要发生于新生儿及儿童，镜下为淋巴管扩张，数量增加，但缺乏复杂迷路样吻合状增生的淋巴管裂隙，且边界清晰，扩张淋巴管内常含有淋巴液和淋巴细胞巢。④毛细血管瘤。主要发生于婴幼儿，组织学显示紧密排列的薄壁血管，内衬内皮细胞，腔内含有血液，免疫组化标记 CD31、CD34 均呈阳性，D2－40 呈阴性。

5. 治疗及预后

本病治疗方法多样，包括手术切除、肿瘤囊液抽吸、硬化剂注射、热疗、放疗等，首选手术切除。手术时尽量一次完整切除瘤体，必要时部分或全部切除受累脏器，同时结扎周围的淋巴管道，防止淋巴管瘘及复发，但对于腹腔多发的淋巴管囊肿或位于腹膜

后者，手术较难彻底切除干净。本病术后复发率高，预后多不良，常因病灶广泛而难以彻底切除。有报道先天性淋巴管瘤病 3 次手术后均复发，最终发生为血管肉瘤。

第六节　细胞起源未定的肿瘤

一、腺泡状软组织肉瘤

腺泡型软组织肉瘤（alveolar soft part sarcoma，ASPS）是一种少见的软组织肿瘤，多见于青少年，好发于深部软组织，尤其是股部、臀部，亦可见于躯干、头颈部、腹膜后等。在婴幼儿、儿童患者中，常发生于头颈部，特别是舌和眼眶，预后较好。肿瘤多位于深部肌肉内，表现为缓慢性生长的无痛性肿块，因血运丰富而可有波动感。

1. 病因及发病机制

近年来，ASPS 中特异的不平衡染色体异位 der（17）t（X；17）（p11. 2；q25）的发现，为进一步探讨 ASPS 的分子发生机制提供了线索。大多数肿瘤染色体异位是平衡的，没有遗传物质的获得或缺失，产生 1 ～2 个嵌合基因，而 ASPS 是以 t（X；17）（p11. 2；q25）非平衡易位为其特点。ASPS 这种非平衡性的染色体改变意味着染色体断裂区 17q25 和 Xp 区附近存在染色体获得和丢失，尤其是肿瘤抑制因子及端粒的丢失导致细胞失去了正常分化的功能，与肿瘤的发生相关。这种非平衡易位导致位于 Xp11. 2 的 TFE3 转录因子与位于 17q25 的 *ASPL* 基因发生融合，易位产生的 *ASPL-TFE3* 融合基因作为一个异常的转录因子，诱导 TFE3 调节基因转录失控，导致 *TFE3* 蛋白的高表达，因此 TFE3 是诊断 ASPS 的有用指标。

2. 临床表现

最常见的表现是无痛性肿块，生长缓慢，界限清楚，质地坚韧，无压痛。最常见于四肢，其中股部、腿部及臀部较多见，偶尔见于腹壁、舌和腰肌。部分病例发生肺转移而原发病灶不明。局部复发常见。约 50% 以上的病例有远处转移，以肺最多见，其次为骨和脑，淋巴结和肝转移较少见。

3. 实验室检查

（1）大体：肿瘤边界不清，圆形、卵圆形或结节状，体积一般较大，切面黄白、灰红色，实性、质软，常伴出血、坏死和囊性变。

（2）镜下：特征性的结构为瘤细胞排列成腺泡状或巢状，细胞巢之间为互相连通呈裂隙状的管腔或窦状的毛细血管网，仅衬覆一层内皮细胞（图 7 －75）。而在婴幼儿和儿童病例中，瘤细胞多呈小多边形，腺泡样结构不明显或缺如，呈实性片状。瘤细胞一致性较大，圆形、卵圆形或多边形，胞质丰富，淡染，界限清楚，可见嗜酸性颗粒，可见红染的菱形或杆状结晶，胞核 1 个至多个，泡状，核仁明显，核分裂象少见。肿瘤周边常可见扩张的静脉，血管内常见瘤栓。

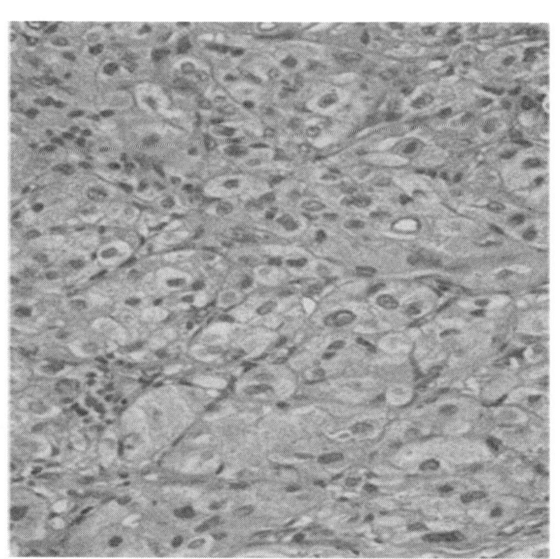

图 7-75 腺泡状软组织肉瘤表现为肿瘤细胞巢

[GIORDANO G, D'ADDA T, VAROTTI E, et al. Primary alveolar soft part sarcoma of uterine corpus: a case report with immunohistochemical, ultrastructural study and review of literature [J]. World J Surg Oncol, 2016, 14 (1): 24. DOI: 10.1186/s12957-016-0780-1]

(3) 特殊染色：胞质内 PAS 染色显示糖原的存在。部分病例经淀粉酶消化 PAS 染色可找到菱形或杆状结晶。

(4) 免疫表型：瘤细胞多表达 Vimentin、actin、desmin，TFE3 核阳性（图 7-76），偶见 S-100、NSE 阳性，但 HMB-45、Syn、CgA、NF、CK 和 EMA 均阴性。

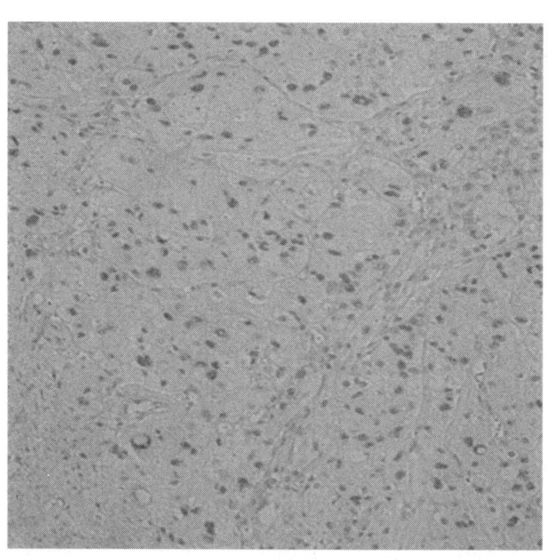

图 7-76 腺泡状软组织肉瘤 TFE3 核阳性

[GIORDANO G, D'ADDA T, VAROTTI E, et al. Primary alveolar soft part sarcoma of uterine corpus: a case report with immunohistochemical, ultrastructural study and review of literature [J]. World J Surg Oncol, 2016, 14 (1): 24. DOI: 10.1186/s12957-016-0780-1]

小儿肿瘤学

（5）超微结构：胞质内可见大量大小不等的棒状或菱形高电子密度结晶体，有包膜或呈游离状，结晶内可见间隔 10 nm 的平行微丝条纹。

（6）分子遗传学：部分病例显示 der（17）t（X；17）（p11；q25）导致*ASPSCR*1 - *TFE*3 融合基因。

4. 诊断及鉴别诊断

发生于儿童的 ASPS 若为腺泡状或巢状结构时，形态较特异，易于诊断，但若表现为实性片状排列，易误诊。鉴别诊断包括其他原发性软组织肉瘤，如腺泡状横纹肌肉瘤、软组织透明细胞肉瘤、副神经节瘤、颗粒细胞瘤、冬眠瘤等。①腺泡状横纹肌肉瘤：多见于青少年，好发于四肢，腺泡之间缺乏窦状血管网，瘤细胞为小圆形、卵圆形，细胞质少，嗜酸性，部分可见横纹，核偏位，免疫组化示结蛋白、Myogenin（细胞核阳性）和 MyoD1（细胞核阳性）等肌源性标志物阳性，而 TFE3 阴性。②软组织透明细胞肉瘤：发病年龄多为 15 ～35 岁，好发于四肢远端深部软组织，腺泡状结构可见，胞质可嗜酸性，可局灶表达组织蛋白酶 K，表达 S - 100 蛋白、HMB - 45 和 T 细胞识别的黑色素瘤相关抗原（Mart - 1），且具有 t（12；22）易位，在超过 90% 的病例中 EWS RNA 结合蛋白 1（EWSR1）与激活转录因子 1（ATF1）融合。③副神经节瘤：发生于头颈部和腹腔的 ASPS 需要与副神经节瘤相鉴别，副神经节瘤也可显示腺泡状、巢状结构，但常见于中老年，多为良性，主要发生在正常副神经节分布部位，巢周有一层 S - 100 蛋白阳性的支持细胞围绕，胞质嗜碱性，肿瘤细胞神经内分泌标志物 CgA、NSE、突触素等为阳性，而 TFE3 阴性，胞质内不含糖原，PAS 染色阴性。④颗粒细胞瘤：儿童少见，瘤细胞呈巢或簇状排列，胞质嗜酸性，但瘤组织腺泡状结构不典型，间质缺乏血窦，一部分颗粒细胞瘤 TFE3 可阳性，但同时 S - 100 蛋白、抑制素、SOX10、巢蛋白、钙视网膜蛋白阳性。⑤冬眠瘤：可发生于任何年龄，好发于大腿，良性，细胞较大，核居中，无明显核仁，含嗜酸性胞质、无腺泡状结构，细胞内含胆固醇及中性脂肪，S - 100 蛋白和 UCP1 为阳性。

5. 治疗及预后

ASPS 虽然生长缓慢，但最终预后较差。5 年生存率为 60%，10 年生存率为 38%，仅有 18% 的患者 20 年后仍存活。ASPS 的预后主要取决于发病年龄、发病初是否转移、肿瘤大小和肿瘤细胞异型性。研究表明年龄越大、肿瘤直径大于 5 cm 为 ASPS 的不良预后因素，多次复发或已发生重要器官转移者预后越差。近 20% 的患者在最初诊断时即有远处转移，肺、骨、中枢神经系统是常见部位。只有局限性病变的成人患者 5 年生存率为 71%，而儿童预后较好，5 年生存率为 83%，有学者认为这与儿童 ASPS 体积小且呈实体状结构有关。

目前，原发部位肿瘤的彻底切除是 ASPS 主要的治疗方式，早期发现、广泛切除是治疗 ASPS 的关键。ASPS 充分切除后很少复发，但转移率高。对于未发生转移的患者，手术加放疗能取得较好的疗效，而对于远处转移患者，手术切除转移处可以明显延长患者无症状生存时间。而该肿瘤对化疗敏感度低。因此，患者一般情况较好，远处转移灶不是太广泛的仍属于手术切除范围，应当尽可能手术切除转移灶。有研究表明舒尼替尼等抗血管生成药物对晚期 ASPS 有效，化疗效果较差，在复发或转移病例可试用长春新

碱、放线霉素 D 和环磷酰胺联合化疗。

二、上皮样肉瘤

上皮样肉瘤（epithelioid sarcoma，ES），是源自间叶组织的恶性肿瘤，占儿童非横纹肌肉瘤软组织肉瘤的 4%～8%。本病多见于青壮年，发病年龄多为 20～40 岁之间，小于 18 岁患者占 1.4%。光镜观察认为 ES 是组织细胞瘤的一种变异，而电镜提示其来自纤维母细胞，也有认为其似纤维组织细胞瘤或滑膜肉瘤。

1. 病因及发病机制

肿瘤发生的一个重要机制就是细胞的基因结构改变和调控异常，ES 也不例外。近年来，研究发现 ES 经常存在 *INI 1* 基因表达的失活，但文献报道发生率不一，最高达 93%，这是 ES 发病的重要分子机制之一。INI 1（亦称为 SMARCB1）位于染色体 22q11，是 SWI/SNF 类 ATP 依赖性染色质重塑复合物的核心成员之一，后者能够利用 ATP 水解产生的能量促进核小体 DNA 构象的改变，从而对基因转录进行调控。*INI 1* 基因表达失活后，该复合物对转录的调控作用减弱，就可能导致细胞癌变的发生。*INI 1* 基因失活的主要原因是基因缺失（包括纯合性缺失、杂合性缺失），但也可能与表观遗传学调控有关，或者两者同时存在。表观遗传学调控主要涉及 miRNA 的过表达，这些 miRNA 可以沉默 *INI 1* 基因的转录或翻译。除了 *INI 1* 基因，其他一些基因也可能与 ES 的发病机制有关，如有研究发现 F－肌动加帽蛋白 β（F-actin capping protein subunit Beta，CapZ-β）在 ES 中的表达明显升高，并且与 ES 的生长、侵袭和转移相关。虽然 ES 的发病机制主要与 *INI 1* 基因失活有关。此外，有文献报道 ES 的发病可能与肿瘤部位的创伤史有关。

2. 临床表现

肿块是其主要表现，好发于肢体，以手、前臂和胫前软组织最多见。呈多个或单个坚硬结节，直径为 0.5～5.0 cm。约 25% 的病例伴疼痛。当肿瘤沿神经生长时，则有剧痛或局部麻木感，甚至发生肌肉萎缩。表面皮肤常有溃疡和坏死。少数病例可有骨浸润，但 X 射线平片上显示骨质改变少见。

3. 实验室检查

（1）大体：呈多结节状，结节大小差别很大，结节之间为纤维组织。

（2）镜下：瘤细胞排列呈结节状或多个结节融合成地图状，结节周围有较多的纤维组织包绕。结节中央常出现坏死（图 7－77），坏死为凝固性或渐进性，坏死周边上皮样细胞呈栅栏状排列，形成假性肉芽肿改变。瘤细胞为大的卵圆形或多边形上皮样细胞和梭形细胞混合性增生，胞质丰富，嗜酸性，核圆形或卵圆，核仁明显。上皮样细胞与梭形细胞移行，部分病例瘤细胞松散，形成假血管肉瘤样结构、营养不良钙化和骨形成，伴有慢性炎症细胞浸润，肿瘤常浸润血管和神经周围，核分裂象少，异型性不明显。

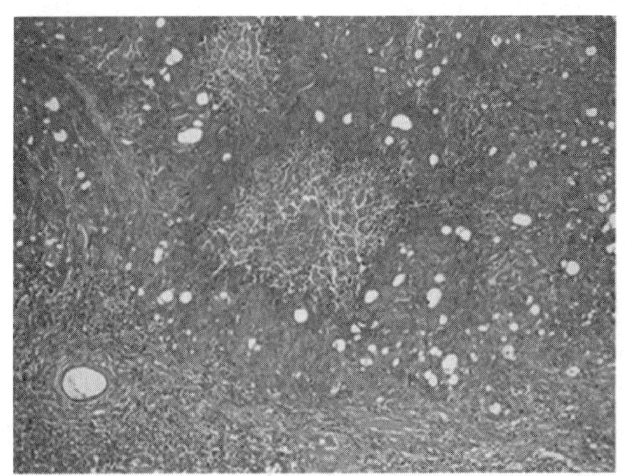

图7-77 上皮样肉瘤呈结节状、巢状或索状聚集，结节中央常出现坏死

［THWAY K, JONES R L, NOUJAIM J, et al. Epithelioid sarcoma: diagnostic features and genetics［J］. Adv Anat Pathol, 2016, 23 (1): 41-49. DOI: 10.1097/PAP.0000000000000102］

（3）免疫表型：瘤细胞 CK、EMA 和 Vimentin 阳性，SMARCB1（INI1）常阴性表达。

（4）分子遗传学：大部分病例具有 *SMARCB*1 基因缺失。

4. 诊断及鉴别诊断

ES 发病率低，临床表现不具有特异性，因此容易误诊和漏诊。病理是诊断 ES 的重要标准。低倍镜下见肿瘤呈结节状弥漫性生长，结节中央有坏死出血及囊性变。高倍镜下见两种类型的肿瘤细胞：嗜酸性上皮样细胞和梭形细胞。嗜酸性上皮样细胞为圆形及多角形，异型性明显，界限不清，胞核呈空泡状，可见明显的核仁及核分裂象，胞浆丰富、嗜酸性。梭形细胞胞浆、胞核的形态与圆形细胞相似，可呈涡纹状排列，细胞间可见胶原沉积。

ES 的显微镜下表现与很多肿瘤在形态上难以鉴别，包括血管肉瘤、纤维肉瘤、恶性横纹肌样瘤等，因此免疫组化检查必不可少。ES 具有间叶和上皮双向分化的特点，因此上皮标记（如 CK、EMA）和间叶标记（如 Vimentin、CD34）常同时阳性，但 ES 一般不表达 CD68、CD31、S-100、HMB-45 和 desmin。INI 阴性是诊断 ES 的有力证据，虽然恶性横纹肌样瘤 INI 也阴性，但有报道 ERG 和 SALL4 的联合检测可作为区分两者的依据，一般情况下 ES 常表达 ERG，很少表达 SALL4，而恶性横纹肌样瘤正好相反。

5. 治疗及预后

应行早期肿瘤整块切除或截肢，并行淋巴结清扫。因而对本病而言，局部切除后常有早期复发，复发率可达 34%～77%，40% 的病例发生远处转移；同时，肿瘤还直接向深部筋膜、腱膜浸润，也可远处转移到肺、胰、肝、肾和脊柱。

三、滑膜肉瘤

滑膜肉瘤（synovial sarcoma，SS）是软组织较常见的恶性肿瘤，约占小儿软组织肉瘤的5%，男女之比为3∶2。任何年龄均可发生，半数病例为青年人，发病年龄为10～40岁，其中10～18岁患者占15%，文献中也有发生在新生儿的报道。肿瘤由梭形细胞和由间叶向滑膜分化的上皮样细胞构成。

1. 临床表现

多数有外伤史，在几周或几年后出现肿瘤。50%～95%的肿瘤发生于四肢，其中下肢占70%，膝关节最多，其次为足、踝、髋；上肢关节依次为腕、肩、肘。此外，也可发生于胸腹壁、头颈、咽喉。仅12%的病例的肿瘤起源于解剖上有滑膜的部位。

临床起病隐匿，典型表现是在关节附近的深部软组织内可触及一肿胀区或明显的无痛性肿块，约60%的病例有自发性痛及压痛，也可有轻度不适。只有在肿瘤体积较大时，才有功能障碍和全身消瘦，此种肿瘤属于分化不良型。如果神经被浸润，可出现跳痛、麻木或感觉异常。有时可发生于肌腱和筋膜上。头颈部的肿瘤可引起吞咽困难或呼吸困难，有时有声音改变。

X射线平片上可见圆形或椭圆形软组织肿块影，密度不太高，少数病例有骨膜反应或骨质侵蚀，使骨干呈线轴样变细，部分病例的软组织阴影中有小的不透明的钙化沉着。CT扫描可见展开的中心坏死区和细小钙化灶。

2. 实验室检查

（1）大体：肿瘤呈结节状或分叶状，部分肿瘤与周围肌腱、腱鞘或关节囊外壁相连。肿瘤大小为3～5 cm，最大可达15 cm。切面鱼肉样改变，可伴有出血、坏死、囊性变。

（2）镜下：瘤组织具有双向分化的组织学特征，两种瘤细胞间常有移行，无基膜。上皮细胞内、裂隙和腺腔内的黏液，PAS、爱新兰、卡红染色呈阳性。

（3）免疫组化：梭形细胞及上皮细胞Vimentin、CK（7、8/18、19）及EMA均呈阳性，CK19对SS具有特异性，*bcl*-2阳性，这对与其他梭形细胞肉瘤的鉴别有重要意义。部分梭形细胞S-100蛋白可呈阳性，而CD34则阴性。

（4）分子遗传学：肿瘤具有t（X；18）（p11；q11），产生*SS18*-*SSX*融合基因。

3. 组织学类型

根据两种瘤细胞的数量及分化程度，可分为如下几种组织学类型：

（1）双相分化型滑膜肉瘤：双相分化型滑膜肉瘤（biphasic synovial sarcoma）由上皮样瘤细胞和梭形瘤细胞构成，两种细胞数量接近，故又称为混合型滑膜肉瘤或典型的滑膜肉瘤。双相分化型滑膜肉瘤的两种细胞分布不均，上皮细胞可排列呈腺样、管状、条索状或实性团块状，梭形细胞呈束状裂隙状，似纤维肉瘤样，上皮样瘤细胞与梭形细胞可有过渡，但无基膜（图7-78）。两型瘤细胞均可见核分裂象及病理性核分裂象。瘤细胞间可出现黏液变性、钙化或骨化。

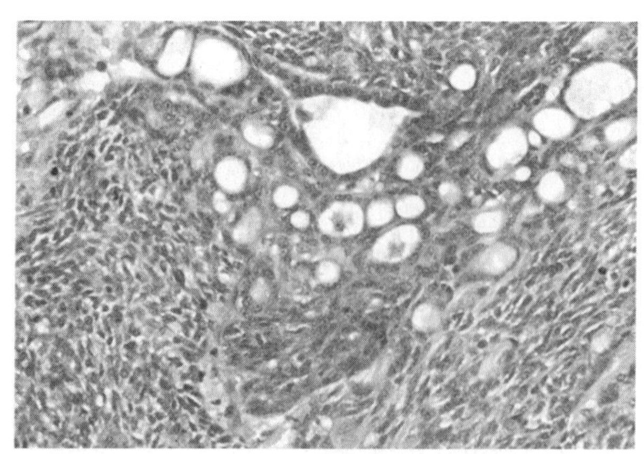

图7－78　滑膜肉瘤（双相型，由上皮样瘤细胞和梭形瘤细胞构成，上皮细胞通常形成腺样结构）

［THWAY K，FISHER C．Synovial sarcoma：defining features and diagnostic evolution［J］．Ann Diagn Pathol，2014，18（6）：369－380．DOI：10．1016/j．anndiagpath．2014．09．002］

（2）单相性梭形细胞型滑膜肉瘤：单相性梭形细胞型滑膜肉瘤（monophasic spindle cell synovial sarcoma），瘤细胞主要由梭形瘤细胞构成（图7－79），仅见少量上皮样瘤细胞团，有的病例仅见梭形瘤细胞，应注意与纤维肉瘤相鉴别。梭形细胞型瘤细胞易发生透明变性、黏液变性、局灶性钙化，瘤细胞间常有肥大细胞浸润。此型肿瘤恶性度高，容易转移，5年生存率低，预后差。

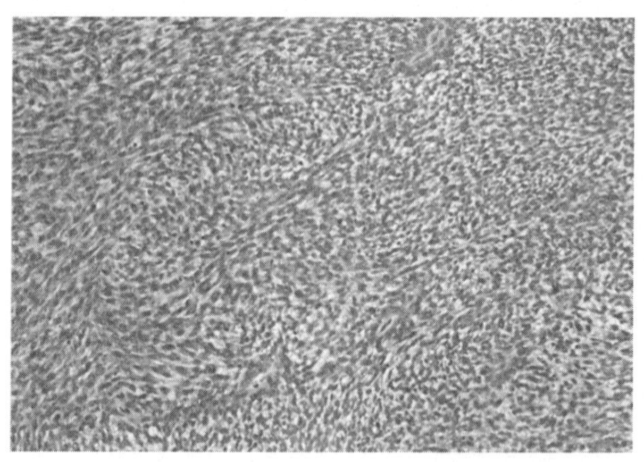

图7－79　滑膜肉瘤（单相型，由均匀的梭形细胞阵列组成）

［THWAY K，FISHER C．Synovial sarcoma：defining features and diagnostic evolution［J］．Ann Diagn Pathol，2014，18（6）：369－380．DOI：10．1016/j．anndiagpath．2014．09．002］

（3）单相性上皮型滑膜肉瘤：瘤组织主要由上皮样瘤细胞构成，梭形瘤细胞很少，瘤细胞排列呈腺样或不规则的裂隙，裂隙内可含黏液和浆液。腺体被覆上皮为高柱状，立方形或扁平型，有些上皮向腔内生长形成乳头状结构。上皮细胞内可有黏液空泡，也可伴有鳞状化生，甚至可见角化珠。本病应与转移癌相鉴别。

（4）低分化型滑膜肉瘤：低分型滑膜肉瘤（poorly differentiated synovial scrcoma），瘤组织主要由小圆形或短梭形的原始间叶细胞构成，瘤细胞小、核染色质细，核仁不明

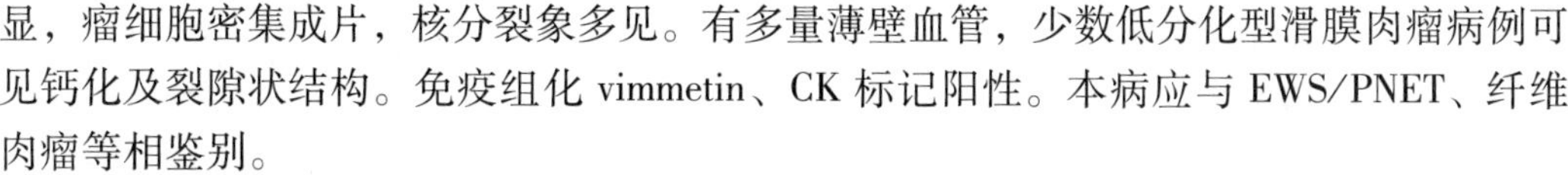

显，瘤细胞密集成片，核分裂象多见。有多量薄壁血管，少数低分化型滑膜肉瘤病例可见钙化及裂隙状结构。免疫组化 vimmetin、CK 标记阳性。本病应与 EWS/PNET、纤维肉瘤等相鉴别。

（5）高分化型滑膜肉瘤：双向分化明显，上皮样瘤细胞和梭形瘤细胞分化均较高。梭形细胞呈较长的梭形，似成纤维细胞，排列成束状、漩涡状或编织状。上皮样瘤细胞多为扁平的内皮细胞样，衬于裂隙的表面，可排列成腺样、管状、梁索状的结构。两者之间可见过渡，未见基膜。

（6）硬化型滑膜肉瘤：多数在高分化型滑膜肉瘤的基础上发生，主要表现为细胞团索之间有大量的条索状胶原纤维、胶原纤维束或条索间可见上皮性或梭形瘤细胞，应与转移癌相鉴别。

4. 诊断及鉴别诊断

分化型和单相型滑膜肉瘤病理诊断较困难，需要与以下疾病相鉴别：①纤维肉瘤，单相型滑膜肉瘤分化差时需要与纤维肉瘤相鉴别。免疫组化纤维肉瘤 vimmetin 阳性，但 CK、EMA 阴性。②转移性腺癌，滑膜肉瘤上皮细胞分化区域可形成腺样腔隙，有时以腺体为主要结构，与腺癌相似，但滑膜肉瘤在上皮细胞性周围有梭形细胞，两者间可见过渡现象，免疫组化腺癌 vimmetin 阴性，CEA 弥漫强阳性，滑膜肉瘤 vimmetin 阳性，CEA 灶性阳性且阳性较弱。③无色素性黑色素瘤，单相上皮型的滑膜肉瘤细胞呈巢状结构，胞浆较丰富，易误诊为无色素性黑色素瘤，但黑色素瘤的瘤细胞多形性和核的异型性更明显，核仁肥大，核分裂象也更多见，免疫组化滑膜肉瘤 vimmetin、EMA 阳性，而恶性黑色素瘤 HMB－45、S－100 阳性。④血管外皮瘤，滑膜肉瘤可有部分区域富于扩张血管，梭形细胞可围绕血管排列呈血管外皮瘤样结构，但只要多取材一定可找到其他结构。

5. 治疗及预后

SS 的治疗以截肢和局部广泛性切除为主，但以往非截肢性手术术后复发率高。复发率的高低主要取决于手术范围的大小，这不仅包括切除面积的大小，尤其重要的是切除区域的深度。放疗和化疗的效果不肯定。因易复发，故术后应严密观察。本病主要转移至肺，也可有区域淋巴结转移。实践证明，以彻底的手术切除方式结合放疗、化疗及免疫生物学治疗的综合性治疗方案是治疗 SS 的强有力手段。

四、软组织透明细胞肉瘤

软组织透明细胞肉瘤（clear cell sarcoma of soft tissues）又称为软组织恶性黑色素瘤（malignant melanoma of soft parts），罕见，发病年龄多为 15 ～35 岁，约 2% 的患者小于 10 岁，发生在 20 岁以下的患者占 34%，女性多于男性。

1. 临床表现

此病好发于四肢远端、手腕部和足踝部，见于膝、大腿，头颈部和躯干的少，肿瘤多单发，生长缓慢。一般情况下，软组织透明细胞肉瘤患者的肿瘤位于深部软组织，常与肌腱、筋膜相连，与皮肤无关。多表现为包块缓慢增大，通常无其他症状，肿瘤较大

后出现压痛、疼痛等症状。

2. 实验室检查

（1）大体：肿瘤直径小于 5 cm，呈分叶状或多结节状，切面灰白色。境界清楚。可见色素沉着，偶见出血、坏死及囊性变。

（2）镜下：瘤细胞多呈巢状排列，被粗细不等的纤维结缔组织分隔，瘤细胞为较为一致的圆形、多角形或梭形，胞质淡染或透亮，也可嗜伊红色，核大，核仁明显，细胞无明显异型性，核分裂象少见。复发、转移者多形性明显，核分裂象增多。一般不见黑色素，偶见花团状的多核巨细胞。

（3）超微结构：胞质内见肿胀线粒体、核糖体，粗面内质网和糖原，一些病例见不同发育阶段的黑色素小体。

（4）免疫表型：瘤细胞 Vimentin、S－100 蛋白（图 7－80）、HMB－45（图 7－81）、Melan-A、NSE 阳性，CK、EMA 阴性。

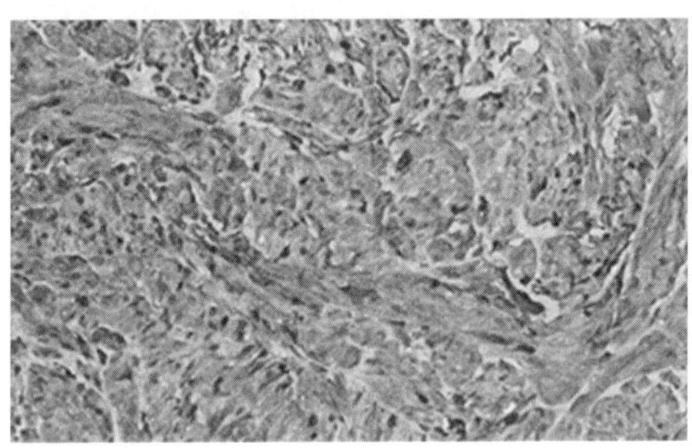

图 7－80　软组织透明细胞肉瘤瘤细胞 S－100（＋）

［OBIORAH I E，BRENHOLZ P，ÖZDENURKU M. Primary clear cell sarcoma of the dermis mimicking malignant melanoma［J］. Balkan Med J，2018，35（2）：203－207. DOI：10.4274/balkanmedj.2017.0796］

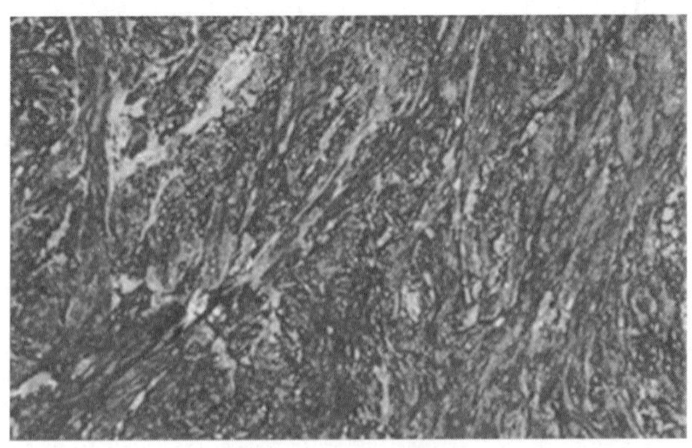

图 7－81　软组织透明细胞肉瘤瘤细胞 HBM－45（＋）

［OBIORAH I E，BRENHOLZ P，ÖZDENURKU M. Primary clear cell sarcoma of the dermis mimicking malignant melanoma［J］. Balkan Med J，2018，35（2）：203－207. DOI：10.4274/balkanmedj.2017.0796］

（5）分子遗传学：部分病例 t（12；22）（q13；q12），产生 *EWSR-ATF* – 1 融合基因。

3. 诊断及鉴别诊断

在病理上，软组织透明细胞肉瘤与恶性黑色素瘤的鉴别要点是，前者即便位置浅，不会与表皮连接，后者则累及表皮。软组织透明细胞肉瘤的肿瘤细胞多形性较小，存在巢状生长的特征，这也是其与黑色素瘤鉴别的要点，从免疫组化上看，两者基本相似，鉴别诊断无意义。

其他需要鉴别的肿瘤，多含有上皮样细胞成分，包括：①上皮样肉瘤。上皮样肉瘤位置浅，多累及表面皮肤，并形成溃疡，瘤体组织还见坏死，在电镜下，上皮样肉瘤细胞核周围多见中间丝，不见黑色素小体。②滑膜肉瘤。其多发生在四肢关节周围，通常不会以结节状的形式分布，多为双相分化，即便以单相型的形式分布，也只具备上皮样分化特征。在免疫组化上，滑膜肉瘤细胞只能表达 EMA、细胞角蛋白（CK）等，不能表达 HMB – 45。在电镜下不见黑色素小体。③恶性上皮样周围神经鞘瘤。从形态上看两者有很多相同之处，但软组织透明细胞肉瘤多存在明显的特征，以卵圆形或圆形为主，中心可见大核仁，结合免疫组化能准确判断病情。而恶性上皮样周围神经鞘瘤则和外周神经干相关，部分来源于神经纤维病变具备纤维瘤病的条件。在免疫组化上，只能表达 S – 100，不能表达 HMB – 45。④腺泡状软组织肉瘤。肿瘤细胞大，呈多角形，巢周围围绕薄壁血管，管腔仅有一层薄且扁平的细胞覆盖，具有器官样、腺泡状特征。胞质中存在大量嗜酸性的颗粒，免疫组化不能表达 S – 100，可与软组织透明细胞肉瘤相鉴别。⑤血管周上皮样细胞肿瘤。其多发生于腹腔、脏器内，肿瘤内部含有丰富的血管网，且血管周围还存在成片的梭形或上皮样细胞，胞质较透明，有时呈红色。在免疫组化上，PNL2 为阳性，不能表达 S – 100。

4. 治疗及预后

当前软组织透明细胞肉瘤患者多采用手术治疗，但由于解剖部位的特殊性，通常无法进行大范围手术。残留肿瘤组织复发是导致手术失败的主要原因，这种情况下，可实施广泛性的根治术。研究学者认为，肿瘤组织是否坏死、肿瘤大小等均与预后有直接关系。肿瘤长径大于 5 cm，或出现坏死后，预后差；肿瘤长径小于 5 cm，肿瘤位置表浅时，预后好。总之，虽然软组织透明细胞肉瘤生长缓慢，但恶性程度高，易转移和复发，预后差。

五、骨外尤因肉瘤

骨外尤因肉瘤（extraskeletal Ewing's sarcoma，EES）、外周性原始神经外胚叶瘤（PNET）、胸肺区恶性小细胞肿瘤（Askin 瘤）被认为是同一谱系的肿瘤，三者的组织形态、免疫表型、细胞遗传学、分子遗传学具有相似性。EES 是一种原发于软组织的小圆细胞恶性肿瘤，常伴有不同程度的神经外胚层分化，由于未发现相对应的正常组织，故归属于组织起源不确定或分化方向不确定的肿瘤，属于尤因肿瘤家族，具有独特的临床病理特征，其发生与染色体异常相关，绝大部分伴有基因的异位及融合。

1. 临床表现

骨外尤因肉瘤恶性程度极高，临床上极少见，发生率低于所有肉瘤的1%。本病一般好发于儿童及青少年，发病年龄为10～30岁，肿瘤多见于下肢、脊柱两侧和胸壁深部。肿瘤位于深部软组织，生长迅速，可产生进行性感觉或运动障碍，大约65%的患者发生早期血行转移，转移部位主要是肺、骨或其他脏器，局部淋巴结亦常见转移。

2. 实验室检查

（1）大体：肿瘤呈不规则的分叶或多结节状，境界不清，切面灰黄色或灰红色，常有出血、坏死、囊性变。

（2）镜下：肿瘤由密集的一致的小圆形瘤细胞组成，瘤细胞大小形态一致，圆形或卵圆形（图7-82），被纤维性的间隔分成结节状或分叶状、片状、条索状，常有坏死。核圆形、卵圆形、泡状，核膜清楚，染色质呈粉尘状，胞质稀少，界限不清，可见不规则的小空泡，是糖原沉积所致。偶见瘤细胞形成假菊形团结构。

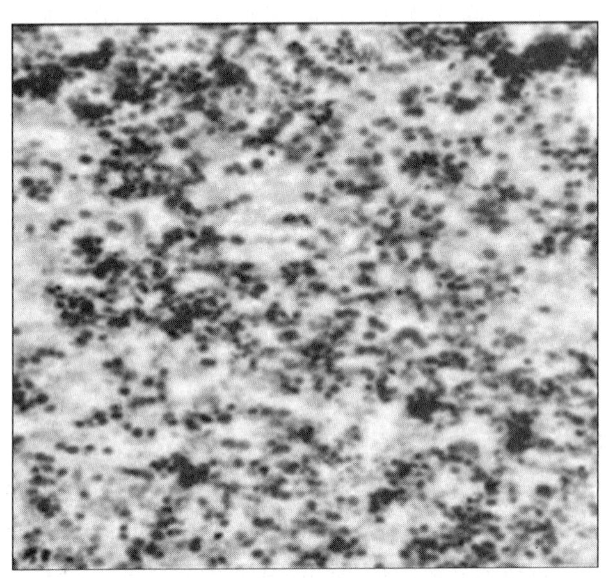

图7-82　骨外尤因肉瘤由小圆形瘤细胞组成

［DEY B, SINGH A R, BARWAD A, et al. Cytodiagnosis of extraskeletal Ewing's sarcoma and its confirmation by fluorescence in situ hybridization［J］. J Clin Diagn Res, 2016, 10（8）: ED07-ED08. DOI: 10.7860/JCDR/2016/20155.8317］

（3）特殊染色：PAS染色阳性，网状纤维染色显示瘤细胞被纤维分隔成巢状，瘤细胞间无网状纤维。

（4）免疫表型：瘤细胞Vimentin、CD99阳性（图7-83），少数表达NSE、Leu-7、Syn、CgA、CK19。

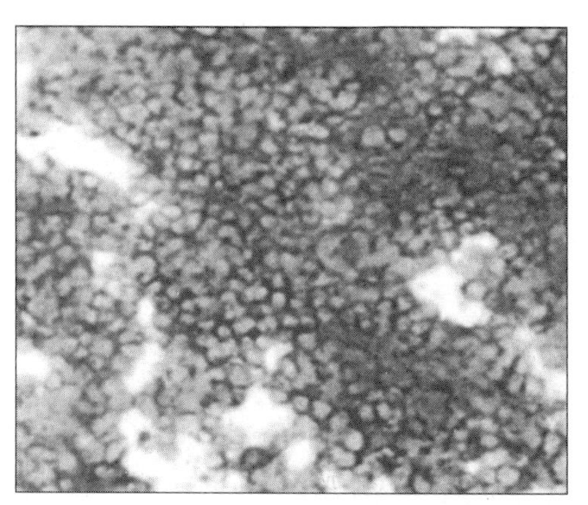

图7-83　骨外尤因肉瘤瘤细胞 CD99（+）

[DEY B, SINGH A R, BARWAD A, et al. Cytodiagnosis of Extraskeletal Ewing's sarcoma and its confirmation by fluorescence in situ hybridization [J]. J Clin Diagn Res, 2016, 10 (8): ED07 - ED08. DOI: 10.7860/JCDR/2016/20155.8317]

（5）超微结构：瘤细胞为原始的未分化细胞，有丰富的糖原颗粒。

（6）分子遗传学：瘤细胞常出现 t（11；22）（q24；q21）基因易位，导致位于 11q24 上的 *FLI-1* 基因与位于 22q12 上的 *EWS* 基因融合，产生 *EWS-FLI-1* 融合基因。还有约 5% 的病例存在 t（21；22）（q22；q12）并产生 *EWS-ERG* 融合基因。

3. 诊断及鉴别诊断

本病结合临床、病理形态、免疫表型及相关融合基因等表现，不难做出骨外尤因肉瘤的诊断，但发病率低，组织学形态多样，需要与其他小圆细胞肿瘤进行鉴别诊断：①恶性淋巴瘤，瘤细胞弥漫分布，染色质较粗，核膜清晰，CD45、CD20 等淋巴细胞标记物阳性。②小细胞神经内分泌癌，细胞形态和组织学结构与 EES 相类似，肿瘤细胞小，弥漫或巢状排列，免疫组化癌细胞可表达上皮和神经内分泌标记物，如 CK、EMA、NSE、Syn 及 CgA 等，而 CD99 及 Vimentin 阴性。③胚胎性横纹肌肉瘤，瘤细胞核形态不一致，可见不同发育阶段的横纹肌母细胞，胞质少而境界不清，多嗜酸性，免疫组化亦可表达 CD99 蛋白，但常呈局灶性分布，同时表达肌浆蛋白及横纹肌肉瘤标记物 MyoD1 蛋白、结蛋白和肌动蛋白等。④神经母细胞瘤，好发于婴幼儿，绝大多数为 5 岁以下，瘤组织由弥漫片状小细胞组成，多数肿瘤中可见假菊形团、免疫组化染色 NF、Syn、CgA 阳性。⑤转移性小细胞癌，临床有其他部位癌症病史，CK、keratin、EMA 均阳性。⑥低分化间皮肉瘤，主要由小圆或卵圆和短梭形幼稚间叶细胞组成，呈双向分化，显示上皮细胞和间叶细胞双重标记阳性。⑦骨内尤因肉瘤，发病年龄相对较小，一般多位于四肢长骨骨干，也可位于扁骨及脊柱旁，影像表现主要以骨质破坏为主，可见边界不清的筛孔状、虫蚀状溶骨性骨质破坏，可伴有葱皮样骨膜反应、Codman 三角，周围软组织肿块形成，骨质硬化少见，可侵及邻近骨质、跨越椎间盘侵犯邻近椎体，而骨外尤因肉瘤，一般发生于深部软组织，生长迅速，肿块较大，很少累及骨质。

4. 治疗及预后

治疗原则：能切除者，宜早期手术治疗，病灶切除后，再行局部放疗及全身化疗，

骨外尤因肉瘤对放疗、化疗均较敏感，疗效显著。骨外尤因肉瘤病程短，预后差，死亡率高，生存时间小于6年的很少。其预后与骨尤因肉瘤不同，患者的年龄、性别、肿瘤部位不是影响预后的重要因素，而肿瘤大小是影响预后的主要因素。其预后与肿瘤直径关系密切，当肿瘤直径小于5 cm时，75%的患者生存期小于1年。近年来，由于治疗的进展，其5年生存率由原来的不足10%提高到75%。

六、肾外横纹肌样瘤

肾外横纹肌样瘤（extra-renal rhabdoid tumor，ERRT）又称为软组织横纹肌样瘤、恶性横纹肌样瘤。好发于婴儿和儿童，平均年龄为11.3岁，60%的病例发病年龄小于10岁。

1. 临床表现

肿瘤可发生于任何部位，主要为躯干（皮下及深部）、四肢、头颈部、腹腔内软组织或实质性器官如脑、肝、胸腺、心脏、泌尿生殖道等。

2. 实验室检查

（1）大体：肿瘤一般体积较大，一般大于5 cm，结节状或不规则形肿块，切面灰褐色、质软，常伴有出血和坏死，无明显包膜。

（2）镜下：肾外和肾内恶性横纹肌样瘤的基本组织形态十分相似。肿瘤细胞圆形、多边形、胞界清楚，呈弥漫性、片状排列（图7－84），其间可见纤维间隔。瘤细胞胞质丰富，嗜伊红色，核居中或偏位，核仁特别显著，嗜酸性或嗜碱性。部分细胞质内含有呈透明或毛玻璃样包涵体，其位于核旁，体积比较大，有时可将瘤细胞核挤向一侧，导致核偏位。

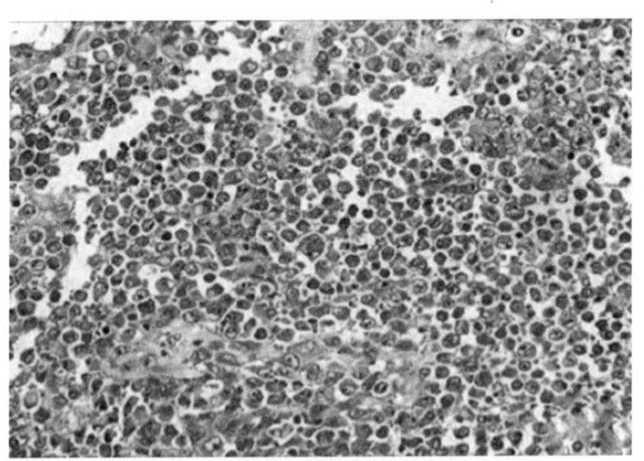

图7－84　肾外横纹肌样瘤瘤细胞片状排列

［GUPTA R K，BATRA VV，DAS M C，et al. Malignant extra-renal rhabdoid tumor with unusual presentation：a report of two cases［J］. J Cancer Res Ther，2015，11（4）：963－966. DOI：10. 4103/0973－1482. 163668］

（3）免疫表型：瘤细胞Vimentin（图7－85）、CK、EMA阳性，部分病例可表达CD99、Syn、NSE，但不表达desmin、myoglobin肌源性标记物，不表达SMARCB1（INI1）。

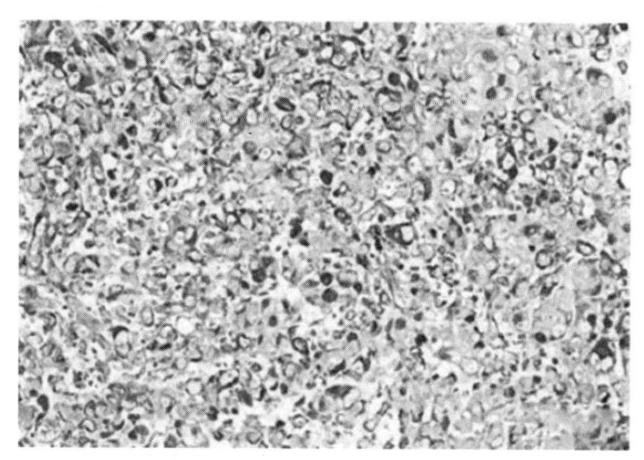

图 7－85 肾外横纹肌样瘤瘤细胞 Vimentin（＋）

［GUPTA R K，BATRA VV，DAS M C，et al. Malignant extra-renal rhabdoid tumor with unusual presentation：a report of two cases［J］. J Cancer Res Ther，2015，11（4）：963－966. DOI：10.4103/0973－1482.163668］

（4）超微结构：细胞核旁可见直径为 10 nm 的细丝。

（5）分子遗传学：大部分病例显示 22q11.2－q12.2 缺失，*SMARCB*1 基因突变。

3. 诊断及鉴别诊断

对 ERRT 的诊断要慎重，应结合临床特点、免疫组化以及电镜所见等综合分析。组织学上与 ERRT 形态类似的肿瘤很多，故必须仔细排除其他类似肿瘤后，才能诊断。ERRT 应与下列肿瘤相鉴别：①多形性横纹肌肉瘤，瘤细胞多形性明显，有的细胞内可见横纹，胞质内不见嗜酸性玻璃样包涵体，免疫组化 myoglobin、actin 阳性，不表达 CK 和 EMA。②横纹肌样黑色素瘤，组织结构多样性，有的胞质嗜酸性、核大、核仁明显，免疫组化 Melan-A、HMB－45 和 S－100 蛋白阳性。③间变性大细胞淋巴瘤，胞质嗜中性或嗜碱性，核通常偏位，常见折叠，呈分叶状、马蹄形或花环状，核仁大，染色质粗，免疫组化 CD15、CD30 常阳性，许多细胞表达 EMA，但极少数表达 CK。④上皮样肉瘤，可见与 ERRT 相似的泡状核及胞质包涵体，但其发生部位多见于肢体末端，常呈多结节状，由胶原纤维围绕上皮样细胞组成，结节中央有坏死，周围为栅栏状瘤细胞，根据典型的组织学特点较易鉴别诊断。⑤促结缔组织增生性小圆细胞肿瘤，好发于青少年和儿童，多发生于腹腔和盆腔，肿瘤细胞紧密排列，呈大小不一的瘤细胞巢，瘤细胞巢的周围和之间可见大量增生的纤维结缔组织为其主要的形态特点。⑥滑膜肉瘤，多发于 15～40 岁，常见于肢体，一般形态上呈双向分化，肿瘤细胞同时表达上皮和间叶性标志物，*SYT-SSX1/2* 融合基因的检测也可用于鉴别。

4. 治疗及预后

ERRT 恶性程度高，常呈深部浸润性生长，并易复发和转移，需要在明确诊断后迅速进行多模式治疗，包括手术、化疗和放疗。Tsuneyoshi 等报道 ERRT 的 5 年生存率为 20%，Gururangan 等的研究表明 ERRT 的中位生存期为 9 个月。一年内常局部复发，出现远处转移的患者常迅速死亡，最常见的转移部位为肺。放疗、化疗在控制复发和转移方面没有很好的效果。

七、促结缔组织增生性小圆细胞肿瘤

促结缔组织增生性小圆细胞肿瘤（desmoplastic small round cell tumor，DSRCT）（图7-86）由 Gerald 和 Rosai 等于 1991 年命名，由一致的上皮样小圆细胞巢及其周围硬化性结缔组织组成，是一种临床上极其罕见的软组织来源的恶性肿瘤。该肿瘤主要累及儿童和青少年，平均年龄为 20.6 岁，男女发病比例为 5∶1。

1. 临床表现

主要发生于腹腔（约占 95%），累及腹膜表面、大网膜、肠系膜、腹膜后和盆腔软组织。亦有报道发生于胸膜、小脑、睾丸旁、肝、肺、纵隔、阴道、卵巢、鼻窦、胰腺及涎腺等处，但极为罕见，不足 5%。临床患者多因腹胀、腹部不适、腹痛和腹壁包块就诊。B 超、CT 和 MRI 常显示盆腔或腹腔内结节性肿块，体积大。

2. 实验室检查

（1）大体：大网膜或腹膜上一个大结节，周围为卫星结节，切面灰白、实性、质坚实，可见灶性黏液变性、出血和坏死。

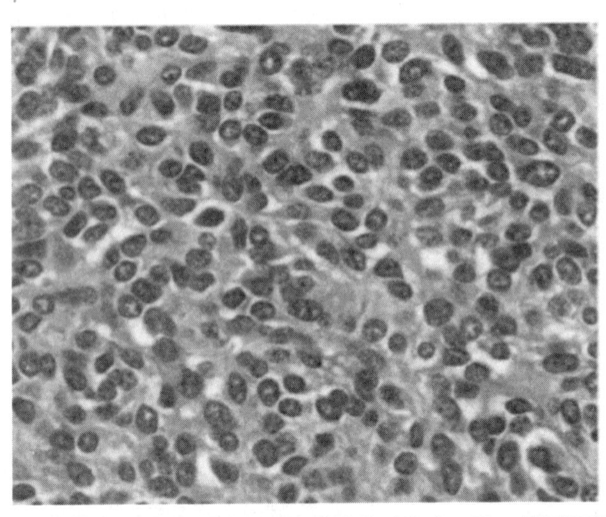

图 7-86 促结缔组织增生性小圆细胞肿瘤（大小一致，圆形至椭圆形）

［THWAY K，NOUJAIM J，ZAIDI S，et al. Desmoplastic small round cell tumor：pathology，genetics，and potential therapeutic strategies［J］. Int J Surg Pathol，2016，24（8）：672-684. DOI：10.1177/1066896916668637］

（2）镜下：瘤细胞多密集排列，被间质分隔成境界清楚的巢状、片块状、线状、簇状。瘤细胞大小一致，均较小，核圆形、椭圆形（图 7-86）。染色质细、深染，核分裂多见，核仁小且不明显。胞质很少，胞质内有不等量的糖原，胞界欠清。肿瘤细胞亦可排列成管状、腺样结构，可含有黏液。部分区域瘤细胞呈梭形，排列呈漩涡状，或呈菊形团结构，有的区域形成类癌和移行细胞样癌。瘤组织间质纤维细胞和肌纤维细胞显著增生，并产生大量胶原纤维。可伴有黏液样变、玻璃样变、钙化。

（3）免疫表型：肿瘤细胞可共同表达上皮、神经和肌肉标志。显示 EMA、CK、

NSE、desmin、WT-1 阳性，desmin 阳性定位于核旁呈逗点状。

（4）分子遗传学：具有特异性的 t（11；22）（p13；q12），并产生 *EWS-WT*1 融合基因。

3. 影像学表现

B 超扫描常表现为内部回声不均匀的分叶状软组织肿块，血供丰富，肿块与周围脏器无明显起源关系。MRI 肿瘤表现为 T1 相低信号或等信号，T2 相不均高信号，出血肿块可见液平。氟脱氧葡萄糖 F18 正电子体层扫描成像（PET）显示肿块内部代谢增强。CT 平扫 DSRCT 一般表现为软组织肿块，小的肿块多呈类圆形或椭圆形，较大的肿块可呈分叶状，病灶内可出现低密度出血坏死区，肿块间可出现融合；CT 增强扫描，肿块呈轻-中度强化，小的肿块强化较一致，大的有出血坏死的肿块则强化不均匀。肿块可单发或多发，后者更常见，且更具特异性。

4. 诊断

DSRCT 具有特殊的病理学改变，诊断主要依据以下几点：①肿瘤多位于腹腔，为大小不等的多个肿瘤结节，常表现为大的肿块伴有多个较小肿瘤结节。②切面灰白色，质硬，多呈实性，可见局灶出血坏死区及囊腔形成。③肿瘤细胞为小圆形或椭圆形，核深染，核仁不明显，胞质少，核分裂象易见。④瘤细胞聚集成大小不等、境界清楚的细胞巢，部分细胞巢周边细胞可呈栅栏状，较大的细胞巢中常见坏死。⑤少数病例报道瘤细胞形态变异，呈空泡状、印戒细胞样或横纹肌样，排列呈腺泡状或管腔样结构，还可见 Homer-Wright 样菊形团样结构。⑥细胞巢周围间质增生，主要为纤维母细胞或肌纤维母细胞，可见黏液变性、玻璃样变及钙化。⑦免疫组化表达上皮性、间叶性和神经性分化相关蛋白。瘤细胞 PCK、EMA、desmin、Vimentin、NSE 阳性，其中 Vimentin 和 desmin 免疫组化显示胞质内呈独特的逗点样分布。间质成分 Vimentin、SMA 阳性。

5. 鉴别诊断

在鉴别诊断上，DSRCT 主要应与其他小圆细胞肿瘤相鉴别：①Ewing 肉瘤/PNET，当发生于髂窝，尤其肿瘤内含有大量增生的结缔组织时，非常容易被误诊为 DSRCT。免疫组化染色表达 CD99 和神经标记物，有时局灶性表达上皮抗原、Vimentin 和 desmin。②小细胞未分化癌，好发年龄较 DSRCT 大，呼吸道及消化道常见。瘤细胞排列紧密，间质少，伴大片坏死。不表达 Vimentin、desmin 及 NSE。③恶性间皮瘤，多见于中老年人。间皮瘤小细胞型虽表现有一致性小细胞片块状形态，但无促结缔组织增生的间质，免疫组化染色一般不表达 desmin。而 DSRCT 也不表达 CK5/6 和 calretinin 等间皮性标记。④淋巴瘤，瘤细胞大小较一致，弥漫分布，很少出现促结缔组织增生的间质，肿瘤细胞表达 LCA。⑤还有其他相关疾病亦需要与之鉴别，如肾外恶性横纹肌样瘤、卵巢高血钙性小细胞癌、子宫内膜间质肉瘤等。

6. 治疗及预后

DSRCT 为高度侵袭性肿瘤，病程进展迅速，早期容易发生种植性播散，以及血道和淋巴结转移，主要转移至肝、肺和淋巴结。目前以手术治疗为主，但难以彻底切除，因此化疗，放疗不敏感的患者多预后差，中位生存时间为 17～25 个月，多数患者于 1 年内死亡，5 年生存率为 15%。

第七节　间皮组织肿瘤

恶性间皮瘤（malignant mesothelioma，MM）是一种罕见的、起源于胸膜或腹膜间皮细胞的原发性肿瘤，侵袭性极强，恶性度极高，在小儿中极少见。在胸膜的发生率为65%～70%，腹膜的发生率约为30%，原发于腹腔、网膜、肠系膜、睾丸鞘膜及心包膜的发生率极低。

1. 病因及发病机制

恶性间皮瘤的病因尚未完全明确，既往研究证实多与接触石棉有关，儿童可能因父母购买的含有石棉纤维的衣服患病。但近年来国内报道此病多无明确的石棉接触史，遂提出此病可能与放射性物质、病毒、慢性炎性刺激、同位素放射、感染及遗传因素等有关，二氧化钍、放射线和元素铍也可引起此病。

2. 临床表现

根据肿瘤的细胞形态和排列方式，MM 可分为上皮样 MM、肉瘤样 MM 和双相型（或混合型）MM 3 种类型，其中以上皮样 MM 最为常见。MM 主要发生于成人，好发于男性，平均年龄为 60 岁。临床表现无特异性，起病隐匿、恶性程度高，确诊患者的中位生存时间约为 12 个月。持续性胸痛、咳嗽、消瘦和乏力是胸膜 MM 患者常见症状，胸腔病变多有胸痛和呼吸困难，并可有气胸史和胸腔积液。腹膜 MM 的临床表现为腹胀、腹痛、腹水和盆腹腔包块，部分患者伴发热、消瘦、乏力等恶病质表现。腹腔、睾丸鞘膜则多能扪及肿块。肿瘤有局部浸润的倾向，沿浆膜面广泛扩散。

3. 实验室检查

本病主要为体腔浆膜发病，如胸膜、腹膜、心包膜、睾丸鞘膜，胸膜和腹膜可同时发病。儿童以胸膜间皮瘤最多见，约占 85%。组织学上分为上皮型、纤维型和混合型，每型可再分为局限型和弥漫型。镜下可见许多乳头状细胞和纤维肉瘤状细胞，细胞核有丝分裂象多，需要与其他肉瘤相鉴别（图 7－87）。

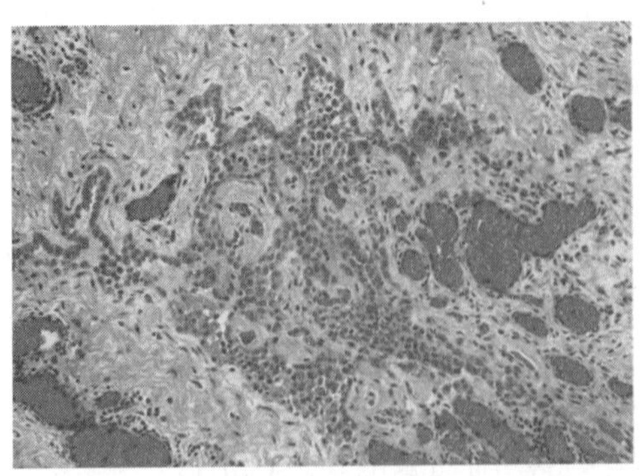

图 7－87　恶性间皮瘤乳头状细胞

［HUSAIN A N，COLBY T V，ORDÓÑEZ N G，et al. Guidelines for pathologic diagnosis of malignant mesothelioma 2017 update of the consensus statement from the International Mesothelioma Interest Group［J］. Arch Pathol Lab Med，2018，142（1）：89－108. DOI：10. 5858/arpa. 2017－0124－RA］

4. 诊断及鉴别诊断

诊断及鉴别诊断：胸腔积液或腹水细胞学检查；细长针抽吸活检；胸腔镜或腹腔镜检查在直视下钳取组织活检；胸部 X 射线平片和 CT 有助于诊断肿瘤的范围。儿童恶性间皮瘤有血行性转移倾向，肺、脑等处均应注意有大转等现象。

5. 治疗及预后

目前尚无好的治疗方法。胸膜、腹膜肿瘤切除极端困难，部分切除加放疗和化疗难以改善预后，因此，本病患者多在诊断后 8 ～14 个月死亡。

小　结

儿童软组织肿瘤相对少见，据儿童肿瘤 GCCR（1998—2007）统计，软组织肿瘤占 6.1%，居儿童恶性肿瘤第 5 位。软组织肿瘤类型多，分布甚广，形态复杂多变；在形态上有很多肿瘤相互重叠，假肉瘤性病变和中间类肿瘤的存在，造成诊断与鉴别诊断的困难。在实际工作中，必须重视临床资料，注意肉眼观察及镜下形态特征，结合特殊染色、免疫组化，必要时做电镜观察及分子遗传学检查，进一步确定肿瘤的具体类型和分级，是提高病理诊断水平的有效途径。

凡起源于黏液、纤维、脂肪、平滑肌、横纹肌、间皮、滑膜、血管、淋巴管等间叶组织并且位于软组织处（内脏器官除外）的肿瘤称为软组织肿瘤。广义的软组织肿瘤还包括周围神经系统、淋巴网状系统以及各种脏器的间叶组织肿瘤。尚有一些发生于软组织内的肿瘤，虽然细胞起源不明，但可能来源于间叶组织，也属于软组织肿瘤范畴。

思考题

1. 纤维组织肿瘤的典型临床表现。
2. 肌源性肿瘤的诊断。
3. 脉管肿瘤及组织细胞肿瘤的类型及特点。
4. 脂肪组织肿瘤的病理学诊断。
5. 细胞起源未定的肿瘤的鉴别诊断。

参考文献

[1] ROSENTHAL N S, ABDUL-KARIM F W. Childhood fibrous tumor with psammoma bodies. Clinicopathologic features in two cases [J]. Archives of pathology & laboratory medicine, 1988, 112 (8): 798 -800.

[2] MAZIN, DEEN, SALAH, et al. A novel PLAG1 -RAD51L1 gene fusion resulting from at (8; 14) (q12; q24) in a case of lipoblastoma. [J]. Cancer genetics, 2013, 206 (6): 233 -237.

[3] SENOO M, MATSUMURA Y, HABU S. TAp63gamma (p51A) and dNp63alpha

(p73L), two major isoforms of the p63 gene, exert opposite effects on the vascular endothelial growth factor (VEGF) gene expression [J]. Oncogene, 2002, 21 (16): 2455 -2465.

[4] ODA Y, TSUNEYOSHI M. Extrarenal rhabdoid tumors of soft tissue: clinicopathological and molecular genetic review and distinction from other soft-tissue sarcomas with rhabdoid features [J]. Pathology international, 2006, 56 (6): 287 -295.

[5] ONG H S, JI T, ZHANG C P, et al. Head and neck inflammatory myofibroblastic tumor (IMT): evaluation of clinicopathologic and prognostic features [J]. Oral oncology, 2012, 48 (2): 141 -148.

(赵博　阮倩　周迪生)

第八章　儿童肾肿瘤

肾肿瘤通常根据肿瘤的性质分为良性与恶性，此外，根据肿瘤的好发年龄可以分为儿童肾肿瘤和成人肾肿瘤，儿童的肾肿瘤多数源于肾的胚芽组织，而且多数为恶性肿瘤。儿童原发性肾肿瘤并不常见，却是儿童腹部第2位常见的恶性肿瘤，肿瘤的多样性、相互交叉性及其稀有性使其成为对病理诊断构成挑战的一组病变。近年来医学影像学的发展，以及分子遗传学检测手段和方法的普及，有助于临床上对疾病及时做出正确诊断，肿瘤的组织学分型和分期对患儿的治疗和预后也具有重要的意义。本章内容主要包括肾母细胞源性肿瘤、后肾肿瘤、其他肾恶性肿瘤及儿童罕见肾肿瘤四个部分。

一、肾母细胞源性肿瘤

（一）肾母细胞瘤

肾母细胞瘤（Wilms tumor，WT）是儿童肾脏最常见的恶性肿瘤，是一种胚胎发育性肿瘤，是肾胚基细胞在出生后不久因不能正常分化和继续增殖所导致的，在儿童原发腹腔恶性肿瘤中居第二位，所有儿童恶性肿瘤中居第五位，占儿童肾脏肿瘤的95%[1, 2]，5岁以下儿童发病率最高。

根据美国肾母细胞瘤研究组（National Wilms Tumor Study Group，NWTSG）标准对肿瘤进行临床分期（Ⅰ～Ⅴ期）及病理分型（预后良好型和预后不良型）[3]。预后良好型（favorable histology，FH）包括上皮型、胚芽型、间叶型以及混合型，预后不良型（unfavorable histology，UH）包括局灶间变性和弥漫间变性。肾母细胞瘤的分期是评估疾病、制订诊疗方案、判断预后的基本依据，Ⅰ期：肿瘤局限于包膜内，肾包膜完整，瘤体未对周围组织造成侵犯；Ⅱ期：肿瘤增大扩散至肾盂外，但是通过手术能完全切除；Ⅲ期：腹部有非血源性的肿瘤残存，肾门、主动脉旁的淋巴结受到侵犯，腹膜发生转移，经手术不能完全切除肿瘤；Ⅳ期：淋巴已发生远期转移；Ⅴ期：双侧肾均见肾母细胞瘤。

1. 病因及发病机制

肾母细胞瘤的确切病因尚不清楚，可能与11号染色体（位于11p13）上的*WT-1*基因的丢失或突变有关，也可能是由间叶的配基细胞向后肾组织分化障碍，并且持续增殖造成的。该病也有一定的家族性发生倾向，因此有人认为该病也具有遗传性。

2. 临床表现

肾母细胞瘤发病无性别差异，98%的患者小于10岁，患儿常表现为无痛性腹部肿

块，通常肿块表面光滑平整、质地硬、无压痛，肿块通常比较固定。有的患儿腹部膨隆或两侧不对称。少数患儿有腹痛或恶心、呕吐、食欲减退的消化系统疾病症状。也有少数患儿表现为血尿、发热、高血压。晚期患儿可出现面色苍白、消瘦、精神萎靡，甚至出现转移症状，如咯血、头痛等。

3. 实验室检查

大多 Wilms 瘤为肾脏单侧肿瘤，7% 为单侧多发，5% 累及双侧肾脏[4]，体积通常较大，有假包膜形成。切面灰白或灰褐色，常见出血、坏死和囊性变。典型的肾母细胞瘤可见未分化胚芽、上皮和间叶 3 种成分（图 8 – 1），也可见其中两种或一种成分的 Wilms 瘤，但原始肾胚芽是病理确诊该瘤的最主要依据[5]。胚芽细胞小，呈圆形或卵圆形，排列紧密，胞质少，嗜碱性，核深染，核仁不明显，分裂活跃；上皮成分包括各种不同分化程度的腺腔、腺管、菊形团及由上皮细胞团构成的肾小球样结构，根据上皮成分的分化程度又可以分为分化型和未分化型，偶见异源性上皮如黏液细胞、鳞状细胞、神经细胞等；间质细胞主要为不成熟的黏液样或梭形细胞，常见的异源性细胞类型有骨骼肌、平滑肌及神经节细胞等。

Wilms 瘤没有特异性的用于诊断的免疫标记，肾胚芽细胞表达波形蛋白、CD56，Wilms 瘤在胚芽和早期上皮分化区域多呈弥漫表达，分化的上皮细胞呈灶性表达，间质分化和高分化的上皮区域常常阴性；上皮细胞表达 CK、上皮细胞膜抗原（EMA），肾胚芽细胞表达或不表达 CK；横纹肌分化表达结蛋白、肌浆蛋白和 MyoD1；PAX2 表达胚芽及上皮、间叶、间变细胞。Ki – 67 的表达为 30%～80%，*p53* 常表达阳性。

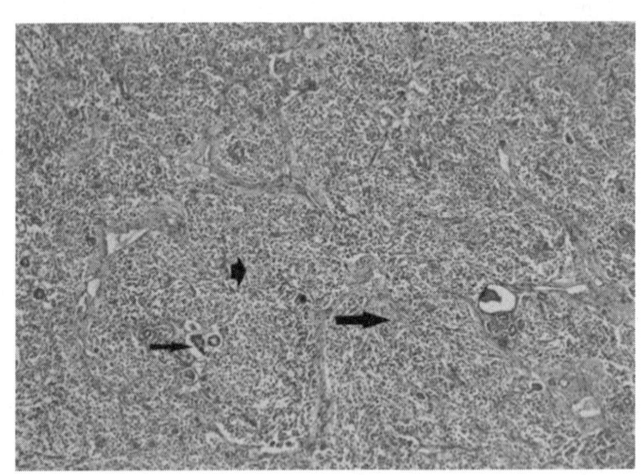

图 8 – 1　肾母细胞瘤

细箭头：上皮成分；箭头：胚芽成分；粗箭头：间质成分（PMID：26064807）

4. 诊断

大多数患儿因腹胀或腹部包块就诊，可伴有腹痛、肉眼血尿或发热等不适。病理学检查见原始肾胚芽细胞是确诊该瘤的主要依据，临床上影像学检查手段如超声、CT 及静脉肾盂造影（intravenous pyelography，IVP）等可辅助诊断。超声表现为肾脏实性中低回声为主的肿块，内部常见坏死囊性变；彩色多普勒超声显示肿块血供丰富，血管阻力

指数（resistance index，RI）大于0.63有较高的诊断价值。超声可以提示肿瘤侵犯程度和分期，帮助临床选择治疗方案，并通过肿块坏死液化、血供和体积变化来评价肿瘤对化疗敏感性。CT可见起源于肾脏的非均质包块，可有细小散在钙化灶，可明确肿瘤起源、肿瘤范围及与周围组织器官的关系。

分子生物学诊断：肾母细胞瘤属于异质性肿瘤，和多种癌基因和抑癌基因的异常相关，Wilms瘤基因是一种抑癌基因，位于11p13，Wilms瘤基因的突变以错义突变和无义突变为主，10%～15%，且和肾源性残余、WAGR综合征、Denys-Drash综合征的发病密切相关，甚至和病理分型和远期预后有关。

5. 鉴别诊断

（1）透明细胞肉瘤：此瘤体积稍小，常不伴钙化，有早期骨转移倾向。男女比例2∶1，平均年龄为3岁左右。经典的透明细胞肉瘤细胞排列呈巢状、条索状，由分支状小纤维血管穿插于肿瘤细胞将其分隔。组织学可分为硬化型、细胞型和上皮样型，约3%可发生间变。肿瘤中未见肾胚、上皮及间叶组织同时存在，可与Wilms瘤相鉴别。免疫组化：表达波形蛋白、cyclin D1，上皮性标志物、WT1、CD99等阴性。

（2）肾畸胎瘤：可发生在各个年龄阶段，具有特征性的3个胚层的成分，其间叶成分和肾小球样结构有时很难与Wilms瘤鉴别，但通过仔细的寻找，其既无一致性原始肾胚芽成分，也缺乏胚胎期的肾小管或肾小球结构，免疫组织化学WT1阴性表达。

（3）先天性中胚叶肾瘤（congenital mesoblastic nephroma，CMN）：多见于1岁以内的婴儿。肿瘤质地较硬，切面呈编织状。经典的CMN主要由纤维母细胞呈纵横交错状排列，肿瘤中可见少量残留的肾小管和肾小球。无肾胚、上皮成分。免疫组化：表达结蛋白、肌动蛋白、纤连蛋白、上皮标志物和Wilms瘤阴性；细胞型有特征性t（12；15）（p13，q25）易位。

（4）肾恶性横纹肌样瘤：此瘤具有早期脑转移特点，多见于2岁以内的儿童，肿瘤细胞弥漫排列，易侵入血管、包膜及肾实质。细胞核呈泡状，核仁清晰，细胞类似肾胚组织，但无上皮样和间叶组织。免疫织学 *INI1* 表达阴性，电子显微镜在细胞质内可见中间丝状结构，可与Wilms瘤相鉴别。

（5）神经母细胞瘤：此瘤好发肾上腺区及交感干区，可见不同分化的神经母细胞和纤细的神经毡，当形成菊形团结构，有时与分化差的小管类似，但没有肾胚、上皮及间叶组织成分。免疫组化仅表达神经分化的标志物：TH、PGP9.5、嗜铬粒素A（CgA）、突触素等，不表达WT1、CK、肌浆蛋白等。

6. 治疗及预后

对于肾母细胞瘤的治疗，手术、化疗、放疗的综合运用使肾母细胞瘤患者的生存率由20世纪30年代的30%跃升到如今的85%以上。手术治疗是肾母细胞瘤的主要治疗手段，单侧WT一旦确诊，即使已出现肺转移，也应尽早手术切除。目前应用最多的术式仍为经腹横向切口行肿瘤和患肾切除术，该术式能充分显露手术视野，便于术中探查区域淋巴结，若只是对术中的可疑转移淋巴结进行摘除送病理学检查，不推荐正式的淋巴结清扫术，淋巴结清扫术不仅不提高生存率，反而增加手术并发症。对于晚期肿瘤不宜过分强调完全切除，术后化疗和放疗可清除残余瘤组织。另外，对于肿瘤包膜紧张、

切除困难的、肿瘤血栓已至腔静脉的肝门水平或右心房、术中可能导致肿瘤破裂增加腹腔污染、手术风险大等情况应给予术前化疗后再行手术，术中肿瘤破裂严重污染腹腔会明显增加局部复发的风险。保存肾实质的手术方法即部分肾切除术适用于孤立肾或双侧WT的患者，单侧WT应用部分肾切除术有严格的手术指征：①术前均行化疗，使肿瘤局限于肾脏的一极；②肿瘤、肾脏及肾脏周围组织之间有明确的界限；③肿瘤小于肾实质的1/3，没有肾血管和集合系统侵犯，而且必须保证足够的安全边界。

肾母细胞瘤的分期是评估疾病、制订诊疗方案、判断预后的基本依据，Ⅰ期、Ⅱ期肾母细胞瘤患者经过合理的治疗后其成活率能保证在90%以上。WT的预后因素包括肿瘤分期、组织学分型、年龄及生物预后标志物。无转移的WT年龄越大其复发风险越高，成人WT无疾病生存率仅为20%～30%，预后较儿童WT差，治疗毒副反应大。最引人注意的生物预后标志物是染色体1p和16q杂合子缺失（loss of heterozygosity，LOH），提示预后较差[6]，染色体1p拷贝数增加是预后较差的因素[7]。在FH型WT中，5%的患者有LOH，其复发和死亡风险明显升高。

（二）肾源性残余和肾母细胞瘤病

肾源性残余（nephrogenic rests，NR）为肾实质内肾源性胚胎细胞在出生后的持续性存在，是异常残存的灶性胚胎细胞，呈幼稚的胚芽组织和/或小管，增殖时，细胞核增大，多灶状，属于胚胎发育异常。NR可以退化消失，或数年保持不变（休眠型肾源性剩余），或增殖转化成Wilms瘤，25%～40%的肾Wilms瘤可见肾源性剩余；单侧Wilms瘤中有肾源性剩余，对侧Wilms瘤发生风险增加，90%双侧Wilms瘤存在肾源性剩余。NR分为两种亚型：①周源型NR（perilobar nephrogenic rest，PLNR），肾胚组织位于肾的边缘，界限清楚，由肾胚、小管组成，间质缺乏。②叶间型NR（intralobar nephrogenic rest，ILNR），肾胚组织位于肾皮质和髓质的任何部分，界限不清，与肾实质混杂存在。由间质、肾胚、不同分化程度的小管组成，间质较明显。NR镜下可见原始胚胎性肾组织即胚芽、原始上皮，间叶成分。肾母细胞瘤病（nephroblastomatosis，NS）为弥漫性、多灶性或巨块型肾源性残余，是肾母细胞瘤的前驱病变，可见于25%～40%的肾母细胞瘤病例中，仅见于1%的常规死胎检查中，但在双侧肾母细胞瘤病例中几乎100%存在。根据NR的组成可分为叶周型、叶内型、混合型以及全小叶型。多灶状和增殖性NR预后较差，全小叶型NS预后极差。

（三）囊性肾瘤和囊性部分分化型肾母细胞瘤

囊性肾瘤（cystic nephroma，CN）和囊性部分分化型肾母细胞瘤（cystic partially differentiated nephroblastoma，CPDN）均为多个囊肿局限聚焦于同侧肾脏的一部分，彼此间仅以一层薄膜相隔，未受累区组织正常，是肾脏的囊性病变。

CPDN临床分期与肾母细胞瘤相同，分期主要依据肾被膜是否受侵、是否累及肾窦血管、手术边缘以及淋巴结是否转移，其中双侧发生者归为Ⅴ期，而Ⅰ期CPDN肿瘤则

是局限于肾脏组织内，一般不伴有微小转移灶，治疗方式多采用肿瘤及肾脏完整切除术。

1. 病因及发病机制

CN 的病因至今不明，多数学者认为是肾脏先天性集合小管发育不全、肾小管囊性扩张所致，也有学者认为该病介于先天畸形和肿瘤之间，其发展与肾母细胞瘤有关，可能是分化较完全的囊性部分分化性肾母细胞瘤。

2. 临床表现

CN 可发生于任何年龄，主要发病高峰在 2～4 岁以内及 40～60 岁，在儿童中男性发病率大于女性，CN 和 CPDN 均以腹部包块为主要临床表现，可伴有血尿、腰腹痛等现象，其特征表现包括：单侧性、孤立性、多房性囊肿，囊肿与肾组织分界清晰，各小囊之间不相通、小囊间隔强化，但强化程度不如正常的肾组织以及未受累区的正常肾脏等。

3. 实验室检查

肿瘤由纤维假包膜环绕，形成一界限清楚的球形多囊性包块，直径一般为 5～18 cm，有的可占据整个肾脏。肿瘤切面完全呈囊性（图 8－2），没有实性结节，囊内含透明或血性液体，囊大小从镜下小囊到 5 cm 不等。间隔薄（典型病例小于 5 mm），半透明状或呈均质状，局部可稍厚。CN 镜下特征为囊壁内衬单层扁平、立方或鞋钉样上皮，囊壁间隔内无细胞或可见类似卵巢间质的纤维结缔组织，偶见簇状成熟的肾小管，很少见到成片实性区域，且未见明显胚芽成分，两者镜检的唯一区别是 CPDN 小囊间隔内含胚芽细胞及不成熟间叶组织，而 CN 间隔内没有胚芽成分。

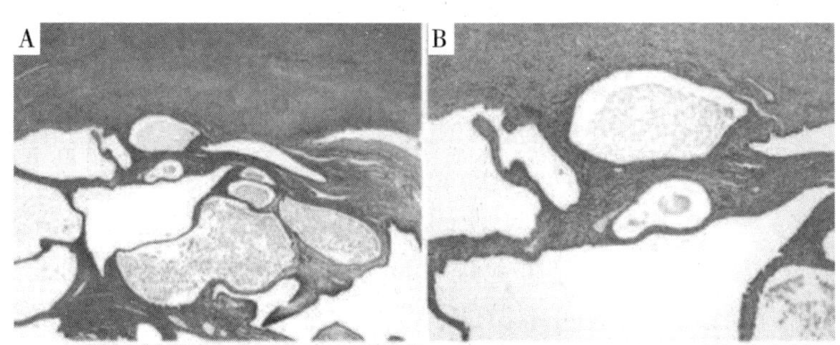

图 8－2　小儿囊性肾瘤（囊性肿瘤，由纤维组织构成间隔）

（PMID：28177962）

4. 诊断

1989 年，Joshi 等提出 CN 的诊断标准：①肿瘤完全由囊及间隔构成；②肿瘤为孤立的界限清楚的肿块；③间隔为肿瘤的固有成分，囊的轮廓一致，无膨胀性结节突入；④囊内衬扁平、立方及鞋钉样上皮细胞；⑤间隔由分化好的纤维组织构成，其内含有成熟的小管状结构。

1998 年，Eble 和 Bonsib 提出 CPDN 的诊断标准：①患者多为 2 岁以内幼儿；②肿块由纤维假包膜环绕；③瘤体全部由囊及间隔构成，间隔内无膨胀性实性结节；④囊内衬扁平、立方及鞋钉样上皮细胞；⑤间隔内含有类似于肾小管的上皮细胞；⑥间隔内含胚芽基、胚胎的间质及上皮成分。最后一条是诊断的关键，其也是与 CN 区别的要点。

5. 鉴别诊断

(1) 囊性肾母细胞瘤 (cystic Wilms tumor, CWT), 为囊性变的肾母细胞瘤, 可能是由于肿瘤自身坏死、液化及出血形成的, 囊壁内可见 3 种基本成分: 幼稚的胚芽组织、间质和上皮成分。免疫表型: Vimentin 常阳性, 胚芽及上皮分化者 WT1 阳性, 与 CPDN 鉴别点在于肿瘤是否发生囊性变。

(2) 混合性上皮和间质肿瘤 (mixed epithelial stromal tumor, MEST), 多见于成人, 由上皮和间质成分混合构成的囊实性肾脏肿瘤, 囊壁内衬立方及柱状上皮, 间质为多少不等的梭形细胞及束状平滑肌细胞, 无肾小管样结构及胚芽成分。

(3) 多房囊性肾细胞癌 (multilocular cystic renal cell carcinoma, MCRCC): 见于成人, 囊壁内衬单层透明细胞或缺如, 囊腔间隔纤维组织内亦见小灶状透明细胞, 且免疫组化标记 Vimentin、CD10 及 EMA 阳性, 可通过免疫表型及形态学特征与 CPDN 相鉴别。

(4) 先天性中胚层肾瘤 (congenital mesoblastic nephroma, CMN): 发生于 1 个月左右婴幼儿, 肿瘤由束状排列的梭形细胞构成, 肿瘤边缘可见不成熟的肾小球, 但缺乏不成熟的胚芽组织。

6. 治疗及预后

CN 为良性病变, 治疗以手术切除为主, 手术前后无须放疗、化疗。根据肿瘤的位置、大小、对侧肾脏情况, 可选择性行保留肾脏的肿瘤剜除术。CPDN 与典型肾母细胞瘤相同, 均来自后肾胚基, 为低度恶性或有恶性倾向的肿瘤, 治疗以手术切除为主。美国国家肾母细胞瘤研究组 (National Wilm's Tumor Study Group, NWTS) 2003 年回顾性分析 21 例 CPDN, 认为Ⅰ期 CPDN 单纯手术后加或者不加化疗, 疗效无差异; Ⅱ期 CPDN 手术后加用长春新碱和放线霉素 D 化疗, 疗效满意。保留肾脏的肿瘤剜除或部分肾切除术是安全有效的治疗方法, 用于双侧病变或肿瘤位于肾脏一极, 但保留肾脏的肿瘤切除术术后须辅以长春新碱 + 放线霉素 D 化疗。

有学者认为, 影像学检查符合 CN 或 CPDN 者, 术前、术中不必明确鉴别两者, 治疗以手术完整切除瘤肾为主, 如条件允许可行保留肾脏的单纯肿瘤剜除或部分肾切除术。术后病理检查确诊后, CN 可不做进一步放化疗, CPDN 的Ⅰ期可仅行手术治疗, Ⅱ期以上按 NWTS 预后良好型辅以化疗。该肿瘤亦有复发概率, 术后需要随诊复查。

二、后肾肿瘤

后肾肿瘤是一类发生于肾脏且十分少见的肾原发性良性肿瘤, 其中又以后肾腺瘤较多见。这类肿瘤包括 3 种肿瘤, 即后肾腺瘤、后肾腺纤维瘤和后肾间质瘤, 这三者在组织发生和肿瘤性质上是相似的, 后肾腺瘤和后肾间质瘤形成后肾良性肿瘤谱系的两端, 而后肾腺纤维瘤处于中间。

(一) 后肾腺瘤

后肾腺瘤 (metanephric adenoma, MA) 是一种罕见的肾脏原发性良性肿瘤, 主要发

生于儿童和成人，最常见于 50 ～60 岁，女性多见，其组织来源是向上皮分化的肾皮质小管肾组织，所以有人称之为成熟的或分化的肾母细胞瘤。

1. 临床表现

MA 可发生于任何年龄，文献报道其最小年龄为 15 个月[8]，最大年龄为 83 岁，发病年龄多在 50 ～60 岁之间。以女性多见，男女发病比例为 1∶2～1∶3。MA 的临床表现缺乏特异性，半数以上的患者为体检偶然发现，少数患者有腰腹部疼痛、腹部包块、无痛性肉眼血尿及间歇性发热，有文献报道约 12% 的后肾腺瘤患者可见红细胞增多症，原因与 MA 细胞可产生并分泌促红细胞生成素及其他多种细胞因子有关[9]，切除肿瘤后该症状可消失。部分患者还可出现高血压症状，并随肿瘤切除而消失。

2. 实验室检查

肿瘤大小差异颇大，常见直径为 30 ～60 mm，少见多灶性。典型者肿瘤边缘清楚，但无包膜，切面可呈灰色、黄色、褐色，质地软或较硬（当有砂砾体时），常见灶状出血或坏死，约 20% 肿瘤内有钙化，10% 肿瘤有小囊腔。该肿瘤的瘤细胞分化成熟，细胞形态一致，胞核比淋巴细胞略大，圆形或卵圆形，染色质细腻，无核仁或核仁不明显，细胞质稀少，淡粉染，核分裂象无或罕见。瘤细胞有序排列成小管状，呈腺瘤样，间质常有水肿，是一种细胞丰富的上皮性肿瘤，肿瘤细胞小且一致（图 8 -3），呈圆形卵泡状排列，形成小腺泡、小管、乳头或肾小球样结构，无实性胚芽结构，似胚胎细胞。由于腺泡及腺腔非常小，低倍镜下肿瘤细胞往往被误认为呈实性片状。常见长的分枝状和鹿角状小管结构，间质或不明显，或呈疏松水肿样，10%～20% 的肿瘤间质有透明变性瘢痕和灶状骨化生，约一半的肿瘤有乳头状结构，可见小囊内有粗大的乳头突出，似不成熟的肾小球，常见砂砾体。

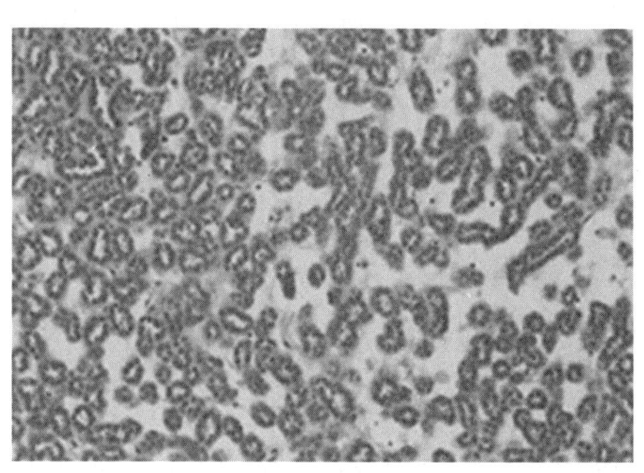

图 8 -3　后肾腺瘤（由一致性小细胞形成小腺泡、小管；HE ×100）

（PMID：26261480）

免疫表型：后肾腺瘤 CK 和 Vimentin 常阳性，WT -1 核阳性，EMA 和 CK7 阴性，CD57 阳性。另据分化程度不同，多数 keratin 及 Vimentin 呈不同程度的阳性，但绝大多数 EMA 阴性。

3. 诊断及鉴别诊断

MA 术前诊断较为困难，主要依靠特征性病史及影像学表现。当患者发现肾脏肿瘤，同时出现红细胞增多症，彩色多普勒超声发现瘤体少血供或者无血供，应考虑 MA 的可能。确定诊断依靠术后病理，瘤细胞排列呈肾小球或花蕾样结构，常见砂砾体或钙化形成，Vimentin 及 WT－1 常呈阳性表现，CD57 呈弥散阳性表现，为 MA 的诊断依据。后肾腺瘤须与以下 3 种肿瘤相鉴别：

（1）肾母细胞瘤（WT）：因此瘤的上述某些结构在上皮性 WT 中亦能见到，故易被诊断为 WT。但 WT 的发病年龄较小。组织学上有恶性上皮及间质成分，细胞异型性明显，核分裂象多见，易复发、转移，死亡率高；而 MA 缺乏 WT 中所见的胚基样结构；MA 的细胞分化良好及无异型性等特点能够把两者区别开。

（2）乳头状肾细胞癌（papillary renal cell carcinoma，PRCC）：典型的 PRCC 具有有轴心的乳头状结构，细胞异型性明显、核分裂象多见等特点，且 PRCC 细胞 CK7、EMA 多表达阳性，CD57、WT1 常表达阴性，而 MA 恰好相反。

（3）肾腺瘤（renal adenoma，RA）：与上述两种肿瘤的鉴别相比较，RA 与 MA 的鉴别显得不那么重要，因为 RA 亦属于良性肿瘤，而且较易鉴别。RA 好发于肾皮质或包膜下，肿瘤较小，多数小于 1 cm，一般不超过 3 cm，组织学上一般以 1 种结构为主，或管状或乳头状，而且其组织细胞分化很好，均无 MA 时的小圆细胞及特殊器官样结构等特点。

4. 治疗及预后

手术仍是治疗 MA 的首选方案，对于瘤体较小，与周围组织界限清，未见明显恶性倾向的 MA，应选择保留肾单位的手术，如腹腔镜下肾部分切除术。对于瘤体较大，界限不清，或呈内生性生长的 MA，可以选择根治性肾切除术。MA 作为良性肾脏肿瘤，预后良好，术后长期随访基本上不出现复发和转移，因此行肾部分切除术即可达到治愈的目的，但也有文献报道 MA 出现骨及淋巴结转移，另外 MA 还可合并肾乳头状细胞癌成分。因此，后肾腺瘤的生物学行为还需要通过密切随访进一步证实。

（二）后肾间质肿瘤

后肾间质瘤（metanephric stromal tumors，MST）是一种少见的发生于儿童的良性肾肿瘤，与后肾腺纤维瘤的间质成分相同。

1. 临床表现

后肾间质瘤发病率约为先天性中胚层细胞肾瘤的 1/10，典型的表现是腹部包块和血尿，偶见患者有高血压或出血等肾外血管病。患者诊断时的平均年龄是 2 岁，罕见于成人。

2. 实验室检查

典型的后肾间质瘤呈黄褐色，分叶状纤维性肿块，位于肾髓质中央，平均直径 5 cm，约 1/2 的肿瘤有囊腔，1/6 的肿瘤呈多灶性。镜下可见后肾间质瘤无包膜，有微浸润。肿瘤细胞呈梭形或星芒状，核细长，染色质多，胞质纤细不清。后肾间质瘤的许

多特点是肿瘤与原有肾组织相互关系的表现。后肾间质瘤包绕陷入的肾小管和血管，在黏液样背景中形成洋葱皮样同心圆结构或睫状体结构（图8－4），在这些睫状体结构周围梭形细胞多，而黏液成分少，形成细胞多少不等的结节。陷入的小动脉异常增生，中部平滑肌细胞转化成上皮样细胞，并有黏液变性，罕见这种血管异常增生肿瘤内动脉瘤，有1/4后肾间质瘤中陷入的肾小球球旁细胞增生，导致肾素分泌增多，血压升高，部分为后肾间质瘤胶质细胞或软骨，坏死不常见，无血管浸润。免疫表型：后肾间质瘤CD34阳性，可呈局灶性；desmin、CK、S－100阴性，胶质细胞GFAP和S－100阳性。

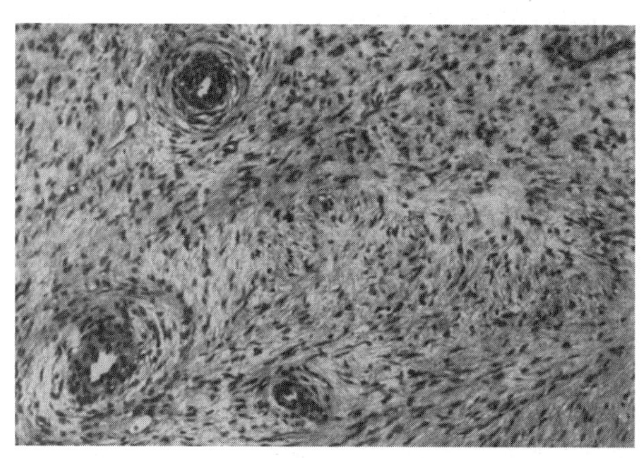

图8－4　后肾间质肿瘤（形成洋葱皮样同心圆结构，HE ×200）

（PMID：23671366）

3. 诊断及鉴别诊断

后肾间质瘤具有独特的病理组织学结构，因此病理诊断非常有意义，尤其是CD34阳性表达和特征性的镜下结构。该瘤应与以下肿瘤相鉴别：

（1）先天性中胚层肾瘤（CMN）：也常发生于肾髓质，是3个月以内婴儿最常见的肾肿瘤，但由于肿瘤细胞向肾实质浸润性生长，大片的肾组织被肿瘤卷入，在肿瘤内形成“肾组织岛”，肿瘤细胞形态单一，分布均匀，编织状排列。CMN可浸润血管以及周边肾脏组织，不表达CD34。MST可出现多种异源性分化的组织，CMN中仅可出现软骨。另外，CMN具有异常染色体，尤其是3条11号染色体，同时有特征性的染色体异位t（12；15）（p13；q25）。而迄今未有文献报道MST基因异常。

（2）后肾腺纤维瘤（metanephric adenofibrowa，MAF）：MAF由上皮和间质组成，通常认为MST为MAF肿瘤的间质成分，但MAF肿瘤上皮成分可形成大小不一的结节嵌入间质成分，MST肿瘤中除了散在内陷的肾小管单个腺管，其余均为梭形细胞。内陷的肾小管上皮细胞成熟，结构与邻近残留肾小管相似。MST可出现肾小球的球旁细胞异常增生及肿瘤细胞呈“上皮样”改变，MAF不会出现这些。

（3）肾透明细胞肉瘤（clearcell sarcoma of kidney，CCSK）：CCSK镜下肿瘤细胞排列成巢，细胞巢之间被纤维间分枝状毛细血管分割，形成独特的“巢和间隔结构”，CCSK不表达CD34、S－100蛋白等，这都有助于两者间的鉴别。

（4）Wilms肿瘤：组织形态学与MST相似，唯一的区别在于前者出现肾胚芽成分，

而 MST 无此成分；Wilms 肿瘤表达 WT－1，而 MST 不表达。

（5）滑膜肉瘤：由比例不等的上皮样细胞和梭形纤维母细胞样细胞组成，上皮样细胞常形成腺样结构，梭形细胞形似纤维肉瘤，表达 EMA、Vimentin，不表达 CD34，分子病理检测 *SYT/SSX* 融合基因阳性。

4. 治疗及预后

后肾间质肿瘤是良性肿瘤，多见于婴幼儿，所有 MST 均呈良性生物学行为，目前尚未见转移或局部复发的报道，手术完整切除即可。手术切除和术后随访是其治疗原则，术中考虑血管畸形致大出血和肿瘤可能恶变者建议做根治性肾切除术，术后不需要放疗、化疗。

（三）后肾腺纤维瘤

后肾腺纤维瘤（metanephric adenofibroma，MAF）比后肾腺瘤更加少见，是非常罕见的良性肾肿瘤之一，被认为是高分化的成熟形式的肾母细胞瘤。该瘤也含有小而不成熟上皮细胞构成的小管状结构，但瘤主体由梭形纤维母细胞构成。

1. 临床表现

后肾腺纤维瘤多见于年轻人（年龄为 20 个月到 35 岁，平均为 14 岁），男女发病比约 2∶1。最常见的症状是血尿，多数患者无临床表现。有患者合并真性红细胞增多症，手术切除肿瘤后痊愈。查体多无阳性体征，肿瘤较大者可触及腹部包块。

2. 实验室检查

肿瘤呈实性褐色，有部分囊腔，肿瘤边界不清，镜下见片状中等大小丰富的梭形细胞中有与后肾腺瘤相同的上皮性结节。梭形细胞包括纤维母细胞样细胞，胞质淡染、嗜酸性，核卵圆或梭形，核仁不明显，少数病例可见核分裂象。可有不同程度的透明变性和黏液变性，偶见血管异常增生，有胶质细胞、软骨和脂肪分化。梭形细胞和上皮成分所占比例各不相同，有些梭形细胞异常明显，有些梭形细胞少，肿瘤边缘不规则，而梭形细胞成分内可有陷入的肾结构，上皮成分可与后肾腺瘤相同，呈小腺泡、小管和乳头状结构，常见砂砾体，有时数量可以很多。后肾腺纤维瘤的腺瘤成分的免疫组化结果与后肾腺瘤相似，间质成分 CD34 常阳性。

3. 诊断

后肾腺纤维瘤是一种由梭形间质成分和上皮性成分共同构成（图 8－5）的双相型肿瘤，两者的比例多少不等，混杂排列，偶尔可以某一种成分为主。肿瘤通常为单发，无包膜，边界不清，偶见囊性变和乳头样改变，周围常见内陷的良性肾小管，其上皮性成分组织学与后肾腺瘤相似，由致密排列的小腺泡、小管和乳头状结构组成，常见砂砾体形成，核分裂象罕见或缺如。间质成分为梭形的纤维母细胞样细胞，胞浆浅染、弱嗜酸性，核卵圆形、呈纺锤状，核仁不明显。间质成分常见围绕内陷的良性肾小管呈同心圆状或洋葱皮样排列，肿瘤内常见数量不等的玻璃样变或水肿性基质，偶见神经胶质样基质改变，偶见血管异常增生，可有胶质细胞、软骨和脂肪分化。典型的后肾腺纤维瘤偶尔可伴随肾细胞癌和肾母细胞瘤发生。

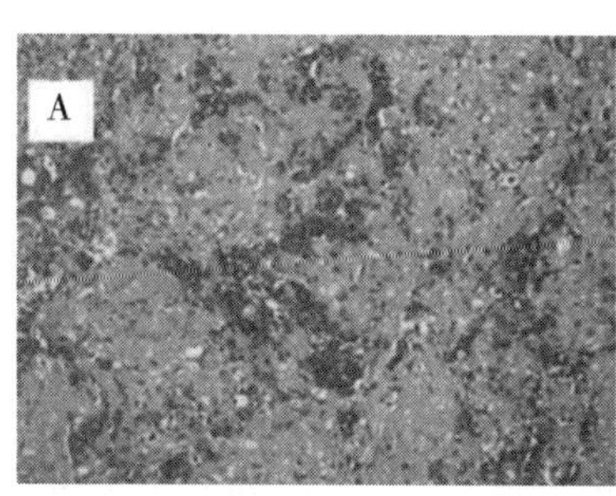

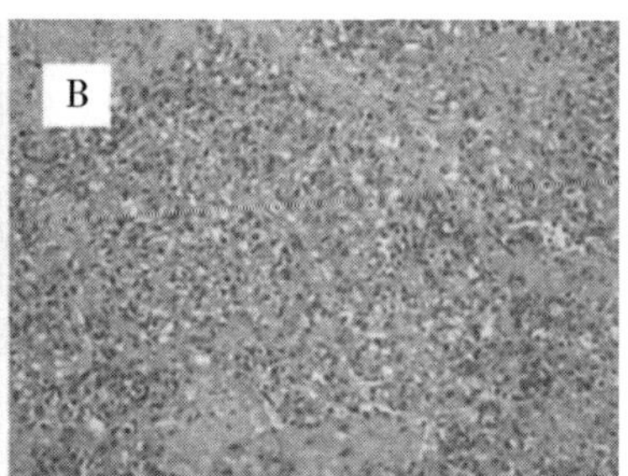

图8－5 后肾腺纤维瘤（由间质成分和上皮成分共同构成，HE×200）
（PMID：26045848）

4. 鉴别诊断

（1）孤立性纤维性肿瘤：形态上可类似于间质成分为主的后肾腺纤维瘤，两者免疫组化染色均可表达CD34，因而易于误诊。后肾腺纤维瘤多取材和仔细观察通常至少可查见局灶性的后肾腺瘤样上皮性成分，此外，间质成分常围绕内陷的良性肾小管呈同心圆状或洋葱皮样排列。

（2）肾母细胞瘤：与后肾腺纤维瘤不同，肾母细胞瘤的上皮性成分瘤细胞的异型性更明显，核分裂象更多见；间叶性成分通常为原始表现的未分化的间充质细胞，瘤细胞异型性明显，核分裂象多见，有时表现为横纹肌母细胞和软骨样细胞的异源性分化。

（3）后肾间质肿瘤：后肾间质肿瘤发病年龄较小（平均年龄约2岁），无前者可见的后肾腺瘤成分，梭形瘤细胞更丰富，组织学变化更多样化，肿瘤内常见肾小球球旁细胞增生、岛屿状的软骨以及神经胶质样结节形成。

5. 治疗及预后

后肾腺纤维瘤通常行手术切除治疗，单纯的后肾腺纤维瘤通常为良性肿瘤，切除即可治愈。与乳头状肾细胞癌或肾母细胞瘤伴随发生者，癌性成分可发生淋巴结转移；偶尔，后肾腺瘤的间质成分可恶变为非特异性肉瘤，肿瘤表现出侵袭性的临床进程。

三、其他肾恶性肿瘤

（一）先天性中胚叶肾瘤

先天性中胚叶肾瘤（congential mesoblastic nephroma，CMN）是一种少见的、好发于新生儿或婴儿早期的肾肿瘤。1967年Bolande等[10]首次命名并描述其组织形态颇似平滑肌或纤维（肉）瘤，被认为是婴儿肾脏肿瘤预后最好的类型。

1. 临床表现

新生儿肾脏肿瘤几乎均为先天性中胚叶肾瘤，CMN发病年龄以新生儿期为主，多数在出生后3个月以内，但也有较大年龄儿童甚至成人发病的报道。患者是因无腹痛及引起血尿的腹部包块为主要临床表现而就诊，可以出现高血压和高钙血症。因为患儿可以引起孕妇羊水过多、水肿和早产等症状，所以往往在新生儿期就能被确诊。超声或CT能提示肾脏占位性病变，而且影像学发现细胞型CMN比经典型更容易出现多样性变

化并更具侵袭性。

2. 实验室检查

CMN 肿瘤大体呈灰白色、灰红至暗红色，直径为 1.2 ～ 19 cm，平均直径为 9 cm。根据形态学，CMN 分为经典型、细胞型和混合型。经典型大体切面呈白色编织状，质韧，显微镜下可见肿瘤细胞由排列呈束状的纤维母细胞组成，瘤细胞呈梭形，核细长，质粉染，核分裂象少见；肿瘤组织内可见未完全成熟的肾小球及肾小管，部分区背景疏松呈黏液样。细胞型大体上肿瘤切面质地较软，多呈囊性伴出血。镜下可见肿瘤细胞排列呈片状、条索状或束状，部分区呈栅栏状或微囊状排列；瘤细胞呈卵圆形或梭形，核仁明显，核分裂象多见，约为 110/50 HPF，平均为 1 ～ 3/HPF；肿瘤细胞间血管丰富，较多血管、淋巴管扩张，个别病例中可见血管呈分支状分割肿瘤细胞；肿瘤边界呈推压式生长，周围肾组织受挤压萎缩，边界较清。混合型大体和形态学上同时具有经典型和细胞型两型的特征。此外，经典型 CMN 和细胞型 CMN 具有不同的分子遗传学改变，细胞型通常在第 8 号、11 号、17 号染色体呈非整倍体，在 t（12；15）（p13；q25）间发生的染色体异位导致 *ETV6-NTRK3* 基因融合，而经典型和混合型中出现细胞型形态的区域均没有该融合基因的表达。该肿瘤细胞的免疫表型为 Vimentin 阳性，actin 常阳性，desmin 可阳性，PCK 和 EMA 阳性。

3. 诊断

镜检可见经典型 CMN 形态学上与平滑肌瘤相似，约占 CMN 的 24%，肿瘤由呈束状排列的梭形或纺锤形细胞组成，胞浆红染，核分裂象少见。肿瘤内有丰富的胶原沉积，肿瘤组织可呈岛状深入周围肾实质。细胞型 CMN 占 CMN 的 66%，形态学上与婴儿纤维肉瘤相似，瘤细胞呈实性条索状和片状排列，而束状结构不明显。肿瘤细胞丰富，细胞多呈卵圆形或纺锤形，胞浆较少，核分裂象多见，更容易出现出血、坏死囊性变。细胞型可侵犯周围正常组织并表现出更强的侵袭能力。混合型 CMN 占 CMN 的 10%，形态学上同时具有经典型和细胞型 CMN 的特点（图 8－6）。电镜下观察 CMN 肿瘤细胞具有肌纤维母细胞和纤维母细胞的特点。

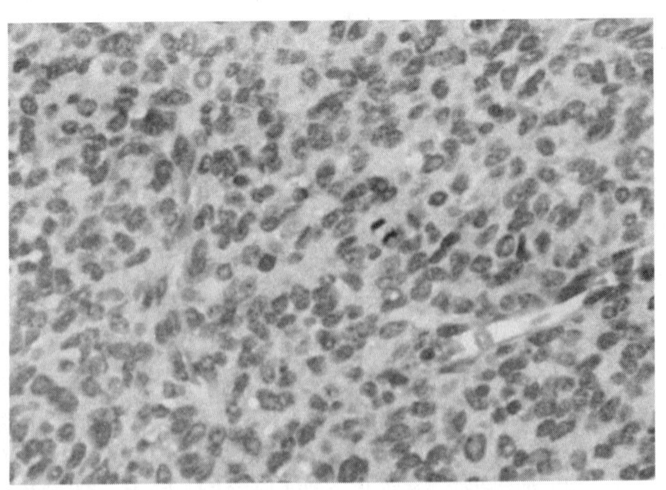

图 8－6　先天性中胚叶肾瘤（经典型与细胞型混合）

（PMID：23012173）

4. 鉴别诊断

(1) 肾母细胞瘤：发生在儿童的肾脏肿瘤中85%为肾母细胞瘤，肾母细胞瘤发病年龄较CMN大，多见于6岁以下儿童。镜下胚芽细胞型和上皮样型形态上以幼稚的胚基细胞和上皮细胞为主，因此从形态学上不同于CMN，而间质型形态学上与CMN相似，但肿瘤内还可出现异源性分化如有脂肪、平滑肌、骨、软骨等成分，并且免疫组织化学表达WT1和上皮性标志物可与CMN鉴别诊断。

(2) 透明细胞肉瘤：发病平均为年龄3岁，较CMN大，镜下为胶原背景中均一的梭形细胞条索为其典型的组织学结构，细胞胞质透明到淡染，被纤细的拱形纤维血管分隔，免疫组织化学表达波形蛋白和*bcl*-2，常发生骨和其他部位转移，与CMN易区分。

(3) 横纹肌样瘤：发病年龄与CMN相似，主要发生于2岁以内婴幼儿，镜下可见肿瘤细胞有丰富的嗜酸性胞质，呈横纹肌细胞样，免疫组化特异性不表达整合酶，相互作用分子为1，可与CMN区分。

5. 治疗及预后

CMN是一种低度恶性肿瘤，根治性肾切除术是CMN的主要治疗方法，迅速、及时手术能降低术后复发的风险性。术后化疗与否则与手术中是否发生肿瘤破裂和周围浸润有关。文献报道约5%的CMN术后1年之内复发，且主要为细胞型。经典型CMN的预后好于细胞型的，经典型的生存率为100%，而细胞型的为85%。复发危险因素包括术中肿瘤破裂、细胞型CMN和发病年龄，主要转移部位为肝、肺、脑等，局部广泛复发病例罕见。CMN患者数量不多，而且部分病例采取多种治疗方式，因此是通过化疗还是放疗甚至是放疗联合化疗来预防复发，尚待进一步研究。

(二) 肾透明细胞肉瘤

肾透明细胞肉瘤（clear cell sarcoma of kidney, CCSK）是一种罕见的儿童肾恶性肿瘤，具有侵袭性强、转移广泛、复发率高的特点，占儿童肾脏肿瘤的2%～9%，虽然发病率低，但却是继肾母细胞瘤后第二位的儿童肾肿瘤。

1. 临床表现

CCSK多发生于6个月～5岁儿童，发病高峰年龄在2岁左右，略低于肾母细胞瘤的发病年龄，其恶性度极高，具有侵袭性和广泛转移的特点，复发率和死亡率均较高，发病年龄越大，预后越差。CCSK常见临床表现与肾母细胞瘤相似，以腹部包块或异常隆起、腹痛、贫血等表现多见，其他可伴有呕吐、食欲减退、便秘、发热及高血压等表现。CCSK的显著特征是倾向于骨转移，还可转至淋巴结、肺、肝和软组织等。骨转移的患者可有骨痛及骨性包块等表现。肿瘤常为单中心、单侧性，双侧罕见。

2. 实验室检查

CCSK的大体常表现为一个体积巨大、单中心、无包膜但界限清楚的包块。肿瘤常起源于中央区域，取代正常肾组织或位于肾髓质。肿瘤质软、呈灰褐色，黏液丰富，可见囊肿样分离、出血及局灶坏死。组织学形态表现多样，包括经典型、黏液型、梭形细胞型、栅栏状型、上皮样型、硬化型、富于细胞型、囊肿型、血管周围细胞瘤或血管扩

张型等9种形态。经典组织学表现为：由大小一致、染色很浅的肿瘤细胞构成，瘤细胞界限不清楚，大小基本一致；核染色质细、呈网点状，染色浅；核仁不清，核分裂象多少不等。此外，肿瘤组织内可见大量树枝状小血管形成的网架，将肿瘤细胞分隔成巢状或网状（图8－7）。这种小血管倾向于平行走向，一侧可以看到几乎是垂直于主干的弓形分支。免疫组化指标：Vimentin、CD99、bcl－2、Ki－67、CD34多呈阳性。

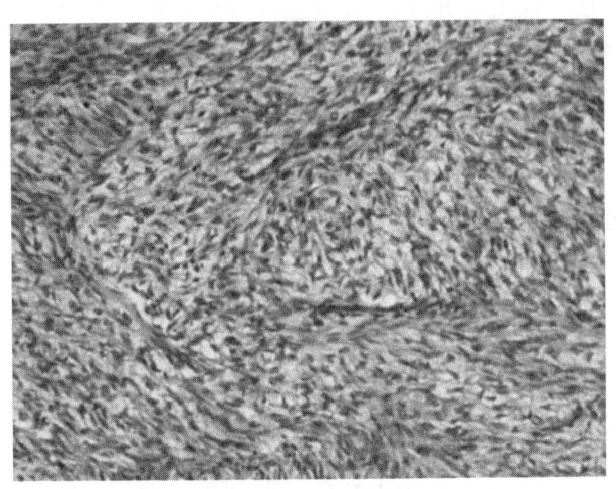

图8－7 肾透明细胞肉瘤（HE，×200）

（PMID：22470776）

3. 诊断

CCSK有以下特征性的影像学表现：①CCSK密度混杂不均，液化坏死成分较多。见多发层状液化坏死密度影，与正常组织形成密度对比，增强扫描时呈虎斑、条纹样改变，其他儿童肾脏肿瘤中不常见。②CCSK容易浸润肾髓质，血供丰富。肿瘤实性部分强化非常明显，呈云絮样、鱼肉样改变，其内见多发的肿瘤血管影。③CCSK向外呈单中心膨胀性生长。肾集合系统受压变形，周围肾组织受压变形呈“杯口样”改变，增强扫描时周围肾皮质明显强化且高于瘤体组织，两者密度对比呈“环池样”改变，而肾母细胞瘤残肾组织强化时较少见此种改变。

CCSK的CT表现为：①肿瘤多呈类圆形或椭圆形；②体积一般较大，直径多大于等于10 cm；③边界多清晰锐利，可见完整包膜，部分可见分叶状；④肿瘤呈等低混杂不均匀密度，囊变坏死成分较多；⑤坏死组织周围可见斑片状、线状、点状钙化，病理显示为坏死导致的营养不良性钙化；⑥瘤体呈膨胀生长，肾实质及集合系统受压变形分离，残余肾实质受压呈杯口样改变，瘤体较大时跨越中线生长；⑦瘤体可见纤维分隔结构，部分呈条絮状；⑧肿瘤血供丰富，可见多发纤细肿瘤血管，动态增强扫描实质部分呈云絮样、虎斑样、条纹状及斑片状渐进性高程度强化，可能与肿瘤细胞密集、血管丰富使对比剂廓清缓慢有关，坏死和囊变区不强化；⑨肾外转移灶多、出现早，可较早转移至骨，其次可出现淋巴结、肺、肝和软组织转移等。

总之，对于幼儿的肾脏肿瘤，具有病变从肾门向外单中心膨胀性生长，肿瘤血管丰富，呈虎斑样、鱼肉样强化，可见假包膜及环池样改变等特点时要考虑CCSK。

4. 鉴别诊断

（1）肾母细胞瘤（Wilms 瘤）：Wilms 瘤强化程度较 CCSK 低，与肿瘤所含液化坏死成分较多、肿瘤血管较少有关。有文献认为，CCSK 早期出现骨转移是与 Wilms 瘤区别的重要征象。

（2）肾恶性横纹肌样瘤（malignant rhabdoid tumor of kidney，MRTK）：肿瘤主要位于肾脏中心部，且累及肾门，呈膨胀性生长，与 CCSK 较相似，MRTK 无包膜，边缘呈分叶状改变，70% 肾被膜下可见积血，肾被膜增厚及结节样强化，瘤体内钙化灶呈线条样改变。而 CCSK 一般有完整包膜呈类圆形，当包膜破坏时瘤体呈分叶状改变，肾包膜下几乎很少见积血。另外，MRTK 常伴有颅后窝中线处肿瘤（或是转移瘤，或是类似髓母细胞瘤的原发性肿瘤），其他转移瘤多见于肝和肺部，骨转移一般发生在肾切除术后；而 CCSK 转移以淋巴结转移为主，骨转移在病灶切除前即可存在。

（3）先天性中胚叶肾瘤（congenital mesoblastic nephroma，CMN）：瘤体巨大，密度低，60% 呈液性密度，常侵犯肾窦并取代大部分肾实质和集合系统，瘤内小钙化多见，强化不明显。而 CCSK 为富血供肿瘤，强化明显，钙化少见，肾集合系统未受侵犯。

5. 治疗及预后

治疗方法遵循手术、化疗和放疗联合应用的综合治疗原则。通过辅助检查评估手术可行性，对影像学检查提示能够完整切除者，先行 I 期手术切除原发病灶，再行后续治疗。对肿瘤巨大、影像学检查提示完整切除困难者，先予以术前化疗，待瘤径缩小、边界渐清后延期切除病灶。手术要求尽可能完整地切除肿瘤，避免术中破溃，仔细清扫肾门及肾周组织可疑淋巴结。尽管 CCSK 一直被视为预后不良型的 WT，但随着阿霉素、环磷酰胺、依托泊苷等化疗药物的应用，其生存率显著提高。建议对术前化疗不敏感、术中肿瘤破溃以及不能完全切除病灶等高危情况，术后予以更高强度的化疗方案来避免术后复发。远处转移和复发是 CCSK 高侵袭性的两个表现，除已经发现的骨和肺转移外，另有报道指出肾周组织淋巴结也是常见的转移部位之一，因此建议手术切除 CCSK 病灶时注意清扫肾周淋巴结以及下腔静脉和腹主动脉旁淋巴结，以准确地评估分期，选择恰当的治疗方案。

（三）肾横纹肌样瘤

肾横纹肌样瘤（rhabdoid tumor of kidney，RTK）是一种罕见的儿童肾脏肿瘤，是发生于婴幼儿的高度恶性肿瘤之一，以具有单形性、大而分散的肿瘤细胞伴泡状核和大的核仁为特征，并有一致性 *INI1* 基因（22q11）突变或缺失。

国际 Wilms 瘤病理研究中心（National Wilms' Tumor Study Pathology Center）的 111 例 RTK 病例报告表明，RTK 的发病年龄在 1 岁以内最多，以后逐渐减少，大于 5 岁者罕见。临床上可分为 5 期：Ⅰ期：肿瘤局限于肾内且可完整切除，肿瘤浸润不超过肾门平面的肾盏。Ⅱ期：肿瘤浸润超过肾囊，但能被完整切除，没有血行和淋巴转移的迹象。Ⅲ期：全切的肿瘤，肉眼可见腹膜污染或有腹膜转移结节。Ⅳ期：血行转移或腹腔外蔓延。Ⅴ期：双肾原发肿瘤。分期越高，死亡率越高，该病的死亡率超过 80%。RTK

细胞常可发生远位转移，最常见的是双肺，其次是腹腔内、肝、脑和骨，较少见的转移部位有腰肋部、纵隔、胸膜、颈部淋巴结、腹股沟淋巴结，脊柱两侧、卵巢及输卵管等。

1. 病因及发病机制

肾横纹肌样瘤组织来源尚未明确，有肌源性、神经源性、上皮源性、原始间叶细胞源性等说法，免疫组织化学染色无特异性表达提示肿瘤细胞来源于多向分化潜能的间叶细胞。

2. 临床表现

肿瘤多发生于单侧肾，均位于肾中央，浸润髓质和肾盏，并常累及集合系统。肾横纹肌样瘤发病率占所有儿童肾脏肿瘤的0.6%～9.1%，发病年龄为0～106个月，平均年龄为1.5岁左右，80%的RTK患者小于2岁，男女比例为1.5∶1[11]。儿童RTK在临床上无特异性，常表现为腹部包块、血尿或腹痛等，肿瘤常较大，且多位于肾髓质并侵犯肾门，压迫血管导致血压升高。RTK患儿可同时伴有其他肾脏肿瘤如间变性Wilms瘤、先天性中胚层肾瘤等或肾组织发育障碍等。

3. 实验室检查

典型的RTK除少部分肾组织边缘占据肾脏大部分，切面质软、脆，粉灰色或褐色伴有灶状坏死和出血。肿瘤境界不清，常可见到由血管浸润导致的卫星结节。肾的中间部分通常被浸润，肾门结构破坏，有时肾盂完全被肿瘤占据，肾静脉常充满肿瘤或被血管腔外浸润的肿瘤所破坏。

显微镜下见肿瘤中等大小，呈弥漫性分布，有时可出现腺泡样或梁状结构，少数可见短梭形细胞区域。细胞核大，核仁大而居中，核常呈空泡状，胞质内嗜酸性包涵体是RTK诊断的特征性依据。部分肿瘤细胞可由原始未分化小圆形细胞构成，可见玻璃样包涵体结构。免疫组织化学染色肿瘤细胞胞质或包涵体波形蛋白阳性，显示其间叶组织来源的特性；Ki-67阳性常常大于50%，特征性表型为细胞核INI1缺失（图8-8）。神经源性标记大部分阴性，肌源性、上皮源性及淋巴细胞抗体标记绝大部分阴性或小灶状阳性。电镜检查在胞质内见漩涡状中间丝结构，直径为8～10 nm，有助于提高诊断准确性。

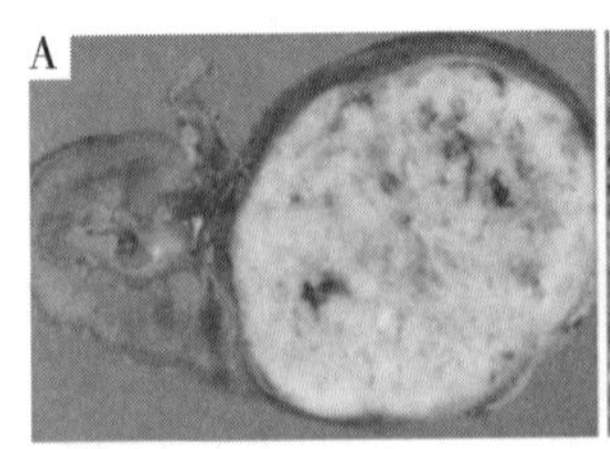

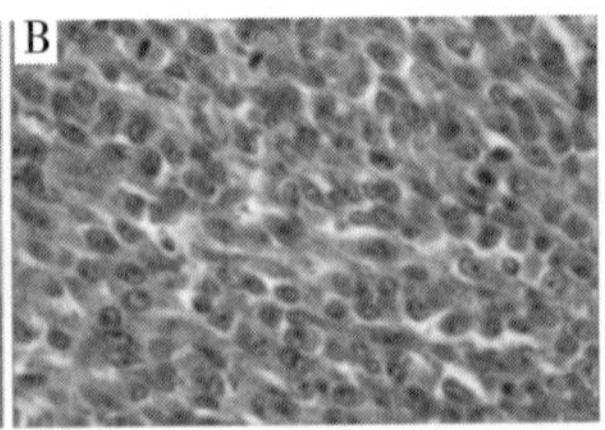

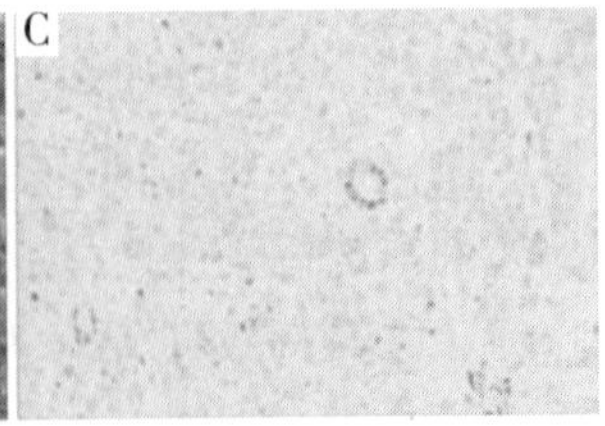

图8-8　肾横纹肌样瘤

A：边界清晰，卵圆形肿块；B：肿瘤细胞大小不一，核仁明显，胞质丰富 HE ×400；C：特征性免疫组化显示INI-1细胞核染色缺失（PMID：24570822）

4. 诊断及鉴别诊断

正确的诊断主要依靠典型的病理组织学改变，还需要结合免疫组织化学及超微结构

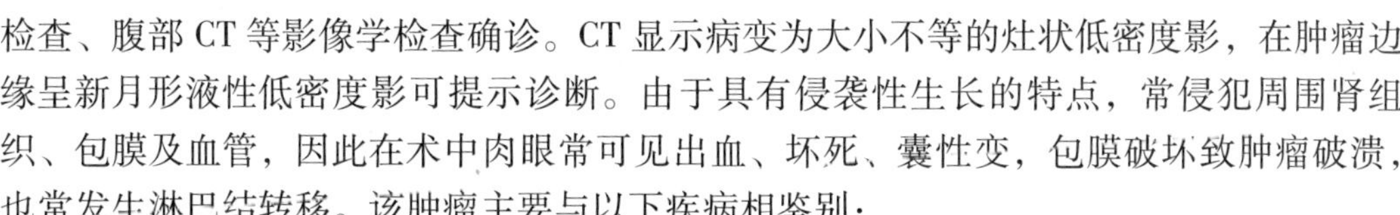

检查、腹部 CT 等影像学检查确诊。CT 显示病变为大小不等的灶状低密度影，在肿瘤边缘呈新月形液性低密度影可提示诊断。由于具有侵袭性生长的特点，常侵犯周围肾组织、包膜及血管，因此在术中肉眼常可见出血、坏死、囊性变，包膜破坏致肿瘤破溃，也常发生淋巴结转移。该肿瘤主要与以下疾病相鉴别：

（1）肾母细胞瘤，是儿童最常见的肾脏肿瘤，多见于 2 ～4 岁。肉眼检查肿瘤周围有纤维性假包膜形成，与肾组织分界清楚，或将肾组织挤压于肿瘤的一侧形成帽状结构，一般无侵袭生长的特点。镜下主要由未分化胚芽组织、多少不等的上皮成分和（或）间叶组织成分构成，间叶成分中可见横纹肌样分化，当肿瘤细胞间变时，细胞核增大，核分裂象多，但细胞质内无包涵体样结构。

（2）肾透明细胞肉瘤，好发于儿童，平均年龄为 3 岁。肿块多位于肾髓质中央，边界清晰，可有囊性变。镜下肿瘤细胞呈巢状、索状排列，有明显的呈树枝状分布的血管纤维间质分隔。肿瘤细胞胞质浅染或空泡状，细胞核圆形或卵圆形，核仁不清，核沟常见，肿瘤细胞内无包涵体样结构。易复发及发生骨、肺转移。波形蛋白及 *bcl* –2 阳性。电子显微镜下细胞质内可见散在的中间丝。

（3）葡萄状胚胎性横纹肌肉瘤，婴幼儿常见，常发生在泌尿生殖道的肾盂及膀胱，多呈息肉样、葡萄样生长，黏膜上皮下形成“生发层”，可见胞质嗜伊红的横纹肌母细胞及短梭形细胞，有的可见横纹，伴有丰富的疏松的黏液样间质，肌源性标记常阳性。

5. 治疗及预后

RTK 的治疗：应在明确诊断和确切分期的基础上，行包括手术、化疗和选择性放疗在内的综合性治疗。化疗和放疗是肾母细胞瘤综合治疗中手术以外的另 2 个重要治疗手段。有文献报道对Ⅰ期、Ⅱ期 RTK 可行完整切除肿瘤及患肾后加术后化疗（NWTS –5 方案，卡铂、环磷酰胺及依托泊苷联合化疗）。对于无法完整切除肿瘤的Ⅲ期、Ⅳ期及Ⅴ期患儿，术前应用长春新碱、阿霉素及环磷酰胺（VCD）联合化疗 2 个疗程，待肿瘤缩小、转移灶缩小或消失后再手术切除。手术切除和术后化疗对治疗有一定帮助，Weeks 等报道临床Ⅰ期、Ⅱ期患者行单侧肾切除加化疗，Ⅲ期患者可在肾切除加化疗的基础上再增加放疗，可提高存活时间。总体上 RTK 有易转移和复发的特点，进展迅猛，预后极差。患病年龄及肿瘤分期与 RTK 的预后有关，发病年龄越小，预后越差。

（四）乳头状肾细胞癌

乳头状肾细胞癌（papillary renal cell carcinoma，PRCC）是一种起源于近端肾小管上皮细胞的肾细胞癌亚型，是具有乳头状或小管乳头状结构的肾实质恶性肿瘤，发病率仅次于透明细胞型肾细胞癌，且预后较好。

根据乳头表面被覆细胞的形态学特征可分为两型。目前普遍应用的分型方法为 WHO（2004 年）泌尿系统及男性生殖器官肿瘤病理学与遗传学的分型方法：即根据细胞和结构特征将 PRCC 分为Ⅰ型、Ⅱ型。Ⅰ型 PRCC 乳头表面被覆单层排列、胞质稀少的小立方细胞，乳头轴心常可见泡沫巨噬细胞，核级别低；Ⅱ型胞质丰富、嗜酸性，呈假复层排列，核级别高，巨噬细胞少见。最近 Warrick 等提出一个新的分型方法：在不

考虑核级别、胞质性质及组织学特点的基础上，被覆单层上皮者即为Ⅰ型，而被覆假复层上皮及高级别核者为Ⅱ型，该分类方法具有更好的可操作性。

PRCC的分级标准根据癌细胞核的形态特点参照 Fuhrman 标准分为4级：Ⅰ级细胞呈均匀一致的圆形，直径小于10 μm，核仁不明显；Ⅱ级细胞核增大，略显不规则，直径达15 μm，核仁明显；Ⅲ级细胞核不规则，直径为20 μm，可见大核仁；Ⅳ级细胞核呈怪异状，直径达20 μm或更大，可见大核仁，另见梭形癌细胞，核染色质呈凝块状。

1. 临床表现

乳头状肾细胞癌的高发年龄为53～64岁，患者男女比例为2∶1，患者在临床上的表现多数缺乏典型，很大一部分患者是在体检时偶然发现病变。有临床症状的患者均出现典型肾癌三联征中的临床表现，均有出现腹部包块、肋腹痛及血尿等症状，伴有或不伴副肿瘤综合征，比如发热、贫血、高血压等。

2. 实验室检查

肉眼观察肿瘤大小不等，常为多灶型，出血坏死较其他肾细胞癌明显，位于肾实质或呈球形突出表面，境界清楚，多有包膜，剖面呈灰白或灰黄色。组织学上，大多数PRCC癌组织以乳头状结构为主（图8-9），部分可见管状、实性、囊状排列，偶见微小结状结构，PRCC根据癌细胞形态特点分为Ⅰ型和Ⅱ型。肿瘤边缘伴或不伴纤维性包膜、砂砾体、出血、坏死、囊性变、钙化等条件也具有重要的参考价值。有研究表明，泡沫样巨细胞和胞质内脂褐素是PRCC最敏感和特异的诊断标记。

A 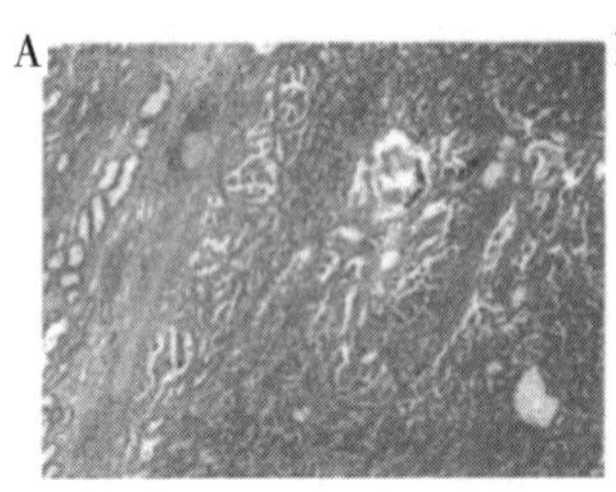 B 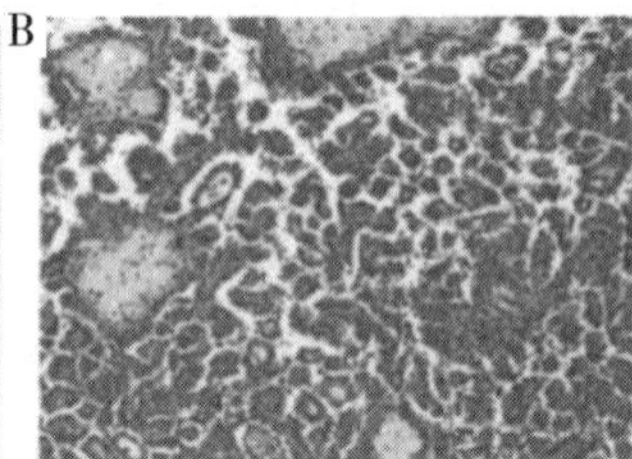 C 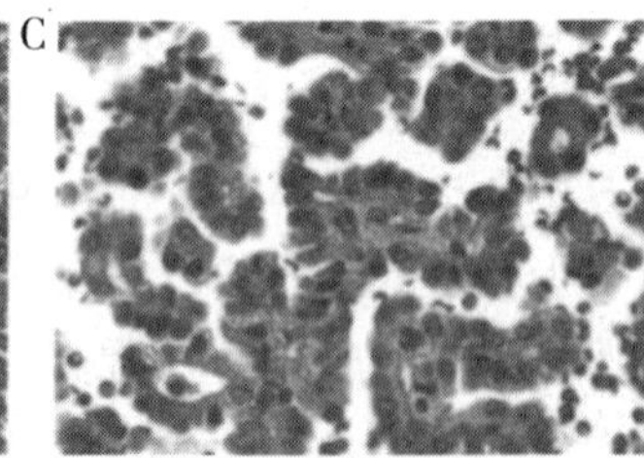

图8-9 乳头状肾细胞癌的组织切片HE染色

A：特征性乳头状结构（50×）；B：典型的泡沫样组织细胞（100×）；C：乳头状结构内衬嗜酸性长方形上皮细胞，核卵圆形，核仁明显（400×）（PMID：23882344）

PRCC的免疫组化中检测CD10、CK7、HMWCKs、Vimentin、AMACR等均不同程度的表达，其中Ⅰ型PRCC显示CK7阳性，且阳性率明显高于Ⅱ型，Ⅱ型的典型免疫表型为CD10、CK20、RCCM、Vimentin、AMACR均阳性，CD117阴性。CK7和AMACR在PRCC中的高表达对PRCC的诊断具有重要意义。PRCC在细胞遗传学和分子生物学上具有独立的遗传表型，染色体分析显示细胞遗传学的改变包括7号和17号染色体呈三倍体以及Y染色体缺失是PRCC的遗传学特征，可作为PRCC的诊断依据。在大部分遗传性PRCC（Ⅰ型）和13%散发性PRCC中均可发生MET-原癌基因突变，前者的突变率远较后者高，提示两者可能存在着不同的发病机制。

3. 诊断

PRCC的确诊需要依赖于病理学诊断，镜检时认识乳头状结构是诊断的关键。PRCC肿瘤大多数均可见乳头状结构，除典型的具有纤维血管轴心的乳头状结构，乳头形式表

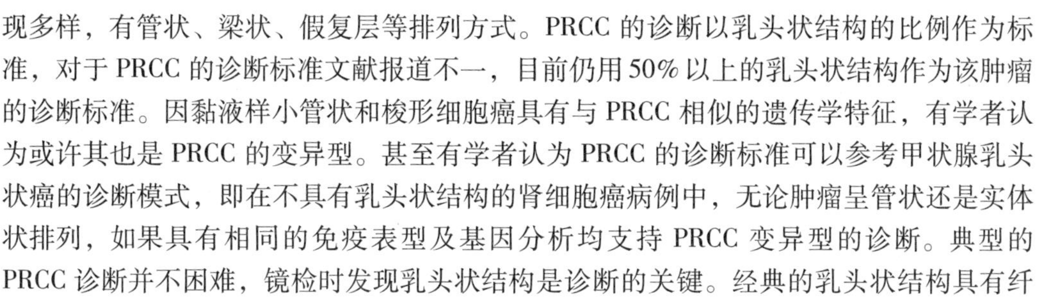

现多样，有管状、梁状、假复层等排列方式。PRCC 的诊断以乳头状结构的比例作为标准，对于 PRCC 的诊断标准文献报道不一，目前仍用 50% 以上的乳头状结构作为该肿瘤的诊断标准。因黏液样小管状和梭形细胞癌具有与 PRCC 相似的遗传学特征，有学者认为或许其也是 PRCC 的变异型。甚至有学者认为 PRCC 的诊断标准可以参考甲状腺乳头状癌的诊断模式，即在不具有乳头状结构的肾细胞癌病例中，无论肿瘤呈管状还是实体状排列，如果具有相同的免疫表型及基因分析均支持 PRCC 变异型的诊断。典型的 PRCC 诊断并不困难，镜检时发现乳头状结构是诊断的关键。经典的乳头状结构具有纤细的纤维血管轴心，轴心内可见数量不等的泡沫样巨噬细胞。

4. 鉴别诊断

（1）透明细胞性肾细胞癌：肿瘤细胞胞质透明，局灶区域可有乳头状结构，但较局限。CK7 阳性是 PRCC 的典型表现，而 CD10 阳性是透明细胞性肾细胞癌的典型表现，透明细胞癌不表达 CK7 和 HMWCKs。

（2）*Xp11. 2/TFE3* 基因融合相关性肾癌：镜下示乳头状结构表面的瘤细胞胞质透亮，且常见嗜酸性的瘤细胞呈巢团状排列，而乳头状肾细胞癌不具备该特征。免疫组化标记 TFE－3 有助于两者鉴别。此外，非乳头状肾细胞癌伴乳头结构肿瘤应与透明细胞管状乳头状肾细胞癌相鉴别，后者由低级别的透明细胞、囊性/部分囊性、小管和真性乳头构成，肿瘤具有明显纤维化的间质，CK7 阳性，CA9 阳性/阴性，AMACR、CD10 阴性，属于低度恶性潜能。

（3）后肾腺瘤：该瘤境界清楚，为肾实质肿瘤，镜下见肿瘤由紧密排列的小腺管或小腺泡组成，乳头轴心常有小管，间质血管稀少，瘤细胞大小较一致，免疫组化标记 EMA、CK7、CD10 均阴性。

（4）集合管癌：当瘤体比较大或高级别时，应与肾集合管癌相鉴别。后者也由真性乳头构成，位于肾髓质，但其明显硬化的间质，明确病灶的边缘广泛侵犯肾实质及 CK（34βE12）阳性可资鉴别。

（5）嗜酸细胞腺瘤：镜下见该瘤乳头呈不明显的实性巢团状排列，核异型不明显，胞质丰富，强嗜酸性，尤其冷冻病理诊断时应与嗜酸型 PRCC 鉴别，伴有嗜酸细胞的 PRCC 梁状或腺泡状排列，偶见局灶性发育不全的乳头状结构，泡沫样巨噬细胞和胞质内含铁血黄素的出现，对 PRCC 的诊断具有重要价值。免疫组化标记 AM-ACR 和 Vimentin 强阳性可资鉴别。

5. 治疗及预后

手术是 PRCC 患者首选的治疗方式，手术方式包括根治性肾切除术和楔形切除保留肾单位手术，而相对于临床分期、核级别均较低的患者，两种术式对患者的无瘤生存期和总生存期无影响。PRCC 生长缓慢，比传统透明细胞型肾细胞癌预后好，大多数患者处于较低分期中，这与我们的临床分期、核级别以及 Ki－67 增殖指数均较低的结果是一致的。研究表明，核分级和分期是提示患者预后的重要指标。此外，淋巴结转移及肉瘤样分化等提示肿瘤侵袭性行为的指标也影响患者的预后。新近的研究表明组织学分型才是影响患者最重要的指标，也有学者认为Ⅰ型和Ⅱ型的预后存在差异，Ⅱ型患者预后更差。

（五）Xp11.2 易位/*TFE3* 基因融合相关性肾癌

Xp11.2 易位/*TFE3* 基因融合相关性肾癌（renal cell carcinoma associated with Xp11.2 translocation/TFE3 gene fusion）简称 Xp11.2 易位性肾癌，是一种罕见的肾细胞癌（renal cell carcinoma，RCC），在 Xp11.2 染色体不同位点上发生易位，导致 *TFE3* 基因的融合。Xp11.2 易位性 RCC 常见于儿童及青少年，女性多于男性，在儿童型 RCC 中，该疾病占 20%～40%，成年型罕见。

1. 病因及发病机制

Xp11.2 易位性 RCC 病因现仍不明确，有文献报道，儿童及青少年 Xp11.2 易位性 RCC 部分患者有化疗史，因此化疗可能是 Xp11.2 易位性 RCC 发生的危险因素。对于成人 Xp11.2 易位性 RCC，有研究认为患者在幼年时就发生基因突变，由于无明显临床症状且进展缓慢而未被发现，直到成年后疾病进展至中晚期，发生相关症状才被检测出来。

Xp11.2 肾细胞癌的主要特点为基因组具有 Xp11.2 位点的易位，形成 *TFE3* 融合基因，导致 TFE3 蛋白的过表达，影响对转录调节的干扰作用，促进肿瘤形成。*TFE3* 基因属于小眼畸形转录因子（MiTF）家族，该家族其他成员还包括 *TFEB*、*MiTF* 和 *TFEC*。目前已有 t（6；11）（p21；q12）*TFEB* 基因融合相关性肾癌的报道，融合基因为 *α-TFEB*，尚未见 *MiTF* 和 *TFEC* 基因改变相关肾癌的报道。TFE3 和 TFEB 易位性肾癌具有类似的临床、组织病理、免疫组化及分子生物学特征，有学者建议将这类肿瘤归于 MiTF/TFE 家族肿瘤。Xp11.2 肾细胞癌所涉及的融合基因至少有 8 种，明确位点的有 5 种[12-13]，分别为 t（X；17）（p11.2；q25）染色体易位，形成 *ASPL-TFE3* 融合基因；t（X；1）（p11.2；q21）染色体易位，形成 *PRCC-TFE3* 融合基因；inv（X）（p11；q12）染色体易位，形成 *NonO-TFE3* 融合基因；t（X；1）（p11.2；p34）染色体易位，形成 *PSF-TFE3* 融合基因；t（X；17）（p11.2；q23）染色体易位，形成 *CLTC-TFE3* 融合基因。

2. 临床表现

Xp11.2 易位性 RCC 与其他类型的 RCC 临床表现相似，临床上最常见的症状是肉眼血尿，同时具备肾癌三联征（肉眼血尿、腹痛和腹部包块）者较少见，肾外症状更为罕见，大部分患者是通过体检偶然发现的，也有部分患者以转移灶症状为首发表现。

3. 实验室检查

肿瘤多起源于皮质深部，体积较小，常为多灶性，无包膜。在组织学形态方面，Xp11.2 易位性 RCC 大体形态与常见 RCC 类似，切面多为黄褐色，质软，坏死不明显，部分可有出血、钙化或囊性改变。显微镜下，癌细胞呈巢状或乳头状（图 8-10）、肺泡样结构。细胞内细胞质较多，部分可为嗜酸性胞浆、砂砾体，核仁明显。有文献报道 ASPSCR1-TFE3 融合性 RCC 典型地显示肺泡或假乳头状生长模式，并且肿瘤细胞体积大，具有大量细胞质和广泛的沙砾样钙化；PRCC-TFE3 融合性 RCC 中的肿瘤细胞呈少量为混乱、部分结构小而紧凑，同时细胞质也较少；SFPQ-TFE3 融合性 RCC 显示出具

有亚核空泡化的肺泡结构，偶有乳头状结构；NONO-TFE3 融合性 RCC 则呈腺管状或乳头状结构，通常伴有以双相模式排列的上皮细胞，细胞核圆形、形状均匀，出现分泌性子宫内膜样亚核空泡化。

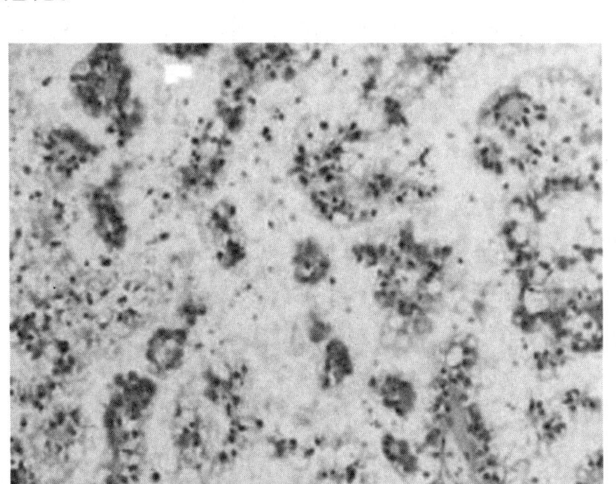

图 8-10　Xp11.2 易位/TFE3 基因融合相关性肾癌
肿瘤细胞乳头状，胞质丰富，嗜酸性
（PMID：29901594）

Xp11.2 易位性 RCC 免疫组化的特点是 Vimentin、EMA、CK7 等上皮标记物呈阴性，多数 P504S、CD10、PAX8 等表现为阳性，但并不能据此与其他 RCC 类型进行区分，TFE3 蛋白是 Xp11.2 易位性 RCC 标志性的标记物，但在非 Xp11.2 易位性 RCC 中也有 TFE3 蛋白阳性的表现，因此免疫组化显示 TFE3 阳性只是有助于 Xp11.2 易位性 RCC 的诊断。

4. 诊断及鉴别诊断

Xp11.2 易位性 RCC 的诊断需要结合临床表现、组织病理学特征、TFE3 免疫组化染色、细胞遗传学及分子生物学技术。荧光原位杂交技术（fluorescence in situ hybridization，FISH）被认为是诊断 Xp11.2 易位性肾癌更准确的方法。TFE3 蛋白免疫组化与 FISH 组合能提高诊断准确率，并消除免疫组化的假阳性。有学者认为，组织蛋白酶 K 作为一种新的标记物，其阳性强度与 *TFE3* 基因的融合伴侣有关，并且联合 TFE3 蛋白免疫组化及 FISH 可进一步诊断 Xp11.2 易位性 RCC 的亚型。该肿瘤主要应与以下疾病相鉴别：

（1）透明细胞性肾细胞癌，好发于成人，常常缺乏乳头状结构，无砂砾体，免疫组化 TFE3 阴性表达有助于两者鉴别，在遗传学，常常存在 *VHL* 基因的突变及 3p 缺失。

（2）乳头状肾细胞癌，成人好发，组织学形态以小管或小管乳头状结构为主，无巢状及腺泡状结构，透明细胞区域极少见，可见泡沫状巨噬细胞及胆固醇结晶，近年来有文献报道Ⅱ型乳头状肾细胞癌 TFE3 也呈阳性表达，但 CK7 弥漫阳性，可与 Xp11.2 易位性肾癌相鉴别。遗传学通常具有第 7、17 或者 Y 染色体的丢失。

（3）腺泡状软组织肉瘤，腺泡状软组织肉瘤和 Xp11.2 易位性肾癌一样均含 t（x,

17）（p11.2；q25）染色体易位，并形成特异性的 *ASPL-TFE3* 融合基因，均表达 TFE3 抗体，但 t（x；17）易位在 Xp11.2 易位性肾癌始终是平衡的，而在腺泡状软组织肉瘤中通常是不平衡的，而且腺泡状软组织肉瘤不形成乳头结构，细胞质以嗜酸性为主，透明胞质较少，间质中砂砾体少见，且 P504S 多阴性表达。

（4）Xp11.2 易位相关的色素性的间叶源性肿瘤，这两类肿瘤虽然都具有 TFE3 基因易位，甚至产生同一种融合基因，但两者无论从形态学、免疫表型还是预后上都存在差异，应予以警惕，以免误诊。

5. 治疗及预后

目前根治性肾切除术仍然是该肿瘤最有效的治疗方式。病变局限者可行肾部分切除术，有淋巴结转移者行淋巴结清扫术。有学者认为，腹腔镜下射频消融辅助肿瘤切除术，对于小的肿瘤（直径小于 4 cm）和没有远处转移的肿瘤，可能是有效的方法。对于术后各种靶向治疗，以及放化疗的疗效，各学者的观点尚不统一，本病预后与患者年龄、肿瘤分期及亚型等因素有关。

（六）肾髓质癌

肾髓质癌（renal medullary carcinoma，RMC）是 1995 年由 Davias 等[14]首次报道并提出的一种肾恶性肿瘤，极罕见，主要发生于青少年，生长迅速，侵袭性强，预后差。

1. 病因及发病机制

Yang[15]利用 cDNA 芯片技术分析了肾髓质癌患者的基因表达，发现患者 11 号染色体短臂末端存在 β 球蛋白基因，因而推测 RMC 可能与 11 号染色体异常有关，表现为 t（3；8）（p21；q24）。他还发现 RMC 中巨噬细胞刺激因子 1 受体基因与血管生成相关基因表达也较其他肿瘤增高，提示两者可能与 RMC 的发病有关。Stahlschmidt[16]报告了 1 例肾髓质癌可能与 *Bcr/abl* 易位有关，并用免疫荧光技术发现 22 号和 9 号染色体发生 *Bcr/abl* 易位。Schaffer[17]发现 RMC 存在 DNA 重塑通路（包括微管重组），并认为这是 RMC 的主要发病机制。Albadine[18]用免疫组化和原位杂交技术发现肾髓质癌细胞表达拓扑异构酶 2α，推测可能是转录或转录后调节引起。随访还发现拓扑异构酶 2α 蛋白表达水平与患者生存时间成反比，是具有临床治疗意义的特异性标志。

2. 临床表现

该肿瘤主要发生于青少年，文献报道最小年龄为 5 岁，最大年龄为 69 岁，中位年龄为 14.8 岁，男性多见，男：女为 1.7：1。肉眼血尿、季肋部或腹部疼痛、体质量下降和腹部包块是最常见症状。肾髓质癌另一个重要临床特征是绝大多数患者都伴有镰状细胞病（sickle cell disease，SCD）或镰状红细胞特征，Davis[14]认为它是第 7 种镰状细胞肾病（另外 6 种是 1974 年 Berman 等报道的，包括血尿、乳头坏死、肾病综合征、肾梗死、等渗尿和肾盂肾炎）。

3. 实验室检查

肿瘤常累及一侧肾，以右肾多见；肿瘤多位于肾中央，直径为 4 ～ 12 cm，平均为 7 cm，提示肿瘤一般较大。病变主要位于肾髓质，常浸润肾盂、肾被膜及肾周软组织，

有时肾皮质内可见卫星结节。肿块切面灰褐色，质地较韧或偏硬，常伴有出血坏死囊性变或灶性黏液变。瘤细胞呈网状、卵黄囊样、片状、微乳头状排列，并可有微囊形成，还可呈实性排列，偶见腺管状和小梁状结构。间质明显纤维化及大量中性粒细胞浸润形成微脓肿是 RMC 特征性改变（图 8－11），有别于肾盂癌和肾细胞癌。高倍镜下肿瘤细胞大小不等，圆形、椭圆形、梭形，胞浆嗜酸性，核空泡状，核仁大而明显，核分裂象多见。部分病例可见鳞状上皮化生，一般无移行细胞癌成分。

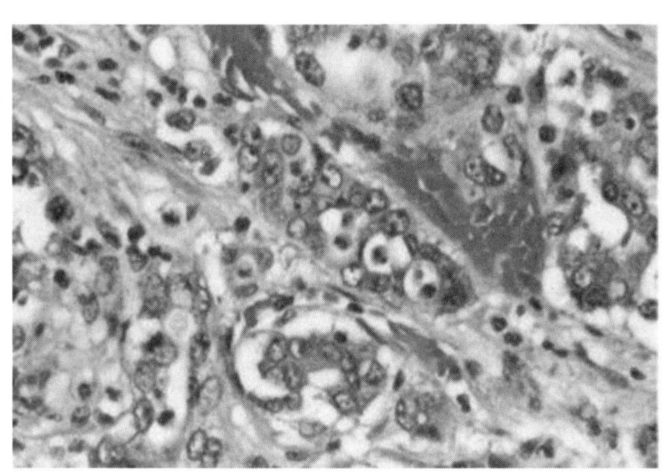

图 8－11　肾髓质癌：呈巢状排列，被大量嗜中性粒细胞浸润（HE，×200）

（PMID：28697319）

免疫组织化学检查显示，肾髓质癌同时表达低分子量细胞角蛋白（CAM5. 2、AE1/AE3）、EMA、Vimentin，HIF 和 VEGF 弥漫表达，有时也表达 CK7，部分病例表达 CEA、UEA－1 部分病例管腔阳性，高分子量细胞角蛋白（34βE12）阴性，不表达 CD10、CD117、P504S、DES、S－100 及 SMA。

4. 诊断及鉴别诊断

肿瘤主要位于肾脏髓质，呈浸润生长，常侵犯肾盂、肾窦脂肪、肾包膜及周围软组织。影像上表现为肾脏中央浸润性肿块致肾脏外形增大，而轮廓多趋于完整，肿块易出血坏死，常伴有肾盂肾盏扩张。超声显示病灶为不均匀低回声，内见斑点状回声。CT 及 MRI 检查提示肾髓质占位性肿块，皮质及接近肾门处常伴有小的星状结节，可伴有血管淋巴管内转移，同时可出现肝、肺、骨转移。该肿瘤主要应与以下疾病相鉴别：

（1）肉瘤样肾细胞癌。肿瘤起源于肾小管上皮，多发生于肾皮质，肿瘤体积较大时，可向肾髓质弥漫浸润。镜下可见瘤细胞常呈梭形细胞肉瘤样分化，间质可含有大量纤细的血管，炎症细胞浸润少见。多处取材或仔细寻找，通常可见透明细胞癌或其他肾细胞癌成分。免疫组织化学可表达 CD10、PCK 和 Vimentin，与 RMC 有部分重叠。而 RMC 主要位于肾髓质，组织学以卵黄囊样、微囊状及腺管等 7 种结构为主，间质伴有显著纤维结缔组织增生及中性粒细胞等浸润。

（2）肾横纹肌样瘤。好发于婴幼儿，肿瘤体积大，易发生出血坏死，与正常肾分界较清晰。瘤细胞呈弥漫性或不规则巢状分布，细胞形态多样，大而多边形，胞浆丰

富、嗜酸性，似横纹肌母细胞，泡状核，可见嗜碱性大核仁，有的核周有空晕。胞浆内粉染微丝状/玻璃样包涵体是其重要特征，具有诊断价值。该肿瘤也缺乏卵黄囊样及网状结构，且不伴有镰状红细胞病。

（3）肾集合管癌。发病年龄较 RMC 大，男性多见。另外，该肿瘤也不伴有镰状红细胞特征。集合管癌通常也位于肾髓质，切面灰白色，浸润性生长，中央有坏死。镜下常见不规则腺管状或乳头状结构，缺乏卵黄囊样、网状结构或弥漫梭形细胞区。典型的癌细胞呈鞋钉样，细胞界限不清，核异型性大，肿瘤间质纤维组织增生，伴浆细胞、淋巴细胞等炎症细胞浸润。免疫组化 RMC 同时表达低分子量细胞角蛋白、Vimentin 和 EMA，而不表达高分子量细胞角蛋白（34βE12），有助于两者鉴别。

（4）低分化肾盂癌。起源于肾盂移行细胞的恶性肿瘤，主要位于肾盂，可见乳头状、腺样及实性巢状结构，肿瘤细胞多边形或梭形，胞浆淡染，核染色较均匀，可见核仁，间质淋巴细胞和中性粒细胞浸润少，而 RMC 主要位于肾髓质，可见卵黄囊样或网状结构，尤以间质明显纤维化及大量中性粒细胞浸润为特征。

5. 治疗及预后

RMC 对放疗、化疗以及生物免疫治疗等均不敏感，可能与就诊时已处于晚期及其对常规化疗药物耐药有关。但 Rathmell[19] 报道用高剂量氨甲蝶呤、长春新碱、阿霉素和顺铂（MVAC）治疗 3 例 RMC 患者，能将患者的生存期提高几个月。肾髓质癌是一种高度恶性肿瘤，侵袭性强、进展快，早期易发生淋巴结、血行及肝、肺、骨等处的转移，95% 的患者就诊时已经出现转移。一般转移至肾上腺、腹膜后淋巴结、下腔静脉、皮肤、肺、肝及脑膜，骨转移也较常见。RMC 预后差，病死率高，术后生存期为 5 ～ 32 周。早期发现、早期诊断、早期治疗是提高该病生存率的关键。

四、儿童罕见肾肿瘤

（一）婴儿骨化性肾肿瘤

婴儿骨化性肾肿瘤（ossifying renal tumor of infancy，ORTI）属于非常罕见的婴幼儿肾脏肿瘤，WHO（2016 年）肾肿瘤分类中将 ORTI 分为肾脏间叶性肿瘤的一个类型，有独特的临床和病理特点，好发于婴幼儿，属良性肿瘤，预后良好。

1. 临床表现

本病以婴幼儿多见，在已报道的病例中，患儿年龄最小为 6 天，最大为 2 岁，平均为 5.5 个月；临床表现以无痛性间断或持续肉眼血尿为主，男女之比约为 11 ∶ 5，男性明显多于女性。肿瘤多位于左侧，最常发生的部位是肾脏一极且向肾盏、肾盂生长，血液生化等实验室检查均未见异常。B 超可以确定肾脏一极肿物向肾盂或肾盏生长，实性，有钙化。静脉肾盂造影（intravenous pyelography，IVP）可见肾内团块状高密度影，CT 检查见肾轮廓正常，肾盂、肾盏部位肿瘤内骨样钙化形似鹿角状结石，且伴肾盂、肾盏扩张，CT 增强提示境界清楚的肿块，强化不明显，中央见骨化灶。

2. 实验室检查

肿瘤呈结节状或不规则形，直径为 1.8 ～ 3 cm，平均为 2.6 cm，灰粉、灰白间淡褐色。切面肿物常位于肾盂、肾盏内，与肾乳头粘连，并从肾乳头尖端伸入肾盏内，呈灰白色，质硬，局部质软或囊性变，可见出血，但无坏死，与周围组织分界有时不清楚，其周围肾实质受压变形。组织学上，肿瘤主要由骨样基质、成骨样细胞和梭形细胞组成（图8－12）。骨样基质中混有多角形细胞，并且可见小血管增生及点灶状钙化，其中多角形细胞呈散在或小灶状聚集，其形态学特点与成骨细胞相似，但所有病例中均未见成熟骨形成。梭形细胞组成的间质包绕在骨样基质周围，细胞疏密不等，核卵圆形或梭形，核染色质深，未见核仁，无明显核分裂象及异型性，胞质分界不清。此外，骨样基质外侧可见囊腔形成或见中间型细胞分布，后者排列呈索状，细胞形态介于多角形细胞和梭形细胞之间。局部瘤组织中见陷入的集合管，有时管腔上皮细胞呈增生性改变，但无瘤细胞直接侵犯。肿瘤有时浸润局部肾盏上皮或侵及肾乳头尖端，但都仅局限于表面而不向更深部位侵入。免疫组化表明，梭形细胞 Vimentin 强阳性。EMA 和 CK 阴性；部分多角形细胞 Vimentin 和 EMA 阳性，desmin 和 CK 亦可阳性；两种细胞均不表达 NSE、CgA 及 α-SMA。电镜下多角形细胞显示上皮分化的特征，包括微管形成、紧密连接和桥粒出现，且多数细胞胞质内可见中间丝及扩张的粗面内质网。亦有报道呈骨样细胞的特点是介于纤维母细胞和上皮细胞之间。

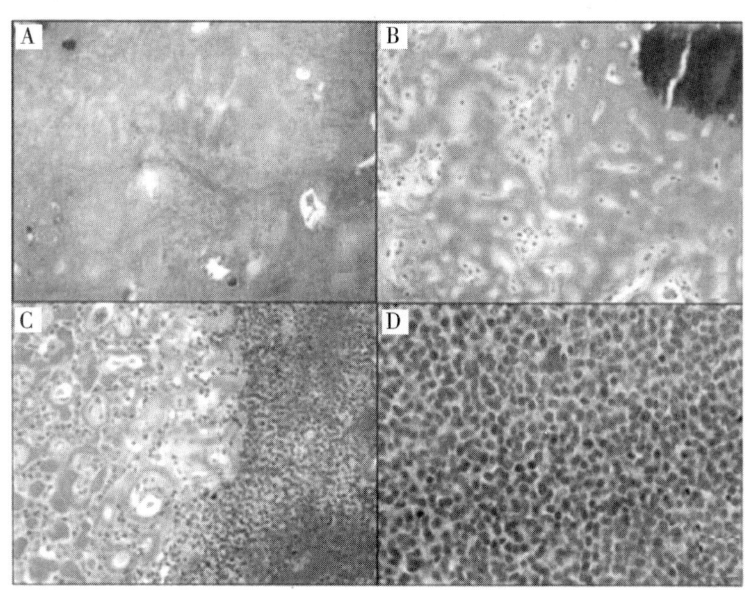

图8－12　婴儿骨化性肾肿瘤

注：肿瘤由骨化核心组成，可见上皮样细胞胞质丰富，并被梭形细胞成分所包围

（PMID：30425880）

3. 诊断及鉴别诊断

该肿瘤多见于婴幼儿，以肉眼血尿为主要临床表现，X 射线检查发现肾脏一极团块状高密度影，CT 示肾盂、肾盏部位鹿角状结石样影，CT 增强肿物强化不明显；镜下肿瘤主要由骨样基质、成骨样细胞和梭形细胞组成，可见中间型细胞区域；免疫组化显示成骨样细胞 Vimentin 和 EMA 阳性、梭形细胞 Vimentin 强阳性；电镜下多角形细胞显示

上皮分化的特点。该肿瘤主要应与以下疾病相鉴别：

（1）肾结石。ORTI 患儿的 CT 检查常提示肾盂肾盏部位肿瘤内钙化影很像鹿角状结石，易与肾结石相混淆。但婴儿肾结石很罕见，一般伴有代谢性疾病，且临床表现为疼痛与血尿，泌尿系 X 射线平片、尿路造影及超声检查均显示肾区阳性结石影，不向周围肾实质侵犯。

（2）先天性中胚叶肾瘤（CMN）。镜下主要由梭形细胞成分组成，与 ORTI 中的梭形细胞成分相似，文献报道 CMN 偶伴骨化和钙化。但 CMN 患儿均表现为腹部包块，且肿瘤多数位于近肾门部，直径为 6～8 cm，质硬，切面可见编织状条索；镜下由一致的梭形细胞构成，核分裂象多见，无骨样基质及多角形细胞成分，很少见钙化；免疫组化 Vimentin、desmin 和 SMA 均为阳性；电镜显示成纤维细胞、肌纤维母细胞及平滑肌细胞的特征，无上皮分化特点。

（3）肾母细胞瘤（WT）。常伴有先天性泌尿生殖系统畸形，肉眼肿瘤较大，直径常大于 4 cm，切面鱼肉样，可伴广泛的出血、坏死，而镜下 WT 由原始肾胚芽组织、上皮组织和间叶组织 3 种基本成分构成，与 ORTI 明显不同。当 WT 透明变性，灶状致密的变性纤维成分可能类似骨样基质，但通常无钙化。

（4）肾源性残余。胚胎停止发育后，肾内出现灶状胚胎性不成熟的肾组织成分，称为肾源性残余。肾源性残余常见于新生儿和婴儿，但一般位于被膜下或小叶内，两者组织形态上明显不同。

（5）畸胎瘤。多见于小于 4 岁的婴幼儿，可发生于肾，影像学检查与 ORTI 有相似的体征，且大体均可表现为囊实相间。但畸胎瘤发生于肾时主要表现为腹部包块，镜下瘤组织具有向外、中和内胚层分化的特点，易与 ORTI 鉴别。

（6）肾透明细胞肉瘤（CCSK）：属于高度恶性肿瘤，有明显的骨转移倾向。透明细胞肉瘤有多种组织学类型，其中硬化型在纤维间隔和细胞索间见透明骨样基质，需要与 ORTI 鉴别。CCSK 组织学由形态一致的肿瘤细胞构成，胞质浅染或空泡状，边界不清，核染色质细颗粒状，核仁不明显，肿瘤细胞呈片状排列，并具有明显的分支状小血管。免疫组化标记 Vimentin、Cyclin D、*bcl*－2 均阳性，Ki－67 增殖指数较高。

（7）神经母细胞瘤：肾内原发的神经母细胞瘤临床罕见，多数神经母细胞瘤发生于肾上腺，可累及肾上极，影像学常有钙化。组织学上有原始神经组织分化，可见菊形团及神经元纤维间质，免疫组化表达神经源性标记。

4. 治疗及预后

采取保守治疗，手术尽可能保留肾实质是 ORTI 主要的治疗原则。而治疗的关键在于早期确诊，尤其当肿瘤仅局限于肾脏一极时，这样可以避免不必要的化疗或放疗及全肾切除。文献中大部分病例行全肾切除术，部分病例行部分肾切除术，有的病例还辅以放线菌素 D 治疗。在以往报道的病例中，患者术后预后良好，存活时间从 7 个月到 23 年不等，说明此肿瘤具有良性生物学行为。但有作者认为，如果肿瘤已有局部浸润且 Ki－67＞25% 时，仍应行全肾切除术。

小　结

婴幼儿和儿童期肾脏的肿瘤与成人显著不同，这种差异不仅表现在肿瘤的组织学形态中，还表现在治疗方法及临床预后等方面。成人85%的肾肿瘤为肾细胞癌，而婴幼儿和儿童最常见的是间叶性肾肿瘤，其中85%为肾母细胞瘤，肾细胞癌仅占2%～6%。在儿童肾肿瘤中，最常见的是肾母细胞瘤，透明细胞肉瘤和横纹肌样瘤对治疗不敏感且预后不良有重要的临床意义。在小于3个月的婴幼儿中，最常见的肾肿瘤是先天性中胚层肾瘤，最少见的肿瘤是婴幼儿骨化性肾瘤。随着现代医学技术的发展与进步，分子遗传学及免疫表型方面的检测都有助于对疾病做出更及时、更准确地诊断，这对患儿的治疗和预后具有重要的意义。

思考题

1. 肾母细胞源性肿瘤及后肾肿瘤的病理学特点。
2. 其他肾恶性肿瘤的类型及特点。
3. 儿童罕见肾肿瘤的临床表现。
4. 后肾肿瘤的鉴别诊断。

参考文献

[1] PASTORE G, ZNAOR A, SPREAFICO F, et al. Malignant renal tumours incidence and survival in European children (1978 - 1997): report from the automated childhood cancer information system project [J]. Eur J Cancer, 2006, 42 (13): 2103 - 2114.

[2] DAVIDOFF A M. Wilms tumor [J]. Adv Pediatr, 2012, 59 (1): 247 - 267.

[3] BRESLOW N E, BECKWITH J B, HAASE G M, et al. Radiation therapy for favorable histology Wilms tumor: prevention of flank recurrence did not improve survival on National Wilms Tumor Studies 3 and 4 [J]. Int J Radiat Oncol Biol Phys, 2006, 65 (1): 203 - 209.

[4] MOCH H, CUBILLA A L, HUMPHREY P A, et al. The 2016 WHO classification of tumours of the urinary system and male genital organs-part A: renal, penile, and testicular tumours [J]. Eur Urol, 2016, 70 (1): 93 - 105.

[5] VUJANIC G M, SANDSTEDT B. The pathology of Wilms' tumour (nephroblastoma): the International Society of Paediatric Oncology approach [J]. J Clin Pathol, 2010, 63 (2): 102 - 109.

[6] GRUNDY P E, BRESLOW N E, LI S, et al. Loss of heterozygosity for chromosomes 1p and 16q is an adverse prognostic factor in favorable-histology Wilms tumor: a report from

the National Wilms Tumor Study Group [J]. J Clin Oncol, 2005, 23 (29): 7312–7321.

[7] GRATIAS E J, JENNINGS L J, ANDERSON J R, et al. Gain of 1q is associated with inferior event-free and overall survival in patients with favorable histology Wilms tumor: a report from the Children's Oncology Group [J]. Cancer, 2013, 119 (21): 3887–3894.

[8] LINIGER B, WOLF R W, FLEISCHMANN A, et al. Local resection of metanephric adenoma with kidney preservation [J]. J Pediatr Surg, 2009, 44 (8): E21–E23.

[9] YOSHIOKA K, MIYAKAWA A, OHNO Y, et al. Production of erythropoietin and multiple cytokines by metanephric adenoma results in erythrocytosis [J]. Pathol Int, 2007, 57 (8): 529–536.

[10] BOLANDE R P, BROUGH A J, IZANT R J. Congenital mesoblastic nephroma of infancy. A report of eight cases and the relationship to Wilms' tumor [J]. Pediatrics, 1967, 40 (2): 272–278.

[11] WEEKS D A, BECKWITH J B, MIERAU G W, et al. Rhabdoid tumor of kidney. A report of 111 cases from the National Wilms' Tumor Study Pathology Center [J]. Am J Surg Pathol, 1989, 13 (6): 439–458.

[12] KMETEC A, JERUC J. Xp 11.2 translocation renal carcinoma in young adults: recently classified distinct subtype [J]. Radiology and oncology, 2014, 48 (2): 197–202.

[13] ARGANI P, ANTONESCU C R, ILLEI P B, et al. Primary renal neoplasms with the ASPL-TFE3 gene fusion of alveolar soft part sarcoma-a distinctive tumor entity previously included among renal cell carcinomas of children and adolescents [J]. American journal of pathology, 2001, 159 (1): 179–192.

[14] DAVIS C J, MOSTOFI F K, SESTERHENN I A. Renal medullary carcinoma-the seventh sicklecell nephropathy [J]. The American journal of surgical pathology, 1995, 19 (1): 1–11.

[15] YANG X J, SUGIMURA J, TRETIAKOVA M S, et al. Gene expression profiling of renal medullary carcinoma: potential clinical relevance [J]. Cancer, 2004, 100 (5): 976–985.

[16] STAHLSCHMIDT J, CULLIANE C, ROBERTS P, et al. Renal medullary carcinoma: prolonged remission with chemotherapy, immunohistochemical characterisation and evidence of bcr/abl rearrangement. [J]. Medical and pediatric oncology, 1999, 33 (6): 551–557.

[17] SCHAEFFER E M, GUZZO T J, FURGE K A, et al. Renal medullary carcinoma: molecular, pathological and clinical evidence for treatment with topoisomerase-inhibiting therapy. [J]. BJU international, 2010, 106 (1): 62–65.

[18] ALBADINE R, WANG W, BROWNLEE N A, et al. Topoisomerase Ⅱ α status in renal medullary carcinoma: immuno-expression and gene copy alterations of a potential target of therapy [J]. Journal of urology, 2009, 182 (2): 735-740.
[19] RATHMELL W K, MONK J P. High-dose-intensity MVAC for advanced renal medullary carcinoma: report of three cases and literature review [J]. Urology, 2008, 72 (3): 659-663.

（赵博　阮倩　房湉靓）

第九章　骨肿瘤和瘤样病变

骨骼系统肿瘤虽不常见，但由于其发病年龄较小、诊断方法特殊和困难、恶性骨肿瘤的致残或危及生命而在骨科领域内占重要位置并成为关注的焦点。骨肿瘤的分类有助于我们系统地了解和认识骨肿瘤，对肿瘤的预防、治疗、预后判断以及肿瘤亚型的分期与分型等具有重要意义。

1865 年，Virchow 根据光镜下病理所见将骨肿瘤分为圆形细胞肉瘤、梭形细胞肉瘤和巨细胞肉瘤。1934 年，Ewing 将骨肿瘤分类做了改进，分为骨源性肿瘤类、软骨瘤类、巨细胞瘤类、血管瘤类、骨髓瘤类、网络细胞淋巴肉瘤及脂肪肉瘤 7 类，每类又分为良性和恶性。1972 年，Schajowicz《WHO 骨肿瘤分类法》（第 1 版）将骨肿瘤，分为成骨性肿瘤、成软骨性肿瘤、巨细胞瘤、骨髓瘤、脉管肿瘤、结缔组织肿瘤、其他肿瘤、未分化肿瘤及瘤样病变 9 类，每类也分良性和恶性。1983 年，长春会议制定了我国的骨肿瘤分类法，将骨肿瘤分为骨源性肿瘤、软骨源性肿瘤、纤维组织源性肿瘤、组织细胞源性肿瘤、脉管源性肿瘤、神经源性肿瘤、脂肪源性肿瘤、骨髓源性肿瘤、脊索源性肿瘤、上皮包涵性来源肿瘤、间充质来源肿瘤、未定类肿瘤及其他来源肿瘤等 13 类，除良性、恶性外，还新增了一些中间型肿瘤（低度恶性），包括恶性成骨细胞瘤、透明细胞软骨肉瘤、韧带性纤维瘤、血管内皮细胞瘤、侵袭性血管外皮细胞瘤、骨巨细胞瘤等。1993 年，Schajowicz《WHO 骨肿瘤分类法》（第 2 版）在第一版的基础上增加了一些新的肿瘤分型，它们有很重要的临床意义。2002 年，Fletcherz 主编《WHO 骨肿瘤分类法》（第 3 版），与前两版最大的区别是将所有肿瘤均视为独立病种，而不只是形态学描述的组织学分型，与其他分册一样，所有骨肿瘤及其变型均严格按疾病来描述诊断标准、病理学特点和相关的遗传学改变。

《WHO 骨肿瘤分类》（第 4 版）（表 9－1）于 2013 年出版，第 4 版的一个重大变动是参照 2002 年《WHO 软组织肿瘤分类》（第 3 版），根据生物学潜能的不同将骨肿瘤分为良性、中间型（局部侵袭性或偶见转移型）和恶性 3 个级别。尽管目前世界上有多种肿瘤分级方法，但 3 级分级系统似乎是应用最广泛的。其定义介绍如下：①良性，大多数良性骨肿瘤不会发生局部复发，确实复发者肿瘤也不具备破坏性，几乎都可经完全局部切除或刮除而治愈；②中间型（局部侵袭性），此类骨肿瘤经常发生局部复发，呈浸润性和局部破坏性生长，肿瘤无转移潜能，但常规需要采用切除边缘正常组织的广泛切除术式，或者局部应用佐剂来确保控制病情，该分类的典型代表是 Ⅰ 级软骨肉瘤；③中间型（偶见转移型），此类肿瘤常有局部侵袭性（如上述），但除此之外，偶尔有些肿瘤有明确的远处转移能力，其转移风险小于 2%，且根据组织形态学不能有效预测其转移潜能，这些肿瘤一般转移到肺脏，该分类的典型代表是骨巨细胞瘤；④恶性，除

了具备局部破坏性生长和复发潜能，恶性骨肿瘤（即骨的肉瘤）有重大远处转移的风险，根据不同的组织学分类和分级，转移的概率从20%到几乎100%不等，有些组织上的低级别肉瘤的转移风险仅为2%～10%，但这些肿瘤局部复发后可能肿瘤级别增高，因此远处播散的风险提高（如软骨肉瘤和骨膜型骨肉瘤）。

表9－1　WHO骨肿瘤分类（2013年，第四版）[1]

中文名	中文名
1　软骨源性肿瘤	2.3.9　骨旁型骨肉瘤
1.1　良性	2.3.10　骨膜型骨肉瘤
1.1.1　骨软骨瘤	2.3.11　高级别表面骨肉瘤
1.1.2　软骨瘤	3　纤维源性肿瘤
1.1.3　内生软骨瘤	3.1　中间型（局部侵袭性）
1.1.4　骨膜软骨瘤	3.1.1　骨的促结缔组
1.1.5　骨软骨黏液瘤	3.2　恶性
1.1.6　甲下外生骨疣	3.2.1　骨的纤维肉瘤
1.1.7　奇异性骨旁骨软骨瘤样增生	4　纤维组织细胞性肿瘤
1.1.8　滑膜软骨瘤病	4.1　良性纤维组织细胞瘤/非骨化纤维瘤
1.2　中间型（局部侵袭性）	5　造血系统肿瘤
1.2.1　软骨黏液样纤维瘤	5.1　恶性
1.2.2　非典型软骨样肿瘤/软骨肉瘤Ⅰ级	5.1.1　浆细胞骨髓瘤
1.3　中间型（偶见转移型）	5.1.2　骨的孤立性浆细胞瘤
1.3.1　成软骨细胞瘤	5.1.3　骨的原发非霍奇金淋巴瘤
1.4　恶性	6　富含破骨巨细胞的肿瘤
1.4.1　软骨肉瘤Ⅱ级、Ⅲ级	6.1　良性
1.4.2　去分化型软骨肉瘤	6.1.1　小骨的巨细胞病变
1.4.3　间叶型软骨肉瘤	6.2　中间型（局部侵袭性，偶见转移型）
1.4.4　透明细胞型软骨肉瘤	6.2.1　骨巨细胞瘤
2　骨源性肿瘤	6.3　恶性
2.1　良性	6.3.1　恶性骨巨细胞瘤
2.1.1　骨瘤	7　脊索组织肿瘤
2.1.2　骨样骨瘤	7.1　良性
2.2　中间型（局部侵袭性）	7.1.1　良性脊索组织肿瘤
2.2.1　成骨细胞瘤	7.2　恶性
2.3　恶性	7.2.1　脊索瘤
2.3.1　低级别中心性骨肉瘤	8　血管肿瘤
2.3.2　传统型骨肉瘤	8.1　良性
2.3.3　成软骨型骨肉瘤	8.1.1　血管瘤中间型（局部侵袭性，偶见转移型）
2.3.4　成纤维型骨肉瘤	
2.3.5　成骨型骨肉瘤	8.2.1　上皮样血管瘤
2.3.6　毛细血管扩张型骨肉瘤	8.3　恶性
2.3.7　小细胞型骨肉瘤	8.3.1　上皮样血管内皮瘤
2.3.8　继发型骨肉瘤	8.3.2　血管肉瘤

续上表

中文名	中文名
9　肌源性肿瘤	11.1.1　单纯性骨囊肿
9.1　良性	11.1.2　纤维结构不良
9.1.1　骨的平滑肌瘤	11.1.3　骨性纤维结构不良
9.2　恶性	11.1.4　软骨间叶性错构瘤
9.2.1　骨的平滑肌肉瘤	11.1.5　Rosai-Dorform 病
10　脂肪源性肿瘤	11.2　中间型
10.1　良性	11.2.1　动脉瘤样骨囊肿
10.1.1　骨的脂肪瘤	11.2.2　朗格汉斯细胞组织细胞增生症
10.2　恶性	12　杂类肿瘤
10.2.1　骨的脂肪肉瘤	12.1　尤因肉瘤
11　未明确肿瘤性质的肿瘤	12.2　釉质瘤
11.1　良性	12.3　骨的未分化高级别多形性肉瘤

一、软骨源性肿瘤

（一）良性软骨源性肿瘤

1. 骨软骨瘤

骨软骨瘤（osteochondroma）又名骨软骨外生性骨疣或外生骨疣，是指发生在骨表面，表面覆以软骨帽的疣状骨性隆起，是最常见的骨肿瘤。骨软骨瘤是从干骺端或骨干末端生长出来的骨性肿瘤，代表软骨内骨化的异常，最常见于长骨，但也可发生于软骨内骨化生长的任何骨骼，大多数病例在青春期发生，占良性骨肿瘤的 20%～50%，占全部骨肿瘤的 10%～15%，有单发性（孤立性）及多发性两型，其中以单发性为多见，多发性者为常染色体显性遗传性疾病，多处长骨受累，并伴有骨发育不良及弯曲或短缩畸形，又称为骨软骨瘤病。但无论单发性者或多发性者，其形态学基本相似。多发性较少见，常合并骨骼发育异常，最常发生于膝关节及踝关节附近，常为两侧对称性并有遗传性，又称为遗传性多发性外生骨疣。在生长年龄内，骨软骨瘤本身有其骨骺板，所以到生长年龄结束时，骨软骨瘤的生长也停止。其特点有：①单发性多见，约占 90%，多发性较少见；②发生于关节附近骨端的叫作骺生骨软骨瘤，位于趾末节趾骨的叫作甲下骨疣；③约有 1% 的单发性骨软骨瘤可恶变，但多发性骨软骨瘤发生恶变成为软骨肉瘤者占 10%～20%，多发骨软骨瘤有三个主要特征：遗传性、骨短缩与畸形、易恶变为软骨肉瘤。

（1）发病病因及机制。骨软骨瘤严格来讲并不属于肿瘤，而是生长方面的异常，或称为错构瘤，瘤体有软骨帽和一个从骨侧面突出的骨组织，其成因可能是从靠近骨膜的小软骨岛长出，或来自骺板软骨，凡软骨化骨的部位均可发生，但下肢长管状骨占 1/2，股骨下端和胫骨上端最多，其次为肱骨上端，桡骨和胫骨下端以及腓骨两端的病变位于干骺端，随生长发育逐渐远离骺板，极少发生于关节内，脊柱多累及附件。

该瘤好发于四肢长骨的干骺端，尤以股骨下端、胫骨上端最为多见，其次为肱骨上端，而位于手足骨者极少。肿瘤大小不等，直径一般为 3 ～ 4 cm，大者可达 10 cm 以上。肿瘤可分为宽基型与带蒂型两种，从骨表面向外隆起，表面呈半球状、菜花状或息肉状。骨软骨瘤由纤维组织包膜、软骨帽和骨性基底构成，其基底可细长而呈蒂状，也可为宽广的基底。在生长年龄内，骨软骨瘤本身有其自己的骨骺板，骨性部分可直接或有一细蒂与骨皮质相连续，肿瘤直径多介于 1 ～ 10 cm，形态各异。

（2）临床表现。患者多为青少年，局部有生长缓慢的骨性包块，本身无症状，多因压迫周围组织如肌腱、神经、血管等，影响功能而就医，多发性骨软骨瘤可妨碍正常长骨生长发育，以致患肢有短缩弯曲畸形。虽然任何由软骨化骨的骨骼均可生长骨软骨瘤，但长管状骨比扁骨短骨更多见，其中股骨远端、胫骨近端和肱骨近端最为多见。局部多无压痛，有些因压迫血管、神经及内脏器官，产生相应的症状，常是意外中摸到肿物或 X 射线平片上偶然发现异常。股骨下端或胫骨上端的内侧骨疣可有肌腱滑动感，肿物遭到直接冲击或蒂部发生骨折后才会有疼痛感，瘤体较大时可压迫神经腰椎的骨疣而发生马尾神经的压迫症状。足和踝部肿物会使走路和穿鞋困难，有的可并发滑囊或滑囊炎。

（3）组织病理。骨软骨瘤结构较特殊，一般可分为三层（图 9 – 1）：①表层为一薄层纤维组织组成，即软骨膜，和相邻骨膜相连。②中层为软骨帽盖，由灰白略带蓝色的透明软骨组成，其厚度随患者的年龄而异，年龄越小，软骨帽越厚；在成人，软骨帽很薄，或几乎消失，其厚度多在 1 ～ 5 mm 之间，镜下与正常软骨骺板相似，表层软骨细胞及基质组织较不成熟，愈近底层愈成熟，交界处的成熟软骨细胞排列成柱状，并见钙化及骨化现象。③基底部为肿瘤的主体，常占肿瘤的大部分，由海绵状松质骨组成，骨小梁间多为纤维组织，有较丰富的毛细血管网，基底部下方与正常骨相连，肉眼形态肿块 1 ～ 10 cm，表面光滑，灰蓝色软骨样，切面软骨帽厚度不超过 1 cm，组织形态病变最表面为薄层纤维组织，其下为软骨帽，软骨细胞小核深染，排列规则。

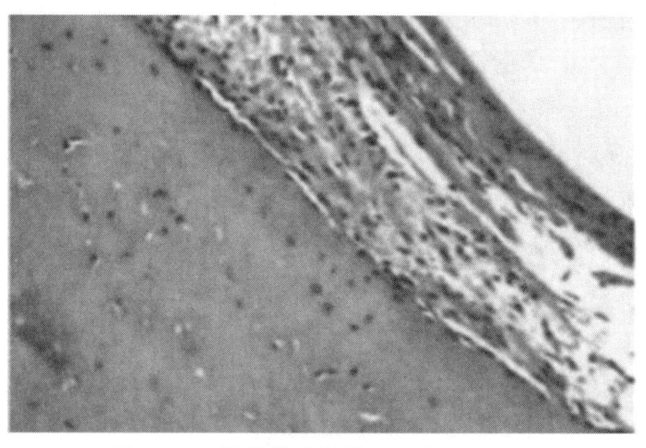

图 9 – 1　骨软骨瘤结构（HE，×100）

患者，女，48 岁，左髋部术后病理结果：镜下由外至内依次为增生的纤维、软骨及骨组织，符合骨软骨瘤改变[2]

（4）影像学表现。① X 射线检查：X 射线表现为骨性病损自干骺端突出，一般比临床所见的要小，因软骨帽和滑囊不显影，肿瘤的骨质影像与其所在部位干骺端的骨质结构完全相同，不易区别。其形状不一，可有一个很长的蒂和狭窄的基底，或很短粗而广阔的基底，较大的肿瘤其顶端膨大如菜花，悬垂状骨性骨块，其尖端朝向邻近关节相反方向，其基底直接或有一细蒂与骨皮质相连续，瘤体表面的软骨帽虽然在 X 射线上不显影，但常有钙化和骨化，位于前臂、小腿的较大肿瘤可压迫邻近骨骼，产生压迫性骨缺损或畸形。多发性者往往合并骨骼畸形，儿童软骨帽超过 3 cm 时考虑恶性变可能，而成人超过 1 cm 则有恶性变可能，病变分布点状或环状钙化，也是骨软骨瘤的典型特征。多发软骨瘤最典型的畸形是前臂及腕部畸形，尺骨桡骨发育不平衡，导致桡骨向外侧（桡侧）及背侧弯曲或尺偏畸形伴桡骨小头脱位。② CT 检查：能清晰地显示出肿瘤与受累骨皮质和松质骨相连，软骨帽部分呈软组织密度，有时可见不规则的钙化及骨化。脊柱的骨软骨瘤多位于椎弓根、椎板、横突等附件。③ MRI 检查：骨性部分的信号与相邻干骺端松质骨的信号相同，软骨帽在 T1 加权相上呈低信号，T2 加权相上呈高信号。MRI 检查可以明确软骨帽的厚度，如超过 25 mm 者应考虑有恶变可能。

（5）并发症。①骨折：在大而有蒂的骨软骨瘤中，外伤可致基底部骨折。骨软骨瘤基底部骨折易于愈合，很少出现延迟愈合或不愈合现象。骨折后可出现局部疼痛肿胀，X 射线可明确诊断。②骨骼畸形：多发性骨软骨瘤常见，有骨管状化不良、干骺端变宽、造成周围骨骼继发畸形 3 种。③血管损伤：位于膝关节附件的骨软骨瘤可推挤其周围的大血管，使之移位，严重者可形成动脉、静脉嵌压，甚至形成假性动脉瘤。④神经损伤：骨软骨瘤压迫神经干，神经支配区域出现相应的症状。压迫脊髓可出现不全瘫痪、滑囊炎形成。瘤体较大，并位于活动较多的部位，骨软骨瘤的顶端与周围组织经常摩擦而形成滑囊炎。⑤恶变：单发骨软骨瘤的恶变率约为 1%，常恶变为软骨肉瘤，骨软骨瘤如出现局部疼痛、肿胀、包块增大等症状，X 射线表现为骨软骨瘤再度生长、界限消失、融骨性破坏、软骨帽不规则、出现钙化、硬化等表现，应考虑骨软骨瘤恶变的可能。恶变的软骨肉瘤，可见到溶骨性破坏，软组织肿块，肿瘤穿破骨皮质。

（6）治疗及预后。手术指征：肿瘤较大影响美观，压迫周围组织引起症状，影像学怀疑有恶变可能，在不能明确性质时，可行手术切除活检术。术后一般极少复发，复发多为没有完整切除软骨帽所致。多发软骨瘤外科手术指征：肿瘤较大影响美观；有临床症状，压迫邻近血管神经；引起邻近关节活动障碍；存在畸形，切除肿瘤后可矫正畸形；肿瘤有恶变征象，在成年后继续生长或突然生长，影像学提示有恶变。

2. 软骨瘤

软骨瘤（chondroma）是一种软骨源性、由透明软骨组织构成的良性骨肿瘤，主要发生在骨骼，约占良性骨肿瘤的 10%，可在任何年龄组发病，但青少年更为多见。根据其生长位置不同，软骨瘤可分为内生性软骨瘤和外生性软骨瘤（或骨膜软骨瘤、皮质旁软骨瘤），前者发生于骨髓腔，在骨干中心生长，临床较多见；后者发生于骨膜下，偏心性向外突出生长，临床上较少见。

（1）临床表现。软骨瘤多见于青少年，发病缓慢，早期一般无明显症状，待病灶局部逐渐膨胀，特别是指（趾）部，可发生畸形及伴有酸胀感。临床主要表现：①好

发的部位为手、足的长管状骨，也可以发生于扁骨，如肩胛脚骨或髂骨；②患处肿胀，轻微的创伤就可引起病理性骨折。

（2）组织病理。大体上，可见硬而有光泽的浅蓝色的组织，镜下可见分叶状的透明软骨，软骨细胞均匀、成堆、核大小均匀且染色不深（图9－2）。

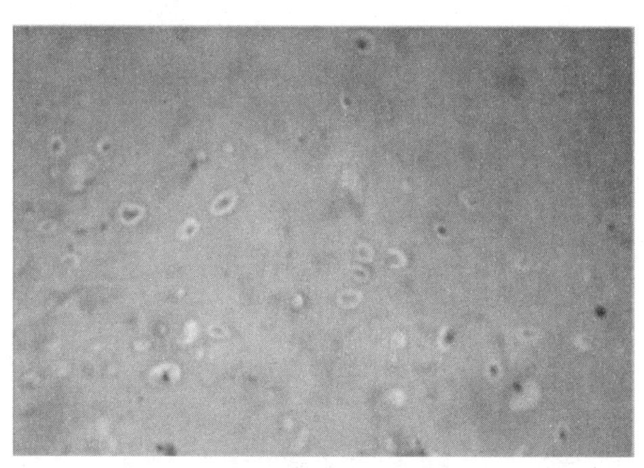

图9－2　软骨瘤病理图片（HE，×10）

患者，男性，49岁，慢性阻塞性肺疾病合并支气管软骨瘤，图为左支气管软骨瘤[3]

（3）影像学表现。X射线检查：单发性内生软骨瘤为椭圆形的透明暗区，边缘整齐，骨膨胀变薄，瘤内散在沙砾样钙化斑点，多发性内生软骨瘤可引起骨骼畸形。

3. 内生软骨瘤

内生软骨瘤（enchondroma）又称为中央型软骨瘤或孤立性内生软骨瘤，为良性透明软骨肿瘤，是一种起源于软骨内化骨的良性骨肿瘤，以手足短管骨多见，四肢长管骨及肩胛骨等不规则骨亦可发生。内生软骨瘤最常见的发病部位是手部短骨，占40%～65%；足部短管状骨不如手部常见，仅占7%；发生于长管状骨的内生软骨瘤，占25%。根据发生部位分为髓腔型（起自骨髓腔）和皮质型（起自骨皮质），根据病灶数目分为单发型和多发型。

（1）临床表现。其是临床最常见的良性软骨瘤类型，发生于骨髓腔内，可能是软骨组织的软骨内化骨过程发生障碍，无法通过正常程序转化为骨组织，它属于一种错构性软骨增生。内生软骨瘤通常会在患者指（趾）骨中段或近端发病，会导致患者患部的骨皮质变薄，通常不会出现骨膜反应，而会表现出囊性膨胀的状态，可以清晰看见其中存在环形钙化和斑点状。

（2）组织病理。大体观察组织为碎组织，呈灰白、瓷白色，部分为灰黄色，质硬、部分质脆，可见钙化、囊变和黏液变；镜下观察内生软骨瘤由类似于正常透明软骨的分叶状软骨构成，小叶间可见扩张的血管（图9－3）。软骨小叶间由正常骨髓成分分隔，并由正常板层骨包绕，软骨基质均匀、蓝染，细胞成分少；软骨细胞位于软骨陷窝内，可见钙化（图9－4）。

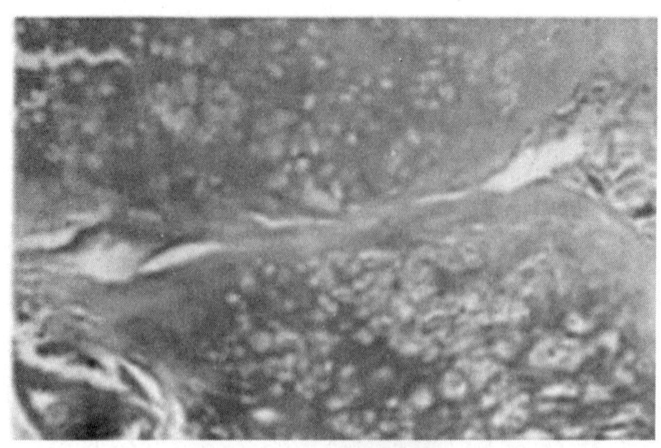

图9-3　内生软骨瘤①

内生软骨瘤，分叶状软骨，小叶间可见扩张的血管[4]

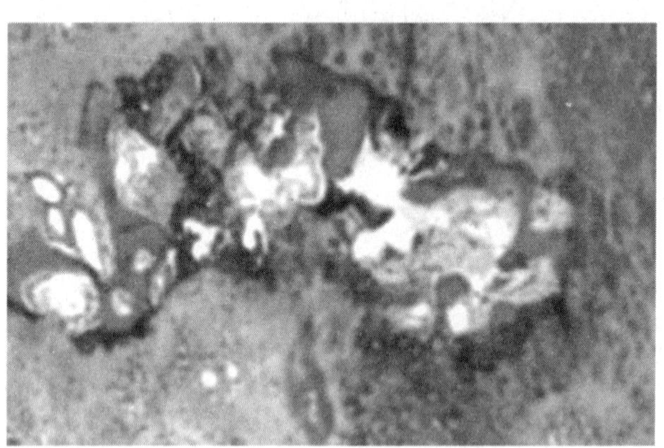

图9-4　内生软骨瘤②

软骨岛由骨髓组织分隔，边缘被松质骨小梁包绕[4]

（3）影像学表现。① X 射线表现。早期 X 射线表现多不典型，随着病变进展，出现特征性表现，病灶呈局限性透亮影，表现为圆形、类圆形、条带状或分叶状，其内可有不同程度的钙化，其形态多样，呈点状、砂砾状、斑片状、簇集团状，并可见深入病灶内的骨嵴，病灶区边界清晰或模糊，可环绕以硬化边。资料表明，发生于长骨的内生软骨瘤在X 射线平片上一般不如短骨内生软骨瘤典型，发生在短管骨及不规则骨的病灶多膨胀明显，呈扇贝征，骨皮质可呈蛋壳样，甚至部分溶解消失，而长管骨多无明显膨胀，仅皮质变薄改变，病变区无骨膜反应及软组织肿块。② CT 表现。病灶呈囊状圆形、类圆形或分叶状软组织密度影，CT 值多为 30 ～50 HU，密度等于或略低于肌肉，可见典型的斑点状、砂砾状、斑片状钙化，局部骨皮质可轻度变薄或极度膨胀呈蛋壳样，可出现筛孔样变，甚至溶解缺失，病灶边缘光整，围绕高密度硬化边，可见深入病变的骨嵴影，增强扫描低密度区稍强化，无骨膜反应及软组织肿块。SPECT-CT 表现：是以病变部位血供及骨质代谢活跃程度等功能变化为基础，病变部位血供、骨代谢等一旦发生改变，骨显像即可发生异常。在血供丰富、骨代谢活跃区域，放射性核素会出现异常浓聚。③ MRI表现。内生软骨瘤内富含透明软骨基质，水分子含量与黏多糖成分比

值很高，形成独特的 MRI 表现，MRI 表现为髓腔内圆形、类圆形、条带状异常信号影，边界清晰，围绕短 T1、长 T2 低信号环，信号较混杂，呈不均匀低或等 T1、长 T2 信号，脂肪抑制序列为明显高信号，并混杂点状低信号影，周围可伴软组织水肿，但无软组织肿块。

（4）鉴别诊断。①骨纤维异常增殖症，病灶多位于髓腔内，呈囊状磨玻璃样透亮影，少数有不规则钙化，病灶边界清晰，病变区骨干可弯曲变形，无骨膜反应。②骨囊肿，病灶多为中心性生长，呈卵圆形改变，其长轴多与骨干平行，膨胀较轻，病灶内密度较低且均匀，边界清晰，无硬化边。③上皮样囊肿，病灶多发生于末节指骨远端，呈囊状透亮影，内无钙化，长轴与骨干一致，有不同程度膨胀，骨皮质周围无骨膜反应。④软骨母细胞瘤与内生软骨瘤相似，其内可见钙化，且硬化边包绕；好发于青少年男性，肿瘤多发于四肢长管骨的骨骺区，X 射线表现为骨骺区溶骨性破坏，周围可见细的硬化缘，少见软组织肿块和病理性骨折。⑤骨梗死，病灶呈圆形、类圆形或不规则地图样硬化斑状影，边界欠清楚。⑥骨巨细胞瘤，多发生在长管骨骨端，为中央或偏心性溶骨性破坏，膨胀明显，可穿越骺线侵及干骺区，病变周围边界清晰，周围可见反应性薄层骨壳，病灶内常见骨脊突入。⑦低度恶性软骨肉瘤，侵袭性强，生长迅速，常见软组织肿块、骨膜反应、骨皮质破坏，病灶范围较大。

4. 骨膜软骨瘤

骨膜软骨瘤（periosteal chondroma），亦称为骨皮质旁软骨瘤，它是源于骨膜或骨膜下结缔组织的一种良性软骨瘤。其发病男性多于女性，比例为 2∶1，各年龄组均有报告，但多数发病在 30 岁以下的青年或成人，主要症状及体征是长期存在的局部肿胀，或发现不规则的硬块，生长缓慢，有轻度至中度的间歇性疼痛。骨膜软骨瘤好发于长管状骨，占 79%，手、足部骨骼发病为 25%。骨膜软骨瘤应与骨膜软骨肉瘤相鉴别，但这不是非常容易，后者常较前者患病年龄偏大，且后者体积较大，但在具体病例中难以区别。骨膜软骨瘤应做手术治疗，手术范围应包括肿瘤、包膜及其靠近的骨皮质与部分正常骨质，如切除彻底，预后良好。

5. 骨软骨黏液瘤

骨软骨黏液瘤（osteochondromyxoma）是一种少见的、良性的、有时具局部侵袭性的肿瘤，其产生软骨基质和骨基质，伴广泛黏液变。大约 1% 伴发于 Carney 综合征（一种常染色体显性肿瘤易感性综合征）。发病年龄跨度大，部分为先天性病变。可发生于筛骨、鼻甲和胫骨。该病表现为无痛性肿块，常因 Carney 综合征行骨骼筛检而被发现，可呈破坏性生长，其症状和预后取决于累及的部位。影像上表现为良性病变，但也有呈局部侵袭性改变并侵犯周围软组织的报道。

6. 甲下外生骨疣

甲下外生骨疣（subungual exostosis）是一种累及远端指骨/趾骨的骨软骨瘤样增生。好发于 10～30 岁，男性居多。最好发于第一足趾，其余趾骨和指骨罕有累及。临床表现为肿胀和疼痛，有时伴皮肤溃疡形成。影像上表现为可见骨小梁的外生性变。受累骨的皮质和髓质并不与病变相通。大体检查，病变由软骨帽和骨柄构成。

7. 奇异性骨旁骨软骨瘤样增生

奇异性骨旁骨软骨瘤样增生（bizarre parosteal osteochondromatous proliferation）又称

为 Nora's 病，是一种累及骨表面的骨软骨瘤样增生；大多累及手足的近端骨，约 25%的病例发生于长骨，最好发于 20～40 岁。肿胀伴或不伴疼痛是其典型临床表现。影像上表现为依附于骨皮质的边界清晰的钙化性肿块，与骨软骨瘤不同之处在于该病不与受累骨的皮髓质相通，大体检查：病变由大量分叶状的软骨帽和一个骨柄构成。

8. 滑膜软骨瘤病

滑膜软骨瘤病（synovial chondromatosis）是一种少见的关节滑膜疾患，由 Leannac 于 1813 年首次描述，其病因不明。临床上一般将其分为 3 期：Ⅰ期为病变局限于滑膜内，无脱落软骨小体，X 射线平片为阴性；Ⅱ期软骨小体形成并开始与滑膜分离，X 射线平片可见少量骨化小体；Ⅲ期大量小体形成。

本病的临床表现是受累的关节进行性肿胀、疼痛、活动受限，可以出现关节交锁现象，休息或改变体位时可自动解锁。游离体多时可扪及滑膜囊内结节样颗粒及肿块，关节可有少量积液。

影像学表现：① X 射线平片及 CT 可表现为发生病变的关节密度不均，可有轻度肿胀，关节腔内及周边存在散在、多发及大小不等的斑点状或者圆形及类圆形的钙化或骨化游离体，可伴有关节的退行性改变，如关节边缘的骨质增生、骨质破坏、关节间隙变窄等。三维 CT 不存在盲区，能从各个角度显示病灶，有利于手术切口的选择。② MRI 影像表现为：当无软骨小体形成时，仅表现为滑膜增厚，无特异性。有软骨小体形成但未钙化时，T1 加权相呈中等信号，T2 加权相呈中等偏高信号。软骨小体完全钙化时 T1 加权相和 T2 加权相均成明显低信号。软骨小体中心骨化、外围钙化时中心在 T1 加权相和 T2 加权相均为等高信号，外围在 T1 加权相和 T2 加权相均为明显低信号。完全骨化时，T1 加权相和 T2 加权相为呈骨髓样信号。

（二）中间型软骨源性肿瘤

1. 软骨黏液样纤维瘤

软骨黏液样纤维瘤（chondromyxoid fibroma，CMF）是骨内极为罕见的良性软骨性肿瘤，占所有骨肿瘤的 1.3%。

（1）临床表现。CMF 好发于长管状骨，80% 发生在下肢骨的干骺端，可能与此处软骨生长活跃有关，最常见于胫骨近端，还常累及足部小骨；CMF 起病缓慢，症状轻微，病程长，无明显的全身症状，10～30 岁的患者为高发人群，局部表现为患处膨胀变形，轻度疼痛，病变表浅或范围大者可触及软组织肿块，局部疼痛加重；累及关节或超越关节可影响关节功能。

（2）组织病理。大体检查：切除组织为白色半透明样胶冻状组织，切面灰白、淡蓝色，半透明有光泽，分叶状。光镜检查：低倍镜下分叶状表现，由梭形细胞或星形细胞构成的分叶状结构，其散布在有丰富的黏液样或软骨样的细胞间质内（图 9－5 和图 9－6）。CMF 纤维间隔分叶状丰富的黏液样或软骨样基质中疏松分布梭形、星形细胞，其特点是小叶中心细胞稀疏，周边细胞密集，小叶之间细胞成分较多，主要有梭形细胞、多核巨细胞和软骨母细胞。它们被细胞更加丰富的带状间隔分隔，特点之一是靠近

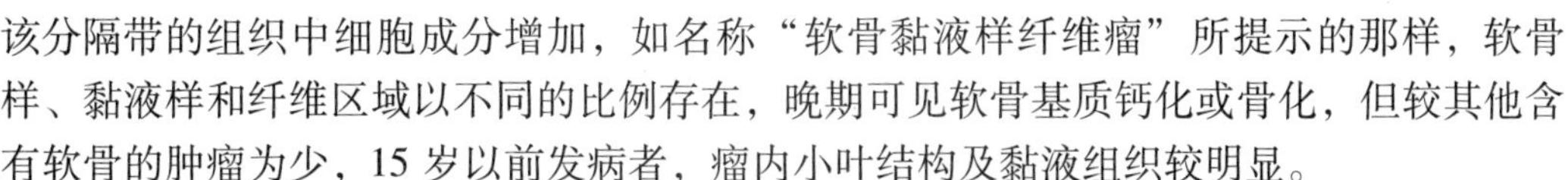

该分隔带的组织中细胞成分增加，如名称“软骨黏液样纤维瘤”所提示的那样，软骨样、黏液样和纤维区域以不同的比例存在，晚期可见软骨基质钙化或骨化，但较其他含有软骨的肿瘤为少，15 岁以前发病者，瘤内小叶结构及黏液组织较明显。

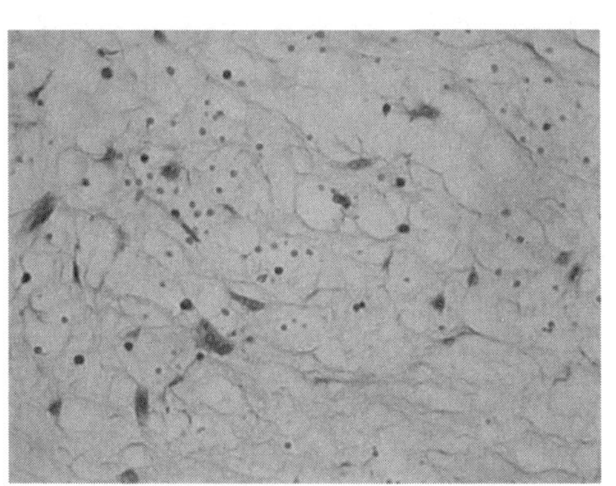

图 9－5　软骨黏液样纤维瘤（HE，10×10）

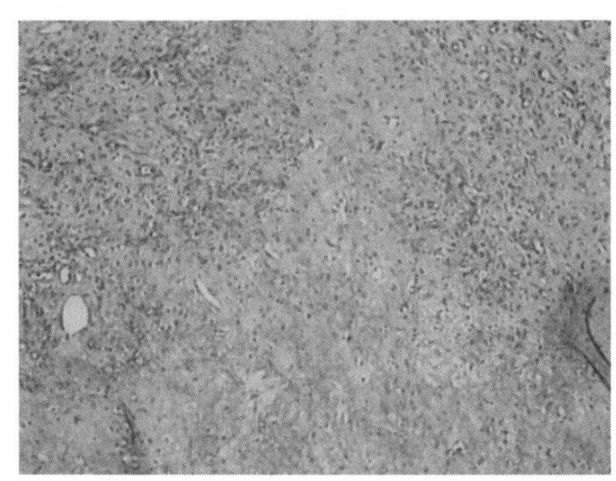

图 9－6　图 9－5 高倍镜（HE，10×40）

肿瘤呈分叶状结构，由梭形细胞或星形细胞构成，散布在有丰富的黏液样或软骨样的细胞间质内[5]

2. 成软骨细胞瘤

成软骨细胞瘤（chondroblastoma，CB）即软骨母细胞瘤，是一种相对少见的软骨源性、原发性骨肿瘤。

（1）临床表现。CB 是一种起源于软骨组织的肿瘤，多数为良性，少数病变有侵袭性且可进展成恶变。由于发病率较低，不易被临床及放射医师辨识。有文献报道 90% 的 CB 发生在 5～25 岁，男性多于女性（约为 2∶1）。CB 临床表现无特征性，主要是局部症状及体征，关节的疼痛为其重要表现，在关节疼痛的同时常伴有类似关节炎症的症状，即关节的肿胀、积液和比较严重的关节活动障碍，这是 CB 在临床上区别于其他肿瘤的一大特点。CB 来源于原发性或继发性软骨内骨化中心，所以病变好发部位是四肢长骨骨骺和骨突区（如股骨大粗隆、胫骨结节、肱骨大结节等）。

（2）影像学表现。① X 射线表现为骨骺区溶骨性囊状骨质破坏，可跨越骺板累及干骺端；常有关节受累表现，邻近关节受侵常使之肿胀，亦可见软组织肿胀甚或软组织肿块；可见细薄、锐利之硬化边或无硬化边而境界清楚，少数偏心性病灶其骨皮质可轻

中度膨胀，导致皮质变薄甚至断裂；皮质可不完整；可有骨膜反应，为连续实性的骨膜反应，与恶性骨膜反应不同，由非肿瘤组织破坏增生的骨膜中央部分形成，表现为远离病灶的平行或层状影，是一种对肿瘤的炎性反应；可有软组织肿块。② CT 有助于显示病变的细节，显示平片无法观察到的、不能显示的钙化灶，有助于显示病灶边缘硬化、皮质完整与否的确切情况，有助于肿瘤的定性诊断。③ MRI 拥有多方位、多角度及高软组织对比度等诸多优点，能清晰显示病变的范围和病理特点。

（三）恶性软骨源性肿瘤

软骨肉瘤（chondrosarcoma，CS）是一类起源于软骨细胞或向软骨分化的间叶组织细胞来源恶性骨肿瘤。作为常见的原发性骨肿瘤，其发病率位于全部原发性骨肿瘤的第二位。软骨肉瘤是恶性的软骨性肿瘤，在全部原发恶性骨肿瘤中位于第二位（25%），仅次于骨肉瘤（35%）。

1. 临床表现

软骨肉瘤发病率约占骨恶性肿瘤的 20%，男性发病多于女性，40 岁以后发病率逐渐增高，发病年龄在 30～60 岁，儿童较少见，分为原发性和继发性软骨肉瘤。2013 年骨肿瘤新分类中，根据软骨肉瘤的恶性程度及细胞分化程度分为Ⅰ～Ⅲ级；按部位分为中央型和周围型；按病理组织学特点分为普通软骨肉瘤、透明细胞软骨肉瘤、间质细胞软骨肉瘤、去分化型软骨肉瘤和骨膜型软骨肉瘤。原发性软骨肉瘤一般发病缓慢，最常见的症状是局部间歇性疼痛，呈逐渐加重的趋势，夜间疼痛加剧提示恶性程度较高；而后出现逐渐增大的肿块，可有压痛，肿块周围可触及皮温升高，最多见于长管状骨，其中股骨尤甚，约占全部患者的 1/4。继发性软骨肉瘤由良性软骨性肿瘤恶变而来，多发生于骨盆，其次为肩胛骨及股骨，以出现肿块为首要表现，病程进展缓慢，疼痛多不明显，周围皮肤多无红热现象。

2. 组织病理

软骨肉瘤的镜下形态多样，肿瘤呈分叶状，由肿瘤性软骨及软骨基质构成，无骨样结构，软骨细胞多聚集在小叶边缘，中央稀疏，基质有部分钙化，瘤细胞核肥大，呈三角形、圆形、卵圆形，粗颗粒状，深染，核仁明显，可见大量双核及多核的巨大肿瘤细胞，周围可形成陷窝。

二、骨源性骨瘤

（一）良性骨源性骨瘤

骨样骨瘤（osteoid osteoma）是来源于骨膜组织的一种良性肿瘤，主要由中心血管性骨样组织及周围骨质硬化带所组成。

1. 临床表现

最常见部位为股骨小粗隆、肱骨近端内侧皮质、胫骨远端 1/3，也可见于脊柱的附

件，发病率依次为腰椎、颈椎、胸椎，以胫、股骨最多见，合计约50%，很少见于扁平骨、髓腔内和松质骨，可发生于骨皮质和骨松质。骨样骨瘤的主要临床症状为局部疼痛，可能与病灶产生的前列腺素有关。疾病早期表现为间歇性疼痛，夜间疼痛加剧，口服水杨酸类药物后疼痛可缓解或消失；疾病后期表现为持续性疼痛，服用水杨酸类药物不能缓解。

2. 组织病理

以骨性的结缔组织和骨样组织组成的瘤巢为主要病理特征（图9－7）。瘤巢多呈孤立、圆形或卵圆形，边界清晰，直径一般小于2 cm。瘤巢周围有广泛的股反应区和钙化区，并围绕有大量的成熟反应骨。目前，临床上根据瘤巢的具体所在位置和周边骨质的硬化程度，骨样骨瘤可分为4种类型：①皮质骨型，骨皮质内包瘤巢；②松质骨型，骨松质内包瘤巢；③骨膜型，骨膜下位瘤巢；④中心型，髓腔内包瘤巢。

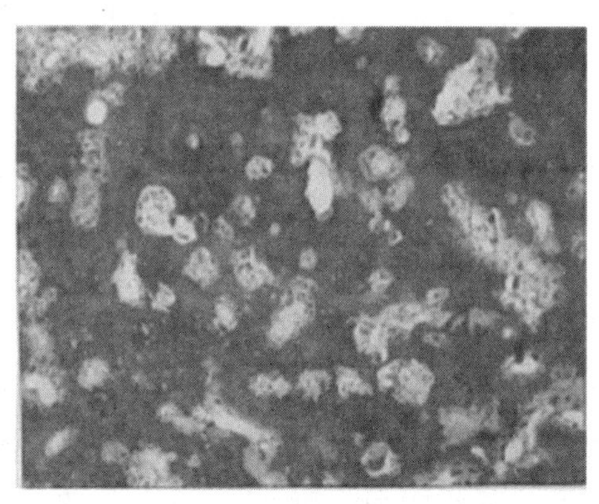

图9－7　骨样骨瘤病理图（HE）

患者，男性，19岁，左踝关节前内侧稍肿胀，局部压痛，活动无受限[6]

3. 影像学表现

影像学表现：① X射线表现，典型骨样骨瘤的X射线表现为病灶中央透光区及外围宽窄不一的骨硬化，还可伴有骨膜反应、周围软组织或相邻关节肿胀。上述病变类型在很大程度上关系着瘤巢周边骨质发生硬化的程度，其中骨皮质型的骨样骨瘤多表现有梭形增厚的情况，尤以瘤巢所在位置增厚最为明显，瘤巢越接近皮质内面，其周围骨质通常更加致密，若瘤巢完全处于皮质内，则周围骨质的硬化就更为显著，甚至在病变的后期，几乎可完全遮蔽病灶；松质骨型的瘤巢骨质通常并无十分严重的增生硬化表现，或者有的几乎不会出现此类情况；骨膜型的其中心病灶可对骨皮质产生侵蚀作用，并能在骨皮质表面造成浅凹状缺损，然后可见有数量不等的骨膜新生骨长成；中心型的瘤巢位于髓腔，较大，骨内膜明显硬化，骨皮质改变不明显。② CT表现，典型的CT表现包括患者出现早期的低密度瘤巢，其形状可为圆形，也可为卵圆形，同时在瘤巢周围可见发生反应性骨硬化的情况。低密度的瘤巢中心见点状高密度影，即所谓“靶征”；位于松质骨内者瘤巢常较大，而周围硬化区相对较小；位于指、趾短骨时常以破坏为主，骨质增生硬化多不明显；很少有软组织肿胀。③ MRI表现，MRI在组织分辨方面表现得不错，由此能更明确清晰地为我们提供肿瘤周边及髓腔水肿方面的信息，继而在骨样

骨瘤的临床诊断中具有重要参考价值。

（二）中间型骨源性骨瘤

成骨细胞瘤（osteblastoma）又称为骨母细胞瘤，是中间型局部侵袭性骨源性肿瘤，以产生类骨质或编织骨为特征，周边可见大量的成骨母细胞，原发骨肿瘤中发病率小于1%，占所有良性骨肿瘤的3%左右，分为普通型和侵袭性，以普通型最为常见。

1. 临床表现

好发于10～30岁，以20～30岁常见，男多于女。患者可无任何症状，系偶然发现，有症状者主要表现为局部钝痛，无明显夜间痛，服用水杨酸类药物很少缓解。表浅部位可触及骨性膨胀性质硬肿块，脊柱受累时，可压迫脊髓或神经，出现相应的神经症状。肿瘤局部有复发倾向，很少侵犯软组织，可局部恶性变，很少发生远处转移。

2. 组织病理

肉眼所见，肿瘤呈膨胀性生长，大小不一，直径2～10 cm不等，肿瘤组织血运丰富，呈红色或暗红色，质脆，易出血，含沙砾样钙化骨化物，较大肿瘤可发生囊性变。镜下，肿瘤与骨样骨瘤的组织学特点相似，由排列混乱的编织骨针或骨小梁构成，周围可见大量大小、形态不一的成骨细胞围绕，胞浆丰富、红染，核圆，骨小梁间为丰富的纤维以及血管，常见散在分布的破骨细胞型多核巨细胞（图9－8）。

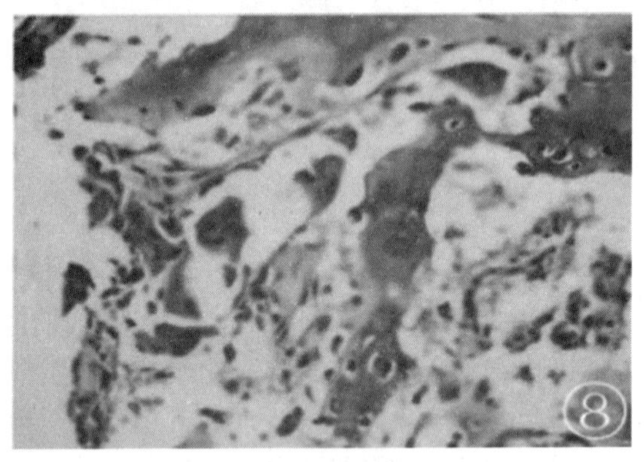

图9－8　成骨细胞瘤（HE）

右侧椎弓内侧皮质下类椭圆形结节，不规则骨样基质小梁，部分呈编织状交织成网，可见骨化灶，小梁周可见骨母细胞附着，另见散在破骨细胞；小梁间为富于血管的结缔组织[7]

3. 影像学表现

影像学表现：①良性成骨细胞瘤的X射线及CT表现主要为膨胀性骨质破坏、厚薄不一的骨硬化缘和不同程度的钙化与骨化，可位于骨髓腔、骨皮质、骨松质或骨膜下。其X射线与CT征象的变化与肿瘤的病程进展、大小、发病部位和钙化、骨化程度关系密切。囊性型以溶骨性改变为主，多位于四肢，表现为大于2 cm的局灶性膨胀性骨质破坏，少数可呈多囊性骨质破坏，其内可见骨性间隔，如皂泡样改变，病变区周围常出现清楚的薄壳样骨质硬化，破坏区内可见排列紊乱的不规则骨嵴或散在不同程度的钙

化、骨化灶，尤其是钙化及骨化灶的存在，对正确诊断帮助较大。② MRI 表现为肿瘤多呈膨胀性生长，非钙化区 T1 加权相上为低到中等强度信号，T2 加权相可为不均匀等或高信号，脂肪抑制序列 PD 加权相上呈明显高信号，钙化及骨化区呈斑点状、片状或团块状，T1 加权相为低或中等信号，T2 加权相为低信号，骨皮质变薄，边缘可有轻度骨质硬化环，有时形成较大范围的骨质硬化区，于所有序列上均呈环状或片状低信号，骨髓腔及软组织水肿呈长 T1、长 T2 信号。增强扫描肿瘤呈中等程度不均匀强化，其产生的病理基础是成骨细胞瘤的间质含有丰富的血管，但强化程度一般低于血管瘤，其内的囊性坏死区及钙化和骨化区未见明显强化。囊性型成骨细胞瘤，由于钙化或骨化成分较少，于 T1 加权相上呈等或低信号，T2 加权相上呈略高信号，脂肪抑制序列 PD 加权相上呈明显高信号，囊性区则呈明显长 T1、长 T2 信号。由于 MRI 对较小的钙化或骨化灶不敏感，往往易导致误诊，因此，应仔细观察破坏区内是否存在较小的钙化或骨化灶，对明确诊断有重要价值。肿瘤周围的软组织肿块呈略长 T1、略长 T2 信号。钙化骨化型，由于肿瘤内有大量的钙化或骨化灶，常以低信号为主，其内可有斑片状略长 T1、略长 T2 信号的未钙化区，致信号不均匀，随病程进展，该区域亦可发生钙化及骨化。

（三）恶性骨源性骨瘤

骨肉瘤（osteosarcoma）又称为成骨肉瘤，是一种常发生于儿童及青少年的骨恶性肿瘤，其具有起病隐匿、恶性程度高、进展快和预后差等特点。骨肉瘤起源于间质细胞系，一般情况下肿瘤能够在短时间内迅速生长，主要原因是在肿瘤生长过程中，肿瘤经软骨阶段可快速形成肿瘤骨样组织及骨组织。近年来，骨肉瘤的发病率和病死率均较高。

骨肉瘤恶性程度高，在局部呈侵袭性生长并且易发生转移，肺为骨肉瘤最常见的转移部位，大约有 23% 的骨肉瘤患者在就诊时或治疗中出现肺转移。

1. 临床表现

发生部位以股骨远端和胫骨近端为主，好发于儿童和青少年。骨肉瘤患者的主要临床表现是疼痛，且夜间疼痛呈进行性加重，疼痛由间歇性逐渐发展为持续性或局部出现包块是骨肉瘤的特征性表现。骨肉瘤可因外伤引起的病理性骨折而被早期发现。患处早期皮肤发亮，晚期则出现浅表静脉充盈。患者早期可因患肢疼痛而出现跛行，晚期则被迫卧床休息。因此，对于青少年患者关节周围出现的反复疼痛，应予以重视。

2. 组织病理

骨肉瘤来源于骨及软组织中能够产生骨质和类骨质的间质细胞，其病理特征是具有肉瘤组织的特征和肿瘤性成骨现象。

3. 影像学表现

影像学表现：① X 射线平片可以清楚地显示病变肿瘤的大小、骨质破坏的形态和骨膜反应如 Codman 三角、“日光征”，以及病灶与关节周围软组织的关系。② CT 能显示骨的横断面，从而较早发现骨小梁骨皮质的破坏以及肿瘤侵犯骨膜和周围软组织的范围；分辨率高，可进行冠状、矢状和横断面的多平面成像，能较明确显示肿瘤的大小部

位与各正常组织的关系，为骨肉瘤的临床分期决定手术方式提供最重要的依据。③ MRI 的血管造影技术能够清楚地显示骨肉瘤组织的血供情况。

4. 治疗方法

治疗方法包括化疗、放疗、基因治疗、免疫治疗、分子靶向治疗和手术治疗。

5. 预后因素

肿瘤部位及大小、年龄、出现转移、转移灶部位、化疗效果、手术类型、外科边界是肢体及躯干骨肉瘤的主要预后因素。

三、纤维源性肿瘤

（一）中间型纤维源性肿瘤

骨促结缔组织增生性纤维瘤（desmoplastic fibroma）是一种罕见的良性骨肿瘤，由轻度异型的梭形细胞及其产生的大量胶原纤维构成，约占原性骨肿瘤发病率的0.1%。

1. 临床表现

多发于青少年，男女差异不大；可发生于长骨、扁骨、颅面骨、指/趾骨等，但以下颌骨（22%）多见，其次为股骨（15%）、骨盆骨（13%）、桡骨（12%）和胫骨（9%）。临床上以局部疼痛和触及肿块为主要症状，部分伴功能障碍或病理性骨折。

2. 组织病理

大体病理改变类似于软组织的韧带样瘤，切面灰白，呈交错编织状，质硬如橡皮。镜下典型形态为丰富的胶原纤维背景间见数量不等的梭形细胞（成熟肌纤维母细胞），呈条束状、编织状排列，细胞无异型性，少见核分裂象，间质内血管很少。肿瘤周围可见残存的骨小梁（图9-9）。

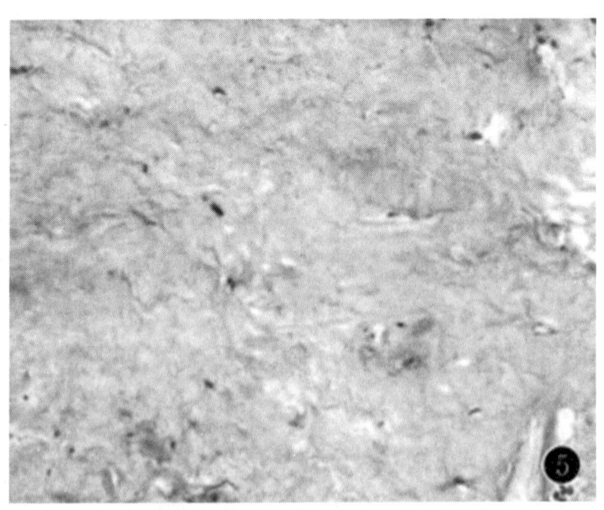

图9-9 骨促结缔组织增生性纤维瘤病理切片（HE，×100）

肿瘤组织大部分为玻璃样变性的胶原纤维，其间散在分布少许梭形细胞及小血管，梭形细胞形态温和，胞浆少、红染，细胞核圆形或卵圆形，未见核分裂象及明显坏死[8]

3. 影像学表现

影像学表现：① X 射线和 CT 检查主要表现为膨胀性透光区，呈地图状骨质破坏，移行带窄，病变长径与骨长轴平行生长，多数病例无硬化边，少数可见薄层硬化边，一般无明显钙化基质及骨膜反应；内可见粗大骨嵴或残存骨小梁；有时骨皮质可以变薄或被突破，则可见稍低于邻近软组织密度的肿块向外侵犯，表现出侵袭性的特点；发生于颌骨的病灶多表现为囊性膨胀性骨破坏或由假性骨小梁构成多房网格状。② MRI 表现为边界清晰的软组织肿块，T2 加权相呈中等偏低信号，T2 加权相信号不均匀，特征性表现为一信号强度增高区域内混杂有中等及低信号灶，T2 加权相低信号区域大于 50%。

（二）恶性纤维源性肿瘤

骨纤维肉瘤（fibrosarcoma of bone）是一种梭形细胞的原发恶性骨肿瘤，起源于髓腔及骨膜的结缔组织，临床少见。根据部位分为髓腔型（或中央型）和骨膜型（或周围型），病变于髓腔者占骨纤维肉瘤的 2/3，病变于骨膜者占 1/3。

1. 临床表现

病变多见于中青年，以四肢长管状骨干骺端为好发性部位。病程较缓慢，疼痛与肿胀为主要症状。髓腔型以疼痛为主，疼痛性质常较骨肉瘤轻且呈间歇性，少数可引起功能障碍，有时可引起病理性骨折；周围型以肿块为主，症状较轻，主要发现为局部肿块，但在少数高度恶性者，则进展迅速而转移早，似骨肉瘤，此瘤一般不转移至淋巴腺，但转移至肺者则不少见。

2. 组织病理

中央型骨纤维肉瘤原发于髓腔，以后肿瘤可穿破骨皮质侵及软组织。分化高之骨纤维肉瘤，肉眼观呈灰白而质地坚实，生长慢，不穿破皮质。镜下纤维母细胞呈纺锤形，核亦细长，在细胞间可有较多的胶原纤维，呈漩涡状或束状排列，此型之组织学特征为细胞及核的均一性，且无核分裂象。分化低之纤维肉瘤肉眼观呈粉红色，触之较软，有穿破骨，扩展至皮质外之倾向，生长较快，镜下，细胞明显伪型，核浓染，细胞含多数核或奇特的核，且有核分裂象，细胞间胶原纤维较少。周围型骨纤维肉瘤瘤块分界一般清晰，常侵及其附近骨皮质。

3. 影响学表现

X 射线表现：髓腔型者肿瘤起始于髓腔中心，从内向外呈溶骨性破坏，可残留小条状骨赘和斑点样钙化。骨皮质可因肿瘤增大而轻度膨胀。易合并病理骨折，无瘤骨及骨硬化出现，可有轻度骨膜反应。当瘤组织穿破骨皮质进入软组织时常出现瘤性软组织肿块。其内常可见斑点状钙化影。骨膜型纤维肉瘤一般均可见到一界线较清晰的骨旁软组织肿块影。相邻骨皮质常因肿块压迫或肿瘤侵蚀而出现虫蚀样破坏，侵袭性强者破坏新生骨膜可出现 Codman 三角。常有瘤质钙化，但肿块边缘包壳样钙化者少见。

4. 鉴别诊断

本病须与尤因瘤、骨之炎性病变、骨囊肿、骨巨细胞瘤及溶骨性骨肉瘤、转移癌等相鉴别。

四、纤维组织细胞性肿瘤

良性纤维组织细胞瘤（benign fibrous histiocytoma，BFH）/非骨化纤维瘤是一种罕见的原发于骨的肿瘤性病变，由纤维母细胞和组织细胞增生造成骨质破坏的良性病变。WHO 第三版（2002 年）骨肿瘤分类将其归入纤维组织细胞源肿瘤。非骨化性纤维瘤（non ossifying fibroma，NOF）是一种好发于青少年长骨干骺端的非肿瘤性病变，通常认为是由于成熟障碍引起的良性纤维增生性病变。WHO 第二版（1993 年）《骨肿瘤分类》将其归入瘤样病变。WHO 第四版（2013 年）《骨肿瘤分类》将非骨化性纤维瘤与骨良性纤维组织细胞瘤归类为同一类肿瘤，统称为良性纤维组织细胞瘤/非骨化纤维瘤。

1. 临床表现

良性纤维组织细胞瘤发病率无明显性别差异，发病年龄多大于 20 岁，临床症状常较轻，病灶常单发，好发部位为长骨干骺端或骨骺端，也可见累及髂骨、肋骨、颌骨及椎体。常发生在骨髓腔内，也可发生在皮质内。临床上该病常以局部疼痛为主，可逐渐加重，活动受限，生长缓慢，可伴有病理性骨折。

2. 组织病理

大体检查：良性纤维组织细胞瘤标本大多为黄白色或黄褐色碎组织，多呈纤维样，质地较脆，大多含有硬化骨质。镜下检查：良性纤维组织细胞瘤均由梭形纤维细胞、纤维母细胞排列成车辐状结构，大多含数量不等的多核样巨细胞、泡沫样细胞等。（图 9－10）

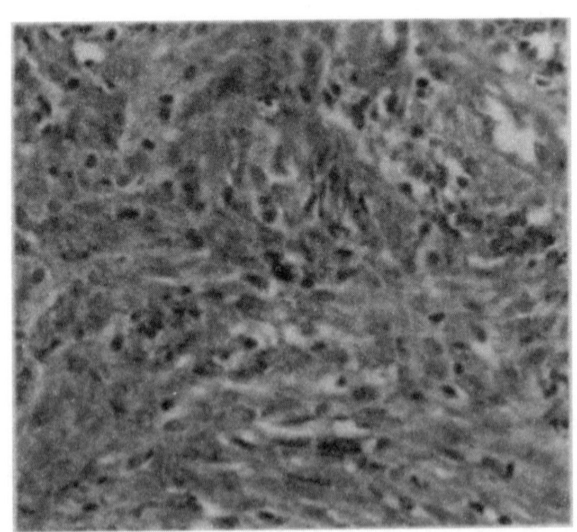

图 9－10　良性纤维组织细胞瘤/非骨化纤维瘤（HE，×400）

病灶内见编织状排列的胶原纤维，其内夹杂分布不均、数量不等的泡沫细胞及多核巨细胞[9]

3. 影像学表现

影像学表现：① X 射线表现为边界清晰的溶骨性骨质破坏，可单房或多房，呈中心性或偏心性生长，形态不一，轻度膨胀性生长，部分明显膨胀，边缘可见硬化边，其

内可见骨性分隔，无骨膜反应。其中，病灶边缘见硬化边及骨性分隔影提示病灶为良性肿瘤，但部分无硬化边的 BFH 不能与骨巨细胞瘤相鉴别。因 X 射线平显示的片病灶前后重叠，病灶硬化环的厚薄显示不直观，病灶内是否有钙化或骨化成分显示不清，较难同非骨化性纤维瘤或纤维性骨皮质缺损等良性肿瘤相鉴别。② CT 上主要表现为溶骨性破坏，轻度甚至明显膨胀性生长，边缘伴有或不伴有硬化环，硬化环可厚薄不均或不完整；病灶内为软组织密度，密度较均匀，在骨质破坏区内可见出血、坏死及囊变，无钙化或骨化，可有骨性分隔。③ MRI 图像较好地显示病灶的纤维组织成分，对病灶的软组织肿块及周缘组织的反应性水肿也可很好显示。

五、造血系统肿瘤

（一）浆细胞骨髓瘤

浆细胞骨髓瘤（plasma cell myeloma）是一种恶性浆细胞病，其肿瘤细胞起源于骨髓中 B 淋巴细胞发育到最终功能阶段的细胞——浆细胞。其特征为骨髓浆细胞异常增生伴有单克隆免疫球蛋白或轻链（M 蛋白）过度生成，极少数浆细胞骨髓瘤发病患者是不产生 M 蛋白的未分泌型。

1. 临床表现

浆细胞骨髓瘤好发于老年人，以男性多见。临床症状复杂多样，典型者常因骨痛及病理性骨折、贫血、出血倾向、发热及感染、肾功能受损等表现而就诊，也可因神经病变、髓外占位及其他髓外浸润等表现就诊。此外，还有部分患者诊断时并无症状，仅体检时发现轻度贫血、球蛋白水平升高、尿蛋白阳性或红细胞沉降率加快，因此，当患者出现骨痛、贫血、肾功能不全等症状时，一定要注意排查；出现血浆球蛋白水平升高、蛋白尿、红细胞沉降率加快等异常时，也应考虑浆细胞骨髓瘤的可能性。

2. 组织病理

肉眼：典型外观为粉红色或灰色柔软质脆的肿物；根据分化程度将浆细胞骨髓瘤分为高、中和低分化 3 种类型，以高分化者最为多见。高分化肿瘤（图 9－11）：细胞形态一致、中等偏小，细胞质丰富、嗜酸性，核圆形、深染、偏位，染色质呈车辐状，核仁不明显，可见核周空晕及核内包涵体，核分裂象罕见。中分化肿瘤：50% 以上的肿瘤细胞体积中等偏大，细胞质丰富，细胞核增大、呈卵圆形或不规则形，核仁明显，核质比增大，可见核周空晕，核分裂象可见。低分化肿瘤：肿瘤细胞形似浆母细胞，细胞体积大、大小不一，细胞质稀少，核大而不规则，核周空晕不明显，染色质疏松，核仁明显，核分裂象易见，可见多核瘤巨细胞。间质内可见少量炎症细胞浸润，纤维结缔组织分隔，有红染淀粉样沉积物以及假血管瘤样结构。

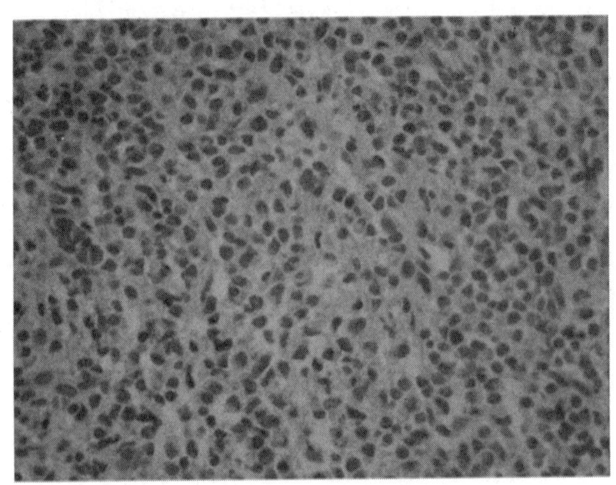

图 9－11　高分化浆细胞骨髓瘤（×400）

细胞形态一致、中等偏小，细胞质丰富、嗜酸性，核圆形、深染、偏位，染色质呈车辐状，核仁不明显，可见核周空晕及核内包涵体，核分裂象罕见[10]

（二）骨的孤立性浆细胞瘤

骨的孤立性浆细胞瘤（solitary plasmacytoma of bone，SPB）在临床较为少见，为浆细胞单克隆增生引起的一种恶性肿瘤，多发生在骨组织、髓外组织，且发病部位较为局限，一般骨髓无异常的变化。

1. 临床表现

好发于中轴骨，尤其是脊柱锥体，胸椎多于腰椎，多发于男性。主要临床表现为受累部位的疼痛、病理性骨折，发生于锥体的 SPB 可出现神经压迫症状。患者临床经过缓慢，术前检查无贫血、高钙血症和肾功能损伤，尿 Bence-Jones 蛋白阴性，血清免疫球蛋白及多部位骨髓穿刺检查亦无异常。

2. 组织病理

大体检查：灰白或灰红，切面灰白，质脆，呈鱼肉样或胶冻状。镜下检查：分化成熟的瘤细胞似成熟浆细胞，细胞中等偏小，呈卵圆形，胞浆丰富、嗜碱性，核偏位，染色质呈轮辐状排列，核周有空晕；分化不成熟的瘤细胞似中心母细胞或免疫母细胞，细胞中等或较大，呈圆形，胞质中等或稀少、嗜碱性，细胞界限欠清，核大而不规则，核质比例增大，核膜厚，染色质分散，可见一个大而明显的中位核仁或数个嗜碱性小核仁，异型性明显，核分裂象易见（图 9－12）。

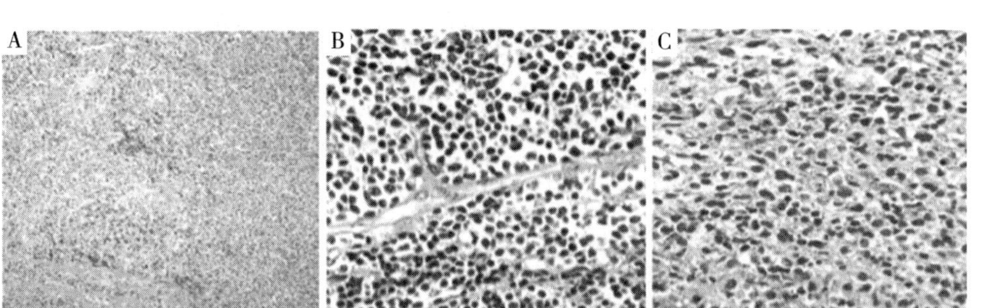

图 9－12　骨的孤立性浆细胞瘤镜下表现（HE）

A：低倍镜下肿瘤性浆细胞弥漫分布（×40）；B：分化成熟的瘤细胞似正常浆细胞（×400）；C：分化不成熟的瘤细胞异型性明显（×400）[11]

3. 影像学表现

影像学表现：① X 射线表现为单发性膨胀性骨破坏，破坏区通常较大，边界清晰，部分病例有骨小梁残留，可伴有病理性骨折；② CT 表现为骨质破坏区完全被软组织肿块所占据，骨质膨胀，边界清晰，常穿破骨质附近形成软组织肿块影。

（三）骨的原发非霍奇金淋巴瘤

骨的原发非霍奇金淋巴瘤（primary non-Hodgkin lymphoma of bone，PNLB）多原发于骨髓，是一种较为少见的结节外淋巴瘤，约占所有非霍奇金淋巴瘤的 1%。PNLB 以非霍奇金淋巴瘤多见，根据细胞来源不同分为 B 细胞型、T 细胞型和组织细胞型，前两者占绝对多数。

1. 临床表现

可在任何年龄段发病，尤以中老年为主，发病年龄高峰在 50 岁左右。发病部位多以股骨、胫骨、肱骨、桡骨等四肢长骨为主，且肩胛骨、椎体、骨盆、肋骨和胸骨等部位也可累及。临床主要表现为病变处局部疼痛，开始为轻微和间断疼痛，逐渐发展为持续性疼痛。

2. 组织病理

肿瘤细胞在髓腔内呈弥漫浸润性生长，破坏骨组织。瘤细胞形态为大小不一的淋巴瘤细胞，核异型性易见。其内有残存的骨小梁，骨小梁大多无异常，周围有骨母细胞围绕，少数骨小梁不规则或增厚。

3. 影像学表现

影像学表现：① X 射线表现分为溶骨性、硬化（成骨）性、囊状扩张性和混合性破坏 4 类，以溶骨性破坏多见；② CT、MRI 表现为溶骨性骨质破坏，边界不清，骨皮质破坏较轻，软组织肿块范围往往超过骨质破坏区。

4. 鉴别诊断

本病单发需要与尤因肉瘤等相鉴别；多发者需要与转移瘤、白血病骨髓浸润、骨髓

瘤等相鉴别。①尤因肉瘤好发于青少年，往往有发热、白细胞增高等全身症状，骨膜反应明显；NH 好发于 30 岁以上中年人，缺乏全身症状，骨膜反应较轻。②转移瘤常有明确原发肿瘤，骨质破坏明显而软组织肿块常较局限。③ 白血病骨髓浸润常有明确白血病病史，弥漫浸润性表现多见，MRI 信号无特异性。④骨髓瘤好发年龄较大，多呈穿凿样骨破坏，常伴广泛骨质疏松，软组织肿块少见。

六、富含破骨巨细胞的肿瘤

（一）良性富含破骨巨细胞肿瘤

1. 小骨的巨细胞病变

小骨的巨细胞病变（giant cell lesion of the small bones）是一类病变的新名称，出现在 2013 年版 WHO 骨和软组织肿瘤分类标准“富含破骨巨细胞肿瘤”章节中，既往又称为巨细胞修复性肉芽肿。小骨的巨细胞病变是一类发生在手、足，非常少见的瘤样病变，主要成分为伴有新鲜及陈旧出血的纤维组织、不均匀分布的多核巨细胞及反应性新生骨。

（1）临床表现：好发于 10 ～ 20 岁青少年，多于 50% 的病例被诊断时小于 30 岁，好发于指/趾骨、跖骨及掌骨，偶可见于长骨及椎体。疼痛和肿胀是最常见的症状，可伴有骨折。

（2）组织病理：大体观察灰白/灰黄色砂砾样碎组织伴出血，质地中等。镜下观察大部分病变界限清，主要成分是疏密不匀的梭形纤维细胞或纤维母细胞样细胞，偶见核分裂象，有些梭形细胞较肥硕，但无明确的异型性；散在分布不均的多核巨细胞，核数量较普通的骨巨细胞瘤的巨细胞偏少，每个多核巨细胞内有 4 ～ 10 个核。有的区域有出血灶，周围有成簇与散在的多核巨细胞。病灶周边偶见新生骨组织，散在组织细胞及炎症细胞（图 9 – 13）。

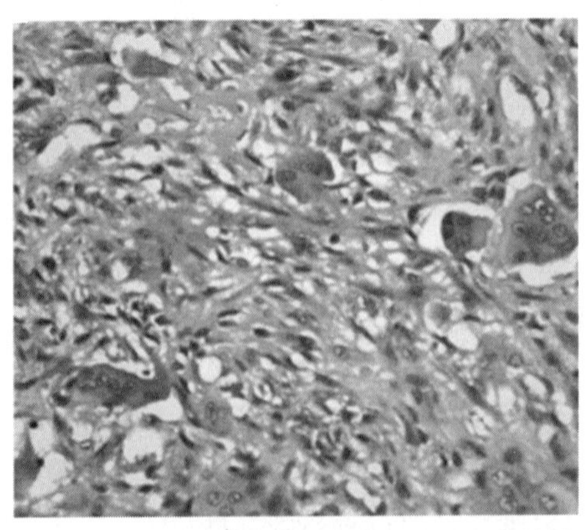

图 9 – 13　小骨的巨细胞病变灶（HE，高倍镜）

多核巨细胞分布稀疏、体积小、核数量少[12]

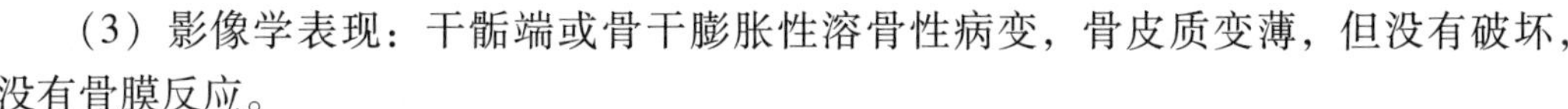
（3）影像学表现：干骺端或骨干膨胀性溶骨性病变，骨皮质变薄，但没有破坏，没有骨膜反应。

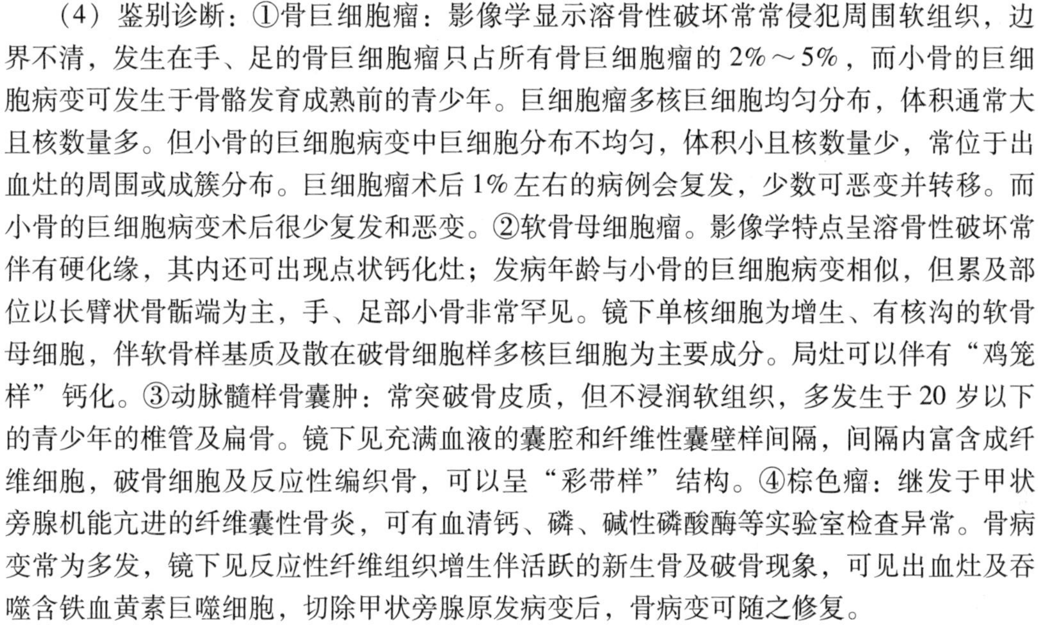
（4）鉴别诊断：①骨巨细胞瘤：影像学显示溶骨性破坏常常侵犯周围软组织，边界不清，发生在手、足的骨巨细胞瘤只占所有骨巨细胞瘤的 2%～5%，而小骨的巨细胞病变可发生于骨骼发育成熟前的青少年。巨细胞瘤多核巨细胞均匀分布，体积通常大且核数量多。但小骨的巨细胞病变中巨细胞分布不均匀，体积小且核数量少，常位于出血灶的周围或成簇分布。巨细胞瘤术后 1% 左右的病例会复发，少数可恶变并转移。而小骨的巨细胞病变术后很少复发和恶变。②软骨母细胞瘤。影像学特点呈溶骨性破坏常伴有硬化缘，其内还可出现点状钙化灶；发病年龄与小骨的巨细胞病变相似，但累及部位以长臂状骨骺端为主，手、足部小骨非常罕见。镜下单核细胞为增生、有核沟的软骨母细胞，伴软骨样基质及散在破骨细胞样多核巨细胞为主要成分。局灶可以伴有“鸡笼样”钙化。③动脉髓样骨囊肿：常突破骨皮质，但不浸润软组织，多发生于 20 岁以下的青少年的椎管及扁骨。镜下见充满血液的囊腔和纤维性囊壁样间隔，间隔内富含成纤维细胞，破骨细胞及反应性编织骨，可以呈“彩带样”结构。④棕色瘤：继发于甲状旁腺机能亢进的纤维囊性骨炎，可有血清钙、磷、碱性磷酸酶等实验室检查异常。骨病变常为多发，镜下见反应性纤维组织增生伴活跃的新生骨及破骨现象，可见出血灶及吞噬含铁血黄素巨噬细胞，切除甲状旁腺原发病变后，骨病变可随之修复。

（二）中间型（局部侵袭性，偶见转移型）富含破骨巨细胞肿瘤

骨巨细胞瘤（giant cell tumor of bone）是起源于骨骼非成骨性结缔组织的骨肿瘤。由于肿瘤的主要组成细胞类似破骨细胞，故又称之为破骨细胞瘤。骨巨细胞瘤是一种比较常见的、局部侵袭性的，由结缔组织、基质细胞和巨细胞组成的原发性骨肿瘤，约占原发性骨肿瘤的 5%～8.6%，占良性骨肿瘤的 15%～18%，居原发性骨肿瘤的第 6 位。

1. 临床表现

好发年龄为 20～40 岁，主要症状为疼痛、局部肿胀、压痛和运动受限，这些症状均无特异性。小的肿瘤只引起轻微疼痛，不一定有明显肿胀。由于病变在骨端，接近关节，所以在早期有时被误诊为关节炎。骨巨细胞肿瘤多为单发，好发于长骨的骨端，非长骨发生率仅占 20%，常见部位有胫骨近端、股骨远端、桡骨远端，其中脊柱骨巨细胞瘤以骶尾部发病率最高，胸腰椎发病率最低。

2. 组织病理

肉眼观察肿瘤组织呈灰白色，质软似脑组织，常见灶性出血坏死。镜下见密集、形态单一的小圆形肿瘤细胞，肿瘤细胞胞质稀少，胞核圆形，并见大量散在均匀分布的破骨细胞样多核巨细胞。

3. 影像学表现

影像学表现：① X 射线表现为肿瘤位于骨端，呈囊状骨质破坏，破坏边缘较整齐，与正常骨分界清楚。破坏区早期多为偏心性。多数破坏区内可见纤细、数量不等的骨嵴，分隔成大小不等的小房样结构，形成泡沫状影像，此为多房型，具有特征性。少数

破坏区内无骨嵴，呈单一的骨质破坏，为单房型或溶骨型。②特征性表现为囊性骨质破坏，其中主要以溶骨性、膨胀性、偏心性骨破坏最为常见，在病变区外缘有不同程度的膨胀性改变，骨皮质向外生长从而形成软组织肿块，骨皮质有变薄倾向，骨壳完整或者有残缺，可见到其与正常骨皮质分界清晰，肿瘤破坏区边缘有形态不同的条纹状骨嵴，有部分病例可见液平面。③ MRI 诊断骨巨细胞瘤时，如 T1 加权相、T2 加权相 均表现为中等信号，说明为骨巨细胞瘤的实质部分；T1 加权相为低等信号，T2 加权相为高等信号，提示有出血、囊性变和坏死发生；T1 加权相、T2 加权相均表现为低信号，可能是含铁血黄素沉着引起。

4. 组织分级

Jaffe 从组织学上将骨巨细胞瘤分为 3 级：Ⅰ级为良性，巨细胞很多，少有细胞分裂，可局部复发、恶变；Ⅱ级介于恶性或良性之间，间质细胞较多，巨细胞较Ⅰ级为少，可复发、恶变、转移；Ⅲ级为恶性，间质细胞多，细胞核大，形态如肉瘤，细胞分裂多，巨细胞少而小，核数目也少。

（三）恶性富含破骨巨细胞肿瘤

1. 恶性骨巨细胞瘤

恶性骨巨细胞瘤（malignancy in giant cell tumor of bone）分为原发和继发两种。原发恶性骨巨细胞瘤恶性者临床少见，多数为继发恶性。原发恶性骨巨细胞瘤是一种在肿瘤病变中同时可以看到高度恶性肉瘤成分和良性骨巨细胞瘤成分的肿瘤。继发恶性骨巨细胞瘤是一种在原有良性骨巨细胞瘤的基础上经过手术或放疗治疗后继发恶变的肉瘤。

（1）临床表现。恶性骨巨细胞瘤一般病程短，或在术后短期内复发和转移。肿瘤生长迅速，可触及软组织包块，局部血管怒张，皮温高。手术时常发现软组织侵犯，易出血，肿瘤呈腐肉样，骨皮质穿破。

（2）组织病理。恶性骨细胞瘤都保留有良性骨巨细胞瘤的形态学特征，病灶仍可见多核巨细胞（图 9－14）。基质细胞异型性明显，细胞核分裂常见，巨细胞体积小、数量少。

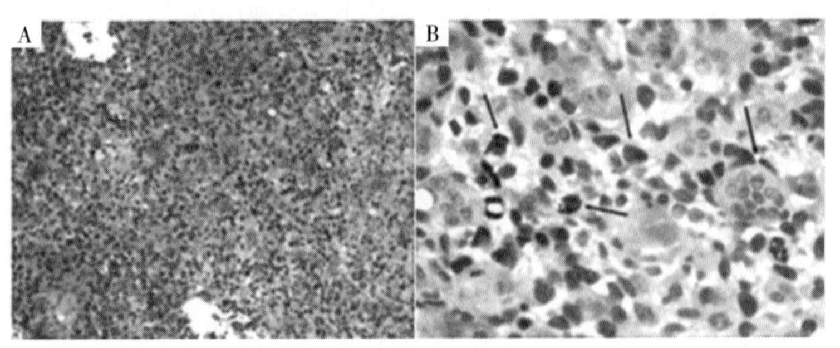

图 9－14　典型恶性骨巨细胞瘤的组织病理学表现[13]

A：单核基质细胞明显增多，排列杂乱（HE，×100）；B：箭头示细胞核分裂旺盛；巨细胞分布少，体积减小，胞核数量减少（HE，×400）

（3）影像学表现。X 射线表现：恶性骨巨细胞瘤常呈单房性溶骨性破坏，骨皮质易穿破，软组织可见肿瘤阴影，易发生病理性骨折。

七、脊索组织肿瘤

（一）脊索瘤

脊索瘤（chordoma）是一种来源于胚胎残留脊索组织的少见肿瘤，其生长缓慢，但有较强的局部侵袭及潜在转移性，因此被归为低度恶性肿瘤，发生率占所有原发性恶性骨肿瘤的 3%～4%，生长缓慢，且具有潜在的转移性与较强的局部侵袭性。

1. 临床表现

临床症状与其发生部位有关，以病灶部位疼痛及神经功能发生障碍或缺损为主要症状。发生部位以中轴骨、骶骨最多，其次是颅底及脊柱其他节段。且其主要好发于 40 岁以上中老年，男女均可发病，发病率无明显差异。脊索瘤以局部复发多见，很少有转移，可转移到肺、肝、骨、淋巴结及胃等，出现转移后预后差。

2. 组织病理

大体观察：肿瘤直径 2 ～ 30 cm，包膜不完整或为破碎组织，切面呈实性、灰白、有黏液样光泽，部分出血，质软易碎。HE 染色镜下检查：瘤组织被纤维及黏液样间质分隔呈分叶状，瘤细胞呈条索状或片状排列，组织由两种细胞组成，一部分细胞呈卵圆形或多边形，轻度异型，胞质内有大小不一的空泡（图 9 – 15），可见典型的液滴样细胞；另一部分细胞体积较小，胞质嗜酸性，呈星形或梭形，细胞核不明显，核分裂少见。

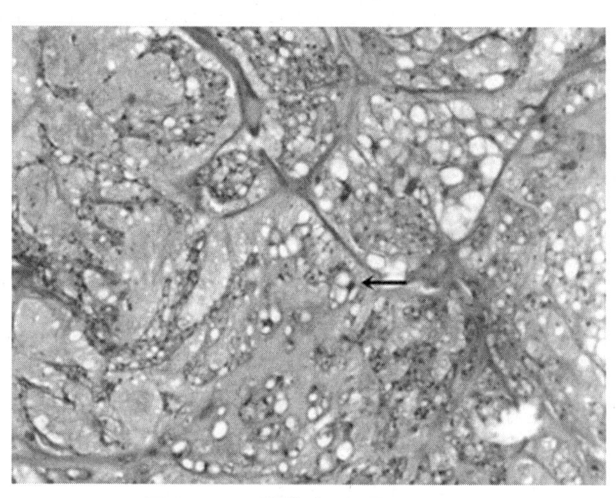

图 9 – 15　脊索瘤（HE，×40）

瘤细胞呈分叶状，可见黏液样基质及胞质内空泡（箭头所示）[14]

3. 病理类型

组织病理学上脊索瘤可分为普通型（经典型）、软骨型和低分化型 3 种亚型。最常见的是普通型，表现为相对较低的侵袭型；软骨型脊索瘤的镜下特点为大量的黏蛋白基

质内可见由条索状纤维间隔分隔而成的小叶状结构，且其内可见较多富含黏蛋白的空泡细胞。另外，还含有数量不等的透明软骨样区域。低分化型脊索瘤罕见，侵袭性较强，预后较差。

4. 影像学表现

影像学表现：① X 射线常表现为溶骨性改变，可见骨膨胀性改变及累及邻近软组织；② CT 检查可表现为溶骨性或混合性骨破坏，周围可伴有骨硬化或软组织占位性表现；③ MRI 检查表现为瘤体 T2 加权相高信号，T1 加权相低信号或混杂信号，增强扫描呈不同程度不均匀强化；瘤体边缘多呈以浅分叶状或多结节状为主要表现的“足突边缘”征。

5. 鉴别诊断

鉴别诊断：①黏液性癌本身有丰富的黏液性基质，镜下可观察到与纤维母细胞相似的梭形星芒状细胞，偶见透明样区域，无空泡样细胞与分叶状结构。② 软骨肉瘤镜下可观察到无纤维间隔的分叶状结构，且无空泡样细胞。③脂肪肉瘤中的脂肪母细胞与脊索瘤中单泡状的印戒样细胞具有较高的相似性，临床诊断需要与其进行区分。④转移性印戒细胞癌与转移性肾癌中的癌细胞形态与脊索瘤的单泡状印戒样细胞极为相似，但转移性癌的癌细胞多会形成无空泡样的真腺腔形态。

八、血管肿瘤

（一）良性血管肿瘤

血管瘤（hemangioma）是一种良性的先天性的皮肤肿瘤或血管畸形疾病，身体各部位均可发病，多发生在血管丰富的位置。临床常见的血管瘤类型为：毛细血管瘤、海绵状血管瘤及混合型血管瘤，其中毛细血管瘤最为常见。

婴儿血管瘤是指由胚胎期间的血管组织增生而形成的，以血管内皮细胞异常增生为特点，发生在皮肤和软组织的良性肿瘤。

婴幼儿血管瘤的分型包括单发型、多发型、节段型、中间型。其临床分类可分为浅表性、深在性、混合性（即浅表性 + 深在性）、网状性/顿挫性/微增生性和其他。

1982 年，J. B. Mulliken 首先提出基于病理学特征的血管瘤分类方法，根据其生物学特性分为血管肿瘤和脉管畸形，血管肿瘤的病理学改变为异常增殖的血管内皮细胞，血管畸形则无血管内皮细胞的改变（表 9 – 2）。

表 9 – 2　婴儿血管瘤与脉管畸形的鉴别诊断[15]

类型	血管瘤	脉管畸形
发病时间	出生时或出生不久	多见出生时
男：女	1：3～1：4	1：1
发展情况	增生期、消退期、消退完成期	与儿童的生长发育成比例
病变颜色	鲜红色或透出蓝色	视畸形的脉管种类而定

续上表

类型	血管瘤	脉管畸形
表面温度	正常或温度升高	温度升高
自觉症状	不明显	不明显
排空试验	阴性	可能阳性
体位试验	阴性	可能阳性
组织病理	血管内皮细胞增生	血管内皮细胞正常，血管形态乱，管腔异常

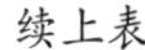

1. 临床表现

婴幼儿血管瘤最早期的皮损表现为充血性、擦伤样或毛细血管扩张性斑片。出生后6个月为早期增殖期，瘤体迅速增殖，明显隆起皮肤表面，形成草莓样斑块或肿瘤，大小可达最终面积的80%。之后增殖变缓，6～9个月为晚期增殖期。节段型血管瘤和深在型血管瘤增殖期可持续至9～12个月，少数患儿增殖期甚至可持续至出生后24个月。有一小部分瘤体表现为微小增殖或不增殖，主要位于下肢，这部分瘤体应注意与毛细血管畸形区别。90%的患儿在4岁时瘤体完全消退，瘤体累及越深，消退时间越晚。未经治疗的瘤体消退完成后有25%～69%的患儿残存皮肤及皮下组织退行性改变，包括瘢痕、萎缩、色素减退、毛细血管扩张和皮肤松弛等。

2. 治疗

婴儿血管瘤主要以局部外用和系统用药为主，辅以激光或局部注射等，目的是抑制血管内皮细胞增生、促进瘤体消退和减少瘤体残留。

（二）中间型血管肿瘤（局部侵袭性，偶见转移型）

上皮样血管瘤（epithelioid hemangioma）又名血管淋巴样增生伴酸性粒细胞增多症，是一种少见的血管源性间叶细胞肿瘤，表现为真皮和皮下组织的无痛性血管结节，上皮样内皮细胞增生、淋巴样浸润、皮损内及外周血（偶见）嗜酸性粒细胞增多为其特征性表现。

1. 临床表现

临床常表现为单发或多发、无痛的暗红色结节，表面光滑，逐渐发展成红色质硬肿物，最终可破溃出血。本病皮损好发于头皮和颈部，亦可见于四肢、臀部、躯干部位，少数患者可发生于舌、淋巴结、骨、睾丸和阴茎等处。本病常累及20～50岁（高发年龄为30～33岁）人群，老年人和儿童罕有报道，在我国常见于女性。

2. 组织病理

表现为真皮或皮下组织大量血管腔隙组成的小叶状团块，境不清，血管内皮细胞大而圆，胞浆丰富呈强嗜酸性，胞核椭圆并呈空泡化，部分见细胞实性条索。内皮细胞虽明显，但无多形性及有丝分裂象。细胞间质内有不同的炎症细胞浸润，主要包括淋巴细胞、嗜酸性粒细胞和浆细胞。见图9－16和图9－17。

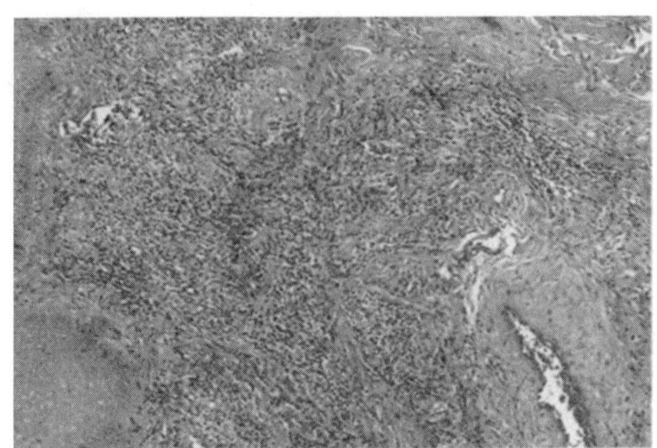

图 9－16　上皮样血管瘤皮损组织病理（HE，×100）

在真皮浅层见大量的血管腔隙组成的小叶团块，血管腔大小不等（条索状），内衬的内皮细胞大而圆，胞浆丰富，胞核椭圆并呈空泡化[16]

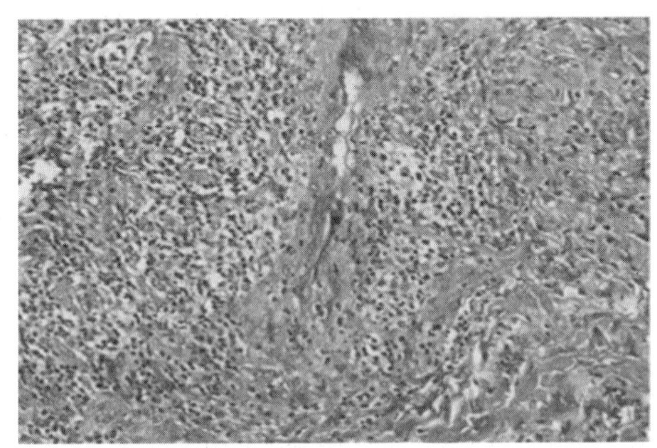

图 9－17　上皮样血管瘤皮损组织病理（HE，×400）

血管周围有程度不等的炎症细胞浸润，包括淋巴细胞、嗜酸性等粒细胞[16]

3. 影像学表现

影像学表现：① X 射线检查见多呈边界清晰的溶骨性破坏，无明显骨膜反应，发生在小管状骨中的上皮样血管瘤可有反应性新骨形成，少数发生在脊椎的上皮样血管瘤可见椎骨的弥漫性硬化；② CT 检查见皮下组织中等密度的肿块及高密度的血管分布，CT 血管造影检查见肿块内螺旋弯曲的中等大小动脉；③ MRI 检查 T2 加权相明显高信号，T1 加权相无或轻度增强，周围骨髓水肿。

4. 鉴别诊断

临床上主要需要与木村病、化脓性肉芽肿、血管肉瘤、婴儿血管瘤相鉴别。常认为木村病是一种自身免疫性疾病，好发生于头颈部，尤其眼眶，以皮下软组织肿块为主要表现，浸润深度较上皮样血管瘤更深，常累及淋巴结，常伴有高 IgE 血症、外周血嗜酸性粒细胞增多，常伴有蛋白尿、肾病综合征等肾脏疾病。组织病理可见淋巴滤泡和生发中心的形成、大量嗜酸性粒细胞浸润、嗜酸性微脓肿等，但无内皮细胞上皮样改变。

（三）恶性血管肿瘤

1. 上皮样血管内皮瘤

上皮样血管内皮瘤（epithelioid hemangioendothelioma，EHE）是一种罕见的血管瘤，在所有血管瘤中比例小于1%，具有上皮样组织细胞外观，起源于血管内皮或前内皮细胞。

（1）临床表现：上皮样血管内皮瘤可发生于全身多部位，大多数发生于软组织，也好发生于肝脏（21%），其次是肝和肺同时受累（18%）、肺单独受累（12%）、骨单独受累（14%），也可发生于头颈部、乳腺、淋巴结、纵隔、脑、脑膜、脊柱、皮肤、腹部和其他组织。上皮样血管内皮瘤的临床表现因发生部位不同而有很大差异。肺EHE（P-EHE）典型症状是呼吸道症状（呼吸困难、咳嗽）和胸痛，少数患者有咯血、咯痰、贫血、杵状指和消瘦。肝EHE（H-EHE）可表现为右上腹不适、疼痛、黄疸。骨转移及50%骨皮质受累时或骨转移时有病理性骨折风险，转移至椎骨可能导致脊柱压缩，可能会出现感觉异常、肌力下降和截瘫。可累及体表任何部位皮肤，皮损形态呈多样性，可为孤立或多发的皮肤红斑、丘疹、斑块及皮下结节样损害，也可表现为难愈性溃疡。发生于软组织者常表现为肢体表浅或深部的孤立性质韧肿物，可伴疼痛、肿胀。发生于颅内者可出现视力障碍、听力下降、眩晕、头痛等。

（2）组织病理。大体观察：多为带骨渣或骨碎片的灰白、灰褐或暗红色不整形块状组织或碎组织一堆，其中夹杂有小灶性的灰白色不整形软组织，质地较实。镜下观察：肿瘤由增生的不同阶段的小血管腔隙组成。瘤细胞呈条索状、巢状或散在分布，瘤细胞形态呈上皮样，圆形、立方形或多边形，胞质丰富、弱嗜酸性或双染性，胞质内有大小不等的空泡，核圆形、常偏位，异型性不明显，核分裂象少见。典型的特征是增生的血管管腔衬覆上皮样内皮细胞，许多内皮细胞像钉突样凸向腔内，腔内可见红细胞，偶见含有红细胞由原始幼稚单个细胞组成的微血管（图9－18）。

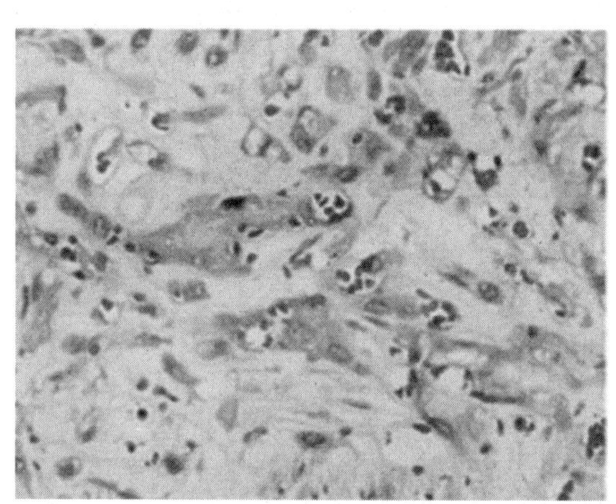

图9－18　上皮样血管内皮瘤细胞（HE，×400）

细胞单个、小巢状、条索状、不规则状分布于黏液样变间质中，形成裂隙样结构，内含红细胞[17]

（3）影像学表现：P-EHE 影像学表现比较有特点，最常见双肺边界清晰或模糊的周围性多发结节影（60%），主要位于双下肺中小型血管和支气管中，直径多数小于 1 cm，也可达 2 cm，随访胸片或 CT 可发现其很少或几乎不生长。也可表现为孤立肺结节（10%～19%），直径可达 5 cm。可伴肺门、纵隔淋巴结肿大，小叶间隔增厚和肺磨玻璃影等间质改变，胸膜转移可见胸膜增厚及或胸腔积液。X 射线上钙化影不常见，但组织学检查常见钙化和坏死结节的骨化中心。H-EHE 表现为位于肝周边区的多发结节，可融合成巨块状，边界不清。因病灶周边肿瘤细胞活跃，血供丰富，中心区富含基质，影像学增强扫描可能呈现类似血管瘤的向心性强化或动脉期显著环形强化，门静脉期及延迟期边缘持续强化等改变。肿瘤的纤维基质成分可在周围肝实质产生一种纤维收缩反应，影像学可表现出少见的“包膜回缩征”。由于病灶起源于静脉，肝内静脉主干或分支终止于病灶，可能形成具有影像学特点的“棒棒糖征”。

（4）鉴别诊断：①骨上皮样血管瘤为良性的血管肿瘤，形态学上与上皮样血管内皮瘤特征有重叠现象，如瘤细胞呈上皮样，间质有炎症细胞浸润；但上皮样血管瘤是以分化良好上皮样毛细血管型小血管和间质有较多的以嗜酸性粒细胞为主的炎症细胞浸润为特征，而骨 EHE 增生的血管更原始，上皮样内皮细胞有一定异型性，间质有明显黏液样变或透明变性，骨病损可为多中心性。②骨上皮样血管肉瘤。虽然肿瘤细胞也呈上皮样，但瘤细胞异型性明显，核分裂象更多，出血坏死明显，血管分化更原始，可见不规则的互相吻合的窦样血管网等。③骨转移癌。骨 EHE 由于瘤细胞为上皮样，可呈小巢状或索状分布，易误诊为骨转移性上皮性癌如鳞癌或腺癌，但癌细胞异型性更明显。

2. 血管肉瘤

血管肉瘤（angiosarcoma）又名恶性血管内皮细胞瘤，是一种极为罕见的高度恶性的血管或淋巴管内皮细胞来源的软组织肿瘤，占软组织肿瘤的 1%～2%，预后较差。其主要包括皮肤血管肉瘤、乳腺血管肉瘤、放疗后血管肉瘤、软组织血管肉瘤等。其可以发生在身体的任何地方，最常见的是侵犯表皮、真皮及皮下组织的皮肤血管肉瘤，约占血管肉瘤的 60%，占体表肉瘤的 5%（W M Mendenhall，2009 年）。

（1）临床表现：常见于成人和老年人，也可见于儿童。可发于全身各部位及实质脏器，临床表现常具有非特异性。皮肤血管肉瘤最好发于老年人的头颈部特别是头，表面呈红色结节状或无明显颜色变化，具有良性欺骗性外观；肠血管肉瘤的常见症状包括腹部不适、恶心、呕吐和排便习惯改变；原发性心脏血管肉瘤最常见的症状是呼吸困难，86% 的患者表现为心包疾病或充血性心力衰竭，其他常见的表现包括瓣膜功能不全、心律失常、心包积液、心包填塞和肺部或全身性栓塞。

（2）组织病理：肿物的大体观为红色结节状物，切面似海绵状伴出血及坏死。组织病理学有多种表现，肿瘤组织分化好的区域内可见大小不等的血管形成，似血管瘤但呈不规则、迷路样分割状生长。肿瘤细胞异型性不显著，有时候很难与正常内皮细胞区分。分化略差的区域可见原始管腔形成或单细胞管腔形成。其中，皮损组织病理检查：真皮内可见大量不规则管腔样结构，内皮细胞增生突入管腔（图 9－19A），有异形性（图 9－19B），可见核分裂象。

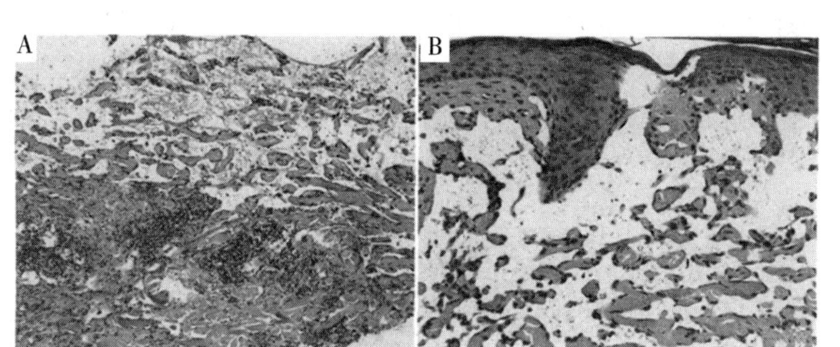

图9－19 血管肉瘤患者皮损组织病理像（HE）[20]

A：真皮内可见大量不规则管腔样结构（×40）；B：内皮细胞增生突入管腔，细胞有异形性（×100）[18]

（3）危险因素：包括内在危险因素和外在危险因素。内在危险因素：大约有3%的血管肉瘤为基因诱发，基因相关性疾病如双侧视网膜母细胞瘤、雷克林豪森神经纤维瘤病、Ollier 氏病、Maffuci 氏病、着色干皮病以及家族综合征中 Klippel-Trenaunay 综合征与血管肉瘤有关。外在因素：①有毒物质，如氧化钍胶体、氯乙烯、二氧化钍粉、砷及长期服用合成类固醇或雌激素等。②病史，病态肥胖，慢性静脉溃疡，慢性淋巴水肿（Stewart-Treves 综合征），癌症病史如生殖细胞肿瘤、前庭神经鞘瘤、平滑肌瘤、神经鞘瘤及肾移植。③异物。如血管移植材料、手术海绵、涤纶、塑料、钢铁等。④电离辐射。其直接的致瘤作用和细胞长期修复导致的缺血性变化可引起组织损伤。

（4）鉴别诊断：①对于发生于头皮者，分化好的病变需要与血管瘤相鉴别。血管瘤是一种良性肿瘤，内皮细胞形态温和，核分裂象不易见。高分化血管肉瘤虽然细胞形态温和，但肿瘤的生长方式具有毁损性及周边组织的浸润。②对于发生于甲状腺者，在诊断上皮样血管肉瘤之前，应排除非间叶源性肿瘤，如甲状腺未分化癌。甲状腺未分化癌也常常发生于老年人，表现为迅速生长的肿块。镜下常常表现为梭形细胞和巨细胞席纹状生长，重度的中性粒细胞浸润，明显的血管形成。这时候除了镜下仔细观察外，利用一大组免疫组化标记进行鉴别是必要的。必要时可通过原位杂交技术寻找甲状腺球蛋白 mRNA 以明确诊断。

九、肌源性肿瘤

（一）良性肌源性肿瘤

骨平滑肌瘤（leiomyoma of bone）是指发生于骨的具有平滑肌分化的良性梭形细胞肿瘤。骨平滑肌瘤极其少见，经文献检索，截至目前国内外发表的骨平滑肌瘤仅 11 例，分别发生在胫骨 4 例，尺骨 2 例，腓骨、趾骨、跟骨各 1 例，股骨 2 例。

1. 临床表现

男女发病率基本相同，好发部位以面部骨骼最常见，大多为下颌骨，其他部位以胫骨多见，临床症状以局部疼痛为主要表现。

2. 组织病理

瘤体质韧呈灰白色，大部分病变最大直径一般小于3 cm，骨平滑肌肿瘤与其他部位平滑肌瘤具有相同组织学特征，形态单一的梭形细胞呈束状编织状排列，核分裂象极为罕见。

3. 影像学表现

骨平滑肌瘤的X射线平片主要表现为溶骨性改变，常为多灶性，可出现硬化性边缘，有时可出现骨皮质膨胀。

4. 鉴别诊断

鉴别诊断：①骨样骨瘤：一般直径小于1.5 cm，病灶周围骨质增生硬化和骨膜反应较为明显，软组织水肿较重，而本病例较轻。②非骨化性纤维瘤：好发于8～20岁的青少年，常见于干骺端，肿瘤内无钙化，无骨膜反应，一般不侵袭到骨外。③造釉细胞瘤：属低度恶性肿瘤，好发于胫骨干前侧骨皮质，常表现为边界清晰的单囊或多囊状骨质破坏，可伴局部骨皮质缺失，边界不清。④神经鞘瘤：少有钙化，病灶皮质呈膨胀变薄，MRI上肿瘤T1加权相呈等信号，T2加权相 呈略不均匀高信号，增强呈不均匀强化；⑤骨肉瘤：发生于干骺端的溶骨性、成骨性及混合性骨质破坏，常见骨膜反应、Codman三角及软组织肿块等恶性征象。

（二）恶性肌源性肿瘤

骨平滑肌肉瘤（leiomyosarcoma of bone）为一极罕见的骨恶性肿瘤，一般认为其来源于骨血管中层平滑肌组织，骨平滑肌肉瘤占原发性骨肿瘤的0.06%，占恶性骨肿瘤的0.14%。

1. 临床表现

发病者以中老年为多，高峰年龄为60～70岁，20岁以下青年人较为罕见，无明显性别差异。发病部位以股骨远端、胫骨近端干骺端多见，也可发生于肱骨、腓骨和不规则骨；临床症状无特异性，最多以疼痛为主要症状，可伴关节活动受限，其次为肿块及病理性骨折。

2. 组织病理

大体观察骨平滑肌肉瘤外观多为灰白色、质硬肿块，可有出血、坏死及囊性变，切面呈灰白色或灰红色，肿瘤累及周围软组织形成肿块，可呈鱼肉状，肿瘤质地细腻或质地脆；镜下观察骨平滑肌肉瘤肿瘤细胞常呈束状、漩涡状或编织状交叉排列或弥漫分布。

3. 影像学表现

X射线平片表现为干骺端或近干骺端骨干形态不规则骨质破坏区，边缘模糊，骨皮质变薄，部分缺损严重者可造成一段骨干完全消失；一般无骨膜反应征象，少数病例可出现针状骨及Codman三角；肿瘤突破骨皮质时，可于软组织中形成肿块。

4. 鉴别诊断

鉴别诊断：①纤维肉瘤：肿瘤成分单一，瘤细胞梭形，体积较肥硕，排列呈“人”

字形或“羽毛状”结构，核两端尖细，免疫组化标记 Vimentin 阳性，SMA、desmin 一般呈阴性；电镜显示纤维细胞特征。②恶性神经鞘膜瘤：瘤细胞弥漫分布或细胞丰富区与细胞稀疏区呈交替性分布，可见栅栏状结构或血管外皮瘤样结构，于血管周围常见密集的瘤细胞，其具有施万细胞特点。③恶性纤维组织细胞瘤：较平滑肌肉瘤成分复杂，异型性、车辐状结构更为明显，且可见肿瘤性组织细胞。④骨肉瘤：发病年龄较骨平滑肌肉瘤的年龄轻，X 射线常见骨膜反应或 Codman 三角，镜下可见异型梭形细胞，而肿瘤性成骨需要仔细寻找，免疫组化一般表达平滑肌标记。肿瘤性骨母细胞碱性磷酸酶及骨形态形成蛋白、骨钙素、骨连接蛋白均阳性，而骨原发性平滑肌肉瘤均为阴性。

十、脂肪源性肿瘤

（一）良性脂肪源性肿瘤

骨的脂肪瘤（lipoma of bone）是较为少见的良性骨肿瘤，依发生部位可分为骨内脂肪瘤和骨旁脂肪瘤。骨内脂肪瘤起源于髓内脂肪组织，在原发性骨肿瘤中的发生率低于 1%；骨旁脂肪瘤是指起源于骨膜或骨膜外软组织的脂肪瘤。

1. 临床表现

约 70% 的骨脂肪瘤患者有疼痛症状，其余的表现为无症状，常为偶然发现；骨脂肪瘤以成人多见，男女发病率无明显差异，可单发或多发，多为单发。好发于四肢长骨，尤以胫腓骨的干骺端多见。

2. 组织病理

大体切面均为淡黄色脂肪组织，或与骨组织交错，镜下见肿瘤组织为大量成熟脂肪细胞，未见核多形性和核分裂象，夹杂骨小梁结构、营养不良性钙化及少许纤维组织。

3. 影像学表现

骨内脂肪瘤：①X 射线表现为透亮低密度影；② CT、MRI 表现为病灶内含脂质密度和信号，边界清晰，周边可见因反应性增生而成的硬化边，内可见斑块状、小结节状钙化，瘤周无骨膜反应和软组织肿块。国外有文献报道，50% 的长骨骨内脂肪瘤造成骨膨胀性改变。

骨旁脂肪瘤为骨旁与骨相邻的脂肪样密度或信号的肿块，边界清晰，有包膜，多呈分叶状，CT 值为 −40 ～ −136 HU，T1 加权相和 T2 加权相均呈高信号，抑脂序列呈低信号，病灶中央或边缘可见斑块或结节状钙化，可能来源于脂肪组织的坏死皂化或间叶组织化生。相邻骨质有增生性突起，发生部位骨质表现多样，多为伸向肿块内的宽基底的骨性突起、树枝状、珊瑚状骨性突起，多数学者认为其是对骨质产生压力性刺激而引起的反应性增生所致。

（二）恶性脂肪源性肿瘤

骨脂肪肉瘤（liposarcoma of bone）极为少见，肿瘤起源于骨髓的脂肪组织。一般发

生于中年人，病程短，发展快，预后差。

1. 临床表现

骨脂肪肉瘤可发生于各年龄组，与骨肉瘤表现极为相似，主要症状与其他恶性骨肿瘤一样，局部疼痛。由于肿瘤生长快，疼痛逐渐加重呈持续性剧痛；肿瘤侵入软组织后，出现软组织肿块，边缘不清，有时软组织肿块可很大，触之质硬如骨，表面可凹凸不平，可伴有或不伴有压痛；晚期出现患肢功能障碍、恶病质。碱性磷酸酶增高，血沉加快，分化不良者易发生肺及骨的转移，大多在发病后 3 年内死亡。

2. 组织病理

肿瘤细胞为梭形、圆形、卵圆形及多角形或不规则形，胞膜较清晰，胞浆较丰富，核为圆形、卵圆形或不规则形，位于细胞一侧，细胞间可见淡黄色黏液样基质。

十一、未明确肿瘤性质的肿瘤

《WHO 骨肿瘤分类法》（第 3 版）中的“杂类病变”更名为“未明确肿瘤性质的肿瘤”，新增“Rosai-Dorfman 病”，将“胸壁错构瘤”更名为“软骨间叶性错构瘤”，同时将朗格汉斯细胞组织细胞增生症分为“单骨型”和“多骨型”2 型。Rosai-Dorfman 病是一种组织细胞增生性疾病，又称为“窦组织细胞增生伴巨淋巴结病”，该病罕见，常表现为淋巴结病变，2%～10%的患者有骨骼累及，骨原发者罕见，发病年龄为 3～65 岁（平均 27 岁），发病率男女无差别；该病最好发于长骨干骺端和颅面骨，大多数单发，20%可能累及多个骨，患者常表现为局部疼痛；影像上表现为边界清晰、溶骨性、有时呈膨胀性的多房肿块，少数患者会伴有皮质增厚和骨膜反应。

十二、杂类肿瘤

（一）尤因肉瘤

尤因肉瘤（Ewing sarcoma）是一种起源于骨髓的原发性高度恶性小圆细胞性骨肿瘤，通常是由于第 11 位和第 12 位染色体易位，*EWS* 基因与 *ETS* 家族转录因子基因（*EWS-FLI-1*）之间形成嵌合融合。其好发于儿童和青少年，在青少年中的发病率仅次于骨肉瘤，发病年龄多在 5～20 岁。ES 具有进展快、转移率高、复发率高、预后差等特点，发生转移患者的无病生存期小于 30%。

2002 年，WHO 骨肿瘤分类将尤因肉瘤和原始神经外胚层肿瘤（primitive neurotodermal tumour，PNET）归为一类，即尤因肉瘤/原始神经外胚层肿瘤，尤因肉瘤和骨 PNET 在光镜下均由小圆细胞组成，属小圆细胞恶性肿瘤。2013 年，WHO 骨肿瘤新分类将原始神经外胚层肿瘤与尤因肉瘤分开，将尤因肉瘤归为杂类肿瘤。

1. 临床表现

好发于 10～20 岁青少年，90%在 20 岁以下，平均年龄为 13 岁，5 岁以下及 25 岁以上极少见。临床主要表现为局部的红肿热痛，以及功能障碍，疼痛早期呈间歇性，逐

渐发展为持续性，当肿瘤突破骨皮质后出现明显的软组织肿块，压痛明显，体表温度升高，有畏寒、寒战等伴随症状。实验室检查白细胞增多，血沉加快，白细胞可增高达（10～30）$\times10^9$/L，可发生贫血，较早出现肺转移，也可发生脑转移，侵及神经系统。

2. 组织病理

镜下观察肿瘤由弥漫一致的小圆形细胞组成（图9－20），圆形或卵圆形，细胞质少，核大，深染，染色质比较细腻；瘤细胞弥漫片状或巢团状排列，部分区域可被条索状纤维组织分隔，小部分区域围绕血管生长，组织受挤压变形明显，局部瘤细胞围绕红染的胶原性纤维形成 Homer-Wright 样菊形团。

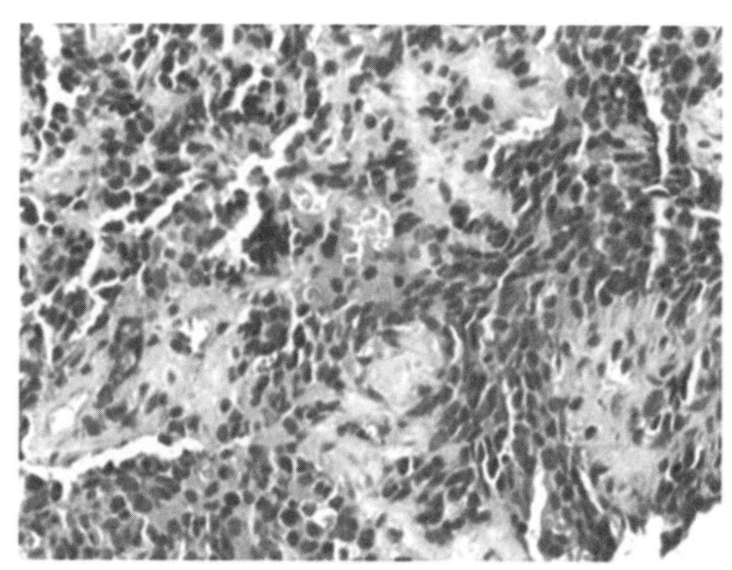

图9－20　尤因肉瘤（HE，×200）

肿瘤由大小形态一致的小细胞组成，肿瘤细胞弥漫分布，被纤维结缔组织分隔[19]

3. 影像学表现

尤因肉瘤以溶骨为最多见，且骨质破坏范围与肿块大小相一致（除骨外者），少数表现为骨质硬化。文献报道，典型的尤因肉瘤表现为边界不清的片状、筛孔状或虫蚀样溶骨性骨质破坏，并可见葱皮样骨膜反应，还可见针状骨向外侵犯软组织，病变早期即可见广泛的软组织肿块，虽然葱皮样、针状骨膜反应并非尤因肉瘤的特有表现，但在此肿瘤中的出现率较高，应给予重视。

4. 鉴别诊断

鉴别诊断：①急性化脓性骨髓炎，起病急，全身症状严重，病程短（常以日或周计），破坏区常有死骨，软组织呈弥漫性肿胀。短期内复查 X 射线平片时，病变无明显变化。而尤因肉瘤破坏更明显，复查 X 射线平片，破坏及软组织块影更明显，CT 与 MRI 具有一定的鉴别诊断意义。②骨肉瘤，一般位于干骺端，破坏区内和软组织肿块中常有瘤骨形成，肿块多包绕骨端。③成神经母细胞瘤骨转移，80% 发生于 2.5 岁以前，尤其是半岁以内更具鉴别意义。成神经母细胞瘤病灶常对称性出现于长骨干骺端，为多发性溶骨性破坏。PAS（periodic acid-schiff）染色细胞内无糖原，可以鉴别。④嗜酸性

肉芽肿，破坏区周围可有大量新骨形成，在增生骨膜中无再破坏现象，很少形成巨大软组织肿块。⑤网织细胞肉瘤，发病年龄较大，很少有骨膜反应，不形成巨大软组织肿块，PAS 染色细胞内无糖原可资鉴别。

（二）釉质瘤

釉质瘤（adamantinoma）是一种罕见的低级别恶性双向性肿瘤，约占骨原发肿瘤的 0.4%，于 1913 年由 Fischer 报道并命名，常发生在胫骨与腓骨的骨干，组织学显示有多少不等的上皮性成分和间叶性成分，分为经典型釉质瘤和骨性纤维结构不良样釉质瘤（osteofibrous dysplasia，OFD）。

1. 临床表现

釉质瘤发病年龄为 3 ～ 86 岁，男性稍多，多发生于胫骨，也见于腓骨、股骨、尺骨、肱骨、桡骨以及软组织，少数病例为胫骨伴同侧腓骨病变。大多数病史漫长，临床表现多为无痛性或疼痛性肿块伴骨畸形。

2. 组织病理

病变主要为上皮性和骨纤维性成分并以呈分带现象排列为特征，上皮性成分有 4 种形态：基底细胞样、管状、梭形和鳞状细胞，骨纤维性成分由席纹状梭形细胞构成。分带排列：①经典型釉质瘤，显著的上皮成分多位于中央，靠近周边部，上皮岛逐渐减少，仅有少量不成熟的骨小梁散在分布于纤维组织中，逐渐移行为板层骨；② OFD 样釉质瘤，纤维组织位于病变中央，少量不成熟的编织骨小梁和上皮性成分散布其间。

3. 影像学表现

影像学病变多位于骨皮质内，骨干见局限或增大的膨胀性溶骨性改变，呈多分叶状或多房性，可侵犯髓腔、骨膜及周围软组织。

（三）骨未分化高级别多形性肉瘤

未分化多形性肉瘤（undifferentiated pleomorphic sarcoma，UPS）曾被称为恶性纤维组织细胞瘤（malignant fibrous histiocytomas，MFH），恶性纤维组织细胞瘤是 Obrien 于 1964 年首先提出，1972 年 Feldman 首先报道原发于骨的恶性纤维组织细胞瘤。鉴于骨恶性纤维组织细胞瘤的组织学来源及分化方向仍不明确，因此在第 4 版《WHO 骨肿瘤分类》中将其更名为骨未分化高级别多形性肉瘤。

1. 临床表现

患者常见疼痛，持续时间为 1 周～3 年，平均为 7 ～ 9 个月，有时伴有肿胀，偶以骨折为首发症状。骨的未分化高级别多形性肉瘤多见于中老年人，男性好发，约占原发性恶性骨肿瘤的 3.97%，该病多为原发，也可继发于骨梗死、慢性骨髓炎、骨内脂肪瘤、骨纤维异常增殖症、Paget 病、放疗和关节替换等；绝大多数位于长管状骨，股骨多见，且多位于骨端或干骺端，少数位于骨盆及肩胛骨，亦可见于脊柱、肋骨等。

2. 组织病理

光镜下肿瘤细胞形态具有多样性，主要由间变的纤维母细胞和组织样细胞组成，可

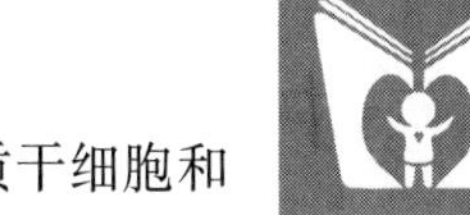

伴有数量不等的多核瘤巨细胞、黄色瘤细胞、泡沫细胞及未分化的原始间充质干细胞和各种炎细胞，最为典型的改变为由细长或肥胖的梭形纤维母细胞和数量不等的编织状胶原纤维组成的席纹状结构。

电镜下肿瘤细胞主要为介于富含粗面内质网的纤维母细胞样细胞和溶酶体含量较多的组织细胞样细胞之间的中间型细胞，以及由纤维母细胞样细胞和组织细胞样细胞分化而来的肌纤维母细胞，且原始间充质干细胞向组织细胞、纤维母细胞和中间型细胞分化。

十三、瘤样病变

（一）孤立性骨囊肿

骨囊肿为骨的瘤样病变，又名孤立性骨囊肿、单纯性骨囊肿（simple bone cyst），约占骨瘤样病变的22.68%。孤立性骨囊肿（solitary bone cyst）是常见的瘤样病变之一，为原因不明的骨内良性、膨胀性病变，呈单房囊腔，囊内有淡黄色清亮液体。

1. 临床表现

好发于儿童和青年，男性较多见，好发于肱骨和股骨近端，常以疼痛、肿胀和自发性骨折为主要症状。

2. 组织病理

囊内为血性或黄色液体，内壁有一层纤维膜，内膜镜检为成纤维细胞及多核巨细胞。

3. 影像学表现

病变部位边界清晰，呈中心性膨胀性生长，透亮区皮质变薄，边缘硬化，有病理性骨折者可见透光线横过囊肿区。

4. 治疗方法

治疗孤立性骨囊肿一般基于囊腔减压、成骨诱导或抑制骨吸收理论，方法包括自体骨髓移植、激素注射、开放刮除植骨术、囊腔钻孔留置克氏针引流等。

5. 鉴别诊断

本病诊断容易，但应注意与骨巨细胞瘤、动脉瘤样骨囊肿、内生软骨病、嗜伊红肉芽肿、骨纤维结构不良症等相鉴别。①骨巨细胞瘤：多发生于20岁以上，好发部位为胫骨近端和桡骨远端，以整个骺端的偏心性皂泡样膨胀性生长为肿瘤特点。②内生软骨瘤：好发于短管状骨，膨胀性生长。③骨纤维结构不良症：好发于长管状骨，尤以胫骨中段多见。④嗜伊红肉芽肿：多发于椎体、髂骨、肋骨，病灶小且呈穿凿样改变。⑤动脉瘤样骨囊肿：病灶较孤立，骨囊肿清晰、均匀，如有骨折可有肿胀、疼痛等症状。

（二）动脉瘤样骨囊肿

动脉瘤样骨囊肿（aneurysmal bone cyst，ABC）是一种良性的囊肿病变，血液囊被

结缔组织包裹，分隔开来，在分隔开来的外部含有线维母细胞，破裂骨细胞呈现巨大的反应编织骨物质。

1. 临床表现

75% 的 ABC 患者的发病年龄为 5 ～ 20 岁，无明显性别差异。其病变 70% 位于长管状骨，尤其股骨和胫骨，而位于扁骨、短管骨及其他不规则骨的则较少；该病主要临床表现为患处急性疼痛，靠近关节时可出现运动障碍，并且短期内发展较严重。

2. 影像学表现

X 射线主要表现为骨质膨胀性破坏，其内有粗细不均的小梁分隔；病变增大或偏心性生长时，可穿破皮质，并突向软组织内；若位于长管骨干骺端者，骨髓很少受累；如发生于颅骨、骨盆或短骨时多不如长骨病灶典型；CT 检查显示骨质膨胀性破坏，可以清晰显示解剖结构复杂、重叠较多部分的细微结构，不仅对于初期膨胀不明显的病变显示较明显，还对骨皮质的受压变薄也能清晰显示，而且对病变内的分隔观察非常有利；MRI 检查不仅可显示纤维间隔和扩张的囊腔内组织结构，区分囊腔内的液体成分和出血时间，还可显示 CT 未能显示的病灶内含铁血黄素沉着和病变周围软组织水肿等。

3. 鉴别诊断

鉴别诊断：①骨巨细胞瘤：该病好发于 20 ～ 40 岁的成人，好发于长管骨的骨端，以股骨下端最为常见；早期症状轻微，多表现为局部麻木、酸胀或间歇性隐痛；随着肿瘤的生长，局部可扪及肿块，质地坚硬，轻度压痛；X 射线和 CT 检查显示骨质呈膨胀性、囊状或溶骨性破坏，典型者呈皂泡状，边界清晰，易发生病理骨折；MRI 信号在 T1 加权相上呈低信号或中等信号、在 T2 加权相上呈等或高信号。②孤立性骨囊肿：该病好发于 4 ～ 50 岁人群，男性多于女性；好发于长管骨，以肱骨上段最为多见，其次是股骨上段、胫骨上下段、桡骨近段和腓骨上段；临床上症状轻微，仅表现为局部隐痛或间歇性不适，劳累后出现酸痛；X 射线和 CT 检查显示骨干中央骨质囊肿或膨胀性破坏，囊壁光整，囊内有少许纤细条状间隔；CT 显示病变内密度均匀，一般无液 – 液平面，合并骨折时常可见“骨片陷落征”，该病与 ABC 病变较难鉴别。③毛细血管扩张性骨肉瘤：该病较少见，好发于 10 ～ 20 岁青少年，男性多于女性，好发于长骨干骺端；病理表现特殊，瘤体由单个或多个囊性空腔构成，内含血液或液化坏死的肿瘤组织，且肿瘤细胞分布于囊腔周围或囊隔之中，肿瘤之间为少量的骨样组织，呈纤细的花边状；X 射线和 CT 检查显示骨质呈溶骨性破坏，边界不清，可突破骨皮质形成骨膜三角和软组织肿块，但无瘤骨和硬化，也有膨胀性破坏，边界清晰，有薄层的硬化边；MRI 检查可见液 – 液平面，增强后强化明显，无包膜。

（三）骨化性肌炎

骨化性肌炎（myositis ossificans）又称为异位骨化、假恶性骨化性肌炎或软组织肿瘤，其作为一种非肿瘤性病变，主要是以纤维组织增生为主要特征，伴有大量的新骨形成，同时还可以有软骨形成。

1. 临床表现

骨化性肌炎多发生于儿童或青年，以男性多见。常发生在外伤后，好发于肘、肩、

大腿、臀部和小腿的腹侧肌肉，常发生在肌肉与骨连接部，也可发生在筋膜、肌腱、骨膜、韧带、血管壁上；病程可长可短，主要临床表现为局部肿块，肿块质硬、肿胀、疼痛，受累关节活动受限。临床上分Ⅳ期，即反应期、活跃期、成熟期、恢复期，反应期肿块增大快、钙化快、消肿快，外伤 1 ～ 2 个月可达 4 ～ 10 cm；活跃期可表现为发热、局部皮肤温度升高、压痛、质硬肿块；成熟期出现壳状骨性软骨；恢复期停止生长，常在 1 年后坚硬的肿块变小，甚至可完全消失，具有自限性。

2. 组织病理

大体示各病灶呈灰黄或灰白色、质韧；穿刺活检镜下见新生骨、骨母细胞及梭形细胞；标本镜下为肉芽及纤维组织增生、骨样组织和不成熟小梁骨为主的骨母细胞增生，呈带状分布。

3. 影像学表现

影像学表现：① X 射线，骨化性肌炎如在早期，X 射线平片多表现为阴性，容易漏诊；中晚期 X 射线表现为软组织内高密度钙化、骨化影，呈层状、带状或不定棉絮状。钙化的骨样组织、软组织内团块状钙化影与骨皮质分界不清，大块致密影包裹骨干，呈放射状，周围软组织被挤压移位。②早期骨化性肌炎 CT 表现为病灶区水肿，边界模糊，呈小片絮状骨化影，或邻近骨的轻度骨膜增生，由于影像学缺乏特征性，且与感染性病变相似而易导致误诊；中期骨化性肌炎 CT 表现为分层状“蛋壳”样骨化，病灶周围呈软组织密度，这一影像学征象有一定的特征性；晚期骨化性肌炎 CT 表现为骨干周围大块状的高密度致密影，与骨皮质分界不清，骨髓腔显示不明显，团块状钙化影可呈放射状向外延伸，挤压周围软组织。③ MRI 具有良好的软组织对比度，可以很好地反映骨化性肌炎的病理演变过程，是早期诊断的最佳手段。MRI 上早期 T1 加权相为中等偏高信号、T2 加权相高信号为主，病灶边缘水肿明显；中期 T1 加权相和 T2 加权相信号比早期都可减低，病灶边缘的钙化在 MR 上表现为边缘低信号环，纤维化和出血后的含铁血黄素沉着也表现为低信号环，而且这个低信号环在病变的成熟过程中会变得越来越清楚，这是骨化性肌炎的典型表现，尤其在动态观察中它是 MRI 诊断和鉴别诊断的重要依据；后期 T1 加权相与 T2 加权相上均呈高信号改变，病灶的形态也可变为长圆形和梭形。由于 MRI 对于早期的钙化或骨化缺乏特异性和敏感性，故早期诊断需要结合 X 射线和 CT 检查。

（四）纤维结构不良

纤维结构不良（fibrous dysplasia，FD）又称为骨纤维异常增殖症，是发生于骨的一种常见的、与 G 蛋白 - α 亚单位基因突变（*GNAS*1 基因）有关的、导致骨发育异常的良性瘤样病变。

1. 组织病理

典型 FD 结构区域，即增生的纤维结缔组织和不成熟的骨小梁相交织，梭形纤维排列呈束状、编织状，间质内有破骨细胞样巨细胞聚集，呈肉芽肿样或分布在出血灶及不成熟骨小梁周围，并可见泡沫细胞反应性增生，部分纤维背景呈黏液样，不成熟的骨小

梁纤细，大小形态不一，常呈“O”“C”“Y”“S”形，排列无规则，骨小梁周围大多无骨母细胞围绕或仅见一层扁平梭形细胞。

2. 临床表现

多见于青少年，可发生于全身任何骨骼，以四肢长管状骨，尤以股骨最为多见，其次为肋骨、颅面骨。

3. 影像学表现

其影像学特征性表现为正常骨结构被异常的纤维骨组织替代，呈现透亮区域和“毛玻璃”样改变，骨小梁结构消失，髓腔发病且局限于骨内，其骨外仍光滑且无骨膜反应。

4. 鉴别诊断

鉴别诊断：①骨化性纤维瘤，发病年龄早，多见于10岁以下，好发于颅面骨，也可见于股骨或胫骨，镜下见骨小梁粗大，可成熟为板层骨，骨小梁周围多有骨母细胞围绕；②长骨釉质瘤；③非骨化性纤维瘤；④牙骨质纤维瘤。

（五）干骺端纤维性缺损/非骨化性纤维瘤

干骺端纤维性缺损（metaphyseal fibrous defect/non-ossifying fibroma，MFD）是一种非肿瘤性纤维性病变，系局部骨化障碍、纤维组织增生或骨膜下纤维组织侵入皮质所致，目前认为与非骨化性纤维瘤为同一疾病的不同时期表现。

1. 临床表现

多发生于生长期儿童和青少年管状骨的干骺端，发病高峰年龄为10～15岁，青春期后发病率开始下降，一般不发生于成人。如果在成人中出现，被认为是儿童期病变持续存在所致，常无明显临床症状及体征，少数有局部疼痛和轻微的肿胀及压痛，多在外伤或其他体格检查时被发现。

2. 组织病理

显微镜检查：病变由梭形纤维细胞构成，车辐样排列，其内含较多的破骨样多核巨细胞及少许淋巴细胞，偶见透明样组织细胞，纤维组织较疏松，与骨组织穿插，多核巨细胞散在分布，核数目为3～12个。

3. 影像学表现

影像学检查本病常在一侧皮质上呈偏心性溶骨性改变，皮质内见典型的透光区，病变周围可见硬化带。

4. 鉴别诊断

鉴别诊断：①骨巨细胞瘤：多发生于20～40岁成人的长骨骨骺，而MFD以青少年的干骺端好发。组织学上骨巨细胞瘤具有圆形单核间质细胞，其巨细胞分布均匀一致，数目多，体积大，核数目也多；而MFD巨细胞少，体积小，核数目少，分布疏松不均。临床上骨巨细胞瘤症状明显，切除后常复发并可恶变，MFD症状不明显，预后极好，绝少恶变。②纤维组织细胞肿瘤：组织形态学上与MFD十分类似，几乎不能鉴别，主要依靠临床及影像学，如好发年龄、部位，有无疼痛、典型的透光区及硬化带等。

（六）骨性纤维结构不良

骨性纤维结构不良（osteofibrousdysplasia，OFD）是骨的良性自限性纤维－骨性病变，特征性地累及婴儿和儿童的胫骨中段前面的皮质。

1. 临床表现

OFD 好发于年幼儿童，10 岁以前逐渐生长，15 岁左右逐渐自行消退并康复，故 15 岁之后罕见，男女皆可发病，发病率约为 2.24%。病变主要累及胫骨干，个别病例胫腓骨同时受累，也有见于腓骨、尺骨和股骨的报道。临床上常无症状，偶有小腿隐痛、小腿前方的肿块和小腿前弓畸形。病灶几乎特异性地发生于胫骨或腓骨骨干，不累及干骺端和骨骺。

2. 组织病理

大体观察，病变发生在骨皮质，病灶较小，病变组织呈灰白色，质硬韧，刀切可有沙砾样感，受累骨膨胀，皮质骨可变薄；镜下观察，病灶中央以纤维母细胞增生为主，伴有少量短、纤细的不成熟编织骨、向病灶周边逐渐过渡为较粗的骨小梁，并成熟为板层骨，从中央至周边均可见骨小梁表面肥胖的骨母细胞被覆。

3. 影像学表现

胫骨的病变，在 X 射线平片和 CT 上可见胫骨前弓畸形，病灶特征性的常沿胫骨长轴在前侧的皮质内或皮质下延伸，呈偏心性、膨胀性生长；病灶常为低密度，CT 值为 50～98 HU，也可完全呈硬化表现；病变常呈多灶性，病灶之间有厚度不等的高密度骨性间隔；邻近病灶的骨皮质明显变薄甚至缺损，但病变上下缘的骨皮质却明显增厚硬化，病变的髓腔缘常有硬化；如果胫骨的病灶较大，可累及骨干全长和骨的全周；病灶周围无骨膜反应、无软组织肿块形成。发生于腓骨的病灶，除常无偏心性外，与胫骨相似；CT 增强扫描可见各种强化模式。在 MRI 上，OFD 病灶边界清晰，T1 加权相上呈低信号，T2 加权相上呈高信号，信号可以不均匀；病灶周围无水肿、无软组织肿块形成；钆剂增强扫描，强化方式无特异性。

4. 鉴别诊断

鉴别诊断：①纤维结构不良（ofibrousdysplasia，FD），可以发生于任何年龄段，而 OFD 常发生于 15 岁以下青少年；FD 可以多发，并可累及任何部位，OFD 常单发，最常见于胫骨，也可以见于腓骨；在症状与体征上两者相似，均不明显；但 X 射线表现上 FD 一般累及髓腔，并呈特征性的磨砂玻璃样改变，而 OFD 早期并不累及髓腔，病变多位于胫骨的前外侧骨皮质内，可呈多房样，其间有硬化骨间隔，无骨膜反应；通过 CT 与 MRI 检查，可以进一步确定 OFD 的病变位于骨皮质内。②骨囊肿，X 射线平片上长骨骨端或椎体及附件出现高度膨胀的囊状破坏区，外缘有完整或断续的菲薄骨壳，尤其囊肿内为液性低密度影。

（七）骨化性纤维瘤

骨化性纤维瘤（ossifying fibroma）是一种几乎只发生在颌骨，由纤维组织和骨组织

组成的骨肿瘤，当以骨组织成分为主时也可称为纤维骨瘤。

1. 临床表现

骨化纤维瘤任何年龄均可发生，但多发于中年人，平均年龄 35 岁左右，女性居多。上下颌骨均可受累，以下颌骨磨牙区多见，约占 70%，一般表现为缓慢生长的颌骨内肿物，单发，无疼痛及其他症状。

2. 组织病理

大体上观察肿瘤为灰白色，质韧，切之有沙砾感；镜下观察纤维组织和骨组织数量不等，骨组织较成熟，可为板层骨，骨小梁表面有明显骨母细胞围绕，有时可见圆形病灶，内含少量的钙化性团块。

3. 影像学表现

CT 表现分为三型：①骨化型（硬化型），表现为圆形或椭圆形致密骨块影，可呈分叶状，边缘整齐。②囊型，表现为圆形、椭圆形或者不规则单房或多房透光区，边缘清楚，呈膨胀性生长，骨皮质变薄，内有较多的钙化斑块、斑点，有骨性包壳。③混合型，介于前两者之间，表现为病变密度高低不一，硬化区可见形态不一的骨化或钙化斑块，囊袋区透亮，边界清晰。

4. 鉴别诊断

鉴别诊断：①骨纤维异常增殖症：两者的病理影像类似，但骨化性纤维瘤是有包膜、能与周围正常骨分开的真性肿瘤，边缘清晰，而骨纤维异常增殖症则是弥漫性生长、边界不清的异常组织发育的非肿瘤性病变。②纤维血管瘤：良性的、局部浸润性的无包膜的血管性肿瘤，起源于鼻咽顶部或翼腭窝，多见于男性青少年，肿瘤呈膨胀性生长，进入鼻腔和副鼻窦，大的肿瘤可累及眼眶。增强扫描肿瘤有显著的、均匀的强化。③造釉细胞瘤：病理分为实质型、囊肿型。囊肿型又分为单房型和多房型，实质型少见，囊肿型为单个或多个囊状透光区，囊壁清晰、锐利，不光整、有切迹，邻近牙根吸收呈锯齿状，多发生于下颌骨，瘤体呈蜂窝状。④骨软骨瘤：应与混合型鉴别，前者多发生于软骨部位，以鼻中隔、筛窦和蝶窦区为常见，肿瘤内斑点状的钙化分布于整个肿块内，常伴有边缘骨质破坏，而无明显钙化包囊。

（八）甲状旁腺功能亢进性棕色瘤

甲状旁腺功能亢进性棕色瘤（brown tumor of hyperparathyroidism）继发于甲状旁腺肿瘤或弥漫性增生所致的甲状旁腺功能亢进，甲状旁腺激素（PTH）分泌过多，促使破骨细胞增生活跃及纤维结缔组织增生，在局部骨骼形成肿块，常伴出血及含铁血黄素，因其显著出血和富含含铁血黄素而呈棕红色而得名，是非真性肿瘤。

1. 临床表现

甲状旁腺功能亢进性棕色瘤可见于全身多处骨骼，尤其好发于长骨骨干及颌骨，其次为长骨两端及手、足骨。其有三大临床表现：①高血钙症状，如疲乏无力、恶心呕吐、多尿、顽固性便秘、嗜睡等；②肾病症状，血钙过高致肾实质及尿路结石，严重者引起肾功能衰竭；③骨病，肢体痛，并有畸形和病理性骨折。

2. 组织病理

镜下显示棕色瘤由大量增生的纤维组织以及多核巨细胞和吞噬含铁血黄素的吞噬细胞所组成，其中伴有较多的血管和新旧出血。由于出血及有较丰富的含铁血黄素沉着，而呈棕色，多核巨细胞较小，分布不匀，有的聚集成堆；在增生的纤维组织中有较多的胶原纤维，在病灶周围见有新形成的骨样组织以及不成熟的和成熟的骨小梁，骨小梁周围有成排的骨母细胞及较多的破骨细胞。

3. 影像学表现

X 射线见全身性弥漫性骨质疏松及手指骨的骨膜下骨质吸收。棕色瘤呈局限性囊性骨破坏，骨皮质呈薄壳状，其边缘清楚，周围绕以反应性新骨形成。除骨骼系统的病变之外，由于高血钙，致有多量钙排出，尿磷排泄也增多，故尿结石的发生率也较高。

（九）朗格汉斯细胞组织细胞增多症

朗格汉斯细胞组织细胞增多症（Langerhans cell histiocytosis，LCH）是一种原因不明的以溶骨性破坏并有大量嗜酸性细胞和巨噬细胞浸润为特点的良性骨病变。

1. 临床表现

好发于儿童和青少年，既可以表现为发展缓慢的单发损害，又可以表现为进展迅速的伴器官功能衰竭的弥漫性多发病变，全身各个系统器官均可累及。骨是 LCH 最易侵犯的组织，颅骨受侵最常见，尤其是儿童患者。皮肤是继骨骼之后的第二常见累及部位，呈脂溢性皮炎样湿疹、丘疹、水疱、结节等表现；尿崩症是神经系统受侵犯的最常见表现。

2. 组织病理

大体观察：呈肉芽组织样，灰褐色，易碎，常见出血和坏死。镜下观察：朗格汉斯细胞异常增生，并伴有数量不等的中性粒细胞、嗜酸性粒细胞、淋巴细胞、浆细胞、多核巨细胞浸润；细胞核皱缩或有核沟，核染色质分散均匀，核仁不明显。

3. 影像学表现

X 射线表现为髓腔内有斑状溶骨，病变较大的可破坏骨皮质引起骨膜反应。

（十）胸壁错构瘤

2002 年 WHO 肿瘤分类中沿用“胸壁错构瘤”。胸壁错构瘤（chest wall hamartoma）为一种发生于胎儿期、新生儿期、婴儿期肋骨的间叶源性的非肿瘤性增生性病变，又名婴儿血管错构瘤、胸壁间叶性错构瘤、间叶瘤，是一种极罕见的原发性骨良性肿瘤。

1. 临床表现

大部分胸壁错构瘤发生于新生儿期或婴儿期，也有胎儿期检出的报道；胸壁错构瘤通常发生于肋骨髓腔内或发生于肋骨表面，多起自肋骨中央区，并可同时累及多根肋骨，大部分为单发，但也有双侧发生或多中心发生的报道，胸骨、上呼吸道特别是鼻和副鼻窦亦可发生；临床上胸壁错构瘤生长缓慢，常有可触及的包块，其常见症状多由肿

瘤机械性地压迫肺组织所致，症状的严重程度因肿瘤的大小和部位而异，轻者仅有咳嗽，重者可有严重呼吸功能不全。

2. 组织病理

大体观察：胸壁错构瘤通常较大，切面灰白、灰红色，实性，质脆。镜下观察：肿瘤表面被覆薄层纤维组织，肿瘤由大量成熟红染的胶原纤维、梭形细胞和成团的透明软骨混合组成。透明软骨岛与胶原纤维混杂，形态不规则，软骨细胞丰富，发育较成熟，聚集于软骨岛中央，胞质空泡大小不等，核小，卵圆形或圆形，轻度异型，未见明显骨化或钙化。梭形细胞无明显异型性，呈束状或漩涡状排列，胞质红染，核长梭形，染色质较细，有的可见明显核仁，可见个别核分裂象。

3. 鉴别诊断

胸壁错构瘤的鉴别诊断包括婴幼儿先天性纤维肉瘤、尤因肉瘤、原始神经外胚层肿瘤、软骨肉瘤、骨软骨瘤、骨肉瘤及血液病等：①先天性纤维肉瘤是婴幼儿常见的恶性肿瘤之一，但直到目前为止，未见原发于肋骨的报道；②尤因肉瘤及原始神经外胚层肿瘤是儿童最常见的肋骨原发恶性肿瘤，它们常表现为胸膜外软组织肿块及伴随而来的胸腔积液；③软骨肉瘤、骨软骨瘤、骨肉瘤是最常见的肋骨恶性肿瘤之一，但在小婴儿罕见；④白血病、淋巴瘤在肋骨罕见表现为软组织肿块影且罕见发生于小婴儿。

小　结

骨肿瘤属于肿瘤科的常见病种，一般分为良性肿瘤和恶性肿瘤，良性骨肿瘤可得到有效治疗，且患者预后良好；而恶性肿瘤病情严重，病变进展快，且患者预后不太理想，所以只有准确鉴别良恶性肿瘤病灶，才能为患者提供更有效的治疗方案。骨肿瘤发生于骨骼或其附属组织，而骨肿瘤样病变是指外观相似，实际上并不是肿瘤的一种良性骨病变。

X 射线检查是骨肿瘤的基本检查方法，能够对肿瘤部位、大小及性质进行基本判断，但无法对细微病变准确观察，其分辨率相对较低。CT 具有准确率高的特征，将其应于骨肿瘤检查时，观察肿瘤范围及骨内外受累范围，显示骨肿瘤及肿瘤样病变组织结构的差异性，为肿瘤病灶的诊断和鉴别起到了非常重要的作用；CT 增强扫描能够有效观察到肿瘤内囊变坏死等情况，从而区别邻近组织及周围水肿情况。

思考题

1. 如何区分骨肿瘤和瘤样病变？
2. 简述血管肿瘤的分类及特点。
3. 如何鉴别诊断小骨的巨细胞病变和骨巨细胞瘤？
4. 软骨肉瘤临床和组织病理学表现有哪些？

参考文献

[1] 管帅，徐文坚. 2013 年 WHO 骨肿瘤新分类探讨［J］. 临床放射学杂志，2014，33（10）：1612 – 1615.

[2] 张远鉴，尹同珍，张文路. 髋关节内骨软骨瘤一例报告［J］. 中国骨与关节杂志，2016，5（12）：946 – 948.

[3] 梁丽，陀子能，冯亦伟，等. 阻塞性肺疾病合并支气管软骨瘤一例［J］. 中华临床医师杂志，2020，14（4）：310 – 313.

[4] 宫丽华，钱占华，等. 长骨内生软骨瘤及原发性软骨肉瘤的临床病理分析［J］. 诊断病理学杂志，2012，19（4）：248 – 251.

[5] 刘慧，李时荣. 软骨黏液样纤维瘤临床、影像学及病理分析与鉴别［J］. 世界最新医学信息文摘，2015，15（10）：25 – 26.

[7] 王成勇，王显军，曲峰，等. 足踝部骨样骨瘤 3 例及相关文献复习［J］. 足踝外科电子杂志，2017，4（4）：44 – 47.

[8] 张宝明，李良才. 脊柱成骨细胞瘤的 CT 特点［J］. 医学影像学杂志，2016，26（6）：1076 – 1078.

[9] 张宁，陈琪，郭灵红，等. 骨促结缔组织增生性纤维瘤的影像学分析［J］. 实用放射学杂志，2018，34（7）：1138 – 1140.

[10] 陈旺强，林锋，徐雷，等. 成人骨良性纤维组织细胞瘤的影像对比诊断［J］. 温州医科大学学报，2014，44（5）：363 – 366.

[11] 石新兰，李玉广，贾静，等. 浆细胞骨髓瘤的临床病理特征分析［J］. 检验医学与临床，2019，16（16）：2296 – 2299.

[12] 谢静，杜新全. 孤立性浆细胞瘤的临床病理表现及鉴别诊断［J］. 实用医院临床杂志，2015，12（6）：127 – 130.

[13] 丁宜，孙晓淇. 小骨巨细胞病变临床病理分析［J］. 中华病理学杂志，2015，44（5）：329 – 331.

[14] 刘刚，郭书权. 6 例恶性骨巨细胞瘤的临床分析并复习文献［J］. 重庆医科大学学报，2013，38（10）：1240 – 1244.

[15] 马艳英，夏庆欣. 52 例脊索瘤临床病理学观察［J］. 临床病理杂志，2018，38（5）：961 – 965.

[16] 中华医学会整形外科分会血管瘤和脉管畸形学组. 血管瘤和脉管畸形的诊断及治疗指南（2019 版）［J］. 组织工程与重建外科杂志，2019，15（5）：277 – 317.

[17] 欧阳叶艮，余德厚. 头皮上皮样血管瘤 1 例［J］. 中国皮肤性病学杂志，2018，32（10）：1190 – 1192.

[18] 朴正华，张慧芝. 上皮样血管内皮瘤 6 例临床病理学特点分析［J］. 浙江医学，2018，40（7）：747 – 749.

[19] 杨慧，刘琬，常建民. 血管肉瘤［J］. 临床皮肤科杂志，2015，44（3）：133 – 134.

[20] 姜春婷，魏建国. 尤因肉瘤易误诊为小细胞肺癌 1 例临床病理分析［J］. l 床与病

理杂志，2015，35（6）：1205－1208.

［21］赖日权，郜红艺，王凤华，等.儿童肿瘤病理学诊断图谱［M］.北京：科学出版社，2016.

［22］张金哲，杨启政. 实用小儿肿瘤学［M］.郑州：河南医科大学出版社，2001.

（张幸鼎　史远远）

第十章 肝、胰腺和胃肿瘤

肝脏肿瘤在儿童中是一种较为罕见的肿瘤，分为良性和恶性两种，而恶性肝肿瘤约占儿童肝肿瘤疾病的2/3，占儿童所有肿瘤疾病的1.1%。恶性肿瘤包括肝母细胞瘤和肝细胞癌、恶性间叶瘤等，其中肝母细胞瘤发病最多（48%），其次是肝细胞癌（27%）。良性肿瘤以血管瘤、错构瘤常见，其次为腺瘤、局灶性结节增生及畸胎瘤。儿童胰腺肿瘤非常罕见，仅占所有儿童肿瘤的0.6%～0.8%，发病率位于胰管畸形引起的胰腺炎和胰腺外伤之后，居小儿胰腺疾病的第三位。肿瘤多发生于学龄期或青春前期儿童，男孩多于女孩，恶性肿瘤占到80%以上。胰腺肿瘤可分为外分泌肿瘤和神经内分泌肿瘤两类，在儿童中以外分泌肿瘤中胰腺实性假乳头状瘤和胰腺母细胞瘤发病最多，其次为胰腺癌和其他神经内分泌肿瘤。儿童胃肿瘤极其罕见，相关文献报道很少。儿童胃肿瘤种类构成与成人不同，成人胃肿瘤以恶性多见，但儿童多为良性，病种较为分散，少数为恶性。报道较多的儿童胃良性肿瘤包括畸胎瘤、胃腺瘤等。

第一节 肝 肿 瘤

根据美国SEER（Survaillance Epidermiology and End Results）统计，小于15岁儿童的肝脏肿瘤年发病率为1.5/100万儿童，估计美国每年有100～150个新的肝癌肿瘤病例，其中2/3为肝母细胞瘤。另外，儿童肝脏肿瘤的发病率也在不断上升，美国流行病学监测1972—1992年的数据分析显示，肝脏肿瘤的发病率以每年5%的速率上升；欧洲国家研究数据显示，儿童肝脏肿瘤占儿童恶性肿瘤的0.3%～2.0%。近期数据统计显示，肝母细胞瘤在20岁以下人群的发病率以每年2.18%的速率递增。

儿童肝脏肿瘤分良性及恶性两类：①肝脏良性肿瘤，包括肝细胞腺瘤、肝海绵状血管瘤、肝血管内皮细胞瘤、肝错构瘤、局灶结节性增生、结节再生性增生、肝囊肿、肝间叶性错构瘤、肝畸胎瘤及肝内肾上腺残余肿瘤等。②肝脏恶性肿瘤，包括原发性肝癌、肝肉瘤及转移性肝肿瘤。原发性肝癌又分为肝母细胞瘤和肝细胞型肝癌。肝肉瘤多属于未分化的，包括未分化肉瘤、血管内皮肉瘤、恶性间叶瘤、平滑肌肉瘤及横纹肌肉瘤等。肝脏恶性转移瘤以神经母细胞瘤和肾胚胎瘤转移到肝脏最为多见。

一、儿童常见肝脏良性肿瘤

（一）局灶结节性增生

肝局灶性结节性增生（focal nodular hyperplasia，FNH）是肝脏结节性肝细胞增生的一种局灶型病理变化，出现肝内良性肿块，发生于正常肝组织背景上的单发或多发结节，由增生的肝实质组成的病变，是一种较少见的良性瘤样病变。

1. 发病病因及机制

局灶结节性增生是肝实质对血管畸形的增生性反应，病因及发病机制尚不明确。目前比较广为接受的假说是局灶结节性增生是肝细胞对血液循环异常的一种局部增生性反应，其主要病因是异常大动脉血管形成、继发性血栓形成、血管炎导致肝脏细胞损伤后的反应性增生以及血液灌注异常（门静脉或动脉）。

2. 临床表现

儿童发病罕见，仅占儿童肝脏肿瘤的2%左右，大多数患儿无症状，是在体检或诊治其他疾病时检出，多见于女性。临床表现无特异性，常表现为腹痛，其次为腹胀、腹部包块、黄疸，极少数可并发病灶破裂、出血、门静脉高压、坏死。许多研究显示，局灶性结节增生的发生率在患有恶性肿瘤患儿接受过放化疗治疗后明显增高。典型局灶性结节增生病理表现为存在一个或者多个肉眼可见的中央瘢痕，典型的中央瘢痕由增生的纤维组织、薄壁小静脉、厚壁小动脉、增生胆管及数量不等的淋巴细胞构成。

3. 实验室检查

实验室检查无明显特异性，多采用影像学检查。

4. 临床诊断

腹部超声常作为诊断的初步诊断方法，B 超表现通常为均匀的、界限明确的病变，典型的中央瘢痕稍高回声。CT 一般表现为分叶状均匀的等或稍低密度肿块，增强扫描动脉期呈明显强化，门静脉期及延迟期不出现廓清。具有中央瘢痕者，中央瘢痕在 CT 平扫表现为低密度，增强扫描动脉期及门静脉期不强化，延迟期常表现为强化。MRI 诊断（图 10－1）具有特异性，其表现为肿块在 T1 加权相和 T2 加权相均接近等信号，中央瘢痕一般在 T1 加权相为低信号，T2 加权相为高信号。病灶在增强扫描动脉期表现为明显对比剂吸收，门静脉期和延迟期病灶信号降低，与邻近肝实质等信号，中央瘢痕在延迟期明显强化。中央瘢痕延迟期强化的特点为在 MRI 检出率高于 CT，MRI 与超声和 CT 相比具有更高的灵敏度和特异性。

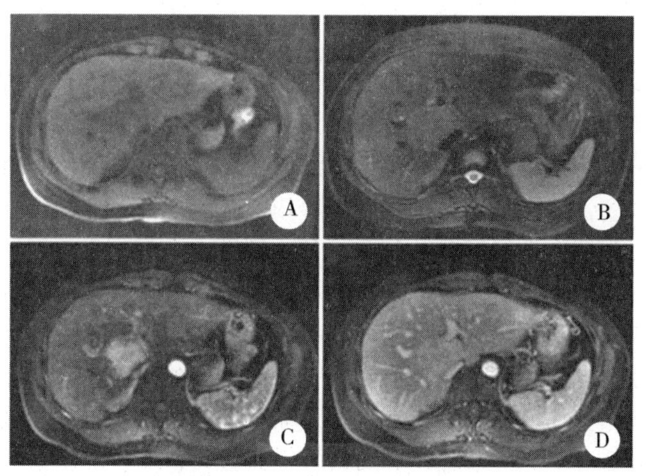

图 10－1 FNH 的 MRI 表现

A：T1 稍低信号；B：T2 高信号；C：动脉期明显强化；D：门静脉期稍高信号

5. 治疗及预后

局灶性结节增生是没有恶性转化倾向且并发症很少的良性病变，大部分学者认为诊断明确的无症状患儿可保守观察。如果出现以下情况须进行干预治疗：①出现症状或并发症；②肝功能异常，血清转氨酶升高 3 倍以上；③血清甲胎蛋白（alpha fetoprotein，AFP）升高，不除外恶性肿瘤的可能；④肿块逐渐增大或直径大于 5 cm；⑤影像学改变，不能排除恶性肿瘤或腺瘤。手术切除对于这些情况较为安全有效，可显著减轻患者症状。近年国内外也有利用肝移植治疗 FNH 的报道，治疗效果良好。当患者出现严重且难治性的局灶性结节增生相关症状和并发症，大大降低生命质量或威胁生命且无法手术切除病灶时，可进行肝移植。对于继发于先天性门体静脉分流的局灶性结节增生患儿，不管肿瘤大小、数量和位置，如果可以，都可以通过关闭分流，继而增加肝内门静脉血流来缩小肿瘤，但肝脏硬化是关闭分流的禁忌证。对于手术导致的门体静脉分流的患儿，需要根据其病史来讨论是否关闭分流。门静脉海绵样变性的患儿，可以考虑通过建立“肠系膜上静脉－门静脉分流”来增加肝内门静脉血流。动脉介入栓塞也是治疗局灶性结节增生的安全有效的手段。局灶性结节增生主要为肝动脉供血，通过阻断病灶的血供，或者破坏病灶血管畸形血管的内皮细胞，使畸形血管闭塞，保护患者的正常解剖结构，能避免外科手术引起的并发症。动脉介入栓塞一般用于病灶位置不利于切除或急需保护正常肝实质的情况，还可用于术前治疗，尤其是较大的病灶或可导致血管损伤的病例，以减少术中出血的风险。

肝脏局灶性结节增生是良性肿瘤样病变，预后良好，随访过程中大部分病灶稳定，也可见病灶缩小或消退的报道，偶有病灶出现破裂出血的报道。由于该病在早期阶段具有生长趋势，因此结节较小的患儿，要定期进行影像检查和生化检验，判定病情进展。

（二）结节再生性增生

肝结节再生性增生（nodular regenerative hyperplasia，NRH）是以肝细胞结节形成并

伴有轻度纤维化为病理特点的慢性非硬化性肝脏疾病。

1. 发病病因及机制

结节再生性增生的病因尚未明确，普遍认为门静脉的末级分支闭塞减少，血管内皮损伤，血供减少的肝细胞萎缩，血供正常的肝细胞增生形成再生结节，其伴有的门静脉高压可为窦前性或窦性。门静脉系统的微血栓或阻塞造成结节再生性增生的基本病理改变，肝内血流不均衡分布及微循环障碍导致适应性重构，部分为可逆性改变。

2. 临床表现

肝结节再生性增生临床表现主要为门静脉高压及并发症，少数出现黄疸。也有病例表现为肝功能衰竭，甚至需要肝肾联合移植。肝结节再生性增生与全身系统性疾病关系密切，合并的临床情况多为自身免疫病、血液系统疾病、肿瘤以及先天性疾病。

3. 实验室检查

实验室检查无明显特异性，诊断多需要肝楔形活检手术。组织学证据和门静脉高压是诊断的重要条件。

4. 临床诊断

肝结节再生性增生的病理诊断标准为肝实质中出现弥漫性直径小于 3 mm 的再生性小结节，无或仅有轻微纤维化。诊断多需要肝楔形活检手术，组织学证据和门静脉高压是诊断的重要条件，有学者推荐经颈静脉的肝活检方式，但经皮或经静脉的细针穿刺活检获得标本有限，难以明确诊断。常规 HE 染色难以区分结节再生性增生的萎缩 - 再生性病变，需要进一步做网硬蛋白染色。

5. 治疗及预后

肝结节再生性增生患者的治疗主要针对合并的系统性疾病及门静脉高压等并发症，针对结节再生性增生本身并无特效治疗。手术对于结节再生性增生门静脉高压的疗效确切。患者预后取决于门静脉高压的严重程度、诊治疗效以及合并的系统性疾病的严重程度。如果系统性疾病得以控制，肝结节再生性增生预后较肝硬化好。另外，表现为肝占位而无门静脉高压的肝结节再生性增生患者预后较好。

（三）肝细胞腺瘤

肝细胞腺瘤（hepatocellular adenoma，HCA）又称为肝腺瘤，由不规则条索状、泡状或多层板状排列而体积比正常肝细胞稍大的新生肝细胞组成。腺瘤有包膜，一般为单发，近来发现也有多发、体积小的腺瘤。

1. 发病病因及机制

肝细胞腺瘤的确切病因仍不清楚，儿童发病病因未见报道，成人发病多认为与口服避孕药和性激素治疗有密切关系。

2. 临床表现

肝细胞腺瘤是比较少见的肝良性肿瘤，好发于成年女性，糖原积累症儿童易患多发性肝细胞腺瘤。本病无明显临床表现，多为体检中偶然发现肝部占位性病变，或仅有非典型症状，如上腹部不适、胀痛及隐痛等。

3. 实验室检查

实验室检查无明显特异性，多采用影像学检查。

4. 临床诊断

可通过 B 超、CT、MRI 进行诊断。肝细胞腺瘤的 B 超表现多样，可表现为低回声、等回声或高回声，大多边界清晰。小的腺瘤多回声均匀，如腺瘤合并出血或坏死，可表现为不均质回声，也可合并钙化。彩色多普勒扫描病灶周边和肿瘤内部可见血管，为平坦的连续波形，而病灶则可发现动脉多普勒光谱自中心向四周放射，可用于鉴别肝细胞腺瘤和肝局灶结节性增生。B 超很难进行定性诊断，可见肿物动脉期强化，门脉期呈低回声或等回声。CT 平扫多为低密度，较少为等密度。增强 CT 检查病灶多呈均匀强化，而肝癌病灶多呈不均匀强化，该点有助于两者的临床鉴别。MRI 检查病灶 T1 加权相呈低信号或等信号，T2 加权相呈高信号，增强扫描病灶的强化表现与 CT 相同，但是 MRI 在发现病灶出血方面较 CT 敏感（图 10－2）。CT、MRI 扫描对术前手术方式的选择及评估手术风险具有较大意义。

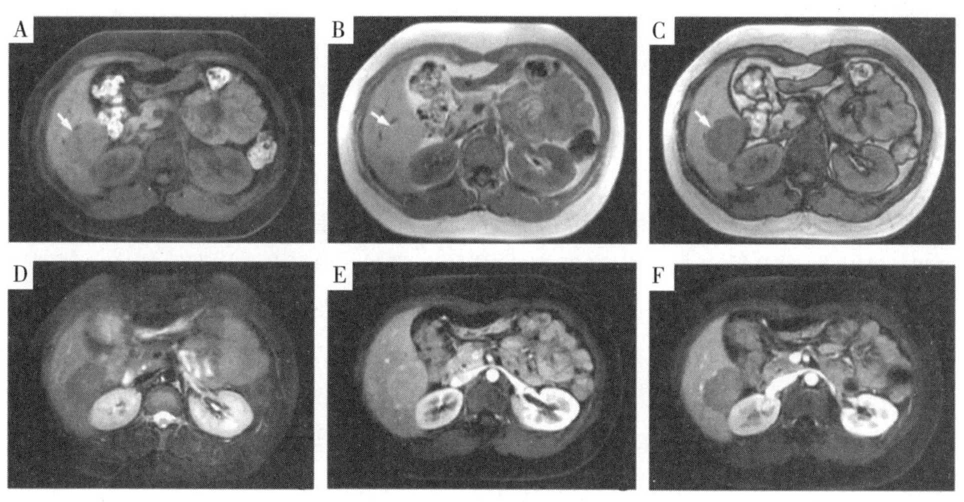

图 10－2　肝细胞腺瘤 MRI 检查结果

A：箭头所示 T1 加权相上稍低信号影；B：箭头所示化学位移成像后等信号影病灶；C：箭头所示反相位图像上低信号影病灶；D：T2 加权相上低信号影病灶；E：示增强扫描动脉期中度强化病灶；F：增强扫描门脉期稍低信号影病灶

5. 治疗及预后

肝细胞腺瘤的治疗方法有手术切除、射频消融、介入治疗、肝移植等多种，目前国内外尚无统一规范。治疗方案的选择有赖于正确分型，根据基因型和表型特征将肝细胞腺瘤分为 4 种病理亚型，分别为转录因子 1（TCF1）基因突变型、β－连环蛋白（β-catenin）激活型、炎症型、未分类型。2016 年欧洲肝脏研究协会（European Association for the Study of the Liver，EASL）临床实践指南指出，对单发肝细胞腺瘤治疗策略应基于性别、肿瘤大小和疾病进展：针对男性患者或 β－连环蛋白突变的情况，无关肿瘤大小，均推荐切除病变；针对女性患者，建议切除大于等于 5 cm 或继续生长的肿瘤，而对小于 5 cm 者应每年复查评估；对多发 HCA 的管理应基于最大肿瘤的大小。也有学者

建议将 3.5 cm 作为临界危险值，超过该值的病灶应被看作易恶变病灶，对大于 3.5 cm 的病灶手术切除，以防止出血及恶变并发症，对小于 3.5 cm 的病灶射频消融效果良好。手术完整切除肿瘤是首选的治疗方法，预后良好，术后存活率高，复发少。

（四）单纯性肝囊肿

单纯性肝囊肿是肝囊肿中的一类，可分为单发性肝囊肿和多发性肝囊肿或多囊肝。一般认为本病是起源于肝内迷走胆管的一种滞留性囊肿，属于先天性发育异常。

1. 发病病因及机制

单纯性肝囊肿是起源于肝内迷走胆管或肝内胆管和淋巴管的发育障碍，导致管腔内容物停滞潴留而成，近年来也有人提出后天肝组织退行性改变的说法，但准确病因及发病机制尚不清楚。

2. 临床表现

肝囊肿生长缓慢，多数患者无明显症状，仅在体检时被偶然发现。巨大的肝囊肿可出现明显的压迫症状，若合并感染，可出现畏寒、发热、腹痛等症状。

3. 实验室检查

实验室检查无明显特异性，多采用影像学检查。

4. 临床诊断

影像学检查是评估、评价肝囊肿最重要的手段，尤其是在囊肿良恶性鉴别中，超声、CT、MRI 发挥着重要作用。腹部超声因具有廉价、无创、高效的特点，通常作为肝囊肿检查、筛查的首选手段，可以清晰地分辨肝的囊性占位及实性占位。在超声下，肝囊肿表现为有光滑边界以及难以分辨的囊壁的无回声区，这种囊壁及囊液在超声下的差异使得在囊肿的后方会出现反射增强。单纯性囊肿内通常不具有分隔，超声下无分隔的孤立性囊肿均为单纯性囊肿。CT 扫描能够提供囊肿位置、大小以及囊肿与血管、胆管的关系等能够决定治疗方式的关键信息。在 CT 扫描中，单纯囊肿表现为具有光滑边界的、不强化的水样密度区，其 HU 值在 0 ～ 10 HU，乳头状突起、不规则囊壁、囊内分隔以及囊内碎屑极少出现在单纯囊肿中。当病变的直径小于 1 cm 时，由于病变部位与毗邻肝组织的互相影响，使得 CT 扫描不能够准确地分辨病变是囊性还是实性，对于这类小于 1 cm 的病变，MRI 能做出更为准确的判断。MRI 能在解剖细节上更为详尽地显示。在磁共振 T1 加权相上表现为均质的、低于周围正常肝组织信号的极低信号区，在 T2 加权相上表现为高信号区，在强化磁共振扫描中，囊肿及囊壁均不强化。当囊肿存在囊内出血时，其影像在 T1 及 T2 加权相上均会出现信号增高，并且常伴有囊内分层的现象。MRI 扫描能对囊肿内的异常结构，包括乳头状突起、分隔、碎屑，提供更为详尽的信息。此外，MRI 对 CT 扫描不能分辨的微小病变也可以较为明确地判别，这一特点常用于恶性肿瘤患者的肝转移瘤与囊肿的鉴别。

5. 治疗及预后

由于 80%～95% 的患者终生无明显症状，因此对于无症状的肝囊肿患者可以采取保守观察而无须积极处理。但当患者出现明显临床症状时，需要给予积极的治疗，其治

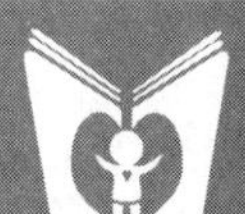

疗方法较为多样，视其大小、性质及有无并发症而定。直径 5 cm 并出现压迫症状者可在超声引导下穿刺抽液，以缓解压迫症状，此法操作简便，无须剖腹，对不能耐受手术的巨大肝囊肿患者不失为一种可行的治疗方法，但单纯超声引导下经皮穿刺抽吸治疗复发率过高，目前可采用在抽吸的同时注入硬化剂，如酒精等，可以明显降低其复发率。囊肿有感染时宜行外引流术。当有并发症出现如囊肿破裂、囊蒂扭转、囊内出血或囊肿巨大压迫邻近器官影响进食者需要行外科手术治疗。手术治疗应尽可能地完全切除囊肿，如不能则做次全切除或至少切除 1/3 囊壁，使囊液引流入腹腔。如胆汁进入囊腔，后一种手术则不适用，可采取囊肿－空肠吻合术。术中应造影确定有无交通，如囊肿为多房性，引流前应尽量去除其分隔，囊壁病理检查要仔细排除恶变。如能避免术后并发症，适当选择手术方法，则绝大多数患者预后良好。

（五）肝间叶性错构瘤

肝间叶性错构瘤（mesenchymal hamartoma of the liver，MHL）（图 10－3）又称为海绵状淋巴血管腺瘤样瘤、胆管细胞纤维腺瘤和良性间叶瘤，在肝内形成“肿瘤样畸形”，是原发于肝的良性肿瘤，可向血管、纤维、脂肪和其他间叶组织分化。

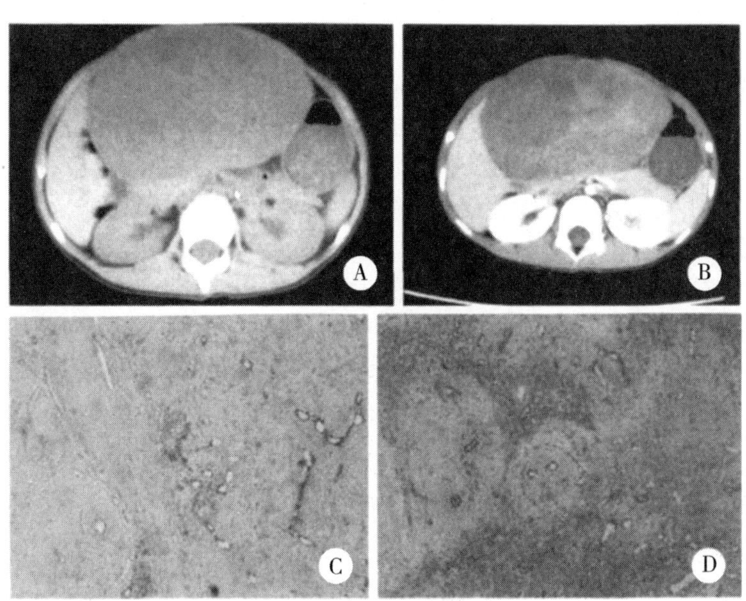

图 10－3　肝间叶性错构瘤

A：CT 扫描示主动脉期肿物密度较周围肝组织；B：CT 示门静脉期肿瘤内不均匀增强，边缘清晰；C：肿瘤主要成分为黏液样疏松结缔组织，呈结节样排列、包裹挤压胆管，类似乳腺纤维腺；D：残留肝细胞团呈挤压状，缺乏小叶结构

1. 发病病因及机制

一般认为其发生与胚胎期胆管板发育异常有关，具有不确定的恶变潜能，一直被看作生长发育期形成的伴随肝门结构生长的肿瘤，而不是新生肿瘤。一些病理学家认为，

很可能是原始间叶细胞异常的发育导致。这种异常发育很可能发生在胚胎晚期，当肝形成小叶结构与胆管连接时。大多数增殖生长发生在出生之前或刚刚出生，但囊肿增大成巨大肿物发生在儿童。

2. 临床表现

一般发生于2岁以内婴幼儿，平均年龄为15个月，男多于女，偶见于青年或老年人。临床症状主要是腹围进行性增大、上腹部触及质硬肿块。肿块可随呼吸上下移动，通常无压痛。肿块压迫邻近脏器，可引起恶心、呕吐、便秘、腹胀等症状。肿块可发生于肝脏任何部位，以右叶最多见，其次为左叶，约3%的病例两叶都有。

3. 实验室检查

实验室检查无明显特异性，多数肝功能正常，约1/4的患儿AFP可升高。

4. 临床诊断

超声检查边界清晰、质地不均匀的病变，可见孤立的囊实性肿块。CT检查多数病例肿物位于肝右叶内，为边界清晰的巨大软组织包块，肿块密度较周围肝组织低，囊壁有轻、中度强化条索样分隔，部分实性区域可强化，可见周围肝组织胆管、门静脉受压或扩张。MRI示多为腹部类圆形肿块影，实性区域可能在T1和T2加权相上显低信号，T2加权相呈稍高信号。当发现婴幼儿尤其是小于2岁的，腹部出现缓慢增大的无痛性包块，AFP正常或升高，CT及MRI示肝脏多房囊实性肿块，且无出血、坏死和钙化，未见明显包膜者，增强扫描无强化或强化不明显者，应高度怀疑此病的可能。最后确诊仍依靠病理检查。病灶典型表现为：巨大、边界清或有包膜的肿瘤，一般直径为8～10 cm。尽管很多肿瘤为多囊的，但单发大的囊肿占多数。病灶多有茎，病灶主体位于肝右叶靠近脏面。切下的标本为囊性，内充满浆液性或黏液性液体，被疏松组织和黏液样组织分隔。在囊肿之间的组织为苍白、水肿或红褐色，似正常肝间叶组织。

5. 治疗及预后

肝间叶性错构瘤是一种良性肿瘤，病情发展缓慢，治疗上仍存在一定争议，但目前认为手术完整切除肿瘤是首选治疗方法，也可行肝叶或肝段切除术。此瘤虽为良性，但增大迅速给手术增加难度，故宜及早手术。根据肿瘤所居部位，施行肿瘤切除或肝叶切除术。对于巨大肝间叶性错构瘤，大块切除肝脏可能会导致肝功能衰竭，对无法切除的肿瘤可进行肝移植。肝间叶性错构瘤预后一般良好，完整切除后一般无复发。有个别报道认为其有恶变的可能，尤其是成年患者，肿瘤可进展为胚胎肉瘤或血管肉瘤。所以尽量避免不完全切除，并建议术后定期随访。

（六）婴幼儿肝血管瘤

婴幼儿肝血管瘤（infantile hemangioma，IH）主要由增殖的血管内皮细胞组成，故也被称为婴幼儿肝血管内皮瘤，是一种常见的良性肝肿瘤，可分为局灶性、多发性和弥散性3类。

1. 发病病因及机制

婴幼儿肝血管瘤是婴幼儿肝脏最常见的肿瘤，病因及发病机制尚不清楚，其本质是婴幼儿血管瘤累及肝脏时导致的一种良性病变。目前有以下3种说法：①先天性发育异

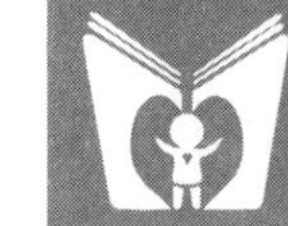

常，是先天性肝脏末梢血管畸形所致，在胚胎发育过程中由于肝血管发育异常，引起血管内皮细胞异常增生形成肝血管瘤。②激素刺激，女性青春期、怀孕、口服避孕药等可使血管瘤的生长速度加快，故女性激素可能是血管瘤的一种致病因素。③其他学说，有人认为毛细血管组织感染后变形，导致毛细血管扩张，肝组织局部坏死后血管扩张形成空泡状，其周围血管充血扩张；肝内区域性血循环停滞，致使血管形成海绵状扩张。

2. 临床表现

婴幼儿肝血管瘤的临床表现不一，轻者无症状，严重者可危及生命。常见的临床表现包括肝脏肿大、腹胀、黄疸、贫血、血小板减少等，严重者可导致呼吸困难、心力衰竭和甲状腺功能减退等并发症，其中肝脏肿大是最常见的症状。局灶性的占27%，多发性的占57%，弥散性的占16%。

3. 实验室检查

实验室检查无明显特异性，诊断多采用影像学检查。

4. 临床诊断

目前来讲，B超、CT是诊断肝血管瘤的主要检查手段，其中B超因其廉价、无创常作为首选检查和随访手段，彩色多普勒B超还可以显示有无分流。血管造影因是有创性检查，常常作为怀疑有分流、拟行栓塞介入治疗之前的检查手段。总的来说，在B超上，肝血管瘤表现为界限清楚、类球形或类椭圆形的低回声病变，如合并瘤内出血、梗死时，表现为不均等回声，甚至高回声病变，即钙化灶。在CT平扫上，肝血管瘤为比正常肝实质密度低的类球形或类椭圆形病灶，在增强扫描时表现为向心性强化、“快进慢出”的典型征象，可见增粗的肝动脉，强化首先表现为病灶边缘，延迟显像可以显示出整个病灶呈均一强化。在MRI平扫时，肝血管瘤在T1加权相上表现为相对于肝实质的低信号病灶，呈类球形或类柿圆形，T2加权相上表现为极高信号影，MRI增强显影时，T2加权相表现为强高信号，类似发光的灯泡，被形象地比喻为“灯泡征”。多发性病变在任何一种检查中，各个病灶的影像学表现是一致的。

5. 治疗及预后

婴幼儿肝血管瘤有其特殊的自然病程及特点，即生后数月的快速增长及随后的缓慢自发消退倾向，故无临床症状的局灶性或多发性患者采用保守治疗，用超声监测病灶变化直到病变消退即可。对于已经或将会引起并发症的多发性及弥散性肝血管瘤需要积极采取治疗，越早治疗效果越好。对于有症状的患儿，药物治疗常常作为首选。糖皮质激素因为有小样本随机对照试验支持，一直以来是肝血管瘤的一线药物治疗，但尚缺乏大样本随机对照试验的支持。另外，激素治疗有着严重的副作用如生长迟缓、高血糖。普洛尔由于有效、副作用较少、治疗效果较好，目前逐渐成为血管瘤的主流治疗药物。当药物控制失败或症状严重时，才选择手术切除病灶或者栓塞治疗。手术治疗的并发症包括内出血和肝坏死等，目前手术治疗已经很少使用。栓塞治疗用于动静脉分流或门静脉-肝静脉分流且伴有高输出量型心力衰竭患者。当所有治疗方法无效时，肝移植是治疗的唯一方法。婴幼儿肝血管瘤总体预后良好，有报道其长期生存率达到97.3%，肿瘤完全消退率为51%。由于有经典的自然病程，大部分可以自发消退，故针对其预后因素的研究较少，有研究报道分流、心力衰竭、出血可能为影响预后的危险因素。

二、儿童常见肝脏恶性肿瘤

（一）肝母细胞瘤

肝母细胞瘤（hepatoblastoma，HB）又称为幼年型肝细胞癌、肝胚胎瘤，是儿童期最常见的肝脏恶性肿瘤。治疗前分期（pretreatment extent of disease，PRE-TEXT）与化疗后手术前分期（post-treatment extent of disease，POST-TEXT）：PRE-TEXT 仅指治疗前肿瘤累及肝脏的范围，主要用于评估初诊手术完整切除的可行性；POST-TEXT 则是指化疗后肝脏肿块的累及范围，主要用于评估延期手术完整切除的可行性。各期定义如下：① PRE-TEXT/POST-TEXT Ⅰ，肿瘤局限在 1 个肝区，相邻的另外 3 个肝区无肿瘤侵犯；② PRE-TEXT/POST-TEXT Ⅱ，肿瘤累及 1 个或 2 个肝区，相邻的另外 2 个肝区无肿瘤侵犯；③ PRE-TEXT/POST-TEXT Ⅲ，2 个或 3 个肝区受累，另 1 个相邻的肝区未受累；④ PRE-TEXT/POST-TEXT Ⅳ，肿瘤累及所有 4 个肝区。

1. 发病病因及机制

肝母细胞瘤是健康肝脏产生的异质性肿瘤，目前发病原因及机制尚不清楚。有研究表明，其发病与家族性腺瘤性息肉病、Beckwith-Wiedemann 综合征、18 – 三体综合征、Li-Fraumeni 综合征等先天性遗传疾病，以及孕期母亲先兆子痫、羊水过多或过少、孕早期肥胖、父母吸烟史及极低体重出生（出生体重小于 1500 g）等因素相关。肝母细胞瘤最常发生的基因变异位点位于 Wnt 信号通路，70%～90% 的基因有发生变异可能，大部分肝母细胞瘤都存在 Wnt 信号通路异常，因而基因表达形态可作为判断预后的因素之一。肿瘤获得性染色体突变包括染色体数量变化，最常见的是第 2 号、8 号、20 号染色体三体的变化。此外，部分肝母细胞瘤表观遗传学还可表现为 DNA 甲基化改变。

2. 临床表现

肝母细胞瘤男性的发病率较女性高，男女患病比约为 2∶1，原因尚不明确。好发年龄为 3 岁以下，以 1 岁以下更为多见。临床早期除有轻度贫血外，一般情况良好。晚期则出现黄疸、腹水、发热、贫血、体重下降，腹壁可见静脉怒张，并可因腹内巨大肿块造成呼吸困难，肿块位于右腹或右上腹部。肿瘤生长迅速，有的可达脐下或超越中线，表面光滑，边缘清楚，硬度中等，略能左右移动，无压痛。好发部位为肝右叶。

3. 实验室检查

实验室检查：①甲胎蛋白（AFP）。AFP 水平升高为肝母细胞瘤重要的诊断标准之一，大多数 HB 患者 AFP 水平异常升高，临床病情与 AFP 水平密切相关。②其他实验室检查。血常规；血生化检查：肝功能（谷丙转氨酶、直接胆红素）及输血前传染病筛查［乙型肝炎病毒（hepatitis B virus，HBV）、丙型肝炎病毒（hepatitis C virus，HCV）抗体、梅毒、艾滋病毒检查］；肾功能（尿素氮、肌酐、尿酸）；电解质及血淀粉酶测定；乳酸脱氢酶；凝血功能；尿常规和粪常规。

4. 临床诊断

诊断方法主要包括实验室、影像学及病理学检查。实验室检查主要为 AFP 水平的检测，90% 的 HB 患儿会出现 AFP 升高，其水平高低还可辅助判断预后、治疗效果、复

发及转移等情况。影像学检查主要包括彩超、CT、PET-CT 等，肝母细胞瘤在彩超显示为高回声的实性肿块，可作为排除的首选影像学检查。CT 平扫肿块内密度不均匀，较正常肝实质低，CT 增强扫描动脉期早期呈不均匀性明显强化，延迟期表现为低密度。典型的影像学表现：腹部超声显示单发实质性包块，少数病例可为多发病灶，病灶边缘清晰，回声轻度增强。腹部 CT 提示肝内单发或多发的实性为主的软组织包块，血供丰富，可侵犯重要血管，可见钙化灶及囊性坏死。术前细针穿刺活检尚存争议，其可助于确诊，但存在假阴性及引起出血、肿瘤转移可能。有学者认为，6 个月至 3 岁的患儿通过 AFP 水平升高（大于 1000 ng/mL）及影像学检查即可做出肝母细胞瘤诊断。

5. 治疗及预后

肿瘤完整手术切除是治疗儿童肝母细胞瘤的基石，但约有 80% 的患儿诊断时因肿瘤太大、侵犯主要血管等原因已经无法直接通过手术完整切除，导致其治疗效果欠佳。在采用新辅助化疗治疗后，肿瘤体积缩小、可切除性大幅提高，完整切除率已达到 90% 左右，患儿长期生存率也因此明显提高。不同组织、协会根据自己的危险分层系统采取的化疗方案不同：欧洲国际儿童肝脏肿瘤协作组建议所有肝母细胞瘤患儿术前均行新辅助化疗，他们认为新辅助化疗不仅使肿瘤缩小、降低手术风险，而且能消灭隐匿性微小转移灶而不延误其治疗，且术后所有患儿均应行辅助化疗。而美国儿童肿瘤协作组建议对于 PRE-TEXT 分期Ⅰ期、Ⅱ期患儿先行手术切除，切缘距肿瘤边缘应大于 1 cm，对于Ⅲ期、Ⅳ期、血管侵犯或远处转移的患儿先行新辅助化疗。Ⅰ期肿瘤完整切除且病理分型为低有丝分裂单纯胎儿型患儿术后不行辅助化疗，其余患儿术后均行辅助化疗。中国抗癌协会小儿肿瘤专业委员会制订的武汉方案建议 PRE-TEXT 分期Ⅰ期患儿直接行手术治疗，PRE-TEXT 分期Ⅱ期、Ⅲ期、Ⅳ期患儿术前行新辅助化疗，所有分期患儿术后均行辅助化疗。顺铂是治疗肝母细胞瘤最有效的化疗药物，武汉方案以 C5V（顺铂 + 5 - 氟尿嘧啶 + 长春新碱）为首选方案，PLADO（顺铂 + 多柔比星）为备选方案。

儿童肝母细胞瘤在多学科合作下，通过手术、化疗等综合治疗后预后良好。影响其预后的因素主要有：PRE-TEXT 分期、有无侵及血管、有无远处转移、AFP 水平、病理类型、年龄、化疗是否敏感及手术可切除与否。致其预后良好的因素包括：PRE-TEXT 分期Ⅰ期或Ⅱ期、年龄小于 1 岁、病理分型为单纯胎儿型。致其预后不良的因素主要包括：年龄大于 5 岁、PRE-TEXT 分期Ⅲ期或Ⅵ期、病理分型为小细胞未分化型、AFP 小于 100 ng/mL、侵及血管、淋巴结转移、远处转移及肿瘤无法手术切除。

（二）肝细胞癌

肝细胞癌（hepatocellular carcinoma，HCC）是肝脏最常见的原发恶性肿瘤，也是世界上最为常见的内脏恶性肿瘤之一，常在已知原因的肝硬化背景下发生，如慢性病毒性肝炎（乙型肝炎或丙型肝炎）或酒精中毒。

1. 发病病因及机制

肝细胞癌的发生与肝硬化、乙型肝炎、丙型肝炎以及摄入被黄曲霉素污染的食物关系密切。研究显示，肝细胞癌与乙型肝炎病毒感染相关，最关键的原因可能是身体的主要机能与乙型肝炎病毒 X 蛋白（hepatitis B virus X protein，HBX）发生了融合，以基因

合并与基因表达造成了细胞周期与细胞衰败的反应失常，最终导致肿瘤发生。

2. 临床表现

肝细胞癌是青少年常见的肝脏肿瘤，多见于5岁以上儿童，高发年龄是10～14岁，在小于5岁的儿童也有少数报道，男女患病比约为3∶1。以腹部肿块、腹胀、腹痛为主要症状，常有恶心、呕吐、发热、贫血、体重下降，有些因肿瘤破裂内出血而首次就诊。黄疸比肝母细胞瘤多见，约占25%（肝母细胞瘤占5%），病程进展比肝母细胞瘤快，很快出现晚期症状，如黄疸、腹水、贫血等。

3. 实验室检查

实验室检查中血清磷酸酶（AKP）、AFP增高。B超、CT均可见肝内多结节的弥漫性肿块，常有血管侵犯、门静脉内瘤栓。

4. 治疗及预后

对肝细胞癌的治疗包括外科治疗、肝移植和药物治疗等。外科治疗的主要方式是肝部分切除术和肝移植。PRE-TEXTⅠ期和Ⅱ期的患儿可通过外科手术切除，儿童手术需要达到的标准是使剩余肝脏体积/患儿体质量超过（0.6～0.8）mL/kg。据报道，在肝切除术后患儿的5年生存率由35%提高到了50%。肝移植在肝细胞癌的治疗中占有一席之地。1996年提出的米兰标准对于不可切除肝细胞癌和肝硬化患者进行肝移植，标准中适合肝移植的条件为：单个肿瘤直径小于等于5 cm或2～3个肿瘤最大直径小于等于3 cm，不伴有大血管受累和肝外转移。达到米兰标准下行肝移植治疗比较安全。化疗治疗肝细胞癌备受争议，肝细胞癌对化疗反应较差。在药物治疗方面，索拉非尼作为一线药物与其他药物联合应用在儿童肝细胞癌的研究正在进行中。最近有研究阐明靶向治疗在肿瘤发生和肝细胞癌增殖的生物学途径中的作用，如靶向cMET因子（应用于肝细胞生长因子的酪氨酸激酶受体）与肝母细胞瘤和肝细胞癌的形成和增殖均相关。靶向试剂卡波他尼具有针对cMET和VEGF通路的双重活性，它的应用使肝细胞癌细胞的治疗有了新的前景。肝细胞癌恶性程度较高，预后不佳。患者整体生存率差，1年和3年生存率为35%和5%左右，诊断时的高转移率是患者预后差的重要因素。

（三）肝未分化肉瘤

肝未分化肉瘤（undifferentiated sarcoma of the liver，USL）又称为恶性间叶瘤、胚胎性肉瘤、胚胎性肝瘤等，为儿童罕见的一种发生于肝原始间叶（中胚层）组织的肝脏恶性实体肿瘤。

1. 发病病因及机制

肝未分化肉瘤的病因不明，组织起源也不确定，没有公认的基因异常。但一些研究显示，瘤细胞具有未分化细胞、平滑肌细胞、纤维母细胞等间叶组织起源细胞的多种复合特点，故多数学者倾向于肝未分化肉瘤起源于间叶组织。另外一些研究发现，肝未分化肉瘤存在*P53*基因突变以及染色体19q、7q、5q、8q等细胞遗传学异常。

2. 临床表现

肝未分化肉瘤是一种非常罕见的高度侵袭性恶性肿瘤，大部分病例发生于小儿，诊断年龄多在6～10岁，仅少数发生于婴幼儿和成人。男女发病比例相近。患儿的临床

表现多样且无特异性，早期可无症状，常见的临床表现为腹部肿块和腹痛，腹痛多由于肿瘤增大或破裂引起，其他症状包括发热（肿瘤出血、坏死或合并感染引起）、食欲减退、体质量下降等。影像学检查显示肝脏巨大占位，肿瘤多为单发，与正常肝组织界限较为清晰；瘤体较大，多超过 10 cm，可大至 30 cm，多位于肝右叶（59%），也可位于肝左叶（22%）或左右两叶都侵犯（20%）。超声检查表现为混合回声包块，多以实性为主，内可有大小不等的小囊腔和不规则无回声区，实性区呈高、低回声混杂，少数表现为以囊性为主，并可有厚薄不均的分隔。CT 平扫肿块呈低密度囊性病变，若肿瘤有内出血，中心可表现为较高密度影；增强延迟扫描显示病灶周边部分强化。肿瘤内的黏液基质含有大量水分是导致 CT 显示为液性成分的主要原因，增强延迟扫描可能会对肿瘤成分的正确判断有帮助。超声和 CT 影像学表现不一致是本病的重要特点。当肿瘤大部分出血坏死液化时，两者均可表现为以囊性为主。超声、CT 联合分析有利于正确诊断，避免误诊。血管造影肿瘤常表现为血管少，因此有些病例易与肝脓肿混淆。

3. 实验室检查

实验室检查无特异性，AFP、CA19－9、CEA 等肿瘤标志物多为阴性，肝功能正常或轻度异常。

4. 治疗及预后

目前没有标准化治疗手段。手术术前或术后辅以化疗是现行的主要治疗方案。手术完全切除是肝未分化肉瘤患者获得长期无病生存的关键。化疗方案各异，但化疗方案主要以治疗肉瘤为基础，多采用 3 种以上化疗药物联合应用，长春新碱、异环磷酰胺、多柔比星、顺铂、依托泊苷是常用的化疗药物。手术技术的提高以及手术前后结合辅助化疗能显著改善患者预后。不能手术的病例只能用化疗和放疗，除上述化疗药物外，也可采用顺铂和多柔比星搭配放疗，曾有患者经此治疗后肿瘤消失，也有研究显示对于最初不能切除的肿瘤经过现有化疗方案化疗后可切除，使得肿瘤切除率达到 81%。肿瘤完整切除后肿瘤复发仍然很常见，辅助化疗能显著延缓肿瘤的复发。

肝未分化肉瘤预后较差，多数患者在术后 12～16 个月后复发，平均生存时间为 12 个月。多见肿瘤局部复发和邻近器官扩散及远处器官转移。但最近有报道显示完全手术切除的患者可能获得长期无病生存。

（四）血管肉瘤

血管肉瘤（angiosarcoma）是一种罕见的血管起源的恶性肿瘤，可起病于任何部位，包括肝脏。其可发生于任何年龄，成人多见，少数为先天性。通常是单发，大小不一，直径为 1～4 cm，质硬，呈结节状或斑块，表面皮肤正常，偶见静脉曲张或毛细血管扩张。生长快，呈侵袭性生长，还有一些则形成转移，肺较易受累。据报道个别病例，在皮肤肿瘤切除后数年还可发生转移。其途径可能通过淋巴管或血流。

1. 发病病因及机制

病因及发病机制不明，1/4 的成人患者与毒素类相关联，诸如对比剂二氧化钍，乙烯氯化物和砷等，但毒性接触不牵涉儿童血管肉瘤。

2. 临床表现

肝脏血管肉瘤是一种少见的恶性肿瘤，患者多为老年男性，小儿肝血管肉瘤更为罕见，已报道的尚不足50例且多为女童。大多数患者存有肝大伴非特异性疼痛、焦虑、疲倦和失重症状。常合并贫血、血小板减少及消耗性凝血病。15%～27%自发性肿瘤破裂患者发生腹腔出血。经皮活检偶尔并发大量出血，应谨慎备份手术计划。达60%的患者主诉时存在转移性病变，最常累及肺和脾。

3. 实验室检查

肝血管肉瘤可表现为孤立的大肿块、多发结节或弥漫性生长。组织形态广泛多样是血管肉瘤的特征之一，从吻合良好的血管结构到无血管形成的高级别上皮样或梭形细胞实性区域均可见到。同一肿瘤可呈现多种形态。绝大多数血管肉瘤表现为活跃的核分裂、显著的核异型和凝固性坏死等（图10－4）。病理检查可见白细胞总数增多或减少，血小板减少。多数病人有肝功能异常。磺溴酞钠潴留试验（bromsulphalein test，BSP）呈阳性，ALP升高，凝血酶原时间延长，血胆红素、ALT升高。

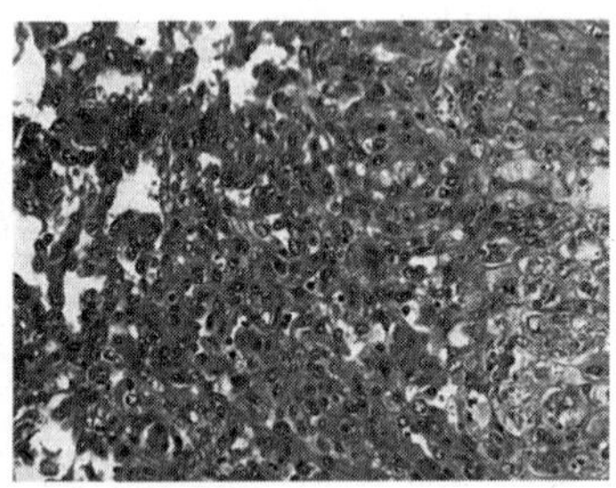

图10－4　小儿肝血管肉瘤HE染色（×200）

A：上皮样血管肉瘤结构，肿瘤细胞体积大，细胞质空亮，泡状核，核仁显著；

B：肿瘤细胞实性生长，细胞质嗜酸性，幼稚血管腔内可见红细胞，右上方见核分裂。

4. 临床诊断

X射线检查、CT、肝核素扫描也可有助诊断。胸部X射线平片可示有肺不张或胸膜肿块。平扫CT示结节一般呈低密度，但可能含有高密度灶，为急性出血。病灶动静脉期相对于肝脏呈低密度，有早期不均匀强化灶，偶尔中心强化或环形强化，比主动脉充盈的对比剂密度要小得多。延迟像上可观察到持续强化，但完全的向心性强化是看不到的，可能由于中心纤维化或坏死。MRI在T1加权相上相对于正常肝提示显著的低信号强度的肿块；肿块常含代表瘤内出血的高强信号灶。在T2加权相上肿块呈不均匀高强信号灶（比正常肝），可能含有暗隔或与出血相符合的液平。静脉内给钆对比剂后，动态MRI显示明显的不均匀强化，在延迟期像上呈进行性强化，伴有中心充盈的缺乏。肝血管造影显示异常血管形态，肿瘤周边持续染色和见中央放射透光区。

5. 治疗和预后

尽可能施行肿瘤局部广泛切除，局部切除不彻底者可加放疗以辅助治疗，尽管如此、肿瘤复发率仍较高，约有半数患者引流区淋巴结肿大，手术常需要同时施行淋巴结清扫。此肿瘤发病率低，化疗对其是否有效，尚不肯定。预后较差，有长期存活的少数病例报道，手术切除能提供部分存活的希望，但一般情况下无论治疗与否，患者会经历

一个迅速的临床衰退，诊断后 6 个月到 1 年内死亡。经导管动脉栓塞对急性肿瘤破裂有帮助，经导管动脉内化疗栓塞可作为优势占位患者的可选治疗方法。

（五）横纹肌肉瘤

横纹肌肉瘤（rhabdomyosarcoma）发生在软组织（肌肉等）、结缔组织和骨骼。有 3 种类型：胚胎型，腺泡型和多形型。儿童中最常见是胚胎型横纹肌肉瘤。横纹肌肉瘤是高侵袭性肿瘤，任何部位都可能发生，胆道系统起源很少。

1. 发病病因及机制

发病原因及发病机制尚不清楚，可能与遗传因素、染色体异常、基因融合等因素有关。

2. 临床表现

胚胎型横纹肌肉瘤好发于 5 岁内儿童，平均发病年龄为 3.5 岁，男女发病率无差别，典型临床表现为黄疸和腹痛，常伴有腹胀、呕吐、发烧、肝大。

3. 实验室检查

实验室检查常提示结合胆红素和碱性磷酸酶水平的升高，AFP 水平正常。

4. 临床诊断

诊断主要采用 B 超、CT 等影像学检查手段。超声检查时肿块可表现为单个不均匀低回声肿块或有分隔的多发低回声结节，常见门静脉移位而无栓子。彩色多普勒血流成像可显示多发、有低电阻谱波形的肿瘤动脉。CT 显示均匀或不均匀低或高密度肿块，可能有显著的液性密度成分。强化模式高度可变，从强烈的不均匀球形强化到不强化。超声和 CT 均可提示肿瘤实体及胆管扩张。MRI 可显示胆总管或胆道根内 T1 低强和 T2 高强信号，或显著液性强度的肿块，或不均匀肝内肿块，伴有大的液性强度区。磁共振胰胆管造影（magnetic resonance cholangiopancre atogrophy，MRCP）有助于确定胆道侵犯的程度。MRCP 示胆总管内的囊性灶以及靠近胆管的肿块导致管壁不规则。经皮或术中胆管造影常提示大而不规则或息肉样管内肿块。多达 30% 的病例诊断为转移性病变，镓摄取在转移性疾病的定位上可能有用。由于 CT 和 MRI 影像表现无特异性，定性诊断困难。定位诊断与术后评估是有价值的，出现儿童梗阻性黄疸、胆管走行区软组织肿块时应将本病作为鉴别诊断之一，最终确诊仍需要依靠病理组织学检查及免疫组化。

5. 治疗和预后

胆道胚胎型横纹肌肉瘤一般采用手术切除，术后加用化疗和放疗。有些患者得到长期缓解和治愈，但有些患者在停用化疗后肿瘤复发，多数患者预后较差。

第二节 胰腺肿瘤

一、儿童胰腺肿瘤概况

儿童胰腺肿瘤非常罕见，仅占所有儿童肿瘤的 0.6%～0.8%，发病率位于胰管畸

形引起的胰腺炎和胰腺外伤之后，居小儿胰腺疾病的第三位。据报道每 1.8 万例小儿外科手术患儿仅有 1 例罹患胰腺肿瘤。亚洲人小儿胰腺肿瘤发病率较高，约为 0.031‰；其次是黑种人，约为 0.021‰；白种人少见，约为 0.015‰。肿瘤多发生于学龄期或青春前期儿童，男孩多于女孩，恶性肿瘤占到 80% 以上。胰腺肿瘤可分为外分泌肿瘤和神经内分泌肿瘤 2 类，在儿童中以外分泌肿瘤中胰腺实性假乳头状瘤和胰腺母细胞瘤发病最多，其次为胰腺癌和其他神经内分泌肿瘤。有医院报道 2002—2018 年收治的 18 例儿童胰腺肿瘤中，胰腺实性假乳头状瘤患儿和胰腺母细胞瘤患儿有 15 例，其余个例为胰腺神经内分泌肿瘤、胰腺浆液性囊腺瘤、胰腺浆液性囊腺瘤。另外英国有关报道显示从 1971 年到 2000 年，英国国家儿童肿瘤登记处报告的 41 例胰腺肿瘤中，最常见的胰腺肿瘤是胰腺母细胞瘤（26%），其次是实性假乳头状瘤和胰腺神经内分泌肿瘤。

儿童胰腺肿瘤分为外分泌肿瘤和神经内分泌肿瘤两类：①胰腺外分泌肿瘤包括导管腺癌、浆液性囊腺瘤、黏液性囊性腺瘤、导管内乳头状黏液性肿瘤、腺泡细胞囊腺瘤、胰母细胞瘤、胰腺实性－假乳头状瘤等。除浆液性囊腺瘤和腺泡细胞囊腺瘤外，其余均为恶性或恶性前病变。②胰腺神经内分泌肿瘤根据临床表现又可分为功能性肿瘤和非功能性肿瘤。功能性肿瘤的特征是肿瘤组织能够分泌一种或多种激素，主要包括胰岛素瘤、胃泌素瘤、胰高血糖素瘤、生长抑素瘤和血管活性肠多肽分泌瘤等。非功能性肿瘤通常命名为胰多肽瘤，不会产生与激素相关的症状或特定的综合征。除胰岛素瘤外，大部分内分泌肿瘤为恶性。

二、儿童常见胰腺肿瘤

（一）胰腺神经内分泌肿瘤

胰腺神经内分泌肿瘤（pancreatic neuroendocrine tumors，PNET）又称为胰腺内分泌肿瘤、胰岛细胞瘤，是源于胰腺多功能神经内分泌干细胞的一类肿瘤，临床较少见，症状复杂多样，可由良性逐渐发展成恶性。

2017 年 WHO 发布最新指南，根据有丝分裂计数和 Ki－67 指数将胰腺神经内分泌肿瘤分为 3 类：①分化良好的胰腺神经内分泌肿瘤，包括 G1 级（Ki－67 指数小于 3% 和有丝分裂计数小于 2/10 HPF）、G2 级（Ki－67 指数为 3%～20% 和有丝分裂计数为 2～20/10 HPF）和 G3 级（Ki－67 指数大于 20% 和有丝分裂计数大于 20/10 HPF）；②低分化胰腺神经内分泌肿瘤，Ki－67 指数大于 20% 和有丝分裂计数大于 20/10 HPF，按照组织学特征分为小细胞型和大细胞型；③混合性神经内分泌/非神经内分泌肿瘤。

与其他肿瘤一样，其可使用肿瘤/淋巴结/转移（TNM）分期进行分期。TNM 分期是基于肿瘤的解剖学部位来估计预后。最新 AJCC 的 TNM 分期系统区分为局部肿瘤（Ⅰ期）、局部晚期可切除肿瘤（Ⅱ期）、局部晚期不可切除肿瘤（Ⅲ期）和远处转移肿瘤（Ⅳ期）。

1. 发病病因及机制

该病确切的病因和发病机制目前尚未明确。有研究表明，糖尿病史和癌症家族史与散发性病例发病相关，大量吸烟、饮酒也可能是发病的危险因素。基因突变分析发现，发病患者染色质重构基因（如 *DAXX* 和 *ATRX*）和 mTOR 通路基因（如 *TSC2*、*PTEN*、*PIK3CA* 和 *MEN*－1）可出现突变，约有 10% 的病例与多种遗传性内分泌肿瘤合征，如与多发性内分泌肿瘤Ⅰ型（multiple endocrine neoplasia－1，MEN－1）、VHL 病（von Hippel-Lindau）、神经纤维瘤病Ⅰ型（neurofibromatosis－1，NFⅠ）和结节性硬化症（tuberous sclerosis）等相关。

2. 临床表现

功能性肿瘤和非功能性肿瘤临床表现不同。75%～85% 的患者为无功能性肿瘤，通常无症状或症状轻微，常表现为腹痛、腹胀或体重减轻等非特异性症状，症状通常与肿块大小有关，局部晚期病变可出现肠梗阻或阻塞性黄疸，不会产生与激素相关的症状或特定的综合征。40%～93% 的无功能性肿瘤患者在确诊时已发生转移，最常见多灶性的肝转移，也可能转移到肺、骨等部位。功能性肿瘤依据其分泌激素表现为不同症状，常见的有胰岛素瘤和胃泌素瘤。胰岛素瘤典型的表现为 Whipple 三联征，胃泌素瘤可引起消化道溃疡、胃食管反流病或分泌性腹泻。

3. 临床诊断

（1）实验室诊断：神经内分泌细胞及其肿瘤可以分泌多种胺类和激素，该特征有助于研发诊断生物标志物和预测肿瘤细胞的生物学行为。目前，用于诊断胰腺神经内分泌肿瘤的生物标志物包括嗜铬粒蛋白 A（CgA）、神经元特异性烯醇化酶（Neuron-Specific Enolase，NSE）和胰多肽以及引发临床综合征的激素，如 5－羟色胺及其代谢物、胰岛素、胰高血糖素和胃泌素等。CgA 和 NSE 是最常用的标记物。

（2）影像学诊断：因为 CT 具有良好的特异性和灵敏度，对于疑似患者的影像学诊断通常应首选 CT，其在动脉和静脉期都有明显的增强。由于有时出现短暂性增强等不典型的表现，需要制订胰腺专用诊断方案。仔细评估 CT 检查结果有助于鉴别诊断。MRI 的优点是减少了辐射暴露，在检测较小的胰腺病变和肝转移方面可能比 CT 具有更高的灵敏度。MRI 也被用于疾病进展的分期和评估。PET-CT68 GaPET-CT 成像最近已成为诊断胰腺神经内分泌肿瘤的金标准，另外 ^{18}F-FDG PET-CT 已成为定义肿瘤侵袭性和提供相关预后信息的重要工具，在具有中等肿瘤增殖活性的 G2 级肿瘤患者、肿瘤中存在异质的生长抑素受体（somatostatin receptor，SSTR）表达、无功能性肿瘤患者出现疼痛和体重减轻等肿瘤相关症状时应考虑 68 GaPET-CT 和 ^{18}F-FDG PET-CT 联合使用。超声胃镜内镜检查可以提供高分辨率的胰腺影像，检测直径小于 2 mm 的病变，对于出现激素综合征提示胰腺神经内分泌肿瘤但常规影像学检查缺乏诊断证据的患者是非常有价值的诊断方法。生长抑素受体显像（somatostatin receptor scannin，SRS）也常用于胰腺神经内分泌肿瘤成像，优点是能够获得显示原发灶肿瘤和转移瘤的全身图像，以及能够确定哪些患者适合做肽受体放射性核素（peptide receptor-radionuclide therapy，PRRT）治疗。SRS 具有较高的灵敏度和特异度，可以作为一种评估疾病临床分期的检查方法，在根治后的影像学随访中具有重大的应用价值。

4. 治疗及预后

（1）手术治疗。手术方法取决于肿瘤的大小和位置、功能状态以及是否存在远处

转移。手术切除是唯一的根治方法，即使远处转移的患者手术切除术后也可能在症状控制和延长生存期等方面明显获益。切除可通过胰十二指肠切除术（Whipple 手术）或远端胰腺切除术完成，也可以根据胰腺切除后高复发率以及分化良好肿瘤的惰性生长采取更为保守的策略，包括剜除术或密切观察。直径小于 2 cm 的非功能性肿瘤通常表现为惰性生物学行为，在仔细分析手术的风险和获益后，采取非手术疗法，密切观察，长期随访。①可切除肿瘤的外科治疗：对于胰腺内分泌肿瘤可切除的患者，在技术可行的情况下应该手术切除肿瘤，严重的并发症或高手术风险、广泛转移性疾病，或非常小和散发的非功能性胰腺内分泌肿瘤除外。完整的手术切除包括切除原发肿瘤和淋巴结转移灶。常用术式包括剜除术、远端胰腺切除术、胰十二指肠切除术。在一些情况下，需要行更广泛的手术，即全胰切除术，而在其他情况下，可以使用更有针对性的方法，如保留实质的切除术，切除肿瘤应包括区域淋巴结切除术。②晚期疾病的外科治疗：减瘤手术不是根治性的，对于晚期内分泌肿瘤患者，大多数指南认为手术方法取决于肿瘤负荷的程度。《美国国立综合癌症网络（National Comprehensive Cancer Network，NCCN）指南》建议对于局部晚期疾病和（或）远处转移，在完全切除可行的情况下，要切除原发肿瘤和转移灶。肝转移患者可考虑部分肝切除术。当对晚期患者进行手术时，应该注意，由于使用生长抑素类似物导致相关的胆道疾病风险增加，建议考虑对预期接受长期使用奥曲肽治疗的患者行胆囊切除术。对药物治疗无效并且没有肝外转移的不可切除肝肿瘤的和低增殖率的患者可以选择肝移植。由于术后使用免疫抑制治疗或存在潜在未确诊的肝外转移，肝移植治疗效果不佳，存在短期时间内复发的可能。

（2）生长抑素类似物。生长抑素类似物可用于治疗各种激素引起的功能性肿瘤的症状，如腹泻、面部潮红等，因此常用于不可切除的功能性肿瘤患者各类激素相关综合征的治疗。因为许多非功能性肿瘤表达生长抑素受体，因此生长抑素类似物也是控制不可切除的、分化良好的非功能性肿瘤生长的一线治疗药物。最近的研究表明，生长抑素类似物还通过生长抑素受体发挥抗增殖作用并抑制肿瘤生长。①奥曲肽。奥曲肽长效制剂目前被推荐用于功能性和非功能性的高分级肿瘤，用于控制类癌综合征（carcinoid syndrome，CS）和其他激素分泌过多的症状，其作用机制与其他生长抑素类似物相似，但作用时间更长，能明显改善患者的生活质量。②兰瑞肽。兰瑞肽已被 FDA 和 EMA 批准用于不可切除、中度分化、局部晚期或转移性胃肠胰腺神经内分泌肿瘤。兰瑞肽在局部晚期或转移性神经内分泌肿瘤（neuroerdocrine neoplasms，NENs）中延长了无进展生存期，在治疗类癌方面非常有效，并且在 NENs 中具有强大的抗肿瘤作用，可以作为早期神经内分泌肿瘤一线治疗药物。③帕瑞肽。帕瑞肽是一种长效生长抑素类似物，具有提高生长抑素受体激动剂活性的作用，可以显著抑制 NENs 的生长，但使用帕瑞肽作为一线药物需要预防高血糖的发生。

（3）化疗。细胞毒性化学疗法是胰腺神经内分泌肿瘤常用的全身治疗方法之一，化疗能够破坏细胞有丝分裂过程，对快速增殖的恶性肿瘤更有效。其他全身治疗方法（如生长抑素类似物和靶向药物）的成功研发降低了化疗在低分级（G1 级和 G2 级）治疗中的重要性。然而，它仍然是高分级肿瘤的首选一线治疗方法。在推荐的化疗方案中，卡培他滨（CAP）联合替莫唑胺（TEM）得到了广泛的应用。在 G3 级神经内分泌

癌（neuroendocrine carcinomas，NECs）和 NENs 的治疗中，CAP-TEM 方案治疗 Ki－67 指数在 20%～54%之间的 G3 级 NENs 疗效确切，但该化疗方案无法改善 NECs 的侵袭性生长，与 NENs 治疗相比，其反应性和治疗后生存率较低。TEM-CAP 联合用药与单独使用 TEM 相比，CAP-TEM 方案不会延长 PFS 但可能达到更高的 ORR，在新辅助治疗和手术方面仍然可行。患者有明显症状和（或）肿瘤体积较大，而缩小肿瘤是主要治疗目的时，首选 CAP-TEM 方案。单独使用 TEM 可能适用于耐受性差和肝外转移的患者。

（4）肽受体放射性核素治疗（PRRT）。PPRT 是一种肿瘤靶向放疗，其通过将放射性核素与生长抑素类似物偶联来诱导肿瘤细胞死亡，常用的放射性核素包括 ^{90}Y 和 ^{177}Lu。对于生长抑素受体阳性和进展期的患者，PRRT 可作为第二或第三线治疗方法。PRRT 作为单一疗法或与其他疗法相结合可用于治疗不可切除和转移性肿瘤，可以明显改善患者的生活质量。

（5）靶向治疗。靶向药物依维莫司和舒尼替尼治疗胰腺神经内分泌肿瘤具有有效性，因此，无论 Ki－67 或肿瘤负荷如何，在 SSAs 或全身化疗治疗无效后，可以使用靶向药物治疗 G1、G2 级患者，用于控制疾病进展、缩小肿瘤或缩小手术切除范围。舒尼替尼是一种口服多靶点酪氨酸激酶抑制剂（TKI），用于治疗进展期分化良好的 pNENs 患者的不可切除病变、局部进展或转移性疾病。依维莫司是一种口服哺乳动物雷帕霉素受体（mTOR）抑制剂，可显著延长进展性晚期 pNENs 患者的无进展生存期，且严重不良事件发生率较低，可作为有症状、不可切除的以胰岛素分泌为主的 pNENs 患者的一线治疗药物，以控制内分泌综合征。

（6）支持治疗。支持性治疗是指贯穿在整个神经内分泌肿瘤治疗过程中，将患者作为一个有机整体进行治疗的综合性疗法，在胰腺神经内分泌肿瘤的治疗中起着至关重要的作用。支持性治疗主要包括减少肿瘤体积或负荷，以及治疗或预防激素分泌过多引起的临床综合征和与治疗相关副作用的系统性治疗。此外，支持性治疗还包括心理社会支持、专业护理、营养支持和癌症相关疼痛的治疗等。

（7）预后。尽管胰腺神经内分泌肿瘤转移发生率很高，但与胰腺癌相比，患者的预后良好。SEER 数据库统计结果显示，在 1973—2012 年，胰腺神经内分泌肿瘤患者中位总生存期为 3.6 年，随着诊疗技术的提升，其生存率有了显著提高，特别是晚期疾病患者。预后主要取决于临床病理分级，如肿瘤大小、增殖指数和分化程度。此外，基因突变也可能具有预后意义，*MEN*－1 和 *DAXX/ATRX* 蛋白表达可作为胰腺神经内分泌肿瘤患者的预后指标。

（二）胰腺实性－假乳头状瘤

胰腺实性－假乳头状瘤（solid-pseudopapillary tumor of pancreas，SPTP）是一种少见的多为良性和低度恶性的囊实性、囊性乳头状或实性乳头状的肿瘤。

1. 发病病因及机制

病因及发病机制目前尚不清楚，有导管细胞起源、泡细胞起源、多潜能干细胞起源、内分泌细胞起源等学说，胰腺假乳头状肿瘤同时具有实性和假乳头 2 种组织学特

点，而实际上其中的乳头状结构是由于肿瘤细胞的退行性病变及细胞的黏着力下降而与囊腔所形成的假乳头。

2. 临床表现

胰腺实性假乳头状瘤多好发于年轻女性，特别是20～40岁，儿童病例少见。随着现代医学影像技术的提升，儿童发病率有所升高，男女比例为1∶10。临床症状多无特异性，多数病例属于无意中发现，尤其是儿童期病例。由于儿童对自身不适表述能力较差，肿块的发展也比较缓慢，没有典型的临床表现，故很多病例是在行B超检查时才发现腹部有包块。也偶有表现为上腹腰背部隐痛就诊。当肿块增大伴有压迫消化道时可出现恶心、呕吐、腹胀、持续性腹部钝痛和消化不良等症状，一般无发热及消瘦等表现。此外，可由体检、腹部钝性外伤或囊肿自发破裂被发现。

3. 实验室检查

实验室检查无明显特异性，肿瘤标记物和血糖、血淀粉酶检查多在正常范围内。

4. 临床诊断

临床上B超的检查对发现该病有很大帮助。影像学上CT或MRI对于肿块的扫描定位诊断较为正确，能够很容易发现后腹膜或胰腺包块。早期诊断主要依赖于多层螺旋CT（multi-slice spiral CT，MSCT）检查，表现为肿瘤均呈囊实性，但比例不一，增强后肿瘤实性部分强化，且门静脉持续性强化，囊性部分均不强化。见图10－5、图10－6。

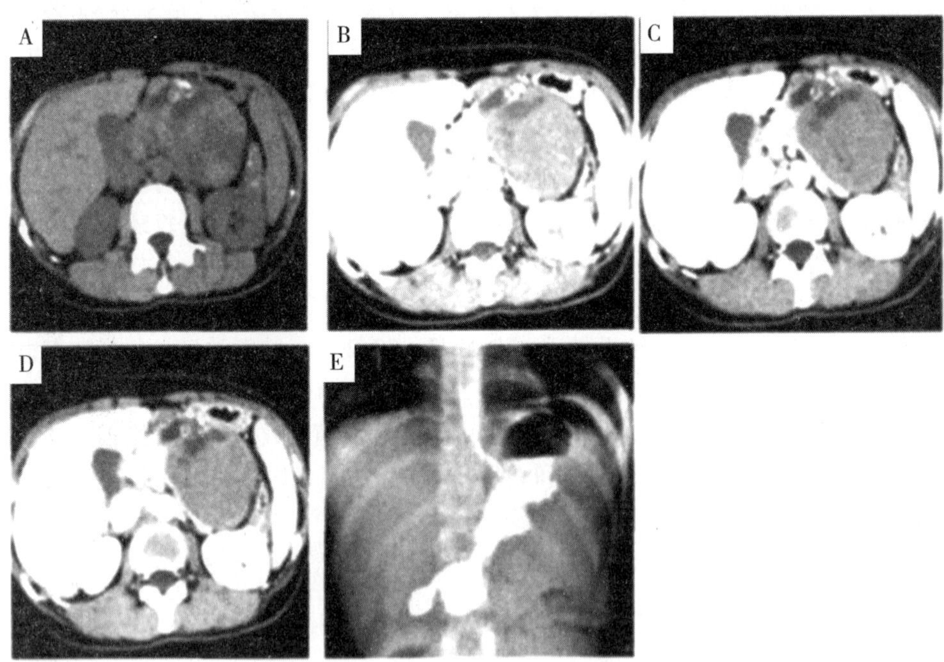

图10－5　胰腺部囊实性肿块影像学诊断

注：囊实性成分相间分布，边缘可见条状以及斑点状钙化，实性成分三期动态增强扫描为渐进性强化，囊性成分未强化，可见“浮云征”，周围组织明显受压（E），消化道造影显示胃小弯明显受压，术前误诊为胃间质瘤

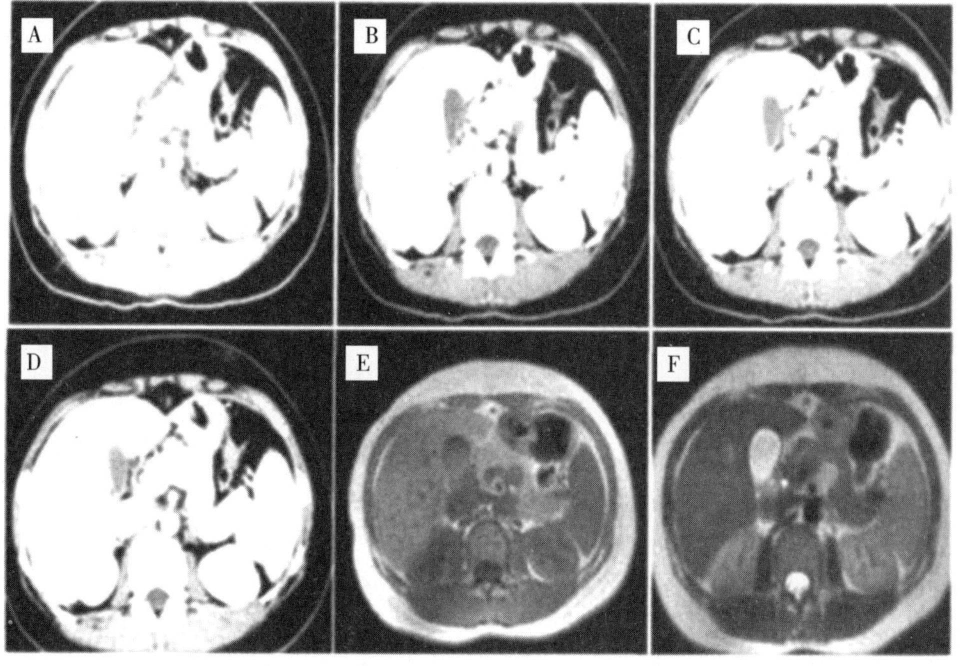

图 10－6　胰体部类圆形实性肿块影像学诊断

注：直径约为 1.7 cm，密度均匀，平扫密度 35 HU，B～D 为增强图像，动脉期，静脉期，平衡期 CT 值分别为 50 HU、70 HU、80 HU，呈渐进性强化特点。脾静脉轻度受压，E～F 为 MR 图像，呈长 T1、长 T2 信号

5. 治疗及预后

儿童胰腺实性－假乳头状瘤治疗的主要方式是完整手术切除。常见的手术方式是胰腺肿物剜除术、胰体尾部切除或胰十二指肠切除术。局部浸润、侵及包绕重要血管及远处局限性转移等均不应成为手术禁忌证，根据肿瘤所在的部位、大小及与周围组织关系选择相应的手术方式。有利的是术中肿瘤在肉眼上常有明显边界，85% 的患者局限在胰腺中，10%～15% 的患者可存在肝脏或腹腔转移，但肿瘤转移并非预后不良的标志，即使肿瘤仅被部分切除，大部分患者也能获得 5 年以上的生存时间。胰体或尾部的肿瘤可行远端胰腺切除术和脾切除，未累及脾门者可以考虑保留脾脏；若肿瘤比较小，包膜完整，呈外生性生长，可考虑行肿瘤局部切除，但要注意基底部的完整切除和胰腺创面的修复、引流；位于颈体交界而又不能局部切除的 SPTP，可以行胰腺中段切除近段关闭远段与胃或空肠吻合。即使肿瘤浸润生长入周围重要的组织器官无法完成肿瘤的切除，也宜行肿瘤减灭术。相对于姑息地内引流或外引流，减灭术对患儿的良好预后和生存有好处。除非肿瘤位于胰头部，一般不必进行 Whipple 手术，因为强调胰十二指肠切除，可能会引起倾倒综合征和腹泻，造成患儿生长发育障碍。

胰腺处于腹膜后，位置深，儿童胰腺腺体细小，胰腺组织常显示不清，手术操作空间较小，术者常缺乏相对熟练的手术经验和技巧。为此，建议术前摆好体位，当瘤体直径小于等于 5 cm、边界清晰、无侵犯血管等时可考虑腹腔镜下手术治疗，以达到微创治疗效果。术中仔细解剖和分离，遇见侵犯血管，尽量血管骨骼化，迅速确切止血，提高

肿瘤的切除率，但要不勉强操作，更应注意保护好入肝、脾及胃的血管，当血管与肿物关系密切而无法保留时，需横断及妥善缝扎并保留器官的血管分支，当下腔静脉等重要血管发生撕裂时予以修补缝合，必要时请血管外科协助。胆总管受侵犯时，要完整切除，行肝管肠管 Roxen-Y 吻合术。当脾门受侵犯时，尽量理清脾动静脉，保留脾脏，瘤体与脾脏粘连致密或不能排除恶变时先行结扎脾脏动脉主干，特别对小于 4 岁的患儿仍尽量保留脾脏，以防止脾脏切除后可能导致的暴发性感染。为减少术后胰瘘的发生，切除胰体尾部肿瘤时，尽可能结扎离断面的主胰管，胰腺断面要严密关闭，同时放置一粗引流管于胰周。术后辅以早期禁食、抗感染、输注白蛋白及抑制胰液治疗。

胰腺实性－假乳头状瘤因多数肿瘤细胞没有侵袭性，手术根治性切除率高，比胰腺其他肿瘤预后好。有研究表明行外科手术后 5 年存活率高达 98%，而保守治疗 5 年存活率为 40%，且预后与性别、有无转移等相关。年龄可作为判定儿童胰腺肿瘤恶性程度及预后的指标：年龄越小（≤6 岁），患高度恶性肿瘤的概率越大，预后越差；年龄越大（12 ～18 岁），患低度恶性肿瘤的概率越大，预后越好。

（三）胰母细胞瘤

胰母细胞瘤（pancreatoblastoma，PBL）是儿童胰腺最常见的一种肿瘤，又称为婴幼儿胰腺癌，是一种胰腺腺泡细胞起源的罕见的恶性肿瘤。

1. 发病病因及机制

胰母细胞瘤是少见的恶性上皮性肿瘤，其发生率不足胰腺上皮性肿瘤的 1%，但却是儿童最常见的胰腺肿瘤之一。病因及发病机制尚不清楚，偶有报道与 Beckwith-Wiedemann 综合征有关。也有报道是由 APC 基因中的种系突变引起的家族性腺瘤性息肉病的结肠外表现。目前已知在 80% 的胰母细胞瘤患者中存在 11 号染色体短臂杂合性缺失，其他胚胎性肿瘤（如肝母细胞瘤和肾母细胞瘤）也有报道这种缺失，提示 11 号染色体短臂杂合性缺失可能是胚胎性肿瘤中存在的共同遗传途径。

2. 临床表现

胰母细胞瘤好发于 1 ～8 岁儿童，但亦有成人胰母细胞瘤的报道，患儿常因腹痛和（或）腹部肿块而就诊，也有患儿存在食欲不振与体重减轻的症状，若肿瘤压迫或侵犯胆道时，可出现梗阻性黄疸的相关表现，绝大多数患儿无明显的症状和体征，病情都是在偶然的情况下被发现的。

3. 实验室检查

AFP 是诊断胰母细胞瘤的常见肿瘤标志物之一，因胰腺细胞与肝细胞起源于同一原始细胞，故两者均可分泌 AFP，这种情况需要鉴别。胰母细胞瘤患者中 AFP 水平升高者约占 68%，具备较高的辅助诊断价值，同时亦可作为术后监测肿瘤复发的指标之一。其余各项实验室检查的结果无明显异常，部分患儿存在外周血白细胞、血清甲胎蛋白水平升高的情况。

4. 临床诊断

胰母细胞瘤一般体积较大，直径 2 ～ 10 cm。B 超上呈低回声实性回波，与神经母

细胞瘤较难鉴别。肿瘤在 CT 上多呈分叶状、边界清晰的囊实性混杂密度影，中心可见坏死，部分可见多房腔表现，其增强的腔隔是具备诊断意义的典型影像学表现。因胰母细胞瘤的临床表现及影像学均无相关特异性，故其确诊主要依靠病理学和免疫组化结果。病理学诊断标准包括：①具有被膜；②来自腹侧胰头肿块；③具有明显的腺管样结构，由梭形细胞巢构成的鳞状小体是 PBL 的特征性表征之一。在免疫组化方面，PBL 肿瘤细胞可表达 CK7、CK8、CK18、CK19，也可表达神经内分泌标志物 Syn 和 CgA，同时胰蛋白酶、CEA、AACT 均可阳性。见图 10－7。

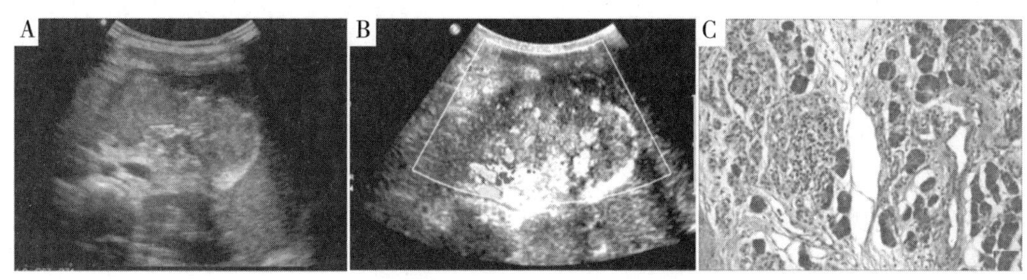

图 10－7　儿童胰母细胞瘤的超声诊断与病理分析

A：超声示胰腺正常结构消失，胰腺位置见实性肿块，大小为 8.3 cm×6.2 cm，内部回声不均匀，可见点状及斑片状钙化；B：彩色多普勒超声示肿块内可见较丰富血流信号；C：镜下示较深染部分为肿瘤胰腺腺泡成分 HE 染色（×10）

5. 治疗及预后

主要是将肿瘤完整切除，行根治性手术治疗。保留十二指肠和胰头的肿瘤切除术与胰空肠吻合术是目前临床上治疗小儿胰母细胞瘤的主要术式。手术方式视肿瘤部位、大小、有无周围浸润及转移而定。对位于胰腺头颈部的胰母细胞瘤可行胰十二指肠切除术，而肿瘤位于胰体尾部时可行胰腺远端切除术，必要时可联合脾切除。治疗首选手术切除，必要时可辅以化疗。该肿瘤对化疗敏感，对于不能完整切除肿瘤的患者，如肿瘤体积较大、侵犯周围大血管、累及其他脏器或存在远处转移时，可采取化疗作为辅助治疗方式，主要化疗方案有 PVB（顺铂＋长春新碱＋博来霉素）、ⅣA（异磷酰胺＋长春新碱＋放线霉素 D）、VAC（长春新碱＋放线菌素 D＋环磷酰胺）等。

胰母细胞瘤通常预后不佳，其 5 年生存率小于 50%，但儿童胰母细胞瘤整体预后较成人略好。患者年龄、肿瘤部位及能否完整切除肿瘤是影响预后的主要因素。肿瘤位于胰头部，边界较清，预后较好；肿瘤位于胰尾部，边界不清，预后较差。行根治性手术切除肿瘤的患者预后较无法手术的患者预后好，其 5 年生存率可达 65%。据多中心临床研究表明，肿瘤能否完整切除是决定预后的关键因素。

第三节 胃 肿 瘤

一、儿童胃肿瘤概况

儿童胃肿瘤极其罕见，相关文献报道很少。儿童胃肿瘤种类构成与成人不同，成人胃肿瘤以恶性多见，但儿童多为良性，病种较为分散，少数为恶性。报道较多的儿童胃良性肿瘤包括畸胎瘤、胃腺瘤等，恶性胃肿瘤主要为胃平滑肌肉瘤和胃癌。胃癌是成人极为常见的恶性肿瘤，病死率较高，但在儿童期非常少见，患病率低于0.5%。

胃肿瘤可分为良性和恶性2类：①良性肿瘤包括上皮性肿瘤和间质性肿瘤。上皮性肿瘤又称为黏膜息肉，以增生性息肉和腺瘤性息肉为主，其他有炎性息肉、胃底腺息肉、错构瘤、多发性息肉综合征、胃囊肿等；间质性肿瘤多位于黏膜下，可呈息肉样外观，包括良性间质瘤、神经源性肿瘤、血管瘤、脂肪瘤、纤维瘤、异位胰腺及黄斑瘤等。②恶性肿瘤包括胃癌、恶性淋巴瘤和恶性间质瘤等。

二、儿童常见胃肿瘤

（一）胃畸胎瘤

胃畸胎瘤（gastric teratoma）是由外、中、内三层原始胚层演变而来的先天性肿瘤，这些组织可由成熟的或未成熟的或两者兼有的成分所组成，因组织结构及其分化程度不同，可分为胃良性畸胎瘤和胃恶性畸胎瘤。

1. 发病病因及机制

胃畸胎瘤因及发病机制尚不清楚，一般认为与来自身体其他部位的畸胎瘤不同，因为它来自内脏壁，与背部体轴、胚胎体壁和胸腹无关。这可能是其他部位畸胎瘤恶性约占1/4，而胃畸胎瘤通常是良性的原因。

2. 临床表现

好发于出生3个月内的男婴，缺乏典型临床表现，早期可表现为呕吐、腹胀、腹部包块等，常难以确诊。良性居多，恶性约占20%。

3. 实验室检查

实验室检查中血清AFP和人绒毛膜促性腺激素（human chorionic gonadotropin，HCG）测定可判断肿瘤的良性、恶性。

4. 临床诊断

辅助检查有助于诊断，畸胎瘤的影像诊断特征为含脂肪、钙化、水及软组织等多种密度混杂的肿块，约50%的病例腹平片检查见体内不规则钙化影。腹部X射线平片在肿瘤较大时可显示大体轮廓，骨化、钙化或牙齿为特异性征象，对诊断有一定的帮助。

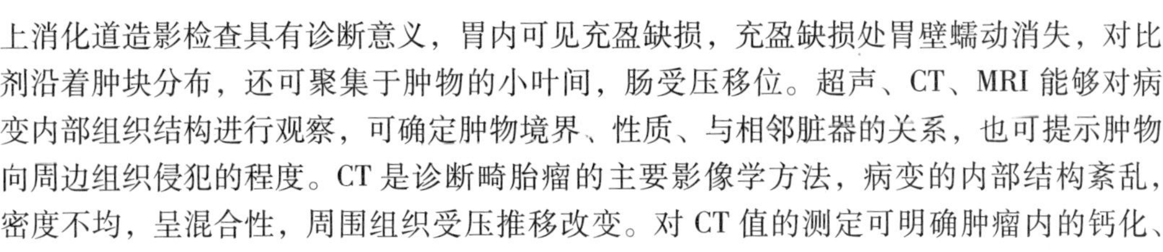

上消化道造影检查具有诊断意义，胃内可见充盈缺损，充盈缺损处胃壁蠕动消失，对比剂沿着肿块分布，还可聚集于肿物的小叶间，肠受压移位。超声、CT、MRI 能够对病变内部组织结构进行观察，可确定肿物境界、性质、与相邻脏器的关系，也可提示肿物向周边组织侵犯的程度。CT 是诊断畸胎瘤的主要影像学方法，病变的内部结构紊乱，密度不均，呈混合性，周围组织受压推移改变。对 CT 值的测定可明确肿瘤内的钙化、骨化及脂肪等成分。见图 10 －8。

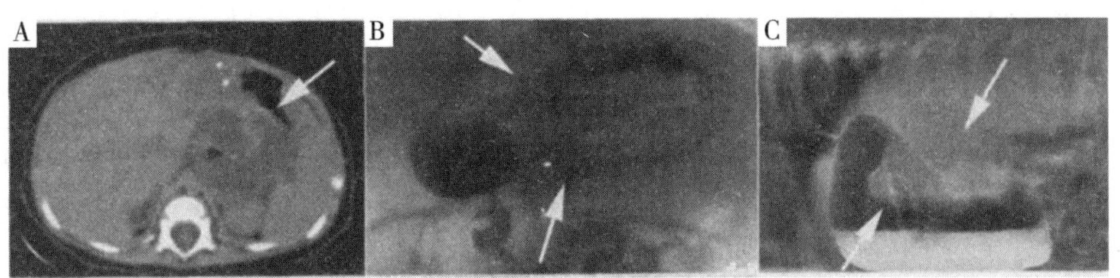

图 10 －8　小儿胃畸胎瘤的 CT 平扫与上消化道造影

A：腹部 CT 平扫示左上腹膜后一混杂密度肿块，其中可见多发钙化灶及脂肪密度影；
B：上消化道泛影葡胺造影示胃体部不规则充盈缺损，其长轴与胃一致，边界清晰；
C：俯卧位水平投照摄影，胃后壁见一软组织团块影

5. 治疗及预后

手术切除是胃畸胎瘤首要治疗方法。手术方式可根据肿瘤良性、恶性，大小及部位而定。单个肿瘤可行肿瘤切除 + 胃修补术，若肿瘤基底较大，侵犯胃壁较多，应做楔形切除或胃部分切除。由于胃畸胎瘤多为良性肿瘤，经手术切除后多无复发。小儿胃恶性畸胎瘤手术时行根治性胃大部切除或全胃切除及淋巴结清扫术，术后应辅以化疗、放疗及营养支持。术后应长期随诊，定期复查 AFP，如无下降，或下降后又升高，则提示复发或转移，须进一步治疗。胃良性畸胎瘤手术切除后预后非常好，对肝左叶和横结肠有浸润或局部淋巴结有转移的胃畸胎瘤患者只要彻底切除肿瘤，即使不用化疗和放疗，亦未见复发。小儿胃恶性畸胎瘤就诊时多为晚期病例，预后不佳。

（二）胃腺瘤

胃腺瘤（gastric adenoma）是指发生于胃黏膜上皮细胞，大都由增生的胃黏液腺所组成的良性肿瘤，是胃黏膜表面带蒂的隆起病变。

1. 发病病因及机制

病因及发病机制尚不清楚。

2. 临床表现

儿童胃腺瘤检出率远低于成人，一般无明显症状，多在有并发症时才会出现临床表现，多表现为上腹不适、上腹痛、胃食管反流、消化道出血等症状。

3. 实验室诊断

实验室诊断多表现为粪潜血实验阳性或黑便。

4. 临床诊断

好发于胃窦，内镜检查为主要诊断方式，内镜下可见黏膜表面圆形或椭圆形隆起样病变，少数呈分叶状，有蒂或无蒂，多数直径在0.5～1.0 cm之间，少数直径大于2 cm，腺瘤性息肉颜色往往较周围黏膜红。内镜直视下活检及组织学检查可明确其性质及类型，同时可进行治疗。

5. 治疗及预后

若情况允许时应对胃腺瘤性息肉尽早行内镜下切除。治疗方式包括夹除、电凝、内镜下黏膜切除术、内镜黏膜下剥离术等。对于小的胃腺瘤性息肉可行内镜下活检钳钳除、电凝切除或行氩气喷凝切除。部分患者胃腺瘤形态较大，则采用内镜下黏膜切除术或内镜黏膜下剥离术，这两种治疗具有创伤性小、费用低、住院时间短、术后并发症少等诸多优点，是治疗的重要手段。内镜黏膜下剥离术较内镜下黏膜切除术完整切除率更高，但出血、穿孔的风险加大，必要时应手术治疗。多数患者预后较好，但有3%左右患者可能在术后1～2年内复发，建议1年后行1次内镜检查，之后每3～5年行1次内镜检查。

（三）胃癌

胃癌（gastric cancer）是起源于胃黏膜上皮细胞的恶性肿瘤，可发生于胃的任何部位，以胃窦居多。

1. 发病病因及机制

胃癌的病因及发病机制尚未明确，其发病常被认为与饮食习惯、亚硝基化合物摄入、多环芳烃化合物刺激等环境因素密切相关，而对儿童胃癌来说，可能遗传因素、幽门螺杆菌感染以及某些癌前病变的迅速发展与其发病更为相关。

2. 临床表现

儿童胃癌早期可有上腹部不适、疼痛、食欲减退和消瘦，但由于症状并不典型和儿童胃癌的罕见而常被忽视。儿童胃癌常在晚期因肿瘤溃疡可有便血、呕血而出现贫血，或肿瘤向胃内突出，引起贲门或幽门梗阻而被发现。儿童一旦出现上述临床症状，不能仅以儿童的年龄为理由而排除胃癌，均应与成人一样进行检查和诊治。

3. 实验室检查

血清CEA、CA50、CA72－4、CA19－9等肿瘤相关抗原可升高，但敏感性和特异性均不高，主要有助于判别肿瘤的预后及化疗的疗效。

4. 临床诊断

上消化道X射线钡餐检查往往可以提示胃的占位病变，而胃镜检查可以对可疑组织进行活检而确诊。胃癌患儿的脱落细胞检查阳性率较高，有一定诊断价值。部分患儿的B超、CT检查也能发现病变。CA19－9对儿童胃癌也有一定敏感性。

5. 治疗及预后

胃癌患儿治疗的首选方法是手术切除，范围包括肿瘤边缘一定距离的胃大部切除，及相关淋巴结的清扫，考虑对儿童生长发育的影响，一般不行全胃切除，仅在弥漫性胃

癌患儿才应用。一般认为为追求生存安全性而强行做扩大根治术对患儿的治愈并没有帮助，反而常致营养不良而影响胃癌患儿的治疗效果和生存率。放疗在胃癌患儿的应用尚有争论，一般认为胃癌对放疗不敏感，儿童组织脆嫩，对放疗耐受性较差，而且具有放射性胃肠炎等并发症，应慎用。胃癌患儿术后可常规化疗，即使淋巴结阴性者也应给予化疗，常用5－FU、甲酰四氢叶酸、亚硝基脲类、多柔比星和丝裂霉素。对于晚期、广泛转移的患儿应用5－FU 和亚硝基脲类也可达到控制肿瘤、争取二次根治的目的。早期胃癌经治疗后预后较好，但由于小儿胃癌非常少见，且早期症状不明显，容易被家属及医务人员忽视，一般发现时病情已是晚期，预后很差。

小　结

本章讲述了儿童肝脏、胰腺和胃肿瘤的发病机制、诊断手段、治疗方法和预后。儿童肝脏肿瘤较为少见，大约2/3 为恶性，以肝母细胞瘤发病占据首位，其次为肝细胞癌，其他恶性肿瘤还包括肝脏血管肉瘤、横纹肌肉瘤和未分化肉瘤等。儿童良性肿瘤主要包括肝血管瘤、间叶性错构瘤、局灶性结节增生。儿童肝脏肿瘤初期无明显症状，会因为肿瘤增大表现为腹痛或者呼吸困难，部分会因为释放促性腺激素引起患儿性早熟，对于病毒性肝炎和肝细胞癌患儿，常伴有黄疸和肝硬化。肝脏良性肿瘤以手术切除为主，肝脏恶性肿瘤则手术切除辅以化疗综合模式，如果辅以化疗仍无法完全切除肝恶性肿瘤，则进行肝移植手术。

儿童胰腺瘤罕见，肿瘤多发生在学龄期或青春期前，胰腺实性－假乳头状瘤和胰腺母细胞瘤发病最多，其次为胰腺癌和其他神经内分泌肿瘤。诊断包括实验室检测和影像学分析，不同病理类型的临床表型不同，手术切除为主要治疗方式，不同胰腺瘤预后相差很大。

儿童胃肿瘤非常少见，临床表现多为腹痛、呕吐、黑便和无症状，容易被忽视或者误诊。儿童和青少年胃癌的预后比成人差，可能与发现时多为晚期有关。早期发现和合理治疗很关键。影像学检测对于胃肿瘤有着重要的价值，包括腹部超声、CT 和 MRI 等。手术切除辅以化疗仍然是儿童实体瘤的主要治疗手段，其他治疗手段有放疗、免疫治疗、介入治疗等。

儿童肝脏、胰腺和胃肿瘤初期临床表现多为无痛性肿块，因此要做到早期诊断，重视和发现儿童表浅和深部的无痛性肿块，以获得最佳预后。

思考题

1. 简述儿童肝肿瘤的分类及常见的肿瘤类型。
2. 肿瘤标记物的概念，列举儿童胰腺肿瘤诊断的常用肿瘤标志物及其临床意义。
3. 肝母细胞瘤的常用诊断方法。
4. 儿童胃肿瘤的常见类型及其临床特性。

5. 简述胰腺癌的临床表现。

参考文献

[1] 彭忠，祁兴顺，何樟秀，等.《2016 年美国国家癌症研究所儿童肝癌治疗指南（医生版）》摘译［J］.临床肝胆病杂志，2017，33（1）：28－31.

[2] 高解春，王耀平.现代小儿肿瘤学［M］.上海：复旦大学出版社，2003.

[3] 胡月，张明满.儿童肝脏肿瘤研究进展［J］.儿科药学杂志，2018，24（4）：52－56.

[4] 李佩娟.小儿肿瘤病理学［M］.北京：北京出版社，2001.

[5] 任杰，苏中振.普通外科超声解剖与诊断图谱［M］.广州：广东科技出版社，2013.

[6] 安松林，赵爱民，荣维淇，等.肝脏局灶结节性增生的临床诊治分析［J］.中华普通外科杂志，2019，34（5）：453－454.

[7] 张绪翠，华冰，曲宝俊.肝细胞腺瘤的 MRI 诊断价值［J］.肝脏，2016，21（11）：956－959.

[8] 廖广界，李中坚.肝间叶性错构瘤 1 例报道［J］.诊断病理学杂志，2019，26（10）：692－694.

[9] 刘相艳，庄莉.肝移植手术治疗肝血管肉瘤 1 例［J］.国际消化病杂志，2020，40（2）：91－92，99.

[10] 刘洋，刘建华，刘迪，等.胰腺实性－假乳头状瘤的影像学诊断［J］.中国实验诊断学，2019，23（3）：483－485.

[11] 闫加勇，霍亚玲，王玉.儿童胰母细胞瘤的超声诊断与病理分析［J］.中国中西医结合影像学杂志，2019，17（2）：199－200.

[12] 陈明宏，吴东，卢简言.小儿胃畸胎瘤一例［J］.放射学实践，2010，25（6）：708－709.

（潘纪安　李昕　赵文学　段方方）

第十一章 肺、心脏、纵隔和胸腺肿瘤

第一节 肺 肿 瘤

从组织发育上来讲，儿童肺部病变尤其是在新生儿及幼儿早期，多为发育异常相关的病变，如先天性肺气道畸形、肺隔离症及支气管的狭窄等。另一类为因感染、创伤及再生病理过程中出现的获得性病变，包括感染后肺囊肿、过度通气引起的急性或慢性肺气肿等。儿童肺部肿瘤罕见，但包含了众多谱系的病变，其中一些与其他组织来源相似，亦有儿童期肺部特有肿瘤。

临床上可无症状、偶然发现或表现为非特异性的呼吸道症状，易被认为是炎性过程或哮喘而延误诊断。儿童肺部肿瘤多为个例报道或某种肿瘤的系统报道，由于这些罕见病变在以往文献中具有明显不同的诊断标准及病名，故其发病率数据报道有限。

一、良性/瘤样病变

（一）先天性肺气道畸形

先天性肺气道畸形（congenial pulmonary airway malformation，CPAM）是指肺局部发育不全、肺组织结构紊乱、终末细支气管过度生长所形成的多囊性不成熟的肺泡组织，曾被称为弥漫性错构瘤、腺瘤样畸形等。先天性肺气道畸形，顾名思义即为支气管肺发育畸形，而其又与外界相通，极易发生感染，故临床症状较为严重，也因此发现得比较早，诊断一般在 3 岁以内。先天性肺气道畸形多发生于胎儿成熟前流产儿伴有全身水肿病例。

先天性肺支气管发育异常中以 CPAM 最多见，亦称为先天性囊性腺瘤样畸形（congenital cyst adenomatoid malformation，CCAM），发病率为 1∶25000～1∶35000。随着对肺囊性发育异常研究的深入，CCAM 的定义也在逐渐发生变化。1977 年，Stocker 根据临床及病理特征将 CCAM 分为 3 型。1994 年 Stocker 在之前 3 型的基础上又增加了 2 型，命名为先天性肺气道畸形，并以阿拉伯数字表示分型（0～4 型），此分型是基于每一型对应气道从近端（支气管）到远端（支气管肺泡囊）结构异常的假想，更能体现肺气管发育畸形的病变特点，因为囊性病变只见于其中的 3 种类型，腺瘤样病变只见于其

中的1种类型。

CPAM分型中0型为实性病变，3型为微囊型，1型、2型、4型为大囊型（直径大于5 mm）或大囊型合并小囊型（直径小于5 mm）病变，其特征病变如下：

（1）0型为气管支气管型，罕见，双肺体积小且实性，切面细颗粒状；镜下支气管样结构由大量间质分隔，管壁见平滑肌、腺体及较多软骨片，间质内可见髓外造血。

（2）1型为支气管/细支气管型，最常见，由单个或多个直径为3～10 cm的囊肿组成，大囊周围围绕小囊，大囊内衬假复层纤毛柱状上皮，小囊内衬立方或柱状上皮，约45%的病例可见黏液上皮，黏液上皮细胞具有转化为支气管肺泡癌的潜在可能（图11－1）。

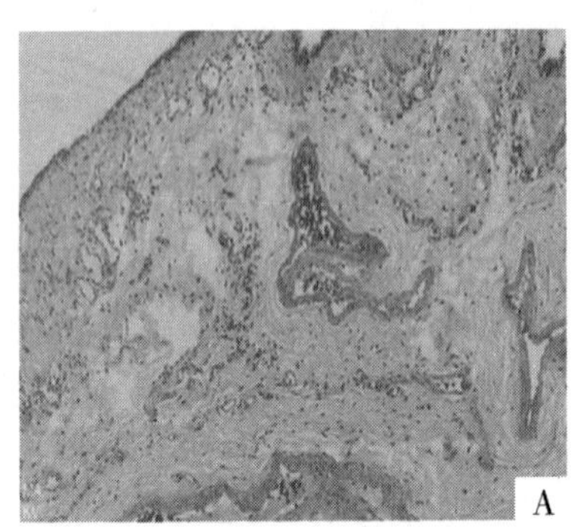

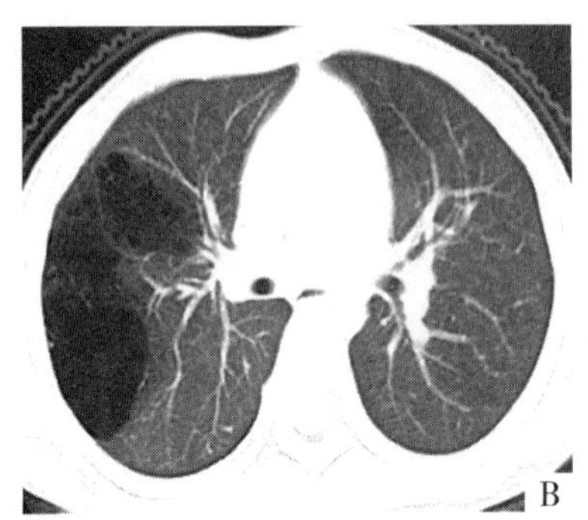

图11－1　1型CPAM组织病理学分析及CT平扫

A：镜下见囊腔内衬假复层纤毛柱状上皮，间隔中可见肺泡组织（HE，×100）；

B：CT示右肺上叶多发大小不等含气囊肿影，囊壁薄，最大径约2.8 cm。

（3）2型为细支气管型，由于常合并其他畸形，预后较差；由直径0.5～2.0 cm均匀分布的小囊组成，囊内壁衬覆立方或柱状上皮，无黏液上皮和软骨板，约50%叶外型肺隔离症合并CPAM 2型。由于独特的解剖学特征，多项报道认为两者具有相同的胚胎来源（图11－2）。

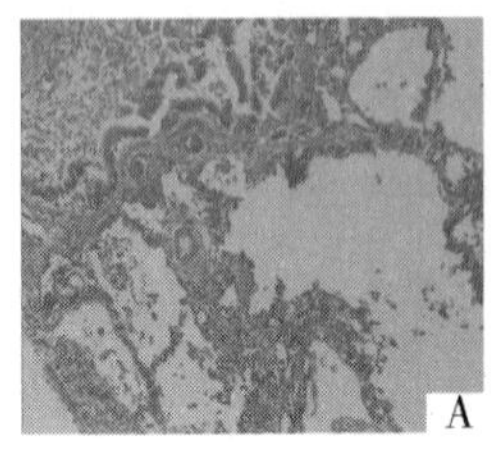

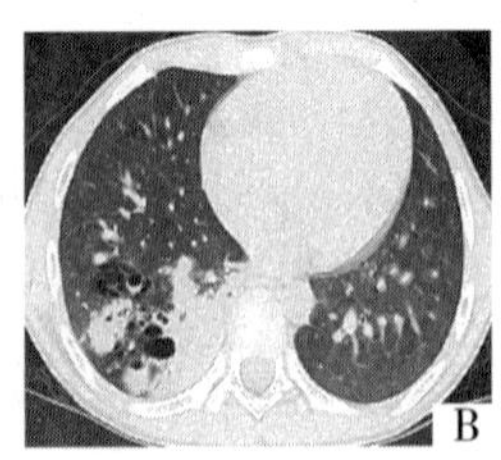

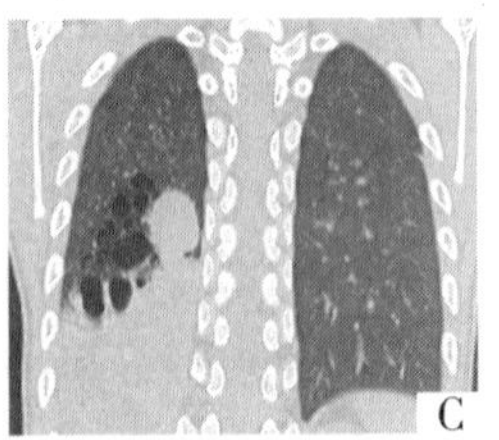

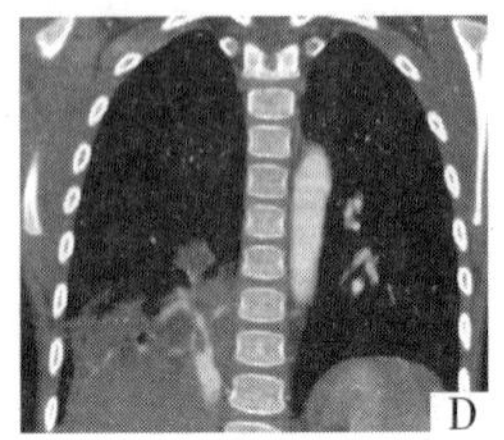

图11－2　2型CPAM组织病理学分析及CT平扫

注：患儿男，7岁，右肺下叶CPAM（Stocker Ⅱ型）合并肺隔离症（叶内型）。A：镜下见多发小囊腔形成，被覆纤毛柱状上皮，间质大量纤维组织增生伴大量淋巴细胞、浆细胞浸润（HE，×100）；B～C：胸部CT平扫示右肺下叶多发含气小囊肿影及软组织肿块影；D：胸部增强CT示右肺下叶软组织肿块由主动脉分支供血。

（4）3型为细支气管/肺泡型，多见于出生或1个月内，预后差；肺组织可见小囊或实性改变，镜下囊直径通常小于0.2 cm，见杂乱分布的、被覆立方或低柱状上皮的细支气管样结构呈团块样分布，是真正的腺瘤样畸形（图11－3）。

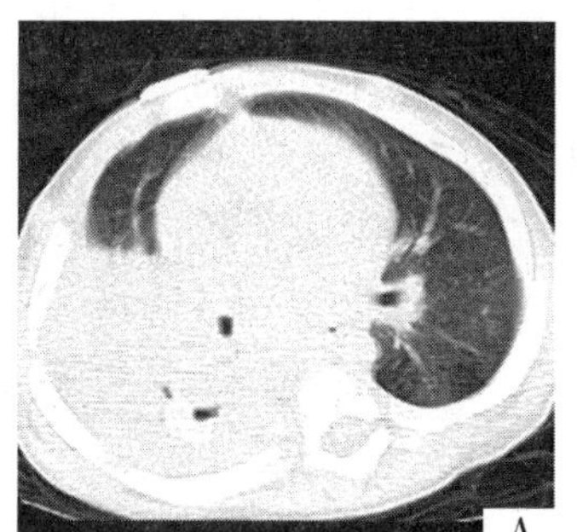
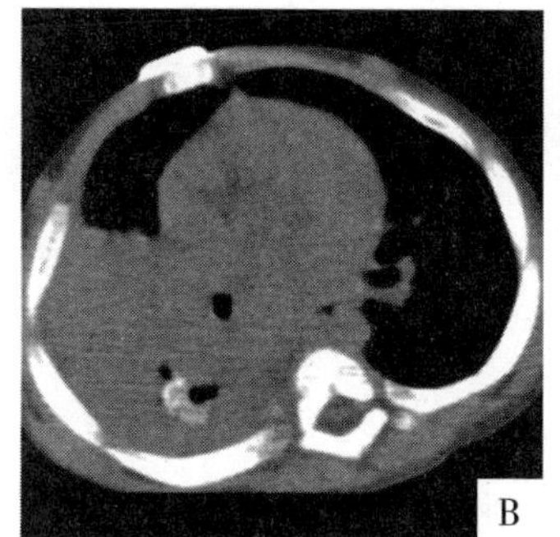
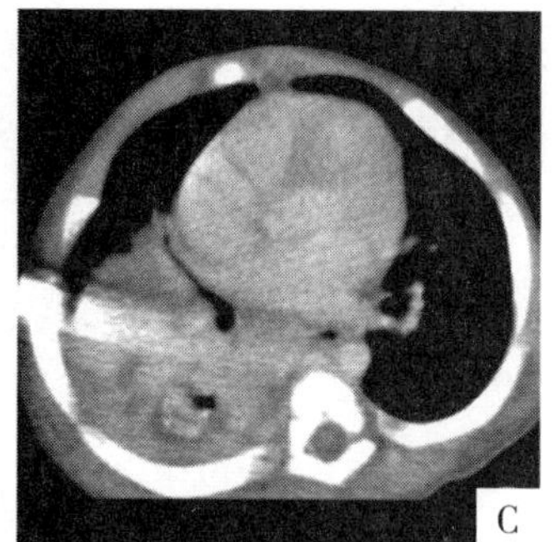
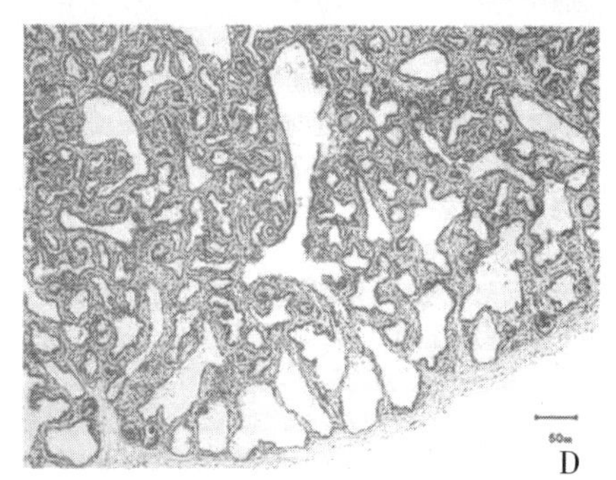
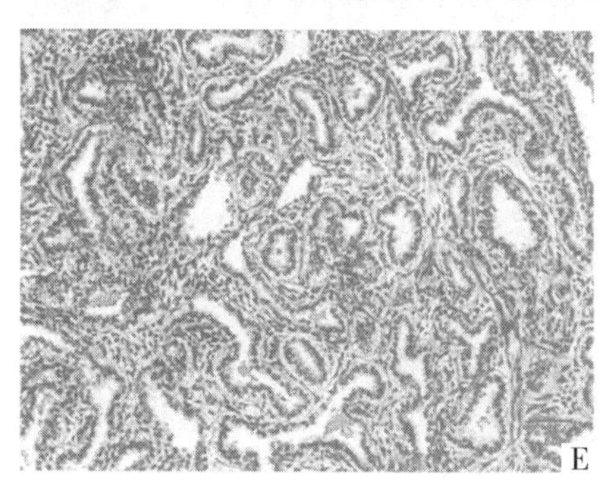

图 11－3　3 型 CPAM 组织病理学分析及 CT 平扫

注男，1 岁 1 个月，发热咳嗽 4 天。A～C：抗炎治疗后病变未见吸收；右肺大片实变影，其内见少许不规则高密度影及含气小空腔，增强后不均匀明显强化，误诊为脓胸；病理诊断为（右肺）CPAM 3 型（腺瘤样型）；D：均匀一致的小囊腔，通常小于 0.2 cm。E：被覆立方或低柱状上皮腺管样结构。

（5）4 型为终末腺泡型，位于肺周边远侧肺泡；含气囊腔直径为 5～10 cm，囊壁薄，内衬肺泡上皮细胞和低柱状细胞（图 11－4）。

先天性肺气道畸形能存活下来并且进行影像诊断的病例多为 1 型，表现为累及单个肺叶的多发囊性病变，反复感染可以有囊壁的增厚伴囊内气液平面形成。

1. 临床表现

其临床表现主要为呼吸窘迫、反复的肺部感染或无症状时偶然发现。常见于新生儿，也可见于较大儿童和成人。

2. 影像学表现

通常表现为肺内肿块伴有大小不等的透光区或孤立性肿物，向同侧胸腔扩展并压迫纵隔致移位（图 11－4）。

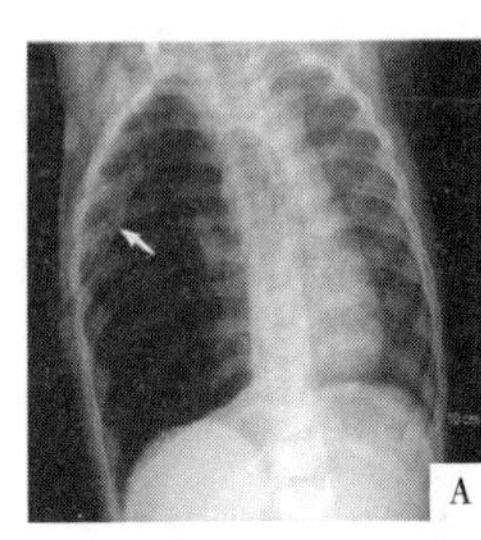

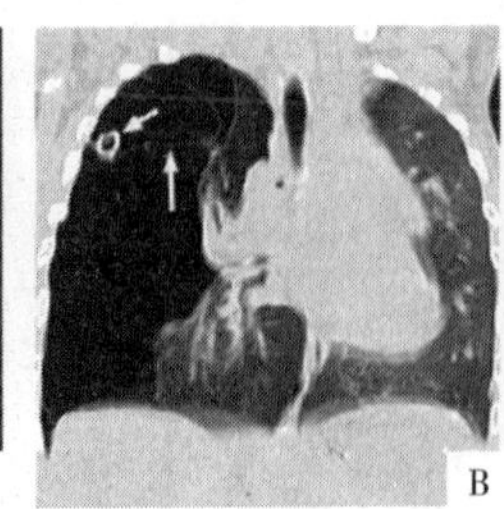

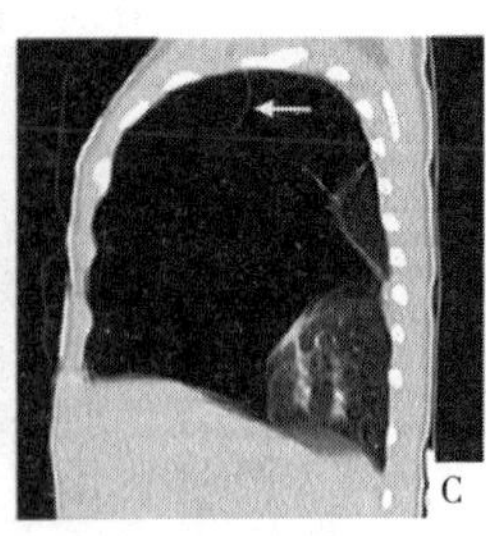

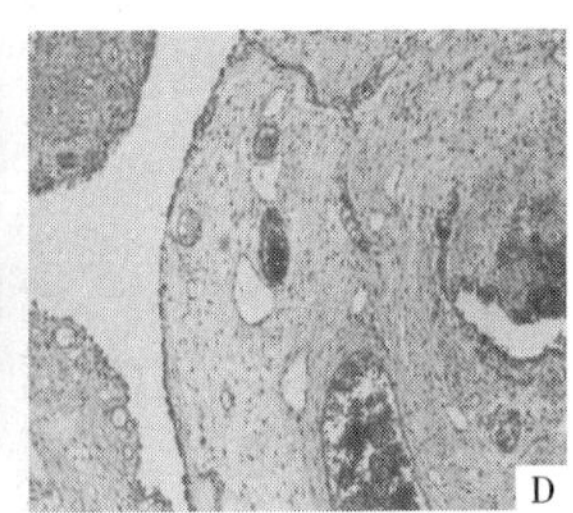

图 11－4D　4 型 CPAM 组织病理学分析及 CT 平扫

注：男，1 岁，气促 1 天。A：胸片示右侧胸腔透亮度明显增高，内似见纤维间隔，肺组织及纵隔移位，误诊为气胸；右侧胸腔可见引流管（白箭头）。B～C：2 天后复查 CT 示右侧胸腔多发含气大囊肿，其内见多发纤维间隔（长白箭头）及胸腔引流管（白箭头）。病理诊断为（右肺）CPAM 4 型。D：镜下见多腔大囊肿，内衬扁平或低柱状肺泡上皮（HE，×100）。

3. 临床诊断

产前 B 超技术的发展，使许多孩子的先天性肺囊腺瘤样畸形都可以通过产检得以诊断。若婴儿产前 B 超没有发现此肿瘤，但是孩子生后出现发热或者肺炎时，可以通过胸部 X 光片发现，并最终通过增强 CT 诊断出来。

4. 治疗及预后

目前该病的治疗以开胸手术和微创胸腔镜手术为主，微创胸腔镜肺叶切除是最常用的手术方法，有条件（患儿病灶和医院条件）时可行解剖性肺段切除，这样能最大限度地保留正常肺组织，并能有效防止复发。目前建议无症状患儿于出生后 6 个月左右进行手术治疗；6 个月以后的患儿如果不尽早进行手术，则在囊腔内可出现反复的感染及液化，不仅增加的手术难度和手术风险，亦可破坏周围正常的肺组织。

5. 鉴别诊断

① 胸膜肺母细胞瘤（pleurapulmonary blastoma，PPB）Ⅰ型；②肺隔离症；③支气管源性囊肿；④肺气肿；⑤胚胎肺间质肿瘤；⑥肺错构瘤。

（二）胚胎肺间质肿瘤

胚胎肺间质肿瘤（fetal lung interstitial tumor，FLIT）又称为胎儿肺间质瘤，为 2010 年描述的罕见新生儿期肺间叶性肿瘤，目前报道不足 20 例。此前胚胎肺间质肿瘤被认为是先天性肺病变中的囊性肿瘤（囊性 PPB）（图 11－5），其分子基础尚不清楚。已有案例表明患儿年龄从出生至 3 个月，男性稍微多见。

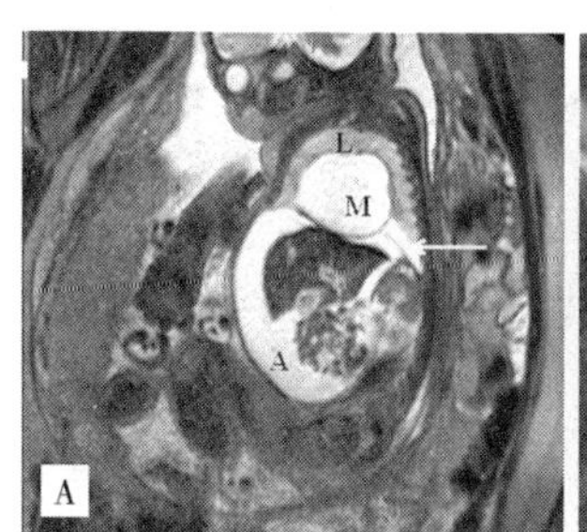

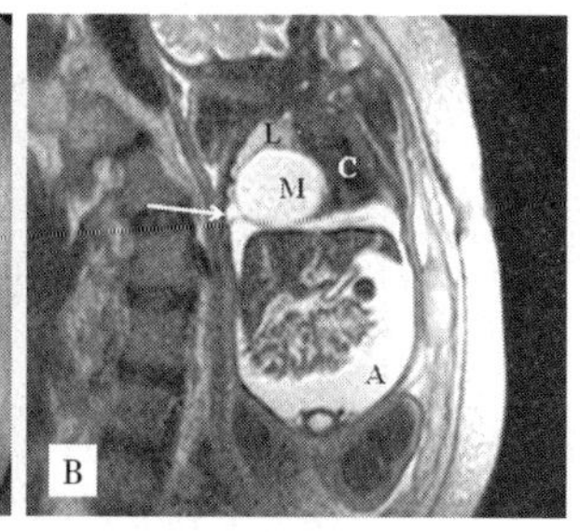

图 11－5　胚胎肺间质肿瘤

注：妊娠 36 周时的矢状位（A）和冠状位（B），超快磁共振成像显示胎儿肺肿块（M）在心脏压迫的情况下（C），胸腔积液（箭头）、腹水（A）压迫肺（L），横膈膜外倾进入腹部

1. 大体形态

FLIT 总的特点表现为肿物直径 2.0～6.6 cm，与正常肺组织分界清楚，表面具有完整或不完整的纤维界膜，切面实性或海绵状/微囊性改变。

2. 临床表现

临床上主要表现为呼吸窘迫或轻度呼吸困难，喂养困难，呼吸音减弱，临床过程呈良性改变。

3. 组织病理

大体上，肿物与正常肺组织分界清楚，表面具有完整或不完整的纤维界膜，切面实性或海绵状/微囊性改变。

4. 镜下特点

胎儿肺间质瘤组织学特征与 20～24 周胚胎肺组织（小管期）相似，可见未成熟的气腔样（airspace-like）结构及因水肿而增宽的间质间隔（图 11－6），间隔表面见立方上皮，间质包含单一的未成熟间叶细胞，圆形至卵圆形，未见细胞核凝集，上皮下未见形成层细胞，间叶细胞见圆形或多角形细胞核，染色质细腻分散，核仁不清楚，胞质浅染。未见细胞呈不典型及核分裂象。间隔内亦可观察到毛细血管及扩张的较大脉管、小支气管样管腔结构、平滑肌肌束、髓外造血、灶性出血及含铁血黄素沉积。部分可见散在的慢性炎症细胞。病变周围肺组织未见异常。间质细胞及上皮细胞 PAS 染色强阳性，可被淀粉酶消化。电镜观察，间质细胞及上皮细胞胞质中可见丰富的糖原颗粒。

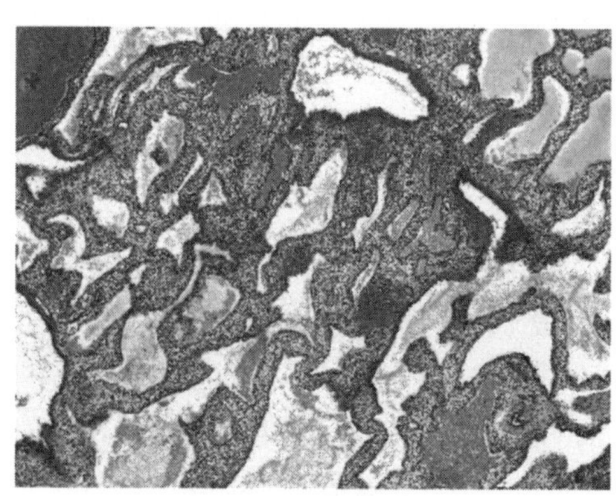

图 11－6　组织病理染色显示一个肺泡样的微囊空间和扩大的间质和未成熟的间质细胞

5. 免疫表型

肿瘤细胞波形蛋白弥漫阳性，desmin 及 SMA 散在表达；不规则气腔结构表达 EMA、CK、TTF1 及 SPA，说明管腔来源于肺泡上皮，Ki－67 15%～25% 核阳性。

6. 鉴别诊断

鉴别诊断：① Ⅰ型胸膜肺母细胞瘤。Ⅰ型胸膜肺母细胞瘤为较大的含气囊肿，间隔较细，含有弥漫或灶性分布的肉瘤成分，软骨或横纹肌分化，而 FLIT 形态与 20～24 周胚胎肺组织学相似；② Ⅲ型先天性肺气道畸形。Ⅲ型先天性肺气道畸形由无数的被覆细支气管型呼吸上皮的小腔隙组成，而不是被覆由无纤毛的立方到扁平的上皮。

（三）儿童复发性呼吸道乳头状瘤

儿童复发性呼吸道乳头状瘤（juvenile onset recurrent respiratory papillomatoma，JORRP）好发于扁平上皮与纤毛柱状上皮相移行的部位，部分病例复发后须多次切除，又可称为幼年性复发性呼吸道乳头状瘤。儿童复发性呼吸道乳头状瘤是一种临床上较常见的良性肿瘤，最常见于喉部，5% 可蔓延至气管，罕见至肺实质内。目前认为，人类乳头瘤病毒 HPV－6 型和 HPV-Ⅱ型是诱发 JORRP 的主要因素。JORRP 具有多发性、易复发等特征，易造成呼吸道梗阻，多次手术可引起喉狭窄和发声障碍。尤其是近年来随着传染性疾病的增多，JORRP 有明显增多的趋势，其年发病率为（3.6～4.3）/100000，80% 的病例发生于 7 岁以前，尤以 4 岁以下多见。

1. 临床表现

典型症状为进行性声嘶、喘鸣、呼吸困难三联征。肿瘤较大时可出现喉喘鸣甚至失声，严重者出现呼吸困难。

2. 影像学表现

喉镜检查可见喉及气管黏膜表面多发或单发淡红或暗红色，表面不平，呈菜花或乳头状的肿瘤。

3. 镜下特点

复层扁平上皮呈乳头状增生（图 11－7），乳头轴心为疏松而富有血管的纤维结缔组织。上皮细胞见基底层至表面成熟分化，部分细胞空亮，乳头轴心为血管纤维结缔组织。复发型由于多次手术蔓延至气管，甚至肺实质内，可见实性或管腔样扁平上皮成片增生。已有多次复发的乳头状瘤年长患者发展为鳞状细胞癌的报道。

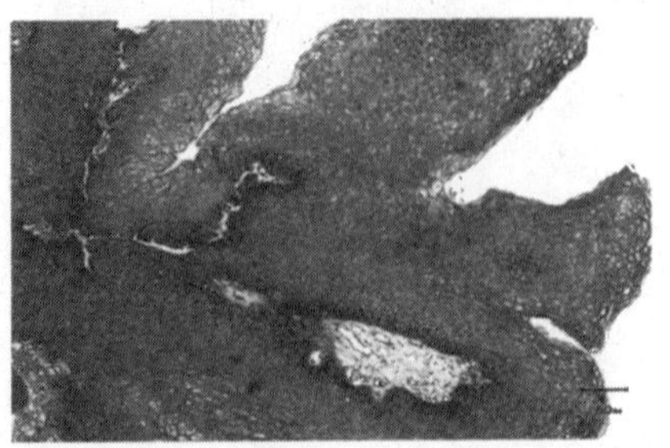

图 11－7　儿童复发性呼吸道乳头状瘤

组织病理染色显示扁平上皮呈乳头状增生

4. 治疗及预后

目前该病还没有治愈性手段，仍然需要多次手术以改善声音嘶哑并保持呼吸道通畅，同时需要运用其他药物进行辅助治疗。部分患儿手术次数可达上百次，一般来说，年龄越小的患儿，其气道直径越狭窄，也越容易出现呼吸道梗阻现象，往往需要更为频繁的手术干预。

5. 鉴别诊断

此病需要与声带小结、声带麻痹、声门下囊肿、声门下狭窄相鉴别。可与此相应的行软质喉镜、CT 扫描等进行鉴别。若患儿出现明显呼吸急促、衰弱、呼吸肌辅助呼吸、黏膜发绀等缺氧症状时，需要在有气管插管、内镜及气管切开等设备装备下进行检查。血氧仪可定量分析患儿呼吸状态，更为精确，病情稳定的患者有可能被诊断为哮喘，测定肺功能结合动脉血气分析有助于鉴别。

（四）肺软骨瘤

肺软骨瘤（pulmonary chondroma）是一种发生于大支气管壁内软骨环的肿瘤性增生，突入腔内，位于肺实质内的较为罕见，多无临床症状，但可致气道阻塞病症，多发于女性。

1. 大体形态

多为单发性结节，部分为多发性；直径为 1～2 cm，瘤组织质硬，常与支气管软骨环相连，瘤组织呈灰白半透明状，边界清晰，切面呈分叶状，可钙化或囊性变。

2. 临床诊断

肺软骨瘤术前诊断较困难，须结合多种检查手段综合考虑，临床上遇到 CT 平扫病灶内呈不规则结节状或片状钙化灶、增强扫描无强化的病例时均应考虑肺软骨瘤。

3. 镜下特点

肺软骨瘤仅由软骨组织组成，可为透明软骨、纤维软骨、弹力软骨或各种软骨混合存在，无其他间叶组织成分。软骨细胞排列稍乱，可发生钙化、骨化及黏液变性，常与支气管软骨环相连接（图 11－8）。由于肺软骨瘤大多位于肺周边组织内，很少引起支气管或气管的压迫表现，所以较少有临床症状，在日常生活中不易被发现。

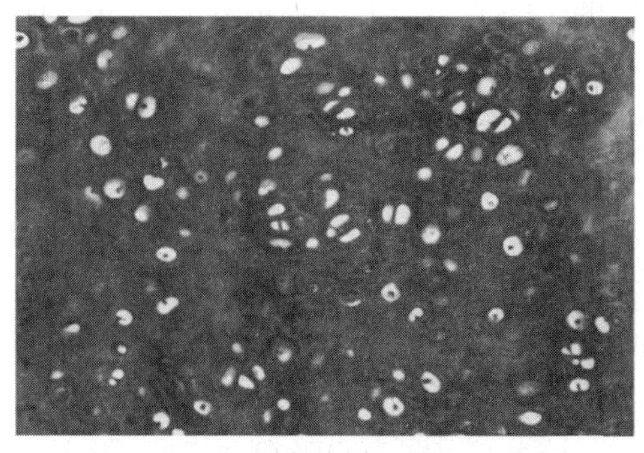

图 11－8　肺软骨瘤 HE 染色（×200）

注：肿瘤由分化成熟的软骨组织构成，周围为软骨基质包绕，细胞排列不规则，其间有纤维分隔

4. 治疗及预后

全部患者均采用全身复合麻醉，双腔气管插管，健侧单肺通气。根据病情采取外侧开胸、腔镜手术、肺叶切除等手术。所有病例均进行术中快速冰冻病理检查。术后给予抗感染、祛痰、镇痛等治疗，同时需要鼓励患者主动咳嗽、吹气球以促进肺复张。胸腔引流管无气体溢出、胸腔引流少，复查胸片提示肺复张良好，则可以拔除胸腔引流管。

5. 鉴别诊断

鉴别诊断：①肺血管平滑肌脂肪瘤。肺血管平滑肌脂肪瘤多出现“爆米花”样钙化，且钙化多位于中心，而肺软骨瘤的钙化多呈小点片样，且多位于外周。肺血管平滑肌脂肪瘤可见到脂肪成分，肺软骨瘤内无脂肪，强化程度上肺血管平滑肌脂肪瘤会较肺软骨瘤明显。②肺结核球。结核球有特定好发部位，且多有卫星病灶，临床症状和病史较明确，而肺软骨瘤临床症状缺乏特异性或无症状，无卫星病灶，周围较干净，增强扫描结核球多呈边缘强化，这与肺软骨瘤不同。③炎性假瘤。炎性假瘤的患者一般会有既往病史，也可见钙化灶，但增强扫描强化程度较肺软骨瘤高。④周围型肺癌。周围型肺癌与肺软骨瘤有部分征象类似，如可出现分叶，但肺癌的分叶以深分叶为主，并可出现毛刺、胸膜牵拉等其他征象，这些征象在肺软骨瘤中不出现，增强扫描周围型肺癌强化多不均匀，可见坏死和淋巴结转移，肺软骨瘤未见坏死征象。

（五）软骨瘤样错构瘤

肺错构瘤是常见的肺部良性肿瘤，占全部肺部肿瘤的 1.5%～3%，占肺部良性肿瘤的 75% 左右，而软骨瘤样错构瘤是肺错构瘤最常见的临床组织类型。肺软骨瘤样错构瘤（pulmonary chondromatous hamartoma，PCH）是正常肺组织因胚胎发育异常而致的正常肺组织的不正常组合所构成的瘤样畸形；该病于 1845 年首次发现，由病理学家 Abcherct 在 1904 年最早提出，要注意与肺软骨瘤区别。其发生可能与基因及染色体 10q24、12q14 - q15 和 14q24 有关。脂肪加钙化就是其典型的病理表现。

1. 影像学表现

病灶呈爆米花样钙化或有脂肪密度影。

2. 镜下特点

肿瘤主要由软骨、肺良性腺泡、平滑肌、脂肪或纤维组织混合组成（图 11 - 9），肿瘤可发生钙化，多位于中心区，分布较均匀。多发生在胸膜下肺表浅部位，呈球形、椭圆形，有完整的包膜，质硬，易与周围肺组织分开。肺错构瘤的直径为 0.5～12 cm，多数小于 3 cm。切面呈灰白色，质硬，有黏液和囊腔。肺错构瘤由软骨、上皮、平滑肌、脂肪等多种间叶成分混合而成；而肺软骨瘤样错构瘤主要由软骨组成，伴有纤维及脂肪组织，其间及周围见上皮细胞（支气管纤毛柱状上皮），部分围成假腺腔。

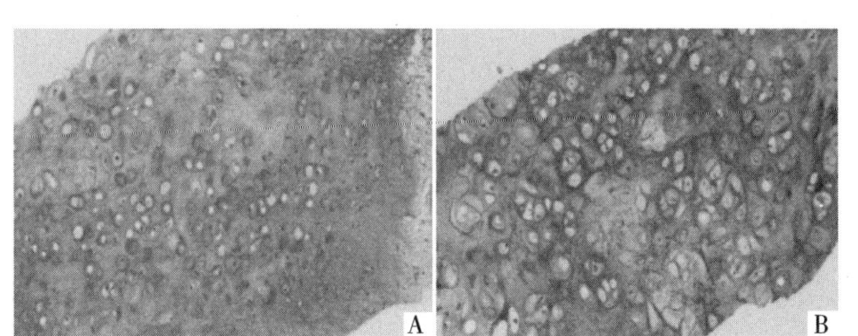

图 11－9 肺软骨瘤样错构瘤切除组织 HE 染色（A：×40；B：×100）

注：凝血块中可见弥漫分布的软骨、黏液成分及少量纤维组织

3. 治疗及预后

肺软骨瘤型错构瘤首先考虑胸腔镜下手术，可根据病灶大小选择楔形切除术、肺段切除术、肿块切除术等，部分患者会因无症状、病灶小，选择保守治疗定期复查。

4. 鉴别诊断

①肺软骨瘤。② Carney 三联征。Carney 三联征是 Carney 于 1977 年首次报道，包含胃平滑肌肉瘤、肺软骨瘤及功能性肾上腺外副神经节瘤；肺纤维平滑肌瘤样错构瘤是罕见的肺部良性肿瘤，Logan 等人于 1965 年首次报道，临床表现及影像无特异，依靠病理确诊；结核及周围型肺癌患者一般会有低热、咯血、胸痛等相对明显的临床症状，最终均需通过病理诊断进一步确定。③肺纤维平滑肌瘤样错构瘤。④结核球。结核球是肺结核病变的一种特殊形态，多由肺部继发性肺结核早演变而成，发病隐匿，多有结合感染史和接触史，CT 表现好发于肺上叶尖后段和下叶背段，圆形或椭圆形，大小多为 2～3 cm，病灶大多密度均匀，边界光整，部分有粗长毛刺，周围可见卫星灶，可见薄壁或厚壁空洞，内缘光整，不强化或环形强化，可有肺门、纵隔淋巴结钙化。⑤周围型肺癌。指发生于三级支气管以下的肺癌，以腺癌、鳞癌多见，表现为刺激性症状，可有咯血，CT 表现边缘分叶较深、毛刺细短密集，可见空泡征、血管聚集征、胸膜凹陷征，病灶密度不均匀，内可有细小点状、砂砾样钙化，较大的肿块可发生坏死，出现厚壁空洞，常伴肺门及纵隔淋巴结肿大、胸腔积液、大部分结节呈中度以上强化，坏死区不强化。

（六）其他良性肿瘤

其他个例报道的儿童肺良性肿瘤包括平滑肌瘤、间叶性囊性错构瘤、良性脉管肿瘤及脉管畸形、PEComa、硬化性血管瘤等，由于病例及相关研究报道较少，此处不展开介绍。

二、中间性肿瘤

（一）炎性肌纤维母细胞瘤

炎性肌纤维母细胞瘤（inflammatory myofibroblastic tumor，IMT）也曾称为炎性假瘤、浆细胞肉芽肿、纤维黄色瘤、纤维组织细胞瘤、假肉瘤样肌纤维母细胞瘤等，是儿童肺部常见的交界性或低度恶性的肿瘤。其于2002年被WHO定义为“由分化的肌纤维母细胞性梭形细胞组成，常伴大量浆细胞和/或淋巴细胞浸润的一种间叶性肿瘤”。其包括浆细胞肉芽肿、组织细胞瘤、纤维黄色瘤、炎性肌纤维组织细胞增生、黏液样错构瘤、假性淋巴瘤、炎性纤维肉瘤和炎性假瘤等。此病最常累及肠系膜、网膜、腹膜及盆腔和腹部软组织，其次为肺、纵隔、头颈部等。

1. 大体形态

大体呈结节状或分叶状，多为单发性结节；圆形，界限清楚、无包膜，平均直径为3.0 cm，橡胶样质地；切面灰白或灰黄、质韧、漩涡状，可伴黏液变/出血坏死。

2. 临床表现

IMT好发于儿童和青少年，平均年龄10岁，也可发生在成人，女性稍微多见。IMT发生于软组织和内脏器官，可位于全身各处，最常见的部位为肺、大网膜和肠系膜，大网膜是除肺以外最多发的部位。此病多无症状，偶尔影像学检查可发现，其临床症状多由肿块本身及其压迫周围脏器引起。此外，还会有咳嗽、发热、胸痛、咯血、呼吸困难等；多累及右肺，单发或多发，可位于支气管内，也有患者出现肺外侵袭、复发或转移。

3. 影像学表现

不同部位表现多样，缺乏明显特异性表现。肺外IMT多表现为单发软组织肿物，增强扫描呈均匀或不均匀中度至显著强化；中央型病变边界较清楚，可伴肺不张，内部可见形态多样的钙化，尤以儿童患者更常见；周围型病变表现为不规则肿物。瘤肺界面模糊，可见粗长毛刺或棘状突起，与肺癌的短毛刺不同；病变某一层面可见一侧边缘平直、呈刀切样改变，即“平直征”，可能是病灶边缘纤维化牵拉所致，也可能与病灶沿肺叶或肺段的边形成有关；病变边缘还可呈尖角状改变，可能是病灶周围胸膜粘连及纤维组织增生所致。这些征象可作为鉴别肺良性、恶性肿瘤的依据。

4. 镜下特点

肿瘤以纤维母细胞、数量不等的炎症细胞浸润为基本成分，间质纤维血管、胶原和黏液变性。根据肿瘤细胞成分和分布可分为：①纤维组织细胞型，成分为梭形成纤维细胞、组织细胞和胶原纤维，车辐状排列，偶尔组织细胞占优势，数量不等，淋巴细胞、浆细胞等弥漫性浸润，见泡沫细胞、散在Touton多核巨细胞，灶性钙化、骨化。②浆细胞肉芽肿型，在梭形肌成纤维细胞、成纤维细胞和胶原纤维增生背景中，大量浆细胞聚集性浸润，可有淋巴滤泡形成。可见泡沫细胞、中性粒细胞、嗜酸性粒细胞和许多肥大细胞，并无肉芽肿形成。提示可能侵袭性生长的病变表现为局部浸润，侵犯血管、富于

瘤细胞、核明显异型、核分裂活跃、坏死等（图 11－10）。

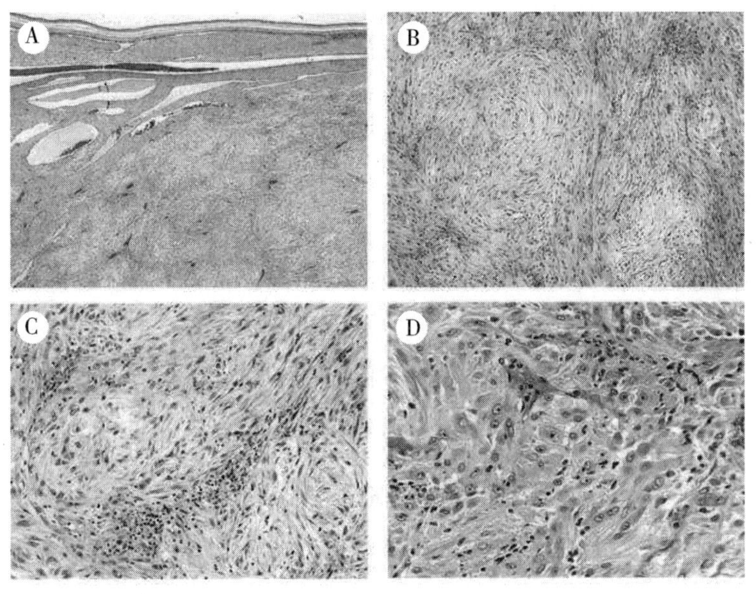

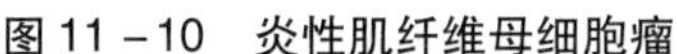

图 11－10　炎性肌纤维母细胞瘤

A：IMT 仅位于胎盘外膜的蜕膜中（右下方），没有延伸到绒毛膜或羊膜中；B：肿瘤由可变的疏松束和梭形细胞的小结节形成；C：有慢性炎细胞浸润；D：肿瘤细胞的一些分散簇/团具有蜕膜化特征

5. 免疫表型

Vimentin、SMA、actin 和 ALK 阳性，S－100 蛋白、CD34 和 CK 阴性。

6. 治疗及预后

IMT 是一种罕见的间叶性肿瘤，有低度恶性或交界性肿瘤的特点，治疗方法也有所不同，一般可手术切除，大部分患者可治愈，但有复发、恶变、转移甚至致死可能。对部分不适合手术治疗者，可在应用大剂量糖皮质激素和非甾体类抗炎药物后症状消退，少数患者症状可自行消退。肺外 IMT 复发率约为 25%，诱因包含肿瘤部位、浸润程度、多结节生长、异倍体核型等，少数患者（＜5%）可发生转移。IMT 侵袭性诱因包含细胞异型性、神经节样细胞、*TP53* 表达和非整倍体核型等。

7. 鉴别诊断

鉴别诊断：①伴有大量炎症细胞的多形性未分化肉瘤。伴有大量炎症细胞的多形性未分化肉瘤多发生于成人腹膜后，由畸形的多形性细胞组成，有时瘤细胞可被大量的黄色瘤细胞和炎症细胞所掩盖。②胃肠道炎性纤维性息肉。胃肠道炎性纤维性息肉背景疏松、水肿或黏液样，含较多血管，以嗜酸性粒细胞浸润多见，短梭形细胞围绕血管呈同心圆状，表达 CD34 和 PDGFRA。③胸膜肺母细胞瘤。④肺孤立性纤维肿瘤。

（二）先天性支气管周围肌纤维母细胞瘤

先天性支气管周围肌纤维母细胞瘤（congenital peribronchial myofibroblastic tumor,

CPMT）是一种均一的从丰满细胞过渡到梭形细胞的间质性及支气管血管周的增生，细胞排列成宽的交错的束。CPMT是一种罕见的肺先天性间叶性肿瘤，曾被称为先天性纤维肉瘤、先天性平滑肌肉瘤、先天性支气管肺平滑肌肉瘤、先天性肺肌纤维母细胞瘤等。该肿瘤较为罕见，目前相关的研究报道较少，多见于婴幼儿。其常致支气管扭曲或完全阻塞。单结节者预后较好，多结节者预后差。

1. 大体形态

大体多为单结节，直径可达5～10 cm；边界较清楚，无被膜的肿块具有光滑或多结节的表面；切面棕灰色到黄褐色、似肉样，有时可出现出血、坏死等；支气管经常扭曲或完全被阻塞。

2. 影像学表现

在胸部X射线平片上，常见的表现是半侧胸廓被不透光的大肿块部分或全部占据。CT显示界限清楚的异质性肿块。

3. 镜下特点

肺实质为密集的梭形瘤细胞，肿瘤细胞束状交错或鱼骨样排列并沿支气管周围分布，细胞大小、形态较一致，胞质嗜酸性且细而分散，核拉长呈梭形、较深染，无不典型核分裂象（图11－11）。肿瘤的弥漫性生长可使肺实质消失，或同分散的未受累肺实质灶一起，形成梭形细胞岛和结节。肿瘤可在间隔或胸膜表面生长。在细胞少的血管周围区，肿瘤细胞形态不太像肉瘤，而具有较明显的纤维黏液样或肌纤维母细胞的增生。慢性炎症细胞广泛浸润支气管周围、血管周围，肺间隔数量不等。可能出现囊性出血灶。

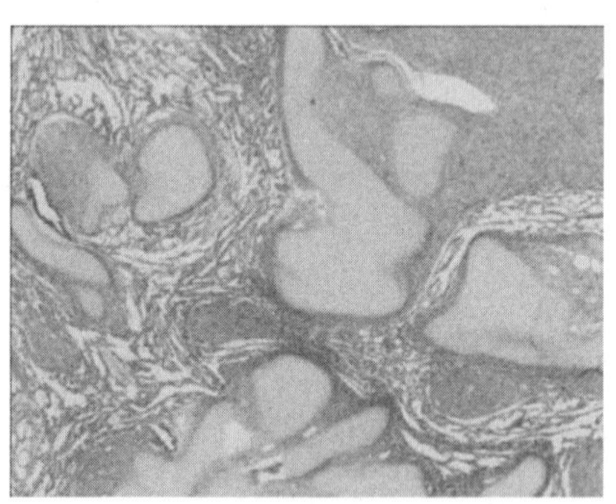

图11－11　先天性支气管周围肌纤维母细胞瘤

注：肿瘤的病理学特征为软骨组织未成熟增生，肌肉纺锤状细胞增生，纺锤状细胞增生明显不典型，核运动增加

4. 免疫组化

梭形细胞一致性地表达Vimentin，而desmin或SMA染色缺乏或仅限于个别细胞。

5. 治疗及预后

该病与大支气管紧密相关，确诊后可手术切除受累的一叶或一侧肺。术后预后良好，暂无术后复发的报道。尽管术后预后良好，也需要注意肺切除术术后相关并发症，特别是纵隔摆动和肺叶切除术术后综合征。

6. **鉴别诊断**

鉴别诊断：①孤立性纤维性肿瘤；②纤维肉瘤；③肺平滑肌瘤；④肺平滑肌肉瘤（原发性或转移性）。

三、恶性肿瘤

（一）胸膜肺母细胞瘤

胸膜肺母细胞瘤（pleuropulmonary blastoma，PPB）是儿童罕见的肺部和胸膜侵袭性胚胎源性恶性肿瘤，在胸部恶性肿瘤中所占比例较低，好发生于4岁以下儿童，常因呼吸道症状就诊。PPB主要由原始胚基组织和一种恶性间叶基质细胞组成，世界卫生组织分类中将其归为肺的间叶性肿瘤，发病率为（0.35～0.65）/100000，一般常起源于胸膜、肺或纵隔，也有部分起源于先天性肺囊性变导致的肺损害，具有家族发病倾向。

细胞遗传学研究表明，8号染色体及2号染色体三体核型与PPB有关。此外，已有研究表明，家族性PPB可检测到*DICER*1基因的突变，*DICER*1基因可编码合成miRNA所必需的酶，进而影响多种蛋白的表达，从而导致多种肿瘤的产生。

此肿瘤于成人、儿童均可发生，男性多于女性。多位于肺外周部，形成肿块；也可位于大支气管内。可分为成人型和儿童型两种，成人型又分为上皮性及双向性两类，儿童型则称为胸膜肺母细胞瘤。

PPB为罕见的儿童肺胚胎性肿瘤，与肾的肾母细胞瘤、肝的肝母细胞瘤等其他儿童胚胎性肿瘤/母细胞瘤类似。PPB可为单纯囊性，也可表现为囊实性或完全实性肿物，即含有良性上皮及肉瘤成分（横纹肌肉瘤、纤维肉瘤、软骨肉瘤等）。

1. **大体形态**

根据病理形态可学分Ⅰ、Ⅱ、Ⅲ三型，PPBⅠ型为薄壁含气囊肿，囊内气体多在手术切除时流走而致囊肿萎陷，常见单房或其内可见细分隔为多房，肉眼未见实性结节或斑块状增厚；PPBⅢ型肿瘤则完全实性，表面可呈结节状，切面灰白呈鱼肉状，部分病变呈胶冻状，可见出血；PPBⅡ型部分呈囊性改变，其中实性部分同PPBⅢ型。

2. **临床表现**

PPB为儿童期最常见的肺原发性恶性肿瘤，多因呼吸道症状就诊，常表现为咳嗽、咳痰、呼吸喘憋、胸痛或不明原因发热等。

PPB发病率为（0.35～0.65）/100000，主要发生于儿童期，94%的病例可见于6岁以下儿童。PPBⅠ型多见于婴幼儿，一般可在2岁内诊断，中位年龄为9个月；而PPB Ⅱ型和Ⅲ型多发生在年龄稍大儿童，中位年龄分别为36个月和42个月，好发于肺或胸膜，男女之比约为1.1∶1。

3. **临床诊断**

以往诊断的肺部/纵隔横纹肌肉瘤后来多证实为PPB，肺部发生的儿童肿瘤，形态学具有良性上皮及肉瘤样成分，首先考虑PPB。PPB根据演进过程分为Ⅰ、Ⅱ、Ⅲ3种类型，但并不是所有的PPBⅠ型均进展为恶性程度更高的Ⅱ、Ⅲ型。还有一种为非进展

性/退化的囊性病变，定义为PPB Ⅰ退化型，与PPB Ⅰ有相同的囊性结构，但囊壁/间隔完全缺乏原始小细胞成分和横纹肌母细胞。

4. 镜下特点

PPB Ⅰ型为含气的具有细间隔的单纯囊肿，部分可在低倍镜下看到细纤维结缔组织间隔的多房囊肿，囊壁表面被覆良性呼吸道上皮，囊壁间隔可见原始间叶小细胞形成层细胞（图11－12）、梭形细胞或软骨小岛、胚基成分，并见横纹肌分化，坏死，营养不良性钙化，出血及含铁血黄素沉积。PPB Ⅱ型为囊实性成分肿瘤，PPB Ⅲ型为完全实性肉瘤样肿瘤，Ⅱ型和Ⅲ型实性部分组织学变化相似，主要包括良性呼吸道上皮、原始肉瘤样成分及软骨肉瘤等，胚基小岛围绕原始间叶细胞，基质黏液发生明显变性，软骨样结节可见幼稚软骨小岛至肉瘤样分化，间质可见坏死。

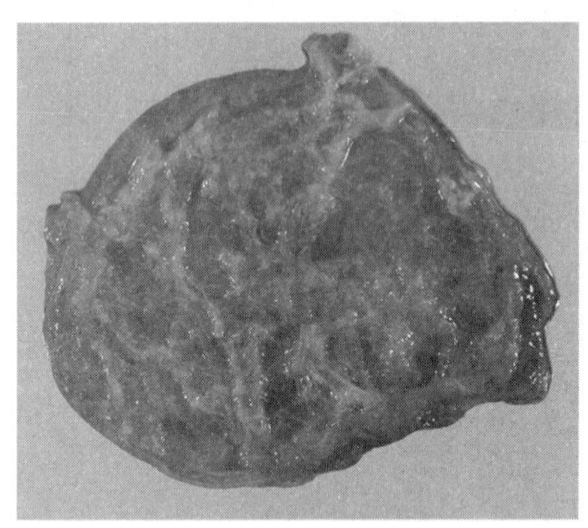

A：切除的肿瘤

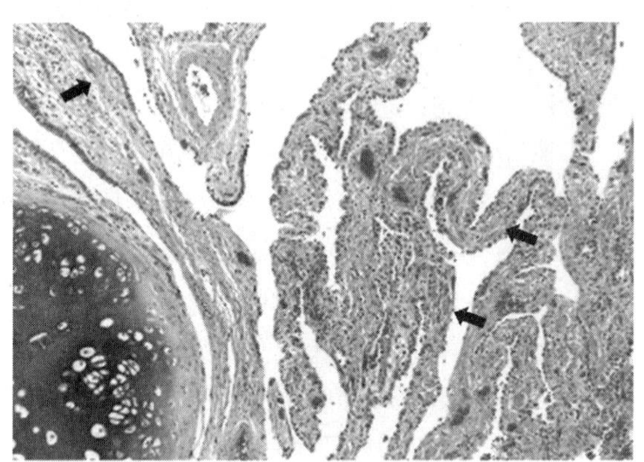

B：组织病理检查

图11－12 PPB大体及组织病理检查

A：该121 g的左下叶肺标本的切面显示出11.5 cm的多囊性病变，壁中有小的粗、细颗粒状软骨样结节；B：薄壁囊肿包含分散的分化良好的软骨样结节、纤细的条带和平滑肌束（黑色箭头所示）（无肿瘤横纹肌肉瘤细胞浸润），呼吸道上皮衬有各种突出的Ⅱ型肺细胞。

5. 免疫表型

肿瘤细胞Vimentin阳性，呼吸道上皮表达CK、TTFI，横纹肌肉瘤成分desmin、myogenin为阳性，间叶成分表达不定，软骨成分表达S－100。

6. 治疗及预后

此类肿瘤的治疗原则为早诊断早治疗。PPB有由Ⅰ型至Ⅲ型的病情进展，并且不同类型的生存率差异较大，大的胸膜肺母细胞瘤（>5 cm）即使进行了原发肿瘤的切除也易于复发或转移；同时，此类肿瘤对化疗敏感，但是预后差。故早期诊断PPB具有重要意义。

7. 鉴别诊断

鉴别诊断：①Ⅰ型PPB与含气肺囊肿的鉴别，可导致含气肺囊肿的病变主要包括先天性肺气道畸形、先天性叶性肺气肿、肺隔离症及支气管源性囊。先天性气道畸形分0～4型共5种类型。任何一种类型的囊壁均为疏松间叶组织，但未见原始小细胞成分，不具有8号染色体三体的细胞遗传学异常，较容易鉴别。②横纹肌肉瘤。③肺瘤肉瘤。

（二）唾液腺型肿瘤

唾液腺型肿瘤（carcinoma of salivary gland type）一般起源于气管、支气管树的黏膜下腺，较常见，常在管腔内呈息肉状或环形生长，也可穿过软骨壁扩展至肺实质。唾液腺型肿瘤的瘤组织形态与唾液腺相同，组织学表现及生物学行为与发生于唾液腺的同类型肿瘤相似，主要包括腺样囊腺癌（adenoid cystic carcinomas，ACC）、黏液表皮样癌（mucoepidermoid carcinomas，MEC）、多形性腺瘤（pleomorphic adenoma，PA）及肌上皮癌等。该类肿瘤的发病年龄为 3 ～78 岁，男女比例相当。肺原发唾液腺型肿瘤在肺癌中的比例小于 2%，最常见的组织学类型为 ACC，约占 2/3；其次是 MEC，约占 1/3，占肺部肿瘤的 0.1%～0.2%；肌上皮癌较少见。

MEC 来源于支气管腺体，儿童原发于肺内的黏液表皮样癌的文献与病例报道较少，不到 20 例。该肿瘤也可发生在唾液腺、泪腺、胰腺等部位。MEC 可发生在各个年龄段，15 岁左右较常见。肿瘤多发生于中央支气管区域，主要症状有咳嗽、咳痰、咯血、喘鸣和胸痛。若出现阻塞性肺炎则有胸闷和发热症状。

1. 大体形态

肿瘤常发生于主支气管、肺叶或肺段支气管，大小为 0.5 ～0.6 cm，平均大小约 2 cm；肿瘤为柔软的息肉样、粉红色到棕色，通常伴有囊性变和带有光泽的黏液样外观。

2. 临床表现

会出现咳嗽、痰中带血、喘鸣等，其中咳嗽是成年患者最常见的首诊症状；患者可有咯血、呼吸困难、胸痛、发热等非特异性症状，也可无任何症状。

3. 影像学表现

该类肿瘤多发生于中央气道，向腔内凸起，界限清楚，易破坏支气管软骨，导致气道阻塞或发生塌陷，有较典型的阻塞性肺炎或肺不张的影像特征而缺乏边缘不规整、有毛刺等特异性的影像表现。纤维支气管镜能直视肿瘤大小、光滑程度、累及范围和血管丰富程度，并获取组织进行病理诊断。但因其组织较脆，易出血，且形态学和免疫组化表型与其他肺癌有一定的重叠性，所以给术前诊断带来了一定的难度。

4. 镜下特点

肿瘤是由黏液细胞、鳞状细胞和中间型细胞所构成。依组织成分和生物学行为可分为三级：高分化黏液表皮样癌，低度恶性，黏液细胞和表皮样细胞占 50% 以上，排列成片，常见囊腔，并有乳头突入，腔内出现粉染黏液，间质中可见黏液湖（图 11 - 13A）；低分化黏液表皮样癌，高度恶性，以表皮样细胞和中间型细胞为主，黏液细胞小于 10%，瘤细胞明显异型，排列呈片或实性团，常见核分裂象；中分化黏液表皮样癌，介于高分化与低分化之间，瘤细胞异型不明显，以中间型细胞和鳞状细胞为主，黏液细胞大于 10%，见图 11 - 13B。

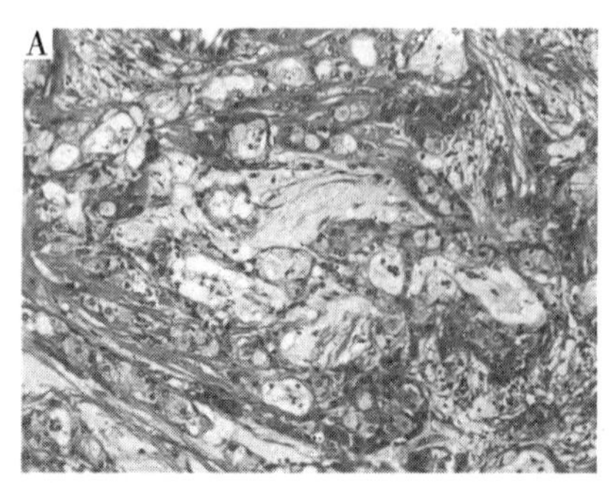

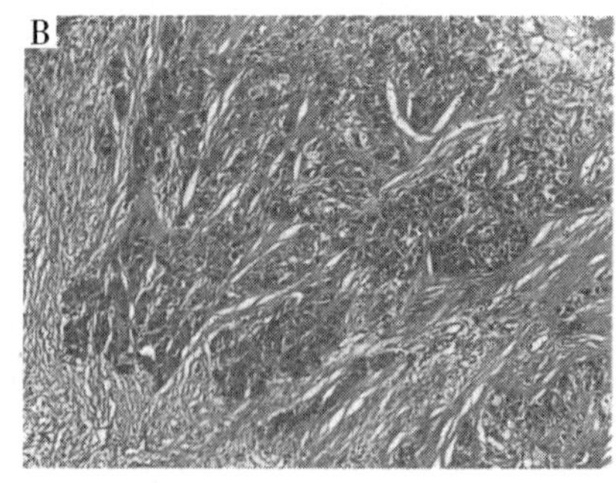

图 11－13　黏液表皮样癌组织病理检查

A：肿瘤细胞主要由黏液上皮细胞组成，大多呈管状结构；
B：黏液上皮细胞富含黏液，中间型细胞呈圆形，基底细胞样。

5. 治疗及预后

完整切除原发性肺唾液腺型肿瘤对预后有重要意义，扩大切除术效果可能更好。淋巴结转移是此类肿瘤预后的独立影响因素，因此应注意淋巴结清扫。化疗及放疗尚缺少相对统一的方案，有报道采用的化疗方案是环磷酰胺、多柔比星和顺铂的联合用药。

6. 鉴别诊断

有部分唾液腺肿瘤可能是患者放疗后出现的继发恶性病变；儿童黏液表皮样癌癌变区常继发出现腺泡细胞癌。这些病变需要与血管瘤、多形性腺瘤以及其他一些良性病变相鉴别。

第二节　心脏肿瘤

心脏肿瘤是指生长在心包、心壁、心内膜等部位的肿瘤，有原发性和继发性之分。在儿童原发性心脏肿瘤中，半数以上均为良性肿瘤，其中大多数是黏液瘤，然而神经纤维瘤也可累及心脏；其他原发肿瘤包括良性和恶性畸胎瘤、横纹肌瘤、血管瘤、平滑肌瘤和软骨肉瘤等。儿童心脏肿瘤涉及更多的是恶性肿瘤的转移，如横纹肌肉瘤、黑色素瘤、白血病等，这些恶性肿瘤可侵袭心包、心肌或心内膜。儿童心脏肿瘤较少见，检出率极低并且多为良性，其中以心房黏液瘤最多。而继发性肿瘤相对多见，检出率可达到原发肿瘤的 20～40 倍，可为乳腺、肺及其支气管、胃的转移癌。

当患儿表现出不明原因的发热、贫血、体重减轻、心脏杂音、心律失常、充血性心力衰竭、上腔静脉阻塞综合征时，应考虑有心脏肿瘤的可能。胸部 X 射线检查也可呈正常，当心力衰竭或心包积液时可见全心扩大。心脏部位也可见异常钙化灶。二维和三维超声在心脏肿瘤的诊断中有着重要作用，可提示肿瘤的大小、部位和活动情况。CT 和 MRI 也对肿瘤性质和形态了解有临床意义。心血管造影可提示肿瘤的部位、与瓣膜的关系、心肌厚度、心肌收缩力、冠状动脉移位及其血流动力学的改变。

一、原发性良性心脏肿瘤

（一）横纹肌瘤

横纹肌瘤（rhabdomyoma）是婴儿和儿童最常见的心脏肿瘤，绝大部分发病的是10岁以下的儿童，常伴脑结节性硬化，也有一些患者患有先天性心脏病。临床最多见的为多发型，约占90%，发生在心室和心室间隔，其他包括好发于心尖部的孤立型和呈弥漫分布的播散型。

1. 大体形态

肿瘤表现为一个或多个质硬的白色境界清楚的结节，见图11－14A。

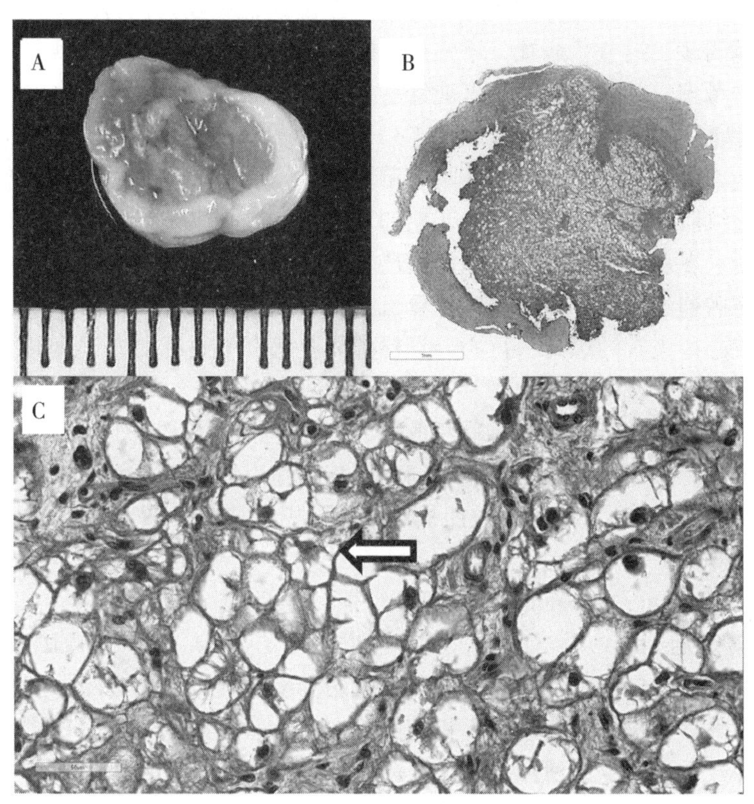

图11－14　心脏横纹肌瘤的大体和组织病理学检查

A：边界清晰的肿瘤；B：镜下观察肿瘤由片状多边形细胞组成（HE，×12.5）；
C：高倍镜下可见丰富的空泡状细胞质和蜘蛛细胞（箭头所示）（HE，×400）

2. 临床表现

50%的患儿伴有结节性硬化症，预后较差；临床上常可因肿瘤引起心腔或瓣膜口阻塞，出现心力衰竭；也可表现为心律失常。

横纹肌瘤的临床表现根据肿瘤的数目、大小、部位类型而有所不同，最初的症状常

表现为心脏杂音。较小肿瘤常无症状表现，如心肌多发肿瘤或肿瘤弥漫浸润心脏，从而影响心肌收缩而致心力衰竭甚至死亡。稍大肿瘤突入心脏可引起流出道或流入道的阻塞，肿瘤阻塞右房室瓣、右心房压力升高，血流经卵圆孔的右向左分流，患儿出现青紫；当肿瘤阻塞左房室瓣时，出现左房室飘梗阻或关闭不全。较大肿瘤会影响心脏的容量而出现心功能不全。肿瘤侵及心脏的传导系统时，可出现心律失常、不同程度的传导阻滞，甚至引起猝死。

3. 影像学表现

影像学表现：①心脏超声心动图，无创、易行，价格低廉，属心脏肿瘤的一线诊断方法。横纹肌瘤本质上是心肌内的固体肿瘤，侵及心肌的许多区域，直径从几毫米到几厘米，虽然尺寸不同但表现出回声光团的同一性。大的横纹肌瘤可导致左右心腔的流入道或流出道的梗阻，但未见心包渗出的报道。② MRI（磁共振）检查，无创。可多角度任意断面成像，可精确进行肿块定位定量乃至定性，有独到优势。③ CT 扫描：发现起自房室间隔的多发结节状病灶，增强后 CT 值与邻近左心室肌壁相似，伴或不伴结节硬化，应首先考虑心脏横纹肌瘤的可能性。

4. 临床诊断

影像学检查对心脏横纹肌瘤的诊断有重要意义，近年来，超声诊断技术的进步明显提高了心脏横纹肌瘤的检出率。在胎儿期如发生水肿或心律失常可通过二维超声心动图检查确立诊断；在新生儿或婴儿期如发生严重充血性心力衰竭或室性心动过速等，应高度怀疑此疾病并通过超声、磁共振或计算机断层扫描等非侵入性影像技术进行检查。对于存在梗阻或心律失常的患儿，行心导管检查能获得有关血流动力学或电生理资料。

5. 镜下特点

最具特征的表现是出现“蜘蛛状细胞”，因胞质呈放射状向外延伸而得名。组织学上心肌为结节状，肿瘤可有或无包膜，细胞核与细胞以纤细的放射线条连接，其间有糖原占据的“蜘蛛细胞”，为心脏横纹肌瘤的最终组织学特征（图 11－14B、C）。

6. 免疫组化

Vimentin、desmin、myoglobin 呈阳性。

7. 治疗及预后

心脏横纹肌瘤有自发消退的倾向，研究表明肿瘤在妊娠晚期会停止生长或体积相对缩小，有小部分病例仍有宫内继续生长的趋势，出生后大部分患儿的心脏横纹肌瘤会在婴儿时期部分或全部消退，所以一般建议采用保守治疗。只有当横纹肌瘤引起血流动力学阻塞或心律失常影响心脏功能时，才有必要给予药物治疗或手术切除。

手术的主要目标是解除血流动力学阻塞，保护心室及瓣膜功能，以及防止损伤传导系统。肿瘤的根治性切除并非必要，且有危险性。存在明显症状的腔内型横纹肌瘤具有手术指征，年龄或是否伴有结节性硬化症并非手术的禁忌证。横纹肌瘤虽无包膜，但界线清楚，外科手术可完全切除，只有当肿瘤累及冠状动脉主要分支、瓣环、传导系统时手术才会有一定困难。

根据肿瘤的部位可采用不同的手术方法，对于右室游离壁病变可做单腔静脉插管，不阻断主动脉进行手术。对于室间隔或左室病变做双腔静脉插管，中度低温阻断主动脉

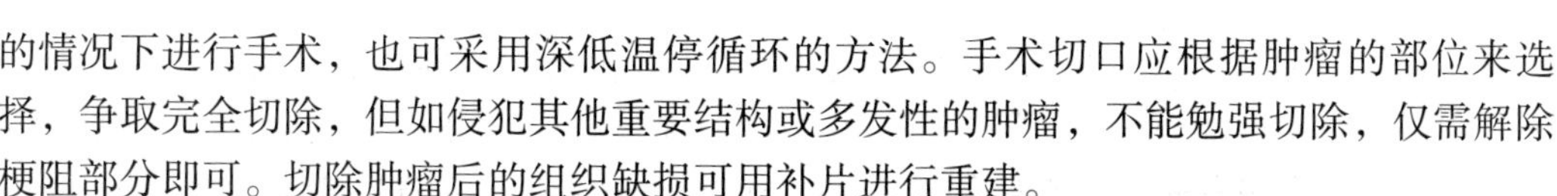

的情况下进行手术，也可采用深低温停循环的方法。手术切口应根据肿瘤的部位来选择，争取完全切除，但如侵犯其他重要结构或多发性的肿瘤，不能勉强切除，仅需解除梗阻部分即可。切除肿瘤后的组织缺损可用补片进行重建。

（二）黏液瘤

黏液瘤（myxoma）是一种良性肿瘤，通常形状不规则，呈果冻样。半数以上的原发性心脏肿瘤为黏液瘤，3/4 的黏液瘤发生在左心房，左心房黏液瘤通常有蒂，在心房内像绳球般随血液流动而摆动。它们可在二尖瓣附近移动，亦可不断地堵塞二尖瓣口，导致血流间歇性阻断。由于重力的作用可使肿瘤掉入开放的二尖瓣口内，站立位时黏液瘤患者可能发生晕厥、气促和肺充血，卧位时则症状可缓解。

黏液瘤在儿童较成人少见，约占心脏原发性肿瘤的 50%，分为散发性及家族性两种。散发性黏液瘤多见于中年女性，通常位于左心房，几乎均为单发性肿瘤，不伴有其他相关病变；家族性黏液瘤是一种多发于年轻人的疾病，男性稍常见，约一半发生于左心房，1/3 的病例为多中心，还有部分患者合并心脏以外的异常。

关于肿瘤细胞的起源目前存在争议。超微结构检查提示黏液瘤可能来源于多潜能的间叶细胞。

1. 大体形态

大体为灰白色，呈息肉或分叶状，伴有出血性表现；黏液瘤表面光滑，呈半透明胶冻状，触感柔软，可有张力感或黏液状；质地极脆易碎，可局部或成片脱落。钙化区则有硬结感。

2. 临床表现

可有发热、关节酸痛、贫血、体重减轻、红细胞沉降率加快、血浆蛋白下降、杵状指等全身症状。也可发生血流阻塞和因血栓脱落引起的栓塞症状。

3. 影像学表现

影像学表现：①心电图。不是诊断依据，虽然可有各种改变如右束支传导阻滞、Ⅰ度房室传导阻滞、期前收缩、心房纤颤、心房扩大、ST 段或 T 波改变、心室高血压、心室肥大等。② X 射线胸部平片。可显示肺淤血及心脏形态某些改变。若肺淤血及心影改变较轻而症状较重、体征又较明显者，提示心脏黏液瘤之可能，但只能作为重要参考，但不能据之确诊。③心脏黏液瘤的超声心动图。M 型超声可做出定性诊断，但二维超声心动为首选方法。为定量诊断，可反映下述特征：肿瘤的形态和轮廓；瘤体大小；区别局限性与弥漫性肿瘤；肿瘤边缘的回声是否清楚，有否包膜回声；鉴别心腔内、心肌、心壁及心外肿瘤；侵及范围是单心腔或多心腔；显示蒂的附着部位、长度或其他形式的起始点；肿瘤运动过程中的形态变异程度；瘤体数目；瘤体回声程度及分布特征；继发性改变，包括心脏扩大变形、瓣膜功能异常、心包积液等。

4. 镜下特点

肿瘤细胞周围可见明显地富于酸性黏多糖、疏松的黏液样间质（图 11－15A）。肿瘤细胞呈圆形、多角形或星芒状（图 11－15B），肿瘤细胞集中于黏膜下方。核分裂、

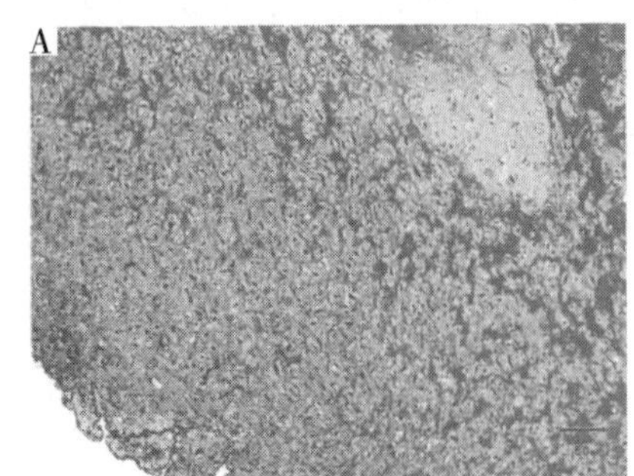
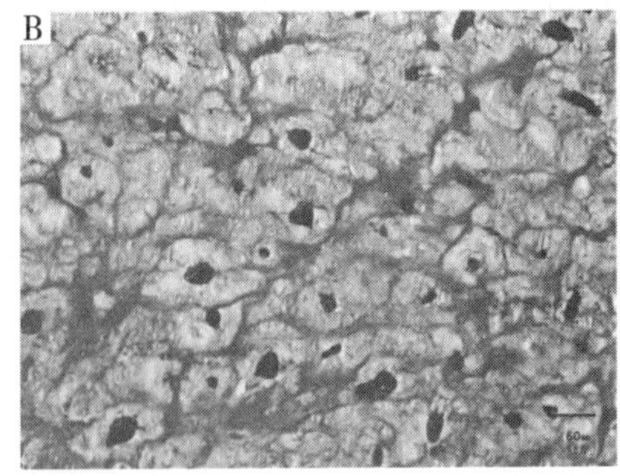

图 11－15　肿瘤细胞组织病理检查

注：A：心肌纤维内可见较多黏液，黏液内可见肿瘤细胞；B：高倍镜下，肿瘤细胞呈圆形、多角形或星芒形。

多形性或坏死等变化轻微或没有。其他变化包括表面血栓形成、骨化（“石化性”黏液瘤），出现软骨组织、髓外造血及胸腺和前肠残留组织。后者与心脏黏液瘤可能出现的一种最特殊的改变有关，即出现分化良好的分泌黏液的腺体。这种现象称为腺黏液瘤，易与转移性腺癌相混淆，特别是当细胞出现异型性时。

5. 免疫组化

CD31、CD34、Vimentin、actin、desmin，SMA、钙（视）网膜蛋白染色阳性。

6. 治疗及预后

心脏黏液瘤一经确诊，应无例外地尽早做好手术切除安排。普通的黏液瘤一般可以通过手术切除治愈。

（三）纤维瘤

纤维瘤（fibroma）多表现为限制性的无囊包裹的孤立性肿块，位于心肌壁内，常累及室间隔、左室游离壁或右室，极少发生于心房。心脏纤维瘤较少见，但却是婴幼儿和儿童最常见的肿瘤类型，在儿童心脏肿瘤中仅次于横纹肌肉瘤而居第二位。其发病有 1 岁之内和 10 岁以上两个年龄高峰。好发于主动脉瓣或侵及心室，常为单发。多为局灶性圆形病变，镜检可见大量纤维细胞与心肌纤维或胶原束混合。临床上也常伴有全身纤维瘤病。

1. 大体形态

心脏纤维瘤界清，切面灰白、实性、质硬，偶见钙化。大部分肿瘤与周围心肌边界清晰但偶有肿瘤在心肌间呈明显膨胀性生长，致使手术无法完全切除肿瘤。

2. 临床表现

主要取决于肿瘤发生的位置和体积，肿瘤小者可无症状或仅有心脏杂音，如果肿瘤累及室间隔，肿瘤的继续生长往往会导致严重的心律失常，包括室性心动过速、室颤等。最突出的是患者心脏增大所表现出的发绀、胸痛、心力衰竭、心律失常和猝死等症状。有报道 50% 的患者的纤维瘤位于室间隔，患者的症状较明显，包括心室颤动和充血性心力衰竭，偶见猝死。而纤维瘤位于心室游离壁或心房的患者症状不明显或无症

状，但随着肿瘤的增大，最终可出现瓣膜症状或心腔内阻塞症状。

3. 影像学表现

超声心动图检查显示肿瘤内可见部分强回声区，提示钙化，此点可与心脏横纹肌瘤相鉴别。

4. 镜下特点

肿瘤边界清晰，由纤维组织构成，可见少量残余心肌成分，肿瘤细胞呈短梭形、梭形，细胞核细长，核两端细长。部分区域由玻璃样变性的胶原纤维所构成（图 11－16），越往外周细胞越丰富，中央区域变性较明显。可出现弹力纤维。

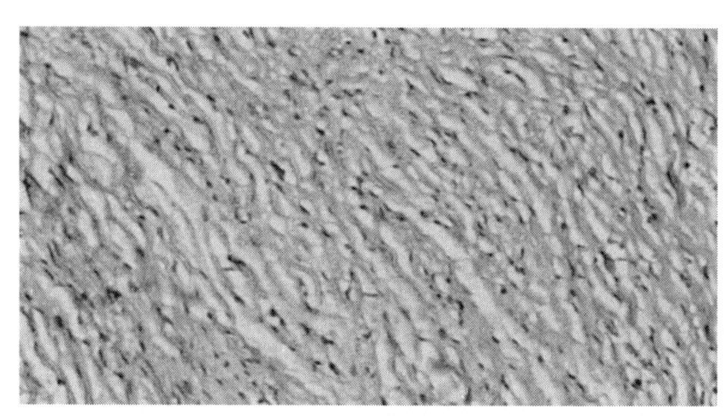

图 11－16　纤维瘤肿块显微镜检查

注：病理检查显示肿块呈单型成纤维细胞，无异型性，胶原纤维束交错

5. 免疫组化

CD31、CD34、Vimentin、actin、desmin、SMA 肿瘤细胞均不表达，肌源性标记物，如 actin 可在心肌中表达。

6. 治疗及预后

纤维瘤可以保持静止状态甚至到成年，但不像横纹肌瘤那样可以自发消退。所以，及时的外科干预很有必要。手术要求尽可能地切除肿瘤组织，但肿瘤切除的禁忌证是损伤传导系统和心室肌收缩及舒张功能。在这种情况下，部分切除也能明显改善临床症状，获得很好的长期效果。

二、原发性心脏恶性肿瘤

原发性恶性心脏肿瘤较少，在小儿原发性心脏肿瘤中恶性肿瘤低于 10%。原发性心脏恶性肿瘤主要包括恶性黏液瘤、恶性畸胎瘤、横纹肌肉瘤等肉瘤样肿瘤。这些恶性肿瘤一旦侵及心脏和心包，生长迅速，危害极大。常出现血性心包积液、心包填塞、心力衰竭，并常常在早期全身播散，从而导致死亡。

三、继发性心脏肿瘤

在小儿心脏肿瘤中，继发性肿瘤较原发性相对多见。继发的心脏肿瘤一般都是由原

发的恶性肿瘤转移而来，包括恶性淋巴瘤、Wilms 肿瘤、恶性畸胎瘤、神经细胞瘤、胸膜间皮瘤等。肝脏和肾组织的恶性肿瘤可以经下腔静脉转移到右心房，引起血性心包积液、心律失常、腔静脉阻塞及心力衰竭的各种表现和体征。当肿瘤患儿出现心脏扩大、气喘、心跳加快或心力衰竭，常提示出现了心脏转移。但是，临床上真正因为心脏转移出现心脏症状的却很少，只有约 10% 的患儿出现心脏受损的表现，但这也基本是心包受累所引起的结果。理论上，其他部位的恶性肿瘤很少首先转移到心脏，也不可能仅局限在心脏，所以发现心脏转移往往意味着出现了广泛的多器官转移。

第三节　纵隔及胸腺肿瘤

纵隔是儿童胸内肿瘤的好发部位，纵隔上至第一肋骨，下达横隔，前有胸骨，后有椎体，周围有纵隔胸膜环绕。其内容可有两大组，一是心大血管食管、气管及其主支，二是以胸腺及纵隔淋巴组织为主的结构。临床上根据纵隔内器官及组织的投影，把纵隔分为前、中、后三部分，胸骨之后、心脏、升主动脉和气管之前，狭长的倒置三角形区域为前纵隔；心脏主动脉弓、气管、肺门和食管所占据的范围为中纵隔；食管之后及脊柱旁沟区为后纵隔。纵隔分区可用来描述和定位纵隔肿瘤。前纵隔以胸腺瘤、畸胎瘤、胸骨后甲状腺肿、淋巴瘤最为常见，其中胸腺瘤约占前纵隔肿瘤的 50%；中纵隔以肿大的淋巴结及其他囊性肿物最为常见；后纵隔以神经源性肿瘤最为常见。

儿童时期原发纵隔肿瘤和囊肿的发病率并不高，但恶性纵隔肿瘤的发病率高达 34%～41%，并且不论是良性还是恶性均能对生命构成威胁。纵隔肿瘤可发生在任何年龄，最小者出生后数日即可发现，这表明胚胎期就已存在。纵隔内重要器官组织多，其胚胎来源较复杂，因此纵隔肿瘤和囊肿的种类也很多。已有文献及病例表明最常见的是神经源性肿瘤、畸胎类生殖细胞肿瘤和胸腺瘤，其次还有肠源性囊肿、淋巴瘤、血管瘤、心脏肿瘤和胸内甲状腺肿等。儿童发生的纵隔肿瘤中，前纵隔约占 43%，中纵隔约占 18%，后纵隔约占 40%。

纵隔肿瘤主要和胸主动脉瘤或无名动脉瘤、纵隔淋巴结结核、胸椎结核并发椎旁脓肿有相似之处，应该进行鉴别诊断。①胸主动脉瘤或无名动脉瘤：可出现类似于纵隔肿瘤的胸痛或压迫症状，主要通过影像学检查来观察肿块与大动脉的关系与纵隔肿瘤进行鉴别。②纵隔淋巴结结核：在影像学上可表现为类似纵隔肿瘤的不明肿物，但纵隔淋巴结结核主要见于儿童，其肿块多表现为分叶状或结节形，可能有肺结核表现，结核菌素试验呈强阳性，可进行鉴别诊断。③胸椎结核并发椎旁脓肿：在影像学上易与神经源性肿瘤相混淆，但其有结核病史，结核菌素试验呈强阳性，可进行鉴别诊断。

纵隔肿瘤的治疗方法根据肿瘤性质的不同而不同。良性纵隔肿瘤一般可手术完整切除，恶性纵隔肿瘤绝大多数以手术治疗为主，对于不能完整切除的肿瘤也应尽可能切除，术后加以放疗和化疗。淋巴源性及部分生殖细胞肿瘤一般不适合手术，放疗和化疗的效果更好。

(一) 支气管源性及胃肠道源性囊肿

支气管源性囊肿（bronchogenic cyst）在儿童中多见，为最常见的纵隔囊肿，多位于中纵隔的肺门、气管旁或食管旁，也可异位于肺内、颈部等处。

1. 大体形态

其平均直径为3～4 cm，呈球形，壁薄多单房，内含清亮或胶状液体。

2. 镜下特点

囊壁似正常支气管结构，内衬假复层纤毛柱状上皮，可鳞化，囊壁可含软骨、平滑肌、支气管腺体和神经束组织（图11－17）。

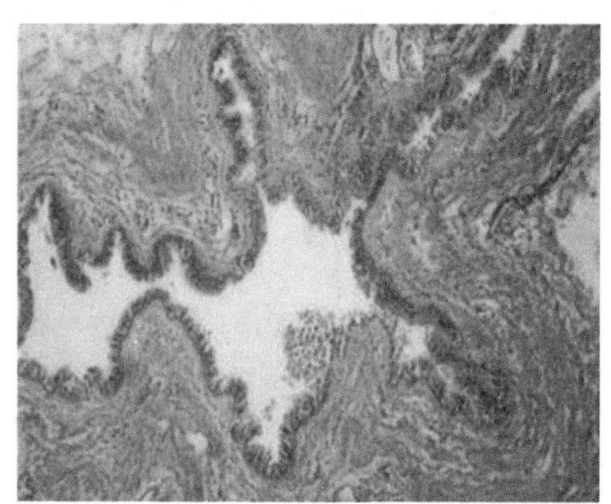

图11－17 纵隔支气管源性囊肿（HE，×40）

注：该肿瘤病理表现为囊壁被覆单层/假复层纤毛柱状上皮细胞，部分区域见散在的杯状细胞

胃肠道源性囊肿（enteric cyst）在儿童中也多见。食管囊肿多见于下段壁内，与食管腔不相通；胃和肠源性囊肿多见于后下纵隔脊柱旁，附于食管壁（图11－18）。

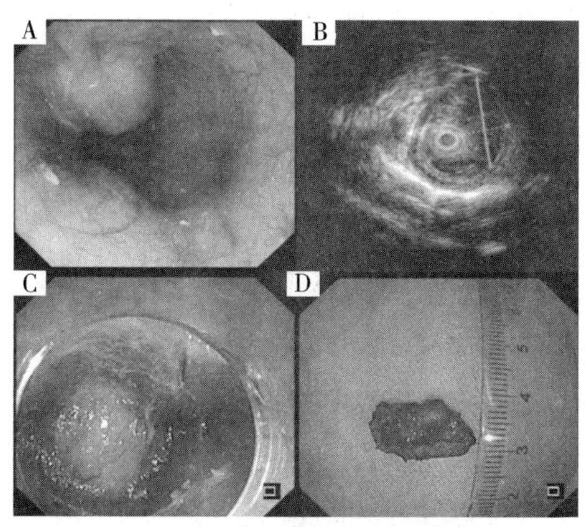

图11－18 食管支气管源性囊肿

A. 胃镜检查显示食管下部有隆起的病变；B. 超声内镜显示固有肌层的囊性病变；C. 进行内镜黏膜下肿瘤剥离术（ESTD）并显示出一个白色的黏膜下病变；D. ESTD切除的囊肿壁标本

1. **大体形态**

囊肿直径为 4 ～6 cm，多单房。

2. **镜下特点**

食管囊肿内衬非角化鳞状上皮、纤毛柱状上皮或混合性上皮，囊壁见平滑肌组织。胃型囊肿的壁如胃壁结构，肠型囊肿的壁如小肠壁结构；胃型与肠型两者混合者称为胃肠囊肿，多见于婴幼儿，常位于后下纵隔近纵隔食管处，可继发溃疡，囊壁常有神经节和神经纤维。

（二）胸腺瘤

胸腺是人体重要的免疫器官，起源于胚胎时期第 3 和第 4 鳃弓内胚层，系原始前肠上皮细胞衍生物，随胚胎滋长发育而附入前纵隔，具有独特临床病理特点和伴有多种副肿瘤症状的疾病。胸腺瘤是来源于胸腺上皮的肿瘤，约占前纵隔肿瘤的 50%；胸腺瘤在成人中高发，发生于儿童的胸腺瘤极少见，发病部位常见于前上纵隔。部分患者伴有重症肌无力。正常 4 ～15 个月的婴儿常见胸腺肥大，若不引起压迫气管和阻塞呼吸道的症状，则不需要放射治疗，随着婴儿年龄增大，可自发退化。

根据 WHO 胸腺肿瘤组织学类型，依据肿瘤细胞的形态将胸腺瘤分为 A 型、B 型和 AB 型，依据淋巴细胞和上皮样肿瘤成分的比例，B 型又可分为 B1、B2、B3 型胸腺瘤。A 型胸腺瘤约占 10%，B1、B2 和 B3 型胸腺瘤约占 15%、28% 和 18%，AB 型胸腺瘤约占 28%。此外，还有部分少见胸腺瘤，如未结节性胸腺瘤、囊性胸腺瘤、富于浆细胞型胸腺瘤、透明细胞型胸腺瘤、横纹肌瘤型胸腺瘤和微小胸腺瘤等。临床上将 A 型、AB 型定义为胸腺的良性肿瘤；B1 型、B2 型、B3 型定义为胸腺瘤；将 C 型定义为胸腺癌，为恶性胸腺肿瘤，其浸润性更强，危害更大。

1. **大体形态**

肿瘤直径为 5 ～10 cm，肿瘤呈圆形、椭圆形或不规则形，呈结节状，包膜表面可见残存的退变胸腺组织。纤维薄膜较完整，与周围无粘连，切面灰白，实性，部分为囊实性，分叶状，质地呈颗粒状。

2. **临床表现**

胸腺瘤的临床症状产生于对周围器官的压迫和肿瘤本身特有的症状——合并综合征。小的胸腺瘤多无症状，也不易被发现。肿瘤生长到一定体积时，常见的症状是胸痛、胸闷、咳嗽及前胸部不适。X 射线检查，在查体胸透或拍摄胸片时发现纵隔肿物阴影。被忽略诊断的胸腺瘤此时常生长到相当大体积，压迫无名静脉或有上腔静脉梗阻综合征的表现。胸腺瘤特有的表现是合并某些综合征，如重症肌无力、单纯红细胞再生障碍性贫血、低球蛋白血症、肾炎肾病综合征、类风湿性关节炎、系统性红斑狼疮、巨食管症等。

3. **镜下特点**

A 型：其肿瘤细胞为上皮性梭形和卵圆形，呈片状、席纹状排列细胞无异型性，部分区域可见菊心团样、灶性漩涡状、车辐状或腺样结构（图 11－19），背景中可见腺囊

状结构和血管外皮细胞瘤形态，可见鹿角样血管，偶见胸腺小体形成趋势；核仁不明显，核分裂罕见，间质无淋巴细胞浸润，无纤维分隔；在超微电镜下与胸腺髓质的上皮相似，而且肿瘤中没有不成熟的淋巴细胞，又将其称为梭形细胞性胸腺瘤或髓质性胸腺瘤。

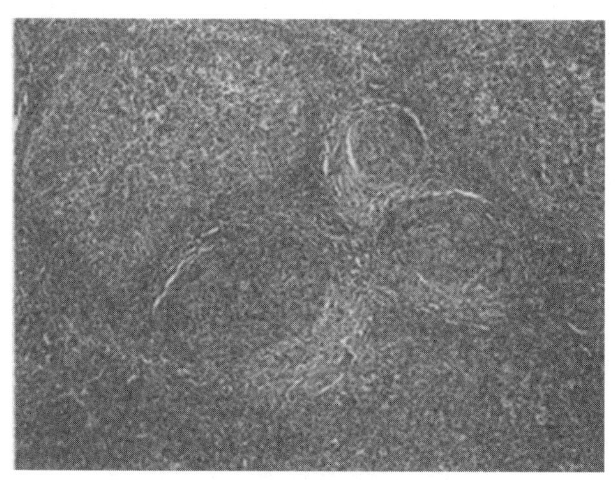

图 11－19　胸腺瘤（A 型）

注：梭形细胞呈漩涡状、车辐状或腺样结构

B 型：B1 型胸腺瘤类似正常胸腺组织，在 B 型中最少见；肿瘤组织呈不规则的分叶状结构，分叶、大小不一，被纤维带所分隔；主要以淋巴细胞为主，淋巴细胞基本为不成熟的 T 淋巴细胞，上皮成分少。背景以大量成熟淋巴细胞为主，以分散的卵圆形细胞出现，不形成细胞集团，细胞核呈圆形，泡状，偶可见明显核仁；部分区域可见较小的“髓质分化”区，为圆形淡染灶（图 11－20），偶可见鳞状上皮细胞或发育良好的胸腺小体；B3 型胸腺瘤则相反，基本以上皮样肿瘤细胞为主，与 A 型胸腺瘤一样，呈小叶状结构，由纤维组织所分隔；瘤细胞由上皮细胞组成，鳞状细胞样，圆形、多角形，有轻度异型性，泡状核，核仁较明显，淋巴细胞稀少，淋巴细胞大部分为不成熟的 T 淋巴细胞。肿瘤内可见血管周围间隙。B2 型胸腺瘤介乎两者之间，上皮样肿瘤细胞比 B1 型多，而且疏松连成网状或成簇状排列；细胞核与 B3 型细胞核相似，细胞分化差，胞质丰富，圆形或多角形，呈泡状核，核仁明显；背景淋巴细胞亦为不成熟的 T 淋巴细胞，可见核分裂象。血管周围间隙常见。B2 型和 B3 型胸腺瘤有时会由于每张切片上皮样细胞和淋巴细胞的比例差异而难以辨别，特别是肿瘤成分大部分是 B2 型胸腺瘤，而局灶区域表现上皮样肿瘤成分 B3 型胸腺瘤时，可诊断为 B2/B3 型胸腺瘤，这可能是肿瘤进展的过程。

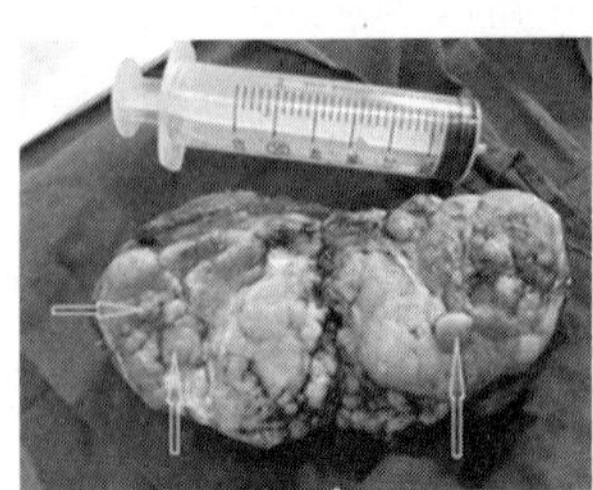
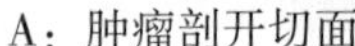

A：肿瘤剖开切面

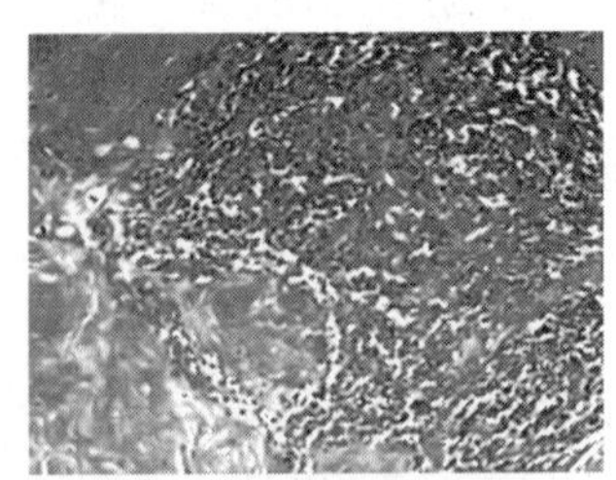

B：胸腺瘤（B1 型）

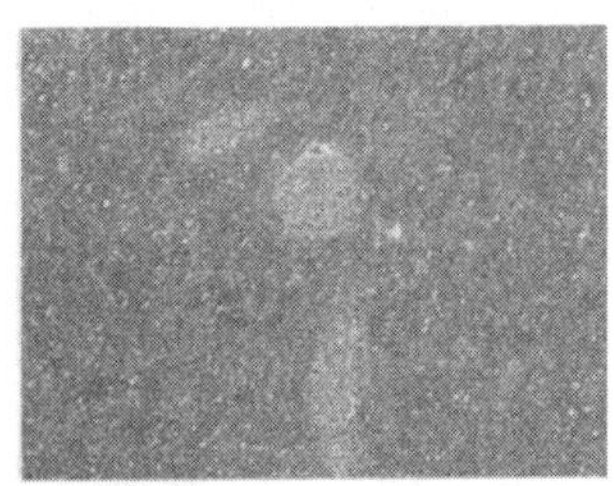

C：胸腺瘤（B1 型）

图 11－20 胸腺瘤组织病理检查

A：肿瘤剖开切面，肿瘤瘤体的切面呈多发结节状，淡黄，细腻，质中偏软（箭头所示）。
B：肿瘤由肿瘤性上皮细胞及淋巴细胞混合组成，诊断为 B1 型胸腺瘤，未侵及周围脂肪组织。
C：淋巴细胞为主的胸腺瘤中，局部病灶分化为圆形淡染灶。

AB 型即 A 型与 B 型混合型胸腺瘤，由具有 A 型胸腺瘤的特征的局灶性上皮成分和富有淋巴细胞成分的灶性 B 型胸腺瘤混合组成。

（三）淋巴瘤

儿童纵隔淋巴瘤常以纵隔肿块起病，并伴有胸腔积液和气道阻塞，少数患儿还会出现上腔静脉综合征，此病属于临床急危重症，其病理诊断及治疗对于医生都是较大的挑战。儿童纵隔淋巴瘤主要包含霍奇金淋巴瘤（Hodgkin's lymphoma，HL）、非霍奇金淋巴瘤（non-Hodgkin's lymphoma，NHL）中的 T 淋巴母细胞淋巴瘤（lymphoblastic lymphoma，LBL）、原发纵隔大 B 细胞淋巴瘤（primary mediastinal large B-cell lymphoma，PMLBL），而儿童常见的 Burkitt 淋巴瘤却极少累及纵隔。

前、中纵隔是非霍奇金淋巴瘤的好发部位，前纵隔是胸内淋巴瘤最常好发部位，其次肺实质和胸膜也可发生淋巴瘤。其恶性度高、生长迅速，常浸润胸膜引起血性渗液，胸膜渗出液中含有恶性肿瘤细胞，可逐渐出现压迫症状，如干咳、呼吸困难等，也可于数天内病情迅速恶化。淋巴瘤是 4 岁以上儿童最常见的恶性肿瘤。

因为多种病理类型淋巴瘤均会侵犯纵隔，而不同类型的淋巴瘤的化疗方案和预后又各不相同，所以精准的病理诊断对于儿童纵隔淋巴瘤的治疗和预后格外重要。纵隔淋巴瘤的诊断主要依赖于找到合适的病变组织或细胞行形态学、免疫学、遗传学及分子生物学（MICM）检查等。

1. 临床表现

主要为发热、呼吸困难、乏力、胸腔积液，以及气管和上腔静脉常出现受压征象。

2. 影像学表现

可见前纵隔有一圆形肿块或显示双侧肺门对称性呈分叶状阴影。肿块生长快，常有远位转移，此种情况淋巴肉瘤或霍奇金淋巴瘤可能性较大。

3. 临床诊断

根据最新的研究进展及美国儿童肿瘤治疗协作组建议，纵隔淋巴瘤的诊断可遵循以下流程：如有骨髓侵犯，优先选择骨髓穿刺细胞学和骨髓活检；如果骨髓不能诊断又存

在胸腔积液，可收集胸腔积液中脱落细胞采用 MICM 检查进行确诊；如果胸腔积液亦不能诊断，但浅表淋巴结有受累者，可考虑局部麻醉下行受累淋巴结活检；当前述方法均无法进行诊断时，可考虑 CT 或 B 超引导下纵隔肿块穿刺活检，或者可行纤维支气管镜下纵隔肿块穿刺活检，但由于此类活检无法取到完整的淋巴结，所以对 HL 的诊断不利。若患者可耐受全身麻醉，则可在全身麻醉状态下行浅表淋巴结活检，或者胸腔镜下纵隔肿块活检。而如果患者病情进展过于迅速，无法采用上述检查，可给予激素或者放疗进行预处理，待激素使用后 48 h 内肿块明显缩小，症状有所缓解，可耐受相关检查时再重复上述流程以明确诊断。

4. 治疗及预后

除胸腺霍奇金淋巴瘤外，手术切除并不能显著提高生存率。放射治疗及化疗仍是治疗淋巴瘤的最主要方法。

儿童 HL 治疗是基于危险度分组的全身化疗（以蒽环类化疗药物为基础）以及受累部位的低剂量放疗（involved-field radiation therapy，IFRT）的综合治疗。国际不同协作组针对儿童 HL 虽然采用的治疗方案有所不同，但 5 年总体存活率均在 95% 以上，美国 20 岁以下 HL 的 5 年总体存活率可达 96.7%。HL 有着高治愈，率但伴有治疗相关副反应，如感染、心血管及肺部疾病、继发恶性肿瘤、不育症等，如何权衡 HL 治疗需求、治疗毒副作用、缩短治疗周期是当前研究的重点方向。对于极少数难治或复发的儿童 HL，目前通用的方法为大剂量化疗后行自体造血干细胞移植治疗，有一定失败率；近年来，在成人 HL 治疗中取得较好效果的药物有抗体药物 brentuximab vedotin 及针对免疫检查点 PD－1 的靶向药物 nivolumab 和 pembroli-zumab，但在儿童 HL 中的应用仍需要相应的临床试验来验证。

儿童 LBL 的治疗通常采用 ALL 样化疗方案，5 年无病生存率可达 75%～90%。对于难治或复发 LBL，部分患者经大剂量化疗、自体或异基因造血干细胞移植后可获得长期存活的机会，但多数患儿预后不良，仍需要开发新的药物或新的治疗方法进行挽救性治疗。针对难治或复发性 T-LBL，美国食品药品监督管理局（FDA）批准了一个核苷类似物——奈拉滨（nelarabine）上市，可作为二线治疗药物。

PMLBL 与弥漫大 B 细胞淋巴瘤同属成熟 B 细胞 NHL，这两类肿瘤多采用相同的治疗方案。对于复发或难治性儿童 PMLBL，目前通用的治疗方案为大剂量化疗获得缓解后进行自体造血干细胞移植。

（四）纵隔其他肿瘤

儿童纵隔肿瘤还可见以下肿瘤类型：神经源性肿瘤，主要见于后纵隔，以神经母细胞肿瘤最多见（详细介绍可见外周神经肿瘤和神经外胚叶肿瘤章节）；生殖细胞性肿瘤，以畸胎瘤、内胚窦瘤最多见（可见生殖细胞肿瘤章节详细介绍）；间叶组织肿瘤，如婴幼儿血管瘤、淋巴管瘤、朗格汉斯细胞组织细胞增生症、纤维性肿瘤等。

小　结

从组织发育来讲，儿童肺部病变尤其是在新生儿及幼儿早期，多为发育异常相关的病变，如先天性肺气道畸形。此外，还可因感染、创伤及再生病理过程中发生获得性病变，如感染后肺囊肿。儿童肺部肿瘤较罕见，却包含了众多谱系的病变，其中一些与其他组织来源相似，亦有儿童期肺部特有肿瘤。临床上可表现为无症状、偶然发现、非特异性的呼吸道症状等，易被认为是炎性过程或哮喘而致使诊断延迟。儿童肺部肿瘤多为个例报道，故其发病率数据报道有限。

儿童心脏肿瘤是指生长在心包、心壁、心内膜等部位的肿瘤，有原发性和继发性之分。在儿童原发性心脏肿瘤中，多半为良性肿瘤，其中大多数是黏液瘤；其他原发肿瘤包括良性和恶性畸胎瘤、横纹肌瘤等。对于儿童心脏肿瘤而言，涉及更多的是恶性肿瘤的转移，可侵袭心包、心肌、心内膜等。

儿童原发纵隔肿瘤和囊肿的发病率并不高，但恶性纵隔肿瘤的发病率较高，并且不论是良性还是恶性均能对生命构成威胁。纵隔肿瘤可发生在任何年龄，最小者出生后数日即可发现，纵隔内重要器官组织多，胚胎来源较复杂，因此纵隔肿瘤和囊肿的种类也很多。儿童发生的纵隔肿瘤中，前纵隔的约占43%，中纵隔的约占18%，后纵隔的约占40%。

思考题

1. 儿童肺肿瘤中较为多见的肿瘤类型是什么，目前对其主要研究集中于哪些方面？
2. 儿童心脏肿瘤是如何进行分类分型的？
3. 原发性良性心脏肿瘤包括哪些类型，临床表现分别是什么，是否需要鉴别诊断？
4. 儿童纵隔肿瘤的分类及其依据是什么？请列表说明。

参考文献

[1] LAZAR D A, CASS D L, DISHOP M K, et al. Fetal lung interstitial tumor: a cause of late gestation fetal hydrops [J]. J Pediatr Surg, 2011, 46 (6): 1263 – 1266.

[2] BOWNES L V, HUTCHINS S C, CARDENAS A M, et al. Pleuropulmonary blastoma in an adolescent [J]. J Pediatr Surg Case Rep, 2020, 59: 101482.

[3] ANWAR A S, SALEM M I, BELTAGY R, et al. Large left ventricular fibroma: case report and literature review [J]. Innovations (Phila), 2020, 15 (3): 283 – 285.

[4] 刘艳. 不同途径转移的继发性心脏肿瘤6例［C］//中国超声医学工程学会. 中国超声医学工程学会第十三届全国超声心动图学术会议论文汇编. 中国超声医学工程学会：中国超声医学工程学会，2016：228 – 229.

[5] 周成，田金生，李鹤红，等. 儿童先天性肺气道畸形的影像诊断及误诊分析［J］. 临床放射学杂志，2019，38（9）：1738 – 1742.

（蔡辉　黄佳国　董朝霞）

第十二章　内分泌系统肿瘤

第一节　甲状腺内分泌肿瘤

甲状腺是人体重要的内分泌器官，位于颈部前方甲状软骨板的下方气管两侧，主要功能是合成并分泌甲状腺激素，对人体的生长发育、营养物质代谢和器官的活动起着重要作用。甲状腺内分泌肿瘤在小儿肿瘤中发病率较低（约3.7%），但与成人相比其恶性率较高，可达26.3%，在女性患儿中的发生率高于男性患儿。大部分小儿甲状腺肿瘤无明显的临床症状，常表现为单纯性甲状腺肿大、呆小等，容易误诊为其他疾病，就诊时往往出现甲状腺外的侵犯，淋巴结和肺转移发生率高，影响患儿的治疗及预后。甲状腺内分泌肿瘤可分为甲状腺腺瘤（thyroid adenoma）和甲状腺癌（thyroid carcinoma）。

（一）甲状腺腺瘤

甲状腺腺瘤（thyroid adenoma）是起源于甲状腺滤泡细胞的良性肿瘤，好发于甲状腺功能活动期，甲状腺腺瘤主要分为滤泡状腺瘤和乳头状腺瘤；临床以滤泡状腺瘤多见，儿童甲状腺腺瘤较为少见；病因尚未明确，临床往往以颈部出现肿大就诊。甲状腺腺瘤一般生长缓慢，无特殊不适，当肿物较大或位置较深时则有颈部压迫感或吞咽不适感。甲状腺腺瘤通过病史和仔细体检一般均能明确诊断。

1. 临床表现

甲状腺腺瘤最常见的体征为甲状腺结节，瘤结节有良性、恶性之分，甲状腺腺瘤一般为良性结节。良性结节占甲状腺疾病的绝大部分，而恶性的发生率低于5%。早期腺瘤面积较小且症状不明显，因此，对人体无直接影响，后期随着腺瘤自身体积不断增大而出现颈部增粗及无痛性肿块，肿块触诊界限清楚，质地中等，能随吞咽上下移动，同时患者会出现呼吸困难、吞咽困难等症状，并且随着病情的不断发展，患者的腺瘤会出现囊性变、纤维化、钙化等症状（图12－1）。

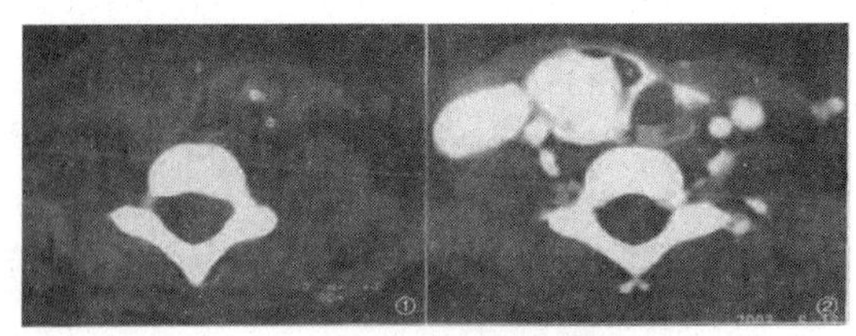

图 12－1　甲状腺腺瘤

注：女，9 岁，右侧甲状腺腺瘤。CT 可见右侧甲状腺密度不均匀肿块，包膜完整，肿块向前突出，气管受压略左移。增强扫描后肿块呈不均匀强化，实质性部分强化明显，囊性部分不强化

2. 临床诊断

甲状腺最常见的体征为甲状腺结节，可作为诊断的依据，同时也可以借助 B 超、CT、MRI 等进行辅助诊断。B 超对甲状腺疾病的敏感性在 95% 以上，并能正确区分结节的单发、多发与囊实性；CT 和 MRI 可以诊断甲状腺腺瘤病变的部位、大小、数量、形态、均匀度及其与周围组织的关系；核素扫描（ECT）检查有助于诊断高功能性腺瘤。对诊断可疑病例应行血液 T3、T4、TSH 检查和核素扫描等以了解甲状腺功能和肿瘤的性质，还可以采用细针穿刺细胞学检查帮助了解甲状腺肿瘤的性质，此种方法操作简单，儿童多可接受。

3. 治疗及预后

手术治疗甲状腺腺瘤仍是目前的主要手段，并且效果甚佳，常用的手术治疗方式包括以下 4 种：

（1）腺瘤摘除术，适用于单发结节的甲状腺腺瘤，摘除腺瘤而不包括甲状腺组织。儿童甲状腺腺瘤大多界限清楚，包膜完整，故此种手术为儿童甲状腺腺瘤最常用的治疗方法。

（2）腺叶部分切除术，多用于甲状腺的一个侧叶腺瘤，可连同腺瘤及同侧叶的部分腺体组织一并切除，然而腺叶部分切除术可能切除正常腺体过多，会有增加手术并发症的危险。

（3）一侧腺叶全切除术，常用于甲状腺腺瘤局限于一侧侧叶或肿瘤已占据甲状腺叶大部分，同时不能排除恶性变者。该手术切除肿瘤较彻底，但腺叶全切除术切除正常腺体过多亦可能有增加手术并发症的危险。

（4）腺叶次全切除术，亦称为甲状腺大部分切除术。该手术能切除足够的组织，又能适度地保留正常的腺体，但该手术术后病理检查为甲状腺癌时则仍需要再次手术，同样有增加手术并发症的危险。而对于肿瘤残留或远处转移者，建议同位素 I 外放射治疗，生存率可达 80%。

4. 鉴别诊断

甲状腺腺瘤应与结节性甲状腺肿区别，甲状腺腺瘤是一种肿瘤性病变，病灶以单发为主，周围边界清晰，可见晕环，病灶一般有包膜；而结节性甲状腺肿是一种功能性病变，病灶则以多发为主，周围边界模糊，且无明确晕环，病灶一般无包膜。

（二）甲状腺癌

儿童甲状腺癌（thyroid carcinoma）的发病率比成人低，可分为分化型和未分化型

两大类：分化型甲状腺癌（differentiated thyroid carcinoma，DTC）最常见，占 80%～95%，包括乳头状癌（papillary thyroid carcinoma，PTC）和滤泡样癌（follicular thyroid cancer，FTC）；未分化型甲状腺癌和甲状腺髓样瘤。儿童甲状腺癌总体预后较好，但因具有侵袭性强、易复发及转移特点，需要密切随访观察。儿童甲状腺癌在生物学特性、临床表现、疾病进程及预后等方面与成人不同，应将其与成人甲状腺结节和甲状腺癌区别。

儿童甲状腺癌可分类如下：①乳头状癌，是儿童甲状腺癌中最常见的类型，甲状腺乳头状癌（PTC）占所有儿童病例的 90% 以上。患儿多有头颈部放射治疗历史。②滤泡样癌（FTC），儿童 FTC 较少见，年发病率约为 0.5/100 万，儿童及年轻人中 FTC 占所有 DTC 的比例小于等于 10%。FTC 多局限于甲状腺腺体内部，较少发生周围组织侵犯，远处转移中骨转移较为多见。③未分化癌，是甲状腺癌中恶性程度最高的一种肿瘤，生长快，早期即可发生浸润和转移，恶性程度高，预后差，小儿极少见，女性多于男性。④髓样癌，在儿童中很少见，肿瘤由甲状腺滤泡旁细胞形成，发病主要原因是 RET 原癌基因突变。髓样癌分为散发型或家族型，其中散发型在临床上比较多见，但多为老人。

1. 临床表现

临床表现：①乳头状癌，约占甲状腺癌的 83%，临床上患儿具有较明显的颈部肿块、声音嘶哑、饮水呛咳等症状，儿童乳头状癌与成人相比更具侵犯性，颈部转移和治疗后局部复发的频率更高，但经正规治疗，预后较好，因此准确的术前诊断尤为重要。②滤泡样癌，儿童 FTC 多局限于甲状腺腺体内部，较少发生周围组织侵犯，远处转移中骨转移较为多见。③未分化癌，肿瘤的肿块坚硬、边界不清、生长迅速，常侵犯至甲状腺包膜之外，甚至侵犯周边的器官组织形成巨大的肿块，导致呼吸道梗塞、吞咽困难、颈动脉怒张、声音嘶哑、颈部疼痛等。④髓样瘤：儿童 MTC 通常根据家族史在发现颈部包块前诊断，常有 RET 突变的家族史，可出现单侧或双侧甲状腺肿块、呼吸不畅、吞咽困难、手足抽搐等症状（图 12－2）。

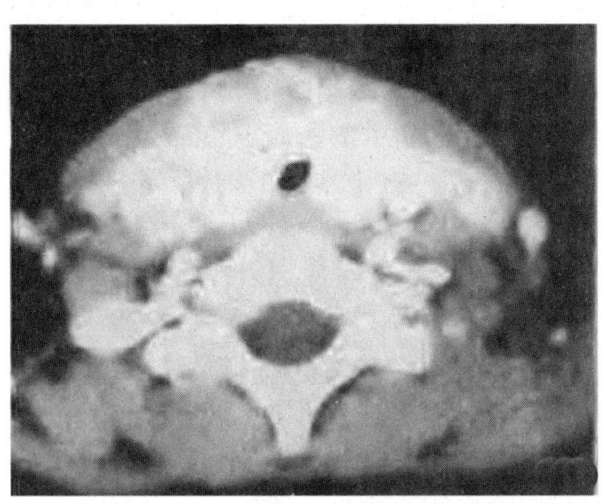

图 12－2　甲状腺癌

注：男，4 岁，甲状腺癌。甲状腺弥漫性肿大，边界不规则，CT 增强后强化明显，包绕气管，致气管呈环形缩窄。颈部大血管周围见多个肿大淋巴结

2. **临床诊断**

儿童甲状腺癌的诊断主要依靠病史、临床表现、体格检查、影像学及甲状腺功能检查等。

对于甲状腺的肿块，无论单发或多发、何种质地，均应提高警惕。若甲状腺肿块质硬，颈淋巴结肿大，或有压迫症状者，或存在多年的甲状腺肿块，在短期内迅速增大者，均应怀疑为甲状腺癌。结合 B 超、核素扫描、颈部超声、超声引导下细针穿刺细胞学检查（fine-needle aspiration，FNA）等，确定肿物性质。有的患者甲状腺肿块不明显，因发现转移灶而就医时，应想到甲状腺癌的可能。除此之外，针对儿童甲状腺癌患者，美国甲状腺学会《儿童甲状腺结节与分化型甲状腺癌诊治指南》建议若甲状腺结节超声表现为低回声、边界不规则、结节内血流增多时，可行 FNA 检查，不可仅依赖结节大小决定是否为甲状腺癌。

3. **治疗及预后**

儿童甲状腺癌的治疗方法有手术、放射性治疗、药物治疗等。其中以手术治疗为主。分化良好的甲状腺癌的治疗方法有以下 4 种：

（1）手术治疗。由于儿童及青少年甲状腺癌预后较好，手术治疗为首选方式。推荐用于治疗 DTC 的手术方式有甲状腺全切除术、甲状腺近全切除术和甲状腺腺叶切除术。甲状腺次全切除术目前不推荐用于治疗 DTC。对于为双侧且多灶的患儿，建议行甲状腺全切除术，对于病变局限于单一病灶且体积较小的病灶可以选择甲状腺近全切除术，以降低并发症风险。

（2）颈部淋巴结清扫策略。存在腺外侵犯和中央区淋巴结转移的患者，建议行治疗性的中央区淋巴结清扫术。对于单一病灶的患者可先行单侧中央区清扫，根据术中肉眼观察的淋巴结转移情况决定是否行对侧淋巴结清扫，可以根据患者的情况及术者的经验决定是否行预防性中央区淋巴结清扫术。

（3）内分泌治疗。甲状腺激素替代治疗和促甲状腺激素抑制治疗是目前公认的有效的内分泌治疗方式。DTC 患者术后需要终生采取甲状腺激素替代治疗（TSH 抑制治疗），即治疗之后应用甲状腺激素将 TSH 抑制在正常低限或低限以下，甚至是检测不到的程度，从而抑制肿瘤细胞生长，能够显著提高患者的无病生存率。

（4）放射性 ^{131}I 治疗。^{131}I 治疗是 DTC 术后治疗的重要手段之一，可有效减少复发和提高生存率。而《儿童甲状腺结节与分化型甲状腺癌诊治指南》不推荐术后常规进行 ^{131}I 治疗。推荐仅对确定或可疑的远处摄碘病灶或无法手术切除的局部摄碘病灶考虑应用 ^{131}I 治疗。已有研究发现，儿童甲状腺癌放射性碘治疗早期会出现恶心、短暂性骨髓抑制等并发症。后期并发症包括永久性唾液腺功能障碍、永久性骨髓抑制等，早期并发症与单次治疗的剂量有关，而后期并发症与累计治疗剂量有关，因而对患儿 ^{131}I 的剂量需要严格把握。

第二节　肾上腺肿瘤

肾上腺是人体重要的内分泌器官，由皮质和髓质组成，分别来源于中肾上皮及神经

外胚层。儿童肾上腺肿瘤种类较多，大多起源于髓质和皮质，皮质肿瘤（adrenocortical tumors，ACT）主要包括肾上腺皮质腺瘤（adrenocortical adenoma，ACA）和肾上腺皮质腺癌（adrenocortical carcinoma，ACC），多数具有内分泌功能，较少数无内分泌功能而成为非功能性肿瘤；髓质肿瘤主要有神经母细胞瘤和嗜铬细胞瘤。

（一）肾上腺皮质腺瘤

肾上腺皮质腺瘤（adrenocortical adenoma，ACA）临床上罕见，约占所有儿童恶性肿瘤的0.2%，发病率为0.2%。ACA是肾上腺皮质细胞的良性肿瘤，腺瘤较小，一般小于4 cm，重量不超过100 g，呈圆形或者卵圆形，边界清晰，有完整包膜，多为单个，两侧发病概率大致相等，偶有双侧腺瘤，依照瘤体的内分泌特点可分为无功能性腺瘤和有功能性腺瘤（图12－3）。大部分皮脂腺瘤是非功能性的，少数为功能性的，可引起醛固酮增多症或Cushing综合征。

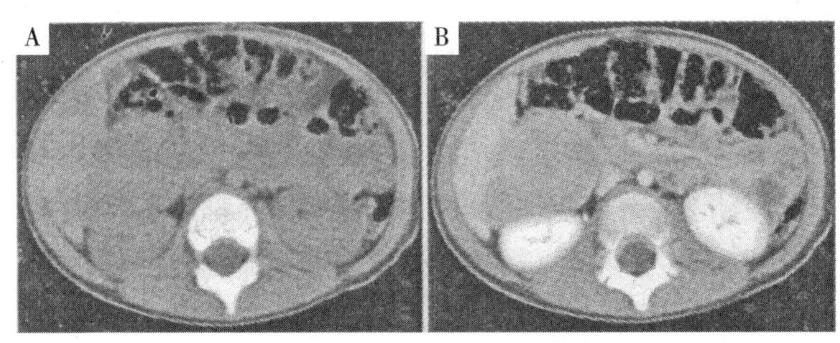

图12－3　右侧肾上腺功能性腺瘤

A：腹部CT平扫示病灶呈类椭圆形，边缘清楚，低于肌肉等软组织密度，接近水的密度（CT值为15 HU）；B：腹部CT增强扫描示病灶轻度强化，见包膜，边缘更加清楚

1. 临床表现

临床症状的出现往往跟肿瘤大小、部位以及产生的激素有关，若肿瘤内合成和分泌的激素较少，症状可消失。功能性皮质腺瘤的临床表现主要包括Cushing综合征和原发性醛固酮增多症，前者表现为水牛背、满月脸、腰酸背疼或高血压、痤疮等；后者主要症状为血压逐渐升高，降压效果不明显，并可有低血钾和肌无力、心律失常、痛性肌痉挛等碱中毒表现。

2. 临床诊断

肾上腺皮质腺瘤一般均含有丰富的脂肪及血管，利用CT平扫、延迟增强CT扫描及MRI增强扫描、MRI化学位移成像等影像学技术手段可进行诊断。肾上腺皮质腺瘤CT检查通常表现为小的均匀的肿块，呈类圆形肿块影，可有分叶，边缘光滑；MRI增强扫描时肾上腺皮质腺瘤呈典型的动脉期明显强化，较少表现为轻度均匀强化，罕见的也可表现为不均匀强化、周边部强化、点状强化或不明显的动脉期强化。

3. 治疗及预后

最根本的方法为手术切除，大多预后良好。肾上腺皮脂腺瘤的预后与肿瘤分泌激素

所产生的异常综合征有关。伴发 Cushing 综合征和醛固酮增多症的皮脂腺瘤，经切除后其预后好于伴发肾上腺生殖器综合征者，其临床症状可得到改善或治愈，但肿瘤切除不干净者仍可复发。而皮脂腺瘤伴有肾上腺生殖器综合征者，虽然组织形态可表现为良性特征，但手术后易出现局部复发甚至转移。另外，一部分皮脂腺瘤患者，由于发生对侧肾上腺皮质萎缩，在手术切除肿瘤后可导致肾上腺皮质功能低下，需要服用糖盐皮质激素治疗。

4. 鉴别诊断

鉴别诊断：①分化较好的肾上腺皮质癌与皮质腺瘤不易区别，但腺瘤无浸润和转移现象，而肾上腺皮质癌有浸润和转移，免疫组化可以有效区分两者；②肾癌的形态和位置易与肾上腺瘤混淆，但肾癌起源于肾脏，一般不损坏肾上腺，常转移到骨中；③腺瘤还易与肾上腺皮质结节混淆，肾上腺皮质结节常多发、双侧，通常不足 1 cm，偶尔可有 2～3 cm 的大结节，无 Cushing 综合征的临床表现；④肾上腺皮质结节增生同样有 Cushing 综合征，多发结节，可累及双肾上腺，周围皮质亦呈增生状态；⑤ CT 和 MR 检查有助于鉴别腺瘤和非腺瘤。

（二）肾上腺皮质腺癌

儿童肾上腺皮质腺癌（ACC）是少见的肾上腺恶性肿瘤，其发病率为每年（0.5～2）/100 万例，0～4 岁是一个发病高峰。肾上腺皮质腺癌的发生率有性别差异，多见于女孩。肾上腺皮质腺癌的患儿早期诊断较为困难，临床表现多样（图 12－4），恶性程度较高，病情发展较快，呈浸润性生长，较易侵犯周围的肾脏、肝脏、胰腺等器官，术后死亡率较高，复发概率较高。

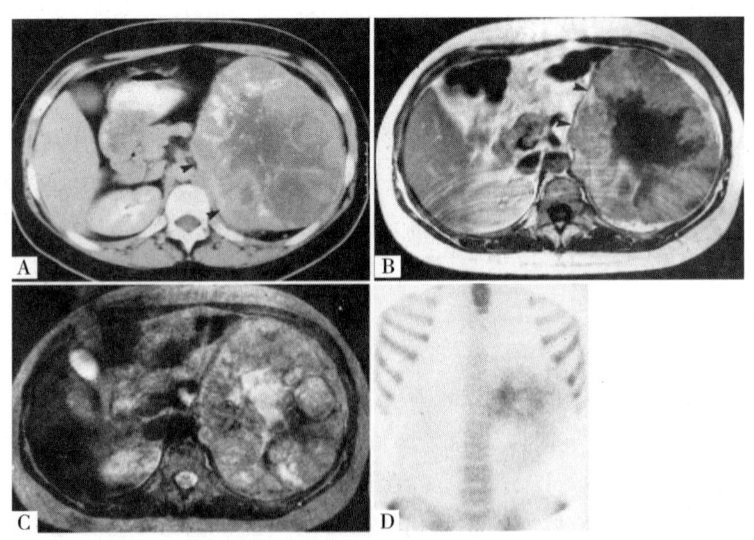

图 12－4　儿童肾上腺皮质腺癌

A：腹部增强 CT 显示左肾上腺边界清晰的肿瘤，有线性钙化和外周包膜增强（箭头）。有一个大的、不规则的中央减弱带。B：腹部 T1 加权磁共振造影显示一个大的点状、针状中央区域，注意勾画出肿瘤的内侧（箭头）。C：在 T2 加权磁共振成像中，中央区域是高强度的。D：MDP 骨扫描腹部前方图像显示左侧肾上肿块摄取放射性示踪剂。

儿童肾上腺皮质腺癌的分期为：① Ⅰ期为小于等于5 cm的非浸润性肿瘤，无淋巴结或远处转移；② Ⅱ期为大于5 cm的非浸润性肿瘤，均无淋巴结或远处转移；③ Ⅲ期为淋巴结阳性，周围组织浸润，或静脉瘤栓；④ Ⅳ期肿瘤局部浸润并向远处转移。多数患者发现肿瘤时为Ⅲ期或Ⅳ期。

1. 临床表现

（1）雄性化。雄性化是儿童肾上腺皮质癌患者最常出现的症状，其发生率约为80%，患儿过度分泌雄激素，可表现为阴毛出现、阴蒂肥大、阴茎增大、面部痤疮、声音变粗、多毛等。

（2）Cushing综合征。约有1/3的患者会出现糖皮质激素过度分泌引起的Cushing综合征，其症状为满月脸、向心性肥胖、红细胞增多症、高血压等。

（3）原发性醛固酮增多症与雌性化。原发性醛固酮增多症通常见于双侧肾上腺皮质增生的患者，其临床表现有头痛、近端肌肉无力、多尿、心动过速、低血钙、高血压等。雌性化的症状也很罕见，主要表现为男性乳房发育。

（4）癌的生长与转移。肺是肾上腺皮质癌最常发生转移的部位，其次是肝，其他可能发生转移的部位有腹膜、胸膜或膈肌、腹部淋巴结、肾脏。

2. 影像学检查

在定位诊断中B超、CT及MRI是肾上腺肿瘤的常用诊断方法，CT扫描被认为是肾上腺皮质癌影像学诊断和临床分期的主要手段。MRI具有多平面成像特点，定位诊断优于CT，可确定肿瘤起源、与邻近器官的关系及血管受侵情况，对制订手术方案有较大帮助。

3. 实验室检查

主要是检查血中促肾上腺皮质激素（ACTH）和肾上腺皮质内分泌激素的水平，包括糖皮质激素、盐皮质激素、雄激素、雌激素。肾上腺皮质内分泌激素水平增高支持肾上腺皮质癌的诊断。

4. 临床诊断

临床表现为体重下降、淋巴结或远处转移，病理学检测显示肿瘤大于100 g、肿瘤坏死、出现血管浸润，高倍镜下有核分裂现象则可诊断为肾上腺皮质癌。除此之外，患者初次就诊时，应对患者进行全面细致的体格检查，勿遗漏细节，尤其是与激素分泌过量引起的相关症状应格外注意。

5. 治疗及预后

对于ACC，肿瘤的完整切除是唯一的治愈性治疗手段，而辅助治疗的目的是降低复发的概率。其手术治疗和辅助化疗的情况如下：

（1）手术治疗。对于早期和进展期（Ⅰ～Ⅲ期）肾上腺皮质癌患儿，彻底切除肿瘤是首选的治疗方案。手术通常采用经肋缘下切口经腹途径，也可延长为人字切口或双侧肋缘下切口，少数患者可能会需要采用胸腹联合切口。全切术的范围根据局部浸润侵犯的程度可能包括肾脏、胰腺的一部分和（或）肝脏或其他邻近器官。对于肿大的淋巴结在术中也应予以清除。由于儿童肾上腺皮质癌进展迅速，内部常有坏死、出血，肿瘤较脆，因此经腹腔镜途径的手术切除并不提倡，因为其易引起肿瘤破裂和种植转移。

对于局部复发和远处转移的肿瘤，同样应该积极手术治疗，配合辅助化疗可延长患者的生存期。

（2）辅助化疗。肾上腺皮质癌的辅助化疗效果不理想，这是由于肾上腺皮质癌细胞常表达多药耐药基因 *MDR*，对普通化疗药物不敏感，现有的化疗方案都是以密妥坦为基础的。辅助化疗应用于以下情况：①无法手术的患者；②术后发生转移复发的可能性较高；③用于控制肾上腺激素过度分泌引起的症状。单纯应用密妥坦化疗对 15%～60% 的患儿有效，儿童的化疗效果与成人相似，密妥坦的毒副作用比较显著，可出现恶心、呕吐、腹泻、嗜睡、精神障碍、共济失调、视物模糊、头痛、肝肾损害。为了提高辅助化疗的效果，可以联用其他的普通化疗药物如 5－氟尿嘧啶（5－FU）、鬼臼毒素、顺铂、炭铂、环磷酰胺等，联用后可降低密妥坦的用量，减少其毒副作用。

6. 鉴别诊断

分化好的 ACC 与腺瘤结构相似，两者鉴别很困难。一般来说，腺瘤较小，重量小于 50 g，未见病理性核分裂，未见侵犯脉管及被膜；嗜铬细胞瘤临床亦常见有 Cushing 综合征，不易与 ACC 鉴别，但嗜铬细胞瘤嗜铬反应呈阳性，镜下观察富含脂质的细胞较少，胞质内多见玻璃样小球，电镜下可见神经内分泌颗粒。

（三）肾上腺髓质肿瘤－嗜铬细胞瘤

肾上腺嗜铬细胞瘤（pheochromocytoma，PHEO）是指肾上腺髓质内嗜铬细胞产生大量儿茶酚胺的肿瘤，通常可以产生、储存、代谢和分泌儿茶酚胺，是一种非功能性或功能性良性肿瘤，临床表现为高血压，甚至高血压危象，并可引发心、肾、脑等器官的严重损害，具有潜在的恶性潜能，极其罕见，在儿童中更为罕见。

1. 临床表现

患儿会出现男性化和假性青春期，表现为阴毛加速生长和骨骼成熟、阴茎或阴蒂增大、多毛和痤疮等，血浆睾酮和硫酸脱氢表雄酮升高。多数患儿还表现出头痛、心悸、多汗等现象，并出现持续性高血压（图 12－5）。

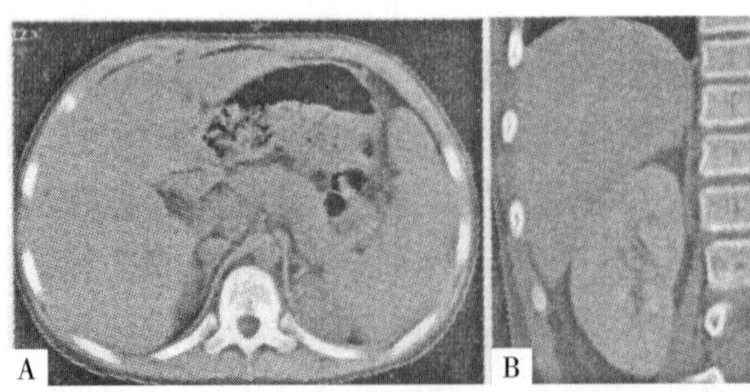

图 12－5　左侧肾上腺恶性嗜铬细胞瘤

注：女，3 岁，左侧肾上腺恶性嗜铬细胞瘤。A：腹部 CT 增强扫描示病灶呈巨大类椭圆形，其内见大片状低密度无强化坏死区，肿瘤实质强化明显；B：腹部 CT 增强扫描冠状位重建示病灶内缘边界模糊，向下推移左肾

2. 临床诊断

嗜铬细胞瘤的诊断是通过测量患儿血液中和尿液中儿茶酚胺及代谢产物的浓度来确定的，定位诊断可借助 MRI 和 CT 扫描，嗜铬细胞瘤在高磁场 MRI 中 T1 加权序列表现为低信号或等信号，而在 T2 加权中表现为高信号。

3. 治疗及预后

目前治疗嗜铬细胞瘤的方法是手术切除，其中腹腔镜手术已成为嗜铬细胞瘤切除的主要手术方式。嗜铬细胞瘤患者经术前明确诊断后，应给予充分的术前准备，包括扩容降压和并发症的处理等，以保证患者手术安全；术中给予监测血压、脉搏、仪率等生命体征，及时处理突发情况及减少刺激肿瘤可保证手术的平稳运行；术后密切监测血压、脉搏、心率等生命体征，及时对症治疗可明显减少并发症。对于恶性嗜铬细胞瘤，也应尽量进行手术切除，手术未能完全切除或术后复发及出现转移病灶，需要长期进行药物治疗，用 α－受体阻断剂等控制高血压症。

（四）肾上腺髓质肿瘤－神经母细胞瘤

神经母细胞瘤（neuroblastoma，NB）是婴幼儿常见的外周神经系统恶性实体肿瘤，超过 50% 的神经母细胞瘤发生于 2 岁以内的婴幼儿，该肿瘤在全部儿童肿瘤疾病中占 6%～10%，死亡率约为 15%，具备自发性消退或痊愈的能力，晚期神经母细胞瘤呈现恶性程度高、侵袭性强等特点。

根据国际神经母细胞瘤分期系统 INSS 分期，神经母细胞瘤分期见表 12－1。

表 12－1　神经母细胞瘤国际神经母细胞瘤分期系统 INSS 分期

分期	临床表现
Ⅰ	肿瘤局限于原发组织和器官；肉眼观察完全切除，淋巴结镜阴性
Ⅱa	单侧肿瘤切除完全或不完全，同侧淋巴结镜阴性
Ⅱb	单侧肿瘤切除完全或不完全，伴有同侧淋巴结镜检阳性
Ⅲ	肿瘤超越中线，伴或不伴有区域淋巴结转移；中线之内肿瘤同时伴有双侧淋巴结转移
Ⅳ	肿瘤转移至远处淋巴结、骨、骨髓或其他器官
Ⅳs	发病年龄在 1 岁之内，原发病灶属Ⅱ期以下，仅有肝，皮下或骨髓转移

资料来源：International Neuroblastoma Staging System，INSS。

1. 临床表现

此肿瘤的一般症状表现为患儿早期症状不明显，部分患儿有发热、贫血、面色苍白、乏力、体重下降或不增等非特异性症状。除此之外，其他症状表现如下（图 12－6）。

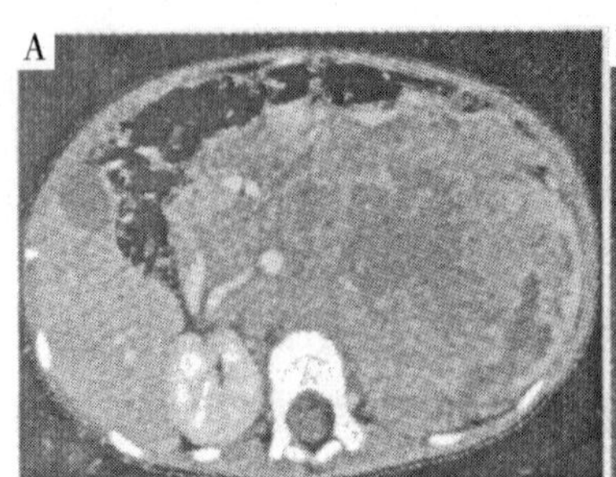

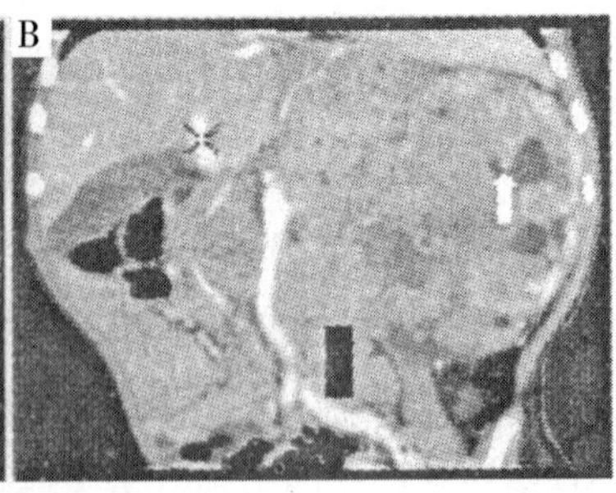

图 12-6　左侧肾上腺神经母细胞瘤

女，2 岁，左侧肾上腺神经母细胞瘤。A：腹部 CT 增强扫描动脉期，示病灶形态不规则，边缘模糊，病灶包绕腹主动脉及肾血管，侵及左肾；B：腹部 CT 增强扫描静脉期冠状位重建，示病灶轻度强化，侵及左肾，左肾盏扩张（白箭头所示），并见腹腔淋巴结转移，部分融合（黑箭头所示）

（1）肿瘤所致的压迫症状：若肿瘤位于腹膜后，可有腹胀、腹痛、呕吐、便秘等消化道症状，部分可出现无痛性包块，少数患儿可有消化道或泌尿道梗阻；若瘤体较大时可压迫静脉或淋巴管，导致下肢或阴囊水肿。若肿瘤位于纵隔和颈部，则出现呼吸困难，可引起呼吸困难、咳嗽、喘鸣等症状；发生于盆腔，可因局部压迫出现便秘、腹胀、排尿不畅等。

（2）转移瘤症状：多数患儿就诊时已伴有远处转移，常见转移至骨髓、骨骼（包括颅骨）、淋巴结、肝脏、皮肤、眼眶等。骨转移常可引起剧烈疼痛，导致行走不便。

（3）副肿瘤综合征：部分患儿伴有儿茶酚胺及其代谢产物过度分泌，可出现血压升高，还可导致面部潮红、出汗和易激惹等症状；2%～4%的患儿会出现眼阵挛－肌阵挛综合征，表现为眼球快速不规则运动、肌阵挛、共济失调等特征性症状。

2. 临床诊断

NB 的常规诊断标准为：①病理组织活检诊断；②骨髓穿刺、涂片确诊；③ 24 h 尿香草扁桃酸（VMA）定量检测显著升高；④影像学资料显示，NB 好发部位存在肿瘤钙化、组织包绕血管浸润性生长等特征。满足第四项即可确诊，当无病理学诊断时满足第②、③、④中任意 2 项即可确诊。

3. 治疗及预后

小儿神经母细胞瘤的治疗方法如下：

（1）手术治疗：手术治疗是 NB 治疗的主要手段，是影响预后的重要因素。外科治疗应尽可能完整切除，同时清扫受累的淋巴结，受累器官根据患者情况进行切除。INSS 分期中Ⅰ期、Ⅱ期的患儿，手术完整切除原发灶可为患儿提供治愈的机会，国际儿童肿瘤组的研究显示，对于Ⅰ期患儿仅通过单纯的手术治疗，生存率可达 95%以上；Ⅱa、Ⅱb 期患儿仅单纯手术治疗，4 年无事件生存率和总生存率分别为（81±4）%、（98±1.5）%，但 NB 恶性程度高、进展快、易发生转移，多数患儿就诊时已是Ⅲ期、Ⅳ期，常不能手术完整切除，对于此类患儿手术前可给予新辅助化疗，为手术完整切除创造条件。

（2）化疗：化疗是目前中高危神经母细胞瘤主要的治疗手段之一，多数神经母细

胞瘤患儿对化疗相对敏感。近年来，临床普遍认可的神经母细胞瘤治疗原则有术后化疗、大剂量化疗联合自体外周血造血干细胞移植、术前减容化疗。

（3）放疗：NB 是一种对放疗高度敏感的肿瘤，局部放疗能有效降低 NB 原位复发的风险，对于手术不完全切除或进展性疾病且化疗无效时可考虑放疗。

（4）造血干细胞移植治疗：造血干细胞移植主要用于治疗难治性神经母细胞瘤。对此类患者进行造血干细胞移植治疗的目的在于帮助患儿重建免疫功能与造血功能，以提高患儿的无瘤生存率。按照移植物的不同，主要分为骨髓移植、外周血干细胞移植和脐血移植。

第三节　甲状旁腺肿瘤

甲状旁腺肿瘤（parathyroid tumor）是一种罕见的内分泌肿瘤，其发病率占全身肿瘤的 0.05%，占原发甲状旁腺功能亢进患者的 0.5%～5%。甲状旁腺肿瘤分为良性的甲状旁腺腺瘤（parathyroid adenoma，PTA）和恶性的甲状旁腺癌（parathyroid carcinoma）。甲状旁腺肿瘤的发生率女性多于男性，女性与男性之比为 2∶1～4∶1，老年人多见，儿童少见。

甲状旁腺腺瘤（parathyroid adenoma）一般是单发的，偶见双发，在甲状旁腺的结构上发生异常，大体形态多呈椭圆形，有完整包膜，与周围无粘连，大小因发现早晚而不同，患者经过手术多数都能够治疗。甲状旁腺腺瘤中偶有较大而呈亮黄色的脂肪腺瘤，临床也可出现甲状旁腺机能亢进。镜下可见大量脂肪细胞和黏液性退行变及排列成条索状的主细胞和嗜铬细胞，亦有无 PTH 分泌过多者，这种肿瘤可视为胸腺脂肪瘤的类似物。

甲状旁腺癌（parathyroid carcinoma）非常罕见，在整个甲状旁腺疾病当中只占 1‰，表现为局部侵犯。转移至区域淋巴结，常转移到肺、肝和骨骼。腺癌大体所见色泽常呈灰褐色，质地硬，表面不平，不如腺瘤光滑，常紧贴在甲状腺后面，或与食管周围组织相粘，偶见直接侵犯到甲状腺或食管者。镜下所见主要有包膜和血管侵犯，肿瘤细胞常呈小结节状聚集且被无细胞的小梁状的纤维带所分隔，细胞的大小形态颇一致，整齐地排列成行，细胞核大深染，核分裂象当多见。

1. 临床症状

甲状旁腺肿瘤的早期症状不典型，出现甲状旁腺功能亢进后才被发现。会出现颈部肿块引起的局部疼痛、吞咽有异物感，可有声音嘶哑等现象。其余表现如下：

（1）高血钙表现：神经肌肉和精神改变，如容易疲劳、肌力与肌张力下降、性格改变、智力与记忆力减退、情绪不稳定和失眠等，偶有精神病发作，严重者可昏迷。患者胃肠道蠕动弛缓，可有食欲不振、恶心、呕吐和便秘，溃疡病发生率增加。有的患者伴有慢性胰腺炎。

（2）泌尿系症状：当血钙过高超过肾阈时尿钙排出增多，磷酸钙与草酸钙盐容易

沉积于泌尿系统，形成泌尿系结石和肾钙化。半数患者有肾绞痛、血尿和尿结石等症状。患者易发生泌尿系感染，导致肾功能损害，甚至尿毒症。此外，高血钙及高尿钙还能造成高渗性利尿，故患者常多尿、多饮。

（3）骨骼改变：患者骨质普遍性脱钙，长期进展可出现全身性纤维囊性骨炎，特征性改变为指（趾）骨外缘出现骨皮质缺损，被称为骨膜下吸收，牙硬板也可被吸收；头颅 X 射线平片示沙砾样骨吸收改变；四肢长骨、肋骨、锁骨及骨盆等处可有囊性变、巨细胞瘤样改变或棕色瘤。患者常有局部或全身骨骼疼痛及压痛，行走、下蹲及起立均感困难，重者卧床不起，翻身困难。患者常有骨骼畸形和病理性骨折，身材可明显变矮；牙齿易于脱落（图 12－7）。

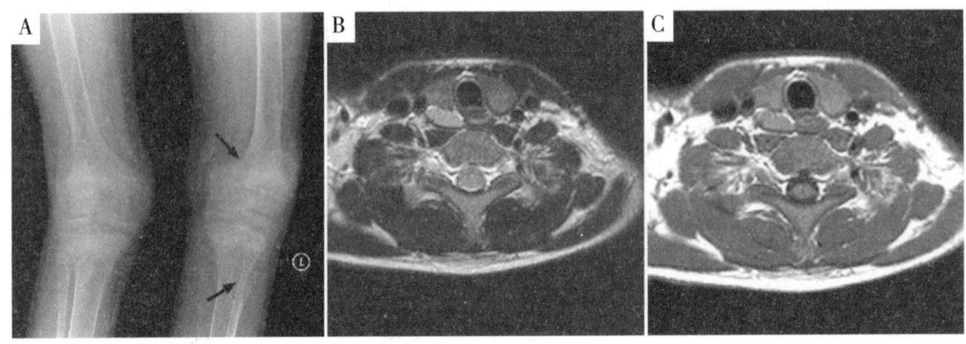

图 12－7　右侧 PTA 并骨骼系统异常

注：男，13 岁，右侧 PTA 并骨骼系统异常。A：双膝关节正位 X 射线平片，显示片内诸骨密度减低，骨皮质变薄，双侧股骨远端变形，诸骨干骺端密度不均匀，左胫骨近端、左股骨远端见囊变影（黑箭）。B～C：分别为轴位 T2 加权相和 T1 加权相，见右侧甲状腺后方扁圆形结节，边缘清楚，与周围正常甲状腺组织相比，在两种序列依次为高及等信号

2. 临床诊断

诊断要点：①反复发作的泌尿系结石和骨关节疼痛、肌无力、轻微外伤可致病理性骨折的患者而 X 射线检查又显示骨质广泛脱钙、疏松并呈囊样变者应考虑到甲状旁腺肿瘤；②血钙和碱性磷酸酶增高，而血磷降低；③在甲状旁腺相应部位触到肿块，B 超或 CT 检查到增大的甲状旁腺则可以诊断为甲状旁腺肿瘤，甲状旁腺癌则需要病理确诊。

3. 治疗及预后

对于甲状旁腺肿瘤，手术摘除是唯一有效的方法，手术切口多采用颈前横弧形切口，原则上要探查双侧全部甲状旁腺后再做腺瘤摘除，以明确其余旁腺是否出现增生、萎缩或其他病变。由于大多数腺瘤具有完整的包膜故可完整摘除，如腺瘤与甲状腺背侧有粘连可同时做甲状腺部分切除以免复发。腺瘤摘除后立即送冰冻切片明确性质，良性腺瘤做单纯摘除；若为旁腺恶性肿瘤，则可同时做患侧甲状腺腺叶切除加气管旁淋巴清扫，术中注意不损伤喉返神经、气管及食管。

第四节　胰腺内分泌肿瘤

胰腺内分泌肿瘤（pancreatic endocrine tumor，PET）是由胰岛内具有分泌不同激素的多种细胞发展而成的肿瘤，也是临床上较为少见的一种胰腺肿瘤，发病率为（1～2）/10万，占胰腺肿瘤的1%～2%。在临床治疗过程中，主要是通过胰腺内分泌肿瘤细胞产生的激素是否引起症状将其分为无功能性胰腺内分泌肿瘤和功能性胰腺内分泌肿瘤。由于该疾病在发病早期的特异性较为缺乏，因此，在临床诊断的过程中也极易出现漏诊或者误诊现象。

（一）先天性胰岛细胞增多症

先天性胰岛细胞增多症（congenital hyperinsulinemia，CHI）是一种因胰岛β细胞不受调节，异常分泌胰岛素导致的异质性综合征，是婴幼儿和儿童期持续性和复发性低血糖最常见的原因。临床上以严重、持续反复的低血糖为特征，其最大危害在于低血糖性脑损伤，一般2岁以内发病，约1/3于出生后28 d内发病，月龄越小婴儿低血糖的危害越大，对脑发育和脑功能的损害也更严重。新生儿CHI也称为“胰岛母细胞增生症”“婴儿持续性高胰岛素性低血糖症”。

1. 临床表现

患者初发的临床表现多样，起病隐匿，症状可不典型，易造成漏诊和误诊。2岁以内的胰岛细胞增多症患儿较少有面色苍白、多汗和心动过速等低血糖典型症状，往往因为惊厥发作或其他神经系统症状才被发现。持续、反复的低血糖发作可导致不可逆的中枢神经系统损伤，并留有不同程度的后遗症（图12－8）。

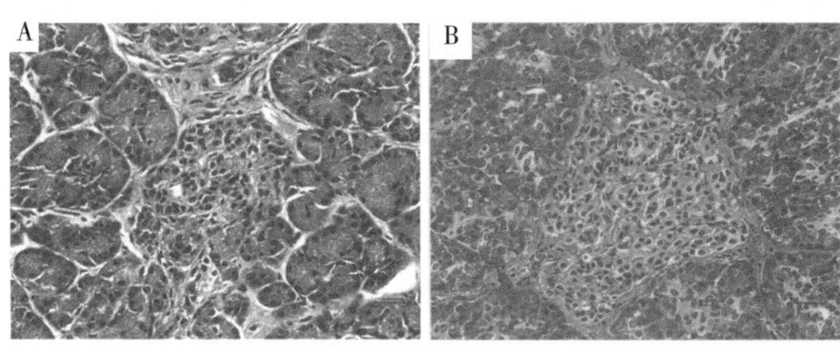

图12－8　胰岛细胞增多症（弥漫型）

注：见体积增大、大小各异的增生胰岛细胞

2. 临床诊断

当临床出现以下任一情况时需要警惕注意新生儿CHI：①静脉输注葡萄糖时需要高糖速［大于8 mg/（kg·min）］才能维持血糖正常；②任意时间或餐后2 h内发作

的低血糖，新生儿甚至在餐后 1 h 内发作；③胰高血糖素治疗后，血糖浓度增加 1.7～2.0 mmol/L。

其主要诊断标准包括：①低血糖发作时，伴高胰岛素血症、低脂肪酸血症、低酮血症；②胰高血糖素试验有反应；③需要静脉高糖速以防止低血糖。

3. 治疗及预后

CHI 治疗的首要目的是维持血糖在正常范围内（大于等于 3.5 mmol/L），并预防其发生脑损伤。其治疗可分为内科治疗和外科手术治疗。

（1）内科治疗：包括喂养和药物治疗等。①静脉葡萄糖输注：静脉输注葡萄糖是有效控制血糖的第一步。②喂养：按一定的时间表，给患儿口服糖或其他碳水化合物，以防止低血糖的发生。当患儿不能正常进食时，可采用鼻饲。③药物治疗：CHI 的诊断一旦确立，即可开始用二氮嗪对患儿进行实验性治疗。二氮嗪为钾通道开放剂，是 CHI 的主要和首选治疗药物。它能够与 KATP 敏感性钾通道的 SURl 亚单位结合，使钾通道处于开放状态，从而抑制胰岛素的分泌；对二氮嗪治疗无效的患者，可进一步选用奥曲肽进行治疗，奥曲肽是一种长效可注射的生长激素抑制，是胰岛素释放的潜在抑制剂；胰高血糖素能在数分钟内升高血糖，当患儿血糖水平极低却又不能进食时，可选用此药物快速提升血糖水平，可单独使用也可联合奥曲肽使用。

（2）外科手术治疗：局灶型或弥漫型 CHI 在药物和饮食疗法无法维持正常血糖时，推荐手术治疗，外科选择的手术方式取决于患儿先天型高胰岛素血症的组织学类理，其中 48%～55% 为弥散型，45%～52% 为局灶型，弥散型的患者通常需要行胰腺次全切术，但这种手术并不能使所有的患儿获得治愈。对于局灶型患儿，只需进行选择性胰腺部分切除术切除含有病变的胰腺部分，即可使患儿获得治愈。

（二）胰岛素瘤

胰岛素瘤（insulinoma）是最常见的胰腺内分泌肿瘤，占胰腺内分泌肿瘤的 70%～75%，是内源性高胰岛素血症引发低血糖最常见的原因之一。胰岛素瘤年发病率为 1/100 万，大多数为良性，只有 4%～16% 的是恶性，儿童见于 4 岁以上年龄段。由于高胰岛素而引起非酮症性低血糖，典型的临床表现为 Whipple 三联征，常以精神症状为首发，故容易误诊为神经系统疾病。由于可以引发严重的低血糖，胰岛素瘤往往在体积很小的时候被发现。成人胰岛素瘤多为单发性，多发性腺瘤或者微腺瘤少见；而大多数儿童仅有胰岛 β 细胞增殖症，并无明显的弥散化。胰岛素瘤的发病机制尚不清楚，可能与基因突变、染色体改变或者表观遗传改变等有关。

1. 临床症状

具有典型的 Whipple 三联征，反复的低血糖发作和神经症状，空腹或劳动后易发作，口服或静脉注射葡萄糖后，症状可消失。其中神经症状轻重不一，从复视、视线模糊、乏力到意识混乱、行为异常，甚至出现痫性发作、震颤、易激惹、虚弱、发汗、心动过速、人格改变、昏迷等症状。若长期低血糖发作，可造成不可逆的脑部损伤。

2. 临床诊断

胰岛素瘤一般瘤体较小，广泛分布于胰头、胰尾、胰体，甚至胰外，可单发或多

发，多难以发现直径较小的肿瘤。①通常临床上可通过组合经腹超声、CT、MRI、选择性胰血管造影和超声内镜辅助肿瘤定位诊断。侵入性的诊断方法有血管造影、内镜超声（endoscopic ultrasound，EUS）及选择性动脉钙刺激肝静脉取血测胰岛素（ASVS），其定位准确率高，胃镜下超声监测和增强超声检查准确率达到90%。②定性诊断主要依靠临床表现和实验室功能测定。胰岛素瘤的典型临床表现为 Whipple 三联征；实验室检查主要是证实有空腹低血糖及自主分泌的高胰岛素血症的存在，所以临床上需要动态地密切监测血糖、同步监测胰岛素及 C 肽水平。当血糖低于 2.8 mmol/L 时，同步测血糖和胰岛素，计算胰岛素释放指数，胰岛素释放指数(IRI/G) >0.3 具有一定诊断意义。对于临床表现不典型的患者，还应当进行 72 h 饥饿试验（图 12 -9）。

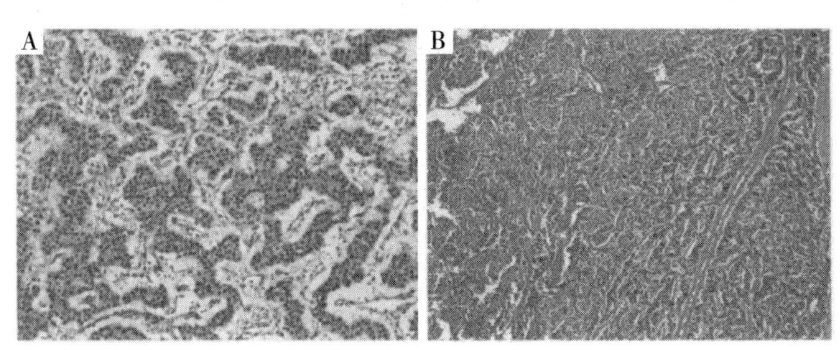

图 12 -9　胰岛素瘤

注：肿瘤组织排列呈梁状结构或实性和梁状兼有的混合性结构

3. 治疗及预后

（1）外科手术：大多数婴儿及儿童的胰岛素瘤可以治愈，其主要治疗方法为手术切除。因胰岛素瘤绝大部分为良性，局部切除即可达到根治要求，位于胰腺表面、具有完整包膜的肿瘤一般可行局部剜除，当胰体尾部肿瘤较大或邻近主胰管应行胰腺远端切除，当位于胰头时通常需要行胰十二指肠切除。胰腺远端切除术是胰体尾部肿瘤最常见的治疗术式，其具体手术方案包括胰体、尾联合脾脏切除术、切断脾血管的保留脾脏胰体、尾切除术和保留脾血管的胰体、尾切除术，胰腺远端切除术能充分保留脾脏的生理结构和功能，预防术后血小板增多、血栓形成。然而，胰腺邻近许多重要的器官和血管，因此，这项手术的实施是困难和具有高风险的。

（2）超声内镜（EUS）：EUS 引导下无水酒精瘤内注射治疗胰岛瘤是近几年应用于胰岛素瘤治疗的新方法，该方法应用线性阵列超声内镜明确肿瘤位置，胃窦部穿刺瘤体，适量无水乙醇缓慢注入肿瘤内部。其原理为：①利用乙醇对肿瘤组织迅速脱水、固定的作用，使蛋白质发生变性，肿瘤内血管收缩，血管壁变性，局部血栓形成，导致组织坏死；②破坏肿瘤细胞，引起炎性细胞浸润、成纤维细胞增生，发生纤维化，达到最大限度灭活肿瘤细胞。

4. 鉴别诊断

由于胰岛素瘤的发病率低，病程缓慢以及低血糖症状的非特异性，该病常常被误诊。

第五节　松果体肿瘤

松果体肿瘤（pinealoma），从狭义讲，指的是起源于松果体组织细胞中的肿瘤，而广义上的松果体肿瘤指的是松果体区肿瘤，是指起源于松果体区及其附近组织累及松果体的一类肿瘤，又称为第三脑室后部肿瘤，是一种比较罕见的颅内肿瘤，在儿童中的发病成人更为普遍，占小儿肿瘤的2.5%～8.5%，在亚洲人中更常见，并且在男性中的发病率比在女性中的高。

松果体区又称为第三脑室后部，肿瘤细胞的来源各不相同，按照起源的不同，儿童松果体区肿瘤大致可以分为生殖细胞肿瘤（germinoma）、松果体实质细胞瘤（pineal parenchymal cell tumor）、神经胶质肿瘤（glioma）、脑膜瘤（meningioma）等。松果体肿瘤的分类如下：

（一）生殖细胞肿瘤

生殖细胞肿瘤（germinoma）主要包括生殖细胞瘤和非生殖细胞瘤性生殖细胞瘤。生殖细胞瘤源于原始生殖细胞或原始生殖细胞发育的不同阶段，好发于松果体区，约占松果体肿瘤的40%。非生殖细胞瘤性生殖细胞瘤包括畸胎瘤、胚胎性癌、绒毛膜上皮癌、内胚窦瘤、混合性生殖细胞瘤；畸胎瘤由内、中、外三胚层衍生而成，发生率仅次于生殖细胞瘤，占松果体区肿瘤15%；胚胎性癌、绒毛膜上皮癌、内胚窦瘤为高度恶性肿瘤，可侵袭周围组织并向随脑脊液播散，神经外系统转移者罕见（图12－10）。

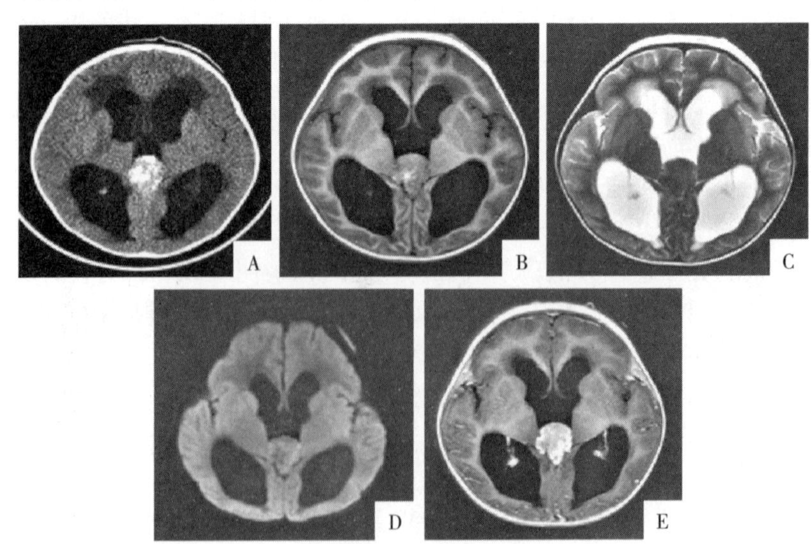

图12－10　生殖细胞瘤

女，5岁，生殖细胞瘤。A：示肿块CT平扫密度较均匀，伴钙化；B～D：肿块以T1加权等高信号、T2加权等信号为主，DWI呈等高信号；E：增强后除钙化成分均明显强化。边界清晰，呈分叶状

（二）松果体实质细胞瘤

松果体实质细胞瘤（pineal parenchymal cell tumor）主要包括松果体细胞瘤和恶性的松果体母细胞瘤，还包括少数的中度恶性的松果体实质细胞瘤。中度恶性的松果体实质细胞瘤又称为中间分化的松果体实质细胞瘤，包括松果体瘤/松果体母细胞瘤的混合肿瘤、异型性松果体瘤。松果体细胞瘤起源于松果体实质细胞，可见于任何年龄，成人较为多见。而松果体母细胞瘤源于松果体区神经外胚叶的髓上皮，好发于男性儿童，发病年龄较小，平均为 18 岁（图 12－11）。

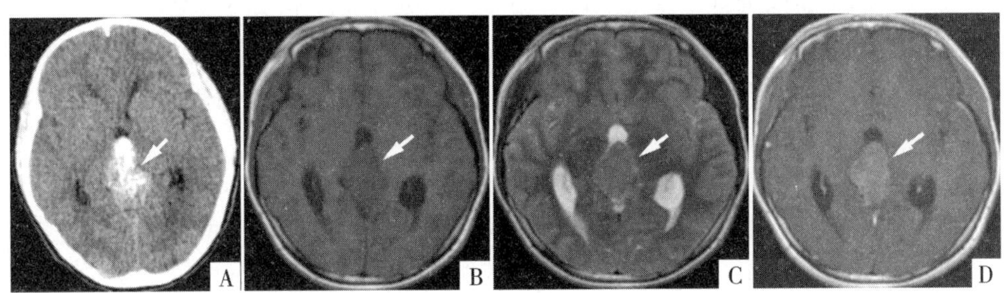

图 12－11　松果体实质细胞瘤

女，11 岁，中分化的松果体实质细胞瘤，WHO Ⅱ～Ⅲ级，因反复头痛、头晕 4 个月，加重伴呕吐 1 周入院。A：CT 平扫示松果体区高密度软组织肿块（箭头），边界清晰，形态尚规则；B：T1 加权示松果体区团块状低信号病灶，边界清晰（箭头）；C：T2 加权示病灶呈稍高信号（箭头）；D：增强扫描示实性部分明显不均匀强化（箭头）

（三）神经胶质肿瘤

神经胶质肿瘤（glioma）包括星形细胞瘤、少突胶质细胞瘤、室管膜瘤等，以星形细胞瘤多见。多起源于邻近松果体的脑组织，少数起源于松果体内的神经胶质细胞。肿瘤呈不规则形，无年龄分布差异（图 12－12）。

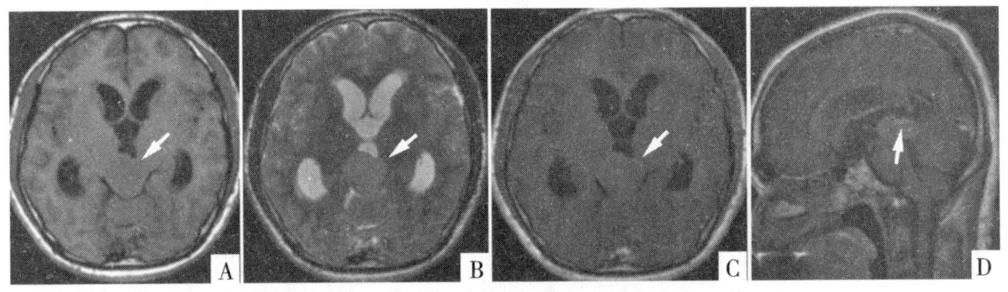

图 12－12　毛细胞型星形细胞瘤

男，27 岁，毛细胞型星形细胞瘤，WHO Ⅰ级。A：T1 加权示松果体区等稍低信号肿块（箭头），信号均匀，边界清晰，中脑导水管受压变窄；B：T2 加权相示病灶呈等信号（箭头）；C：横轴面增强扫描示病灶轻度强化（箭头）；D：矢状面增强扫描示病灶轻度强化（箭头）

（四）其他松果体肿瘤

其他松果体肿瘤包括脑膜瘤（meningioma）、蛛网膜囊肿、表皮样囊肿等，这类肿瘤较少见。

松果体肿瘤的分类较多，但具有相似的临床表现及诊断方式、治疗及预后等情况，故其临床表现、临床诊断、治疗等情况列举如下。

1. 临床表现

在临床特征上，松果体区肿瘤缺乏特异性临床表现，其症状表现主要取决于肿瘤的位置、大小及肿瘤对周围神经结构的侵入程度，具体分为以下 3 种情况：

（1）颅内压升高：脑肿瘤引起颅内压升高的原因包括体积的增大和脑脊液增多，松果体肿瘤很易产生脑脊液，进而导致颅内压升高。临床表现为头晕头痛、恶心呕吐、心动过缓、体循环高血压和视神经乳头水肿。

（2）局部定位体征：常见的特异性神经系统定位症状为 Parinaud 氏综合征，出现两眼上视障碍，少数伴有下视障碍；部分患者双侧瞳孔对光反应迟钝或消失；约半数患者可出现共济失调、步态不稳及眼球震颤等小脑症状；肿瘤压迫下丘和内侧膝状体受压时出现耳鸣及听力减退。

（3）内分泌紊乱症：少数出现性早熟和巨生殖器症状。性发育障碍在 15 岁下儿童发生率高，性早熟以男性病例占绝大多数。

2. 临床诊断

通过血液学、脑脊液细胞学、脑脊液的肿瘤标记物等实验室检查结合影像学检查进行诊断。常见的影像学检查包括 MRI 和 CT 扫描。MRI 可以清楚地显示肿瘤的性质特点，包括实质性还是囊性，血运情况、边界、对周围结构的浸润、深静脉相对于肿瘤的位置，在部分肿瘤中通过仔细阅片还可以判断肿瘤的起源位置，从而有助于判断可能的病理类型。而 CT 扫描对于观察肿瘤内钙化、松果体本身钙化的移位情况有明显优势，可以显示松果体区肿瘤的位置、范围、形态。

3. 治疗及预后

（1）外科手术包括：①开颅手术，包括 Krause 幕下小脑上入路、Poppen 枕下小脑幕入路、纵裂经胼胝体入路。②治疗脑积水的外科策略，内镜下第三脑室造口引流术，适用于已经发生梗阻性脑积水的绝大多数患者；脑室－腹腔分流术，适用于当肿瘤已经占据第三脑室底部时，但术中可能导致分流过度和硬膜下血肿的发生。③其他外科手术策略，立体定向活检、神经内镜下 ETV、侵袭肿瘤活检术等。

（2）放射治疗：①普通放射治疗。普通放射治疗是预防、诊断和治疗松果体区肿瘤的有效手段。其放疗总剂量一般超过 45 Gy，放疗过程为 2 ～3 阶段。②立体定向放射治疗。立体定向放射治疗是选择性的确定颅内靶点，能在靶区进行高剂量适形照射，产生局灶性破坏，由于放射剂量梯度大，周围组织几乎不受射线损害，患者的并发症也比较少，其对实体瘤的控制效果明显优于普通放射治疗。对于不适合或难以手术切除的肿瘤，以及术后残留肿瘤，立体定向放射治疗可作为首选的治疗手段。

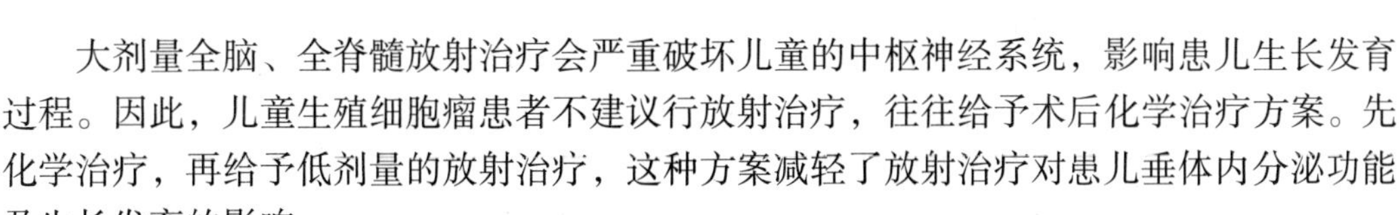

大剂量全脑、全脊髓放射治疗会严重破坏儿童的中枢神经系统，影响患儿生长发育过程。因此，儿童生殖细胞瘤患者不建议行放射治疗，往往给予术后化学治疗方案。先化学治疗，再给予低剂量的放射治疗，这种方案减轻了放射治疗对患儿垂体内分泌功能及生长发育的影响。

第六节　垂　体　瘤

垂体瘤（pituitary tumor）是指来源于腺垂体细胞的肿瘤，一般起源于鞍内，偶有异位垂体瘤。临床上有明显症状者约占颅内肿瘤的 10%，男性略多于女性。脑垂体瘤最常见于年轻人，青春发育期前的儿童垂体腺瘤很罕见，占儿童颅内肿瘤的 0.8%，占垂体腺瘤总例数的 1.2%，通常为良性。垂体瘤的分类有以下 3 种方式。

（1）根据肿瘤大小的不同，可将垂体腺瘤分为：①垂体微腺瘤，肿瘤的直径小于 10 mm；②垂体大腺瘤，肿瘤的直径为 10～30 mm；③垂体巨腺瘤（图 12－13）。肿瘤的直径大于 30 mm。

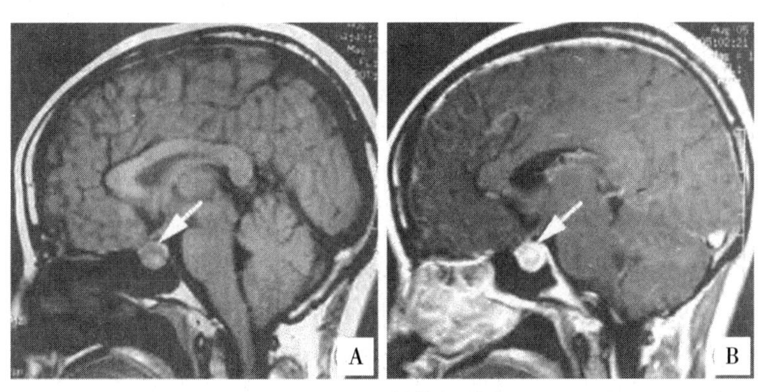

图 12－13　垂体巨腺瘤

A：T1 加权矢状位扫描显示，垂体呈不均匀等、低信号（箭头所示），边界清晰，蝶鞍扩大；B：MRI 增强扫描显示，肿瘤不均匀强化，瘤壁增强明显（箭头所示）

（2）根据肿瘤生长及生物学特性，将垂体腺瘤分为：①侵袭性腺瘤，肿瘤向鞍上、鞍旁及鞍底浸润性生长，侵入海绵窦，包绕颈内动脉，破坏鞍底蝶窦顶壁骨质，侵入蝶窦内等；②非侵袭性腺瘤，肿瘤生长呈膨胀性，对周围结构呈挤压而非浸润破坏。

（3）根据激素分泌的不同可以将其分为激素分泌型垂体瘤和无功能腺瘤。大约 70% 以上的垂体无功能瘤是不需要治疗的，若没有相应的垂体功能减低的情况，临床上可以长期随诊。若在随诊的过程中出现相应的临床症状，肿瘤生长速度加快，压迫了周围的组织（如视野缺损等），可以考虑手术治疗。

激素分泌型垂体腺瘤是垂体腺瘤中临床表现最为复杂、临床预后转归各异的一类垂体腺瘤。根据激素分泌种类的不同，激素分泌型垂体瘤又可分类如下：①泌乳素分泌型

垂体瘤，多数为女性患者，主要表现为闭经、泌乳、不育。男性患者主要表现为男性性功能低减，如性欲下降、阳痿和不育。②生长激素分泌型垂体瘤，发生在骨骺未闭合的青少年时期，主要表现为巨人症，发生在成人则表现为肢端肥大症，如面容改变、手足粗大（穿鞋尺码增加）、多汗、骨关节病变、腕管综合征、手足指（趾）软组织及关节的肿胀、血压升高、血糖升高、冠心病以及甲状腺、结肠的肿瘤等。③促肾上腺皮质激素分泌型垂体瘤，主要表现为向心性肥胖、满月脸、痤疮、多毛、紫纹（身上紫红色的皮纹）。④促甲状腺激素分泌型垂体瘤，主要表现为高代谢的症状，如怕热、多汗、体重下降、心慌房颤等。⑤其他还有 FSH、LH 型垂体瘤，临床主要表现为女性月经紊乱、不育，男性主要表现为男性性功能低减、不育等。

激素分泌型肿瘤既可以是单独发生，也可以是两种以上激素分泌增多的混合性肿瘤，临床表现也就会出现相应的混合症状。

1. 临床表现

常见的小儿垂体腺瘤的症状有以下 4 种：①走路不稳：如果肿瘤生长在后颅窝，累及或压迫了小脑或脑干，就可能导致运动障碍，患儿通常表现为站立不稳、步态偏斜等。②呕吐：为儿童脑瘤的最常见症状，发生率高达 73%～94%，常伴有头晕、头痛、恶心及颈僵直。呕吐时间与进食无关，呈间歇性反复发作，患儿易被误诊为胃肠道疾病。③视力减退或复视：有超过五成的患儿会出现视力减退迹象，还有小部分则表现为复视或斜视。④头痛：通常为颅内压增高所致，常无固定位置。患儿头痛会随肿瘤病情发展而逐渐加重，严重时伴有呕吐和头部出汗。临床不少婴幼儿年龄太小不会表达头痛，仅表现哭闹不安或击打头部，此时父母应予以重视。

2. 临床诊断

垂体瘤诊断主要根据临床症状以及体征、内分泌功能和垂体影像学检查进行综合判断。其诊断要点包括：垂体周围组织受压表现，患者会出现头痛、恶心、呕吐、视力减退、视野缺损、眼球障碍以及突眼等症状；同时，也可能会有腺垂体受损，而导致功能减退的表现，垂体功能亢奋表现或垂体前叶激素以及靶腺激素测定异常，通过影像学检查和其他检查可以得到准确的检查结果。

3. 治疗及预后

垂体瘤的治疗目的：要尽可能去除肿瘤组织，缓解肿瘤引起的占位效应，特别是对视神经系统的影响，纠正激素分泌亢进的状况并缓解临床表现。另外，还要尽可能保存垂体固有功能，以便调节激素分泌紊乱。目前垂体瘤的治疗方法有手术、药物和放射治疗。

（1）手术：垂体腺瘤手术效果一般，复发率较高，单纯切除者复发率可达 60%。其复发与以下因素有关：①手术切除不彻底，肿瘤组织残留；②肿瘤侵蚀性生长，累及硬膜、海绵窦或骨组织；③多发性垂体微腺瘤；④垂体细胞增生。

（2）药物：西药治疗仅对一部分有疗效，可不同程度缓解症状，但不能根本治愈，停药后症状复发，瘤体继续增大。

（3）放射：运用于手术不彻底或复发的垂体癌，X－刀、R－刀可运用于小于 3 cm 的瘤体，尽管放射治疗垂体腺瘤有一定的疗效，但临床上对其剂量、疗效，以及对垂体功能低下者，视交叉视神经、周围血管神经结构等的损害需要进一步研究。

第七节 胸腺肿瘤

胸腺上皮肿瘤起源于胸腺，包括胸腺瘤和胸腺癌，胸腺瘤的发病率为（0.13～0.15）/10万，是前纵隔常见的原发肿瘤，约占50%，病程常呈缓慢发展。男女发病率相似，40～70岁是好发年龄；儿童和青少年较少发生，但多为恶性，并且肿瘤大小不一。

根据1999年WHO对胸腺瘤的组织学分型对胸腺瘤进行分型（表12-2）。

表12-2 1999年WHO对胸腺瘤的组织学分型

分型	特征	恶性程度
A型胸腺瘤	髓质型或梭形细胞胸腺瘤	良性
AB型胸腺瘤	上皮细胞、淋巴细胞混合型胸腺瘤	良性
B1型胸腺瘤	富含淋巴细胞的胸腺瘤、淋巴细胞型胸腺瘤、皮质为主型的胸腺瘤或类器官胸腺瘤	恶性
B2型胸腺瘤	皮质型胸腺瘤	恶性
B3型胸腺瘤	上皮型、非典型、类鳞状上皮胸腺瘤或分化好的胸腺癌	恶性
C型胸腺瘤	胸腺癌，组织学上此型较其他类型的胸腺瘤更具有恶性特征	恶性

可以简化胸腺瘤的分类为胸腺瘤（A、AB、B1、B2）、不典型胸腺瘤（B3）、胸腺癌（C）。其中A型和AB型为良性，B型和C型为恶性。

（一）良性胸腺瘤

包膜完整，大体及镜下无包膜及周围结构浸润，呈良性临床过程，肿块切除后无复发（图12-14）。

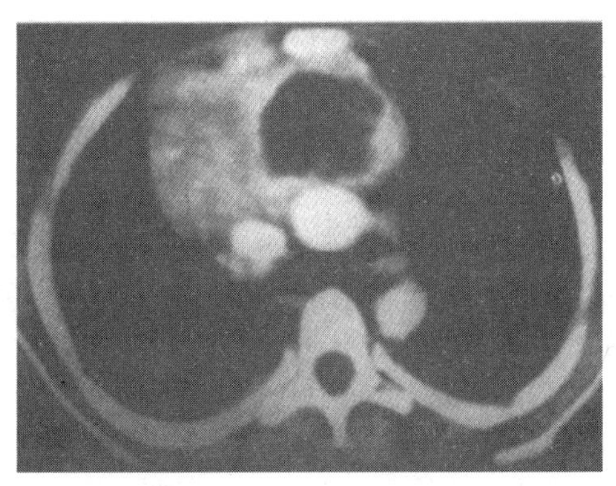

图12-14 良性胸腺瘤

男，13岁，全身型重症肌无力。增强扫描示良性胸腺瘤，内有类圆形低密度区，CT值为15.8 HU

（二）恶性胸腺瘤

大体及镜下可见包膜浸润，可侵犯胸膜、心包膜和纵隔内其他结构，呈恶性临床过程；可发生转移，术后易复发。

（三）胸腺癌

胸腺癌也称为上皮细胞癌，较罕见。因肿瘤的转移情况等临床习性不同，胸腺癌不同于恶性胸腺瘤。

根据 Masaoka 分期，胸腺瘤的临床分期可分为 4 期（表 12－3）。

表 12－3　胸腺肿瘤的分期

分期	临床表现
Ⅰ期	肿瘤局限在胸腺内，包膜完整，肉眼及镜下均无包膜浸润
Ⅱa 期	肿瘤镜下超出胸膜包膜
Ⅱb 期	侵犯邻近脂肪组织，但未侵犯至纵隔胸膜
Ⅲ期	大体观察肿瘤明显侵犯邻近结构（大血管、心包、肺等）
Ⅳa 期	胸膜或心包广泛播散
Ⅳb 期	淋巴或血行远处转移

1. 临床表现

30% 的患者没有局部症状，会产生副肿瘤综合征，其中 70% 的患者发病与免疫系统疾病有关。抗乙酰胆碱受体的抗体可以造成重症肌无力的症状。10%～15% 的胸腺瘤患者会有肌无力的表现，5% 的胸腺瘤患者会有红细胞性再障，30%～50% 的红细胞性再障患者合并有胸腺瘤，30% 的患者会出现血小板或白细胞减低症，5%～10% 的胸腺瘤患者会有低丙种球蛋白血症，10% 的低丙种球蛋白血症的患者合并有胸腺瘤。

2. 临床诊断

CT 扫描是诊断胸腺瘤的首选影像学检查，表现为位于前纵隔的圆形、卵圆形或分叶状肿块，不伴有淋巴结肿大；常邻近大血管、心脏，在左侧无名静脉下方，邻近胸骨；若病灶较大可包绕纵隔大血管。CT 表现中等软组织密度，少部分患者可表现囊性化和钙化。此外，PET-CT 能更好地提示解剖结构的情况；有研究显示胸腺癌的最大 SUV 值明显高于胸腺瘤，与胸腺瘤相比，胸腺癌呈均匀性摄取。MRI 主要用于制订手术计划时确定切缘边界，尤其对于在术前考虑有大血管、心脏侵犯的患者更有价值；不能耐受碘造影进行增强 CT 扫描的患者，可进行胸部 MRI。CT 和 MRI 术前诊断的准确率为 85.0%～93.6%，胸腺活检术不可取，因为这种创伤性检查可破坏肿瘤包膜的完整性，从而可能影响包膜完整的胸腺瘤的手术切除效果。

3. 治疗及预后

（1）手术治疗：手术治疗是治疗胸腺肿瘤最有效的治疗方法，对侵袭性、复杂性的胸腺肿瘤有重要作用。特别是可切除的前纵隔胸腺瘤，应立即进行手术切除。手术完全切除是治愈胸腺肿瘤的重要因素。常见的手术方式有：①单纯胸腺瘤切除术；②胸腺及胸腺瘤切除术；③扩大性胸腺及胸腺瘤切除术；④复发或转移后的局部切除术。

（2）放疗：在胸腺肿瘤治疗中起着重要作用，包括术后辅助治疗，对局部晚期不可切除和复发疾病等情况的治疗。

（3）化疗：可应用于晚期胸腺肿瘤的姑息治疗和复发疾病的治疗，提高手术切除率，降低复发率；胸腺瘤是化疗相对敏感的肿瘤。

第八节　多发性内分泌肿瘤综合征

多发性内分泌肿瘤综合征（multiple endocrine neoplasia，MEN）是一种累及多种内分泌器官的伴有常染色体显性遗传的遗传性肿瘤综合征，表现为两个或两个以上的内分泌腺体同时或先后发生功能性肿瘤，从而引起相应激素过剩。多发性内分泌肿瘤 1 型发病率约为 3 万分之一；2 型多发性内分泌肿瘤发病率约为 3.5 万分之一，2 型还可分为 A、B、FMTC 3 个亚型，其中 2A 型是最常见的亚型，其次是 FMTC，2B 型相对少见。

（一）MEN－1 型

MEN－1 基因突变导致多发性内分泌肿瘤 1 型，该基因编码 menin 蛋白。Menin 蛋白有肿瘤抑制的作用，即阻止细胞过度生长和细胞分裂并促进细胞死亡。尽管 menin 蛋白的确切功能尚不清楚，但可能参与 DNA 复制和修复以及调节其他基因的活性。当 *MEN*－1 基因的两个拷贝均发生突变时，menin 将失去控制细胞的生长和分裂的能力，从而促进细胞分裂而导致肿瘤的形成。目前尚未有研究阐明这些肿瘤优先影响内分泌组织的原因。

1. 临床表现

MEN－1 的症状和体征取决于累及患者肿瘤的类型。MEN－1 型常累及甲状旁腺、垂体和胰腺肿瘤。这些腺体中的肿瘤会导致荷尔蒙分泌过量。多发性内分泌肿瘤 1 型最常见的症状是甲状旁腺过度活跃（甲状旁腺功能亢进）。甲状旁腺机能亢进会破坏血液中钙的正常平衡，导致肾结石、骨骼变薄、恶心呕吐、高血压（高血压）、虚弱和疲劳。

MEN－1 型患者中半数以上可有 2 个内分泌腺瘤，20% 患者有 3 个或 3 个以上的内分泌腺肿瘤，可伴或不伴有内分泌功能亢进。临床表现大多是由甲状旁腺的病变所致，然后依次为胰腺和十二指肠、垂体前叶所致。而甲状腺功能亢进及肾上腺皮质腺瘤伴功能亢进者则更为少见。MEN－1 综合征患者 50%～60% 有垂体肿瘤，其中约 25% 分泌

生长激素或生长激素和催乳激素，受累患者有肢端肥大症。

2. 临床诊断

该肿瘤确诊需要在分子水平上确认 *MEN*－1 发生基因突变，故患者需要进行基因测试。据报道，80%～90% 的诊断为家族性 MEN－1 的个体会有涉及 *MEN*－1 的可检测突变。然而，只有 65% 的患者是家族中第一个患这种疾病的人，他们的种系 *MEN*－1 突变被发现。*MEN*－1 基因检测结果可为其他家庭成员提供重要信息。如果 *MEN*－1 基因的突变被鉴定出来，其亲属就可以被检测出是否存在相同的基因改变。

若患者患上了 3 种主要与 *MEN*－1 相关的内分泌肿瘤（甲状旁腺肿瘤，垂体瘤，胃、肠或胰腺肿瘤）中的 2 种，则可能患有 MEN－1。如果只有一种肿瘤发生，但患者却有 MEN－1 家族史，也可能会被诊断为患有 MEN－1。因此，仔细研究个人病史和家族史可帮助准确诊断 MEN－1 型内分泌肿瘤。

3. 治疗及预后

对于 MEN－1 型，手术切除肿瘤仍为治疗的第一选择，尽可能彻底地切除原发肿瘤及其转移病灶，减少瘤体数量，减少激素和异常增多的生物活性物质，使症状缓解，提高生活质量。放射治疗和化学疗法可辅助使用，提高患者治愈率。

（二）MEN－2 型

MEN－2 型为一常染色体显性遗传疾病，其患病率为（1～10）/10 万，携带有 *MEN*2 缺陷基因者，其疾病外显率高于 80%。MEN－2 可分为两种独立的综合征，MEN－2A，又称为 Sipple 综合征，以及 MEN－2B。

1. 临床表现

多发性内分泌肿瘤 2 型最常见的症状是一种称为甲状腺髓样癌的甲状腺癌。少数患有这种疾病的人也会发展为嗜铬细胞瘤，可引起高危的高血压。多发性内分泌肿瘤 2 型可分为 3 个亚型，2A 型（图 12－15）、2B 型（原称 3 型）和家族性甲状腺髓样癌（FMTC），这些亚型的特征性体征、症状和患特定肿瘤的风险不同。

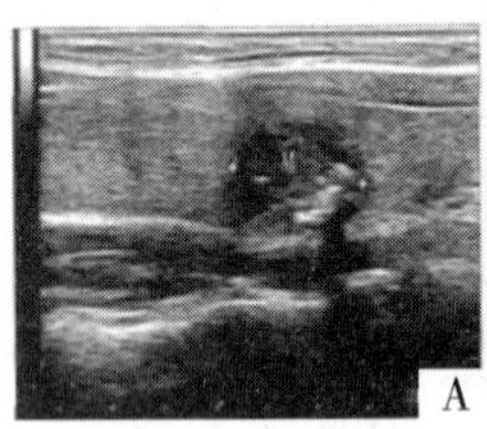

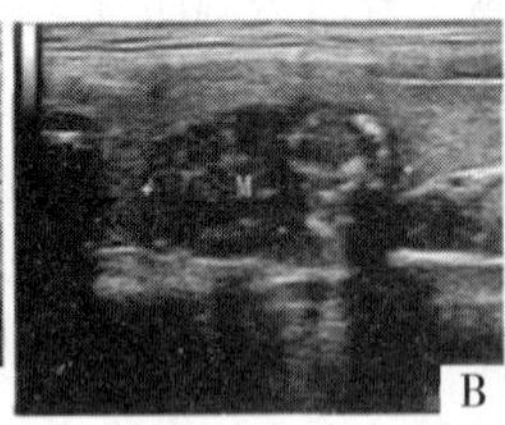

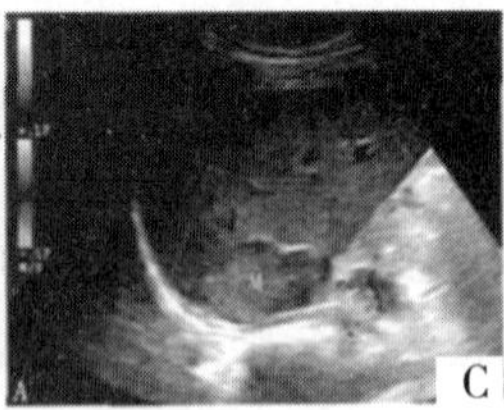

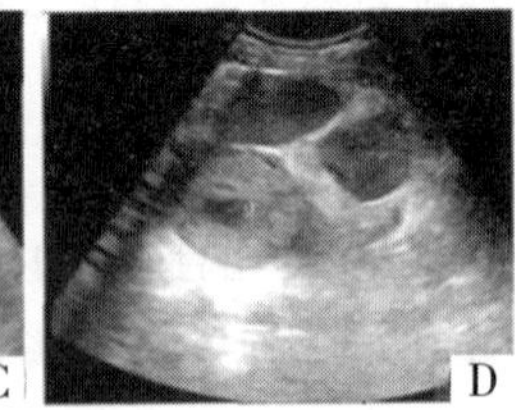

图 12－15　家系多发性内分泌腺瘤

家系多发性内分泌腺瘤声像图。A～B：甲状腺右叶、左叶低回声结节（M），边界不清，内多发不规则强回声；C：右侧肾上腺区等回声团块（M），边界尚清，形态欠规则；D：左侧肾上腺区类圆形团块（M），边界清，内回声不均

2. 临床诊断

MEN－2 的发病机制是 *RET* 原癌基因发生突变所致。由于 *RET* 基因突变的部位有

限，对 MEN－2 患者的家族成员也应做基因检测。

3. 治疗及预后

MEN－2 中的甲状腺髓样癌，由于其病变为多中心性，应做全部甲状腺切除术及中心性淋巴结切除，部分甲状腺切除术将出现疾病复发。手术前应做有关检查以了解是否有嗜铬细胞瘤，同时有嗜铬细胞瘤者应做相应治疗及术前准备。已有转移者手术治疗为姑息性而不能根治。化疗及放疗的效果有限，仅适用于晚期患者。

小　结

激素是一种化学信号物质，调控机体的内环境稳态，如生长发育、新陈代谢、生殖和其他行为等功能。内分泌肿瘤会影响制造激素的器官。大多数儿童内分泌肿瘤可分为：良性肿瘤，即非癌性或生长和扩散缓慢的低级恶性肿瘤或癌；而一小部分内分泌肿瘤则属于快速增长的高度恶性肿瘤，包括性腺肿瘤（gonadal tumors）、生殖细胞肿瘤（germ cell tumors）、甲状腺癌（thyroid cancers）、肾上腺皮质肿瘤（adrenocortical tumors）。

内分泌肿瘤的起源决定了它们影响的身体功能。这些内分泌肿瘤发生在儿童和青少年：发生在性腺的肿瘤，包括睾丸和卵巢肿瘤以及生殖细胞肿瘤，生殖细胞肿瘤为胚胎性起源，之后发展成儿童的生殖系统；儿童甲状旁腺、肾上腺髓质和胰腺癌是非常罕见的。很少一部分儿童内分泌肿瘤，如甲状腺肿瘤是因为在治疗另一种癌症（如颈部放疗）而后发生的。一些内分泌肿瘤（包括某些类型的甲状腺癌或肾上腺癌）是遗传综合征的一部分（家族性遗传）。其中，包括多发性内分泌肿瘤综合征（multiple endocrine neoplasia syndrome，MEN syndrome）在内，癌肿可在多个内分泌腺中生长；von-hippel-lindau 综合征，其中嗜铬细胞瘤等肿瘤可能生长。嗜铬细胞瘤是一种罕见的良性肿瘤，通常发生在肾上腺，这些肿瘤可以提高心率和血压。

目前可使用多种手段治疗内分泌肿瘤：首先是外科手术（surgery），被认为是治疗大多数内分泌肿瘤的最佳方法，目标是切除整个肿瘤或尽可能多地切除肿瘤；其次为化疗（chemotherapy），可以使用强力药物杀死癌细胞或阻止它们生长（分裂）及制造更多的癌细胞，其对卵巢和睾丸的生殖细胞肿瘤特别有效，可通过血液注射或者口服；其次，放射治疗（radiation therapy），是使用高能 X 射线或其他类型的辐射杀死癌细胞或阻止它们生长，该疗法可以减少癌症复发的概率，即使肿瘤对辐射有抵抗力或已经完全切除；再次，有些类型的甲状腺癌可使用放射性碘（radioactive iodine）来检测癌细胞可能扩散的地方，并帮助治疗术后残留的癌症；最后为激素治疗（hormone therapy），可以降低体内激素水平，帮助阻止肿瘤生长或缓解肿瘤症状。有时患者的甲状腺会因为甲状腺癌而被切除，激素疗法通常被用来代替正常身体功能所需的激素。对于某些类型的甲状腺癌，这也是减少癌症生长或复发的关键治疗部分。总之，化疗、放疗和/或激素替代疗法可与手术同时或于术后进行，其目的是通过杀死或减少可能残留的肿瘤细胞

数量来减少肿瘤复发的概率。

思考题

1. 简要概述细针穿刺细胞学检查对于鉴定甲状腺腺瘤和甲状腺癌的意义。
2. 肾上腺肿瘤的类别。如何区分功能性肾上腺皮质瘤和非功能性皮质瘤。
3. 肾上腺髓质肿瘤－神经母细胞瘤在幼儿中的临床表现及诊断。
4. 什么是 C 肽测定，C 肽测定在胰岛素内分泌肿瘤检测中的意义。
5. 垂体瘤的主要临床表现是什么，激素检测的意义是什么，如何区分功能性垂体瘤和非功能性垂体瘤。

参考文献

[1] LIM Y J, LEE S M, SHIN J H, et al. Virilizing adrenocortical oncocytoma in a child: a case report [J]. Journal of Korean medical science, 25 (7).

[2] 张玉珍，刘明，周莺，等. 儿童胸腺区恶性肿瘤的 CT 表现及其鉴别 [J]. 临床放射学杂志，2003 (6).

[3] 赖日权. 儿童肿瘤病理学诊断图谱 [M]. 北京：科学出版社，2016.

[4] 施诚仁. 儿童肿瘤外科学 [M]. 北京：科学技术文献出版社，2006.

[5] 施诚仁，袁晓军. 儿童肿瘤的认识与防治 [M]. 北京/西安：世界图书出版公司，2018.

[6] 王秀问，王永刚. 肿瘤内分泌学 [M]. 上海：第二军医大学出版社，2009.

（彭小雪　方烁　郑莉媛）

第十三章 其他上皮性肿瘤

在成人中，上皮组织（包括覆盖上皮与腺上皮）发生的肿瘤最为常见，其中上皮性癌对人类的危害最大，约占恶性肿瘤的80%以上。但是儿童恶性肿瘤主要为原发性肉瘤和胚胎性肿瘤，属于非上皮性恶性肿瘤，约占儿童恶性肿瘤90%以上，而上皮性癌极为少见。上皮性肿瘤包括良性上皮性肿瘤、恶性上皮性肿瘤、癌前疾病、癌前病变、非典型性增生以及原位癌。其中，良性上皮组织肿瘤常见类型包括乳头状瘤和腺瘤，上皮性癌常见类型包括鳞状细胞癌、基底细胞癌、移行上皮癌和腺上皮癌。此外，正确认识癌前疾病癌前病变、非典型性增生及原位癌是防止肿瘤发生发展及早期诊断肿瘤的重要环节。

一、儿童鼻咽癌

儿童鼻咽癌（nasopharynaeal carcinoma）是所有恶性肿瘤中最具种族性、地区特异性的一种恶性肿瘤，在我国南方（如广东、广西、湖南等）最为常见。本病是儿童最常见的上皮性癌肿，占儿童实体肿瘤的5%，占头颈部实体肿瘤的4%（而成人占80%）。

1. 发病病因及机制

儿童鼻咽癌的患病因素可能与种族遗传性、环境因素、EB病毒感染等有关。EB病毒与鼻咽癌的关系比较明确，在鼻咽癌高流行区的中国、爱斯基摩人中，成人鼻咽癌EB病毒抗原IgA（VCA-IgA）以及早期抗原EA-IgA有高浓度的阳性表达。然而，有文献报道50%儿童及年轻鼻咽癌VCA-IgA呈阴性或抗体浓度很低，但EEBRA-IgG（EBV-transactivator protein-IgG）却显示高浓度的阳性表达，并与临床分期和预后有着密切的关系，提示了EEBRA-IgG检测在儿童鼻咽癌中的诊断及预后判定上具有重要价值。有关EB病毒各抗体的表达与儿童鼻咽癌的关系尚待进一步研究。

2. 临床表现

儿童鼻咽癌早期不易被发现，一方面，因为患儿对由鼻咽原发灶所引起的症状及不适不会表达，未能及时引起家长注意；另一方面，因为儿童鼻咽癌比较少见，临床医师常常缺乏警惕，因而容易漏诊、误诊，导致多数儿童病例就诊时已处于晚期。儿童鼻咽癌的临床表现和成人相似，大多数病例都处于早期非活跃状态。最常见的是颈部淋巴结无痛性肿大，约50%为双侧；其次为鼻的症状，包括鼻衄、血性分泌物等；还有部分存在耳部症状，表现为耳鸣、耳痛和耳聋。另有少部分有流涎、局部疼痛、单侧的听觉迟钝、有鼻音及打鼾现象。头痛与颅底骨质破坏、肿块压迫颈内静脉，颅内压增高或癌

肿向颅内扩散，刺激脑膜及三叉神经分支有关，脑神经损害以第Ⅲ、Ⅳ、Ⅴ对为多见，但儿童脑神经损害明显少于成人。远处转移以肺、骨转移为主。

3. 病理变化

肉眼类型：以结节型和菜花型为主，黏膜下浸润型少见。组织学类型：按世界卫生组织鼻咽癌新的组织学分类，将鼻咽癌分为非角化性癌、角化性鳞状细胞癌和基底细胞样鳞状细胞3种类型。在我国儿童鼻咽癌以分化型非角化型癌为主，约占90.57%，包括泡状核鳞状细胞癌、梭形细胞癌、多形细胞癌和混合细胞癌，无明确的磷化特征，不见角化和细胞间桥，有时细胞完全呈梭形，称为梭形细胞非角化性癌（图13－1）；其次是未分化癌；角化型鳞癌、腺癌及其他类型癌罕见。而国外报道的儿童鼻咽癌中角化型鳞癌则占有一定的比例（15%～17%）。

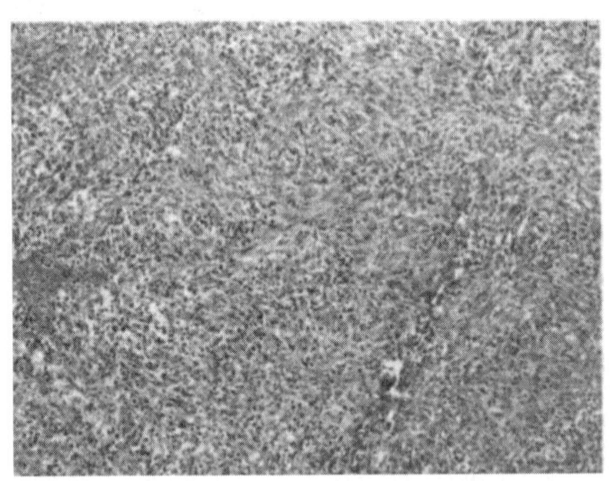

图13－1　儿童鼻咽癌分化型非角化性梭形细胞癌

注：无明确的磷化特征，不见角化和细胞间桥，癌细胞几乎呈梭形（HE，×40）

4. 鉴别诊断

大多数患者可通过颈部淋巴结的活检诊断出鼻咽癌，需要明确原发肿瘤的大小以及是否转移，必要时可采用鼻咽镜检查。鉴别诊断包括其他原发于鼻咽部的恶性肿瘤。儿童期最常见的鼻咽部恶性肿瘤是横纹肌肉瘤；非霍奇金淋巴瘤，尤其是伯基特淋巴瘤也可原发于鼻咽部。鼻咽部最常见的良性肿瘤是血管纤维瘤，常表现为出血，不伴有颈部淋巴结病。

5. 治疗及预后

鼻咽癌在诊断时往往已经扩散，所以一经诊断应立即治疗。在过去，放疗是鼻咽癌治疗的主要方法，可以适当延长患儿的生存期。近年来，关于化疗在儿童鼻咽癌的疗效有所肯定。常用的化疗药物有顺铂、5－FU、氨甲蝶呤、博来霉素、表阿霉素等。现在临床常采用综合治疗（局部放疗和全身化疗），可显著延长患儿的生命，个别患儿甚至可以达到治愈。由于EB病毒与鼻咽癌密切相关，已有人尝试应用干扰素和阿昔洛韦治疗鼻咽癌。对EB病毒在鼻咽癌及其他恶性肿瘤生物学特性的进一步了解，必将使更具特异性、更有效的生物反应调节剂单独或联合传统的放疗和化疗应用于临床。儿童鼻咽癌由于化疗效果比预计的还要好，因此应重点关注如何将放疗、化疗、手术有机结合，

以达到更理想的治疗效果。

二、消化道上皮性肿瘤

儿童消化道上皮性肿瘤较为少见，占儿童肿瘤的5%，其发病率远远低于其他部位，且因无特异的临床症状，在临床上常常误诊，确诊时多为晚期。

（一）食管癌

食管癌（esophageal carcinoma）的发病年龄大多数在50岁以后，但近年来40岁以下发病者有增长趋势，年龄越小，其病变部位癌细胞分化程度越低，病变浸润性生长及早期血行转移越严重，预后较差。儿童食管癌非常罕见，国内外文献也很少报道。

1. 发病病因及机制

儿童食管癌的发病因素与成人有很大区别，饮食因素很难解释患儿的发病机制，其主要与儿童生理上的Barrett食管和贲门失迟缓症相关。Barrett食管（图13－2A）是婴儿胃和十二指肠食管反流或食管裂孔疝的并发症，被认为是儿童食管癌的前驱病变，Barrett食管下端的黏膜长期受胃酸的侵袭，黏膜组织发生变性，呈柱状上皮排列，癌变的可能性极大。小儿贲门失迟缓症若早期不及时治疗，由于食物长期滞留于食管内，其分解产物刺激食管黏膜，引起食管浅表溃疡和炎症，上皮组织增生、间变，最终导致上皮细胞瘤变发生。

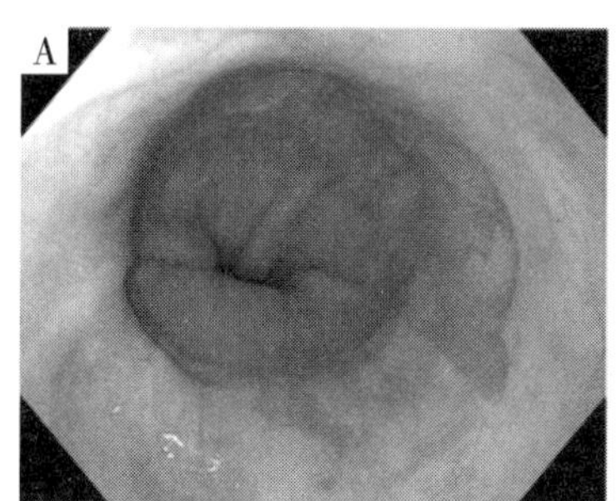

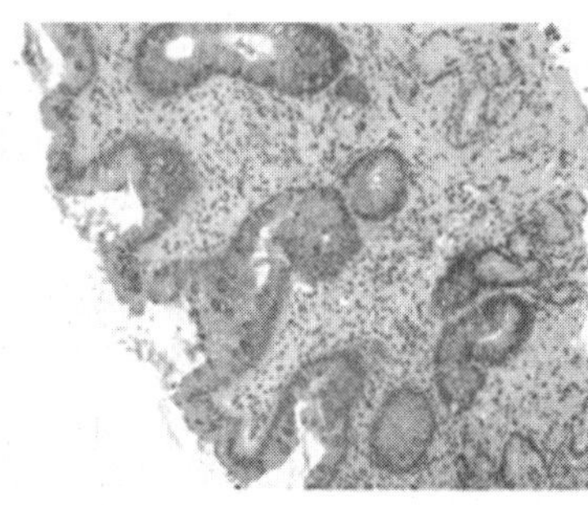

A：Barrett食管（HE，×10）

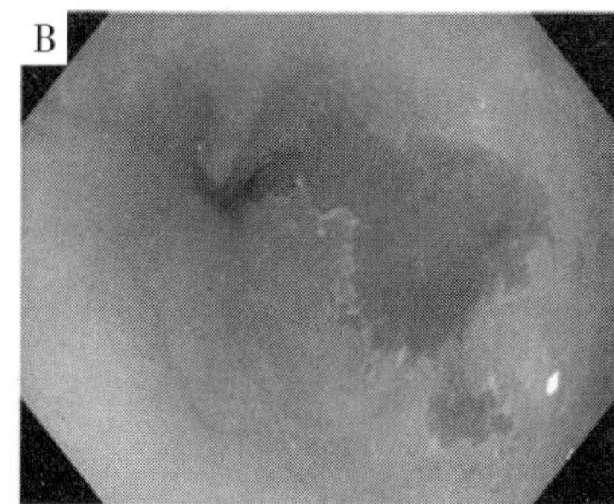

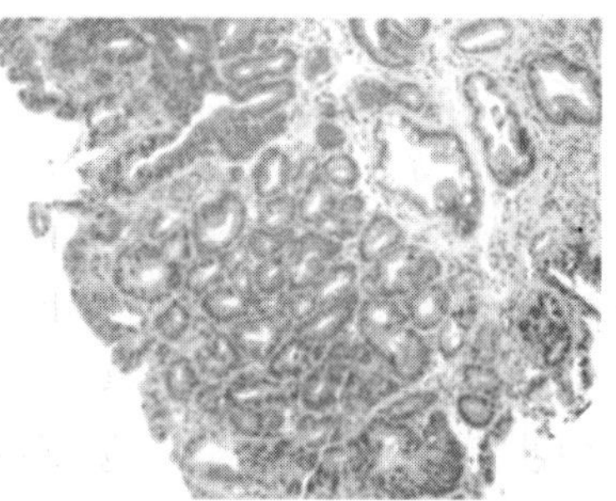

B：Barrett食管异常病变（HE，×10）

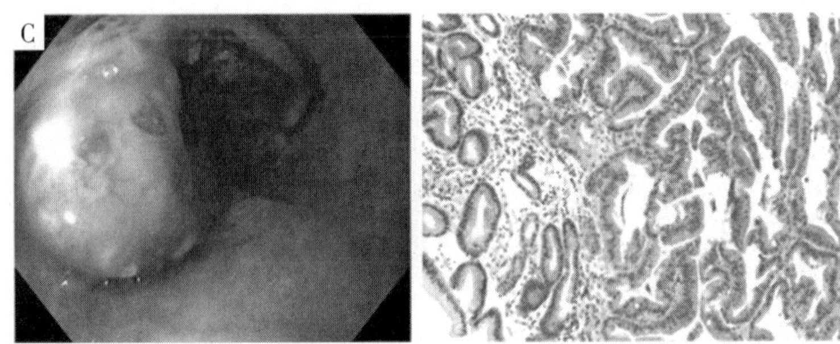

C：食管腺癌（HE，×10）

图 13-2 食管癌内镜及组织病理检查

2. 临床表现

儿童食管癌早期常出现间歇性吞咽困难、有异物感以及胸骨后隐痛等不适感。患病初期容易被忽视，就诊时症状均较为严重，伴有吞咽困难、呕吐、身体消瘦等症状。

3. 病理变化

儿童食管癌多为鳞状细胞癌，腺癌和未分化癌较少，偶尔肿瘤细胞缺乏黏附性，可形成假腺样结构，称为腺鳞癌。

4. 鉴别诊断

食管癌常发生于正常解剖结构的中、下 1/3 处。大体上呈环状，伴有溃疡。X 射线消化道造影检查可见管腔不规则狭窄，充盈缺损，黏膜紊乱，可行胸部 CT 进一步确诊。

5. 治疗与预后

儿童食管癌由于发现时多为晚期，手术根除率较低。对手术切除后患儿可给予放疗和化疗，化疗多以顺铂和博来霉素为主，预后较成人好。由于儿童食管组织较为脆弱，剂量和时间比较难控制，所以腔内放疗比较少进行。

（二）胃癌

胃癌（gastric carcinoma）是成人常见的恶性肿瘤，病死率较高，常被认为与接触高含量的亚硝酸盐、真菌毒素、多环芳烃化合物等致癌物或前致癌物有关，但在儿童中尚不多见，占胃癌总数不足 0.4%。

1. 发病病因及机制

胃癌的发病常被认为与地域环境、饮食习惯、亚硝基化合物摄入过多、多环芳烃化合物刺激等环境因素密切相关，对于儿童胃癌来说，胃癌可能与遗传因素、幽门螺旋杆菌以及癌前病变等有关。

2. 临床表现

儿童胃癌早期无明显症状，随着病情发展，可能会出现胃部不适、饭后恶心呕吐、上腹部疼痛，随后出现食欲减退和体重下降，可伴随胃部出血、肿块和大便潜血等症状，晚期因肿瘤溃疡可呕血、便血，从而出现不同程度的贫血。

3. 病理变化

大体：肿瘤弥漫整个胃壁，胃硬如皮革，称为“皮革胃”。按照 WHO 发热组织学分类方法，儿童胃癌被分为乳头状腺癌、管状腺癌、低分化腺癌、黏液腺癌、印戒细胞癌、腺鳞癌、鳞癌、未分化癌和类癌。儿童中以低分化腺癌和未分化腺癌较为常见。镜下观察主要分为弥漫型（图 13－3A）和肠型（图 13－3B）。前者癌细胞弥漫浸润，伴有大范围的纤维化和炎症，常常累及整个胃壁；后者可见癌细胞呈柱状并分泌黏液。

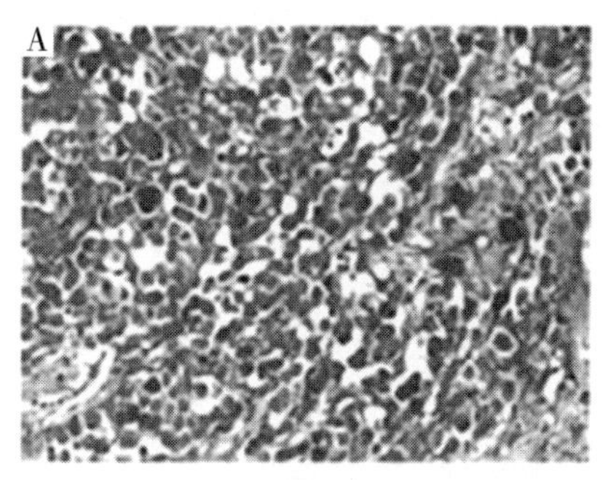

A：弥漫型胃癌

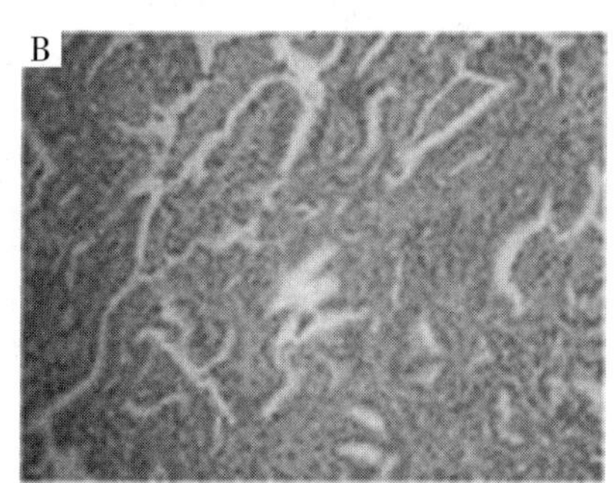

B：肠型胃癌

图 13－3　胃癌的组织病理检查

4. 鉴别诊断

儿童胃癌早期症状不明显，且病程短，易漏诊。上消化道钡餐可以提示胃的占位病变，而胃镜检查可以对可疑组织进行活检而进一步确诊。应与重度异形增生、黄色瘤、伴随糜烂和再生出现的上皮细胞变形等疾病相鉴别。

5. 治疗及预后

儿童胃癌的首选治疗方法是手术切除，范围包括肿瘤边缘一定距离的胃大部切除及相关淋巴结的清除。放疗在胃癌患者的应用有争议，一般认为胃癌对放疗不敏感，儿童组织脆嫩，对放疗耐受较差，而且具有放射性肠胃炎等并发症，应慎用。常用的化疗药物有 5－FU、亚硝基脲类、多柔比星等。

（三）结直肠癌

全球范围内，结直肠癌（colorectal carcinoma）是成人第三大恶性肿瘤，平均发病年龄在 65 岁左右，其人群发病率为 5%～6%。近年来，由于各国普遍重视大于等于 50 岁患者的早期筛查，总体发病率呈现明显的下降，但因儿童期（≤20 岁）和年轻成人期（20～50 岁）缺乏相应的筛查机制，其发病率呈逐年上升趋势，约占小儿胃肠道癌的 80% 左右。

1. 发病病因及机制

近年随着基因检测技术的发展，很多研究证实，儿童结直肠癌可能存在家族遗传性，包括高于成人发病率的遗传性非息肉性结直肠癌和常染色体综合征（家族性腺瘤性息肉病）等，均提示儿童结直肠癌存在与成人不同的发病机制。

2. 临床症状

与成人结直肠癌症状相似，儿童结直肠癌早期无特异性症状，往往首先表现为与肠炎、肠积气等功能障碍性肠病相似的症状。腹痛和呕吐是最常见的临床症状，食欲减退、体重下降、贫血、发热等非特异性症状也可出现，随着病情进展，结直肠会形成溃疡肿物（图 13－4），伴随便血和排便习惯改变及腹部肿胀和疼痛。其中，腹部包块和低热仅出现于结肠癌患儿（5.3%和 15.8%），肛周表现（疼痛与肿物）仅存在于直肠癌患儿（13.3%和 6.7%），见图 13－5。

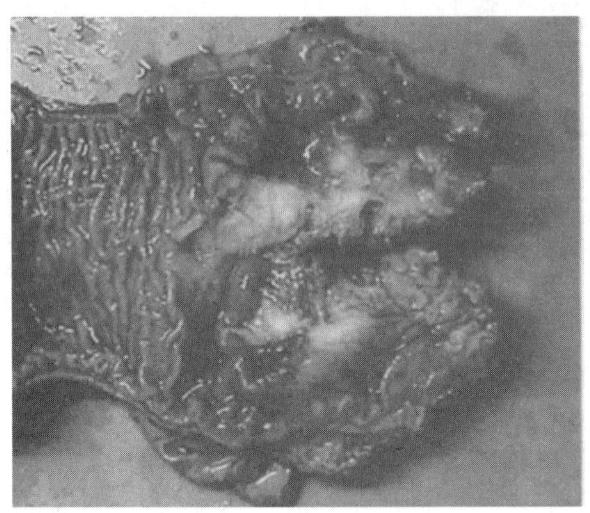

图 13－4　结直肠癌

患儿 14 岁，直肠溃疡形肿物

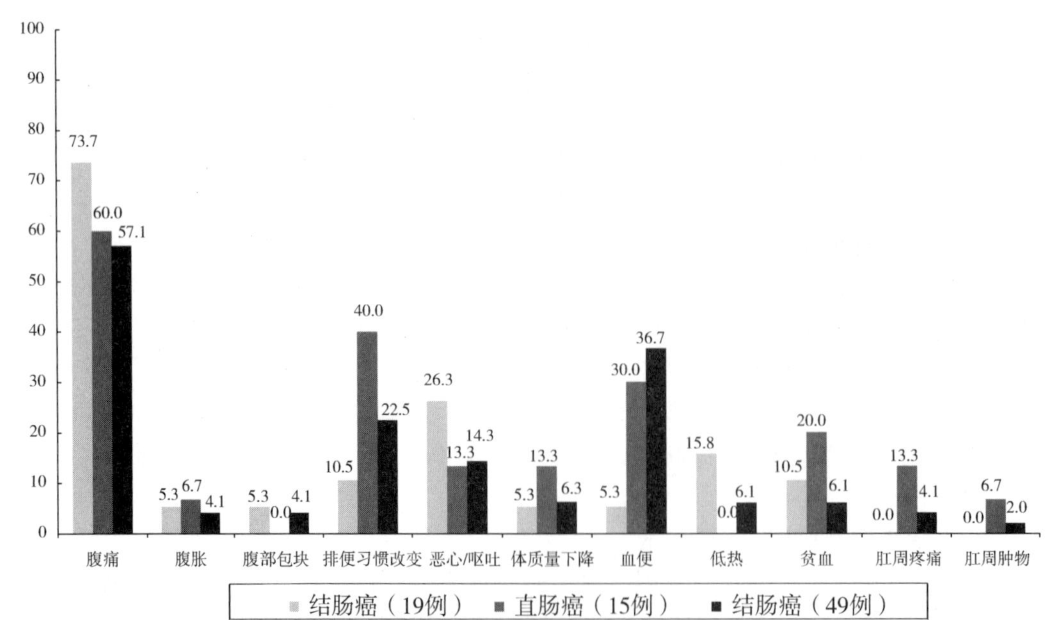

图 13－5　中国儿童结直肠癌主要临床表现

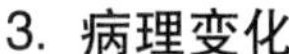

3. 病理变化

结直肠癌的主要组织类型有：腺癌、黏液腺癌或胶样腺癌、印戒细胞癌和硬癌。腺癌有明确的腺体形成，癌细胞呈腺管状结构，以条索状或团块状排列，有些肿瘤富含黏液；印戒细胞癌深层组织印戒细胞较为明显，癌细胞弥漫浸润，伴有广泛的纤维化和炎症。研究表明黏液腺癌和印戒细胞癌的发生率较高，病理学特征见图 13－6，病理分化程度较低（腺体形成小于 50%），分化较差。

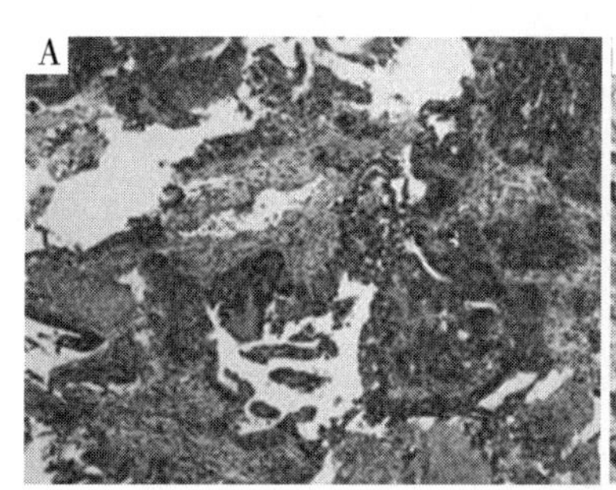

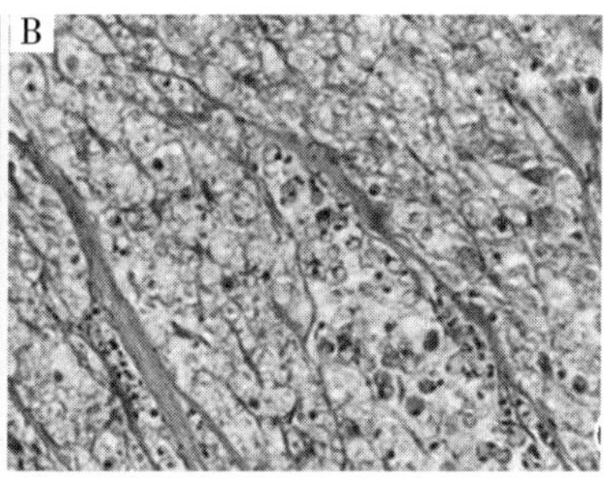

图 13－6　结直肠癌组织病理学检查

A：腺癌，有明确的腺体（HE，×200）；B：印戒细胞癌，癌细胞弥漫浸润（HE，×200）

4. 鉴别诊断

由于儿童结直肠癌临床症状与炎性等非肿瘤性疾病无明显区别，不易引起医生和家长重视，所以确诊时常常已处于晚期。因此，当儿童长期出现腹痛、血便等症状时，应警惕肠道肿瘤可能，仔细询问病史，系统评估腹痛有利于早期诊断。同时接诊时认真查体至关重要，尤其是学龄儿童，为排除结直肠癌可能，应及时进行超声及内镜检查。影像学检查方面，推荐早期行 X 射线平片和 B 超筛查。内镜检查可以直观看到肿物，只要患儿耐受，都被推荐为可靠的诊断方式，尤其是当根治手术无法进行，内镜下活检是必须的。MRI、骨扫描及 PET-CT 则在评估患儿远处转移及临床分期中具有重要意义。

5. 治疗及预后

儿童结肠直肠癌的治疗方式包括手术治疗、辅助化疗、辅助放疗和靶向治疗。手术治疗仍被作为治愈结直肠癌的基础。手术治疗分为传统开腹和腹腔镜病变切除术，根据切除范围分为局部病变切除（病变肠管近远端 5 cm）、直肠结肠切除（图 13－7）及全结肠切除。常用的化疗药物，成人常用氟尿嘧啶、奥沙利铂和卡培他滨等。由于患儿在确诊时往往已处于晚期，主要治疗方法仍为传统手术切除加辅助放疗、化疗，缺乏系统的辅助治疗，总体复发率高，预后不佳。

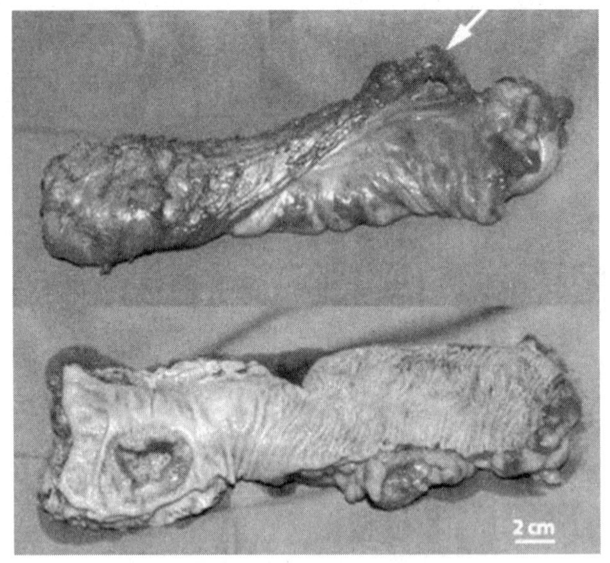

图 13－7　直肠癌低位前切除术（全直肠系膜切除）标本

箭头所示为肠系膜下动脉

（四）原发性阑尾癌及类癌

原发性阑尾癌（primary appendiceal cancer）是一种罕见的肿瘤，可发生于阑尾的任何部位。阑尾类癌（carcinoid of appendix）是阑尾恶性肿瘤中最常见的类型，起源于阑尾黏膜上皮下嗜银细胞，其特点是组织结构像癌，发展缓慢，较少转移，与一般癌不同，组织学特点是介于良、恶性之间，因此称之为类癌。病灶多位于黏膜下层，占阑尾恶性肿瘤的 70%～90%，儿童较成人发病率低，女性多见，预后较好。

1. 临床表现

阑尾类癌临床多以阑尾炎症状为表现，缺乏特异性症状。患儿会出现脐周部疼痛不适，呈阵发性，伴有恶心，随后腹痛逐渐加重，由脐周逐渐转移至右下腹。阑尾类癌多数病例为常规切除手术中偶然发现，也可能因管腔阻塞引起的急性阑尾炎而被发现。

2. 病理变化

阑尾原发性腺癌镜下表现与结直肠腺癌基本相似，应与其鉴别诊断。阑尾类癌可分为典型的（岛屿状）类癌和杯状细胞类癌。典型类癌镜下可见细胞排列成小岛状（图 13－8），沿肌间呈条索状浸润生长，瘤细胞大小一致，呈多边形或圆形，细胞质中等量，淡红染，核小而圆，染色质呈盐粉状，无明显核仁，核分裂象少见，累及黏膜层、肌层及浆膜层。杯状细胞类癌在阑尾常表现为灰白色或有黏液样硬结，镜下可看到黏膜向下生长，癌细胞可扩散至肌层和浆膜层。杯状细胞由小而一致的杯状细胞巢构成，常呈微腺性排列，伴有细胞外黏液。

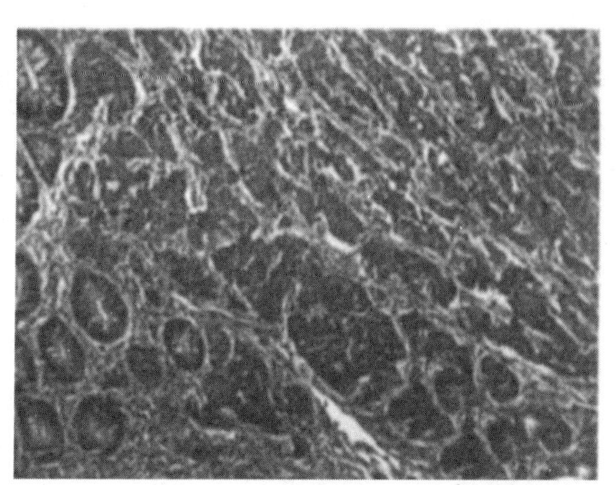

图 13-8 阑尾经典型类癌

注：细胞排列成小岛状，沿肌间呈条索状浸润生长（HE，×200）

3. 鉴别诊断

儿童原发性阑尾癌及类癌常表现为急性阑尾炎症状，且反复发作，容易引起忽视和漏诊。超声是诊断儿童阑尾疾病的首选方法，可显示低回声病灶位于增粗的阑尾末端，边界较清楚，形态较规则，其内未见明显血流信号，病灶内部可见钙化灶。当临床发现阑尾炎反复发作时，应警惕合并肿瘤可能。杯状细胞类癌应与印戒细胞腺癌鉴别，前者保存了 E-cadherin 连接蛋白和 β-连接素蛋白，而后者无 E-cadherin 连接蛋白和 β-连接素蛋白的表达。

4. 治疗及预后

由于儿童类癌发病率较成人低，阑尾细长，直径及阑尾腔多较小，故多选择手术单纯切除阑尾，不行扩大切除，术后也无须放疗或化疗。行手术过程中应仔细检查阑尾表面及阑尾腔，若发现可疑病变，应及时行术中冰冻病理检查，以免漏诊、误诊。

（五）结直肠息肉

结直肠息肉（colorectal polyps）在儿童中是一种常见病、多发病，是儿童便血和腹痛的常见病因，最常见的是幼年性息肉。不同地区发病率差异明显，各个年龄段均可发病，甚至新生儿期也可发病。结直肠息肉属于肠道黏膜来源的良性隆起性病变，很少发生恶变，但也有部分结直肠腺瘤样变和腺癌病例起源于儿童期的幼年性息肉。

1. 发病病因及机制

结直肠息肉是儿童消化系统常见疾病，其发生机制目前尚不清楚，一般认为与肠黏膜炎性病变、慢性刺激和粪便摩擦有关。多数研究认为，遗传因素在结肠息肉的发生机制中起着非常重要的作用。有学者认为，定位于 18q21.1dpc4（smad4）的基因可能是引起该病的原因。尚需病理结合基因检查进一步研究。

2. 临床表现

儿童结直肠息肉临床表现多种多样，其中便血是最为常见的临床表现，便血多为无

痛，且发生在排便结束后，出现滴血。肠息肉组成部分为黏液囊肿及黏膜腺体，结缔组织间质较多，因有较多炎症细胞浸润故息肉表面常形成溃疡或糜烂而易出血，息肉常常自行脱落并经直肠排出。部分处于乙状结肠及直肠的息肉可脱出肛门，多出现在大便后，临床易误诊为脱肛。

3. 病理变化

根据组织病理学特征分为：①腺瘤性息肉，包括 FAP、Gardner 综合征、Turcot 综合征，与恶性肿瘤关系密切，随着瘤体的增大癌变发生率随之提高。②错构瘤性息肉，包括幼年性息肉、Peutz-Jeghers 综合征、Cowden 综合征等，在儿童结直肠息肉中最为常见，一般为良性病变，存在少数恶性病变，其中幼年性息肉由大小不等的增生腺体构成，腺上皮分化成熟，富含杯状细胞，腺体可见不同程度的囊性扩张，间质丰富，为富含血管的纤维结缔组织，并伴有大量的炎细胞浸润（图 13－9），无增生或异型增生。③炎性息肉，常继发于结直肠各种炎症性疾病，多由肠黏膜溃疡引起。④锯齿状息肉，包括增生性息肉、传统锯齿状腺瘤、无蒂锯齿状息肉/腺瘤和锯齿状息肉综合征。

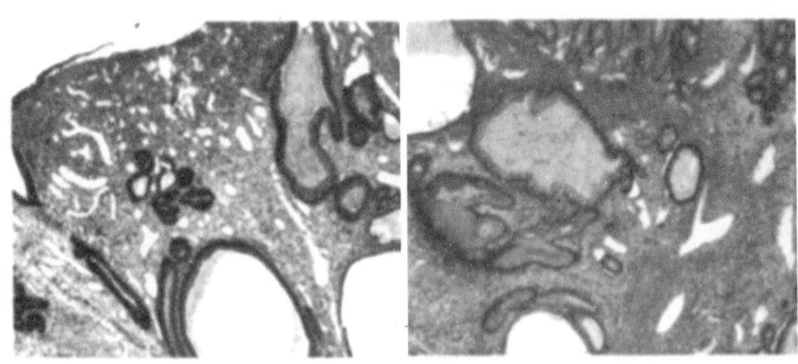

图 13－9　幼年性息肉

注：由大小不等腺体构成，腺体囊性扩张，间质炎症细胞浸润

4. 鉴别诊断

儿童结直肠息肉的诊断主要依赖内镜下息肉的形态学特征及组织病理学检查来实现，对存在便血、不明原因的腹痛、长期腹泻等消化道症状的患儿进行电子结肠镜检查，可完整查看整个结肠从而准确确诊肠息肉，也是结直肠癌筛查的金标准。鉴别诊断：①腺癌。当幼年性息肉腺体扩张充满黏液或腺体破裂导致黏液、炎症细胞和细胞碎片扩散到周围的固有层内，同时因黏液潴留、腺上皮压迫性甚至完全消失时，应与腺癌相鉴别。但幼年性息肉腺上皮细胞多分化成熟，可有轻至中度增生，不会出现中重度异型增生，核分裂象很难找到，周围间质疏松水肿，而不是腺癌的促纤维增生性间质。根据年龄一般可排除腺癌。②胃肠道炎性纤维性息肉。其由较温和的短梭形细胞组成，呈交织的束状或席纹状排列，梭形细胞可围绕血管呈具有特征性的“洋葱皮”样改变，背景有较多炎细胞，尤其是嗜酸性粒细胞，免疫组化梭形细胞 CD34 阳性，幼年性息肉间质可有嗜酸性粒细胞浸润，但肿瘤细胞一般无梭形细胞，且缺乏特征性的血管改变。

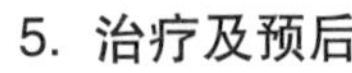

5. 治疗及预后

在结直肠息肉的治疗中，目前尚无有效的药物用于治疗或预防复发，内镜下息肉切

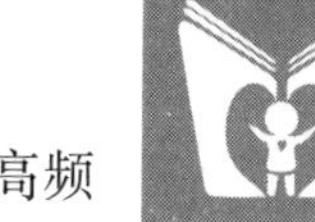

除术仍是治疗结直肠息肉的主要方法，包括冷/热活检钳除法、冷/热圈套切除法、高频电凝电切法、内镜黏膜切除术、内镜黏膜剥离术、氩离子凝固术等，辅以金属钛夹的应用可以大大降低术后出血并发症的发生。

三、涎腺上皮性肿瘤

儿童涎腺上皮性肿瘤（salivary gland epithelial tumors）形态复杂、多变，是口腔颌面部常见的肿瘤，男女之比为 1.14：1；发病平均年龄为 10.34 岁，随着年龄的增大，患病概率随之增高，但年龄越小患恶性肿瘤的可能性越大，且恶性程度越高；发病部位以腮腺、颌下腺及腭部多见，大小涎腺间良恶性肿瘤患病比无明显差别；良性肿瘤以多形性腺瘤常见，恶性肿瘤以黏液表皮样癌最常见。

（一）腺泡细胞癌

腺泡细胞癌（acinic cell carcinoma）比较少见，占所有涎腺上皮性肿瘤的 2%～3%，任何年龄均可发生，一般发病年龄在 50 岁左右，也可见于儿童和青少年。

1. 临床表现

大部分发生于腮腺，偶有发生于颌下腺和颚部的，生长缓慢，病程较长，表现为无痛性生长的肿块，发病后可能导致面瘫等面部病变，严重的会发生淋巴转移。

2. 病理变化

肿瘤界限清晰，切面呈淡黄色，质脆，可见出血、钙化。腺泡细胞癌由腺泡样细胞、闰管样细胞、空泡细胞、透明细胞、非特异性腺细胞构成实性、微囊性、乳头囊性、滤泡性 4 种组织学形态。腺泡样细胞是最具特征的细胞，体积较大，呈多边形或圆形，嗜碱性，实性片状排列，癌细胞巢间为纤维组织。闰管细胞体积较小，核居中。空泡细胞胞质中含大量空泡。透明细胞比较少见，只构成肿瘤细胞的一小部分。非特异性腺细胞边界不清，呈合体细胞样。

3. 鉴别诊断

当腺泡细胞癌出现乳头状结构时，应与乳头状囊腺癌、腺癌等相鉴别。腺泡细胞癌中存在嗜碱性颗粒胞质的腺泡样细胞。

4. 治疗及预后

治疗上既要考虑彻底切除肿瘤，又要考虑术后功能的保护。儿童涎腺上皮性肿瘤应以手术治疗为主，因患者年龄较小、对于发生于腮腺的良性肿瘤均应保留面神经；而对于恶性肿瘤应根据其病理类型、分化程度、面神经与肿瘤的关系，肿瘤的侵犯程度等而定，不可因患儿年龄小，对牺牲面神经有顾虑而一味强调保留面神经致术后复发的概率增加。

（二）黏液表皮样癌

黏液表皮样癌（mucoepidermoid carcinoma）是涎腺肿瘤中最常见的恶性肿瘤，约占

涎腺肿瘤的12%，常发生于腮腺、颚腺和磨牙后区，大、小涎腺也可发生。

1. 临床表现

常见腮腺、颚腺等发生局部肿块，高分化者肿块逐渐增大、无痛，有较长的病史，低分化者肿块生长较快，且常有疼痛和溃疡发生，可累及面部神经，致面部神经麻痹或面部瘫痪。

2. 病理变化

大体：分化程度高的肿瘤组织界限清晰，切面呈灰白或粉红色，包膜不完整，内部含有黏液（图13－10）；分化程度低者界限不清，侵及周围组织，切面实性成分多。根据组织成分和生物学行为分为：①高分化黏液表皮样癌。其恶性程度低，黏液细胞占50%以上，表皮样细胞分化良好，中间细胞较少，无核异形；有丝分裂极少或没有。细胞常形成大小不等的囊腔，内含黏液细胞（图13－11）。②低分化黏液表皮样癌。其恶性程度高，中间型细胞和表皮样细胞居多，黏液细胞较少，肿瘤细胞呈片状排列或团状，可见核异形及较多的有丝分裂，肿瘤常向周围组织浸润。③中分化黏液表皮样癌。其介于高分化和低分化之间，癌细胞异形不明显，中间型细胞和鳞状细胞居多。

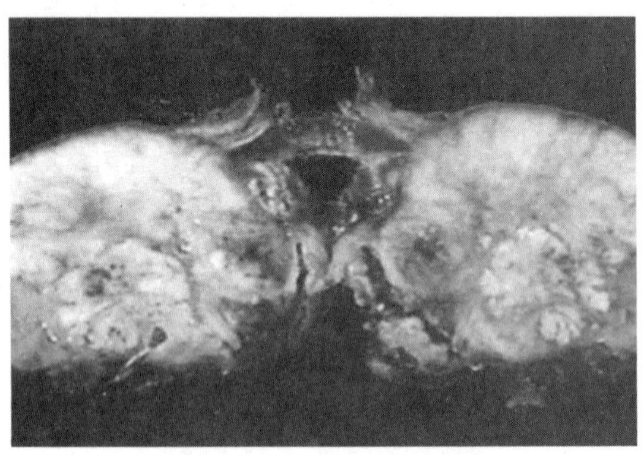

图13－10　黏液表皮样癌

注：肿瘤界限较清晰，切面灰白色，包膜不完整

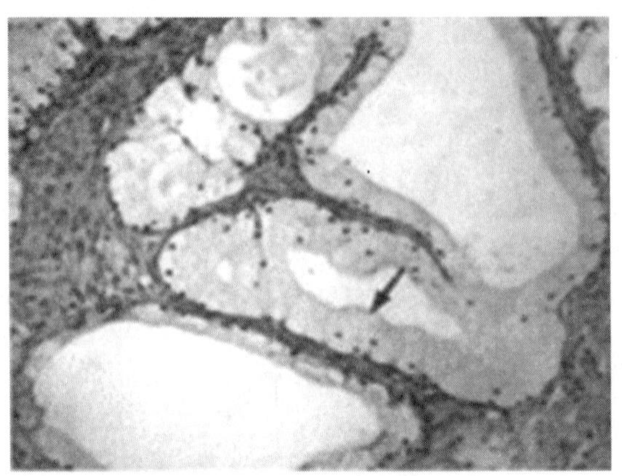

图13－11　高分化黏液表皮样癌

注：恶性程度低，细胞形成较多囊腔，内衬黏液细胞

3. 鉴别诊断

鉴别诊断：①鳞状细胞癌：高度恶性的黏液表皮样癌表现为大量异形的表皮样、鳞状细胞，但是也有散在其中的黏液细胞，而鳞状细胞癌一般无黏液分化。②透明细胞癌：透明细胞型黏液表皮样癌需要与涎腺非特异性透明细胞癌相鉴别诊断，前者肿瘤中存在黏液细胞，透明细胞癌形态相对单一，由透明细胞核少量胞质淡嗜伊红的细胞构成，细胞呈片状、条索状排列，间质内可见嗜伊红玻璃样物质包绕。

4. 治疗及预后

目前常用的治疗方法以手术治疗为主。对于良性肿瘤应保留面神经，如肿瘤恶性程度高，侵袭范围广泛，术前已有面瘫或术中见面神经穿过肿瘤或与之紧密粘连，为根治肿瘤，应断然牺牲部分或全部面神经，并尽可能即刻做面神经修复。不能因患者年幼勉强保留面神经，否则影响预后，术后容易复发。

（三）腺样囊性癌

腺样囊性肿瘤（adenoid cystic carcinoma）是涎腺肿瘤中常见的恶性肿瘤，约占涎腺肿瘤的额10%。大、小涎腺均可发生，多见于腮腺和颚部，发生在舌下腺者，应首先考虑腺样囊性癌（图 13－12）。

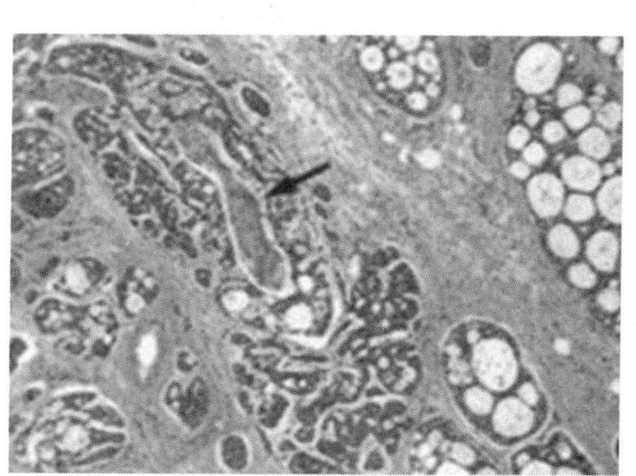

图 13－12 腺样囊性癌的筛状结构

注：上皮细胞巢内可见圆柱状腔隙，侵犯周围神经

1. 临床表现

腺样囊性癌生长缓慢，无明显的临床体征。患儿可出现腮腺和颚部的局部肿块，随疾病进展可出现不同程度的疼痛等不适感，若神经受累及会出现面瘫等症状。

2. 病理变化

肿瘤组织的边界不清，无包膜，局部浸润，切面呈灰白色，质硬。根据组织学形态可以分为：①筛状型。肿瘤细胞呈圆形、卵圆形或不规则形的上皮团块，分布在玻璃样变和黏液样物之间，其间含有大小不等的圆柱状腔隙，呈筛状，与藕的横断面相似，是肿瘤性肌上皮细胞产物蓄积的结果，该产物在近细胞部分呈黏液样，嗜碱性，远离细胞部分呈透明样，嗜酸性。②管状型。肿瘤细胞排成导管样结构，由几列细胞组成，内层为立方状衬里上皮，外层为胞浆呈空泡状或透明的肌上层细胞，上皮官腔内物质呈现强

嗜酸性，PAS 染色阳性。③实体型。该型最为少见，分化较差，主要由肌上皮细胞构成，间质结缔组织多少不一，常见丰富的透明样物质。无论何种组织类型，其生物学行为都具有侵袭性，常侵犯神经周围、神经内及血管周。

3. 鉴别诊断

鉴别诊断：①基底细胞腺瘤：绝大多数情况，基底细胞腺瘤与腺样囊性癌容易鉴别，但当前者出现筛状结构时，易误诊为腺样囊性癌，但是值得注意的是，两者的生长方式不同，前者有包膜，后者呈侵袭式生长。②低度恶性多形性腺癌：组织形态更为多样，可出现乳头状结构，细胞多为立方形，微嗜酸。③实体型基底细胞腺癌：当腺样囊性癌由大量基底样细胞形成实体型结构时，应与实体型基底细胞相鉴别，前者上皮巢内往往伴有坏死，且具有更强的侵袭性，并常侵犯神经周围。

4. 治疗及预后

腺样囊性癌生长缓慢，但侵袭性较强，浸润的范围往往超过手术肉眼看到的肿瘤范围，所以在切除时应扩大切除至周边浸润组织，以防复发。

（四）癌在多形性腺瘤中

癌在多形性腺瘤中（carcinoma ex pleomorphic adenoma，Ca-ex-PA）约占涎腺恶性肿瘤的 10%，肿瘤常见于腮腺。

1. 临床表现

患者多有肿块缓慢无痛性生长多年，然后突然快速增长的表现。

2. 病理变化

癌在多形性腺瘤中一方面表现出恶性特征，如细胞出现间变、核分裂等；另一方面有良性多形性腺瘤的特征（图 13－13）。肿瘤中良性和恶性成分比例不定，当多形性腺瘤中出现大片玻璃样变、钙化，或伴有坏囊性变时，需要注意是否有癌变的可能。

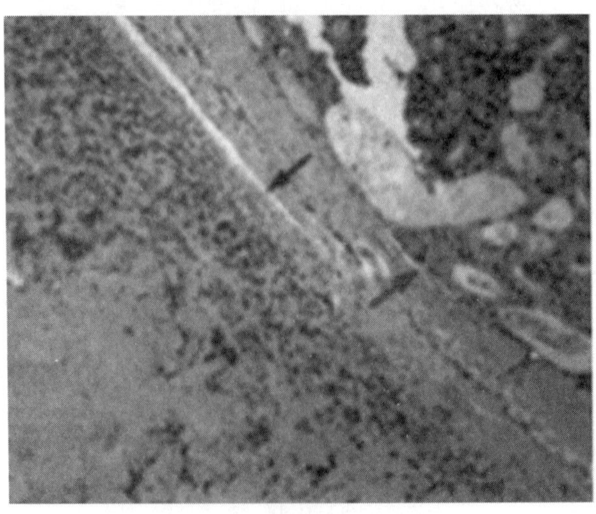

图 13－13　癌在多形性腺癌中

注：同时存在良性（黑色箭头）和恶性（红色箭头）成分（HE，×100）

（五）成涎细胞瘤

成涎细胞瘤（sialoblastoma）又称为涎腺母细胞瘤、先天性基底细胞腺瘤、基底样腺癌、先天性杂交性基底细胞腺瘤腺样囊性癌及胚组织瘤等，该病在临床上非常罕见，常发生于婴幼儿。

1. 临床表现

患儿腮腺或颌下腺区域发现缓慢增大的肿块，体积有时可很大。肿瘤表面的皮肤可呈紫红色或发生溃疡，患儿可同时伴有其他疾病，如肝母细胞瘤及先天性痣等。

2. 病理变化

肿瘤可呈结节状及分叶状，表面呈灰红色和灰白色，体积大小不一，大部分界限清晰，局部常侵犯周围组织。肿瘤主要由基底细胞样上皮细胞、少量腺上皮细胞及梭形肌上皮细胞构成。镜下见基底细胞样瘤细胞呈圆形和立方形，胞质较少，呈嗜碱性或嗜双色性，排列呈巢状、条索状、小梁状（图 13－14）、腺管样、腺泡样和筛状等。细胞核大、圆，染色较深，染色质颗粒较细，可见单个或多个小核仁，核分裂象多少不定，可较少或核分裂象显著活跃，有时可见病理性核分裂象。瘤细胞形成花蕾样结构，类似于胚胎发育过程中原始腮腺的形态。瘤细胞巢及条索周围的瘤细胞常排列呈栅栏状。

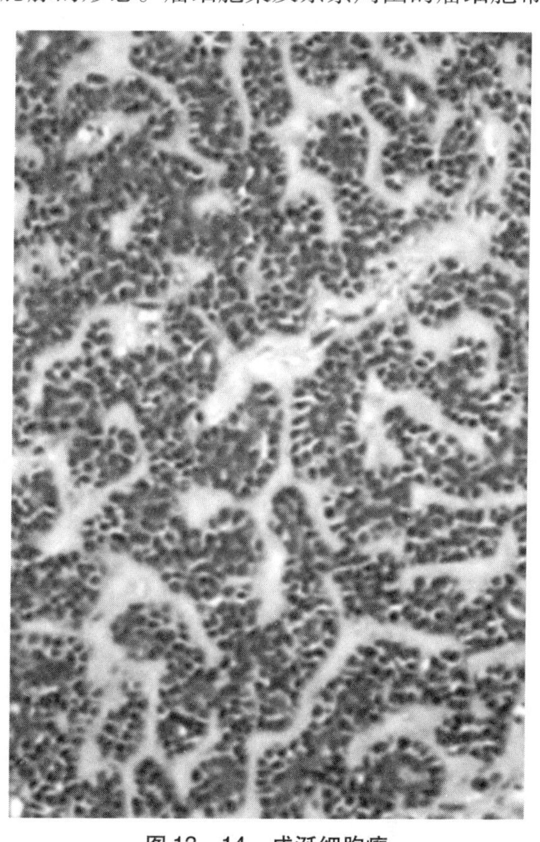

图 13－14　成涎细胞瘤

注：瘤细胞呈基底细胞样，细胞排列呈小梁状

3. 鉴别诊断

鉴别诊断：①腺样囊性癌：肿瘤常发生于小涎腺，镜下见瘤细胞巢内的瘤细胞较为丰富而密集，瘤细胞因核质比例较大而显得细胞核之间的距离较窄。肿瘤中常可见典型的筛状结构，筛孔很圆。肿瘤内较少见到基底样瘤细胞在瘤细胞巢及团块周围呈栅栏状排列。肿瘤的侵袭能力很强，常向周围组织呈广泛的浸润性生长，并常有明显的嗜神经浸润现象，预后较差。成涎细胞瘤则几乎仅见于小于 2 岁的婴幼儿，肿瘤好发于腮腺，其次是颌下腺，镜下见瘤细胞巢内的瘤细胞相对较为分散，瘤细胞因核质比例较小而显得细胞核之间的距离相对较宽。肿瘤内典型的筛状结构较少，筛孔不很圆，常可见瘤细胞巢，在条索及团块周围的基底细胞呈栅栏状排列，肿瘤向周围组织内的侵袭能力较弱，患儿预后较好。②基底细胞腺瘤：患者常为 60 ～ 70 岁的老年人。镜下见肿瘤的形态与成涎细胞瘤十分相似，但在基底细胞腺瘤的团块内及其周围常可见多量嗜伊红色玻璃样变性的基底膜样物质沉积。肿瘤内常可见瘤细胞向鳞状上皮和皮脂腺分化，一般无坏死，无浸润血管及周围组织现象。成涎细胞瘤则仅见于 2 岁婴幼儿，镜下见瘤细胞团块内及其周围很少有多量嗜伊红色玻璃样变性的基底膜样物质沉积；肿瘤中一般不见瘤细胞向鳞状上皮分化及皮脂腺分化。

4. 治疗及预后

目前成涎细胞瘤的主要治疗方法为彻底切除肿瘤，因肿瘤常可发生局部浸润，因此务求做到手术标本切缘无肿瘤细胞浸润。文献报道，22% 的病例肿瘤可在术后复发，9% 的病例肿瘤可发生区域性淋巴结转移，并有 2 例肿瘤发生了肺转移。如果无法将肿瘤完整地切除或者肿瘤术后多次复发也可以考虑进行放疗，但放疗对患儿颜面部的生长发育影响较为严重。成涎细胞瘤的预后一般尚好，文献上尚无因肿瘤发生远处播散而引起患儿死亡的报道。

四、乳腺肿瘤

乳腺癌（breast carcinoma）是全球女性最常见的癌症类型之一，也是全球女性死亡率最高的癌症之一。儿童乳腺肿瘤通常是良性的，且具有自限性。乳腺恶性肿瘤罕见。最常见的儿童乳腺肿瘤是纤维腺瘤，常常发生在青春期后，其他良性肿瘤包括乳腺肥大和导管内乳头状瘤。儿童乳腺癌泛指发病年龄小于 20 岁的乳腺癌患者，在临床上极为罕见，其恶性程度往往低于成年女性，其中最常见分泌性乳腺癌。小儿乳腺周围肿瘤发病率相对高，如血管瘤、囊状水瘤、脂肪瘤等。流行病学研究显示，一级亲属中有乳腺癌可导致女孩患乳腺癌的风险增高。若有一位近亲患乳腺癌，则其患病的危险性增加 1.5 ～3 倍；有两位近亲患乳腺癌，则患病率将增加 7 倍。家族中患病人数较多，说明家族中有一个或多个罕见基因的常染色体显性遗传，基因携带者几乎 100% 患乳腺癌。乳腺癌易感基因（*BRCA1/2*）突变与乳腺癌高度相关，并具有显著遗传特征。

（一）分泌性乳腺癌

分泌性乳腺癌（secretory breast carcinoma，SBC）属于非常罕见的乳腺浸润性癌，

恶性程度较低，占所有乳腺癌的 0.15%。

1. 临床表现

分泌性乳腺癌可发生于患者乳房的任何部位，多见于乳房肿块（图 13 - 15），但以外上象限和乳头、乳晕复合体下多见，其中男童 SBC 多数发生于乳头及乳晕下，且多不伴有男性乳房发育症，部分会伴有腋窝淋巴结转移。

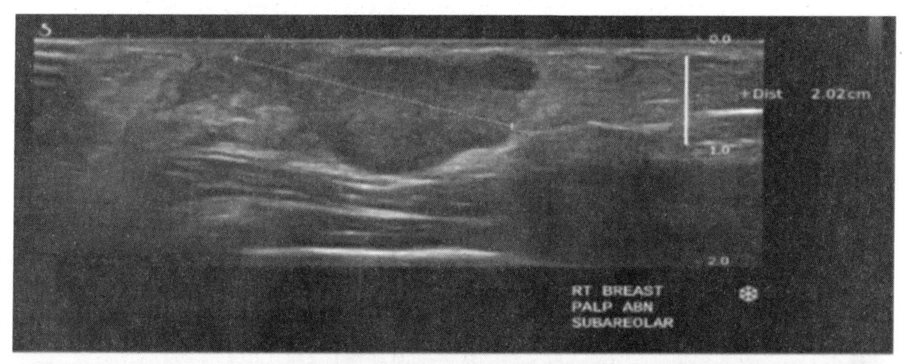

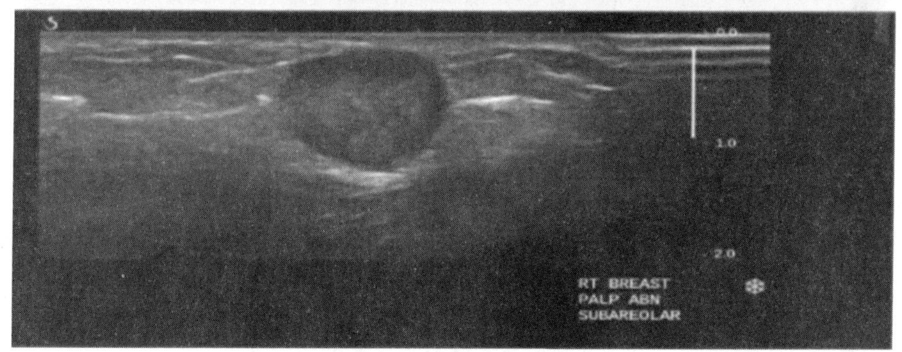

图 13 - 15 分泌性乳腺癌

注：8 岁女童，右乳超声示 2 cm、分叶状、不规则形、乳晕下低回声肿块

2. 病理变化

肉眼观：肿瘤界限清晰，无包膜，质地呈淡黄色。镜下：幼年肿瘤呈结节状，浸润性生长或推挤式生长，腺体形成索状上皮细胞和片状上皮细胞，在纤维性和纤维增生性间质中有一些筛状结构（图 13 - 16）。肿瘤细胞呈实性巢状、微囊状、管状或泡状排列。实性巢中散在大小不一的腺样及囊泡状结构。管腔形状不规则并互相沟通，腔内有多少不等的均质的红染甲状腺胶质样分泌物，并见吸收空泡。高倍镜下肿瘤细胞轻 - 中度异型，胞质丰富，在胞质内或胞外可见类似乳汁样、嗜酸性分泌物。胞核呈圆形或卵圆形，大小较一致，位于细胞中央或基底部，核仁明显，但核分裂象罕见。肿瘤间质为玻璃样的纤维结缔组织，有数量不等的淋巴细胞浸润；部分病例可见出血及囊性变等继发性改变。黏液染色：PAS 染色阳性。

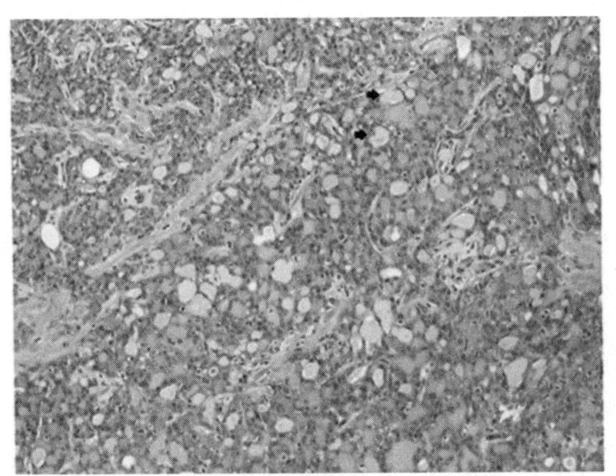

图 13－16　分泌性乳腺癌组织病理检查

注：微囊结构中含有苍白的脱细胞物质，胞浆内嗜酸性球状空泡在受损细胞内明显（箭头）；小纤维带贯穿整个肿瘤（HE，×200）

3. 鉴别诊断

鉴别诊断：①妊娠期乳腺；②乳头腺管癌；③腺样囊腺癌。

4. 治疗及预后

目前主要的治疗方法是手术切除。手术切除的范围亦无统一意见，具体须根据患者的年龄、肿瘤大小及部位以及腋窝淋巴结状态等情况进行综合评估。就辅助治疗而言，尚无足够的证据支持进行术后化疗、放射治疗、内分泌治疗及分子靶向治疗。考虑到辅助治疗潜在的不良反应，应极力避免过度治疗及其对患儿生理健康可能带来的不利影响。手术时须注意保护发育中的乳腺胚芽、乳头和乳晕。

（二）双向分化的肿瘤

一些肿瘤具有双向分化的形态学特点，即同时向上皮样组织和间叶样组织分化。所谓上皮样分化是指细胞形态像上皮细胞，呈多边形、立方状或柱状，胞浆丰富；排列像上皮组织，呈腺样、条索状、小梁状、乳头状或实性片块。间叶样分化也有两个含义：一是细胞像间叶细胞，呈梭形、星芒状、软骨细胞或软骨母细胞样；二是排列像间叶组织，表现为疏松、致密、弥漫或黏液样，不构成巢状、索状或腺样结构。儿童乳腺肿瘤中常见的双向分化肿瘤有纤维腺瘤、叶状肿瘤/叶状囊肉瘤和低度恶性导管周间质肉瘤。

1. 乳腺纤维腺瘤

乳腺纤维腺瘤（breast fibroadenoma）常见于 18～25 岁的青年女性，儿童发病率较低，通常是一种良性病变，占比 67%～94%。处于青春发育前期或初期的儿童，体内雌激素浓度增高而孕激素过少，对乳腺或乳腺局部组织过度刺激，导致纤维组织呈瘤性增生。

（1）临床表现：多发生于青春发育前期和青春发育初期；瘤体生长迅速，体积较

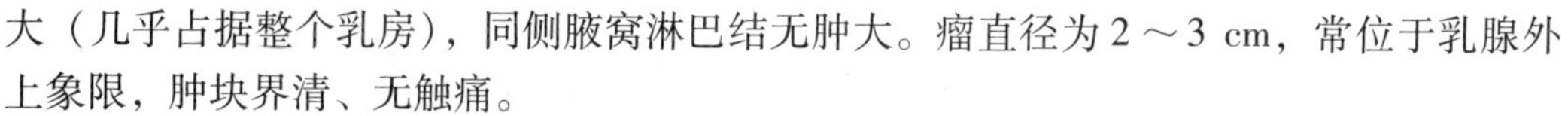
大（几乎占据整个乳房），同侧腋窝淋巴结无肿大。瘤直径为 2 ～ 3 cm，常位于乳腺外上象限，肿块界清、无触痛。

（2）病理变化：肿块边界清晰，一般有完整包膜，与正常腺体组织有明显的分界线，与皮肤无粘连，表面光滑幼年型纤维腺瘤在镜下观察可看到间质富于细胞和上皮增生（图 13－17）。

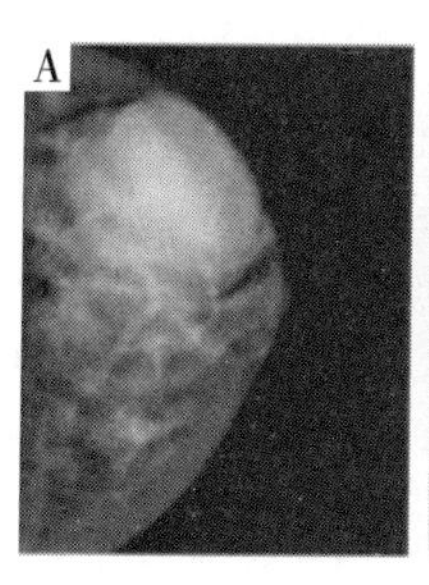

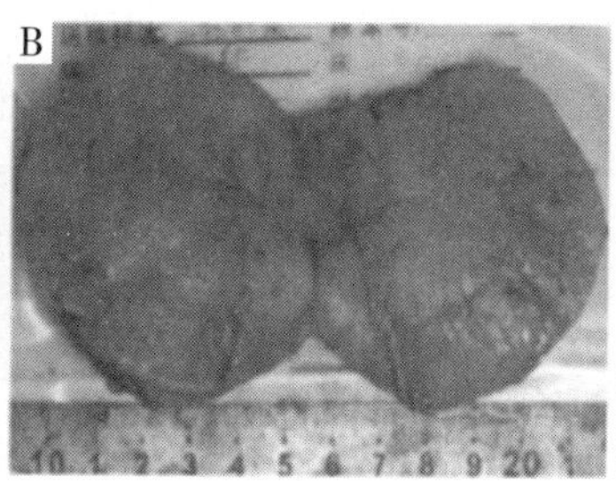

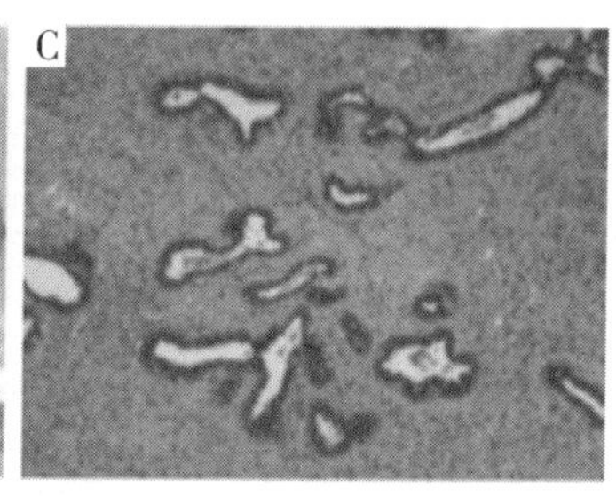

图 13－17　病理变化

患者，女性，21 岁，左侧乳腺青春期巨大纤维腺瘤。A：左侧乳腺内见一类圆形高密度肿块，密度均匀，边界清晰，边缘见弧形低密度透亮“晕征”；B：大体显示肿块包膜完整光滑，内部见裂隙状纤维分隔；C：病理显示间质细胞增生明显，细胞外基质有大量胶原纤维（HE，×100）

（3）鉴别诊断：①青春期乳腺肥大，多见于 13 ～ 17 岁的女性，一般先出现单侧乳腺增大，伴有不同程度的疼痛，并形成乳晕下结节，其后出现乳腺均匀性增大，这种乳腺增大属暂时性的，可随着青春期发育而自行消退。②乳腺叶状囊肉瘤，常见于中、青年女性，短期内出现迅速增大的乳腺肿块，很少有皮肤与深部粘连，呈分叶状结构，可有腋下淋巴结反应性增大，乳腺钼靶 X 射线摄片或 B 超检查可发现边界清晰的分叶状的肿块，质地不均。儿童乳腺纤维腺瘤多有完整的包膜，行肿瘤完整切除术可取得良好疗效。

（4）治疗及预后：有报道 38% 的病灶可自行消退，故对无症状的且较小的乳腺纤维腺瘤可进行临床观察，若肿块增长快速可选择手术进行切除。

2. 叶状肿瘤/叶状囊肉瘤

叶状肿瘤/叶状囊肉瘤（phyllodes tumors/cystosarcoma phyllodes）是双向分化的纤维上皮性肿瘤，在病理上根据间质细胞数量、异型性、核分裂象、边缘浸润及有无出血坏死等，将其分为良性、交界性和恶性 3 种病理亚型。但是，病理分型对临床无太大意义，因良性病变也会出现转移和局部复发。

（1）临床表现。肿瘤常较大，呈无痛性生长，表现为乳房肿物，皮肤表面可见扩张浅静脉，无乳头溢液发生，通常单侧发病，左右发病率相等。

（2）病理变化。大体：肿瘤呈结节状或分叶状，有包膜，切面灰白色或淡黄色，边界清晰。镜下：①良性。患者肿瘤镜界较清楚，其间质细胞以温和增生，且排列比较稀疏，呈均匀或不均匀分布，细胞没有异型或有轻度的异型，相应核分裂小于 4/10 HPF，间质没有过度的增生或出血坏死。②交界性。患者肿瘤镜界较清楚或有部分浸润性的生长，其间质细胞以过度生长，且细胞出现轻度或中度异型，相应核分裂在 5 ～ 9/

10 HPF，没有出血坏死与异源性成分出现。③恶性。患者肿瘤境界出现浸润性生长，其间质细胞已显著性增生，且细胞的异型性比较明显，常伴有异源性的分化，相应核分裂在 10/10 HPF 及以上，出血坏死比较常见。

（3）鉴别诊断：应与纤维腺瘤相鉴别。两者临床体征较为相似，常易混淆诊断或误诊。纤维腺瘤通常缺乏叶状结构，间质细胞少，无异型、核分裂象罕见，有包膜。

（4）治疗及预后：初次手术，对于良性乳腺叶状肿瘤患者给予局部切除，并确保超过 1 cm 相应无瘤切缘；对于交界性与恶性乳腺叶状肿瘤患者，应保证超过 2 cm 相应无瘤切缘；而对于多发性肿块，应确保超过 3 cm 相应无瘤切缘或是给予乳房的单纯切除手术。对于局部复发的患者，可再次给予局部扩大化切除术，同时确保超过 2 cm 相应无瘤切缘。对于病情恶性化患者，最好应选择做乳房的切除术。若在手术过程中发现患者肿瘤和胸肌相互粘连，此时应将处于肿瘤基底的部分胸肌予以切除。对于肿瘤远处转移患者，如果转移灶孤立则应行手术切除治疗。

3. 乳腺低度恶性导管周间质肉瘤

乳腺低度恶性导管周间质肉瘤（low-grade preductal stromal sarcoma，PDSS）是一种有别于叶状肿瘤和间质肉瘤，是起源于导管周间质并具有特殊形态表现的低度恶性肿瘤。

（1）病理变化。镜检：肿瘤呈非融合的多结节状，部分区域和周围组织有界限。在开放性腺管和导管周围梭形细胞呈“袖套”状浸润，亦可包绕乳腺小叶或在小叶内生长，但导管和小叶没有明显破坏。梭形细胞常浸润周围的脂肪组织，形成孤立性肉瘤样“袖套”样结构。梭形细胞疏密不等，异型明显，核分裂 3～14/10 HPF。

（2）鉴别诊断：①导管周间质增生：病变呈结节状，腺管和导管周围“袖套”状增生的间质细胞温和；间质细胞有/无轻微不典型性；核分裂 0～2/10 HPF。②叶状肿瘤缺乏多结节“袖套”状图像，有典型的长裂隙样管腔和特殊的“叶状”结构，可有异源性间叶成分。③乳腺软组织肉瘤有其特殊的形态和免疫表型，缺乏导管周间质肉瘤的结节状“袖套”样改变。

五、宫颈上皮病变及宫颈癌

宫颈癌是女性生殖器最常见的一种恶性肿瘤，近年来其发病率上升且呈年轻化趋势。宫颈癌的发生与人乳头状瘤病毒（HPV）感染密切相关，特别是高危型 HPV、HPV16 和 HPV18 在所有 HPV 阳性的宫颈癌中检出率占 70%。目前，HPV 感染已被流行病学和生物学证明是引起宫颈癌及癌前病变的重要因素。

1. 宫颈上皮内瘤变

宫颈癌的发展是一个渐进的过程，从宫颈上皮内瘤变（cervical intraepithelial neoplasia，CIN）进展为宫颈癌需要几年至几十年的时间不等。早期宫颈病变如能及时发现并予以治疗，治愈率可达到 90% 以上。目前我们对于宫颈鳞状上皮癌前病变常用的病理诊断术语是宫颈上皮内瘤变（CIN），包括宫颈不典型增生和宫颈原位癌，分为三级：CINⅠ、CINⅡ、CINⅢ（表 13－1）。近年来，国际上倾向采用更加简单的两级分类法

对宫颈鳞状上皮癌前病变进行描述和诊断。2012 年，美国病理学会（CAP）和美国阴道镜及宫颈病理学会（ASCCP）联合发表了生殖道 HPV 相关的鳞状病变的命名标准计划，简称 LAST 计划，提出了对于包括宫颈在内的下生殖道 HPV 感染相关的鳞状上皮病变进行命名的修订，推荐采用鳞状上皮内病变（SIL）来命名，并将其分为低级别鳞状上皮内病变（LSIL）和高级别鳞状上皮内病变（HSIL）。2014 年出版的第四版《WHO 女性生殖系统分类》中，采用这一命名方案。

表 13－1　宫颈癌鳞状上皮癌前病变分类

传统	第三版	第四版
轻度非典型增生	CIN Ⅰ	LSIL
中度非典型增生	CIN Ⅱ	HSIL
重度非典型增生	CIN Ⅲ	HSIL
原位癌	CIN Ⅲ	HSIL

（1）临床表现。宫颈上皮内瘤变患者早期没有显著的临床症状，随着病情进展，会出现不同程度的阴道出血。此外，还会出现白带增多、色黄，外阴瘙痒等症状。

（2）病理变化。镜下：LSIL 在表层或中层可见到凹空细胞，凹空细胞核有一定的异型性、扭曲、皱褶，核膜不规整，可见双核或多核，核周围有空晕，空晕周边僵硬，呈“铁丝网”状；在鳞状上皮的基底部，细胞核异型性轻微，甚至没有异型性（单纯的 HPV 感染，也归入 LSIL），核分裂少见，不见病理性核分裂；HSIL 全层细胞均有异型性，其中表层可见凹空细胞者为 CIN Ⅱ，无明确凹空细胞者为 CIN Ⅲ；凹空细胞比 LSIL 空晕小，但核更大，更具异型性；基底层细胞更异型，可见瘤巨细胞、核分裂增多以及出现病理性核分裂象。

（3）鉴别诊断。①鳞状上皮乳头状瘤。②反应性改变：炎症时上皮层内的鳞状上皮胞浆松解，海绵变。③放疗后改变：核有异型性，但细胞稀疏，不拥挤，细胞核染色质不清楚，胞浆有退变，可见空泡，最重要的是核/浆比例不高。④老年性改变：细胞全层萎缩、变小，核内有空泡。⑤腺样基底细胞癌，易误诊为 HSIL 累及腺体；有时成团连成片的组织细胞，可误诊为 HSIL。

（4）治疗及预后。儿童肿瘤治疗时应充分考虑儿童对治疗的耐受程度，特别更应及时评估治疗对儿童智力、骨骼、性腺及心理健康的影响。一般需要外科手术切除肿瘤，并辅以多药化疗和放疗以消灭局部残存病灶和血液中的肿瘤细胞，防止复发和转移。由于儿童的生殖系统还很幼稚，器官和术野小，适当的缩小手术范围以减少手术中的并发症，对于儿童将来的生活质量是有利的。手术原则是要切净肿瘤，保证切缘没有癌灶。

2. 宫颈腺癌

宫颈腺癌（cervical adenocarcinoma）占全部宫颈癌的 5%～15%。近年来，随着宫颈细胞学筛查的广泛开展，宫颈鳞状上皮病变得以早期发现并得到早期治疗，因而在过去几十年里，宫颈浸润性鳞状细胞癌的发病率明显下降。而与之不同的是，宫颈腺癌的相对及绝对发病率却呈现上升趋势，尤其是儿童和年轻女性。

（1）病理变化。肿瘤侵袭性实性和弥漫性浸润（图 13－18），由透明或鞋钉状瘤细

胞排列呈实性片状、微囊状、乳头状（图 13－19）或混合性结构。瘤细胞存在糖原，PAS 染色阳性，核呈圆形，核分裂象多见。

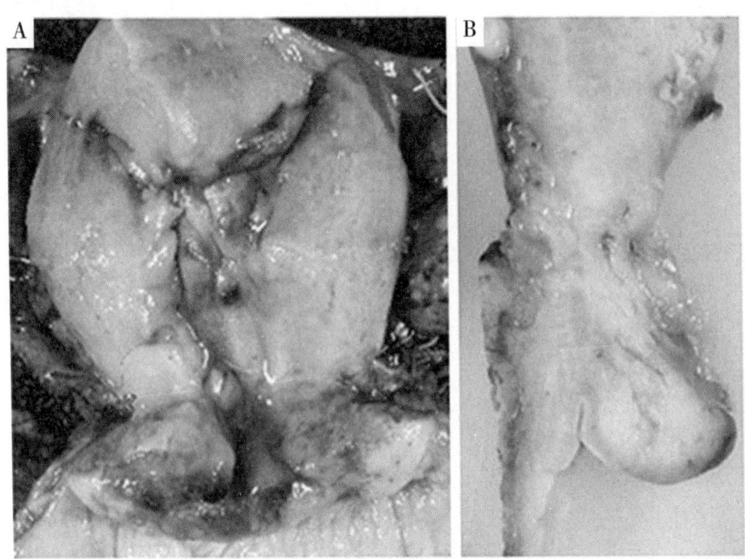

图 13－18　固定样本

注：A：冠状；B：矢状面。图示宫颈弥漫性增大，呈侵袭性实性和弥漫性浸润型，非外生绒毛型

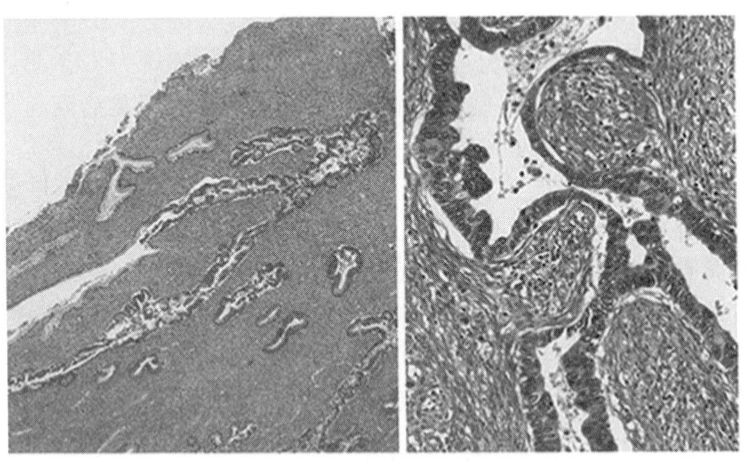

图 13－19　宫颈腺癌组织病理检查

注：肿瘤表面呈乳头状，但由炎症引起的间质增生组成。肿瘤细胞腺体位于肿瘤内部，呈凹形

（2）鉴别诊断。①隧道样腺丛：常发生在 30 岁以上的妇女。镜下表现为呈叶状分布的宫颈管腺腔，腺管排列紧密，管腔扩张，腔内含有浓稠的分泌物，由单层扁平立方或矮柱状上皮构成。宫颈黏液型：极向明显，无核分裂象。②弥漫层状宫颈腺体增生：好发于 20～40 岁妇女。表现为宫颈内膜 1/3 区域中出现分布均匀、中等大小、分化良好的宫颈内膜腺体。间质中经常可以见到炎症反应及间质水肿，但没有促结缔组织增生性反映。③微小腺体增生：常常可以找到分支腺体导管的存在，这种导管被覆单层上

皮，胞质一致，并可出现鳞状化。

六、尿路上皮癌

尿路上皮癌（urothelial transitional cell carcinoma）是泌尿系统常见的肿瘤，它是指从肾脏出口到尿道的上皮性结构发生肿瘤，占原发性膀胱癌的90%～95%，多发于中老年，儿童的发病水平低，男性发病率高于女性。在儿童中，肿瘤多为高度分化，进展缓慢。

（1）临床表现。临床表现主要为间歇性、无痛性，全程肉眼可见的血尿或镜下血尿，偶尔伴有不明原因的排尿困难、膀胱刺激症状或尿路感染，由于儿童尿路上皮癌实属罕见，因此临床上很难在第一时间将血尿与其联系在一起。

（2）病理变化。根据病理变化，常分为三级：①Ⅰ级尿路上皮癌，呈乳头状结构，无浸润，细胞大小不一，排列混乱；②Ⅱ级尿路上皮癌，乳头状结构，会出现肉眼可见的癌巢，细胞核大小不一，基底部常浸润固有层；③Ⅲ级尿路上皮癌，乳头状结构不再明显，出现排列紊乱的癌巢，癌细胞异型性明显，膀胱壁有不同深度的广泛浸润。

（3）鉴别诊断。根据经典的临床表现，结合各种辅助检查，对尿路上皮癌的诊断并不困难。常见的诊断方法有：①尿常规。尿隐血阳性，镜检红细胞亦为阳性，无脓细胞及细胞管型。②膀胱镜检查。可以直观了解膀胱内壁情况，肿瘤大小以及侵犯程度。③影像学检查。可以清楚显示膀胱内突出的新生物，以及肿瘤浸润程度。B超作为一个无创影像学检查，可发现肿瘤及其部位。膀胱镜作为膀胱肿瘤诊断的金标准，但处于该年龄段的患者行膀胱镜需要予以全身麻醉。同时，由于该年龄段患者尿道，特别是男性儿童，并未发育完全而可能损伤尿道。

（4）治疗及预后。根据患儿的年龄、肿瘤大小、浸润深度、是否侵犯邻近组织以及手术器械等因素，选择具体手术方式。由于血尿常为间歇出现，患儿家属往往低估了血尿的严重性，特别是在各种“治疗”以后，误认为是治疗效果的差异，而延误了治疗时机。因此，在无明确外伤史、无泌尿系结石史以及肾病史的患儿出现血尿时，应予以警惕。儿童尿路上皮癌的主要治疗方案为全身麻醉下经尿道膀胱肿瘤电切术，若术后病理提示为高级别尿路上皮癌，由于其仍有复发、进展的可能，因此术后可予以膀胱灌注化疗或免疫治疗。

小　结

小儿恶性肿瘤的好发部位集中于造血系统、中枢系统和交感神经系统、软组织、骨和肾，均属于非上皮性起源，大多数起源于胚胎残留组织和中胚层，故以胚胎性肿瘤和肉瘤为主。本章主要从病因、临床表现、病理变化、鉴别诊断、治疗与预后等几个方面介绍了儿童鼻咽癌、消化道上皮性肿瘤、涎腺上皮性肿、乳腺肿瘤、宫颈上皮病变及宫

颈癌、尿路上皮癌。儿童恶性肿瘤主要为原发性肉瘤核和胚胎性肿瘤，而上皮性癌极为少见。由于儿童处于生长发育阶段，先天性因素和个体成长过程中的代谢特点，决定了儿童肿瘤在原发部位、病理类型与成人的截然不同。家长和医生应该提高对小儿恶性肿瘤的警惕，争取早期诊断，减少误诊，及早治疗，以争取更好的疗效。

思考题

1. 儿童常见的上皮性肿瘤有哪些？
2. 儿童鼻咽癌的发病机制。
3. 儿童涎腺上皮性肿瘤有哪些病理类型？
4. 简述儿童乳腺肿瘤的遗传机制。

参考文献

[1] ALSOP B R, SHARMA P. Esophageal cancer [J]. Gastroenterology clinics of North America, 2016 (45): 399 -412.

[2] WALDUM H L, HAUSO Ø, SØRDAL ØF, et al. Gastrin may mediate the carcinogenic effect of helicobacter pylori Infection of the stomach [J]. Digestive diseases and sciences, 2014 (60): 522 -1527.

[3] 严佳虞，陈亚军，何乐健，等. 儿童结直肠癌四例诊疗体会并中国文献复习 [J]. 中华胃肠外科杂志，2019，1209 -1213.

[4] WEITZ J, KOCH M, DEBUS J, et al. Colorectal cancer [J]. The lancet, 2005 (365): 153 -165.

[5] 贾坤，张静，刘娟，等. 儿童阑尾经典型类癌 1 例 [J]. 中国介入影像与治疗学，2020 (17): 26.

[6] 苗娜，李俊芝，穆海拜提，等. 儿童结直肠幼年性息肉 30 例临床病理分析 [J]. 诊断病理学杂志，2019 (26): 579 -581, 586.

[7] 李江. 口腔临床病理诊断Ⅲ. 涎腺恶性上皮性肿瘤的病理诊断 [J]. 中华口腔医学杂志，2008: 508 -511.

[8] 穆红，盖俊芳，吕翔. 涎腺成涎细胞瘤的临床病理学特点及鉴别诊断 [J]. 诊断病理学杂志，2013 (20): 504 -505, 507.

[9] GARLICK J W, OLSON K A, DOWNS-KELLY E, et al. Secretory breast carcinoma in an 8 -year-old girl: a case report and literature review [J]. The breast journal, 2018 (24): 1055 -1061.

[10] 陈玉兰，董江宁，王婷婷，等. 乳腺青春期巨大纤维腺瘤全数字化 X 射线与磁共振成像影像表现研究 [J]. 中国医学装备，2020 (17): 118 -121.

[11] SAIDA T, SAKATA A, TANAKA Y O, et al. Clinical and MRI characteristics of uterine cervical adenocarcinoma: its variants and mimics [J]. Korean journal of radiology, 2019 (20).

（邓俊杰　李森　邵欣荣）

第十四章 儿童皮肤肿瘤

恶性皮肤肿瘤及其前体病变的早期发现和治疗（主要是手术）是当今皮肤病学的重要领域。在成人中，到目前为止，最常见的皮肤癌是黑色素瘤，基底细胞癌和鳞状细胞癌其发病率正在稳步上升。在儿童中，情况无异。此外，儿科皮肤科医生面对许多可能需要治疗的良性皮肤肿瘤，但很少需要切除。本章节简要介绍了儿童期最主要的非黑色素细胞肿瘤和黑色素细胞肿瘤。我们首先展示了非黑色素细胞肿瘤中的表皮痣、表皮囊肿和汗管瘤等良性肿瘤，以及鳞状细胞癌、基底细胞癌等恶性肿瘤。然后，我们讨论了由单一黑色素细胞构成的先天性黑色素细胞痣、蓝痣以及由多种黑色素细胞构成的复合痣。它们对于恶性黑色素肿瘤的发展非常重要，并且构成了对儿科黑色素瘤最重要的鉴别诊断。

第一节 皮肤非黑色素细胞肿瘤

一、表皮痣

表皮痣（epidermal nevus，EN）又名疣状痣、线状表皮痣或疣状线状痣，是由表皮细胞过度增殖所引起的错构瘤，属于先天性的良性病变。最常见的类型是疣状表皮痣（verrucous epidermal nevus，VEN）和皮脂腺痣（nevus sebaceous，NS）。

1. 发病病因及机制

该疾病主要由基因镶嵌引起，在患者的皮损部位可检测到 KRAS proto-oncogene（*KRAS*）、HRas proto-oncogene（*HRAS*）、NRAS proto-oncogene（*NRAS*）、fibroblast growth factor receptor 3（*FGFR*3）或 *PI*3*K*3*CA* 基因的点突变。

2. 临床特征性表现

多见于男性患者，在出生时或出生后不久即表现为局部表皮增厚，伴有色素沉着，偶尔也有 10～20 岁发病者，发病率为 1/1000。临床上分为局限型、炎症型和泛发型。局限型较为常见，可分布于身体任何部位，多沿 Blaschko 线分布，其疣状损伤主要呈现为单侧性束状、带状或斑片状分布，该类型发展至一定阶段后静止不变。炎症型的主要特点是综合出现疣状皮损、红斑和剧烈瘙痒的症状。泛发型的皮损广泛分布于全身，主要呈现为涡纹状或弧线形条纹。

3. 组织病理

表皮角质层呈不同程度的增厚、角化过度或角化不全，棘层增厚，表皮嵴伸长，乳

头瘤样增生，真皮毛细血管扭曲扩张，表皮颗粒细胞层变薄、消失（图 14 - 1）。

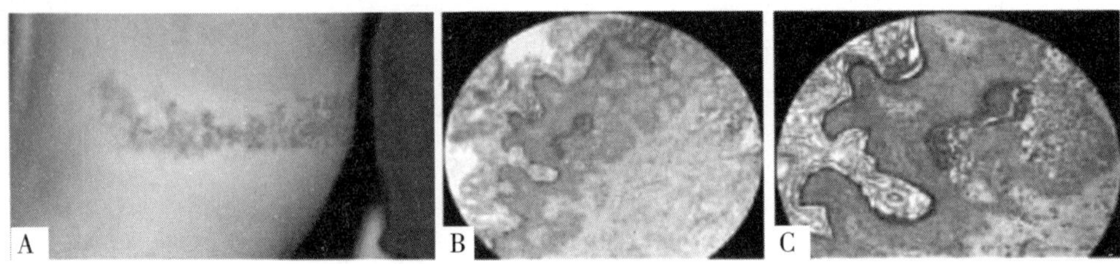

图 14 - 1　局限性表皮

A：单侧密集分布的粟粒大小的角化性带状褐色丘疹，边界清晰，触之粗糙坚硬，表面少许鳞屑；
B～C：皮损组织病理，表皮显著角化过度，棘层轻度肥厚，呈乳头瘤样生，多灶表皮松解，其上部细胞颗粒变性。其中图 B 为 HE ×200，图 C 为 HE ×400[1]

4. 治疗及预后

表皮痣目前尚无理想治疗方法，可采用外用疗法、植皮、手术切除、激光、电刀烧灼或冷冻等疗法。外用疗法损害小但疗效有限。外用疗法一般使用如外糖皮质激素、角质剥脱剂、维甲酸类、5 - 氟尿嘧啶和盾叶鬼臼树脂等。

二、表皮囊肿

表皮囊肿（epidermal cysts，EC）又称为表皮样囊肿或角质囊肿，是皮内或皮下囊状结构，其囊壁为复层上皮，内含透明角质颗粒，是由于毛囊皮脂腺单位受到损害所引起良性囊肿，发病率高，极少数会继发为基底细胞癌和鳞状细胞癌等恶性肿瘤。

1. 发病病因及机制

表皮囊肿的发病机制尚不清楚，存在多种假说且尚无定论。针对位于有毛皮肤的表皮囊肿，一般认为该类型的表皮囊肿主要由毛囊漏斗部进行囊性扩张和破坏所引起。表皮囊肿位于掌跖部的患者在发病前普遍有外伤史，因此有专家认为该类型的表皮囊肿是由于表皮碎片穿透伤口植入真皮而形成的。此外，临床上发现一些进行外科手术的患者，术后手术区域也出现表皮囊肿。这种假说被称为表皮植入学说，主要指因伤口原因导致某些含有生发层的表皮组织碎屑进入皮下组织内，随后表皮进行增殖生长及角化，最终由结缔组织包裹形成囊肿，因此该类型的囊肿也称为植入性囊肿或创伤性囊肿。有文献报道，表皮囊肿位于掌跖部位或四肢部位的患者出现 human papilloma virus（HPV）感染的现象，特别是 57 型和 60 型 HPV 的感染，因此推测 HPV 感染可能是引起表皮囊肿的因素之一。此外，临床上观察到足底表皮囊肿附着或位于外分泌管附近，同时 Choi 等学者通过 3D 重建技术，发现表皮囊肿似乎被大量汗腺压缩，并且在其表皮侧面具有与其相连的真皮管结构特征。这些结果表明足底表皮囊肿可能与外分泌真皮管相连，暗示足底表皮囊肿是可能是由从外分泌管的表皮样化生发展而来。除此之外，还有部分学者认为皮内痣细胞巢多、大且深，容易压迫毛囊进而形成表皮囊肿。

2. 临床表现

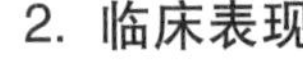

可发生于各年龄组，多发于儿童和青年，男女患者比例约为 2∶1。可发生于身体

任何部位，先天性者多发于头部、颈部、面部、背部和臀部等身体中线及中线附近的部位（图14－2）。外伤性者多发于手的掌面及足跖，尤其是手指。囊肿多单发，生长缓慢，局部囊肿逐渐长大后呈肤色、圆形或椭圆形，直径为0.5 cm至数十厘米，表面光滑，按压无疼痛感，囊肿与皮肤粘连后致使周围组织受到压迫，最终导致表面皮肤变薄，囊肿基底可移动，但无皮脂腺开口堵塞形成的蓝色或黑色小点。肿物可呈囊性感，也可硬似软骨。囊肿位于头部的患者，其囊肿多为恶性病变，病程较长。囊肿位于末节指（趾）的患者，其囊肿呈鼓槌状，触及硬物时疼痛感增强，严重者可引起病理性骨折。表皮样囊肿也可以感染，轻则囊内感染，重则形成脓肿或蜂窝织炎，以致囊肿破溃、流脓、窦道形成，久治不愈。表皮囊肿常与痣并发，可伴发钙化、肉芽肿性炎和黑素细胞痣等，临床误诊率高达54.7%，最易误诊为皮脂腺囊肿。术后约有3%的患者会出现囊肿复发。

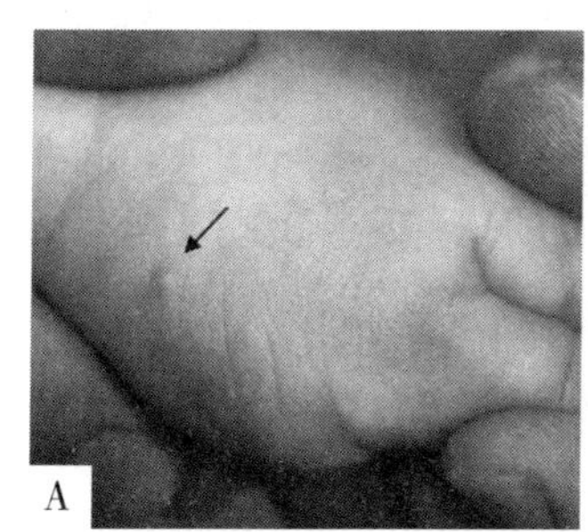

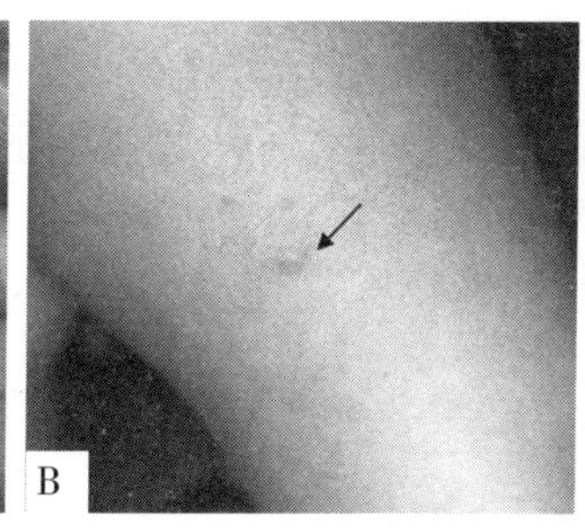

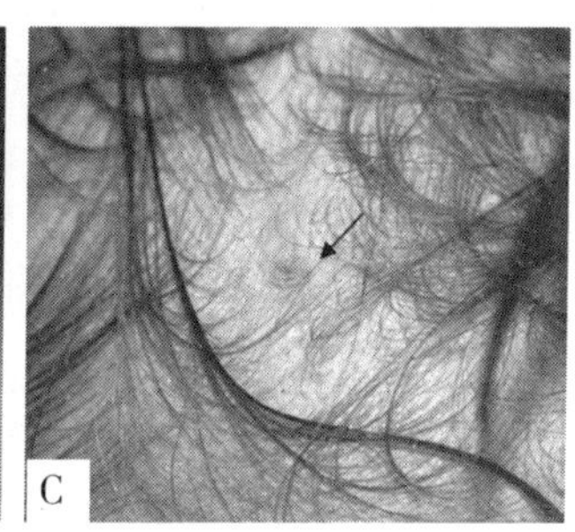

图14－2　先天性表皮囊肿

注：新生儿患者右手（A）、右前臂（B）和头皮（C）的表皮囊肿（箭头）[2]

3. 组织病理

显微镜下囊肿囊壁质感粗糙、厚薄不一，为纤维结缔组织，内衬复层鳞状上皮，但不包含真皮内皮肤附属器，上皮层面向囊腔，结构与毛囊间表皮相似，由内向外依次为角化层、颗粒层、棘细胞层和基底细胞层，切片结果显示其未与表皮相连。角化细胞脱落后进入囊腔内，形成板层状角质物，角质物呈薄层状排列，伴有胆固醇及钙化，囊内物质增大到一定程度可致使囊肿破裂。囊性肿物多位于真皮内，其周围为致密的纤维组织，囊肿与周围组织界限清楚，囊肿切面呈囊性，单房，少数可呈多房性。

4. 治疗及预后

表皮囊肿不能自愈，且可发生感染甚至进一步恶性病变，故应及早治疗。表皮囊肿的首选治疗方式是手术切除，将囊肿完整切除是成功治疗表皮囊肿的关键。为了防止术后因残留囊壁而导致复发，手术过程中应仔细剥离，除了切除明显的大肿囊外，疑似病变的小囊肿也需要一并切除，同时防止因囊肿破裂而导致的伤口感染。遇到与皮肤发生粘连的囊肿，手术时应做梭形切口，同时切除一部分皮肤。切除囊肿后，处理伤口时应对肌肉进行缝合，这样的处理有利于减少死腔的出现，从而有利于伤口愈合，术后同时配合使用抗生素以防止切口感染。若囊肿体积过大，且切除后局部出现凹陷畸形者，可进行软组织移植修复手术，从而使外形得以恢复正常。表皮囊肿可继发感染，若为囊内轻度感染，可以再行手术切除；若已形成脓肿，则需要切开引流后再行手术切除；若感

染时出现囊肿周围蜂窝织炎，则需要先使用抗生素处理和理疗，待炎症消退后再行手术切除；若囊肿感染且出现破溃，经局部药物处理后，待无急性炎症出现后再行手术切除。囊肿位于指（趾）骨内者，行囊肿切除术或切除后腔内植骨。对于该类患者，为了更好地暴露囊肿，指（趾）骨开窗要足够大，从而有利于完整地切除。表皮囊肿发生恶性变者，应广泛进行局部切除。

5. 鉴别诊断

临床上通常利用超声、CT 和 MRI 等影像学检查来进行诊断，特别是颅内表皮囊肿，主要是依靠影像检查来辅助诊断。表皮囊肿典型的 B 超特征为高回声集中于中心部分，低回声集中于囊肿边缘。CT 平扫结果为低密度囊性肿块，边界清晰锐利，伴有分隔和钙化，增强肿块多无强化；当囊性肿块内的小结节的强化值为 20 ～ 60 HU 时，可考虑为恶性结节。MRI 信号的改变主要由囊肿内所含角质蛋白或胆固醇的量决定，大部分患者的 MRI 信号为长 T1 和长 T2 信号，其中可出现部分低信号的间隔，呈现为短 T1 和长 T2 信号。病理检查结果也是表皮囊肿最终诊断的依据之一。一般根据肿物的部位、形态和外伤史做出诊断。例如，囊肿位于指（趾）骨内的患者，其 X 射线平片可见指骨内单房囊样透亮区，形状为圆形或椭圆形，边缘锐利，骨皮质较薄，有时可见病理性骨折或钙化。在诊断上，应将表皮样囊肿与皮脂腺囊肿相鉴别，特别是囊肿位于指（趾）骨内者，应与内生软骨瘤和孤立性骨囊肿等相鉴别。

三、皮样囊肿

皮样囊肿（dermoid cysts）是胚胎期由外胚层结构沿着胚胎融合线异位植入深组织形成的肿瘤，肿瘤实体由上皮衬里结缔组织构成，如角蛋白、皮脂和头发等皮肤附属物。

1. 发病病因及机制

胎儿的生长发育过程中，原本相连的表面上皮和硬脑膜会随着胎儿的生长而分开，从而在两者之间形成颅骨，但如果在颅骨形成过程中，两者之间出现粘连，上皮粘着于硬脑膜且植入眶缘或眶内，婴儿出生后，粘着于硬脑膜的上皮继续异常生长，最终形成皮样囊肿。此外，羊膜带的压迫会导致上皮植入体内，这也是导致胎儿形成皮样囊肿的原因之一。

2. 临床表现

皮样囊肿多为先天性，多发于儿童。由于皮样囊肿的形成开始于胚胎期，因此在患儿出生 1 ～ 2 个月后即可发现位于眶缘的表皮囊肿。皮样囊肿可发生于身体多个部位，一般多见于眼睑、眉外侧及鼻根部皮下，少数囊肿可见于骶尾部。囊肿多单发，大小为 1 ～ 3 cm 或更大，深入眶内的囊肿为肾形或哑铃形，囊壁边缘清晰，质地软，有囊状感。未观察到囊肿与皮肤粘连，当囊肿发生破溃或穿刺时，可见囊内皮脂、毛发及脱落上皮（图 14 – 3）。

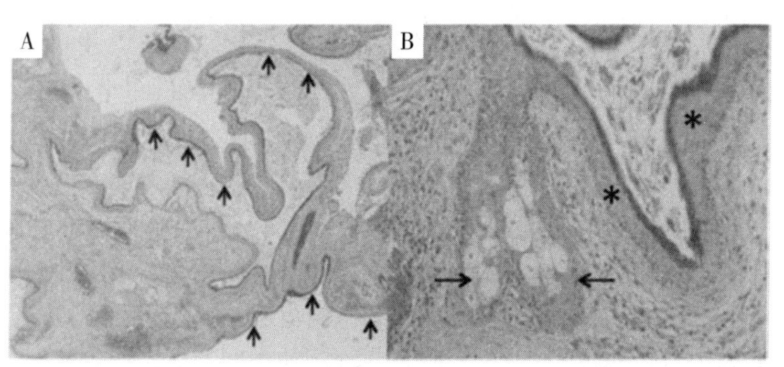

图 14-3 皮样囊肿的组织病理学特征（HE 染色）

A：低放大倍数，带有鳞状上皮衬里的囊肿（箭头）；B：高放大倍数，具有角质化的鳞状上皮（黑星）和毛囊皮脂结构（箭头）[3]

3. 鉴别诊断

皮样囊肿主要根据 CT 检查结果进行诊断。皮样囊肿的 CT 结果具有以下特征：①多位于眶外上象限等特殊位置；②形态为圆或半圆形；③病变内密度呈现多样化，高密度区为囊壁的脱落物和毛发影像，CT 值最高为 +77 HU，低密度区为囊内脂肪影像，CT 值最低为 -61 HU；④静脉注射泛影葡胺等造影剂后呈环行增强；⑤眶壁指压痕样凹陷或骨窝形成；⑥眶壁部分缺损。

4. 治疗及预后

皮样囊肿的首选治疗方式是手术摘除。完整地将囊壁、囊蒂及内容物摘除是手术成功的关键因素。剥离囊肿时要仔细轻柔，尽量贴近囊壁。尤其是位于眶缘的皮样囊肿，手术切口应尽量靠近眉梢处且沿皮纹方向切开皮肤，沿囊壁仔细剥离，同时避免损伤泪腺，完整切除囊肿后压迫止血，分层间断缝合切口后加压包扎。

四、皮脂腺癌

皮脂腺癌（sebaceous carcinoma）是指只向皮脂腺分化的具有侵袭性生长和转移倾向的恶性肿瘤。皮脂腺癌主要分为眼型和眼外型，其中眼型更为常见。

1. 临床表现

皮脂腺癌可发生于任何年龄，多发于成人，罕见于儿童。常见于女性，男女患者比例约为 1∶2。眼型皮脂腺癌约占皮脂腺癌的 3/4，眼型皮脂腺癌多发于眼睑，上眼睑的发病率比下眼睑高 2～3 倍，尤其上眼睑的睑板腺和睑缘腺周围是皮脂腺癌的多发部位。眼外型皮脂腺癌约占皮脂腺癌的 1/4，眼外型皮脂腺癌多发于头颈部，偶见于躯干、四肢和外生殖器，罕见于口腔、涎腺、肺和乳腺。皮脂腺癌患者初期皮疹较小，黄色且质硬，肿物无疼痛感，多为单发，缓慢增大成为丘疹或结节。部分肿物生长较快且可形成溃疡。少数患者伴发 Muir-Torre 综合征。所有皮脂腺癌都可能伴发上皮和其他皮肤附属器的上皮原位癌或皮脂腺型乳腺外派杰病，也可同时伴发这两种病变。初期的眼型皮脂腺癌常被误诊为睑板腺囊肿、睑结膜炎、眼睑炎、角结膜炎、基底细胞癌、鳞状

细胞癌、皮角、结节病和（或）瘢痕类天疱疮。眼外型的皮脂腺癌常被误诊为基底细胞癌和鳞状细胞癌。

2. 组织病理

皮脂腺癌位于真皮，部分患者可累及皮下组织和肌肉，主要由不典型的多角形脂肪细胞和基底样细胞构成类分叶状器官结构，中间为纤维血管性间质，一般无明显纤维组织增生现象（图 14－4）。细胞大小各异，形态不规则，主要为非对称性肿瘤团块，团块外缘的细胞核排列紧密，呈多形性，可见不典型增生和核分裂象。肿瘤的上皮样小叶呈现边界不清晰和无包膜的结构特征。肿瘤细胞向皮脂腺分化的程度也不尽相同。分化较高的肿瘤细胞可见丰富的空泡状透明胞浆，细胞核为卵圆形，核仁清晰，可见核分裂象，镜下可见脂肪小叶和皮脂腺导管；未分化肿瘤不易观察到空泡，核浆比例较高，细胞核为多形性，核仁显著，多见核分裂，有时可见病理性核分裂象，镜下观察不到成形的胞质空泡及皮脂腺导管。

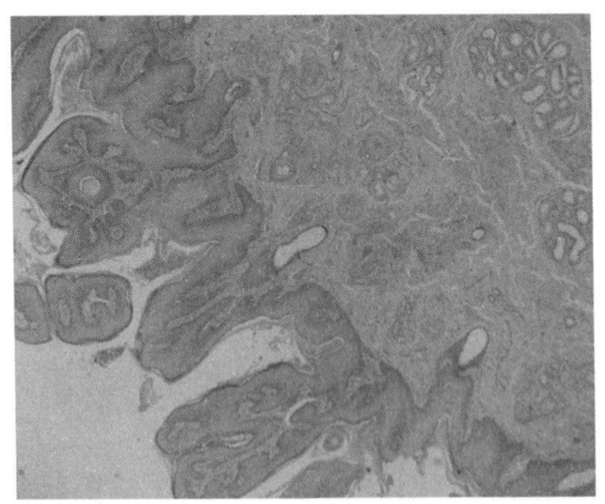

图 14－4　皮脂腺癌

注：存在乳头状瘤病、皮脂腺增生和许多顶泌腺[4]

3. 治疗及预后

皮脂腺癌的首选治疗方式是手术切除或 Mohs 显微手术，切除范围要足够大。约 1/3 的眼睑型皮脂腺癌可发生淋巴结转移，特别是腋前和颈部淋巴结的转移。因此，需要的治疗方式应该包括化疗、放疗和外科手术。与眼型皮脂腺癌相反，眼外型皮脂腺癌很少发生淋巴结或内脏转移，伴发于 Muir-Torre 综合征的皮脂腺癌恶性程度不高，一般行外科手术切除即可。

五、汗管瘤

汗管瘤（syringomas）又称为小汗腺汗管瘤或多发性结节性淋巴管瘤，是皮内末端汗管或小汗腺导管畸形病变引起的良性皮肤附属器肿瘤。

1. 发病病因及机制

汗管瘤的发病机制尚存在争议，其中大多数汗管瘤不具有家族遗传性。少数发疹性

和弥漫性的汗管瘤具有遗传性疾病的临床特征，该类型的肿瘤多为常染色体显性遗传的单基因疾病，如 Nicolau-Balus 综合征或唐氏综合征。有学者认为，发疹性汗管瘤是由于皮肤炎症刺激小汗腺导管引发的反应性增生。有文献报道，透明细胞型汗管瘤的发生与糖尿病具有相关性。

2. 临床表现

多发于青少年时期，成年后可进一步发展，亚洲地区较为多见。男女患者比例约为 1∶2。汗管瘤好发于颧部和眼睑，偶见于前额、颈部、腋下、胸部、耻骨、脐周、阴茎、外阴和手，呈广泛的对称性分布，偶见肿瘤呈单侧线状分布的病例（图 14－5）。囊肿为多发性，为肉色或微黄色的半球形丘疹，大小为 1～4 mm，表面光滑，质地坚硬，囊肿生长缓慢且不易消退，肿瘤细胞胞质丰富，尤其含有丰富的糖原，因此细胞轮廓清晰可见。

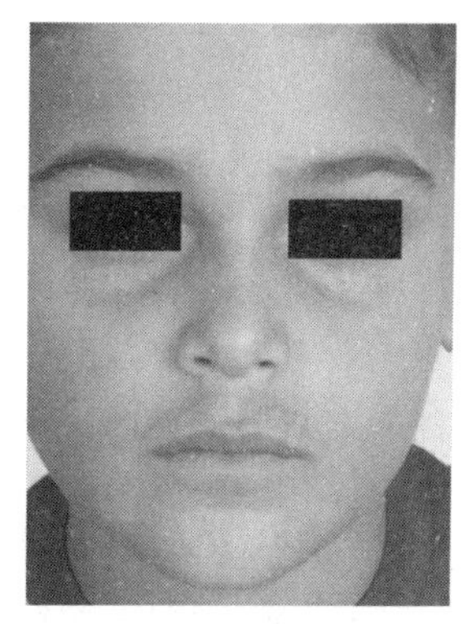

图 14－5 汗管瘤患儿

说明：8 岁汗管瘤患者，眼眶周围区域和上嘴唇有许多 1～3 mm 皮肤色丘疹[5]

3. 组织病理

汗管瘤只存在于真皮网状层上部 2/3 处，病变范围较小，由大量小的上皮性细胞巢、索和小管形成的分支构成，包裹于纤维间质复合物中，复合物中含有上皮细胞群和含有囊性汗腺导管的胶样物质（图 14－6），因此汗管瘤不与正常的表皮相连接。上皮团呈现均匀分布。上皮细胞巢之间的致密间质由紧密排列的胶原纤维束构成，伴有少量纤维细胞。上皮细胞形态单一，胞核较小，核仁不清晰，无分裂象，胞浆轻中度嗜酸性或透明，常见胞浆浅染。上皮性管状结构呈双层性，由 1 层腔面细胞和 1～2 排外层细胞构成，管腔的扩张导致内层上皮变扁，较大的细胞团索呈典型“逗号样”或“蝌蚪样”外观，可见 PAS 染色阳性的嗜酸性物质。汗管瘤可以互相融合。发疹性汗管瘤与一般汗管瘤相似，但有时其间质成分不那么显著。有些病例以这种细胞为主，称为“透明细胞汗管瘤”，常伴发于糖尿病，也见于散发性患者。

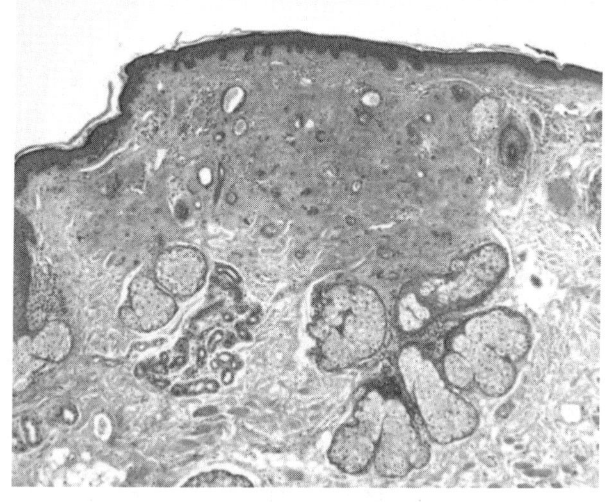

图 14－6 汗管瘤组织病理学检查

注：汗管瘤的组织病理学特征，在真皮中出现清晰的小腺体增生（HE，×25）[6]

4. 治疗及预后

汗管瘤的首选治疗方式是物理治疗，目前尚未发现有效的药物。物理治疗主要包括激光治疗、光电治疗、电干燥法和冷冻治疗等，也可行手术切除。其中激光治疗主要包括超脉冲 CO_2 激光治疗、CO_2 点阵激光治疗和点阵铒激光治疗等。此外，联合治疗也能取得更好的治疗效果，如激光联合药物治疗、注射液联合手术仪治疗和手术联合电离子治疗等方法。

5. 鉴别诊断

汗管瘤应与促纤维增生性毛上皮瘤相鉴别，后者体积大，发病部位较深，上皮呈毛囊分化。汗管瘤与微囊性附属器癌也具有相似性，但后者体积较大、病变呈不对称分布、界限不清晰，而且具有浸润性，特别是会侵袭骨骼肌或皮下脂肪。发生于眼睑和颧部的汗管瘤，伴发粟粒疹，囊肿破裂后会引起钙化和肉芽肿性炎，因此需要与粟粒疹和睑黄瘤相鉴别。而发生于生殖器的汗管瘤需要与表皮囊肿、大汗腺性痒疹、慢性单纯性苔藓、老年血管瘤和尖锐湿疣相鉴别。此外，汗管瘤还需要与汗管样小汗腺癌和硬化性汗管癌等较为罕见的恶性肿瘤相鉴别。

六、乳头状汗管囊性腺瘤

乳头状汗管囊性腺瘤（tubular sweat gland adenomas）又称为汗管腺瘤，是一种罕见的汗腺多种管状良性附属器肿瘤。

1. 发病病因及机制

大部分乳头状汗管囊腺瘤起源于大汗腺分化，少数病变可能起源于小汗腺分化。约40%患者的囊肿是在青春期的皮脂腺痣的基础上发生的。有文献报道，乳头状汗管囊腺瘤的上皮细胞和浆细胞内存在 IgA 和其分泌性成分，这暗示浆细胞被吸引到肿瘤上皮周围的机制与正常分泌性免疫系统具有相似性。此外，有研究报道乳头状汗管囊腺瘤存在9p21（p16）杂合性缺失和9q22 等位缺失的特征。

2. 临床表现

多发于儿童和青少年，约50%的患者在出生时存在乳头状汗管囊性腺瘤，15%～30%的患者在青春期前发病，而且处于青春期的患者其病变数目会增加，囊肿有增大或外观改变的倾向。发病率无性别差异。好发于头皮和颈部，少见于躯干和四肢等其他部位，比例约为1/4。囊肿位于头皮者，常伴发局部脱发。乳头状汗管囊腺瘤形态各异，多表现为无毛的单发斑块或结节，偶见为1个或数个疣状丘疹（图14－7）。囊肿可呈线状排列或为孤立性的灰红色斑块。结节较大时可发生溃疡，从而导致表面结痂。青春期和怀孕期间囊肿生长迅速，光滑的表面变成疣状。乳头状汗管囊腺瘤多伴发器官样痣。

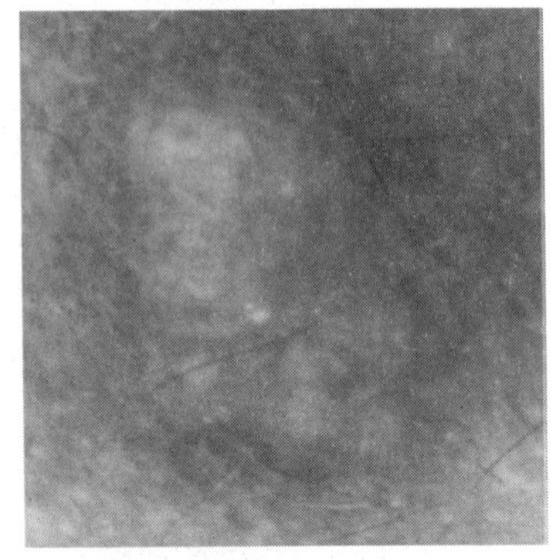

图14－7　乳头状汗管囊性腺瘤

注：玫瑰色丘疹样乳头状汗管囊性腺瘤，圆形的黄白色结构被红斑背景上的线性发白结构分隔开[7]

3. 组织病理

乳头状汗管囊腺瘤呈内生性生长，形态各异且大小不一的腺管样凹陷和囊样腔从上方表皮向下方真皮内延伸。肿瘤表面可见角化复层鳞状上皮，肿瘤深部内凹到管腔处有两层，囊腔内可见宽的绒毛状突起，外层为小立方上皮细胞，囊壁腔面内层为高柱状细胞。腔面细胞常分泌顶浆。管样结构周围为结缔组织间质，间质内含有大量浆细胞，伴发慢性炎症浸润。如果乳头状汗管囊腺瘤快速增长且数量增多，同时出现溃疡或疼痛，这些症状表明肿瘤出现恶性转化倾向。乳头状汗管囊腺瘤与一些恶性肿瘤具有相关性，多发于皮脂腺痣患者，常见于基底细胞癌，偶见鳞状细胞癌或汗腺癌。乳头状汗管囊性腺瘤和乳头状汗腺瘤在病理组织学上具有相似性。鉴别诊断时应与乳头状汗腺瘤相鉴别，后者囊肿常位于会阴部，属于真皮内结节，其乳头状的生长方式更复杂，间质内无浆细胞（图 14－8）。

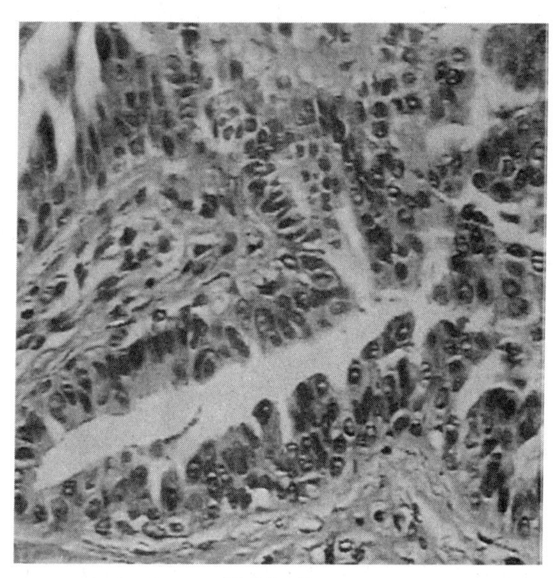

图 14－8

注：乳头状汗管囊性腺瘤组织病理学特征，囊性腔被基底立方细胞和柱状顶生细胞覆盖（HE，×400）[7]

4. 治疗及预后

当乳头状汗管囊腺瘤出现迅速生长或发生溃疡等症状时，应行手术切除。对于很难切除或发生转移的囊肿，可选择 CO_2 激光消融术。目前，预防性切除手术的利弊尚存在争议。

七、毛母质瘤

毛母质瘤（pilomatricoma）又称为钙化上皮瘤，是由汗毛皮层细胞或皮脂腺毛囊组成的良性皮肤附属器肿瘤，其间可发生“木乃伊化”和钙化。毛母质瘤向毛母质和毛囊的毛皮质和内根梢分化。部分毛母质瘤是在基底细胞癌瘢痕和皮脂腺痣的基础上进一

步发展而成的，毛母质瘤约占皮肤病的0.2%。

1. 临床表现

可发生于各年龄组，多发于儿童和青年，其中约60%的患者年龄小于10岁，儿童为第一发病高峰期，老年人为第二发病高峰期。男女患者比例约为3∶2，常发于白人。好发于头颈部。多发于附有毛发的部位，常见于头颈部，约占51.8%；其次为四肢，约占37.7%；偶发于躯干，约占10.5%。囊肿多单发，少见多发，一般为生长缓慢的单个实性或囊性结节，呈不对称性分布，直径为0.3～3 cm，极少数病例快速生长时，囊肿直径可达15 cm，同时出现皮肤松弛或皮纹等症状，此类病变多为多发性。囊肿多为肤色，偶见淡蓝色、蓝紫色、红色或黑色。肿瘤生长缓慢，病程长达数月至数年，肿块质地坚硬，不与深层组织发生粘连，囊肿移动性良好。大部分病例按压无疼痛感，身体其他部位未出现不适症状，极少数病例会因产生溃疡或肿物表面发生炎症而出现局部疼痛的症状。多发性毛母质瘤的出现表明机体处于肌紧张性营养不良的状态。多发性毛母质瘤偶尔伴发于其他一些疾病，如Rubinstein-Taybi综合征、Gardner综合征、Turner综合征、肌强直性营养不良、着色性干皮病、Goldenhar综合征、胸骨裂缺损、基底细胞痣综合征、Soto综合征、生长激素缺乏、凝血障碍以及结节病。此外，少数患者还出现甲状旁腺激素相关蛋白水平升高、高钙血症和外生性损害等症状。Gardner综合征患者切除的皮肤囊肿有时会呈毛母质瘤样特点。毛母质瘤主要根据临床特征做出诊断。当肿瘤为复发或多发性时，需要与Gardner综合征、Steinert疾病、类肉瘤病和良性肿瘤相鉴别。此外，毛母质瘤还需要与恶性钙化上皮瘤相鉴别，后者的成分包括未分化的嗜碱性细胞群、大的上皮细胞及异型细胞，具有被膜浸润和血管侵袭的特征。恶性毛母质瘤又称为毛母质癌（pilomatrix carcinoma），具有侵袭、转移的能力且易复发，在儿童、青少年以及成人中均有报道（图14－9、图14－10）。与毛母质瘤相似，有文献报道*CTNNB1*基因第三号外显子的突变可能是毛母质癌的致病原因。但是，毛母质癌相当罕见，目前全球英文文献报道的毛母质癌病例不足20例。

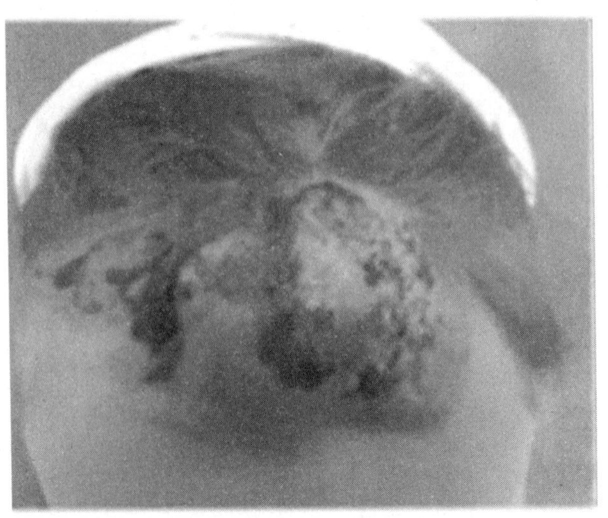

图14－9　毛母质癌患者位于前额外侧的小叶肿块

注：大小约90×60mm，边缘不明确且不对称[8]

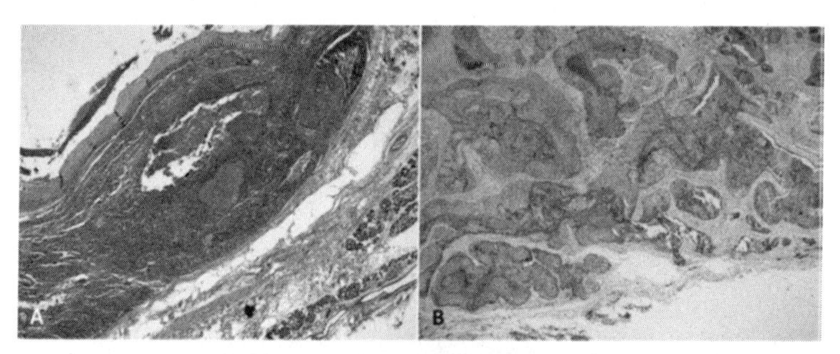

图 14－10 毛母质癌的颈淋巴结转移

注：HE 染色，A 为放大 20 倍，B 为放大 10 倍[8]

2. 发病病因及机制

毛母质瘤的发病机制尚不清楚。有文献报道，毛母质细胞的标记基因 *LEF*－1 在毛母质瘤患者中高表达。此外，还发现 75% 的毛母质瘤患者中编码 β－连环蛋白的基因 catenin beta 1（*CTNNB*1）发生突变。这些研究结果进一步表明毛母质瘤来源于毛母质细胞，而且其发生与 *β-catenin/LEF* 基因异常密切相关。免疫组化实验结果显示，抑制细胞凋亡的原癌基因 *bcl*－21 在毛母质瘤患者中也高表达，该研究提示细胞凋亡通路在毛母质瘤的发病中起关键作用。

3. 组织病理

毛母质瘤多位于真皮深部或皮下，囊肿边界清晰，呈分叶状，四周为数量不等的结缔组织间质，内含嗜碱性的有核细胞。镜下可见肿瘤由马尔王基氏细胞岛组成，细胞排列良好，无核的阴影细胞分布在细胞岛的中央，细胞分化良好，无明显异型性。切面可见数量不等的灰黄色或灰白角化物质，69%～85% 的病理会出现钙化，15% 的病例会出现骨化。早期和极期的毛母质瘤是由大小不一的圆形或椭圆形囊腔构成，局灶囊壁衬覆线状排列的基底细胞样的上皮细胞和少量鳞状上皮细胞，囊内可见嗜酸性角化物质，为团块状，内含影细胞和角质微丝。基底细胞样细胞核呈圆形或卵圆形、深染，有程度不等的核分裂象。炎症性或退化期的毛母质瘤体积相对较大，可见显著影细胞区及灶状基底样细胞或鳞状样细胞区，伴发炎症细胞浸润，其中有多核的组织细胞性巨细胞，偶见含铁血黄素细胞或噬色素细胞，局部囊肿可见肉芽组织增生。陈旧性的毛母质瘤没有基底样上皮细胞成分，硬化性间质中只含有影细胞团块，罕见炎症细胞。部分融合的影细胞团呈不规则形，伴发骨化或钙化。髓外造血和色素沉积有时会出现于退化期或陈旧性的毛母质瘤病变中。

4. 治疗及预后

毛母质瘤的首选治疗方式是手术切除，为了防止复发，一般要求切缘要宽且完整。如果囊肿与皮肤发生粘连，需要一起切除，切除完整多引起复发。部分儿童患者的囊肿可自行消退。细针穿刺细胞学检查常用于儿童毛母质瘤的诊断，但其正确诊断率只有约 28%。穿刺样本中是否具有“幽灵样”鳞状细胞和基底样细胞是最重要的诊断依据（图14－11）。

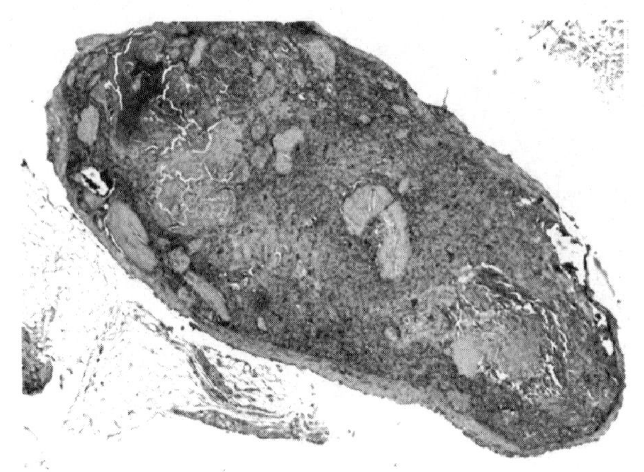

图 14－11 毛母质瘤

注：皮下脂肪组织中界限分明的肿瘤，在纤维炎性基质中的嗜酸性区含有“幽灵样”鳞状细胞（HE 染色，放大 20 倍）[9]

八、毛母细胞瘤

毛母细胞瘤（trichoblastoma）又称为毛上皮瘤、毛母细胞纤维瘤、毛源性毛母细胞瘤或淋巴腺瘤，是伴有毛胚芽分化的具有异质性的良性囊肿，常见成熟的毛囊分化，是基底细胞癌的良性形式，部分毛母细胞瘤是在皮脂腺痣的基础上进一步发生的。

1. 临床表现

可发生于各种年龄，无性别差异。可发生于附有毛发的部位，其中最常见于头颈部，偶发于躯干或四肢。毛母细胞瘤多为单发的孤立性小丘疹和结节，呈肤色、棕色或蓝黑色，基本不破溃。囊肿大小各异，直径范围为数毫米到数厘米，大部分囊肿直径小于 1 cm，极少数囊肿的直径高达 17 cm。在 Brooke-Fordyce 病和 Brooke-Spiegler 病中，囊肿多位于面部中央区，为多发性丘疹或结节。在诊断时，多发性毛母细胞瘤需要与结节性硬化性“血管纤维瘤”相鉴别。

2. 组织病理

毛母细胞瘤一般位于真皮或皮下组织，由嗜碱性生发细胞和嗜酸性细胞组成，四周为纤维性或纤维黏液基质（图 14－12）。根据组织结构的不同，可将毛母细胞瘤分为以下 6 种：①大结节和小结节性毛母细胞瘤。由伴有毛乳头的上皮细胞团组成，大小一致，呈网状筛状或蕾丝样，边界清晰，分布均匀，多位于真皮或皮下，上皮细胞为强嗜碱性。只有特化性间质，无间质浸润，少数病例会发生转移。肿瘤主要以大结节模式为主，可见漏斗囊性结构、黑色素沉着区或淀粉样物质沉积等特征，罕见波纹状模式。②柱状毛母细胞瘤。由窄条状上皮细胞组成，为长方形或椭圆形的斑块或丘疹，斑块中央多为凹陷，直径小于 1 cm，位于真皮的 2/3 处，边界清晰，排列方式为典型的周边栅栏状，伴发未发育的毛乳头和毛坯病灶，裂隙主要出现在簇集性纤维上皮单元周围的基质中，部分患者可见硬化区。③釉质细胞样毛母细胞瘤。由多个大小各异的真皮基底样

细胞小叶组成，周边细胞的细胞核的排列方式为栅栏状，伴发 T、B 淋巴细胞浸润。该类型肿瘤较为罕见，属于小结节性毛母细胞瘤的异型，形似牙齿肿瘤中的“釉质细胞瘤”。上皮细胞团块可向毛囊和皮脂腺分化，基本上不向导管分化。④网状毛母细胞瘤。由长的束状和柱状上皮细胞组成，位于真皮或皮下组织，排列方式为网状，由局部相互连接形成。⑤筛状毛母细胞瘤。由形态单一的基底样细胞团块组成，呈圆顶状，边界清晰，裂隙位于基质内，位于真皮上部，排列方式为筛状模式，也可呈结节状、总状花序状和网状排列。偶见影细胞、皮脂腺细胞、钙化或黑色素沉着等特征，少见淋巴细胞浸润和异物肉芽肿。⑥总状花序状毛母细胞瘤。由上皮细胞组成，排列方式为类“葡萄串”样聚集，走向为垂直型。

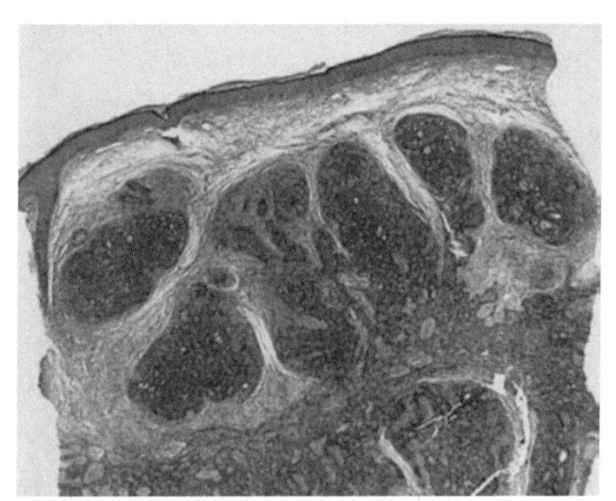

图 14－12 毛母细胞瘤

注：埋在真皮纤维基质中的大小不等的基底细胞样岛，包含局灶性乳头间质体和具有更多网状或筛状图案的区域（HE，×40）[10]

3. 治疗及预后

单发性毛母细胞瘤的首选治疗方式为手术切除，效果显著。但手术切除对于多发性毛母细胞瘤无效。多发性毛母细胞瘤可选择 CO_2 激光、冷冻和电灼等治疗方式。

九、鳞状细胞癌

鳞状细胞癌（squamous cell carcinoma，SCC）又名上皮样癌或鳞状细胞上皮瘤，是由表皮或黏膜复层鳞状上皮角质细胞引发的恶性肿瘤，其组成细胞显示不同程度的鳞状上皮分化。

1. 发病病因及机制

鳞状细胞癌的发病机制尚不明确，遗传因素，紫外线照射，化学因素，16 型、18 型和 31 型人乳头瘤病毒的感染，免疫抑制，慢性炎症性皮肤病等都是引起鳞状细胞癌的危险因素。*RAS*、*p53*、*CDK2NA* 和染色体 9q21 的突变都被证实与鳞状细胞癌发病相关。

小儿肿瘤学

2. 临床表现

多数病例为老人，也有极少数儿童患者。发病部位多为头面颈部、躯干和四肢等日光暴露部位，多发于皮肤白皙、容易晒黑的人群。鳞状细胞癌表现为浅溃疡，伴有围堤状或菜花状隆起的斑块、结节、疣状损害和角化硬壳，中央常出现溃疡、坏死、结痂等。晚期鳞状细胞癌具有较强侵袭性，可通过淋巴和血液途径进行转移，具有较高的复发率和致死率。临床上将鳞状细胞癌分为浸润性、棘层松解性、梭形细胞、疣状和角化棘皮瘤 5 种类型。

3. 组织病理

肿瘤细胞均向深处浸润生长且透过基底膜带直接深入真皮组织，排列呈巢状、片状或条索状。分化好的鳞状细胞癌常见细胞间桥、中心角化和角栓（图 14－13）。细胞具有大的泡状细胞核和嗜酸性胞浆。组织学分级可分为高分化、中分化和低分化。

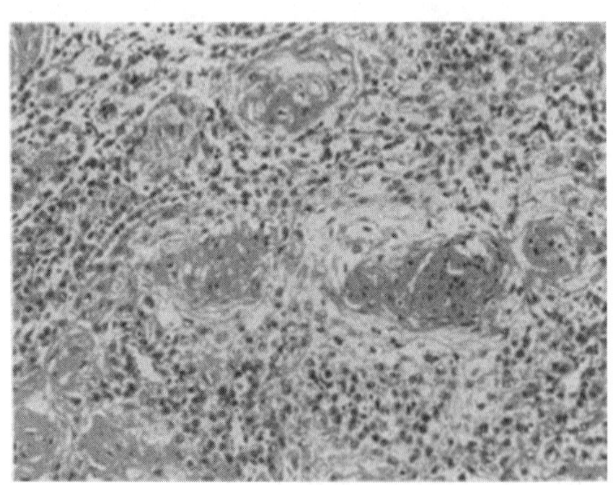

图 14－13　鳞状细胞癌

注：分化好的鳞状细胞常见的细胞间桥和角化珠[11]

4. 治疗及预后

鳞状细胞癌的治疗包括手术切除、冷冻、激光、放射、药物、光动力、声动力、电化学和基因治疗等，其中手术切除目前是鳞状细胞癌的首选治疗方法，传统手术的切除范围为肿瘤边缘的 1～2 cm。利用冰冻切片、石蜡切片等病理检查确定病灶的部位及边界后切除的 Mohs 显微手术切除方式是高危型鳞状细胞癌的主要治疗方式。若鳞状细胞癌已经转移到淋巴结，则需要进行局部淋巴结清扫手术。当囊肿位于眼睑和鼻翼等特殊部位时，需要通过进行局部皮瓣修复术来避免器官的易位变形。当伤口面积较大或无法进行局部皮瓣修复术时，可选用轴形皮瓣转移修复或植皮术。靶向免疫治疗药物西妥昔、咪喹莫特、非甾体类抗炎药双氯芬酸钠、5－氟尿嘧啶和维甲酸类制剂等都是鳞状细胞癌的常用治疗药物。

十、基底细胞癌

基底细胞癌（basal cell carcinoma，BCC）又称为基底细胞上皮瘤或毛母细胞瘤，是

由基底样细胞增生形成的恶性肿瘤，呈带状、巢状、条索状、牙蕾状或岛状分布，具有局部侵袭性和破坏潜力，少见转移。基底细胞癌是最常见的皮肤肿瘤，在非黑色素瘤性皮肤肿瘤中所占的比例为70%～80%。

1. 发病病因及机制

紫外线的量和强度与基底细胞癌的发病率呈正相关性，包括所处的纬度和海拔这些与基底细胞癌发病率相关的外因大多都与暴露于紫外线相关。电离辐射污染、接触致癌物、烧伤、慢性溃疡、水痘疫苗接种瘢痕和烟草等，以及基底细胞痣样综合征和着色干皮病等遗传性疾病、免疫系统、器官移植或HIV感染等也会增加基底细胞癌的发病率。此外，*p53*、*patched* 1（*PTCH*1）、*smoothened*、*frizzled class receptor*（*SMO*）基因的突变以及嘌呤错配都可能导致基底细胞癌的发生发展。

2. 临床表现

多发于老人，少见于儿童，男女患者比例约为2∶1。可发生于毛发覆盖的皮肤区域，尤其是暴露在阳光下的区域。多见于头部、面部和颈部，约占85%，其次为手臂和手背部等躯干和四肢，约占15%。基底细胞癌生长缓慢，少见转移且易被发现，因此死亡率低。临床上分为结节型、浅表型、硬化型和浸润型。

3. 组织病理

根据病理结果，可将基底细胞癌分为以下4类：①结节性基底细胞癌，为最常见的亚型，约占基底细胞癌的78%。多为珍珠状的丘疹，染色嗜碱，颜色为红色或粉红色，生长缓慢，表面光滑，边界清晰，呈串珠状，四周细胞呈栅栏状排列，可见收缩间隔，毛细血管扩张明显，偶见出血和瘙痒等症状。镜下可见细胞核大，胞质少，嗜碱性。常与表皮粘连，少见浸润细胞核和核分裂，炎症反映各异。②浅表性基底细胞癌，为第二常见亚型，占基底细胞癌的15%。多为红色或粉红色的基底样细胞团块，呈薄斑块或丘疹，可见鳞屑，偶见边缘隆起或卷曲，边界不清晰。生长较为缓慢，未突破真皮乳头层。偶见穿透真皮深层本类型的囊肿复发率较高。③硬化性硬皮病样基底细胞癌，与前两种类型相比较，该类型较为不常见，占基底细胞癌的6%～12%。因为硬化性基底细胞癌的临床特征如硬皮病的斑块，故又称为局限性硬皮病样基底细胞癌。基底样细胞主要分布在真皮胶原与纤维之间，呈巢状或带状分布，多为扁平萎缩性或瘢痕样斑块，颜色多为白色，边界不清晰，毛细血管扩张明显。由于该类型的基底细胞癌可侵入真皮深部，其恶化时破坏性大且隐蔽，因此具有强侵袭性、高复发率和高死亡率的特征，治疗效果也比结节性和浅表性基底细胞癌更不理想。④浸润性基底细胞癌，该类型囊肿具有侵袭性生长的特性，因此得名。该类型肿瘤与硬化性硬皮病样基底细胞癌相似，因此常将该类型的基底细胞癌与硬化性硬皮病样基底细胞癌联系起来。浸润性基底细胞癌多为不透明的斑块，主要由嗜碱性线状或细长的细胞岛组成，颜色为白色或黄色，边界不清晰且与周围的皮肤有融合的倾向，可浸润至真皮深部（图14－14）。肿瘤中央为结节性和微结节性组成组织结构，外周结构具有强浸润性。当肿瘤沿着胚胎融合线生长时，周围神经组织受到侵犯，肿瘤的侵袭性更强、复发率更高，因此浸润性基底细胞癌治疗更为困难，常常需要通过深部的活检进行诊断。一般来说，浸润性基底细胞癌没有硬化性硬皮病样基底细胞癌的纤维化特征，外观也不像结节性基底细胞癌呈圆形巢样状，也不

见外周栅栏状和收缩间隙，以上特征可称为鉴别浸润性基底细胞癌和硬化性硬皮病样基底细胞癌、结节性基底细胞癌的标准。基底细胞癌还包括微结节性、鳞状、漏斗状囊性和纤维上皮型等其他类型。

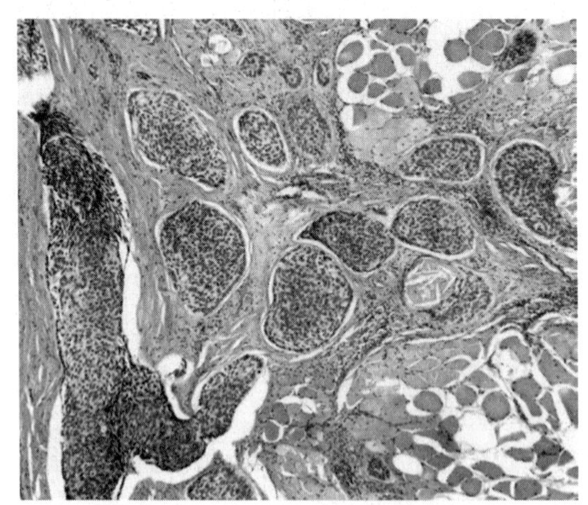

图 14－14　原发性皮肤肿瘤中的基底细胞癌（HE，×200）[12]

4. 治疗及预后

基底细胞癌的首选治疗方式是手术切除。传统手术的切除范围为肿瘤边缘的 5～10 mm，若肿瘤位于下眼睑和鼻尖等特殊部位，可考虑适当缩小手术切除范围。由于基底细胞癌可广泛扩散，传统手术切除后复发率高，因此临床上更推荐使用 Mohs 显微切除手术，这种新型的显微切除手术适用于单发性且连续生长的恶性肿瘤。Mohs 显微切除法将传统外科切除手术与连续冰冻组织切片技术结合起来，通过切除—定位—冷冻切片—检查肿瘤边缘这样的多重循环操作最终可达到切缘为阴性。Mohs 显微切除手术的切除范围为肿瘤边缘的 1～2 mm，术后复发率为 14.8% 左右，治疗效果优于传统外科手术。此外，放疗、化疗、光动力疗法、电化学疗法、基因治疗、激光治疗和冷冻治疗等疗法都适用于基底细胞癌患者。5% 咪喹莫特、干扰素、维 A 酸类制剂和氟尿嘧啶是基底细胞癌患者首选的治疗药物，其中结节性和表浅性基底细胞癌患者多选择注射干扰素进行治疗。光动力疗法和电化学疗法一般联合手术切除使用。此外，患者需配合长期随访以此降低复发的风险。

第二节　皮肤黑色素细胞肿瘤

一、先天性黑色素细胞痣

先天性黑色素细胞痣（congenital melanocytic nevus，CMN）又称为先天性表型样痣、先天性痣样痣或迟发性先天性痣，是一种出生即有或出生后短期内出现的黑色素

痣，是较为罕见的良性皮肤肿瘤，在新生儿中的发病率为0.005%。痣大小不一，最小直径可小于1.5 cm，最大直径可大于60 cm。先天性黑色素细胞痣的大小和在真皮层的深度与发病率成反比，与向黑色素瘤转化的风险成正比。先天性黑色素细胞痣主要分为表浅型先天性黑色素细胞痣和先天性黑色素细胞痣中的增生性结节（图14－15）。

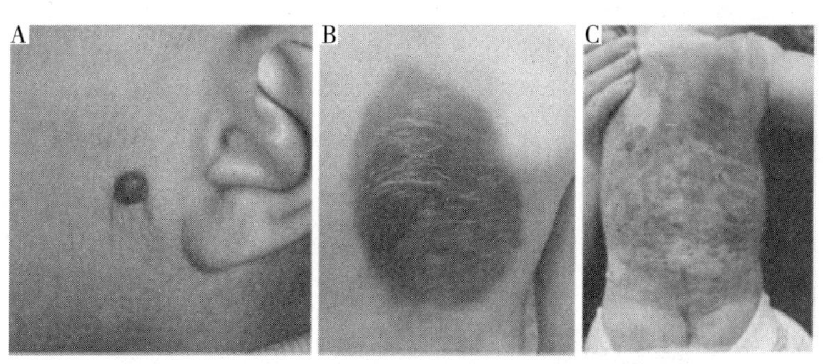

图14－15 不同大小和临床特征的先天性黑色素细胞痣

注：小型（A）、中型（B）和大型/巨型（C）先天性黑色素细胞痣[13]

1. 发病病因及机制

约70%的先天性黑色素细胞痣的发病原因是*NRAS*基因体细胞突变，另外少数患者出现多倍体或染色体重排。其中，表浅型先天性黑色素细胞痣常见B-Raf proto-oncogene（*BRAF*）基因突变，但没有染色体畸变。先天性黑色素细胞痣内的增生性结节伴有染色体畸变，而且大部分畸变是分布于整个染色体组。

2. 临床表现

表浅型先天性黑色素细胞痣较为常见，多发于儿童和青春期。可发生于身体任何部位，多发于头部和颈部。表浅型先天性黑色素细胞痣多为丘疹、斑状或斑块，由形态单一的黑色素细胞组成，成片、成簇或条带状排列在真皮上部或中部地网状层，在胶原纤维之间多呈单行排列，呈对称性分布。斑块直径小于1.5 cm。颜色多为褐色、浅棕色、黑色或肤色，多为卵圆形或圆形，表面光滑或呈乳头状，多见伴毛发。黑色素细胞分布在皮肤附属器上皮和围血管，在混合性表浅型先天性黑色素细胞痣中，表皮内可见黑色素细胞巢，主要分布于真皮表皮交界处。先天性黑色素细胞痣中的增生性结节，又称为巨大先天性痣中的非典型性增生性结节或巨大先天性痣中的真皮型微小偏离性黑色素瘤，多为结节或斑块，颜色多为深棕色或黑色，经过早期的快速生长后，其后几年会退化，颜色也变浅。先天性黑色素细胞痣中的增生性结节多为良性，但病变性的先天性黑色素细胞痣具有深部型先天性痣的特点，主要由小黑色素细胞组成，弥漫浸润至真皮全层，常见延伸至皮下脂肪小叶间隔内。

3. 组织病理

先天性黑色素细胞痣多见单个或巢状黑色素细胞分布于表皮上层，呈派杰样排列。先天性黑色素细胞痣中的增生性结节多分布于真皮中上层，由类圆形上皮样细胞或梭形细胞构成，细胞体积较大，与周围较小的黑色素细胞相互混杂，其中部分细胞核出现异型性，伴有分裂象。

4. 治疗及预后

10%～30%的先天性黑色素细胞痣可恶变为黑色素细胞瘤，需要尽早切除。目前手术切除、刮除、磨皮和激光治疗为主要的治疗方式，其中首选的方式是全厚度完整切除。恶性病变者除了行局部扩大切除术外，还需要进行区域淋巴结清扫术。病变晚期或无法进行切除手术的患者，优先利用冷冻治疗或免疫治疗控制病情后再行手术切除。

二、蓝痣

蓝痣（blue naevi，BN）是一种良性皮肤肿瘤，是由真皮深处的大而密的黑色素细胞引起的，多表现为一个含有梭形黑色素细胞并被光滑的皮肤覆盖的孤立蓝色结节，多表现为错构瘤样或肿瘤样增殖。蓝痣中已经鉴定出几个变体，其中一个变体是恶性的，恶性蓝痣多见于头皮。在儿童中，蓝痣通常发生在臀部和腰骶部，被称为细胞性蓝痣。蓝痣可分为普通蓝痣和细胞性蓝痣。

1. 发病病因及机制

普通蓝痣和细胞性蓝痣都是由特异黑色素细胞肿瘤样或错构瘤样增殖引起的病变，这些黑色素细胞具有不依赖于表皮角质细胞而独立产生黑色素的特点。此外，细胞性蓝痣肿瘤细胞中 *S*－100 calcium binding protein（*S*－100）、melan-A 和 HMB45 呈阳性，而且阳性信号呈片状分布，可伴发显著纤维组织增生和神经化的肿瘤，没有观察到畸变的染色体。

2. 临床表现

普通蓝痣是较为常见的位于真皮内的良性黑色素细胞病变，可发生于各种年龄，多发于 20～40 岁之间。多发于女性。大部分蓝痣为后天性病变，一般为多发性，偶见家族性病例，鲜有先天性病例的报道。普通蓝痣可发于身体任何部位，多发于上肢末端和头面部，尤其是手背，其次为下肢和臀部，偶见于宫颈、前列腺、淋巴结被膜、阴道和口腔，一般不伴发病变。普通蓝痣主要由色素性树突状梭形黑色素细胞组成，伴有少量上皮样黑色素细胞，中间间隔多为宽带状胶原纤维。普通蓝痣多为单个扁平或圆顶的半球形丘疹或斑块，直径小于 1 cm，颜色为蓝色或黑色，边界较为清晰。普通蓝痣的特征性蓝色是由 Tyndall 效应所引起。普通蓝痣还出现雀斑型和低色素型等罕见的临床类型。普通蓝痣偶尔并发于毛上皮瘤。细胞性蓝痣是一种后天性真皮或皮下色素性肿瘤，鲜有先天性病例的报道。多发于青春期或成人，主要为 20～50 岁，多发于女性，高加索人的发病率较高。细胞性蓝痣可发生于身体任何部位，多发于臀部和骶尾部，约占 50%，其次为头皮、面部、肢体末端以及躯干等部位，少见于眼、阴道、宫颈、乳腺以及精索。细胞性蓝痣的体积比普通蓝痣大，从 1 cm 至数厘米不等，少数病例表现为大的斑块。多为结节或斑块，质地坚硬，生长缓慢，颜色为浅蓝棕色、蓝褐色或深蓝色。细胞性蓝痣多表现为无症状且不形成溃疡。细胞性蓝痣的侵袭性比普通蓝痣强，可侵袭至皮下脂肪或更深层组织，例如，偶见位于头皮的细胞性蓝痣可侵袭至深部骨或脑。Garney 综合征患者可伴发多发性病变的上皮样蓝痣。散发性病变的细胞性蓝痣多为孤立性，主要发生在外阴皮肤，其切面特点是深棕色或黑色、边界清晰的真皮和皮下肿瘤，伴发出血和囊性变。

3. 组织病理

显微镜下，普通蓝痣通常来源于位于中层和/或上层真皮的有色真皮黑色素细胞，对称增生，呈倒楔形构型。病变的基部与表皮表面平行，顶点指向网状真皮深层或皮下组织（图 14－16A）。蓝痣可以沿附件结构和/或神经血管束深入网状真皮。在大多数情况下，肿瘤相关基质是致密的和纤维化的。蓝痣中包含纺锤状着色的树突细胞，具有细长的树突状分支网络（图 14－16B）。它们具有小而拉长且呈彩色的细胞核，偶见不明显的嗜碱性核仁，胞浆内含有大量的粗颗粒状黑色素。许多蓝痣中还存在数目不定的纺锤体或上皮样黑色素细胞，类似于正常痣中的 A 型和 B 型细胞（图 14－16C）。蓝痣也可能是复合痣的成分。普通蓝痣细胞丰富程度不尽相同，呈膨胀性生长，多集中分布于附属器周围但不破坏附属器，少量细胞分布于胶原纤维间。在混合性蓝痣中可见交界性树突状黑色素细胞，细胞稀疏的病变多伴发显著间质硬化。蓝痣细胞可侵袭神经，少见侵袭进入血管壁，罕见分裂象。细胞性蓝痣多位于真皮网状层和皮下组织。低倍镜下呈哑铃形多结节状，交界性成分较为少见，寡色素区与富色素区相间分布。肿瘤中央处，细胞较为丰富，尤其是肿瘤突入皮下组织处的细胞最丰富，富细胞区与寡细胞区相间分布。高倍镜下细胞为卵圆形或短梭形，呈束状或巢状排列，胞浆浅染或呈深色素。镜下还可见树突状或圆形上皮样的黑色素细胞，胞浆内含有粗颗粒状的黑色素，核形规则且呈空泡状，可见小而不显著的嗜碱性核仁，细胞不随病变加深而成熟。少数患者出现分裂象、局灶坏死和/或核的多形性或染色质深等异常改变，这类病与恶性型的细胞性蓝痣的特点出现部分重叠，因此也被称为非典型性细胞性蓝痣。普通蓝痣和细胞性蓝痣组织学变化范围很广，常与其他黑色素细胞病变有重叠，如深部穿通性痣和色素性 Spitz 痣。

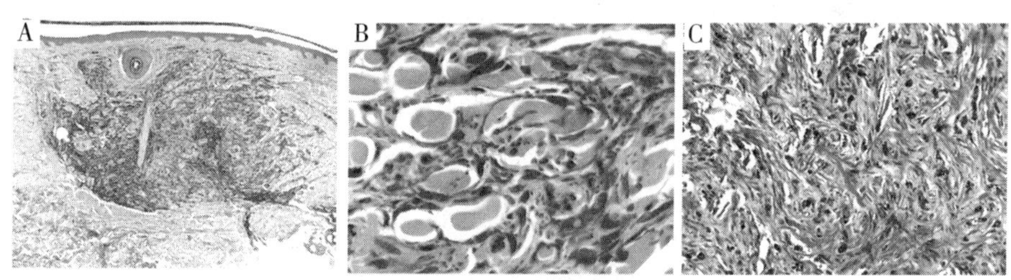

图 14－16　蓝痣的组织病理学切片

A：呈楔形并伴有间质纤维化的蓝痣（原始放大倍数：20）；B：图中病变的蓝痣树突状细胞（原始放大倍数：600）；C：具有上皮样和纺锤体样细胞的蓝痣（原始放大倍数：400）[14]

4. 治疗及预后

普通蓝痣多为良性病变，罕见恶性病变，如起源于蓝痣的黑色素瘤，因此行手术切除即可治愈，罕见局部复发。部分非典型性细胞性蓝痣患者出现复发或死于全身转移，因此这类病变被视为具有恶性转化潜能，治疗上应该做完整切除并长期随访。

三、复合痣

复合痣（combined naevus）又称为伴有表型异质性的黑色素细胞痣或 A 型翻转性

痣，是由两个或多个先天性或后天性的黑素细胞群组成的良性痣，如与蓝痣或 Spitz 痣和斑痣的结合痣。复合痣可以由任何痣以任意比例组成，其中 99% 的复合痣只含有两种痣，约 82% 的复合痣表现为两种痣混杂分布，其余复合痣表现为不同类型的痣相邻分布。最常见的复合痣类型是由普通先天性或后天性痣与梭形或上皮样细胞灶组成。

1. 发病病因及机制

复合痣的发病原因尚不清楚，可能是由单个痣内同时出现多种途径的黑色素细胞分化引起，部分病例是由局部肿瘤所引发。

2. 临床表现

可发生于各种年龄，多发于儿童和少年，多发于女性。可发生于身体任何部位，多见于胸、背和腹等躯干部位，约占 35.2%，其次为头颈部和上肢，约占 23.6% 和 22.0%，少见于下肢和会阴部及臀部，约占 9.9% 和 4.4%。含有蓝痣成分的复合痣多发于面部、肩部和背部，含有 Spitz 痣成分的复合痣多发于头颈部和四肢。复合痣的形态特点与组成的细胞类型和细胞成分有关。复合痣病变多为半球形丘疹，最大直径一般不大于 5 mm，颜色为蓝色、深棕色和黑色，边界清晰，呈对称分布，此类复合痣在临床上常由于其颜色呈黑色而诊断为黑色素瘤或蓝痣。

3. 组织病理

黑色素细胞痣伴局灶真皮色素成分的复合痣多表现为肉色、棕色或棕褐色痣，并发单个小而边界清晰的蓝色或蓝黑色灶，此类复合痣直径为 1 ～ 3 mm。由普通痣和蓝痣组成的复合痣较为常见，普通痣多位于蓝痣的上方或与之相邻分布。复合痣中的蓝痣成分主要由色素深的树突状黑色素细胞、噬色素细胞和纤维构成，镜下可见具有梭形细胞或树突状细胞。蓝痣细胞深入真皮网状层，呈巢状或束状分布，形成丛状结构。此类复合痣多为对称性排列，边界清晰，基本不存在细胞异型性（图 14－17）。由 Spitz 痣与普通痣形成的复合痣较为少见，Spitz 痣与普通痣存在相邻分布、Spitz 痣位于普通痣深部或两者互相混杂分布等，可见促纤维增生性间质。

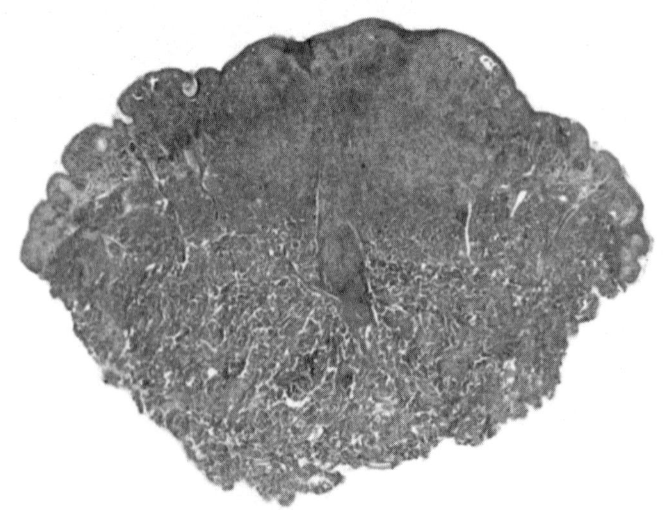

图 14－17　先天性复合痣的组织病理学切片（HE 染色：20 倍放大）

注：由蓝痣和混合痣构成的复合痣，包含圆形至椭圆形的小黑素细胞、树突状黑素细胞和噬黑色素细胞灶[15]

4. 治疗及预后

目前尚无理想的治疗复合痣的方法，一般采用激光治疗或手术切除。

四、儿童恶性黑色素瘤

恶性黑色素瘤（malignant melanoma）是一种由能形成黑色素的细胞产生的恶性肿瘤，可能从头发生或起源于色素痣、恶性老年斑。黑色素瘤经常广泛地转移，部位包括淋巴结、肝、肺和脑。恶性黑素瘤的发病率在世界各地迅速上升。其中，儿童黑色素瘤较为罕见，每百万名儿童中约有 6 人患此病，占所有黑色素瘤患者的 1%～4%，占儿童肿瘤的 3%。

1. 发病病因及机制

恶性黑色素瘤的发病机制尚不清楚，存在多种假说且尚无定论，例如，有水疱形成的二级日光灼伤、白色皮肤的人群、已有黑痣的患者、患有发育不良痣综合征的患者、患有大型先天性痣的患者都易患黑色素瘤。端粒酶逆转录酶（telomerase reverse transcriptase，TERT）启动子、原癌基因 *BRAF* 和 *NRAS* 等的突变可能与黑色素瘤的发生发展有关。在儿童黑色素瘤中，39% 的 Spitzoid 瘤中观察到了激酶基因融合，而大部分起源于大型或巨型皮肤痣的黑色素瘤具有 *NRAS* 的激活突变。*TERT* 启动子突变程度、甲基化水平或重排都对儿童黑素瘤的预后有着重要的影响。有决定色素沉着的黑皮质素 -1 - 受体（melanocortin 1 receptor，MC1R）基因突变的人群在儿童时期有较高的黑色素瘤患病率。

2. 临床表现

多发于女性和白色人种。可发生于身体任何部位，多发于面部和颈部的皮肤，其次为背部和肩部，偶见于口腔、肛门、生殖器和其他部位的黏膜，其中男性患者多发于躯干，女性患者多发于肢体。大部分黑色素瘤表面粗糙，囊肿向四周蔓延，边缘呈锯齿状。囊肿颜色多为白色、红色、蓝色、棕色和黑色或各色混杂。部分囊肿伴有片状或鳞状脱屑，少数囊肿出现渗液或渗血。病灶高于皮面而且周围皮肤出现水肿或失去原有光泽而呈现白色和灰色。黑色素瘤患者多出现发痒、灼痛或按压疼痛的症状。儿童黑色素瘤包含常规成人型黑色素瘤、Spitzoid 黑色素瘤、起源于大型或巨型皮肤痣的黑色素瘤和原发性皮肤黑色素瘤 4 种亚型。常规成人型黑色素瘤组织学上与成人黑色素瘤高度相似，多见于青少年而在儿童中相对罕见。大多数儿童黑色素瘤病例为 Spitzoid 黑色素瘤，组织学上与常规黑色素瘤不同。Spitzoid 瘤的组织病理学特征包括细胞学上存在原型上皮样上皮和/或纺锤状细胞，以及存在病变轮廓结合圆顶状结构和表皮增生、楔形皮肤结构以及黑素细胞的垂直分布等结构（图 14 - 18）。尽管在 Spitzoid 瘤中前哨淋巴结转移的发生率很高（0%～50%），但这些患者的预后往往很好，很少发生远处转移。起源于大型或巨型皮肤痣的黑色素瘤具有较高的恶性程度，且发展迅速、具有高致死率。

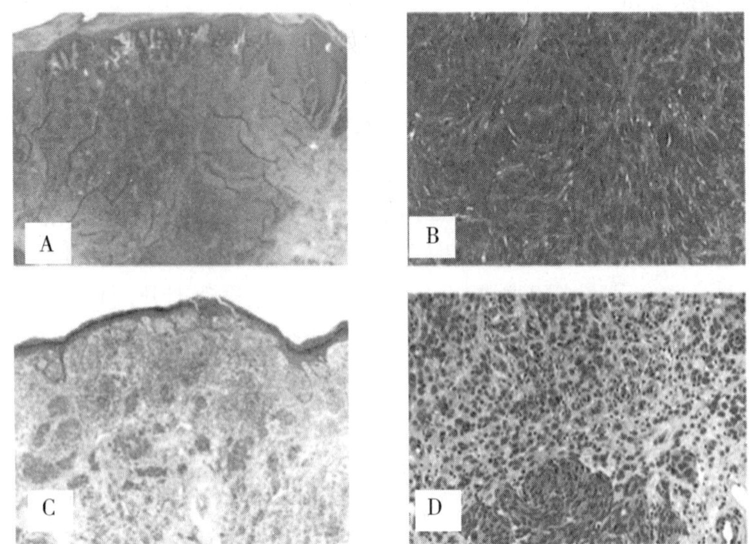

图 14－18　儿童 Spitzoid 黑色素瘤患者 HE 染色切片的显微照片

注：主要具有梭形细胞特征的儿童 Spitzoid 黑色素瘤（A. 放大 4 倍；B. 放大 40 倍）；具上皮样和梭形细胞特征的儿童 Spitzoid 黑色素瘤（C. 放大 4 倍；D. 放大 20 倍）[16]

3. 组织病理

根据肿瘤细胞的生长方式，可将黑色素细胞瘤分为辐射生长期和垂直生长期。辐射生长期的肿瘤细胞沿表皮基底层和真皮乳头层方向，离心性地向周围蔓延生长；垂直生长期的肿瘤细胞先沿体表浅层向外扩展，随后纵深向真皮层和皮下组织深部浸润生长。以病理特征为区分标准，可将黑色素瘤分为以下 4 种亚型：①表浅扩展型，约占 70%，多发于体表任何部位，属于垂直生长期。②结节型，约占 15%，也多发于体表任何部位。属于垂直生长期，侵袭性和转移性强，死亡率高。③肢端黑痣型，约占 10%，多发生于手掌、足底和黏膜等处，属于辐射生长期。④雀斑痣型，约占 5%，水平向周围扩展生长，属于辐射生长期。

4. 治疗及预后

恶性黑色素瘤的首选治疗方式是手术治疗，主要分为以下 3 种手术类型：①活检手术，病灶面积较大或已出现溃疡的患者可进行切取或钳取的活检手术，从而避免出现因一次性切除而引起的毁容或致残，但切取活检必须与根治性手术衔接得越近越好。此外，通过活检可以更全面地了解病灶的浸润深度及范围，有利于进一步制订更合理的手术切除方案。②区域淋巴结清除术，囊肿病变厚度为 1 ～4 cm 且出现淋巴结转移的患者可进行预防性淋巴结清除术，有利于提高患者的生存期。③姑息性切除术，病灶范围大且出现远处转移的患者，若其不适于进行根治性手术时，可进行姑息性切除手术，从而缓解溃疡出血或疼痛的症状。当病灶厚度小于等于 1 mm 时，切除范围为距肿瘤外缘正常皮肤 1 cm 处；当病灶厚度大于 1 mm 时，切除范围为距肿瘤外缘 3 ～5 cm 处。肢端黑痣型恶性黑色素瘤患者，主要进行截指（趾）术。此外，黑色素瘤患者还可以选择放射治疗和化学治疗，其中化学治疗适用于中晚期患者。达卡巴嗪（dacarbazine，

DTIC）、顺铂（cisplatin，DDP）、长春新碱（vincristine，VCR）和替莫唑胺（temozolomide，TMZ）都是目前黑色素瘤治疗效果较好的药物，其中达卡巴嗪的有效率约为30%。临床结果显示联合化疗方案比单一药物毒性较低，治疗效果更显著。常见的化疗方案有达卡巴嗪＋卡莫司汀（carmustine，BCNU）、达卡巴嗪＋卡莫司汀＋长春新碱、美法仑（melphalan，MEL）＋顺铂、美法仑＋达卡巴嗪、顺铂＋达卡巴嗪等。免疫治疗也可用于治疗恶性黑色素瘤，其中卡介苗、干扰素、白细胞介素－2和淋巴因子激活杀伤细胞等生物反应调节剂治疗效果良好。

小　结

皮肤肿瘤是临床上较为常见的疾病，种类繁多，一般分为良性和恶性两大类以及介于良性与恶性之间的交界性肿瘤。皮肤肿瘤肿良性病变多于恶性病变，恶性皮肤肿瘤中最常见的为黑色素瘤、鳞状细胞癌和基底细胞癌，前者属于黑色素细胞肿瘤，后两者属于非黑色素细胞肿瘤。大部分皮肤肿瘤多发于中老年人，少见于儿童，性别与发病率无显著相关性。皮肤肿瘤具有随着年龄增长而不断增长的趋势，因此恶性和交界性肿瘤患者的确诊年龄显著高于良性肿瘤。日晒和感染是多数皮肤肿瘤发病的主要原因，恶性和交界性肿瘤也多发于身体的暴露部位。虽然多数皮肤肿瘤可通过临床特征进行判断，但单靠临床诊断误诊率较高，因此需要结合病理活检、免疫组化和特殊染色进行综合诊断。靶向治疗、免疫治疗以及个体化肿瘤疫苗都是治疗恶性皮肤肿瘤的新兴疗法。皮肤肿瘤的平均发病年龄偏高，而经过手术和化疗等治疗的恶性皮肤肿瘤患者最终的死亡率也高达58.33%，因此对皮肤肿瘤进行早期预防、筛查、诊断和治疗是十分必要的。人们需要加强皮肤肿瘤的防治意识，同时加强基层普及皮肤恶性肿瘤的宣传教育，通过不断完善更新预防、诊断和治疗的措施降低皮肤肿瘤的发病率和死亡率。

思考题

1. 总结恶性皮肤肿瘤的治疗方式。
2. 分析毛母细胞瘤和基底细胞癌在临床特征和病理变化上的区别。
3. 阐明非黑色素细胞瘤与黑色素细胞瘤发病机制的区别。
4. 阐明黑色素细胞瘤的预防和早期诊断策略。
5. 阐明伴毛囊分化的肿瘤的发病机制。

参考文献

[1] 杜秀君，路永红，单雨婷，等. 儿童局限性表皮痣1例［J］. 皮肤病与性病，2016，38（6）：452－453.

[2] MORICE-PICARD F，SEVENET N，BONNET F，et al. Cutaneous epidermal cysts as a presentation of gorlin syndrome［J］. Arch Dermatol，2009，145（11）：1341－1343.

[3] AMELOT A, BORHA A, CALMON R, et al. Child dermoid cyst mimicking a craniopharyngioma: the benefit of MRI T2-weighted diffusion sequence [J]. Childs Nerv Syst, 2018, 34 (2): 359 -362.

[4] NIEMCZYK E, NIEMCZYK K, MALDYK J, et al. Ceruminous adenoma (ceruminoma) arising in a nevus sebaceus of Jadassohn within the external auditory canal of a 3 - year-old boy—a case report [J]. Int J Pediatr Otorhinolaryngol, 2015, 79 (11): 1932 -1934.

[5] BARZEGAR M, ABDOLLAHIMAJD F, GOLFESHAN A, et al. Syringomas accentuated on the upper Lip [J]. Pediatr Dermatol, 2016, 33 (2): e172 -173.

[6] CIARLONI L, FROUIN E, BODIN F, et al. Syringoma: a clinicopathological study of 244 cases [J]. Ann Dermatol Venereol, 2016, 143 (8 -9): 521 -528.

[7] HORCEL G A, MILHOMEM J, MANDELBAUM S H, et al. Papillary syringocystadenoma in an uncommon location [J]. An Bras Dermatol, 2020, 95 (1): 112 -113.

[8] OTERO M N, TRUJILLO C P, PARRA-MEDINA R, et al. Metastatic malignant pilomatrixoma in an 8 - year-old girl misdiagnosed as a recurrent pilomatrixoma [J]. Am J Dermatopathol, 2017, 39 (3): e41 -e43.

[9] SCHWARZ Y, PITARO J, WAISSBLUTH S, et al. Review of pediatric head and neck pilomatrixoma [J]. Int J Pediatr Otorhinolaryngol, 2016, 85: 148 -153.

[10] KANG T W, KANG H, KIM H O, et al. Trichoblastoma in a child [J]. Pediatr Dermatol, 2009, 26 (4): 476 -477.

[11] 赖日权. 儿童肿瘤病理学 [M]. 北京：科学出版社，2016.

[12] LAGA A C, SCHAEFER I M, SHOLL L M, et al. Metastatic basal cell carcinoma [J]. Am J Clin Pathol, 2019, 152 (6): 706 -717.

[13] PRICE H N. Congenital melanocytic nevi: update in genetics and management [J]. Curr Opin Pediatr, 2016, 28 (4): 476 -482.

[14] ZEMBOWICZ A. Blue nevi and related tumors [J]. Clin Lab Med, 2017, 37 (3): 401 -415.

[15] FERRARI A, LOZZI G P, FARGNOLI M C, et al. Dermoscopic evolution of a congenital combined nevus in childhood [J]. Dermatol Surg, 2005, 31 (11 Pt 1): 1448 -1450.

[16] BAHRAMI A, BARNHILL R L. Pathology and genomics of pediatric melanoma: a critical reexamination and new insights [J]. Pediatr blood cancer, 2018, 65 (2).

[17] 崔勇. 皮肤肿瘤全球展望 [M]. 北京：人民卫生出版社，2012.

[18] 廖松林. 皮肤肿瘤病理学和遗传学 [M]. 北京：人民卫生出版社，2006.

[19] 董蒨. 小儿肿瘤外科学 [M]. 北京：人民卫生出版社，2009.

（张波　陈淑娜　陈斯恺）